AF494068

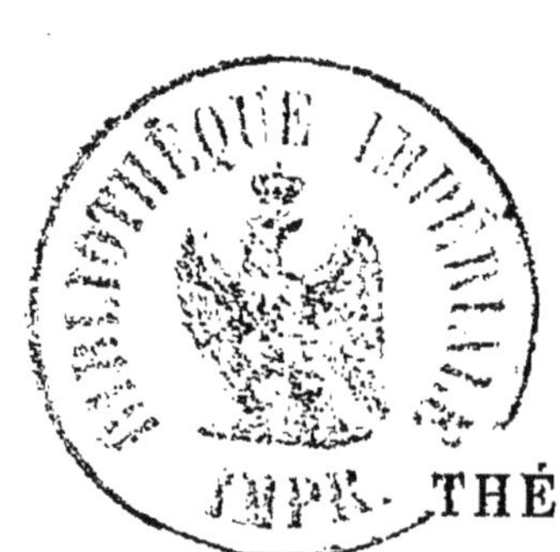
BIBLIOTHÈQUE IMPÉRIALE
IMPR.

TRAITÉ
THÉORIQUE ET PRATIQUE
DES
MALADIES DES YEUX.

TOME III.

Librairie médicale de Germer Baillière.

BARTHEZ. Nouveaux Éléments de la science de l'homme. Nouvelle édition, augmentée du discours sur le génie d'Hippocrate, de considérations sur la thérapeutique et sur le traitement des maladies goutteuses et rhumatismales, et de mémoires sur les fluxions, les coliques iliaques, l'évanouissement, l'exstispice, la fascination et le faune, la femme et la force des animaux, 1858, 2 vol. in-8. 12 fr.

BECQUEREL. Traité des applications de l'électricité à la thérapeutique médicale et chirurgicale. 1857, 1 vol. in-8 avec 6 figures. 5 fr.

BÉRAUD. Éléments de physiologie de l'homme et des principaux vertébrés, répondant à toutes les questions physiologiques du programme des examens, revus par M. ROBIN, agrégé de la Faculté de médecine de Paris, 2e édition, entièrement refondue, 1856-1857. 2 vol. grand in-18. 12 fr.

CASTORANI. De la kératite et de ses suites. 1856, in-8 br. 3 fr.

— Mémoire sur la photophobie. 1856, in-8. 1 fr.

— Mémoire sur les causes de la cataracte lenticulaire. 1857, in-8 br. 1 fr. 25 c.

DURAND-FARDEL. Traité thérapeutique des eaux minérales de France et de l'étranger, et de leur emploi dans le traitement des maladies chroniques. 1857, 1 vol. in-8 de 774 pag. avec une carte col. 8 fr.

FOURNIER. Études cliniques sur les douches oculaires et la glace appliquées au traitement des phlegmasies de l'œil. 1857, in-8 br. 2 fr.

GUÉPIN. L'Œil et la vision, étude physiologique. 1856, in-8 br. 1 fr. 50 c.

GUÉPIN. Nouvelles Études théoriques et cliniques sur les maladies des yeux, l'œil et la vision. 1er fascicule 1857. 2 fr. 50 c.
L'ouvrage formera cinq fascicules.

HOUEL. Manuel d'anatomie pathologique générale et appliquée, contenant le catalogue et la description du *Musée Dupuytren*. 1857, 1 vol. grand in-18. 7 fr.

JAMAIN. Nouveau Traité élémentaire d'anatomie descriptive et de préparations anatomiques, suivi d'un précis d'*embryologie*, par M. Verneuil, prosecteur de la Faculté de médecine de Paris. 1853, 1 vol. grand in-18, avec 146 fig. dans le texte. 12 fr.

JAMAIN. Archives d'ophthalmologie comprenant les travaux les plus importants sur l'anatomie, la physiologie, la pathologie, la thérapeutique et l'hygiène de l'appareil de la vision. 1853-1856, 6 vol. in-8, fig. 20 fr.

JAMAIN. Manuel de petite chirurgie, contenant les pansements, les bandages, les appareils de fractures, les pessaires, les bandages herniaires, les ponctions, la vaccination, les incisions, la saignée, les ventouses, le phlegmon, les abcès, les plaies, les brûlures, les ulcères, le cathétérisme, l'extraction des dents, les agents anesthésiques. 1853, 1 vol. grand in-18 avec 189 fig. 6 fr.

JAMAIN. Manuel de pathologie et de clinique chirurgicales. 1856-1858, 2 vol. grand in-18. 14 fr.

NÆGELÉ. Manuel d'accouchements à l'usage des élèves sages-femmes, nouvelle traduction de l'allemand sur la dernière édition, par M. le docteur SCHLESINGER-RAHIER, augmentée et annotée par M. le docteur JACQUEMIER, suivi d'un Précis de la *saignée*, des *ventouses*, de la *vaccine* et des *préparations pharmaceutiques les plus usuelles et les plus simples*, et terminé par un QUESTIONNAIRE complet. 1 vol. grand in-18 avec 87 figures dans le texte; nouvelle édition augmentée. 1857. 6 fr.

ROUAULT. Des principaux agents antiophthalmiques. 1855, in-8 br. 1 fr. 50 c.

Paris. — Imprimerie de L. MARTINET, rue Mignon, 2.

TRAITÉ
THÉORIQUE ET PRATIQUE
DES
MALADIES DES YEUX

PAR

L.-A. DESMARRES,
Docteur en médecine de la Faculté de Paris,
Professeur de clinique ophthalmologique, lauréat (médaille d'or) de l'Institut médical de Valence (Espagne), etc.;
Chevalier de la Légion d'honneur, de l'Étoile polaire de Suède, de la Couronne de chêne des Pays-Bas, de Léopold de Belgique, du Mérite civil des Deux-Siciles et de Saint-Grégoire le Grand de Rome.

BIBLIOTHÈQUE IMPÉRIALE

DEUXIÈME ÉDITION
Revue, corrigée et augmentée.

TOME TROISIÈME

Avec 82 figures intercalées dans le texte.

PARIS,
GERMER BAILLIÈRE, LIBRAIRE-ÉDITEUR,
RUE DE L'ÉCOLE-DE-MÉDECINE, 17.

LONDRES et NEW-YORK, H. BAILLIÈRE. | MADRID, BAILLY-BAILLIÈRE.

1858.

Droits de traduction et de reproduction réservés.

A

M. le Comte de Montalivet,

ANCIEN PAIR DE FRANCE, ANCIEN MINISTRE,

ET INTENDANT GÉNÉRAL ADMINISTRATEUR DE LA LISTE CIVILE,

ETC., ETC.

Hommage de reconnaissance

De son très humble et très obéissant serviteur,

DESMARRES.

PRÉFACE.

Lorsqu'il y a onze ans je publiais la première édition de mon *Traité des maladies des yeux*, j'insistais principalement, dans la préface, sur cette considération que, malgré les progrès faits en France depuis quelques années par l'ophthalmologie, malgré les publications qui en témoignaient déjà, cette branche de l'art de guérir était encore bien peu connue de la majorité des praticiens. « En écrivant cet » ouvrage, disais-je, je n'ai certes pas eu la prétention de » faire disparaître les difficultés qui entourent l'étude des » affections de l'œil; j'ai seulement essayé d'en aplanir » quelques-unes, en publiant consciencieusement les remar» ques que m'a permis de faire une pratique fort étendue. » Placé à la tête d'une clinique que j'ai fondée pour le trai» tement spécial des maladies des yeux, livré depuis huit » ans exclusivement à la pratique et à l'enseignement de » l'ophthalmologie, j'ai été à même d'observer un très grand » nombre de malades, et de soumettre mes idées théoriques » et celles des autres à une sévère expérimentation publique. »

Depuis 1847 jusqu'à ce jour, je n'ai pas un seul instant cessé mes travaux et mes recherches d'oculistique. Le nombre des malades qui sont venus réclamer mes soins, comme celui des élèves et des médecins tant français qu'étrangers qui ont suivi mon enseignement, s'est accru de jour en jour. Aujourd'hui, je puis dire, sans craindre d'être taxé d'exagération, qu'il est peu d'affections oculaires des nombreuses variétés desquelles je n'aie observé et recueilli un certain nombre d'exemples, suffisant pour en déduire des conséquences pratiques. Il est donc un assez grand nombre de ces cas rares et exceptionnels dans la science desquels je n'avais pu parler que d'après les autres, et dont il m'a été possible de tracer l'histoire d'après mon expérience personnelle.

Dans ce livre, comme dans mes cours, je me suis efforcé de décrire les maladies avec concision, non pour des oculistes, mais pour des praticiens; j'ai donné à l'examen diagnostique tout le soin, toute l'attention possible; mais je n'ai pas oublié que le but du praticien est avant tout de guérir; aussi me suis-je surtout occupé des applications thérapeutiques.

J'ai classé les maladies des yeux d'après l'ordre anatomique, parce que je ne pense pas que, dans l'état actuel de la science, une autre classification rationnelle soit possible. On ne trouvera donc pas dans ce livre de description pour les *ophthalmies goutteuses*, *rhumatismales*, *abdominales*, *scrofuleuses* et autres. Cependant on verra que j'ai traité avec soin les signes que les diathèses impriment à la marche des maladies, et que j'en ai tenu compte dans les applications thérapeutiques. Des remarques additionnelles, placées à la suite de la description de plusieurs maladies, feront mieux connaître mon opinion sur ce point.

Comme je ne suis pas de ceux qui, dans l'enseignement de la médecine, classent l'anatomie parmi les sciences accessoires, il m'a paru convenable de faire précéder la partie pathologique d'une description exacte et complète de l'appareil oculaire, et dans ce but, je n'ai cru pouvoir mieux faire que d'insérer au commencement du premier volume l'*anatomie de l'œil humain* du professeur Ernest Brücke (de Berlin), traduite de l'allemand et annotée par mon savant ami, le docteur Gros (de Moscou). J'ai fait suivre ce chapitre important de considérations sur l'examen de l'œil.

J'ai divisé mon livre en deux parties principales :

La première comprend les maladies de l'orbite (parties dures et parties molles); celles de l'appareil lacrymal qu'à mon grand regret je n'avais pu qu'ébaucher d'une manière fort incomplète dans ma première édition ; les maladies de la membrane semi-lunaire et de la caroncule lacrymale, et enfin celles des paupières.

La seconde partie, qui occupe les deuxième et troisième volumes en entier, comprend, sous quatorze chapitres, les maladies du globe de l'œil.

J'ai fait précéder l'histoire des affections de l'œil, envisagées en particulier, de considérations générales sur le classement des inflammations de l'œil, leurs signes diagnostiques, et leur traitement; dans cette dernière division, j'ai passé en revue les différents moyens thérapeutiques qui peuvent être mis en usage, et j'ai consacré un article entier à la paracentèse de l'œil, médication puissante trop peu employée peut-être, dont je me sers tous les jours avec le plus grand succès et qui me paraît appelée à rendre d'immenses services dans le traitement des inflammations oculaires, internes et externes.

J'ai étudié les maladies des divers tissus de l'œil en procédant de l'extérieur à l'intérieur, conjonctive, cornée, sclérotique, etc.

Parmi les articles tout à fait originaux, ou qui ont reçu des développements tels qu'ils constituent des travaux complétement neufs, je me contenterai de citer ceux relatifs à la *sclérotite*, aux *kératites* et principalement aux *kératites combinées*, aux *tumeurs* et au *cancer de la cornée*, aux *tumeurs de l'iris*, etc.

L'histoire des *cataractes* a été refaite à nouveau; on y

trouvera un long chapitre relatif au traitement médical de cette affection et une appréciation rigoureuse des prétentions élevées par certains oculistes.

Les affections du *corps vitré* ont reçu de notables additions, comme aussi celles de la *rétine;* la découverte de l'ophthalmoscope m'a permis d'étudier et de décrire des maladies inconnues ici de la choroïde, de la *papille du nerf optique*, etc., ce chapitre est complété par l'histoire des amblyopies symptomatiques de quelques altérations dans la composition de l'urine.

J'ai fait de l'*amaurose* un chapitre spécial, qui forme une transition pour ainsi dire entre les maladies de la rétine et les affections nerveuses de l'appareil oculaire.

J'ai donné le plus grand soin à la description des caractères ophthalmoscopiques des maladies, et je l'ai souvent accompagnée de figures que j'ai pour la plupart dessinées. Cette description vieillira vite peut-être, tant sont actives de toutes parts les recherches sur ce point; mais je publierai alors un travail tout spécial sur l'ophthalmoscope dont je prépare depuis longtemps les matériaux, et je comblerai ainsi les lacunes que ce livre devra présenter plus tard.

Enfin j'ai réuni sous le nom de maladies de l'*accommodation*, non encore étudiées dans nos traités français d'ophthalmologie, la *fatigue* et la *paralysie* de l'accommodation, et sous le titre de *vices fonctionnels de la vision*, quelques maladies assez difficiles à classer, la myopie, la presbytie, le strabisme, la diplopie et le daltonisme; j'ai terminé ce chapitre par des préceptes sur l'emploi des conserves et des lunettes.

Un appendice renferme l'historique et la description de l'ophthalmoscope, et quelques mots sur l'éclairage oblique de l'œil et sur l'histoire des phosphènes et de leurs applications à l'examen des yeux d'après les beaux travaux de M. Serre (d'Uzès).

Je mentionnerai des essais nombreux sur l'extraction sous-conjonctivale de la cataracte, essais qui m'ont conduit à pratiquer souvent un lambeau kérato-conjonctival dont la réunion est plus rapide et plus sûre que le lambeau ordinaire, surtout quand les yeux sont volumineux, saillants, ou quand le malade ne peut garder l'immobilité au lit par suite de quelques affections générales.

Je ne terminerai pas sans témoigner toute ma reconnaissance à l'un des plus habiles de nos jeunes chimistes et naturalistes modernes, M. Ch. Robin, agrégé à la Faculté, qui a bien voulu me prêter souvent son concours lorsqu'il s'est agi d'examiner au microscope des humeurs ou des tissus malades. Je citerai parmi les travaux originaux dont il m'a permis d'enrichir mon livre un remarquable chapitre sur l'anatomie pathologique des cataractes, des recherches sur des tumeurs de nature inconnue de la chambre antérieure, etc.

Je rappellerai enfin à mes chers élèves et aux praticiens qui ont suivi mes cours et mes opérations, que je me suis efforcé de résumer pratiquement dans ce livre tout ce que les autres ont fait et le peu que j'ai pu faire, heureux si les uns et les autres trouvent ici l'expression de bons et d'utiles souvenirs!

Paris, 31 janvier 1858.

TRAITÉ
THÉORIQUE ET PRATIQUE
DES
MALADIES DES YEUX.

MALADIES DU GLOBE DE L'ŒIL.
(SUITE.)

CHAPITRE VI.
MALADIES DE LA CAPSULE ET DU CRISTALLIN.

ARTICLE PREMIER.
CAPSULITE (1).

(*Capsite, cristalloïdite, périphakite, phaco-hyménitis.*)

La capsulite existe-t-elle réellement? En d'autres termes, la membrane qui enveloppe le cristallin est-elle susceptible de s'enflammer?

Pendant assez longtemps on a cru, et nous avons cru nous-même, que la phlegmasie de cette membrane était possible. Aujourd'hui, l'observation minutieuse de faits nombreux, plus attentivement examinés, des recherches anatomiques poussées fort loin à l'aide du microscope, ont démontré qu'il en est tout autrement, c'est-à-dire que cette inflammation n'existe pas, qu'en conséquence *il n'y a pas véritablement de capsulite*. Mais comme, sous l'influence d'une iritis, la capsule se trouble en se recouvrant d'exsudations susceptibles de s'organiser, et bien que cela con-

(1) Pour étudier convenablement cette maladie, on devra voir les articles de l'*Iritis au premier degré* (t. II, p. 430), et de l'*Aquo-capsulitis*, ainsi que celui de l'affection que nous avons décrite sous le nom de *kératite ponctuée* (t. II, p. 242). Voyez encore *Anatomie pathologique de la cataracte*.

stitue une erreur véritable, nous conserverons encore dans cette édition l'article de la *Capsulite*, sauf à l'enlever entièrement plus tard, lorsque l'erreur sera plus généralement reconnue et que les recherches faites sur ce point seront acceptées de tous les praticiens.

Sans entrer dans de longs détails anatomiques, pour lesquels nous renvoyons au beau travail de Ernest Brücke, placé en tête du premier volume de cette édition (voy. p. 8, 32 et suiv.), nous rappellerons que la capsule cristallinienne, incolore, transparente, uniforme comme une lame de verre, ne présente aucune trace de structure ; que, pas plus que dans la membrane de Descemet, avec laquelle elle offre la plus grande analogie, on n'y trouve ni fibres, ni vaisseaux ; qu'on n'y rencontre de traces de vascularité que chez l'embryon et les très jeunes sujets ; que par conséquent sa constitution anatomique indique que ce n'est pas en elle qu'il faut chercher le siége de la capsulite.

L'inflammation propre de la membrane capsulaire n'existe donc pas plus que celle des cartilages ; mais il y a des maladies inhérentes à la capsule, comme il y en a qui sont propres aux cartilages, et qui dépendent toujours d'une affection des parties qui concourent à sa nutrition. Celle qui nous occupe est de ce genre ; elle n'est jamais idiopathique, mais purement symptomatique.

Il ne s'agit donc ici que de donner la description des phénomènes morbides qui accompagnent la formation des *exsudations* qui troublent la transparence de l'enveloppe de la lentille.

Quant aux opacités d'une autre nature que l'on trouve dans la capsule et qui consistent en dépôts de granules calcaires ou phosphatiques, en dépôts graisseux, etc., nous les étudierons à l'article *Cataracte capsulaire*.

La capsulite, ainsi définie, accompagne, à divers degrés, la phlogose de presque toutes les membranes internes de l'œil ; l'iritis proprement dite, la choroïdite, les maladies du corps ciliaire, l'inflammation grave de la cornée, etc., etc., se compliquent presque infailliblement d'exsudation sur la capsule.

SYMPTÔMES ANATOMIQUES. — *Pupille.* — Elle offre un trouble léger, peu aisé à reconnaître, et qu'on ne peut comparer qu'à une fumée un peu bleuâtre répandue dans le fond de l'œil. Ce trouble augmente avec une lenteur excessive, et devient peu à peu plus visible ; la capsule se rapproche peu à peu, sous l'influence du gonflement des membranes internes, et se trouve ainsi en contact avec le bord de la pupille.

Ces caractères sont difficiles à saisir pour une personne peu exercée ; à un degré plus avancé de la maladie, ils deviennent plus apparents, et alors la pupille présente en outre des déformations sur lesquelles nous allons revenir. La fumée qui paraît exister sur la capsule prend une teinte jaunâtre, surtout vers le pourtour de la pupille ; là, soit à l'œil nu, soit à l'aide d'une loupe ou de l'ophthalmoscope, on reconnaît la présence d'un exsudat léger et annulaire, qui semble déjà fixer l'iris sur la cristalloïde, et devient plus transparent à mesure qu'on se rapproche du centre de l'œil. Quelquefois il présente un anneau incomplet ; dans d'autres cas, il se borne à quelques points de la marge pupillaire. Il n'est pas rare de trouver sur l'exsudat des taches de couleur noire ; cela tient à ce que du pigmentum de l'uvée s'est détaché de la face postérieure de l'iris (voy. *Cataracte pigmenteuse*).

Au début de l'affection, on ne voit pas de stries s'étendre du bord de la pupille à la capsule ; ce n'est que plus tard, et lorsque déjà des exsudations se sont organisées, qu'on observe ce phénomène que nous avons décrit sous le nom de *synéchie postérieure* (voy. t, II, p. 486). Rarement on aperçoit ces adhérences pendant la période aiguë de la maladie, parce qu'alors la pupille demeure resserrée. Ce n'est que lorsqu'elle se distend, qu'il devient aisé de reconnaître les petits filaments noirs, plus ou moins nombreux, qui occasionnent la déformation dont nous parlons. Nous nous étendrons plus loin trop longuement, en traitant de la cataracte pigmenteuse, sur le mécanisme d'après lequel ces adhérences se forment, pour reproduire ici ces explications.

Rarement on observe des vaisseaux à la surface des exsudats pendant la durée de la maladie ; quelquefois pourtant on y voit des ramifications vasculaires remarquables, dues à l'inflammation des parties voisines. En général, ce phénomène s'observe lorsque l'affection dure depuis très longtemps. On voit alors à l'extrémité de ces ramifications des dépôts de matière plastique, d'un blanc grisâtre, qui paraissent eux-mêmes se vasculariser à mesure qu'ils s'épaississent davantage.

Assez souvent on remarque çà et là, sur les fausses membranes, les taches noirâtres pigmenteuses dont nous venons de parler et qu'il ne faudrait pas considérer comme formées de nombreux vaisseaux.

Iris. — Cette membrane ne change pas toujours de couleur; quelquefois cependant on voit à sa surface une teinte plombée, générale ou partielle, mais toujours légère, qu'accompagne un gonflement plus ou moins marqué. Les dépôts plastiques ont toujours leur point de départ dans l'iris, bien qu'il ne présente plus que des traces douteuses de phlegmasie; aussi doit-on se hâter de dilater la pupille pour éviter les adhérences et même l'atrésie partielle ou totale de cette ouverture.

Cornée. — Cette membrane est assez rarement enflammée; cependant on y observe souvent un trouble vague et général, et quelquefois en même temps des points ou des plaques opaques (*kératite ponctuée* ou *disséminée*).

Sclérotique. — Cette membrane présente autour de la cornée, à des degrés différents, une injection que MM. de Walther et Mackenzie ont reconnue. Cependant d'autres praticiens admettent que la capsulite peut exister sans rougeur de la fibreuse. Lorsque l'affection marche d'une manière insidieuse, la sclérotique peut être, en effet, blanche ou à peu près, si le malade se tient dans l'obscurité, et c'est là un phénomène qu'on rencontre même dans ce qu'on décrivait autrefois sous le nom de *sclérotite ;* mais qu'on examine un instant l'œil au jour, et le cercle rouge qui entoure la cornée ne tardera pas à paraître.

Rétine. — On la croit assez généralement enflammée en même temps qu'il y a altération de la capsule, parce que la photophobie tourmente fréquemment les malades. Ce qui se passe, quand on se guide sur la photophobie, sert aussi à reconnaître l'état aigu ou chronique de l'affection, et conséquemment à appliquer un traitement convenable. La rétine est-elle véritablement atteinte? cela est fort douteux ; on a d'ailleurs pour s'en assurer le secours de l'ophthalmoscope.

Conjonctive. — *Paupières.* — Elles ne présentent ni gonflement ni rougeur marquée.

SYMPTÔMES PHYSIOLOGIQUES. — Les malades accusent ordinairement un trouble de la vision, une sorte de brouillard qui voile les objets. Tant que l'affection marche avec lenteur, la lumière ne les gêne point d'une manière sensible ; ce n'est que lorsqu'elle passe à un état plus aigu, que ce symptôme se montre plus franchement. Si de très larges exsudations opaques se sont déposées dans la pupille, la vision est abaissée ou complétement abolie.

La douleur est nulle ; les malades ne se plaignent tout au plus que d'une tension dans le globe, et d'une compression gênante dont ils rapportent le siége au fond de l'orbite. Cette double sensation, qui augmente sous l'influence de la lumière, est d'autant plus désagréable que la marche de la maladie est moins lente.

MARCHE. — La formation des exsudats sur la capsule existe aussi bien après des iritis à forme aiguë qu'à forme lente ; mais notre description s'applique spécialement à la forme lente et qui passe le plus souvent inaperçue.

TERMINAISONS. — La plus commune est l'adhérence de l'iris avec la capsule, ou la synéchie postérieure proprement dite. Cette adhérence se borne quelquefois à un point de l'iris ; dans d'autres cas, toute la marge pupillaire a perdu sa liberté. La cataracte pigmenteuse, partielle ou générale, et l'oblitération complète ou incomplète de la pupille, sont des suites assez fréquentes de la maladie. Très souvent la capsule est plus ou moins recouverte de fausses membranes, ce qui constitue une variété de cataracte que nous étudierons plus loin.

La *résolution* est encore une des terminaisons ordinaires ; la capsule ne conserve alors aucune sorte d'altération. Une tache peut y exister pendant des mois entiers, puis disparaître, surtout si l'on aide à sa résorption par un traitement approprié. Il se passe là un phénomène en tout point semblable à celui qu'on observe tous les jours, dans les opacités de la cornée encore mal organisées. Nul doute que ces taches de la capsule ne constituent une variété de ces cataractes commençantes que quelques médecins ont cru pouvoir guérir, et dont ils ont placé le siége dans la lentille même. (Voy. *Traitement médical de la cataracte.*)

L'*hydropisie* et la *suppuration* du cristallin ont été notées aussi comme des terminaisons de la capsulite ; Gendron et Middlemore rapportent des faits qui leur paraissent ne point laisser de doute. Mais je n'ai jamais rien vu de semblable, et je pense que l'on ne doit les accepter qu'avec réserve (voy. art. III, p. 8).

ÉTIOLOGIE. — On a remarqué que l'inflammation lente décrite sous le nom de *capsulite* frappe le plus fréquemment des individus de moyen âge et de mauvaise constitution. De Walther pensait que la gale, la goutte, les catarrhes, etc., doivent être rangés parmi les causes prédisposantes. Je rapporte tout simplement l'opinion de ce grand chirurgien, en avouant que je ne puis comprendre le rapport qui dans ce cas existerait entre la cause et l'effet. Les coups, les blessures, y donnent lieu, mais alors cette maladie est compliquée d'affections beaucoup plus graves; n'oublions pas qu'elle n'est jamais que l'accompagnement, la conséquence de l'iritis, et de toute ophthalmie interne aiguë ou chronique, compliquée de l'inflammation du diaphragme.

Traitement. — Nous en avons donné les indications en parlant de l'iritis (voy. t. II, p. 449 et suiv.). Les applications répétées de sangsues, dans le voisinage de l'œil; les purgatifs, et surtout l'usage des mercuriaux à l'intérieur et en frictions autour de l'orbite, en forment la base.

Avant tout, pour empêcher les dépôts fibro-albumineux de souder la pupille dans un point rapproché du centre de l'œil, on dilate cette ouverture au moyen de fréquentes instillations d'atropine, et on la maintient ouverte pendant toute la durée de la maladie, quelque longue qu'elle puisse être. Ces instillations répétées plusieurs fois en vingt-quatre heures, et continuées avec persévérance pendant plusieurs jours, réussissent quelquefois à rompre des adhérences déjà établies entre l'iris et la capsule. Je ne saurais trop recommander l'emploi de ce moyen. (Voy. *Traitement médical de la cataracte.*)

Aussitôt que, sous l'influence du traitement antiphlogistique, l'inflammation est tombée, il convient d'appliquer des vésicatoires volants autour de l'orbite. Ce remède est très puissant lorsqu'on y a recours au moment convenable; je l'ai vu souvent faire disparaître la sensation de tension avec les dernières traces du mal; mais s'il est prescrit trop tôt, loin d'être de quelque utilité, il devient nuisible, en ce sens qu'il réveille l'inflammation, et que les antiphlogistiques deviennent encore une fois nécessaires.

Dans le traitement de cette maladie, on recherchera avec soin quelles sont avec l'iris les membranes internes qui sont enflammées. On évitera ainsi toute erreur au point de vue du pronostic et du traitement.

Le malade, dans tous les cas, sera surveillé longtemps après que les symptômes auront disparu, les récidives étant en général très fréquentes.

Si des dépôts de lymphe plastique se sont formés dans le champ pupillaire, on ne désespérera pas de les voir disparaître entièrement ou partiellement par la résorption. Ce résultat sera plus facilement atteint, si l'alimentation du malade est surveillée avec sévérité.

Lorsque des taches pigmenteuses apparaîtront sur les dépôts fibro-albumineux, il ne faudra pas compter sur leur résorption spontanée; mais ce ne serait que dans le cas où ces opacités empêcheraient la vision, qu'on devrait recourir à un traitement chirurgical.

ARTICLE II.

PÉTRIFICATION DE LA CAPSULE (*ossification*).

D'après des recherches récentes, il paraîtrait que cette affection débuterait par les couches antérieures de la lentille, et que la capsule conserverait toujours ou presque toujours sa transparence, même sur les plaques calcaires, dites osseuses, dont on parvient quelquefois à l'isoler.

Dans quelques cas, il y a sous la capsule antérieure des plaques pierreuses, d'étendue variable, isolées au milieu de parties saines. D'autres fois, la densification s'étant étendue à toute la couche intra-capsulaire, la cristalloïde, sans perdre pour cela sa transparence, est partout adhérente à la lentille.

C'est dans les cataractes très anciennes qu'il faut s'attendre à trouver du côté de la capsule une grande résistance, quand dans l'extraction on cherche à l'ouvrir avec le kystitome. J'ai souvent rencontré des cas semblables : non-seulement alors la capsule ne pouvait être ouverte, mais il devenait nécessaire d'extraire avec elle le cristallin au moyen d'un crochet. De nombreux cas de cette nature sont rapportés par les auteurs. Ainsi Wenzel raconte un cas curieux observé sur une jeune fille qu'il opérait : la membrane était si résistante, qu'après des efforts infructueux pour la traverser, il fut obligé de l'extraire en même temps que le cristallin. Gibson cite un fait à peu près pareil. Wardrop et surtout Middlemore en donnent des exemples nombreux.

Le plus souvent on trouve cette altération sur des yeux depuis longtemps atrophiés ; j'en ai disséqué quelques-uns (1).

(1) La pétrification de la capsule a été considérée comme de nature osseuse d'après la consistance et la couleur du produit morbide. Mais nous renvoyons à l'*Anatomie pathologique des cataractes capsulaires et pierreuses*, où leur nature de *concrétion* ou *dépôt phosphatique* sans analogie avec l'élément osseux est démontrée.

ARTICLE III.

INFLAMMATION DU CRISTALLIN (1) (*lentite* ou *phacite*).

On a décrit sous ce nom diverses altérations du cristallin qui existent bien réellement, mais que l'on a, à tort, considérées et que nous avons été nous-même porté à regarder, pendant un temps, comme une inflammation de cet organe.

A tort, disons-nous ; en effet, l'inflammation est un état morbide caractérisé par un afflux de sang dans les vaisseaux, plus considérable qu'à l'état normal, puis par le gonflement, etc. : c'est une succession de phénomènes se passant dans les capillaires ; c'est, en un mot, un trouble de la fonction de circulation ayant particulièrement son siége dans les vaisseaux capillaires d'un ou de plusieurs organes, ou d'une partie d'un organe. De l'étude de ce phénomène, il résulte par conséquent qu'il ne saurait avoir lieu dans une partie dépourvue de vaisseaux, et le cristallin est dans ce cas.

Ceci ne veut pas dire que les altérations décrites sous le nom de *phacite* ou *lentite* n'existent pas, mais seulement qu'elles ne sont pas de nature inflammatoire, et que l'on a eu tort de leur donner des noms terminés en *ite*, cette désinence, par un usage qu'on doit respecter, ayant été consacrée à la désignation des maladies que caractérise surtout l'inflammation d'un organe.

Quelques auteurs ont prétendu, il est vrai, que l'inflammation pouvait avoir lieu dans les tissus non vasculaires, ou commençait en dehors des vaisseaux, et que les troubles circulatoires n'étaient qu'une suite du phénomène et non le fait essentiel. Il y a là un vice de raisonnement causé par des notions de physiologie inexactes ou au moins incomplètes qu'il importe beaucoup, pour l'étude des maladies de l'œil, de rectifier.

Tous les tissus, aussi bien les ongles, les poils et autres non vasculaires que les parties pourvues de vaisseaux, sont doués de la propriété de nutrition, c'est-à-dire qu'ils se combinent et se *décombinent* simultanément d'une manière continue et sans se

(1) Voyez l'article *Sur les altérations des milieux non vasculaires de l'œil* (*Gazette médicale*, Paris, mai 1855), par M. Charles Robin, dont les savantes recherches microscopiques ont surtout contribué à élucider ce point de l'histoire pathologique du cristallin.

détruire, avec les matériaux qu'ils empruntent et rejettent aux parties ambiantes. C'est aux organes vasculaires que les tissus qui ne le sont pas empruntent et rendent de proche en proche ces matériaux. Mais il est trois conditions principales dans lesquelles on voit survenir des troubles de la nutrition, qui se manifestent par des ramollissements, des ulcérations, des dépôts, des incrustations, des productions saillantes, l'hypertrophie ou l'atrophie de cet appareil.

Ce sont :

1° Les lésions physiques directes du tissu non vasculaire. Si l'on blesse avec une aiguille le cristallin d'un animal, on voit bientôt un trouble s'y répandre plus ou moins profondément, envahir peu à peu la lentille presque tout entière, puis dans quelques cas disparaître à peu près complétement sans qu'elle ait perdu de son volume ordinaire.

2° Les altérations des humeurs, comme le sang, auquel ces tissus empruntent des matériaux de proche en proche.

3° Les troubles de la circulation, comme l'inflammation du tissu vasculaire dont les capillaires apportent et emportent les matériaux nutritifs.

Ne considérons ici que ce dernier cas, celui dans lequel le cristallin ou tout autre organe non vasculaire se nourrit mal ou trop, se durcit ou se ramollit, etc., sous l'influence de l'inflammation des procès ciliaires ou d'autres tissus vasculaires auxquels il emprunte des principes nutritifs. Il est bien évident que *ces troubles de la nutrition* du cristallin, bien que reconnaissant pour origine l'inflammation d'un organe voisin, ne doivent pas être appelés une *inflammation* du cristallin, puisque, dans les signes par lesquels se manifeste cette lésion, manquent tous ceux que fournit le système vasculaire ; or ce sont ces derniers qui sont les signes essentiels et caractéristiques de l'état morbide appelé inflammation.

Il y a donc là une ou plusieurs altérations particulières par vice de nutrition, suite d'une maladie des organes voisins, mais ce n'est pas de l'inflammation. Ces lésions doivent être décrites et classées d'après ce que l'examen anatomique aura fait connaître sur leur nature intime, mais ne doivent pas être mises au nombre des phlegmasies.

On comprend facilement que ce qui vient d'être dit du cristallin peut se dire également de sa capsule, du corps vitré, de la membrane de Descemet, du tissu même de la cornée, dès que son réseau sanguin embryonnaire superficiel et sous-épithélial a disparu. C'est ce réseau dont les anses s'avancent à un millimètre sur le pourtour de la cornée, qui, dans le cas de kératite, etc., se reproduit et s'étend sous l'épithélium à sa place primitive, qui fait dire que la cornée se vascularise, mais il importe de rappeler que ce n'est pas le tissu propre même de la cornée, compris entre l'épithélium et la membrane de Descemet qui se vascularise.

Les points blancs, opaques, que l'on voit se former dans le cristallin et que l'on a considérés comme signes de la *lentite* ou *phacite* sont simplement des lésions de nutrition du cristallin qui lui ôtent sa transparence, et qui sont une des phases des opacités que l'on décrit sous le nom de *cataractes lenticulaires*. (Voy. *Cataracte disséminée*.)

ARTICLE IV.

LUXATION DU CRISTALLIN.

Le déplacement de la lentille survient de plusieurs manières différentes : les coups portés directement sur l'œil le produisent très souvent. Les chutes sur la plante des pieds, sur la tête ; un coup violent sur la tempe ou sur une autre partie du crâne, ont été notés comme cause fréquente de cet accident. Dans quelques cas particuliers, tels que le ramollissement ou l'atrophie du corps vitré, la lentille se déplace de toutes pièces avec la capsule.

Quoique luxé, le cristallin peut demeurer parfaitement transparent ; d'autres fois il devient opaque, comme cela se voit lorsque la cristalloïde est ouverte (voy. *Cataracte luxée*).

Le cristallin, qu'il soit ou non opaque, peut, lorsqu'il est luxé, prendre spontanément dans la coque oculaire des positions très différentes. Tantôt il s'abaisse directement, et d'une manière plus ou moins complète derrière la pupille, où il se présente par un de ses bords, dans le sens horizontal, vertical ou oblique ; tantôt il passe dans la chambre antérieure et dans la postérieure, à la volonté du malade.

Si la luxation est de cause traumatique, le cristallin peut alors suivre différentes voies : ainsi, je l'ai vu, et d'autres avec moi, luxé quelquefois sous la conjonctive restée saine ; d'autres fois, entre les lèvres de la cornée ou de la sclérotique, etc.

Enfin, le cristallin abaissé à l'aiguille depuis longtemps peut passer dans la chambre antérieure.

De ces diverses conditions il résulte que l'on peut établir la classification suivante pour la luxation de la lentille :

A. Luxation spontanée du cristallin transparent ou opaque dans la chambre postérieure.

B. Luxation spontanée dans la chambre postérieure, et passage dans l'antérieure, à la volonté du malade.

C. Luxation traumatique dans la chambre antérieure, dans la postérieure ; dans une plaie de la cornée, de la sclérotique, sous la conjonctive, etc.

D. Luxation dans la chambre antérieure d'une cataracte depuis longtemps abaissée.

Nous suivrons cet ordre pour indiquer les symptômes et raconter quelques faits.

A. *Luxation spontanée du cristallin transparent ou opaque dans la chambre postérieure.*

Si la luxation a lieu directement dans la chambre postérieure sur un cristallin transparent et renfermé dans sa capsule, on ne pourra reconnaître le déplacement qu'au tremblotement de l'iris et aux phénomènes physiologiques. Le cristallin étant abaissé derrière la pupille, on s'assurera, en effet, que le malade, tant qu'il se tiendra debout, la tête dans la station verticale, se trouvera dans les mêmes conditions que l'opéré de la cataracte, et pourra lire avec des lunettes très fortes ; tandis que si, par une inclinaison convenable de la tête, il peut replacer la lentille dans sa position normale, la vision s'accomplira comme à l'ordinaire, les conditions de réfraction n'étant plus changées. Plusieurs fois j'ai vu des malades dans ce cas ; tous étaient atteints d'un ramollissement très avancé du corps vitré.

Mais voici des caractères plus précis.

1° *Caractères anatomiques.* — Au premier degré de la maladie, c'est-à-dire quand le cristallin commence seulement à s'abaisser un peu, on ne voit aucun autre symptôme que le flottement de l'iris d'avant en arrière à chaque mouvement de l'œil ; quelquefois cependant on constate que le cristallin, en s'appuyant sur la face postérieure de l'iris, y imprime pour un instant un sillon semi-annulaire à convexité supérieure et d'une régularité parfaite. Si le cristallin est entièrement transparent, on ne peut en constater matériellement le déplacement que par ce caractère et par les symptômes physiologiques. Il n'y a plus de difficultés si l'on fait usage de l'ophthalmoscope qui, à l'aide d'une faible lumière, permet de reconnaître facilement l'abaissement commençant de la lentille, comme je l'ai vu notamment dans les deux petits garçons dont je rapporterai l'histoire.

A un degré plus avancé, les caractères déjà indiqués deviennent plus apparents ; le cristallin déplacé frappe l'iris dans les mouvements de l'œil, et si l'on ne reconnaît pas sa forme dans le pli qu'il fait à cette membrane, au moins constate-t-on qu'il y a synchysis considérable, et, dès lors que la diffluence du corps vitré existe, on doit songer à la luxation de la lentille et faire des recherches en conséquence avec l'ophthalmoscope.

2° *Caractères physiologiques.* — Le malade se plaint de trouble, d'incertitude dans la vue, et ne peut se rendre compte exactement de la cause de son état. Quand le mal commence, il arrive souvent que la vue est bonne par moments et dans certaines positions de l'œil. Quelquefois, de même que dans le synchysis, les objets paraissent agités de mouvements, d'ondulations plus ou moins étendues qui cessent quand le regard se fixe quelques instants sur un même objet, mais qui reparaissent au moindre déplacement de l'œil. Un malade que j'ai observé disait : « qu'une nappe d'eau venait d'abord couvrir l'objet qu'il voulait voir ; mais qu'après un instant d'immobilité de l'œil il pouvait voir avec netteté. »

Si le mal augmente, il y a quelquefois diplopie monoculaire, que l'on doit rattacher à une réfraction différente de l'œil à la partie inférieure et à la partie supérieure. Les contours des objets sont irisés, mal définis. Le malade voit alors devant lui, surtout quand il incline un peu la tête en avant ou en arrière, un *disque grisâtre*, accompagné d'étincelles, de flammes de toutes couleurs, etc., disque qui peut être aussi bien l'image du cristallin sur le fond de l'œil, qu'un phosphène développé par le choc de la lentille et du corps vitré contre la rétine.

En même temps que tous ces phénomènes physiologiques se produisent, le malade qui voyait à lire ne le peut plus d'abord que dans certaines positions. Il faut qu'il incline la tête en arrière, ou en avant, horizontalement, afin de placer son cristallin en face de la pupille. Dans la station verticale, il lui faut des lunettes à cataracte, car il se trouve alors dans les mêmes conditions qu'un homme opéré avec succès de cette maladie ; mais si le cristallin se fixe enfin à la partie inférieure de l'œil, la vue est trouble comme celle du cataracté opéré, et le malade demeure dans ces conditions jusqu'à ce qu'un médecin ait reconnu la cause de sa maladie, ou que, par le tâtonnement, l'opticien soit arrivé par hasard à trouver les lunettes nécessaires.

Terminaisons. — Le cristallin finit toujours par s'abaisser complétement dans la chambre postérieure. Le flottement du corps vitré est quelquefois considérable, à ce point que, si le malade se place horizontalement dans l'obscurité, la pupille se dilate et que le cristallin passe dans la chambre antérieure pour en sortir à sa volonté: mais à la longue, le cristallin finit par devenir opaque, soit qu'il demeure dans sa capsule, soit qu'il s'en échappe et, le plus souvent, la rétine, tourmentée par le flottement, finit par s'anesthésier plus ou moins complétement. Dans un cas rapporté par M. Burckhardt (voy. *Annales*, t. XXX, p. 114), semblable à ceux que j'ai vus et dont je n'ai malheureusement pas écrit l'observation, le malade pouvait lire en baissant la tête, c'est-à-dire en plaçant volontairement son cristallin dans le champ de sa pupille; mais ce corps devint opaque, et plus tard l'œil se perdit.

Observations. — Un petit garçon de sept ans m'est présenté dans le mois de septembre 1855, par son médecin, pour un trouble dans la vue demeuré inconnu jusque-là, et plus marqué du côté droit. A l'œil nu, on n'aperçoit aucun caractère qu'un flottement léger de l'iris ; mais à l'ophthalmoscope, je trouve dans les deux pupilles un disque à convexité supérieure, placé plus bas à droite qu'à gauche et indiquant une luxation directe postérieure et incomplète encore du cristallin.

Un autre garçon de quinze ans (10 décembre 1854), de la pension Pompée, à Ivry, accuse de la faiblesse dans son œil droit et est traité comme amblyopique. A l'ophthalmoscope, je trouve la lentille presque entièrement abaissée et atteinte au centre, en arrière, d'une petite tache. Des lunettes à cataracte ramènent la possibilité de lire. Là aussi le corps vitré était diffluent.

Un vieux notaire, dont je parlerai plus longuement en m'occupant de la valeur du traitement de la cararacte sans opération, m'a raconté qu'il devint aveugle d'abord d'un œil par la cataracte, puis de l'autre, et que la vue lui fut rendue par l'abaissement spontané de la lentille. (Voyez, pour un cas pareil, *Annales d'oculistique*, vol. XXVIII, p. 233.)

Dans les *Annales d'oculistique*, on trouve des faits semblables. Chez le nommé Bury, le cristallin opaque s'abaisse spontanément (vol. IV, p. 250); chez Frédérick, après une chute sur la tête, la cataracte s'abaisse; des lunettes à cataracte sont prescrites avec avantage (*Id.*, *ib.*). Chez le nommé N..., les deux cristallins transparents s'abaissent spontanément; on lit d'autres faits analogues, p. 129 et suivants, vol. XVIII et vol. XXVIII, p. 233.

B. *Luxation spontanée dans la chambre postérieure, et passage de la lentille dans l'antérieure.*

Cette luxation dans la chambre antérieure se produit quelquefois sous l'influence de la volonté du malade, le plus souvent sans sa participation.

1° *Luxation volontaire.* — Si la luxation du cristallin renfermé dans sa capsule a lieu dans la chambre antérieure, avec possibilité, pour le malade, de réduire la lentille à sa volonté, dans la chambre postérieure, le corps traverse la pupille, se place contre la face concave de la cornée, puis rentre dans la chambre postérieure. Dans ces conditions, après des mois ou des années, le cristallin finit toujours par devenir opaque.

Pour luxer le cristallin dans la chambre antérieure, j'ai vu des malades couvrir leur œil des deux mains et rechercher un coin obscur dans lequel ils restaient quelques moments pour dilater leur pupille. Ensuite, et sans découvrir leur œil, ils inclinaient la tête à angle droit, la secouaient dans le sens latéral par de petits mouvements brusques, et ne se trompaient jamais quand ils avaient réussi à placer leur cristallin entre la cornée et l'iris.

Quand le cristallin est transparent, on le reconnaît aisément dans la chambre antérieure, à son bord qui s'imprime sur l'iris et à la couleur différente de cette membrane vue à travers la lentille. La chambre antérieure n'a plus son aspect normal; elle ressemble à celle de quelques yeux artificiels mal faits, dans lesquels l'espace compris entre les deux membranes semble être rempli de verre moins transparent qu'il ne convient. L'iris est d'ailleurs poussé en arrière dans une grande étendue, surtout au centre; la pupille est immobile et largement ouverte, et, dans quelques cas, lorsque le cristallin est petit, quoique transparent, son bord se dessine sur l'iris, et l'on mesure aisément sa circonférence par le sillon circulaire qu'il trace sur le diaphragme.

Les malades qui offrent ce singulier phénomène ressentent dans l'œil une gêne, ou au moins une pression désagréable qui va croissant dès que le cristallin est dans la chambre antérieure; aussi se hâtent-ils de le réduire. Ils couvrent encore dans ce but leur œil de la main, renversent la tête en arrière, et après quelques secousses latérales assez brusques, réussissent à faire passer le cristallin en arrière de l'iris.

Quelques-uns, cependant, se faisant un jeu de cet état de choses, ont vu leur cristallin, une fois placé dans la chambre antérieure, résister aux efforts habituels de réduction et nécessiter une extraction chirurgicale par la cornée à la manière ordinaire.

Voici un cas de luxation volontaire du cristallin dans la chambre antérieure que j'ai eu l'occasion d'observer :

Observation. — Le 20 novembre 1852, madame L..., de Lille, m'est envoyée par son médecin. Elle a perdu l'œil droit et porte de ce côté un œil artificiel ; cet œil avait été atteint d'une hydropisie, et cinq fois on avait pratiqué la ponction dans le but d'en diminuer le volume ; mais un staphylôme étant survenu, le docteur Murville enleva la tumeur et l'organe s'atrophia.

L'œil gauche, dont il s'agit ici, a présenté diverses conditions des plus intéressantes. En 1834, la malade fut conduite chez M. Demours pour une luxation du cristallin dans la chambre antérieure. Il avait conservé sa transparence. Avant l'accident, madame L... était myope, et tout à coup l'œil devint presbyte, lorsque M. Demours lui eut réduit le cristallin dans la chambre postérieure, en la faisant coucher sur le dos. Avec les lunettes à cataracte, l'œil devint excellent, et la malade pouvait lire, coudre et exécuter les ouvrages de femme les plus délicats.

Aujourd'hui (20 novembre 1852) elle vient me voir pour une tache bleuâtre qu'elle aperçoit et qui occupe la moitié externe de l'œil. De temps en temps, elle voit la moitié d'un anneau brillant qui disparaît et revient avec rapidité. La rétine est largement décollée. Le cristallin est devenu opaque ; elle le fait passer à volonté dans la chambre antérieure en se cachant sous les rideaux de mon cabinet, en inclinant et secouant légèrement la tête et en couvrant l'œil de sa main. Ce cristallin est réduit à peu près à la moitié de son volume ordinaire.

Je conseille un traitement antiphlogistique parce que l'œil est un peu enflammé actuellement, et l'extraction du cristallin, dès que la rougeur aura disparu.

Le 22 mai 1853, je revois la malade ; elle est aveugle, car elle distingue à peine le jour de la nuit depuis une huitaine de jours. Depuis plusieurs mois, la vue a baissé avec une extrême rapidité. Il y a un mois, le 2 février, on a pratiqué à Lille l'extraction du cristallin, qui était encore renfermé dans la capsule. L'iris flotte largement ; il est adhérent en bas à la plaie faite à la cornée pour l'extraction ; la pupille est peu mobile ; il y a des exsudations en arrière qui la ferment en partie.

L'amaurose est définitive.

2° *Luxation involontaire.* — Là, comme dans la luxation volontaire, le cristallin peut être préalablement transparent ou opaque. Il peut aussi, les faits le prouvent, avoir conservé ses rapports physiologiques, ou être déjà flottant en arrière de la pupille, à la partie inférieure de l'œil, lorsque l'accident arrive.

Le passage dans la chambre antérieure survient tout à coup lorsque, pendant son travail ou par une circonstance fortuite, le malade incline fortement la tête, surtout dans l'obscurité. Ainsi, une femme aveugle de cataracte, étant à l'église et se baissant pour prier Dieu, recouvre la vue par le passage subit de son cristallin opaque dans la chambre antérieure (voy. *Annales d'oculistique*, t. IX, p. 229). Deux faits semblables sont rapportés dans le même recueil (*Id.*, *ibid.*). Divers auteurs ont observé des cas pareils. Heyfelder, Compérat, Recordon, Larrey, Roux et bien d'autres, ont extrait des cristallins tombés spontanément dans la chambre antérieure : le premier sur un garçon de quatre ans, le cristallin était transparent (*Ann.*, vol. X, p. 92) ; le second sur une femme et à cause des vives douleurs qu'il occasionnait (*Ibid.*, vol. XX, p. 138) ; le troisième sur une femme dont je disais quelques mots tout à l'heure ; le quatrième sur un garçon de treize ans (*Id.*, vol. XXVIII, p. 233) ; le cinquième sur le fils de don Carlos, alors interné à Bourges.

Les observations de MM. Recordon et Larrey sont intéressantes.

Le premier de ces chirurgiens a vu deux luxations du cristallin chez une femme qui, à cinq ans de distance, présenta le même accident à chacun des deux yeux. Le cristallin était couché dans la chambre antérieure, appuyé contre l'iris qu'il repoussait en arrière, et parfaitement transparent. Tout mouvement de la tête en arrière faisait repasser dans la chambre postérieure le cristallin, qui bientôt reparaissait en avant. Les deux fois on fit l'extraction, et la vue se rétablit complétement.

Le second a communiqué à la Société de chirurgie, dans sa séance du 16 juillet 1851, un fait de cette dernière espèce, observé par lui chez un garçon de treize ans ; l'œil gauche de cet enfant offrait une légère saillie de la cornée, reconnaissant pour cause un prolapsus de l'iris, mobile, tremblotant, et une diffluence probable du corps vitré. La vue était perdue complétement de cet œil.

Deux jours après le premier examen, une dilatation spontanée de la pupille gauche, survenue sans cause mécanique et sans effet artificiel, livre tout à coup passage au cristallin contenu dans sa capsule, conservant sa transparence, sa mobilité, sa forme. Ce phénomène ne détermina ni douleur ni accident quelconque, et persista pendant plusieurs jours. On parvint à faire rentrer le cristallin dans la chambre postérieure, en dilatant la pupille avec la belladone; mais la réduction ne put être maintenue.

Six mois après, le cristallin commença à présenter un peu d'opacité, et un an après la première exploration, la cataracte était entièrement formée, passant toujours librement d'une chambre dans l'autre; enfin, plus tard, des accidents inflammatoires étant survenus, M. Larrey dut faire l'opération et pratiqua la kératotomie supérieure.

Toutes les observations de cristallin tombé par accident dans la chambre antérieure se terminent de la même manière pour le malade. Il commence par éprouver de la gêne, puis souffre de plus en plus. L'œil s'enflamme, la douleur s'étend à la cinquième paire tout entière, et l'extraction, si elle est pratiquée à temps, fait disparaître à l'instant tout le mal. Au contraire, si on laisse le cristallin luxé, l'ophthalmie interne peut aller jusqu'au phlegmon, ou provoque dans tous les cas la désorganisation de l'œil. Rarement le cristallin se résorbe sans occasionner de graves accidents lorsqu'on l'abandonne ; compter sur un résultat si heureux serait une grave imprudence.

C. *Luxation traumatique du cristallin.*

Si un coup violent produit la luxation, il peut en résulter un abaissement direct du cristallin sans aucune autre lésion avec opacité de ce corps ou conservation de sa transparence, une plaie de la cornée ou de la sclérotique, assez large pour que le cristallin s'y engage en partie et qu'il soit nécessaire d'en faire l'extraction en agrandissant l'ouverture.

Un fait intéressant à signaler dans le cas de la rupture de la sclérotique à la suite d'une contusion, c'est le passage du cristallin entre la fibreuse et la conjonctive, sous laquelle il forme une petite tumeur transparente, qui n'a pas toujours la forme de la lentille, parce que celle-ci, le plus ordinairement, a été broyée. Plusieurs fois j'ai observé ce fait, et, à l'exemple de Middlemore (1) (qui en rapporte cinq exemples), j'ai ouvert la conjonctive par une petite incision, et j'ai enlevé le cristallin, réduit en une sorte de gelée transparente.

Un fait pareil, observé dans le service de M. Roux à l'Hôtel-Dieu, a été rapporté dans la *Gazette des hôpitaux* du 28 août 1852. Dans ce cas, l'accident avait été déterminé par une forte contusion du globe oculaire. Le cristallin, extrait treize jours après son déplacement, avait conservé sa forme et sa transparence, mais avait pris une teinte jaune ambrée légère.

Enfin, un cas analogue a été tout récemment publié dans les *Archives d'ophthalmologie* (mai et juin 1855, page 274) par le docteur Ansiaux, de Liége. C'est celui d'une femme qui avait reçu dans l'œil un coup de corne de vache. La tumeur sous-conjonctivale avait la forme du cristallin. La lentille fut extraite un an après l'accident; elle avait gardé en grande partie sa transparence; sa structure était normale, avec un peu de ramollissement seulement.

Dans les cas les plus ordinaires de luxation traumatique du cristallin, ce corps, privé de sa capsule, devient opaque, s'il ne l'était pas déjà, et l'on est à même de juger alors beaucoup plus facilement de la position qu'il occupe, et qui, il serait inutile de le dire, varie à l'infini. Il n'y a ainsi aucun doute sur l'état du globe, aucun doute non plus sur le traitement à conseiller; mais il n'en est pas toujours ainsi, et le fait que je vais rapporter le prouvera suffisamment. Le cristallin peut être en effet abaissé dans la chambre postérieure et pourtant conserver une transparence parfaite. Il en résulte que l'on confond aisément le trouble de la

(1) Middlemore, t. II, p. 44.

vision, qui est la conséquence d'une pareille blessure, avec une amaurose contre laquelle on dirige en vain toutes les ressources de la thérapeutique.

Observations. — M. le général F..., ministre à Paris d'une puissance étrangère, âgé de soixante-quinze ans, passant un jour sur le boulevard, reçut d'un enfant une pierre qui vint lui frapper l'œil droit. Une douleur vive et bientôt une inflammation assez sérieuse en furent la conséquence. Le médecin du malade lui conseilla un traitement antiphlogistique, et après deux mois, à part l'inflammation qui avait complétement cessé, la vision n'avait subi aucune espèce d'amélioration.

Découragé, le général vint me trouver, et après le récit de l'accident et l'examen de l'œil dans lequel j'avais vu flotter l'iris, il ne me resta aucun doute sur l'abaissement traumatique du cristallin. Je fis prendre au malade des lunettes à cataracte, et aussitôt il put lire des caractères très fins.

Quatre ans se sont passés depuis l'accident, et l'œil est dans les mêmes conditions. Aujourd'hui, comme alors, le cristallin flotte dans la chambre postérieure derrière l'iris, imprimant un disque sur le diaphragme au-dessous de la pupille, lorsque le malade se baisse en avant.

Voici encore un fait qui présente quelque intérêt.

Un jeune homme de quinze ans qui m'était adressé par le docteur Kirwan avait reçu dans l'œil un coup de bec d'un corbeau. Il en résulta une très violente ophthalmie pour laquelle nous lui donnâmes des soins, ce médecin et moi. La cornée avait été ouverte à sa partie externe et inférieure, ainsi que la sclérotique. La plaie s'était refermée, et le cristallin, qai était tombé dans la chambre antérieure, avait conservé sa transparence deux mois après l'accident.

Kammerer a observé un cas où le cristallin est resté transparent pendant deux années. Græfe le père, Chélius, d'Ammon, citent aussi des faits de ce genre ; mais il est raisonnable de se demander si, dans tous ces cas, la capsule n'enveloppait pas encore complétement le cristallin, ce qui est probable.

De ces faits divers, il résulte qu'on peut classer la luxation traumatique du cristallin de la manière suivante :

Luxation dans la chambre postérieure avec opacité consécutive ou conservation de la transparence;

Luxation dans la chambre antérieure avec opacité consécutive ou conservation de la transparence;

Luxation sous la conjonctive dans une plaie de la cornée ou de la sclérotique.

D. *Luxation dans la chambre antérieure d'une cataracte depuis longtemps abaissée.*

On peut encore considérer comme luxation du cristallin la chute de ce corps dans la chambre antérieure, plus ou moins de temps après l'opération de la cataracte : nous en parlerons ailleurs (voy. *Cataracte, chute du cristallin dans la chambre antérieure*).

ARTICLE V.

RAMOLLISSEMENT DU CRISTALLIN (*phacopyosis* ou *phacopyose*).

On a décrit sous ce nom deux maladies différentes :

La *première* est cet état du cristallin dans lequel il s'est ramolli, a pris l'aspect purulent, et par suite, a été considéré comme ayant réellement suppuré. On a cru aussi avoir observé, à la suite de blessures, des conditions semblables, mais il est probable que le pus trouvé dans ces cas venait du voisinage de la lentille et qu'on n'en a réellement pas vu dans l'intérieur de la capsule.

C'est dans le groupe des cataractes liquides (*cataracte purulente*) qu'on devra probablement classer et décrire cette lésion que nous ne plaçons ici que pour mémoire, car jamais la présence des globules caractéristiques du pus n'a été constatée dans le cristallin, et ce qui a été dit plus haut de la lentite s'applique également à ce chapitre. Toutefois, bien que cela soit peu probable, il ne serait pas absolument impossible que l'on vînt un jour à constater la production des éléments du pus dans le cristallin, quoiqu'il manque de vaisseaux, comme on en a constaté l'existence dans les abcès de la cornée qui, elle aussi, est complétement privée de vascularisation. Ce qui a été dit de la cornée (t. II, p. 266 et suiv., note) peut être répété ici.

La *seconde* est un dépôt de pus organisé sur la capsule; nous en dirons quelques mots en nous occupant des cataractes *fausses*.

ARTICLE VI.

PÉTRIFICATION DU CRISTALLIN (*ossification*).

Cette maladie n'est pas très rare; on la trouve quelquefois accompagnée de la pétrification de la capsule et de celle d'autres membranes oculaires. Le docteur Schoën et Middlemore en rapportent de nombreux exemples. Lorsque le cristallin a subi cette dégénérescence, il n'est pas impossible de la reconnaître à ses caractères anatomiques. Wenzel, Gibson, Forlenze, etc., ont tous vu des cristallins pétrifiés. J'en ai observé deux cas, en examinant sur des vieillards des yeux atrophiés depuis longtemps, et un troisième dont je parlerai à l'article *Cataracte pierreuse*. (Voyez en particulier le paragraphe qui traite de l'anatomie pathologique des cataractes.)

ARTICLE VII.

CORPS ÉTRANGERS DU CRISTALLIN.

On observe assez rarement des corps étrangers séjournant dans le cristallin : ceux que j'y ai trouvés sont, des parcelles d'acier, de petits grains de plomb, des éclats de capsule fulminante ou de pierre. Pour découvrir ceux qui s'engagent dans la lentille sans occasionner une grande inflammation, il est indispensable de recourir à l'usage de l'ophthalmoscope.

Ces corps étrangers, ordinairement de petit volume, traversent la cornée, blessent l'iris et s'engagent dans la lentille à une plus ou moins grande profondeur. Arrivés là, ils déterminent le plus souvent la formation d'une cataracte accompagnée ou précédée de phénomènes inflammatoires d'intensité variable, ou bien ils y font en quelque sorte élection de domicile, et, après avoir menacé la transparence de la lentille, ils n'occasionnent dans ce corps aucun changement capable de compromettre la vision, à moins cependant qu'ils ne soient placés dans le champ de la pupille.

Si le corps étranger occasionne de l'inflammation, on cherche à la combattre par des applications de sangsues et les moyens ordinaires, en ayant soin de dilater tout d'abord la pupille. De cette manière on peut espérer de conserver le cristallin dans lequel le corps étranger finit par demeurer sans occasionner d'accidents. Mais si le cristallin devient opaque dans toute son étendue, qu'il survienne des symptômes de compression, il faut l'extraire aussitôt, et avec lui, s'il se peut, le corps étranger. Au contraire, si, dès que la cataracte s'est formée, l'inflammation disparaît, on n'a plus à s'occuper, provisoirement du moins, du corps étranger, et l'on attend patiemment que la résolution de la lentille soit très avancée pour apprécier sainement quelle conduite on devra ultérieurement tenir ; alors il pourra arriver que la cataracte se résorbe, et que le petit corps étranger soit enfermé dans la capsule en un lieu qui ne puisse gêner en rien le rétablissement de la vision, ou bien, au contraire, qu'il demeure logé dans la pupille et y intercepte les rayons lumineux.

Dans la première de ces conditions, il n'y a évidemment rien à faire tant que le corps étranger n'occasionnera aucun mal ; dans la seconde, il faudra l'extraire, ce que l'on exécutera facilement par une ponction de la cornée (voy. *Cataracte traumatique* et *Extraction des cataractes secondaires*) et l'introduction de pinces convenables.

Un enfant, entre autres malades dans ces conditions, présentait au milieu de la pupille un petit fragment de pierre anguleux maintenu par la capsule et quelques exsudations ; le cristallin s'était résorbé. Pour obtenir le rétablissement de la vue, il fallait agir comme dans une cataracte secondaire. Je cherchai d'abord le corps étranger, dans la crainte que, déplacé et abandonné dans l'œil, il ne devînt la cause de graves accidents ; je le saisis facilement avec des pinces à pupille artificielle introduites par la cornée, et la cataracte le suivit sans difficulté. J'avais eu soin de pratiquer à la cornée une ponction un peu plus grande que je n'ai coutume de le faire dans les cataractes secondaires.

J'ai vu un autre cas de ce genre : c'était encore un enfant de huit à dix ans qui avait en arrière de la pupille un éclat de capsule placé de champ et maintenu, après résorption du cristallin, par la cristalloïde et des exsudations. La vue s'exerçait à travers quelques petites lacunes, mais incomplétement, et l'aspect de cet œil, dont la pupille brillait d'un éclat métallique, était des plus singuliers. Je proposai l'extraction, qui ne fut pas acceptée.

Mais le corps étranger qui s'est engagé dans le cristallin n'occasionne pas toujours la cataracte. En voici un exemple dans lequel, sans le secours de l'ophthalmoscope, il aurait été impossible de découvrir ce qui se passait dans l'œil.

Un ouvrier mécanicien reçoit dans l'œil droit une paillette de fer qui traverse l'œil et pénètre dans le cristallin, près de son bord externe. Une inflammation peu intense se déclare, mais ni les sangsues, ni les purgatifs, ni d'autres moyens tels que l'application d'eau froide, la belladone, l'atropine, ne parviennent à la faire disparaître. Avec l'ophthalmoscope on voit dans la lentille, en face de la plaie de la cornée et de l'iris qui était demeurée visible, un corps noir, du volume d'une tête d'épingle ordinaire, et entouré de plaques obscures étendues dans tous les sens, dues évidemment à un commencement d'opacité traumatique du cristallin. Cet état de choses demeura le même pendant quatre semaines, mais alors l'inflammation disparut, les plaques diminuèrent d'étendue, et il ne resta plus guère que le point noir enveloppé d'une tache du double environ plus grande que lui. La vue est demeurée bonne, et l'on voit encore aujourd'hui (janvier 1855), après trois mois, les choses dans le même état.

On trouve encore dans le cristallin cataracté d'autres corps étrangers, par exemple des vers de plusieurs sortes. Il en sera question à l'article *Parasites de l'œil*, et, quant à présent, il suffira de noter ce fait.

ARTICLE VIII.

CATARACTE.

Cette maladie a été connue des anciens, les ouvrages d'Hippocrate et de Celse ne laissent aucun doute à cet égard ; mais ces auteurs n'en eurent que des idées erronées. Ils donnaient à la cataracte des noms divers. La plupart pensaient qu'elle était le résultat d'une chute de liquide, qui troublait la transparence des humeurs de l'œil et anéantissait la vision (1). Quelques-uns, recherchant le lieu qu'occupait ce liquide opaque, le plaçaient dans la cornée ; d'autres, dans le corps vitré.

(1) Cataracte dérive du grec καταῤῥάκτης, chute d'eau, de καταῤῥάσσειν, renverser avec force, couler avec violence. On la nommait encore ὑπόχυμα, *hypochyma*, *suffusio*, *gutta obscura*, *caliginosa*, etc.

Ce doute sur le véritable siége de la cataracte continua d'exister même après 1604, époque à laquelleKépler démontra que le cristallin, qu'on regardait alors comme l'organe immédiat de la vision, n'était qu'un instrument de réfraction ; il fallut que Lapeyronie et Morand produisissent devant l'Académie des sciences, à Paris, des capsules et des cristallins opaques extraits d'yeux cataractés, pour qu'on crût définitivement qu'en effet la lentille et sa membrane d'enveloppe perdaient leur transparence dans cette maladie. C'est alors qu'on reconnut toute l'importance des observations qu'avaient déjà publiées Quarré et Lasnier, et que les travaux de Maître-Jan, de Boerhaave, de Brisseau, de Woolhouse, de Geoffroy, et surtout ceux de Muralt, de Heister et de Chapuzeau, furent convenablement appréciés.

Définition de la cataracte en général.

Les définitions de la cataracte sont extrêmement nombreuses ; il nous semble au moins superflu de les examiner. Cependant celle qu'en a donnée M. Velpeau mérite de fixer l'attention. Dans l'état actuel de la science, la cataracte serait, selon ce professeur, « *une opacité contre nature d'un des milieux transparents de l'œil, que traversent habituellement les rayons lumineux pour arriver sur la rétine* (1). »

Il est évident que c'est là une définition trop large, et qui ne peut être conservée, puisqu'elle comprend toutes les opacités possibles des membranes que la lumière traverse, et serait, par exemple, aussi bien applicable aux opacités de la cornée qu'à celles de la maladie qui nous occupe.

En nous fondant sur le siége de la cataracte, nous croyons donc préférable la définition suivante :

La cataracte est l'opacité totale ou partielle de l'appareil cristallinien.

Symptômes de la cataracte en général.

Symptômes anatomiques. — Lorsque la cataracte est *complète*,

(1) Velpeau, *Leçons orales de clinique chirurgicale* faites à l'hôpital de la Charité, recueillies et publiées par MM. les docteurs Jeanselme et P. Pavillon. 1840-1841, 3 vol. in-8, t. I, p. 317.

le cristallin ou ses annexes présentent une opacité placée derrière la pupille, et très près de cette ouverture; tantôt la tache est plus opaque à son centre, tantôt, au contraire, elle l'est davantage à sa circonférence.

Couleur. — Dans quelques cas, l'opacité présente des plaques blanchâtres, jaunâtres ou nacrées; dans d'autres, elle offre des lignes droites ou courbes de couleur diverse, ou bien une teinte uniforme et foncée. La couleur de la cataracte varie beaucoup. Les quelques mots que nous venons de dire à ce sujet suffiront pour le moment; plus tard nous reviendrons sur ce caractère important, en étudiant en particulier les principales variétés de la maladie; ajoutons, toutefois, que l'opacité peut offrir depuis le blanc le plus mat jusqu'au noir le plus foncé, et qu'on y remarque souvent une teinte d'un gris ardoisé ou d'un vert assez brillant.

Consistance. — La cataracte présente divers degrés de consistance, et de là un volume différent, appréciable à certains caractères.

Dans la cataracte dure, comme nous le verrons plus loin, la chambre postérieure existe, l'opacité est foncée, l'iris mobile, la lentille est plus transparente à son pourtour qu'à son centre, la vision n'est pas entièrement abolie.

Si la cataracte est molle, et à plus forte raison si elle est liquide, la capsule est bombée en avant, la chambre postérieure n'existe plus, l'antérieure est diminuée; l'opacité est égale partout, sans être toujours uniforme; l'iris a perdu sa mobilité, la vision est complétement détruite.

Lorsque la cataracte est liquide, il n'est pas rare que l'iris flotte d'avant en arrière, circonstance due aux mouvements du noyau du cristallin renfermé dans la capsule; quelquefois les liquides, de densité différente, se superposent par couches.

L'*iris* est le plus souvent très mobile dans la cataracte; dans quelques circonstances pourtant, il perd tous ses mouvements sans qu'il y ait pour cela complication d'amaurose; son immobilité peut alors tenir simplement au développement considérable, ou, pour mieux dire, au ramollissement de la cataracte, qui presse le diaphragme d'avant en arrière, et le paralyse mécaniquement.

La *pupille* est plus ou moins ouverte et mobile, selon les circonstances dont nous venons de parler. Dans toute cataracte, je veux dire dans toute opacité siégeant dans la chambre postérieure, près de la pupille, on reconnaît que la marge pupillaire est bordée d'un anneau noir d'un demi-millimètre environ de large, qui, tant que le fond de l'œil conserve sa couleur normale, n'est point aperçu, et devient apparent lorsqu'il se trouve placé devant une tache plus claire. Cet anneau, il est facile de le concevoir, sera donc d'autant plus visible que la cataracte sera plus blanche, et c'est là ce qu'on remarque en effet.

Ombre portée par l'iris sur la capsule. — C'est un des caractères généraux les plus importants de la cataracte. Il sert surtout à constater le volume de la lentille. Si l'on place le malade obliquement près d'une fenêtre, on reconnaît que derrière l'iris il y a une ombre portée par cette membrane sur la cataracte, phénomène aisé à expliquer, puisque le diaphragme intercepte les rayons lumineux partout ailleurs que dans son centre. Si la cataracte est dure, les couches opaques seront éloignées de l'iris, et l'ombre portée plus large et plus apparente. Si, au contraire, la capsule cristalline, poussée en avant, comme dans les cataractes molles, est en rapport immédiat avec le diaphragme, l'ombre ne pourra plus exister, et l'absence de ce caractère deviendra ainsi la preuve du ramollissement de la lentille. On remarquera que le cercle formé par l'ombre de l'iris sur l'opacité sera complet ou incomplet, et large d'un côté, étroit de l'autre, au gré de l'observateur, suivant qu'il placera le malade en face de la lumière, de manière qu'elle pénètre selon l'axe antéro-postérieur de l'œil, ou qu'il l'examinera obliquement, c'est-à-dire de façon à ne laisser arriver les rayons entre l'iris et la capsule que d'un côté seulement.

Examen à l'ophthalmoscope. — Il y a un nombre considérable de cataractes qui échapperaient à l'attention du médecin, surtout au début, et seraient prises pour des amblyopies, si l'on n'avait la précaution d'examiner l'œil à l'ophthalmoscope. Il suffit de placer le malade entre deux fenêtres, le dos tourné au mur, et de lui mettre sur l'épaule un bougeoir soutenant une bougie allumée. La lampe n'est pas toujours nécessaire ici, et il est superflu, dans la majeure partie des cas, de dilater la pupille.

On parcourt toute la surface de la lentille avec la lumière projetée dans l'œil, et l'on aperçoit, s'il y a cataracte, des *taches* plus ou moins fines, plus ou moins larges, de couleur noire ou au moins très foncée, qui sont produites par les *taches* cristalliniennes.

On doit prendre la précaution, dans cet examen, de ne pas éclairer trop vivement ces taches et de se mettre au delà du foyer de l'ophthalmoscope ; autrement la lumière, traversant les opacités, quand elle est éclatante, empêche de les apercevoir : c'est pour cela qu'il est plus sûr de ne se servir que d'une lumière faible et de réserver la lampe pour éclairer le fond de l'œil.

SYMPTÔMES PHYSIOLOGIQUES. — *Altération de la vision.* — La vue s'obscurcit insensiblement ou quelquefois subitement. Dans le premier cas, le malade croit voir uniformément répandu sur tous les objets, un nuage, qu'il compare à un brouillard de plus en plus épais ; dans le second, il voyait assez bien la veille, et perd la vue brusquement ; nous dirons plus loin, en parlant des cataractes molles, comment la cataracte, déjà avancée à l'insu de celui qui en souffre, peut ainsi l'aveugler tout à coup.

Au début de l'affection il arrive parfois que les malades croient voir devant eux des mouches volantes, des toiles d'araignée ou des flocons de neige, qui disparaissent et reviennent à des moments indéterminés.

Dans quelques variétés, la vision s'accomplit mieux à l'ombre ou le soir qu'en plein jour (*cataractes dures*) ; dans d'autres, la vue est également mauvaise à une lumière intense ou faible (*cataractes lenticulaires molles* et *cataractes capsulaires complètes*) : ce double phénomène s'explique facilement. Dans les cataractes d'une certaine densité, l'opacité ne commence que par le centre de la lentille, et les couches de la circonférence demeurent longtemps transparentes ; dans les cataractes molles, au contraire, les couches externes du cristallin sont également ramollies ; il est inutile d'ajouter que dans la cataracte capsulaire complète, la tache, s'étendant à toute la pupille, ne laisse point arriver les rayons lumineux au fond de l'œil, qu'ils soient nombreux ou non.

Dans le cas où le malade voit mieux à l'ombre, le grand jour ou une lumière vive le gêne singulièrement ; il éprouve une sorte d'éblouissement qui lui fait aussitôt porter la main au-dessus des yeux, en guise de garde-vue ; s'il voit encore assez pour se conduire, il traîne les pieds à terre, incline la tête sur sa poitrine et porte souvent une visière afin de modérer l'intensité du jour.

A mesure que l'opacité augmente, les objets éloignés ne sont plus vus, circonstance qu'on peut expliquer, et parce qu'un moins grand nombre de rayons pénètrent jusqu'à la rétine, et parce que le cristallin, devenu plus dense, les réfracte plus énergiquement. Peu à peu les objets sont perçus plus difficilement, puis disparaissent, et bientôt les grands mêmes ne sont plus reconnus. Au début de la maladie, la lumière artificielle, une bougie, par exemple, semble être entourée d'une boule de feu, surtout quand le centre de la lentille est atteint le premier. Quelquefois la flamme a sa forme ordinaire, mais elle apparaît dans une auréole rayonnée d'une largeur telle, que certains malades croient voir devant eux un réverbère.

L'*accomplissement* de la vision, dans la cataracte, est nécessairement subordonné à la forme de l'opacité et au lieu qu'elle occupe. De nombreuses stries opaques, placées vers la circonférence de la lentille, ne gêneront point la vision, tandis que s'il y en a quelques-unes dans le centre, soit en avant, soit en arrière, les objets seront fort mal perçus, ou même disparaîtront tout à fait. On remarquera cependant qu'il est des cas de cataractes dures dans lesquels le cristallin ne perd point complétement sa transparence, même au centre, c'est-à-dire à son point le plus trouble, et où le malade conserve la faculté de voir de près des objets même très petits. C'est un cas qu'on retrouve fréquemment dans la pratique, et qui pourrait paraître exceptionnel, par ce motif que tous les caractères extérieurs de la cataracte existant, il semble d'abord difficile de s'expliquer comment la vision peut continuer de s'accomplir.

Mouches volantes. — Au commencement de la cataracte, le malade voit assez souvent voltiger dans l'air des corpuscules de forme et de couleur variables (fils, cheveux, toiles d'araignée, flocons de neige ou de laine, etc.), qui ne sont le plus souvent que des symptômes de congestion vers l'œil. J'ai connu plusieurs vieillards atteints de cataractes lenticulaires commençantes qui apercevaient des mouches volantes et des étincelles à la suite de quelque écart de régime, ou même après leur repas ordinaire. Chez deux d'entre eux, ces phénomènes revenaient pendant des accès de toux. On a pensé encore, mais rien ne prouve qu'il en soit ainsi, que les mouches volantes peuvent être dues à la présence de corpuscules dans l'humeur de Morgagni (1). Lorsque la cataracte est plus avancée, cette complication disparaît.

(1) Voyez vol. I, pages 34, 35 et 36, l'opinion de Brücke, Græfe et Ch. Robin sur la nature de l'humeur de Morgagni.

Étiologie de la cataracte en général.

Les *causes* de la cataracte sont entourées pour la plupart d'une impénétrable obscurité. Les hypothèses n'ont pas manqué pour expliquer la fréquence de cette maladie, qu'on voit se développer depuis la vie fœtale jusqu'à la vieillesse la plus avancée; mais il est difficile de les soutenir lorsqu'au lit du malade on pèse à leur juste valeur les théories sur lesquelles elles reposent. La cataracte frappe le plus souvent les vieillards. Est-ce donc à l'âge qu'il faut attribuer chez eux la maladie? N'y a-t-il point une cause plus directe, et cette cause quelle est-elle? C'est là, je le répète, un point fort obscur. L'âge, le sexe, la constitution, l'hérédité, les professions, le climat, ont été rangés parmi les *causes prédisposantes* de la cataracte ; nous examinerons quelle en est la valeur. Parmi les *causes occasionnelles* on trouve les lésions directes et les inflammations internes de l'œil.

Causes prédisposantes. — 1° *Age.* — Il est incontestable que les vieillards sont plus fréquemment atteints de cataracte que les jeunes gens. L'opacité du cristallin est, dit-on, le résultat de l'oblitération naturelle et sénile des capillaires et de l'épaississement des humeurs quand on avance en âge, etc., etc. Mais s'il en est ainsi, quelle serait la cause de la cataracte congénitale? Cette cause est tout aussi inconnue que celle de la maladie qui frappe l'homme dans sa vieillesse? Il est hors de doute que l'arrangement moléculaire du cristallin cataracté ne se ressemble point aux deux extrémités de la vie ; mais quelle est la cause de cette différence? C'est là un problème qui est loin d'être résolu. Chez l'enfant cataracté, le cristallin est toujours mou ; il a le même aspect chez l'adulte, lorsqu'une blessure a frappé la lentille ; la cataracte du vieillard est le plus souvent molle aussi, mais assez fréquemment elle prend une consistance cornée qu'on ne retrouve pas dans les périodes moins avancées de la vie. Encore une fois, pourquoi ces différences?

Qui pourra expliquer encore ce phénomène si remarquable, que dans les cataractes dures l'opacité commence au centre et se dirige de là vers la surface, tandis que dans les cataractes molles elle marche en sens inverse, c'est-à-dire des couches externes vers le centre? Sans doute, dans l'un et l'autre cas, la vue est détruite par la disparition de la transparence du cristallin ; mais la maladie est-elle le résultat d'une même cause? L'affection est-elle de même nature? Il m'est impossible de le croire. Suivez la marche de la cataracte qui commence par le centre du cristallin, c'est-à-dire de la cataracte dure : le temps amènera une densité de plus en plus grande de la lentille, et un volume de plus en plus petit. Observez la marche de la cataracte qui apparaît d'abord dans les couches superficielles, et qui s'étend de là au centre : le temps la ramollira de plus en plus, et elle prendra un volume de plus en plus grand. Aura-t-on tout expliqué en disant que, dans la cataracte molle, le mal vient d'un changement dans la nature du liquide de Morgagni ou des cellules intra-capsulaires, et que, dans la cataracte dure, le noyau se densifie à ce point que le liquide nourricier ne peut plus le pénétrer? Mais pourquoi ce changement de nature du liquide nourricier dans le premier cas? pourquoi cette densification progressive dans le second?

2° *Sexe, constitution.* — On pense assez généralement que les sujets robustes sont plus fréquemment atteints de cataracte que les autres; les statistiques, du moins, paraissent établir ce fait, qui ne s'accorde pas avec mon expérience personnelle. Je n'ai point vu, en effet, que les individus de mauvaise constitution fussent moins que d'autres exposés à cette triste infirmité. Les femmes y sont aussi sujettes que les hommes. Une autre opinion qui a cours, c'est que les constitutions scrofuleuses, rhumatismales, goutteuses et syphilitiques prédisposent à la cataracte. On a cru encore que la suppression d'anciens ulcères, d'anciens écoulements ou de cautères, de même que celle d'un flux sanguin habituel, se rattachait à l'apparition de cette infirmité. Chez les individus dans ces conditions, les émotions vives, comme la colère ou une joie subite excessive, ont paru dans quelques cas se lier à la formation de la maladie : mais évidemment toutes ces causes sont si éloignées, si secondaires, que nous n'y saurions accorder une pareille influence.

3° *Hérédité.* — Il est incontestable que la cataracte se transmet quelquefois par voie d'hérédité ; Janin a observé ce cas dans une famille composée de six individus. Maunoir a vu atteints de cette maladie le fils, la mère, le grand-père, l'oncle, la tante, et plusieurs cousines du côté paternel. Wardrop, Mackenzie, Middlemore, Travers, Sanson, Richter, rapportent des faits semblables. J'ai eu lieu moi-même de soigner plusieurs fois des familles de cataractés, chez lesquelles l'opacité de la lentille était complète, dans un cas à peu de distance de la naissance, dans d'autres, au contraire, entre la vingt-cinquième et la trentième année. Une remarque que j'ai faite deux fois, dans deux familles différentes, c'est la naissance de plusieurs enfants cataractés, de père et de mère, chez lesquels le cristallin avait toujours présenté sa pureté normale. Aucun des grands parents de ces petits aveugles n'avait été atteint de la maladie. Qui pourrait donner le mot de ces énigmes?

4° *Professions.* — Si l'on en croit la plupart des auteurs, certaines professions joueraient un rôle important dans la production de la cataracte. Ces professions seraient surtout celles dans lesquelles l'œil est soumis à l'action d'une lumière intense : les forgerons, les verriers, les émailleurs, par exemple; puis les horlogers, les bijoutiers, les peintres en miniature, et en général tous ceux qui travaillent sur de petits objets, à l'œil nu ou à l'aide d'une loupe, sembleraient être plus exposés que d'autres à la cataracte. C'est là pour nous une observation absolument inexacte. Nous n'avons point vu que ces professions exerçassent une influence réelle sur la transparence du cristallin. On cite des cas, il est vrai, dans lesquels la cataracte est apparue immédiatement au moment où l'œil se trouvait en rapport avec une lumière intense; mais d'abord ces faits sont exceptionnels, et ensuite rien ne prouve que l'opacité du cristallin, au moins jusqu'à un certain point, ne préexistât point. On pourrait supposer même que la cataracte était depuis longtemps complète, et que l'accident qui est venu frapper l'œil sain a attiré occasionnellement l'attention sur celui qui était malade. Ne voit-on pas tous les jours des individus qui ont perdu un œil depuis longtemps, et qui ne s'en aperçoivent que fortuitement?

Pour éclairer le mieux possible cette question de l'influence de la profession sur la production de la cataracte, je me suis livré à des recherches dont je vais exposer les résultats (1).

J'ai pris pour base le chiffre considérable de *douze mille malades* faisant tous partie des classes pauvres et tous inscrits avec leurs noms, prénoms, professions, âges et demeures, sur mes li-

(1) Ces recherches sont extraites de mon Mémoire couronné par l'Institut médical de Valence (médaille d'or).

vres. J'aurais bien voulu examiner ici la fréquence relative de la cataracte dans les classes riches ; mais les matériaux me manquent absolument, parce que, dans cette classe de la société, les questions de profession, de demeure et autres ne sont pas possibles dans le cabinet particulier et seraient indiscrètes.

Voici les résultats de ces recherches :

Nombre des malades. 12,000

Sur ce nombre de malades la cataracte a été observée 952 fois.

Les hommes y figurent pour le chiffre de 435, les femmes pour celui de 517.

La répartition de ces 952 cataractes par âge se trouvera ainsi faite.

De un jour à 20 ans.	De 20 à 30.	De 30 à 40.	De 40 à 50.	De 50 à 60.	De 60 à 70.	De 70 à 80.	De 80 à 97.
36	36	71	90	137	224	219	83

Nota. — La différence de 56, qui existe entre ces chiffres réunis et celui de 952, vient de ce que l'âge n'a pas été indiqué par le secrétaire écrivant les renseignements.

La *nature* de la cataracte se trouve dans les proportions suivantes :

Lenticulaires.	762
Capsulaires ou pseudo-membraneuses. . . .	131
Capsulo-lenticulaires.	54
	947

Cinq fois seulement la nature n'a pas été notée.

On a noté que la cataracte a frappé :

Les deux yeux	648 fois.
Un seul œil.	279

Professions des malades.

Artiste en cheveux	1	Report	322
Marchand ambulant	1	Marchande à la halle	1
Marchand d'allumettes	1	Marchands de jouets	2
Marchand de bouillon	1	Journaliers	30
Bijoutiers	2	Invalides militaires	9
Cultivateurs	22	Lampiste	1
Couturières	77	Marchand de légumes	1
Cuisiniers	8	Militaires	6
Concierges	26	Musiciens	2
Cordonniers	20	Marchands divers	8
Cordiers	2	Ouvriers	56
Commis marchand	1	Marchand de parapluies	1
Charpentiers	4	Rentiers	7
Commissionnaires	8	Sans profession fixe	346
Clerc de notaire	1	Serruriers	17
Domestiques	23	Marchands de quatre saisons	8
Dessinateur	1	Marchand de tabac	1
Employés	10	Marchands de vins	8
Femmes de ménage	27	Religieux	1
Gantiers	3	Vignerons	0
Giletières	6	Revendeuse	4
Blanchisseuses	17	Jardiniers	11
Brodeuses	6	Matelassiers	6
Selliers	5	Luthier	2
Boulangers	4	Lingères	21
Charrons	8	Maître d'école	4
Charbonniers	3	Maraîcher	5
Batteurs d'or	2	Maçons	14
Charretiers	4	Menuisiers	14
Châlier	1	Piqueuses	4
Éperonnier	1	Peintre en bâtiments	1
Fabricant de tubes	1	Retraités	4
Gardes-malades	6	Polisseuse	1
Garçons de magasin	4	Passementiers	6
Fabricant d'étoffes de soie	1	Repasseuses	4
Ébénistes	2	Tailleurs	14
Fabricant de bas	1	Tapissiers	5
Fabricant de papiers	1	Tambour	1
Fumistes	4	Tourneurs	2
Fruitiers	5	Saboliers	2
Marchand d'huiles	1		
A reporter	322		952

Ce tableau, dans lequel les professions les plus diverses sont rassemblées, permet de constater, si l'on prend d'abord les plus gros chiffres :

Que 346 individus sans profession fixe, c'est-à-dire n'ayant pas d'occupation vraiment fatigantes pour les yeux, ont été atteints de cataractes ;

Que les couturières et les lingères réunies (77 et 26) donnent un chiffre de 103 malades ;

Que des ouvriers tels que les cordonniers (20), les cuisiniers (8), les domestiques (23), les femmes de ménage (27), les blanchisseuses (17), des journaliers (30), des ouvriers sans désignation (56), les tailleurs (14), donnent des chiffres proportionnés au nombre d'individus exerçant l'état qu'ils professent, mais non pas des chiffres capables de faire rapporter leur maladie à leurs occupations ;

D'où l'on peut conclure que la cataracte ne frappe pas davantage l'homme qui fatigue ses yeux à regarder de petits objets, que l'individu vivant en pleine campagne. On voit, en effet, dans ce tableau 14 maçons , 15 menuisiers , 22 cultivateurs, 27 femmes de ménage et 14 tailleurs seulement ;

Qu'en conséquence la cause de la maladie n'est pas dans la profession, mais bien dans une disposition individuelle toute particulière et inconnue, plus marquée chez le vieillard que chez l'homme jeune.

Avant de terminer ce chapitre, et comme complément des recherches statistiques que nous avons faites, nous ajouterons :

Que la cataracte s'est compliquée d'amaurose 38 fois, et de glaucome confirmé 23 fois ;

Que la cataracte traumatique y figure pour 53 ;

Que la cataracte pigmenteuse, plus ou moins marquée, compliquée de cécité par cataracte ordinaire, a été comptée 24 fois ;

Qu'enfin on a trouvé :

8 cataractes congénitales.
1 cataracte pierreuse, examinée après extraction.
1 cataracte noire, examinée après extraction.
4 cataractes branlantes avec amaurose.

5° *Climat.* — On admet généralement que le climat exerce une influence réelle sur la formation de la cataracte, et que cette maladie est plus fréquente dans le nord que dans le midi ; aussi M. Rognetta avance-t-il, contrairement à l'avis de M. Martins, membre de la commission scientifique du Nord, que les oculistes voyageurs « exploitent avec plus de profit les climats froids (1). » Cette remarque n'est vraie, toutefois, que dans de certaines limites ; car, si l'on en croit Mackenzie (2), les habitants des pays volcaniques, comme Naples et la Sicile, y seraient très sujets. Personne n'ignore non plus combien cette affection est fréquente en Orient et en particulier en Égypte. D'autre part, elle est fort rare dans le reste de l'Afrique.

Causes occasionnelles. — 1° *Lésions traumatiques.* — Elle produisent fréquemment la cataracte ; les contusions violentes, directes ou par contre-coup, doivent, ainsi que les piqûres, être rangées parmi les causes occasionnelles les plus actives.

2° *Inflammations internes.* — Ces affections agissent leplus ordinairement sur la capsule e n produisant des exsudations à sa surface ; ce n'est que plus tard que le cristallin lui-même devient opaque. La variété de cataracte à laquelle elles donnent lieu (*capsulo-lenticulaire*) est ordinairement accompagnée d'adhérences entre l'iris et la capsule (*synéchies postérieures*), et même d'accidents plus graves, comme la choroïdite, l'amaurose, etc.

Marche de la cataracte en général.

Elle varie singulièrement, selon une foule de causes, pour la plupart fort obscures. Chez tel individu l'opacité du cristallin déjà existante deviendra complète en peu de jours, en quelques heures, ou même en un instant ; tandis que chez tel autre, elle ne le sera qu'après deux, trois, quatre, huit années, si même elle ne demeure indéfiniment stationnaire. Si l'on en croit Demours, deux ans suffiraient pour que la cataracte devînt complète ; rien n'est pourtant moins fondé que cette assertion. Si la cataracte est molle, que des stries déjà nombreuses parcourent le cristallin et en aient presque atteint le centre, on est autorisé à croire, sans toutefois fixer de limites précises, que bientôt la lentille sera opaque dans toute son étendue. Mais si la cataracte est dure, qu'elle soit plus opaque à son centre, qu'il n'y ait point de stries dans la substance corticale, on devra s'attendre à voir la maladie marcher avec une extrême lenteur : aussi le praticien devra-t-il être réservé sur le pronostic relatif à l'époque de la maturité.

(1) Rognetta, *Traité d'ophthalmologie*, p. 574.
(2) Mackenzie, p. 514.

Lorsque la cataracte a frappé plus particulièrement la capsule, comme cela arrive après l'inflammation de l'iris, la tache ne fait aucun progrès après que la phlogose qui l'a produite est éteinte, circonstance dont il est toujours facile de se rendre compte.

La cataracte marche ordinairement plus vite dans un œil que dans l'autre ; quelquefois elle est complète d'un côté, quand l'autre cristallin est encore parfaitement pur. Si la cataracte capsulaire frappe un seul œil, la lenticulaire, au contraire, atteint généralement les deux, tantôt simultanément, quoique à des degrés différents, tantôt l'un après l'autre, à des intervalles très rapprochés ou très éloignés : il n'y a point de règle à établir à cet égard.

Pronostic de la cataracte en général.

Il est basé sur l'espèce de cataracte qui existe, et sur l'absence ou la présence des complications dont nous aurons l'occasion de parler plus loin. Lorsque la cataracte est simple et encore peu avancée, le praticien se fondera sur l'examen des caractères anatomiques de la tache cristalline, pour se prononcer sur l'époque à laquelle elle sera complète. Il devra, dans tous les cas, ne rien préciser d'une manière absolue. Le pronostic dont nous nous occupons ici se rapporte plus particulièrement à ce qu'on appelle dans le monde la *maturité de la cataracte*. Nous rappellerons qu'il ne s'applique point à la cataracte capsulaire pseudo-membraneuse, dans laquelle, une fois formée, la tache n'augmente plus, et diminue même par les progrès de la résorption.

Division des cataractes.

L'anatomie pathologique, la symptomatologie et l'étiologie montrent que si le mot *cataracte* doit être conservé en raison de l'usage et malgré ce qu'a d'inexact sa signification étymologique, il faut d'abord en préciser le sens.

Dans ce chapitre, et sous le nom de cataracte, sont décrites les opacités complètes ou incomplètes du champ pupillaire résultant d'une lésion de l'appareil cristallinien lui-même, indépendamment de toute communication ou liaison anatomique directe avec l'iris.

Au point de vue de l'histoire de l'art et de la science, ce qui fait le sujet de cette partie du livre est ce qu'on décrivait ou décrit encore sous le nom de *cataracte vraie*.

Quant aux *cataractes fausses*, elles seront l'objet d'une description spéciale (Voy. *Fausses membranes pupillaires*).

Les cataractes se divisent, sous les trois points de vue de la symptomatologie, de l'étiologie et de l'anatomie pathologique, en :

1° Cataractes lenticulaires ou opacités du cristallin lui-même, contenu ou partie essentielle de l'appareil cristallinien. Nous les subdiviserons au point de vue de leur densité.

2° Cataractes capsulaires, ou opacités de la capsule, contenant ou enveloppe de la lentille.

Ces dernières se divisent en deux variétés :

a, l'une rare, ne paraît pas avoir de rapports avec les affections de l'iris, ou si elle en a, ces rapports étiologiques ne sont pas connus ; c'est elle qui sera décrite plus loin sous le nom de *cataracte capsulaire phosphatique*. (Voy. *Anatomie pathologique*, pag. 38.)

b, l'autre, la plus commune, dite *pseudo-membraneuse*, est certainement liée à l'étude des fausses membranes de l'iris, mais son histoire doit en être séparée ; car tant que la pseudo-membrane est encore adhérente à l'iris, c'est à ce diaphragme vasculaire que le traitement doit se rapporter et que se rapportent aussi les principaux symptômes ; puis une fois que la fausse membrane n'a plus de communication avec l'iris, quand elle s'en est séparée (et c'est fréquemment dans cet état que les malades se présentent pour la première fois au médecin), quand elle n'offre plus d'adhérence qu'avec la capsule du cristallin, les symptômes n'ont plus de rapport direct avec les usages de l'iris ; c'est parmi ceux de l'appareil cristallinien que l'on doit les chercher pour porter un diagnostic, et c'est à cet appareil que s'adresse le traitement.

Les *cataractes capsulaires* peuvent être *primitives* ou *secondaires ;* on leur donne cette dernière désignation, lorsqu'elles se produisent postérieurement à l'extraction ou à l'abaissement de la lentille devenue opaque, de manière à causer une nouvelle opacité de nature différente de la première, mais, comme elle, empêchant plus ou moins la vision. Dans les secondaires, anatomiquement, on peut, classer aussi bon nombre de cataractes capsulaires traumatiques.

Parmi les cataractes dites secondaires, il y en a de lenticulaires, c'est-à-dire que dans l'ablation du cristallin, il arrive que l'on extrait ou abaisse le noyau central solide seulement et qu'on laisse adhérente à la face interne de la capsule la couche molle, *gom-*

meuse, formée de tubes et de cellules, qui d'abord assez transparente pour permettre la vision distincte après l'opération, devient opaque peu à peu ; elle cause une nouvelle opacité, secondaire par rapport à la première, mais de même nature au fond, car elle porte aussi sur la substance du cristallin, la capsule conservant sa transparence ordinaire, comme le prouve l'examen anatomique.

Ces faits montrent suffisamment que la division des cataractes en primitives et secondaires ne peut servir de base ni à une classification, ni à une description. Ils montrent aussi que les caractères secondaires ne doivent être étudiés que parmi les complications ou accidents consécutifs à l'*extraction* ou à l'*abaissement* du cristallin cataracté, quel que soit, du reste, le traitement exigé par ces complications.

ANATOMIE PATHOLOGIQUE DES CATARACTES EN GÉNÉRAL (1).

Bien que nous supposions connue l'anatomie normale du cristallin, d'après ce qui a été dit dans le tome Ier de cet ouvrage, l'interprétation des altérations qui causent l'opacité de l'organe dont nous parlons repose d'une manière si directe sur la connaissance précise de certains détails de structure, qu'il est indispensable de les rappeler ici très sommairement. Nulle part ne se fait sentir plus vivement que dans cette question la nécessité de tenir compte de l'état adulte normal des éléments anatomiques, de leurs phases de développement et de leurs états morbides, pour interpréter d'une manière exacte les phénomènes dont le médecin doit tenir compte. C'est pour n'avoir pas pris en considération ces trois ordres de faits qu'il y a eu presque autant d'interprétations diverses d'un même objet que d'observateurs. De là une complication du sujet, plus apparente que réelle, de toute l'anatomie pathologique de l'œil.

L'appareil cristallinien se compose :

1° De la capsule ou cristalloïde des auteurs des XVIIe et XVIIIe siècles, divisée en deux moitiés, *cristalloïde antérieure* et *cristalloïde postérieure ;* cette dernière fait saillie dans le corps vitré; l'autre plonge dans l'humeur aqueuse.

2° De la *couche d'épithélium de la capsule du cristallin*, qui est placée à la face interne ou cristalline de la moitié antérieure seulement de la capsule; Pappenheim, Bruecke, Stellwag et autres l'ont à tort considérée comme placée à la face antérieure ou irienne de cette capsule. Les cellules ont tous les caractères anatomiques et tous les modes d'altérations des cellules d'épithélium. (*Voy.* t. Ier, p. 35.)

3° Immédiatement derrière la rangée unique de cellules d'épithélium et en contact avec elle se trouvent les *cellules du cristallin*, qui conduisent insensiblement aux *tubes du cristallin*. Ceux-ci proviennent directement de

(1) Cet article est de M. Ch. Robin.

l'allongement et de la soudure des cellules précédentes les unes au bout des autres, ce qui fait que ces éléments sont signalés ici dans un même paragraphe. Ces cellules et ces tubes forment la couche superficielle molle, pultacée, transparente, qui entoure le cristallin et forme le quart extérieur de son épaisseur à sa partie antérieure, et le huitième ou le sixième environ à sa moitié postérieure. Elle a été comparée pour la consistance à une solution de gomme épaisse.

4° Le centre ou *noyau* du cristallin, au-dessous de la couche molle, est composé par les *fibres dentelées* ou *fibres propres* du cristallin.

La couche molle ci-dessus, ou mieux les cellules et les tubes qui la forment s'enfoncent un peu profondément dans le noyau de l'organe au niveau des parties suivantes : *a*, à la *face antérieure* suivant la direction de trois lignes ou espaces étroits, qui rayonnent du centre de chaque face vers la circonférence, à la manière de méridiens, en divergeant sous un angle de 120°; l'une descend en bas et les deux autres sont ascendantes obliques; *b*, à la *face postérieure*, les cellules s'enfoncent aussi un peu dans la profondeur du noyau, suivant la direction de trois méridiens rayonnants vers la circonférence, mais dans une direction précisément inverse à celle des lignes de la face antérieure; de sorte que les rayons d'une face correspondent aux espaces interradiaux de l'autre; mais il faut noter qu'à la face postérieure, le rayon supérieur se bifurque très près du centre, et quelquefois les deux rayons descendants se bifurquent aussi, mais près de la circonférence seulement.

La plus grande épaisseur de la couche des *cellules* et des *tubes du cristallin* au niveau de ces lignes ou méridiens fait qu'à l'état normal les méridiens que nous venons de signaler se présentent à l'observateur comme autant de petits espaces clairs rayonnants, ce qu'il faut chercher dans les cristallins d'enfants surtout. Mais dans certains états morbides, les cellules venant à offrir une altération particulière, dont la nature sera bientôt signalée, et qui les rend opalines, moins transparentes, ces espaces clairs deviennent blanchâtres, plus ou moins opaques. Telle est la cause anatomique et l'altération caractéristique de la *cataracte à trois branches*, qui est la plus simple et peut-être aussi la plus rare de toutes.

Nous allons voir actuellement la connaissance de l'état normal qui vient d'être rappelée, éclairer d'une manière aussi nette l'anatomie pathologique des autres cataractes que celle de la cataracte à trois branches.

Les *cellules* et les *tubes du cristallin*, doués d'un délicatesse de structure et d'une altérabilité extrêmes, tiennent, en effet, le premier rang dans les altérations que nous allons décrire (1).

(1) La note que nous plaçons ici, bien que plus historique et anatomique que relative à l'anatomie pathologique, est nécessaire pour comprendre celle-ci, et surtout pour lier les descriptions suivantes à celles qui existent dans la science.

Les cellules du cristallin ont été vues d'abord chez l'homme par Huschke, qui les a nommées *globuli lentis* (1833), puis chez l'embryon par Valentin (1835), qui a vu des fibres pourvues de noyaux en provenir. Elles ont été vues par Schwann également (1838), qui, ainsi que Werneck (1834), a vu que les unes ont un noyau, les autres pas. Henle décrit exactement ces cellules, mais moins bien leur noyau (1841). Bischoff a vu également les grandes cellules avec ou sans noyaux, et il signale (1842), sous le nom de *fibres pourvues de noyaux*, les tubes

Classification anatomique des cataractes.

Les deux ordres des parties essentielles de l'appareil cristallinien peuvent être trouvées malades chacune à sa manière ; de là *deux classes* de cataractes.

PREMIÈRE CLASSE. *Cataractes lenticulaires.*

DEUXIÈME CLASSE. *Cataractes capsulaires.*

Ces deux classes doivent être conservées au point de vue de l'étude des signes objectifs, du diagnostic, de l'étiologie et du traitement ; elles doivent même servir de base à cette étude. Il faut remarquer que ces deux ordres de lésions peuvent coexister ou se succéder. Il résulte de là qu'au point de vue des signes objectifs et du traitement, on peut établir une troisième classe.

TROISIÈME CLASSE. *Cataractes capsulo-lenticulaires.*

Mais il n'importe pas moins de noter que, pour l'anatomie de structure, cette classe importe peu, parce que ce sont les mêmes lésions que dans les deux premières, qui, seulement, au lieu d'exister séparément, se rencontrent et peuvent être observées en même temps.

Selon la situation du cristallin par rapport à la capsule, ou de tout l'appareil par rapport aux procès ciliaires, les cataractes peuvent être *branlantes*, *luxées* ou *flottantes*, mots qui se définissent d'eux-mêmes.

PREMIÈRE CLASSE.

CATARACTES LENTICULAIRES.

Ce sont toutes celles dans lesquelles l'opacité est due à une lésion de la lentille même ; il y en a plusieurs espèces, parce que le tissu de cet organe

du cristallin, comme provenant de celles des cellules seulement qui sont pourvues de noyau; tubes ou fibres à noyaux qui, en perdant ceux-ci et s'aplatissant, par suite des phases de leur évolution, deviendraient les *fibres* ou *bandelettes dentelées* du cristallin. Depuis que Bruecke (t. I, p. 32) a montré que ces cellules sont distinctes de l'épithélium de la capsule (dont seulement il indique mal la situation réelle); que ces cellules constituent ce que l'on nomme *humeur de Morgagni;* qu'elles forment la substance des rayons qui partent du centre, on a peu ajouté aux données précédentes. Les différentes dénominations et hypothèses que beaucoup d'auteurs ont publiées depuis ont même plus embrouillé qu'éclairé l'histoire de ces éléments. La plupart des anatomistes ou des médecins ont même confondu en un seul ordre de descriptions et de considérations l'épithélium qui tapisse sa capsule et lui adhère avec les *cellules du cristallin;* les uns alors ont dit que les fibres provenaient de l'*épithélium* se transformant en tubes (Kœlliker); les autres, n'ayant peut-être vu que les cellules du cristallin juxtaposées, devenues polyédriques, et non l'épithélium, ont dit que ce n'était pas un épithélium, mais des cellules spéciales qu'on trouve dans la capsule, à la face antérieure de la lentille (voyez la note des pages 36 et 37 du tome I), tandis qu'on trouve l'un et l'autre. Il n'est pas douteux, à la lecture des descriptions et des chiffres indiquant le diamètre des *globuli lentis*, que sous ce nom beaucoup d'auteurs ont confondu ensemble : 1° les *cellules du cristallin* ou *de l'humeur de Morgagni*, transparentes, ordinairement pourvues de noyaux, etc. ; 2° les gouttes claires, limpides, incolores ou à peine teintées de rose, de volume très différent de l'une à l'autre, lesquelles exsudent de tous les éléments de la couche molle du cristallin après la mort, et d'autant plus qu'elle date de plus longtemps. Plusieurs même n'ont vu que ces gouttes et pas les cellules.

peut offrir plusieurs sortes de lésions, et chaque espèce peut avoir des variétés.

Les espèces sont au nombre de *quatre*; ce sont : la *molle*, la *liquide*, la *dure* et la *pierreuse*.

Première espèce. — *Cataracte lenticulaire molle.* — La nature anatomique de cette espèce étant complexe, on ne peut tirer de cette nature un nom propre ; on l'a donc emprunté à la consistance du tissu. Ce dernier, en effet, a changé de couleur, mais il a conservé généralement la faible consistance normale de la surface du cristallin, ou est devenu un peu plus ferme ou un peu plus mou encore.

Cette espèce n'offre en réalité que les deux variétés suivantes au point de vue anatomique :

Première variété. — Cataracte lenticulaire molle au début ou commençante. — Elle est toujours caractérisée anatomiquement par les lésions décrites plus bas ; mais au point de vue des signes objectifs, elle est souvent subdivisée en plusieurs sous-variétés, selon le mode de distribution de ces lésions et des opacités correspondantes à la surface du cristallin.

Ces sous-variétés se définissent pour la plupart d'elles-mêmes ; ce sont les suivantes :

1° Striée ;
2° Étoilée ; } radiées ou rayonnantes.
3° A trois branches ;
4° Barrée ;
5° Fenêtrée ;
6° Déhiscente ;
7° A taches disséminées ;
8° Pointillée.

Deuxième variété. — Cataracte lenticulaire molle complète ou corticale. — Cette variété se définit d'elle-même ; elle présente, pour l'anatomiste, deux sous-variétés, qu'on peut diagnostiquer habituellement avant l'opération ; ce sont :

1° Cataracte molle, opaque à la surface, le noyau conservant sa consistance normale, et alors aussi sa transparence, sauf la coloration ambrée propre au noyau du cristallin des vieillards.

2° Cataracte *mixte*, dans laquelle la couche de la surface est opaque, molle, et le noyau plus dur qu'à l'état normal, mais habituellement alors moins transparente, grisâtre ou brunâtre.

On trouve dans cette variété la même structure anatomo-pathologique que dans la précédente, sauf la consistance du noyau. Nous n'aurons donc besoin de décrire plus bas que les deux variétés précédentes, sans avoir besoin de parler davantage de leurs sous-variétés. Celles-ci sont assez connues anatomiquement d'après ce qui précède.

Au point de vue étiologique, on ajoute quelquefois aux variétés et sous-variétés précédentes, celles dites *congénitales*, *traumatiques* et *glaucomateuses*. Mais la structure anatomique, la lésion, en un mot, est la même que dans les précédentes ; c'est donc dans l'étude des causes, et non dans celle des signes, de la structure anatomique, de la classification surtout, qu'il doit en être fait une mention spéciale.

DEUXIÈME ESPÈCE. — *Cataracte lenticulaire liquide.* — Cette espèce est souvent, au point de vue étiologique, une des phases d'évolution des deux variétés de cataractes molles, surtout de la première, ou, si l'on veut, a été précédée par elles; mais au point de vue anatomique, la liquidité n'est pas mollesse, ou *vice versâ*; les éléments constitutifs sont aussi trop différents pour qu'on doive n'en faire qu'une variété des cataractes molles. Cette distinction, du reste, doit évidemment être conservée dans l'étude des signes, le diagnostic, et même le traitement. Cette espèce a reçu encore les noms de *morgagnienne*, d'*interstitielle*, de *cystique* et de *laiteuse.*

TROISIÈME ESPÈCE. — *Cataracte lenticulaire dure.* — Même remarque sur le nom propre de cette espèce de cataracte que sur celui de la *lenticulaire molle.*

D'après sa couleur, on la désigne quelquefois sous les noms de *brune*, *noire* et *verte*; mais ce qu'il y a de commun à tous ces cas, c'est la dureté et la structure qui sont les mêmes, quelle que soit la *couleur*. Celle-ci, du reste, n'est souvent plus aussi tranchée, une fois l'extraction faite, parce que, dans son appréciation sur le vivant, il faut tenir compte de la nature du *jour* à l'aide duquel on fait l'examen, puis des phénomènes de contraste simultané qui ont lieu entre les couleurs du fond pupillaire et de l'iris.

QUATRIÈME ESPÈCE. — *Cataracte lenticulaire pierreuse.* — Cette cataracte est souvent rangée parmi les cataractes *dures*, d'après sa consistance; mais ici la nature de la lésion diffère tellement de celle des cataractes dures, qu'on ne peut éviter d'en faire une espèce à part, et surtout de la nommer d'après sa nature anatomique propre.

Elle est caractérisée par un dépôt blanc de phosphate de chaux, principalement accompagné d'un peu de carbonate de cette base. Les sels incrustent les éléments des couches molles et dures du cristallin, sans les détruire, du moins sans les détruire tous.

Nulle analogie de composition anatomique, par conséquent, avec les précédentes, sauf la couleur sous quelques rapports, car la consistance diffère. Celle-ci est ordinairement plus grande à la surface du cristallin que profondément; pourtant on verra, dans la description qui sera donnée plus loin, qu'il y a des cas où, probablement, ces cataractes sont molles.

D'après ce qui précède, on voit que les noms de *cataracte lenticulaire pierreuse*, *phosphatique* ou *calcaire* peuvent être conservés. Celui de *cataracte crayeuse* est moins convenable, sauf au point de vue de la couleur. Celui de *cataracte lenticulaire osseuse* doit être rejeté, car les éléments caractéristiques des os ne s'y trouvent pas.

DEUXIÈME CLASSE.

CATARACTES CAPSULAIRES.

Elles se divisent en deux espèces, d'après leur nature anatomique.

PREMIÈRE ESPÈCE. — *Cataracte phosphatique.* — C'est la plus rare; elle est formée seulement par un dépôt de phosphate de chaux avec traces de carbonate et quelques granulations graisseuses quelquefois.

DEUXIÈME ESPÈCE. — *Cataracte pseudo-membraneuse.* — Elle est formée par une production pseudo-membraneuse, d'origine irienne presque certainement.

D'après sa forme, elle se distingue en *pyramidale*, *végétante*, *mamelonnée*, *monticulaire*, *ramifiée*, etc., etc.

Au point de vue étiologique on la dit quelquefois *congénitale*, *primitive*, *secondaire ou consécutive*.

Description anatomo-pathologique des espèces de cataractes.

PREMIÈRE CLASSE.

CATARACTES LENTICULAIRES.

PREMIÈRE ESPÈCE. — *Cataractes molles*.

Première variété. — *Cataractes molles commençantes ou au début.* — Dans les portions malades, sous forme de stries, de lignes, etc., indiquées plus haut, où se montre l'opacité, on trouve les altérations suivantes de la couche molle superficielle du cristallin.

Cette opacité peut être due ou bien à ce que l'altération des éléments constituants (cellules et tubes du cristallin) ne porte que sur ceux-mêmes qui sont placés à l'endroit opaque ; ou encore à ce que, bien qu'elle porte sur toute l'étendue de la couche molle superficielle, elle n'est apercevable qu'au niveau des lignes où cette couche est un peu plus épaisse qu'ailleurs.

Lorsqu'on examine la structure intime des parties blanchâtres, opalines ou assez opaques, qui partent du centre, on trouve les altérations suivantes :

1° Les cellules du cristallin, au lieu de rester limpides, transparentes et homogènes, sont détruites, désagrégées et réduites à l'état de granulations et de gouttes graisseuses, nageant dans un liquide finement granuleux lui-même. Les caractères particuliers de ces gouttes et de ces granulations seront décrits en traitant des autres espèces de cataractes (1).

(1) Les grandes cellules pâles sans granulations, qu'on trouve à la surface de la lentille, immédiatement au-dessous de l'épithélium de sa capsule, sont ovoïdes, plus ou moins étirées, ou sphériques, ou bien polyédriques par pression réciproque. Elles sont larges de quatre à sept centièmes de millimètre chez le fœtus, et bien plus grandes que les cellules épithéliales qui les avoisinent. Elles sont très pâles, incolores, sans granulations aucunes. Il en est quelques-unes qui manquent normalement de noyau, et dans toutes le noyau se forme après la cellule. Il commence, chez le fœtus, à apparaître comme un amas de fines granulations; cet amas est généralement ovoïde, quelquefois sphérique, à contours mal limités ou irréguliers, avec des espèces de ramifications produites par des traînées fort délicates de fines granulations. Plus chez le fœtus on approche du corps même du cristallin, plus les cellules offrent cet amas bien limité, et enfin on trouve des noyaux à contour net, soit ovales, soit sphériques ; en même temps que le contour devient net, on commence à apercevoir un nucléole large d'un millième de millimètre. Plus on approche du centre formé de fibres dentelées, mais à dentelures à peine marquées à cette époque, plus les cellules sont comprimées les unes contre les autres, allongées et étroites. On arrive enfin à voir des tubes formés dans une certaine longueur de plusieurs cellules très allongées, juxtaposées, et adhérentes par leurs extrémités étroites (mais avant la naissance seulement ou peu après); dans le reste de leur étendue, elles n'of-

2° Les tubes à noyaux sont devenus cohérents, plus mous, plus difficiles à isoler dans une certaine longueur, plus irrégulièrement granuleux qu'à l'état normal, et ont perdu leur noyau.

Il résulte de là que ces divers éléments, au lieu de constituer une couche ou un tissu homogène, à texture régulière, à éléments exactement juxtaposés, forment une substance irrégulièrement granuleuse, une sorte d'émulsion demi-liquide; celle-ci, au lieu de se laisser traverser par la lumière en la réfractant, la réfléchit avec une teinte blanche, comme tous les corps incolores ou graisseux réduits à l'état de granulations ou de gouttes microscopiques irrégulières.

Deuxième variété de cataractes molles. — Cataractes à opacité complète ou corticales. — Elles se présentent fréquemment comme une suite de la variété précédente, comme une phase plus avancée de leur développement. Elles sont bien plus fréquentes que les cataractes dures. La surface du cristallin extrait se présente sous forme d'une couche blanchâtre, blanc sale ou grisâtre, ou encore un peu demi-transparente. Elle est pulpeuse, quelquefois plus molle encore que la portion qui, à l'état normal, offre la consistance gommeuse; elle est alors diffluente, demi-liquide, en quelque sorte. D'autres fois, elle est un peu plus ferme. Dans ces circonstances, elle est devenue plus friable, moins onctueuse, ou même se détache en couche ou lambeaux, comme des lames superposées. Ces fragments ou lambeaux se dissocient avec une grande facilité, surtout dans l'eau. Au-dessous de cette couche demi-solide ou diffluente, se trouve le noyau du cristallin, qui tantôt offre la teinte jaune cornée qu'il présente chez les vieillards, tantôt, mais assez peu souvent, est moins transparent que dans ces conditions. Il offre fréquemment une consistance un peu supérieure à celle qui lui est habituelle, ou a conservé la consistance ordinaire au cristallin à cet âge. Aussi on peut dire que l'opacité du cristallin n'est point due à une affection du corps même de cet organe, mais seulement à une lésion portant sur la couche des tubes et des cellules dans une épaisseur de 1/10e à 1/2 millimètre.

États de cette cataracte sur le cadavre. — J'ai eu occasion de disséquer deux yeux cataractés pris sur le cadavre; l'un entre autres avec M. le doc-

frent plus trace de soudure, mais se présentent comme un tube continu, sans interruption, à bords parallèles et encore dépourvus de granulations. Ces éléments, dont j'avais indiqué comme probable la nature tubuleuse (*Tableaux d'anatomie*, Paris, 1850, in-4°, huitième tableau, n° 11), renferment quelquefois des gouttes incolores ou un peu rosées, surtout quand la préparation est faite depuis un certain temps : gouttes semblables à celles qui exsudent de ces éléments lorsqu'ils commencent à s'altérer.

Il a déjà été indiqué précédemment (t. I, p. 35) que les cellules d'épithélium de la capsule, bien que devenues hyalines et transparentes accidentellement ou par suite de modifications séniles, comme sont transparentes normalement les cellules génératrices des tubes à noyaux du cristallin; elles s'en distinguent pourtant par un volume moindre, un noyau plus petit, généralement moins granuleux, par leur siége entre les cellules épithéliales saines, encore polyédriques, finement granuleuses, et enfin parce qu'on les trouve d'autant plus souvent ou plus abondamment que le sujet est plus âgé, ce qui est l'inverse pour les cellules du cristallin.

teur Schley, en juillet 1853, était l'œil gauche pris sur un sujet, destiné aux dissections, dont l'œil droit était sain.

Dans ces deux cas, la capsule était intacte. L'épithélium de la cristalloïde antérieure avait ses cellules un peu plus granuleuses qu'à l'état normal. Beaucoup de ces cellules étaient devenues vésiculiformes, claires, transparentes, sans granulations, à noyaux sphériques, semblables à ceux des cellules granuleuses. Un peu plus grandes et à angles plus arrondis que les cellules encore granuleuses, elles écartaient et comprimaient un peu celles-ci.

Dans le cas de M. Schley en particulier, au-dessous de l'épithélium et au-dessous de la cristalloïde postérieure, se trouvaient des gouttes claires, limpides, incolores ou à reflet un peu rosé, sphériques lorsqu'elles ne se pressaient pas beaucoup, devenant polyédriques par pression réciproque. Les unes et les autres offraient toutes les dimensions possibles entre 8 ou 10/1000es de millimètre, grandeur du plus grand nombre, et 50 à 80/1000es de millimètre, diamètre des plus grosses. Leur aspect était très régulier partout où elles étaient d'égal volume ; leur aspect général était moins régulier quand elles étaient de volume inégal, mais offrait partout une grande élégance, par suite de leur disposition polyédrique par pression réciproque. Au-dessous de ces éléments se trouvaient ceux qui sont décrits plus loin, d'après ce qu'on observe sur les cataractes opérées par extraction.

Dans l'autre cas, où j'enlevai l'œil malade, sans noter lequel, sur un sujet arrivant de l'hôpital à l'École pratique, pour servir aux dissections, la capsule était saine. 1° L'épithélium resté adhérent à celle-ci était devenu très légèrement blanchâtre, opalin pour l'œil nu, et en quelques points il était interrompu ; en un mot, il manquait par places. Sous le microscope, les cellules, encore régulières, ayant leur diamètre ordinaire de 2/100es de millimètre, en général, offraient plus de granulations qu'à l'état normal, et celles-ci, presque toutes à contour foncé, réfractaient fortement la lumière, en lui donnant une teinte légèrement jaunâtre.

2° Au-dessous de l'épithélium de la cristalloïde antérieure, partout où il existait, et directement au-dessous d'elle, dans les points où manquait celui-ci, existait une couche de grandes cellules du cristallin, sur une seule rangée, par places, mais superposées en quelques points. Ces cellules étaient remarquables en ce que, au lieu d'être limpides, transparentes et homogènes, comme les mêmes cellules normales ou comme les gouttes de la cataracte décrite plus haut, leur contenu était devenu finement et uniformément granuleux, à granulations grisâtres, petites, distribuées d'une manière égale dans toute l'étendue de la cellule ; ce qui ôtait à celles-ci leur transparence habituelle et faisait que la couche qu'elles formaient était blanchâtre et opaline. Elles étaient remarquables par leur forme, partie arrondie, partie polyédrique par pression réciproque ; en observant successivement leur circonférence, on passait des surfaces courbes aux concaves, soit graduellement, soit d'une manière brusque et anguleuse, mais toujours fort élégante. Leur diamètre était de 7/100es de millimètre, en général, souvent de 9 et plus rarement de 5/100es ; tandis que les cellules épithéliales, devenues vésiculiformes, n'offraient que 3 à 4/100es de millimètre de large. Sur le bord des amas de cellules, isolées par dilacération, on en trouvait qui étaient brisées irrégulièrement par le milieu, et l'on pouvait constater là l'homogénéité égale de la masse de ces cellules, depuis la profondeur jusqu'à la surface même, sans paroi distincte du contenu.

Dans les points de la cristalloïde antérieure, où l'épithélium manquait, cette capsule n'avait pas entraîné les cellules entières, mais en avait été séparée par brisure des cellules, en entraînant la portion de celles-ci qui lui adhérait, et laissant l'autre à la surface du cristallin. Les restes des cellules adhérents à la cristalloïde y laissaient leur trace, sous forme de fines lignes limitant des polygones réguliers très élégants, à bords droits ou courbes. Les surfaces circonscrites étaient tantôt transparentes, tantôt finement granuleuses ; ceci existait lorsqu'une portion de la cellule, devenue granuleuse pathologiquement, était restée adhérente à la face interne de la capsule.

Toutes ces cellules étaient de forme, de dimensions et d'aspect général semblables à celles qu'on rencontre à l'état normal, chez les jeunes sujets plus facilement que chez les vieillards; mais elles en différaient par cet état granuleux pathologique et aussi parce que toutes, à peu d'exception près, manquaient complétement de leur noyau.

3° Cette couche de grandes cellules s'étendait un peu sur la face postérieure du cristallin ; mais la plus grande partie de la couche blanche, sous la cristalloïde postérieure, était d'un blanc opaque, laiteux, demi-solide, se dissociant en flocons dans l'eau. Elle était composée des mêmes éléments granuleux et en petites gouttes demi-liquides, qui se trouvent en suspension dans le liquide de la cataracte morgagnienne et décrits plus haut (p. 42); mais seulement ici tous contigus, sans mélange de liquide.

Au-dessous des cellules décrites plus haut et de cette substance granuleuse, la portion du cristallin, devenue opaque dans l'épaisseur d'un peu plus de 1/2 millimètre, était composée des éléments décrits ci-après, surtout de tubes réduits à l'état de bandelettes granuleuses, aplaties. Plus profondément, le noyau du cristallin était transparent, couleur de corne blonde, composé des fibres dentelées, transparentes, un peu plus ternes seulement qu'à l'état normal.

Structure de ces cataractes sur les cristallins obtenus par extraction sur le vivant.

Dans les cataractes molles enlevées par extraction, la couche superficielle du cristallin, demi-solide ou diffluente, épaisse environ de 1/2 millimètre, est composée ordinairement des granulations ou gouttes décrites en traitant de la cataracte liquide (1°, 2° et 3°). Mais elle renferme, en outre, les éléments suivants :

1° Elle contient beaucoup de gouttelettes ressemblant à de la matière graisseuse quant à l'aspect, au pouvoir réfringent et à la manière dont elles s'englobent les unes dans les autres, bien qu'elles n'offrent pas la coloration jaune aussi foncée que dans les corps gras ordinaires. Ces gouttes s'observent aussi dans l'épaisseur du tissu des cataractes dures. Elles réfractent faiblement la lumière, en lui donnant une teinte légèrement rosée ; leurs contours sont assez nets et foncés, presque toujours sinueux. Ces gouttes, d'aspact huileux, dont le volume varie de 5 à 35/1000es de millimètre, en général, en renferment souvent d'autres dans leur épaisseur, qui, elles-mêmes, en emboîtent successivement plusieurs autres, de manière à donner un aspect très remarquable à ces séries de lignes sinueuses concentriques. Sauf le pouvoir réfringent beaucoup moindre, ces gouttes ressemblent à celles que donne la substance dite médullaire des tubes nerveux, lorsqu'elle se réduit en gouttelettes dans l'eau. Elles se rencontrent également, mais en petite quantité, dans le liquide de la cataracte morgagnienne (*voyez* plus loin, 4°). Ces gouttes arrondies ou à contours sinueux, à lignes ou stries intérieures concentriques, sont molles, se déforment lorsqu'elles se compriment réciproquement ou rencontrent un obstacle. Il n'est pas rare, lorsqu'on les observe pendant un temps suffisant, de les voir changer de forme sous ses yeux à mesure que le liquide dans lequel elles flottent s'évapore, lors même qu'elles restent immobiles dans ce liquide. Ces gouttes, qu'on trouve interposées aussi aux fibres décrites plus bas, proviennent sans doute des principes graisseux, normaux dans le cristallin, séparés des autres principes pendant la durée des phénomènes morbides.

2° La couche molle et opaque du cristallin contient surtout des grains solides, à contours pâles, mais bien limités, légèrement ombrés, de forme très variable, arrondis ou sinueux, variant de volume depuis 1 jusqu'à 8 ou 10/100es de millimètre. La plupart de ces corps sont entièrement homogènes, à surface quelquefois de saillies mousses ou arrondies. Quelques-uns d'entre eux sont très finement granuleux dans toute leur étendue, à granulations grisâtres, de volume uniforme, très petites; ce fait les rend plus opaques que les précédentes. Ce sont des corps de ce genre, mais plus petits, que l'on rencontre en certaine proportion dans le liquide de la cataracte liquide (4°).

3° Un fait important à signaler est le suivant. Dans les cataractes molles ou demi-molles, ces corps arrondis, ovoïdes ou à contours sinueux, tout à fait homogènes, réfractant très faiblement la lumière, ne font qu'accompagner des couches d'une substance également homogène, d'un faible pouvoir réfringent. Cette substance englobe dans son épaisseur les corps arrondis précédents; il est impossible jusqu'à présent de se rendre exactement compte de son origine; car, en supposant qu'elle provienne des fibres ou des tubes du cristallin, devenus cohérents et entièrement soudés ensemble, de manière à former cette masse homogène, il restera encore à voir comment se produisent les corps précédents qu'elle englobe. Quoi qu'il en soit, elle se présente avec les caractères suivants : on la voit, sous le microscope, sous forme de fragments qui remplissent quelquefois le champ du microscope. Cette substance est homogène, incolore, transparente, pâle, réfracte faiblement la lumière. Elle offre à peu près la consistance de la cire, les bords des fragments sont généralement irrégulièrement brisés, soit anguleux, soit sinueux, avec des saillies extérieures et des angles rentrants, ou des incisures arrondies. Tantôt la surface en est lisse, chargée seulement, d'espace en espace, de saillies anguleuses, analogues à celles qui se voient sur les bords brisés; tantôt elle est un peu rugueuse. Ce qu'il importe surtout maintenant de mettre en relief, c'est que sur beaucoup de fragments de cette substance on trouve les corpuscules décrits ci-dessus (1°) plongés et englobés dans son épaisseur. Ils sont exactement embrassés par elle, de telle sorte que la circonférence de ces corps et la face interne des cavités qui les renferment se confondent. Mais comme dans la préparation on brise les fragments de cette substance, beaucoup des corps se trouvent mis en liberté lorsque la brisure les rencontre. On voit alors sur les bords et la surface des fragments les cavités ouvertes, brisées par le milieu ou à peu près, mais vides et reproduisant exactement la forme des corps mis en liberté. Quelquefois des corps mis à nu sont encore à moitié retenus dans leur cavité. Tantôt les corps sont assez nombreux dans cette substance homogène pour être presque contigus ou ne laisser entre eux qu'un intervalle à peu près égal à leur diamètre, tantôt ils sont rares et éloignés de plusieurs fois ce diamètre. De là résulte un aspect extérieur très différent d'un fragment à l'autre de cette substance, malgré l'identité de nature au fond. Cet aspect est surtout singulier, lorsque les fragments étant minces, les corps arrondis se sont échappés et que leur cavité se montre sous forme d'orifices arrondis, à bords pâles et réguliers traversant de part en part le fragment observé et lui donnant un aspect aréolaire qui tranche à côté des excavations des parties épaisses. On peut, du reste, par la moindre pression des lames de verre, obtenir à volonté ces déformations.

4° Dans la substance molle ou demi-molle des cataractes, on rencontre, en outre, des *globules granuleux grisâtres de nature spéciale*, c'est-à-dire que je n'ai trouvés nulle part ailleurs que dans les cataractes. Ils sont assez pâles, finement granuleux, sphériques, ovoïdes ou un peu irréguliers. Tantôt ces globules sont très abondants, d'autres fois ils sont rares. Leur volume varie d'un à quatre centièmes de millimètre ; quelquefois, mais très rarement, leur partie centrale est légèrement teintée en jaunâtre. Quelques-uns, mais en très petit nombre, offrent au centre un ou deux corpuscules plus volumineux que les autres granulations. Ce corpuscule intérieur offre alors l'aspect d'un noyau, sans pourtant qu'on puisse en préciser la nature d'une manière absolue ; car ce n'est peut-être qu'une granulation plus volumineuse que les autres. La plupart de ces globules ont des granulations extrêmement fines, généralement nombreuses et contiguës, d'autres fois écartées ; dans d'autres circonstances enfin, ces granulations sont un peu plus volumineuses.

Ces globules, dont l'origine et la nature sont inconnues, sont peut-être de même espèce que ceux qui ont été décrits plus haut (2°) ; pourtant leurs granulations sont moins fines, de volume moins uniforme, et occupent plus toute la masse de l'élément, jusqu'à sa surface, que les précédents, sur lesquels la périphérie de leur substance est habituellement libre de granulations, au moins dans une certaine épaisseur. En outre, ils ne se rencontrent pas, comme les autres, englobés par des masses ou couches de substance amorphe qui viennent d'être décrites. D'après une certaine analogie d'aspect extérieur, on pourrait être porté à considérer ces éléments comme des cellules de pus, malgré des différences notables dans le volume des plus gros, qui sont communs ; mais il suffira de dire que leurs réactions au contact de l'acide acétique ne sont pas les mêmes.

5° Les fibres du cristallin offrent différentes sortes d'altérations dans la cataracte.

a. Je décrirai, en premier lieu, celle dans laquelle les tubes, un peu plus granuleux qu'à l'état normal, se présentent sous forme de bandelettes minces, aplaties, qui réfractent la lumière avec une légère teinte jaunâtre, au lieu d'avoir l'extrême pâleur et la transparence qu'ils ont à l'état normal. Cette altération se rencontre quelquefois dans les cataractes demi-molles, plus souvent dans les cataractes dures ou demi-dures. Les tubes ont conservé leur largeur et la régularité de leurs bords, mais ils ont perdu *complétement leurs noyaux*. En même temps, ces tubes sont devenus quelquefois légèrement jaunâtres sous le microscope; leurs bords sont un peu plus foncés qu'à l'état normal. Ils sont tous minces, aplatis; ils restent encore très flexibles, mais pourtant moins mous qu'à l'état sain. Il est très commun, soit lorsqu'ils sont isolés, soit lorsqu'ils sont en faisceaux, de les trouver tordus sur eux-mêmes, et alors ils paraissent élargis dans une partie de leur étendue, où ils se présentent de face à l'œil de l'observateur, et étroits dans le reste de leur longueur, parce qu'ils présentent leurs bords à celui qui les examine. Quelquefois un faisceau tout entier est disposé de façon que, dans toute sa longueur, on ne voit que le bord des fibres; il en résulte alors pour celles-ci un aspect strié, plus ou moins irrégulièrement onduleux, tout particulier, qui est un peu celui des faisceaux de fibres du tissu cellulaire. Ces tubes ou bandelettes, aplatis lorsqu'ils sont isolés, se recourbent quelquefois sur eux-mêmes, et se présentent à l'observateur successivement par leurs faces ou par leur tranche. Leur extrémité brisée paraît souvent terminée en pointe, plus ou moins effilée, lorsque le tube ou bandelette se présente par son bord à l'œil de l'observateur, au lieu de s'offrir de face. Les tubes ainsi altérés sont devenus généralement plus cohérents et plus difficiles à isoler les uns des autres qu'à l'état normal. Les éléments de ces faisceaux sont souvent mêlés de gouttes claires et de celles à contours sinueux, légèrement rosés ou jaunâtres, décrites plus haut, gouttes qui sont tantôt isolées, tantôt accumulées les unes contre les autres.

Le séjour dans l'eau gonfle et ramollit la couche devenue opaque, et facilite l'isolement de ces tubes altérés et aplatis, et leur examen. Mais le séjour dans l'eau altère les gouttes claires qui, décrites plus haut (cataracte morgagnienne, 3°), les résout en une substance demi-liquide finement et uniformément granuleuse. L'eau rend aussi plus abondante l'exsudation des gouttes graisseuses emboîtées les unes dans les autres et à contour sinueux.

b. Les tubes du cristallin offrent une altération d'un autre genre, prononcée surtout à la face de la portion molle et opaque, mais se rencontrant aussi dans le voisinage du noyau dur, ainsi que quelquefois dans les cataractes dures. On peut la considérer comme ordinaire dans les cataractes, surtout dans celles dont la surface du tissu offre une certaine mollesse et un aspect pultacé. Ces fibres ont perdu la régularité de leur disposition normale : elles sont devenues cassantes, onduleuses, plus étroites qu'à l'ordinaire, disposées en faisceaux cohérents, et elles sont difficilement isolables les unes des autres. Par suite de ces ondulations un peu irrégulières, les faisceaux ainsi constitués offrent un aspect strié tout particulier, onduleux dans le sens longitudinal. Cette altération est importante à signaler, en raison de sa fréquence et de la portion souvent considérable du cristallin qui en est affectée. Lorsqu'on parvient à détacher des fibres ayant subi ce genre d'altération (opération qui ne réussit que lorsque la lésion est peu avancée), on peut constater que ces fibres sont très légèrement granuleuses, encore aplaties et rubanées. Ces éléments sont tellement altérés qu'il serait très difficile de dire s'ils appartiennent aux fibres dentelées ou aux tubes à noyaux du cristallin, si leur situation à la surface même de la couche pultacée ne les faisait reconnaître comme appartenant à ces derniers.

Ces faisceaux ainsi altérés, devenus irrégulièrement striés, offrent quelque chose de l'aspect extérieur de la fibrine coagulée depuis un certain temps; mais ils sont plus transparents, et ne sont pas attaqués, comme elle, par l'acide acétique; en outre, l'isolement possible de certaines des fibres qui forment ces faisceaux rend facile la distinction entre ces éléments et ce principe immédiat.

6° On trouve enfin de la cholestérine, en cristaux isolés ou accumulés, dans presque tous les cristallins cataractés enlevés par extraction. Ce sont ces cristaux qui, en sortant de la capsule du cristallin et tombant dans le corps vitré ou dans la chambre antérieure de l'œil, constituent les paillettes micacées qui caractérisent le synchisis étincelant. Toutes les fois qu'on trouve des cristaux de cholestérine dans le cristallin, et, même dans certains cas où ceux-ci manquent, on rencontre aussi les gouttes d'une substance demi-liquide, visqueuse, ressemblant à celles du contenu des tubes nerveux (Voyez plus haut 1°).

C'est toujours dans la couche demi-solide qu'on trouve ainsi une grande proportion de cristaux de cholestérine en lamelles rhomboïdales, superposés les uns aux autres et formant autant de paillettes d'épaisseur variable, souvent visibles à l'œil nu, et alors d'aspect micacé. Certains de ces cristaux existent quelquefois dans le liquide de la cataracte morgagnienne décrit précédemment, et il y en a ainsi dans l'un et l'autre cas, mais non toujours, d'adhérents à la face interne de la capsule.

Quelques-uns de ces cristaux sont remarquables par l'aspect contourné et arrondi de leurs lignes de brisure, dans les cas où ils ont été rompus. Du reste, les caractères de ces cristaux sont trop connus pour qu'il soit nécessaire d'en dire davantage.

A l'état normal, il entre de la cholestérine dans la composition immédiate de la substance même des éléments du cristallin, analysés en masse comme on l'a fait jusqu'à présent; on se rend facilement compte, par conséquent, de la présence de ces cristaux, pour la formation desquels se rencontrent sans doute, pendant la durée des phénomènes morbides, moléculaires ou de rénovation nutritive, les conditions qui amènent l'opacité de l'organe.

7° Quelquefois, on rencontre entre les fibres une certaine quantité de granulations jaunâtres, à contour plus foncé que ne sont habituellement les corps gras. Ces granulations peuvent être accompagnées, bien que le fait soit très rare, de cristaux prismatiques longs d'un centième de millimètre environ, ou un peu plus, et de moitié moins larges que longs. Leurs bords sont très nets; leur coloration est généralement jaunâtre, comme celle des granules à centre jaune et contour foncé dont il vient d'être question tout à l'heure. Ces cristaux, traités par l'acide chlorhydrique, se dissolvent rapidement sans dégagement de gaz. Les granulations se dissolvent aussi de la même manière, mais elles laissent dégager une petite quantité d'acide carbonique. L'acide acétique concentré dissout les mêmes corps, mais moins rapidement que l'acide chlorhydrique. Ces réactions et la coloration de ces corps montrent qu'il s'agit là de phosphate de chaux, mêlé quelquefois, en petite proportion, aux éléments du cristallin opaque.

8° Les *fibres dentelées*, formant le noyau du cristallin, dur et de teinte jaunâtre, n'ont pas subi des changements aussi notables que les tubes, lors même que cette partie est devenue plus dure et plus foncée qu'à l'état normal. Ces éléments offrent, comme changement principal, une consistance et une roideur plus grandes; ils se rompent plus aisément aussi, et c'est là un des faits les plus importants de ces légères altérations. Ces fibres sont devenues très légèrement granuleuses, et en même temps moins transparentes. Au lieu de la pâleur, de la transparence et de la délicatesse extrême qu'elles offraient à l'état normal, leurs bords sont devenus plus foncés; elles ressemblent à des fragments de bois rugueux, roides, bien que flexibles encore. Ces fibres s'isolent plus facilement qu'à l'état normal, et l'on voit facilement qu'elles sont prismatiques, à quatre ou cinq pans, quelquefois à six, mais toujours un peu aplaties. La même fibre, suivant les accidents de la préparation, semble ainsi tantôt large, tantôt étroite, selon celle des faces qui se présente à l'œil de l'observateur. Enfin les dentelures de ces fibres sont devenues bien plus nettement visibles qu'à l'état normal; leurs bords surtout sont plus foncés. Les dentelures n'existent ordinairement que sur les deux faces étroites ou bords de la fibre; mais quelquefois il y en a sur toute sa superficie : il faut alors les distinguer de l'état finement granuleux signalé ci-dessus, ce que le plus grand volume des dentelures, vues par le bout ou de face, permet de faire facilement.

Des cataractes corticales secondaires, consécutives à l'extraction ou à l'abaissement. — En comparant la description donnée plus haut des cataractes à opacité complète observées sur le cadavre, à celle de la même lésion étudiée sur un cristallin obtenu par extraction sur le vivant, on a pu remarquer entre elles les différences suivantes : 1° sur le cadavre, il était possible d'observer l'épithélium de la face interne de la capsule et les *cellules du cristallin* sous-jacentes; 2° dans le cristallin extrait sur le vivant, on ne trouve pas ces diverses cellules, et en observant sa surface, c'est immédiatement sur la couche même des tubes que l'on tombe; ils ont seulement perdu leurs noyaux, etc.

Cette différence et ces particularités tiennent à ce que pendant l'abaissement ou l'extraction du cristallin, sa couche superficielle corticale se déchire en deux parties : *a*, l'une qui reste adhérente au noyau du cristallin, et que celui-ci entraîne avec lui; c'est elle dont il a été question plus haut; *b*, une autre qui reste adhérente à la face interne de la capsule. Cette couche restante est plus épaisse contre la face interne de la cristalloïde antérieure que contre la face interne de la cristalloïde postérieure. Contre la première, elle se compose des *cellules de l'épithélium*, des *cellules du cristallin*, et d'une portion variable en épaisseur de la couche des tubes. Contre la seconde, on trouve seulement ces tubes avec ou sans *globuli lentis*. Quelquefois, c'est une portion du cristallin, surtout de sa partie inférieure, pouvant aller jusqu'au cinquième du volume de l'organe qui se brise et reste dans la capsule. C'est toujours à sa partie inférieure que je l'ai vue. On trouve cependant sur les éléments de cette couche les altérations décrites plus haut (page 44) en parlant des cataractes prises sur le cadavre. Mais cette couche est assez mince pour qu'au moment de l'opération, elle soit à peine visible pour l'opérateur, ou ne paraisse que comme un mince nuage grisâtre ; elle est assez diaphane pour permettre aux malades de voir les objets extérieurs. Pourtant il arrive que son opacité devenant de plus en plus grande, elle mette de nouveau obstacle à la vision, et devienne visible pour le chirurgien. Elle constitue alors une membrane molle, mince, d'un blanc grisâtre, composée des éléments décrits en parlant des cataractes prises sur le cadavre (1°, 2° et 3°, p. 45 et 46) ; on y voit de plus l'altération des tubes décrite en parlant des cataractes obtenues par extraction (5°, *a*). Mais en outre, il s'y trouve beaucoup plus de gouttes graisseuses et de granulations moléculaires que dans les cataractes ordinaires. Quand les cellules du cristallin n'ont pas disparu, elles sont plus granuleuses que dans les conditions décrites précédemment. On y rencontre surtout des cristaux de cholestérine plus nombreux que dans les autres cataractes, donnant quelquefois un aspect *micacé* à la couche opaque. Dans quelques circonstances, même, les amas de cristaux tombent dans les humeurs de l'œil, et donnent lieu au *synchysis étincelant*. Quelquefois enfin, mais rarement, on y voit des granulations de phosphate de chaux en quantité peu considérable.

Deuxième espèce. — *Cataracte liquide.*

Il importe, pour se rendre compte de la nature de cette altération du cristallin, de se rappeler d'une manière exacte la structure de la couche superficielle molle du cristallin, dite humeur de Morgagni. Pendant la vie, elle est formée : 1° par la juxtaposition régulière des grandes cellules du cristallin, transparentes, homogènes, diaphanes, pourvues d'un noyau généralement ovoïde, granuleux, avec quelquefois un ou deux nucléoles ; 2° elle est formée surtout par les tubes à noyaux du cristallin sous-jacents aux cellules. Ce n'est donc pas une *humeur*, un liquide qui est interposé à la capsule et à la portion dure ou noyau du cristallin (voy. t. Ier, p. 32), formé par les fibres ou bandelettes dentelées. On a eu raison ainsi de nier l'existence de l'*humeur de Morgagni* pendant la vie, et dans l'appareil cristallinien des animaux récemment tués. Mais un certain temps après la mort, à l'autopsie des cadavres humains, on trouve réellement un liquide à la face interne de la capsule, surtout au-dessous de la cristalloïde antérieure. On dit généralement que ce liquide est formé par de l'humeur aqueuse et du liquide de l'humeur vitrée, qui, par endosmose, a pénétré au travers de la cristalloïde et s'est mêlé aux cellules du cristallin (voy. au t. Ier, p. 36, la note au bas de la page). Mais cette pénétration est admise comme hypothèse appuyée sur la différence de densité existant entre l'humeur aqueuse, le corps vitré et le cristallin. Pourtant, on ne trouve pas la capsule distendue après la mort, comme cette endosmose, si elle avait lieu, fait supposer qu'on devrait la rencontrer. Elle est même moins tendue qu'on ne la trouve sur l'animal récemment tué. Ce qu'il y a de bien plus certain, c'est que les grandes cellules du cristallin disparaissent quelques jours après la mort, se réduisent, se dissocient en un liquide tenant en suspension des gouttes claires, limpides, quelquefois de teinte un peu rosée et de volumes très divers. Elles disparaissent d'autant plus que la mort date de plus longtemps. On peut constater aussi que sur les préparations des cellules du cristallin normales, faites depuis quelques heures, ces cellules se résolvent sous les yeux de l'observateur en gouttes claires comme les précédentes, susceptibles de prendre des formes et un volume très variés. On les voit ainsi se détruire peu à peu; il se forme à leur place et au bord des cellules qui restent encore des amas de ces gouttes, soit plus grandes, soit plus petites que les cellules mêmes. Des gouttes semblables, plus petites cependant, exsudent de la substance même des tubes du cristallin, et d'autant plus que leur altération après la mort est plus avancée. Des gouttes analogues, mais avec une autre composition, exsudent, comme on sait, de beaucoup d'espèces d'éléments anatomiques, lorsqu'ils offrent une constitution aussi délicate que les éléments du cristallin. On voit ces gouttes exsuder lorsque l'on conserve longtemps sous le microscope une préparation des divers éléments de cristallin, et leur nombre se multiplie sous les yeux de l'observateur. Or, lorsqu'on reçoit sur une lame de verre ce liquide de Morgagni, produit après la mort, et qu'on le porte sous le microscope, on y trouve ces gouttelettes en suspension dans un fluide incolore à peine granuleux, seulement elles sont généralement plus petites que celles qui se forment pendant l'observation.

Ce fait a une certaine importance à côté de ce que va nous montrer l'examen de la constitution du liquide qui compose les cataractes laiteuses ou morgagniennes.

Lorsque, par extraction ou après la mort, on enlève un cristallin atteint de cette lésion, encore contenu dans sa capsule, on trouve un liquide opalin demi-transparent, ou d'un blanc laiteux plus ou moins opaque, qui permet de déprimer et de déplisser un peu la capsule, et qui, en mouvant celle-ci, laisse apercevoir ou sentir la portion dure du cristallin mobile et flottante dans ce liquide. Ce noyau peut avoir la consistance ordinaire; quelquefois il est devenu un peu plus dur, ou au contraire il est un peu ramolli. Généralement, il est jaunâtre, de teinte cornée, moins transparent qu'à l'ordinaire, et rarement blanchâtre opaque, ou à peu près.

Quant au liquide caractérisant cette variété de cataracte, il offre la constitution suivante :

1° Il se compose d'un fluide tenant en suspension un nombre considérable de fines granulations grisâtres, d'un diamètre à peine commensurable et douées d'un mouvement brownien plus ou moins vif.

2° Ce liquide tient, en outre, en suspension un nombre considérable de petites gouttes ou granulations pâles, à contour net, réfractant peu la lumière et larges de 1 à 5 millièmes de millimètre. Leur faible pouvoir réfringent, leur solubilité dans l'ammoniaque, comme celle dont il est question ci-dessous, portent à croire que les unes et les autres sont de même espèce et ne diffèrent que par leur volume. Ces gouttelettes sont souvent si abondantes, qu'elles se touchent par place dans le champ du microscope.

3° On y remarque, en outre, une proportion considérable de gouttes parfaitement sphériques, d'une homogénéité parfaite, à bords extrêmement pâles et très réguliers, réfractant faiblement la lumière et offrant une légère teinte rosée, quelquefois à peine prononcée.

4° Toutes les fois que la surface du cristallin flottant dans le liquide est elle-même ramollie, presque diffluente et plus ou moins opaque, on trouve, en outre, dans ce liquide : *a*, soit des gouttes plus foncées, à contours sinueux, à stries concentriques ; *b*, soit des corpuscules solides homogènes; *c*, soit des corps granuleux spéciaux. Ce sont là autant de productions morbides, manquant à l'état normal, dont la description sera donnée plus loin, parce que c'est essentiellement dans le tissu du cristallin devenu opaque qu'on les trouve. Ces divers corpuscules, en suspension dans le liquide, se déposent quelquefois vers la partie la plus déclive de la capsule, et y forment un magma plus opaque, plus laiteux ou plus blanchâtre que le reste du fluide.

5° Quelquefois, mais rarement, on trouve des cristaux de cholestérine en suspension dans le liquide de la cataracte morgagnienne.

De ces données anatomiques on ne peut rien tirer de positif sur la cause de cette altération de la couche superficielle du cristallin; mais la production de gouttes semblables aux précédentes, bien que généralement plus grosses et plus nombreuses, aux dépens des cellules et des tubes du cristallin, qui s'altèrent sous le microscope, nous rend compte de la manière dont a lieu la destruction de ces éléments. L'anatomie pathologique fait connaître au moins d'une manière exacte quelle est la partie du cristallin qui est le siége de cette altération, et démontre qu'elle consiste en une liquéfaction et une réduction en gouttelettes de la substance des cellules et des tubes à noyaux de la couche molle superficielle de l'organe.

Un fait qu'il importe de mettre en relief, c'est que l'état liquide de la couche superficielle du cristallin accompagne assez souvent la cataracte capsulaire de la première variété, décrite plus loin, avec ou sans plissement et froncement de la capsule ; ou au moins cette lésion s'accompagne d'un état finement et uniformément granuleux de la surface irienne de la cristalloïde antérieure, et quelquefois de la surface hyaloïde de la cristalloïde postérieure. Ces fines granulations sont contiguës ou à peu près, et de même nature que celles décrites en parlant de la capsulaire.

TROISIÈME ESPÈCE. — *Cataractes dures.*

Cette espèce diffère principalement de la cataracte corticale : 1° par une modification intime des éléments du cristallin qui fait qu'ils deviennent plus fermes individuellement et plus cohérents, plus adhérents les uns aux autres qu'à l'état normal; 2° par l'absence des gouttelettes liquides transparentes qui abondent entre les parties solides dans la cataracte molle.

En étudiant la structure de cette espèce, on y trouve: 1° la même couche blanchâtre signalée plus haut (2°, p. 45) ; seulement elle est moins opaque que dans la cataracte molle ou demi-molle; mais elle est ferme et friable, au lieu d'être pulpeuse ou pultacée. 2° Au-dessous se trouve le noyau central de teinte jaunâtre cornée, mais plus foncé et plus dur qu'à l'état normal et même que dans les cataractes demi-molles; il se continue d'une manière plus intime avec la partie superficielle que dans celles-ci. Nous n'y reviendrons pas, parce que sa structure est la même que celle du noyau des autres cataractes.

Quant à la couche superficielle, elle renferme principalement des tubes de la portion molle du cristallin, ayant perdu leurs noyaux, altérés comme il a été dit précédemment (5°, *a* et *b*, p. 49) ; seulement ces fibres sont généralement un peu plus granuleuses. Elles sont, en outre, devenues cohérentes; elles forment des masses qu'il est très difficile de subdiviser en fibres isolées, et qui offrent un aspect homogène, avec des stries toutefois pâles et parallèles, qui indiquent la ligne de juxtaposition et d'adhérence des tubes réduits en bandelettes minces.

Entre ces éléments, ou entre les faisceaux qu'ils forment, se trouvent des gouttes d'aspect huileux, à contours sinueux, telles que celles qui ont été décrites plus haut (1°, p. 46), mais souvent plus abondantes encore que dans les cataractes molles. On y trouve peu ou point de ces gouttes liquides claires et limpides, si abondantes quelquefois dans la cataracte morgagnienne. Les autres éléments solides des cataractes demi-molles (2° et 3°, p. 47) s'y trouvent aussi plus ou moins abondamment.

Dans la *variété noire* des cataractes dures, on observe quelques particularités anatomiques différentes des précédentes qui méritent d'être décrites. Lorsque le cristallin est extrait, il n'est pas noir à proprement parler, mais d'un brun corné, conservant encore un peu de transparence. Aussi observe-t-on que nulle matière colorante spéciale, comme le pigment choroïdien, n'entre dans la composition du tissu lésé. Tout porte, comme dans les altérations précédentes, sur les éléments propres au cristallin, modifiés par suite de troubles survenus dans les phénomènes intimes de leur rénovation nutritive.

Dans le seul cas que j'ai pu examiner qui était très caractérisé, le cristallin n'offrait plus de trace de la couche des cellules, par suite des contacts qu'il avait subis sans doute. Il avait presque la consistance des cataractes dure. La couche des tubes existait ; ceux-ci avaient tous perdu leur noyau. Ils étaient à l'état de bandelettes, disposées comme celles déjà décrites précédemment (5°, *a*, p. 49). Elles étaient plus fermes qu'à l'ordinaire, avaient des contours plus foncés, réfractaient plus fortement la lumière en lui donnant une teinte d'un jaune brun inaccoutumée, très prononcée surtout dans les faisceaux de fibres. Entre ces faisceaux et çà et là dans le champ du microscope, existaient des gouttes graisseuses à contours sinueux et à stries concentriques. Les fibres dentelées du noyau offraient une disposition identique avec celle qui a été décrite à propos de la cataracte dure.

Il est possible que ce qui a été nommé quelquefois granulations pigmentaires en faisant l'anatomie pathologique du cristallin, ne fût que des granulations graisseuses, à contour foncé, à centre jaunâtre, réfractant fortement la lumière. Quelques auteurs appliquent en effet fort souvent le nom de *pigmentum* à tous les corpuscules colorés par eux-mêmes, qui, agglomérés, peuvent colorer un tissu de l'économie, au lieu de réserver ce mot, ainsi qu'on le fait habituellement, pour désigner le pigment choroïdien et cutané. C'est dans le sens précédent qu'on a pu trouver des corps colorés et colorants dans les cataractes ; mais alors ce n'était que des corps gras ou des grains de phosphate et de carbonate de chaux. Or, ils manquent ou sont rares dans la cataracte noire, et quand ils sont nombreux quelque part, ils donnent une couleur blanche ou jaunâtre aux parties qu'ils occupent.

Quant aux petites parcelles de pigment de l'iris ou des procès ciliaires que l'on entraîne quelquefois à la surface du cristallin extrait, il est facile de reconnaître leur origine et de s'assurer qu'on ne doit pas les considérer comme appartenant à cet organe.

QUATRIÈME ESPÈCE. — *Cataracte pierreuse.*

Dans cette espèce de cataracte, le cristallin est d'un blanc grisâtre ou d'un blanc crayeux. Tantôt il est dur, compact, surtout à la surface, et friable, comme grenu dans sa profondeur ; tantôt il est friable dans toute son épaisseur. Il peut quelquefois n'offrir l'état pierreux qu'à la surface, le noyau restant peu altéré.

La lésion consiste essentiellement en un dépôt calcaire, principalement composé de phosphate de chaux, accompagné d'une petite proportion de carbonate de la même base. Ces sels incrustent molécule à molécule les éléments du cristallin, sans empêcher de reconnaître ces derniers après avoir dissous les sels par les acides affaiblis.

Le cas suivant, décrit antérieurement par nous, peut servir de type pour l'étude de cette altération du cristallin (1).

Le cristallin, qui avait conservé sa forme normale, présentait du dehors en dedans une couche extérieure épaisse de 1 millimètre environ, formant une coque, qui avait la consistance et la friabilité d'une coquille d'œuf. La portion centrale du cristallin était également composée d'une matière crétacée ayant la consistance du plâtre mouillé. L'une et l'autre de ces parties du cristallin, encore que de consistance différente, offraient la même composition anatomique. Elles étaient entièrement composées : 1° d'une grande quantité de granulations jaunes blanchâtres, larges d'un à un cinq-millième de millimètre, arrondies, ovoïdes ou régulièrement polyédriques, à contour foncé, à centre assez brillant. L'acide chlorhydrique montra que ces granulations se dissolvaient à la manière du phosphate de chaux, en dégageant une petite quantité d'acide carbonique, et laissaient après elles une légère trame amorphe, formée de substance azotée. 2° Après les granulations précédentes, ce qu'on trouva le plus abondamment dans ce tissu, c'étaient des corpuscules sphériques, larges d'un à trois centièmes de millimètre, soit isolés, soit réunis ensemble, au nombre de trois à quatre. Ces corpuscules sphériques étaient granuleux, foncés, peu transparents, et semblaient entièrement formés par accumulation des mêmes granulations calcaires, décrites plus haut. L'acide chlorhydrique, après avoir dissous ces granulations, laissait une trame azotée, finement granuleuse, transparente, qui reproduisait exactement la forme des amas et des corpuscules mêmes, et avec plus d'élégance et de délicatesse. Autour de ces globules transparents, que mettait à découvert l'acide chlorhydrique, restait presque toujours une légère couche de fines granulations moléculaires.

Il est probable que ces corpuscules arrondis n'étaient autres que ceux qui ont été décrits précédemment en traitant des *cataractes molles* (2°, p. 47); corpuscules incrustés ou simplement recouverts et entourés de granulations phosphatiques et calcaires comme les tubes et les fibres mêmes. C'est du

(1) Desmarres et Ch. Robin, *Note sur un cristallin pierreux*, etc.... (*Gazette médicale*. Paris, mai 1855.)

moins ce que portent à croire leur forme, leur volume, leur transparence, après l'action de l'acide chlorhydrique, et leur situation dans les couches du cristallin cataracté où l'on trouve les précédents.

La plus grande partie du tissu crétacé, et particulièrement la coque extérieure, était formée de lambeaux ou fragments d'une étendue assez considérable, aplatis, lamelleux, opaques, par suite de la grande quantité de granulations, semblables aux précédentes et de même composition, qu'ils renfermaient. Ces fragments lamelleux, dont il était d'abord impossible de déterminer la nature, pouvaient, par suite de l'action de l'acide chlorhydrique, être reconnus comme ayant pour trame les fibres du cristallin. On voyait, en effet, qu'à mesure que l'acide chlorhydrique dissolvait les granulations, les fibres dentelées du cristallin devenaient peu à peu très nettement reconnaissables, et elles apparaissaient alors les unes à côté des autres avec une grande régularité et aussi transparentes qu'à l'état normal. Toutefois, on pouvait remarquer qu'elles étaient un peu plus granuleuses, sans cependant l'être autant que dans le cas de cataracte lenticulaire ordinaire.

Dans les tumeurs mélaniques de l'œil, lorsque la cornée ne s'est pas ouverte et que par suite le cristallin n'a pas été expulsé, on le trouve, selon le point d'origine de la tumeur : 1° tantôt englobé complétement par la masse morbide et repoussé soit en avant, soit sur le côté ; 2° tantôt simplement appliqué avec l'iris contre la cornée. Derrière celle-ci on trouve encore la membrane de Descemet, transparente comme à l'ordinaire, mais presque toujours ayant perdu son épithélium : il reste rarement un peu d'humeur aqueuse troublée par des globules du sang, et des cellules pigmentaires devenues énormes, larges de 5 à 9 centièmes de millimètre soit sphériques, soit ovoïdes.

Quant au cristallin même, tantôt il est opaque à sa surface, comme dans le cas des cataractes demi-molles ; d'autres fois, il est à peine moins transparent qu'à l'état normal. Je l'ai trouvé enfin devenu dans toute son épaisseur opaque, d'un blanc mat crayeux, comme dans les cataractes pierreuses ou semblable à un cristallin cuit.

Il offrait cette couleur d'une manière à peu près uniforme depuis sa surface même sous-capsulaire jusqu'au centre. Dans toute son étendue aussi, sa consistance était celle du cristallin cuit, un peu plus dense à la surface qu'au centre ; là, il était, sinon plus mou, au moins plus friable.

Cette couleur, cette opacité et cette consistance, étaient dues à des grains de phosphate de chaux très nombreux, semblables à ceux qui ont été décrits précédemment dans les cataractes pierreuses observées après extraction.

Dans tous les cas de ce genre que je viens de signaler, la capsule était intacte, transparente comme à l'ordinaire, et sauf le dernier, dans lequel le cristallin était réellement atteint d'opacité *pierreuse*, l'épithélium de la capsule existait. Ses cellules étaient seulement un peu plus granuleuses qu'à l'ordinaire; quelques-unes avaient pris l'aspect vésiculiforme décrit précédemment en note, à propos de la *cataracte liquide*. Je n'ai jamais retrouvé alors les *cellules du cristallin*. Tous les tubes de la couche superficielle, dans les cas où le cristallin n'était pas pierreux, étaient bien reconnaissables, mais avaient perdu leurs noyaux et pris la disposition décrite plus haut en traitant de la cataracte corticale demi-molle (5°, *a*).

Enfin, il est à noter que dans les derniers cas dont il vient d'être fait mention (ceux dans lesquels le cristallin, au sein des tumeurs mélaniques, était atteint de cataracte corticale ou à peine opaque), il y avait dans la couche molle superficielle du cristallin, des grains formés de phosphate et de carbonate de chaux. Ils étaient la plupart sphériques ou ovoïdes, rarement polyédriques, larges de 1 à 10 centièmes de millimètre; leur contour était foncé, leur centre brillant, jaunâtre. Ils étaient souvent réunis en assez grande quantité pour former de petits amas ou taches blanchâtres, visibles à l'œil nu; le microscope montrait qu'ils étaient constitués par ces grains agglomérés de manières diverses, souvent très élégantes, et quelquefois accompagnés d'un peu de matière amorphe, grisâtre, finement granuleuse.

Dans le tissu morbide mélanique, autour du cristallin, et même à la surface de la capsule, mais sans lui adhérer, se voyaient de petits amas pulpeux ou des traînées blanchâtres, faciles à dissocier. On reconnaissait facilement qu'ils étaient constitués par des grains de phosphate et de carbonate de chaux, semblables aux précédents, agglomérés, mais s'isolant avec la plus grande facilité.

DEUXIÈME CLASSE.

ANATOMIE PATHOLOGIQUE DE LA CATARACTE CAPSULAIRE.

Il y a deux espèces bien distinctes de produits morbides qui rendent la capsule opaque, soit par places, soit dans toute son étendue, sans altération du cristallin. Il n'est pas très rare de les voir compliqués d'opacité de la lentille; mais il suffit ici de savoir qu'ils peuvent exister indépendamment de cette lésion de cet organe.

Dans les cataractes lenticulaires (soit entièrement solides, soit demi-solides à la surface, soit tout à fait liquides et laiteuses à la surface, avec noyau central jaunâtre ou blanc), il est assez commun de trouver l'épithélium de la capsule devenu opalin, demi-transparent. Cela est dû au dépôt de granulations grisâtres, ou graisseuses jaunâtres dans les cellules, et quelquefois à la présence simultanée d'une petite quantité de matière amorphe finement granuleuse, interposée quelquefois à la capsule même et à son épithélium, ou appliquée à la face interne de celui-ci. Mais cette altération étant toujours une complication de la cataracte lenticulaire, n'existant jamais seule et n'ôtant jamais à elle seule la transparence de l'appareil cristallinien, nous n'en parlerons pas à propos des cataractes capsulaires. Cela est d'autant plus rationnel que cette lésion n'appelle jamais ni un traitement spécial, ni une opération, ni même une modification de celle-ci, lors même que l'épithélium lésé reste avec la capsule, dans le cas d'abaissement ou d'extraction; car, vu la minceur de cette couche unique d'épithélium, l'opalinité que lui donne cette altération est trop faible pour exiger son ablation.

Il n'en est pas de même des deux produits morbides dont suit la description. Ils ont cela de commun, que tous deux n'affectent que la surface irienne de la capsule; mais, anatomiquement, ils n'ont entre eux que cette seule analogie, car leur nature intime est fort différente.

Nous guidant sur cette nature, nous désignerons l'une sous le nom de *pseudo-membraneuse*, l'autre sous le nom de *phosphatique*, d'après les éléments qui les composent en majeure partie.

La première n'occupe que la partie centrale ou rarement la totalité de la moitié antérieure de la capsule qui plonge dans l'humeur aqueuse. Elle est de toutes la plus opaque, la plus épaisse, au moins dans sa partie centrale, et ordinairement de forme étoilée, c'est-à-dire offrant des rayons qui, à partir du centre blanc plus opaque, vont en s'amincissant, et se perdent insensiblement du côté de la périphérie. Des deux variétés de cataractes capsulaires, celle-ci est la plus fréquente.

La seconde espèce n'occupe ordinairement, comme il vient d'être dit, que la surface irienne de la cristalloïde antérieure, et la cristalloïde postérieure reste parfaitement saine. Pourtant il se peut faire, mais rarement, que la surface hyaloïdienne de la cristalloïde postérieure soit rendue opaline, par un dépôt phosphatique semblable à celui qui rend opaque ou à peu près la cristalloïde antérieure. Le plus souvent alors la cristalloïde postérieure n'est pas même opalisante pour l'œil nu, mais le microscope y montre une mince couche de fines granulations phosphatiques, ou seulement de petites granulations éparses.

Quelquefois la cristalloïde antérieure étant seule opaque, ou l'étant comme complication de la cataracte lenticulaire, n'offre rien de particulier à l'œil nu, ou est seulement opalescente pour un œil exercé; mais elle présente au microscope une couche uniforme de très fines granulations phosphatiques.

L'opacité *phosphatique* se présente ordinairement par petits points ou petites taches blanches, isolées ou tendant à confluer, éparses sur divers points de la capsule antérieure.

Voici maintenant la description des éléments anatomiques de chacune de ces deux variétés en particulier, en y rapportant l'aspect extérieur que cause leur stucture intime.

Première espèce. — *Cataracte pseudo-membraneuse.*

Lorsqu'elle ne fait encore que commencer, cette altération se présente à la surface antérieure de la capsule comme un filament ou une petite ligne grisâtre ou blanchâtre, quelquefois aussi sous forme d'un point ou petite tache. L'examen à la loupe permet bien de reconnaître que cette production est saillante, quelque petite qu'elle soit encore ; mais la structure intime n'a pu encore en être étudiée à cette époque. Peu à peu, vers le niveau du centre de la pupille, ou à peu près, la production s'épaissit, s'élève davantage à la surface de la capsule en s'avançant dans l'humeur aqueuse; en même temps, elle envoie des branches ou irradiations vers la périphérie qui s'y perdent peu à peu. D'autres fois, on remarque plusieurs points saillants dont les branches se relient et ne forment bientôt qu'une plaque à surface irrégulière, dont toutefois, les inégalités d'épaisseur sont reconnaissables, sinon à l'œil nu, au moins à la loupe ; celle-ci fait même apercevoir quelquefois, çà et là, des portions de la capsule restées saines et transparentes entre les amas morbides saillants.

Il résulte de là qu'on a bientôt une plaque ou tache blanche, opaque, de disposition extérieure plus ou moins bizarre, et ce n'est souvent qu'à cette époque que les malades se présentent au médecin, lorsque surtout un seul œil est atteint. Quelquefois aussi la lentille elle-même est devenue opaque à son tour, dans des circonstances où manifestement les productions à la surface de la capsule s'étaient montrées d'abord, sans qu'il y eût encore aucun trouble dans son contenu. Cette plaque, devenue blanche, opaque, d'aspect crayeux mat, forme une saillie plus ou moins considérable du côté de la cornée, dépasse quelquefois la pupille et s'approche beaucoup du premier de ces organes. On peut, dans ces conditions, lorsqu'on fait arriver la lumière de côté, voir l'ombre projetée par cette sorte de monticule, surtout si le cristallin est devenu opaque. Quelles que soient la forme générale, la régularité ou l'irrégularité de la circonférence, la surface est ordinairement très rugueuse.

Les rugosités sont dues généralement à de petits grains ou mamelons, atteignant quelquefois le volume d'une petite tête d'épingle ; ils donnent un aspect framboisé au produit, s'ils sont arrondis et agglomérés ; ils lui donnent un aspect ponctué, s'ils sont écartés les uns des autres.

C'est cette disposition en monticule unique ou multiple qui a fait employer quelquefois l'expression de *cataracte capsulaire végétante*. Lorsque les saillies, dont l'ensemble forme la plaque opaque blanchâtre ou jaunâtre, sont nombreuses, leur forme varie de l'une à l'autre ; telle est arrondie, telle autre est à bords dentelés. C'est en se joignant par leurs extrémités que ces bords laissent des espaces de la capsule libres et transparents. Dans certaines cataractes, enfin, la partie opaque se présente simplement sous forme de tache jaunâtre ou d'un blanc crayeux uniforme, ou grisâtre, offrant encore un peu de demi-transparence, sans aspérités, mais quelquefois à surface un peu ridée, remplissant ou non le champ de la pupille. La saillie de ces opacités capsulaires et même des dernières rugosités décrites exige quelquefois un examen attentif pour être reconnue, au moins avant l'extraction.

On peut, dans certaines cataractes capsulaires à surface granuleuse, chargée d'aspérité, distinguer déjà, surtout avec la loupe, que l'aspect crayeux, la couleur d'un blanc mat, sont dus surtout à un dépôt fixé ou incrusté à la surface d'une production membraniforme sous-jacente, qui, elle, adhère à la capsule même.

Voici maintenant quelle est la structure intime de la couche membraniforme produite à la superficie de la capsule et du dépôt de sa surface ou de son épaisseur, qui abonde lorsque existe l'aspect crayeux, blanc mat, plutôt que la teinte jaunâtre.

Au milieu de la masse centrale, dans sa partie la plus épaisse, le produit nouveau est constitué principalement par une substance de nouvelle formation que nous appellerons, pour abréger, *pseudo-membrane*, bien qu'elle n'ait pas tous les caractères des éléments propres aux tissus connus sous ce nom. C'est une substance assez dure, se dilacérant pourtant avec une certaine facilité et toujours dans le même sens ; elle est incolore, transparente, remarquable par son aspect strié.

Ces stries sont parallèles, et c'est dans le sens de leur direction que s'opère la déchirure ; elles sont d'ordinaire rectilignes, quelquefois onduleuses. Elles donnent à la substance l'aspect de fibres, ou mieux, de nappes du tissu cellulaire ou lamineux. Mais ce ne sont pourtant pas là les éléments éels de ce tissu, car l'acide acétique pâlit cette substance striée, mais ne la rend pas homogène et ne fait pas disparaître les stries, comme il le fait pour e tissu lamineux proprement dit, en gonflant et rendant cohérentes les fibres elles-mêmes. De plus, ici les extrémités des lambeaux déchirés ne présentent pas de fibres isolées telles que celles qu'on voit dans les faisceaux de tissu cellulaire. Au lieu de fibres, les bords de la déchirure offrent de etits fragments de lambeaux lamelleux s'amincissant et se perdant insensiblement en devenant de plus en plus pâles.

Ces lambeaux lamelleux s'amincissent insensiblement pour se terminer ar un bord pâle, dont les dimensions sont variables selon les accidents de a dilacération.

A la trame qui vient d'être décrite, et qui est le tissu fondamental, s'ajoutent des productions accessoires d'autant plus importantes à signaler, que 'est certainement à leur présence que le produit de nouvelle formation doit principalement son opacité et cet aspect spécial crayeux qui, au premier oup d'œil, donne l'idée d'une masse phosphatique. Nous parlerons d'abord des *granulations* dont est parsemée la substance fondamentale dans la plus grande partie de son étendue.

La plupart d'entre elles sont très fines, grisâtres, pâlies, mais non dissoutes par l'acide acétique ; elles modifient les portions du tissu d'aspect seudo-membraneux qui les renferment de telle façon que l'aspect strié est en partie masqué.

Outre les précédentes, on trouve encore des granulations jaunâtres à contour foncé, à centre brillant ; elles semblent d'abord offrir l'aspect des granulations graisseuses, mais l'acide acétique, et surtout le chlorhydrique, es dissolvent ; ces réactifs ne laissent à leur place qu'une légère tache ou petite masse de même volume, pâle, grisâtre, transparente. Ces réactions ayant lieu sans dégagement de gaz portent à penser qu'elles se composent de hosphate calcaire.

Presque partout les agents précédents laissent, sans les dissoudre, quelques granulations jaunâtres, à centre brillant et à contour foncé ; ce fait ontre que, outre les granulations phosphatiques, il existe quelques gouttes graisseuses ; elles se rencontrent plutôt vers la surface iridienne du tissu morbide que dans sa profondeur, près de la cornée. Vers cette surface aussi se trouvent quelquefois, mais rarement, de gros grains phosphatiques, tels que ceux qui vont être décrits plus loin. Partout les points qui, à l'œil nu, sont le plus opaques doivent cette particularité à des granulations ; elles ont principalement phosphatiques, jaunâtres, tantôt un peu écartées, tantôt approchées au point d'être contiguës.

Dans l'épaisseur du tissu morbide se trouvent encore des noyaux assez ombreux, quelquefois contigus ; leur diamètre varie de 5 à 7/1000es de illimètre ; leur forme est sphérique ou ovoïde, leur contour pâle, peu réulier, leur intérieur finement granuleux, sans nucléole. Ces noyaux sont lus granuleux, moins allongés et plus arrondis que les noyaux fibro-plastiques. Ils sont plus abondants vers l'extrême périphérie du tissu morbide, à où il cesse insensiblement d'exister, en s'amincissant graduellement, jusu'à ce qu'on arrive à la portion saine de la capsule. Or, dans cette portion u tissu morbide, qui en forme la périphérie et meurt insensiblement, la substance en est amorphe, finement granuleuse, et n'offre pas encore l'aspec strié et le mode de déchirure décrits plus haut.

Du reste, lorsque la plaque morbide est simplement grisâtre, les granu lations phosphatiques et graisseuses manquent tout à fait ou sont petite éparses, peu nombreuses, et l'on ne trouve que le tissu strié, à déchirure l melleuse, décrit plus haut.

Dans toute l'étendue de la capsule qui est recouverte par le tissu mor bide, la surface de celle-là est devenue un peu rugueuse, au lieu de reste parfaitement lisse, comme à l'état normal. Elle est en même temps amincie comme érodée ou envahie par le dépôt pseudo-membraneux, qui empiète si l'on peut ainsi dire, sur la substance même de cette membrane dans un épaisseur de 6 à 10/1000es de millimètre ; de sorte que l'épaisseur propr de la capsule se trouve à ce niveau diminuée d'autant (1). Le tissu pseudo membraneux amincit un peu la capsule, soit qu'il la détruise, soit qu'il l'envahisse, en s'y mêlant et la modifiant d'une manière quelconque. Tou jours est-il que cette modification est rendue manifeste dans cette faibl épaisseur par un changement survenu dans la transparence et l'homogénéit si caractéristiques de la capsule sur toute l'étendue de la portion recouverte par le dépôt opaque. C'est là ce qui fait que ce dépôt adhère si intimement à la capsule; c'est aussi à cause de ce que la capsule, qui se déchire naturelle-ment avec facilité, se casse exactement au pourtour du produit qui lui adhère et s'isole de la membrane saine par une légère traction avec les pinces en formant un segment complet (2).

Quant à la substance même de la portion de capsule sous-jacente, la pseudo-membrane opaque qui lui adhère, elle est seulement un peu amincie, ainsi qu'il vient d'être dit, mais elle reste transparente, homogène, limpide comme dans les portions saines. Elle offre encore le même mode de déchi-rure, à bords nets comme des fragments de verre. Elle n'a jamais offert le mode de déchirure à bords lamelleux observé quelquefois dans les cas de cataracte phosphatique décrits plus loin. Seulement l'épithélium manquait dans tous les cas que nous avons observés, ce qui indique, sinon une lésion de la substance de la capsule, au moins un trouble dans sa nutrition et dans les éléments anatomiques qui lui adhèrent.

Sur la portion de capsule encore saine, à la circonférence de la masse principale, ainsi que dans l'épaisseur et à la périphérie des aspérités irré-gulièrement disséminées, on trouve des filaments cylindriques, contournés, d'aspect singulier. Quand ils sont appliqués à la surface de la capsule, ils lui adhèrent, s'incrustent même de 4 ou 5/1000es de millimètre dans son épais-seur. Leur structure est toujours la même, mais leur transparence varie sui-

(1) Ad. Richard et Ch. Robin, *Essai sur la nature de la cataracte capsulaire.* (*Gazette hebdomadaire.* Paris 21 septembre 1855, fig. 4 *aa* et fig. 5 *c*.)

(2) Voyez Ad. Richard et Ch. Robin, *ibid.*, 2e *observation.* — « Ainsi, dans notre deuxième observation, cette plaque, qui tache le centre de la capsule, est détachée et cueillie avec la pince comme si c'était un simple dépôt. C'était pour-tant un segment complet de la capsule qui, par une petite traction, se casse à son pourtour et s'isole du reste de la membrane ; et ce segment, examiné, était trans-parent et paraissait sain dans toute son épaisseur au-dessous du dépôt opaque, mais l'épithélium correspondant avait disparu. »

vant leur diamètre ou le nombre des granulations qu'on y rencontre. Ils sont constitués par une matière amorphe, homogène, non striée, assez résistante, se brisant nettement, contenant un grand nombre de granulations moléculaires grisâtres ou quelquefois un peu brillantes au centre, variant d'un diamètre presque imperceptible à un diamètre de 2/1000es de millimètre. On ne peut se lasser d'observer ces filaments, en raison de l'uniformité, de l'élégance et de la régularité de dispositions de leurs granules moléculaires. Leurs configurations sont aussi des plus bizarres. Tantôt larges de 1 à 4/100es de millimètre, ils se replient sur eux-mêmes en circonvolutions intestiniformes, ramifiées et quelquefois *anastomosées;* d'autres fois, et plus souvent ils sont bifurqués, et d'espace en espace offrent des resserrements qui les rendent moniliformes ou fusiformes. Ils ont alors 7 ou 8/100es de millimètre de large.

Ces productions pathologiques de forme singulière semblent être de même nature intime que la matière amorphe finement granuleuse, qui constitue habituellement le bord de la production morbide formée à la surface de la capsule. Mais, hors cela, il est impossible de rien dire sur leur signification anatomique ou pathologique.

Il est à noter que, en même temps que la face irienne de la cristalloïde antérieure se trouve couverte par les productions morbides décrites plus haut, l'épithélium de sa face cristallinienne ou profonde a disparu, soit en totalité, soit en partie; ou bien ses cellules sont déformées, ont pris quelquefois la forme prismatique et offrent des granulations de volume moins uniforme qu'à l'état normal.

Bien que le produit morbide décrit précédemment ne renferme jamais de vaisseaux, quelle que soit la nature intime de la maladie dans ces sortes d'altérations, on ne peut refuser au produit principal le nom de membrane de nouvelle formation ou de néo-membrane (1). Mais le parallélisme, l'écartement des stries, la fermeté du tissu, sa déchirure plutôt lamelleuse que fibrillaire, et quand par hasard des fibrilles se montrent, l'élasticité, la roideur de ces filaments, sont autant de caractères qui le séparent nettement du tissu lamineux ou cellulaire des fausses membranes du péritoine, de la plèvre, etc.

Deuxième espèce. — *Cataracte capsulaire phosphatique.*

Les parties opaques de cette variété doivent leur opacité à l'accumulation de grains microscopiques de phosphate de chaux qui, en ces points-là, sont entièrement contigus les uns aux autres; mais dans le voisinage et dans toute l'étendue de la moitié antérieure de la capsule, les grains phosphatiques sont tantôt plus, tantôt moins rapprochés les uns des autres. Les grains isolés siégent sur la surface antérieure de la capsule, et ils font saillie moitié dans son épaisseur, moitié en dehors; en sorte qu'ils déterminent des élevures ou saillies microscopiques de la surface antérieure de la capsule. Ces grains ne sont pas simplement appliqués à la surface, mais ils sont recouverts, à leur face libre, d'une couche de la substance de la capsule épaisse d'un à trois millièmes de millimètre. Aussi ces grains ne se détachent que quand la déchirure vient à passer au niveau même de l'un d'eux.

(1) Voyez *Dictionnaire de médecine*, par Nysten, 10e édition, par Littré et Robin. Paris, 1854-1855, grand in-8°, p. 848.

Voici maintenant quelle est la disposition des granulations dont nous venons de parler : un certain nombre de ces grains ou granulations sont isolées. Parmi ceux qui sont isolés, il en est dont le diamètre peut atteindre deux à trois centièmes de millimètre; ceux-là peuvent être nettement arrondis ou à contours un peu onduleux, complétement homogènes ou légèrement striés de lignes concentriques. Ils réfractent fortement la lumière, et, avant l'action de l'acide acétique, il serait difficile de les prendre pour des gouttes de graisse. La trame qui reste après leur dissolution est presque homogène et très pâle. Ces granulations isolées, et les corps que nous venons de décrire, sont les dispositions de phosphate les moins nombreuses. On trouve aussi des grains sphériques de phosphate calcaire accumulés, soit en groupes parfaitement arrondis, soit en groupes de configurations diverses.

Tous ces groupes sont remarquables par la netteté de contour des granules phosphatiques et reçoivent une grande élégance du mode de réfraction de la lumière résultant de leur superposition. Les grains qui sont ainsi accumulés ont un diamètre qui varie de cinq à dix millièmes de millimètre. Les dispositions les plus communes du phosphate sont des amas de forme sphéroïdale ou irrégulière, constitués par des grains dont le diamètre varie depuis un jusqu'à cinq ou six millièmes de millimètre environ. Ces amas varient eux-mêmes d'un à cinq centièmes de millimètre de diamètre. Ce sont eux qui, après l'action de l'acide acétique, laissent la trame la plus abondante. Sur le bord déchiré de la capsule, on peut voir très manifestement que ces grains sont contenus dans une petite cavité à bords très pâles qu'ils remplissent exactement. On trouve enfin un autre mode d'accumulation des grains phosphatiques : ce sont des espèces de plaques, de traînées ou de nappes irrégulières, quelquefois à configuration bizarre et assez élégante, occupant une surface qui peut atteindre un dixième de millimètre et plus. Les grains qui composent ces espèces de nappes sont tantôt contigus et donnent une assez grande opacité à ces portions-là, tantôt isolés et plus ou moins écartés les uns des autres.

Tous les granules phosphatiques offrent un pouvoir réfringent considérable, comme tous les sels calcaires; leur contour est foncé, noir, leur centre brillant, jaunâtre. Cette particularité leur donne l'aspect extérieur de corps graisseux, dont ils offrent aussi la régularité de contours; mais l'acide chlorhydrique, qui les dissout sans dégagement de gaz, comme il le fait pour le phosphate de chaux, montre qu'il s'agit bien d'un sel de cette nature. En outre, il existe quelquefois, au milieu des amas de grains, des cristaux prismatiques dont le diamètre varie entre cinq et douze millièmes de millimètre. Ces cristaux offrent l'aspect extérieur de ceux du phosphate de chaux; ils sont, comme les grains dont nous venons de parler, enfoncés dans la substance de la capsule, mais tout à fait à la surface antérieure. Après la dissolution des grains par l'acide acétique, il ne reste à leur place qu'une petite cavité à contours très pâles, mal limités, et quelques grains grisâtres qui semblent représenter une trame de substance azotée, à laquelle étaient réunis les sels calcaires avant la dissolution. Elle offre aussi l'aspect granuleux, mais grisâtre, et ne réfracte que très faiblement la lumière.

C'est de la réunion, de la contiguïté et de l'accumulation de tous ces modes de groupement du phosphate de chaux, que résultent les plaques opaques visibles à l'œil nu, dont nous avons parlé en commençant. Dans ces régions, où les amas sont contigus, les cristaux de phosphate, quand ils existent, sont plus nombreux que dans les plaques ou amas isolés.

A part la surface de la capsule, le reste de la substance de cet organe est complétement transparent. L'épithélium qui tapisse la face interne ou postérieure de la moitié antérieure de la capsule est en partie détruit; pourtant il en existe çà et là des lambeaux parfaitement reconnaissables, et dont les cellules sont à peine plus granuleuses qu'à l'état normal.

Dans certains cas, la surface irienne de la capsule est uniformément couverte de très fines granulations qui offrent la réaction du phosphate de chaux, c'est-à-dire la solubilité dans l'acide acétique, etc., sans dégagement notable de gaz, avec insolubilité dans l'éther, etc. Dans la plus grande partie de la surface de la capsule, on observe quelquefois des bosselures ou des élevures demi-cylindriques, bizarrement contournées, larges de trois à six centièmes de millimètre et saillantes du côté de l'humeur aqueuse; elles sont formées par des granulations accumulées dans l'épaisseur de la capsule, et dans le voisinage de sa surface seulement. Les granulations moléculaires qui composent ces saillies cylindroïdes contournées sont en général de petit volume, c'est-à-dire d'un à trois millièmes de millimètre. Par places pourtant, on en trouve de plus volumineuses, atteignant cinq à six millièmes de millimètre; seulement, dans ces points, ces granulations volumineuses existent presque seules et ne sont pas contiguës, mais disposées à intervalles à peu près égaux, intervalles qui égalent à peu près leur propre largeur.

Il est des points où les portions de capsule que n'occupent pas ces saillies intestiniformes contournées sont transparentes, homogènes ou striées. Dans d'autres points, elles sont parsemées de fines granulations. Enfin il arrive quelquefois qu'à la partie superficielle de la moitié antérieure de la capsule se trouvent des traînées de granulations jaunâtres, à contour foncé et un peu irrégulières. Ces traînées sont flexueuses, à contour mal déterminé. Sur les parties de la capsule qui sont accidentellement pliées en deux, on peut constater qu'elles empiètent dans la substance de la capsule dans une épaisseur de trois à quatre millièmes de millimètre. Du côté de l'iris, elles font saillie en dehors d'environ un centième de millimètre et même plus.

Outre ces traînées de granulations, on remarque çà et là des corpuscules arrondis, tantôt simples et isolés, tantôt réunis et soudés, au nombre de deux ou trois. Ces corpuscules ont une coloration jaunâtre, à contour foncé, avec un centre brillant. Plusieurs offrent autour du centre des lignes concentriques régulières. Ces corps, aussi bien que les traînées granuleuses, se comportent au contact des acides de la même manière. L'acide acétique les attaque, mais très lentement; l'acide chlorhydrique, au contraire, les attaque avec assez de rapidité, en dégageant des bulles extrêmement petites et très rares de gaz, fait qui indique la présence du carbonate de chaux, associé quelquefois au phosphate. Lorsque ces masses ont été dissoutes, il reste à leur place, et en particulier, à la place des globules sphériques dont il vient d'être question, il reste, dis-je, une trame de substance azotée, amorphe, homogène, ou quelquefois finement granuleuse, conservant la forme et le volume des corpuscules. Il est possible de constater que ces dernières sont emboîtées dans la partie antérieure de la capsule par une moitié de leur épaisseur, tandis que l'autre moitié ou les deux tiers font saillie du côté de l'humeur aqueuse.

Lorsque la surface postérieure ou hyaloïdienne de la cristalloïde postérieure est devenue granuleuse, çà et là se trouvent des points qui ont conservé la transparence et l'homogénéité normales ; mais, dans le reste de son étendue, elle présente des granulations moléculaires que nous allons décrire. Ici aussi ce ne sont plus, comme dans la moitié antérieure de la capsule, des amas isolés ; c'est une couche uniforme, épaisse de deux à quatre millièmes de millimètre, composée de fines granulations. Elles sont accompagnées quelquefois, mais rarement, des amas cylindroïques et contournés, intestiniformes, déjà signalés plus haut. La plupart des granulations se dissolvent dans l'acide acétique. Il en est pourtant un certain nombre qui restent sans se dissoudre, et qui se comportent à la manière des corps gras ; mais celles-ci existent en petite quantité. Il est facile de constater que cette couche, remarquable par son uniformité dans les points où elle existe, est bien située dans l'épaisseur de la capsule même, mais sur sa surface hyaloïdienne ; tandis que le reste de l'épaisseur de la cristalloïde postérieure, est dans la plupart des points, complétement homogène, et ailleurs offre une déchirure légèrement fibroïde ou lamelleuse.

La plupart des cataractes dites *végétantes* appartiennent à l'espèce pseudo-membraneuse. Cet aspect est dû à une saillie de forme *pyramidale* ou autre de la fausse membrane.

Il y a pourtant des *cataractes capsulaires phosphatiques* qui offrent une disposition *végétante*, rugueuse, mais non pyramidale. Mais alors l'aspect végétant qui semble exister pour l'observateur qui porte un diagnostic n'est point réel. Dans ces cas-là, on constate que la capsule du cristallin n'offre pas de production nouvelle proprement dite, et saillante à l'extérieur ; les parties plus saillantes que les autres, et qui donnent un aspect irrégulier à l'appareil cristallinien, n'ont, en ce point, pas plus d'épaisseur que la portion de la capsule restée régulière. Cette apparence trompeuse de production nouvelle est due à une portion plissée de la capsule, laquelle est réellement plus grande qu'il ne faut pour envelopper complétement le cristallin, qui est en partie atrophié. Cette portion saillante est plissée et froncée d'une manière très remarquable ; ces plissements, du reste, s'observent autour de cette partie saillante, à sa base et dans une grande étendue de la capsule. Or, dans toute cette partie plissée, on trouve les altérations dont il a été question plus haut.

Il arrive quelquefois, dans la variété phosphatique de la cataracte capsulaire, qu'au niveau des parties les plus chargées de granulations, tant à la face antérieure qu'à la face postérieure, la substance même de la capsule, ordinairement si pure et si homogène, est parsemée de très fines granulations moléculaires, fort pâles, attaquées par l'acide acétique. Les surfaces produites par sa déchirure, au lieu d'être nettes et aussi homogènes que du verre nettement cassé, sont alors irrégulièrement striées. Les stries sont peu ou pas onduleuses, très fines et très pâles. Toutes les parties ainsi striées sont remarquables par l'aspect denticulé de leurs bords et par l'aspect lamelleux des lambeaux que présente cette déchirure. Quelquefois même, par places, cette dernière s'opère avec production d'excavations aréolaires arrondies, conchoïdales, etc... Ces lambeaux lamelleux, à bords tranchants, sont tantôt eux-mêmes finement striés, tantôt à peu près homogènes. (On pourra consulter, comme observations types de cette variété d'altération, les observations rapportées par Desmarres et Robin, *Gazette des hôpitaux*, octobre 1853, observation du 22 août 1853, et par Broca, *Bulletins de la Société anatomique*, 1853.)

Résumé de l'anatomie pathologique des cataractes.

PREMIÈRE CLASSE. — *Cataractes lenticulaires.*

PREMIÈRE ESPÈCE. — *Cataractes molles.* — L'altération siége dans la couche molle superficielle corticale du cristallin. Elle détermine des opacités blanchâtres ou grisâtres, sous forme de lignes, de points, etc., diversement disposés, ou une opacité uniforme ou à peu près. Dans tous ces cas, la lésion est la même, il n'y a de différence que dans son étendue. L'altération de la couche corticale du cristallin est due à ce que, par suite de troubles dans le renouvellement moléculaire nutritif et le développement de ses éléments, ceux-ci ont subi les modifications morbides de structure dont suit la description. Ces altérations consistent surtout en un passage à un état plus granuleux, avec aplatissement en bandelette des tubes, qui en même temps perdent leurs noyaux. Cet état granuleux se manifeste aussi quelquefois dans les fibres dentelées. Les cellules du cristallin ont disparu, se sont réduites en granulations ou bien, d'homogènes et hyalines, sont devenues granuleuses. En même temps se sont produites, entre les tubes réduits à l'état de bandelettes, des granulations moléculaires libres, des gouttelettes limpides et des gouttes huileuses ; celles-ci ont exsudé de la substance des éléments ou proviennent peut-être de leur destruction. Il s'est formé, en outre, dans cette couche superficielle des corpuscules solides, arrondis ou de formes variées, soit homogènes, soit granuleux, englobés ou non dans une substance de consistance cireuse homogène. Enfin, quelquefois il s'y dépose du phosphate de chaux mélangé de traces de carbonate de cette base. Ces altérations diverses font que d'une homogénéité et d'une transparence extrêmes les couches molles du cristallin et quelquefois son noyau dur, sont arrivés à un état hétérogène ; de telle sorte que la lumière au lieu de traverser ces tissus est réfléchie par ces particules d'espèces diverses et prend une teinte blanche ou grisâtre ; c'est ce qu'on voit survenir pour toute substance granuleuse ou hétérogène que frappe la lumière.

DEUXIÈME ESPÈCE. — *Cataracte liquide.* — Elle présente un aspect lactescent, et dans la cavité de la capsule se trouve contenu, comme dans un kyste, un liquide blanchâtre dans lequel flotte le noyau dur du cristallin. Le liquide se compose d'un fluide tenant en suspension des gouttes graisseuses, des corpuscules et des granulations solides. C'est le passage des éléments normaux de la couche superficielle du cristallin à l'état de liquide tenant en suspension et en émulsion les corpuscules et les gouttelettes précédentes, qui fait que d'une homogénéité et d'une transparence parfaite, elle est amenée à ne plus se laisser traverser par la lumière qu'imparfaitement. Elle la réfléchit, au contraire, avec une couleur blanchâtre comme le fait tout liquide tenant en suspension des corpuscules solides ou des gouttes d'un liquide hétérogène par rapport à lui.

TROISIÈME ESPÈCE. — *Cataractes dures.* — Ces cataractes conservent au fond la même composition anatomo-pathologique que les cataractes molles, et il ne s'est pas produit d'éléments essentiellement différents de ceux du cristallin normal, sauf les corpuscules solides, granuleux ou non, et les gouttes graisseuses exsudées des éléments préexistants qui se sont altérés. La lésion consiste surtout en une modification intime des éléments du cristallin qui fait qu'ils deviennent plus solides, chacun individuellement, et plus adhérents les uns aux autres qu'à l'état normal. En même temps, les éléments ainsi modifiés deviennent plus granuleux, ce qui est une des causes essentielles de l'opacité, tandis que les autres causes sont la production des corpuscules solides et l'exsudation des gouttes graisseuses.

QUATRIÈME ESPÈCE. — *Cataracte pierreuse.* — Elle est rare, et due à une incrustation des éléments anatomiques des portions molle et dure du cristallin qui ne sont pas détruites. Dans cette espèce de cataracte, le cristallin est d'un blanc grisâtre ou d'un blanc crayeux. Il est tantôt dur, compacte, surtout à la surface, et friable, comme grenu dans sa profondeur, tantôt il est friable dans toute son épaisseur. Il peut quelquefois n'offrir l'état pierreux qu'à la surface, le noyau restant peu altéré. La lésion consiste essentiellement en un dépôt calcaire, principalement composé de phosphate de chaux accompagné d'une petite proportion de carbonate de la même base, incrustant molécule à molécule les éléments du cristallin, sans empêcher de les reconnaître, après avoir dissous les sels par les acides affaiblis. L'action de ces agents y fait reconnaître aussi des corpuscules sphériques analogues à ceux des cataractes dures et molles, qui étaient également incrustés de phosphate calcaire.

DEUXIÈME CLASSE. — *Cataractes capsulaires.*

PREMIÈRE ESPÈCE. — *Cataracte capsulaire pseudo-membraneuse.* — Comme son nom l'indique, elle est caractérisée anatomiquement par la production de filaments ou d'une petite couche pseudo-membraneuse, qui, probablement, vient de l'iris, a été en communication avec elle et cesse de lui adhérer, tandis qu'elle reste fixée à la face irienne de la cristalloïde antérieure, à son centre même qui en est la partie la plus saillante. La production morbide est constituée par un tissu non vasculaire, ferme, assez difficile à déchirer, dont l'aspect est strié, à stries peu ou pas onduleuses, à déchirure plutôt lamelleuse que fibreuse. Ce tissu est ordinairement incrusté, mais un certain temps après sa première apparition seulement, par une quantité variable d'un cas à l'autre de granules microscopiques généralement arrondis, composés de phosphate de chaux principalement avec un peu de carbonate de cette base.

DEUXIÈME ESPÈCE. — *Cataracte capsulaire phosphatique.* — Elle est caractérisée par la production de granules semblables aux précédents et de même nature, qui sont incrustés dans l'épaissseur de la cristalloïde antérieure, mais à sa surface irienne seulement. L'opacité se manifeste lorsque ces grains sont assez gros et assez rapprochés pour empêcher le passage de la lumière et former des amas assez volumineux pour être aperçus par le chirurgien sous forme de taches, de points ou de lignes blanchâtres. Elle est beaucoup plus rare que la précédente.

Description des cataractes.

A. — CATARACTES LENTICULAIRES (1).

Elles présentent trois grandes espèces, très importantes sous le rapport de leur densité, et qui méritent d'autant mieux d'être connues que ce sont elles qui déterminent en grande partie le choix du procédé opératoire.

Elles sont *dures*, *molles* ou *liquides ;* mais nous ferons remarquer qu'il existe des degrés de consistance intermédiaires, et qu'ici nous nous bornons à décrire le type de chacune de ces trois variétés.

La cataracte lenticulaire n'apparaît pas toujours sous la même forme à chaque période de la vie. Chez l'enfant, elle est le plus souvent molle, gélatineuse, de couleur laiteuse, tous caractères très prononcés dans la cataracte congénitale. La cataracte traumatique offre, avec une consistance un peu plus grande, des caractères physiques analogues. La cataracte lenticulaire du vieillard est différente; le plus souvent il est atteint de la cataracte molle striée, à noyau plus ou moins dur, que nous décrirons plus bas. C'est sur lui aussi qu'on observe la cataracte véritablement dure, dont l'enfant et l'adulte ne présentent jamais d'exemples. Les cataractes vertes, grises et noires, appartiennent de même aux vieillards. Je n'ai vu que rarement des cataractes liquides sur les enfants; elles sont encore assez communes chez les personnes âgées et même chez les adultes.

I. — Cataractes lenticulaires dures.

Caractères anatomiques. — *Début.* — C'est par le centre du noyau de la lentille que l'opacité commence dans la cataracte

(1) Pour décrire plus exactement les formes de la cataracte lenticulaire, nous diviserons le cristallin en deux parties, les *couches corticales* et le *noyau.* Par les *premières*, nous entendrons la surface extérieure, ordinairement si peu consistante qu'elle tombe en une sorte de gelée lorsqu'on a enlevé la capsule. Par le *second*, nous indiquerons cette autre portion de la lentille qui conserve la forme bi-convexe du cristallin, et est plus dure que la première qui l'enveloppe.

Par *centre du cristallin*, nous n'entendrons jamais désigner le centre de la surface antérieure ou postérieure de la lentille, mais celui du noyau, c'est-à-dire le milieu d'une ligne traversant le cristallin d'avant en arrière, dans sa plus grande épaisseur, et selon l'axe antéro-postérieur de l'œil.

lenticulaire dure; peu à peu la tache augmente en s'étendant vers la circonférence. Cette tache, de couleur foncée et terne, est traversée vers son pourtour par quelques rayons lumineux; tantôt, et c'est le cas le plus ordinaire, elle est d'un gris particulier; tantôt, au contraire, mais plus rarement, elle est d'un jaune verdâtre; enfin, elle est quelquefois brune ou noir foncé. Il est à remarquer que, plus la couleur s'éloigne du blanc, plus la cataracte est dure.

La cataracte dure *accomplie* offre les mêmes caractères à un plus haut degré; toujours elle est plus opaque à son centre qu'à sa circonférence. Le volume du cristallin a diminué; on s'en rend aisément compte par l'agrandissement de la chambre postérieure, dans laquelle l'*ombre* portée par l'iris sur la cataracte est très grande; on reconnaît aussi non moins facilement que cette ombre siége sur une surface aplatie, preuve évidente que la densité de la lentille a augmenté. Dans les cataractes molles, le cristallin offre au contraire une grande convexité.

L'*iris* est entièrement libre et a des mouvements rapides; s'il est légèrement convexe en avant, comme cela se voit chez les vieillards, ce n'est point à la cataracte qu'il doit cette forme.

Le *cercle uvéen*, qui borde la pupille dans sa marge, ne se reconnaît qu'avec une certaine difficulté, à cause de la couleur foncée de la lentille.

CARACTÈRES PHYSIOLOGIQUES. — Rarement les malades sont absolument aveugles; presque toujours ils conservent la faculté de voir de très près des objets même d'un assez petit volume. A un demi-jour, leur pupille se dilatant largement, les couches périphériques du cristallin qui ont conservé un peu de transparence sont traversées par la lumière, et la vision se fait passablement.

MARCHE. — PRONOSTIC. — La marche de cette maladie est ordinairement très lente; de toutes les cataractes lenticulaires, c'est celle qui progresse avec le moins de rapidité, surtout lorsque les caractères de la dureté sont bien marqués. Il en est autrement lorsque la surface de la lentille offre quelques signes de ramollissement, c'est-à-dire lorsqu'elle présente des stries ou des lignes se dirigeant de la circonférence au centre. On peut s'attendre, en opérant une semblable cataracte, à trouver un noyau dur environné de substance corticale ramollie. Le pronostic alors doit être réservé, en ce sens que l'opacité devient beaucoup plus tôt complète. Si, au contraire, les symptômes qui indiquent la densité du cristallin sont franchement dessinés, en d'autres termes s'il n'y a que l'opacité diffuse centrale et non quelques taches ou lignes opaques limitées et superficielles, on pourra hardiment avancer que la cataracte ne sera pas *mûre* avant plusieurs années.

Variétés de la cataracte dure.

Première variété. — *Cataracte verte.* — Beaucoup de praticiens pensent que la cataracte verte est ordinairement compliquée de glaucôme ; il n'en est rien cependant.

Cette coloration particulière, difficile à expliquer, ne semble être que le plus haut degré de la couleur normale, jaune orangé, du cristallin chez les individus âgés de plus de quarante ans.

Elle n'a rien qui ressemble à celle du glaucôme, et il est évident, pour moi, que M. Mackenzie ne parle pas de la cataracte que je décris, quand il dit (1) que « la cataracte verte est une complication de la cataracte avec le glaucôme, » car il suffit d'avoir vu une fois ces deux maladies l'une près de l'autre pour reconnaître qu'elles n'ont aucune sorte d'analogie.

L'opacité dans le glaucôme est concave, de couleur vert-bouteille, et est située profondément dans la coque oculaire ; dans la cataracte verte, elle est convexe, d'un vert jaunâtre brillant vers la circonférence du cristallin, et se trouve très rapprochée de la pupille. Cette ouverture, dans le glaucôme, est large, immobile, et l'iris est gris ardoisé ; dans la cataracte verte, l'iris a parfaitement conservé son jeu, de même que sa couleur et sa structure. L'opacité est générale, uniforme dans la première de ces affections, tandis qu'elle est limitée dans la seconde, et souvent plus marquée à l'axe antéro-postérieur de l'œil qu'ailleurs.

Dans le glaucôme complet, la vision est abolie ou présente des variations en rapport avec une névralgie fronto-orbitaire ; rien de tout cela n'existe dans la cataracte verte, qui n'offre que l'abaissement permanent de la vue, commun à toutes les cataractes simples. En somme, toutes les membranes de l'œil sont plus ou moins altérées dans le glaucôme, tandis que la lentille seule est atteinte dans l'affection qui nous occupe. On pourrait croire que le diagnostic du glaucôme devient impossible lorsque cette maladie se

(1) Mackenzie, *loc. cit.*, p. 524.

complique de l'opacité du cristallin ; cela n'est pas cependant, car si alors la cataracte masque le fond de l'œil, d'autres caractères constatent assez la présence de la première affection pour la faire reconnaître. A part la couleur, la cataracte verte est une cataracte dure, ordinaire, simple, et parfaitement opérable.

DEUXIÈME VARIÉTÉ. — *Cataracte noire.* — Il serait impossible aujourd'hui de révoquer en doute l'existence de la cataracte noire, ainsi que l'ont fait Dupuytren et Delpech, qui ne l'ont jamais rencontrée dans leur immense clientèle. L'observation de Pellier, pages 226 et 227 ; celle de Wenzel le père, pages 38 et 41, donnent toute certitude à cet égard, de même que celle de Græfe le père et que les faits plus nombreux, mais moins authentiques, rapportés par Lusardi. On en trouve encore des exemples dans divers recueils ; maître Jan, page 209 ; Morgagni, *De sed.*, lettre 63 ; Janin, *Mém. et obs.*, pages 259 et 261 ; M.-A. Petit, *Obs. cliniq.*, page 26 ; Chassaignac, *Bullet. de la Soc. anat.*, page 208 ; Trinchinetti, *Gaz. méd.*, 1844, etc. J'en rapporterai un cas dans lequel j'ai pratiqué l'extraction et dont l'examen microscopique a été fait.

La cataracte noire est une de celles qui présentent le plus de densité.

La cause de sa couleur n'est pas mieux connue que celle de la couleur verte dans la cataracte de ce nom ; les uns attribuent cette teinte noire à la mélanose (Rosenmuller), les autres à la présence du manganèse (Langenbeck) ; M. Gros, dans l'examen microscopique d'une cataracte noire dont je vais donner l'histoire, à un degré plus coloré de la cataracte sénile, dure et ambrée ; M. Lebert, dans l'examen de la même cataracte, regarde comme une probabilité que la coloration brune du cristallin y était due à une imbibition sanguine. Græfe (*Annales d'oculist.*, t. XXXII, p. 270), de même que Lebert, l'attribue à la présence de la matière colorante du sang qui a pénétré dans le système cristallinien.

Quoi qu'il en soit de toutes ces opinions si divergentes, du moins en ce qui touche MM. Gros et Lebert, qui ont examiné la même cataracte, je crois raisonnable d'admettre qu'il est des cas dans lesquels la substance corticale du cristallin s'imbibe effectivement de la matière colorante du sang, car cette cataracte s'observe aussi bien sur des jeunes gens que sur des vieillards, qui ont eu des hémorrhagies intra-oculaires ou qui souffrent de choroïdites comme dans le cas que je rapporterai, et qu'il en est d'autres qui tiennent tout simplement à la densification très considérable de la lentille.

Les *symptômes anatomiques* se confondent avec ceux de l'amaurose à cause de la couleur noire de la pupille. Cependant, lorsqu'on instille de la belladone, comme le fit Græfe le père sur le duc de Cumberland, qu'il opéra avec succès, on voit quelquefois apparaître des stries blanches vers le pourtour de la lentille. C'est un caractère que j'ai constaté plusieurs fois, et que M. Græfe fils a observé avec moi, à ma clinique, sur une vieille femme que je n'ai pu décider à l'opération. L'homme dont je donnerai l'observation tout à l'heure la présentait aussi. L'opacité présente, dans tous les cas, une couleur mate tirant un peu sur le brun, teinte que n'offre jamais le fond de l'œil. L'iris est mobile ; la vision, meilleure à un demi-jour, n'est jamais complétement éteinte. Des caractères différentiels, passablement tranchés en dehors de ceux que nous venons d'énumérer, distinguent assez bien cette maladie de l'amaurose, et d'une autre variété de cataracte qui a reçu le nom de pigmenteuse. Nous les donnerons en détail en parlant de cette dernière. (Voyez *Cataracte pigmenteuse.*)

Au demeurant, la cataracte noire est une variété rare de la cataracte lenticulaire dure ; lorsqu'on l'a reconnue, elle ne présente, sous le rapport du pronostic et de l'opération, rien de particulier.

J'ai observé, en 1851, une cataracte de ce genre dont voici, en résumé, l'observation rédigée par M. le docteur Gros :

Observation. — Abraham Guillot, âgé de cinquante-deux ans, d'une constitution robuste, d'une bonne santé habituelle, a eu, étant au service, une orchite traumatique qui s'est terminée par suppuration, et a été opéré, en 1834, d'une petite tumeur sans mauvais caractère qu'il portait à la face palmaire du poignet gauche.

En 1840, pendant qu'il se livrait aux travaux de la campagne, il reçut un coup à l'œil gauche, et s'aperçut alors que l'œil droit était couvert d'un brouillard. Un médecin qu'il consulta, lui dit qu'une cataracte commençait à se former. Jusque vers l'été de 1851, il ne s'occupa plus de cet affaiblissement de la vue, remarquant seulement qu'il devenait sensiblement plus marqué ; il éprouvait quelques battements dans l'œil en se baissant.

A ce moment, il vint consulter M. Desmarres, qui reconnut

aussitôt une *cataracte noire*. La pupille étant dilatée par la belladone, on apercevait derrière le diaphragme une ombre portée sur le cristallin, qui offrait une teinte assez uniforme, tirant entre la couleur marron et le grenat sale. Vers le bord inférieur, existait une strie blanche qui pouvait servir de point de repère pour s'orienter dans la position des milieux réfringents de l'œil.

L'opération est fixée au 26 novembre. Avant de la pratiquer, M. Desmarres s'assure que la sensation de la lumière est nette, que l'iris est dans ses conditions normales et libre de toute adhérence. Mais le diagnostic se complique d'une condition défavorable : il doit y avoir un synchysis, l'œil cataracté donnant au toucher la sensation du ramollissement du corps vitré et l'iris étant flottant.

L'œil est fixé au moyen de la pique de Pamard ; la ponction et la contre-ponction se font bien, mais à mesure que l'on taille le lambeau, il s'écoule une grande quantité d'humeur aqueuse. M. Desmarres, comme il le pratique souvent dans l'opération en plusieurs temps, laisse une bride en haut, et, en retirant le kératotome, il incise la capsule, dont on distingue alors les replis nacrés sur le fond obscur du cristallin.

Pendant la dernière partie de la manœuvre, il s'écoule beaucoup de liquide, et la sclérotique s'affaisse ; l'iris vient fermer les lèvres de la plaie, et peu après, l'œil reprend sa forme sphérique, en même temps que le malade se plaint de vives douleurs dans le fond de l'œil, ce qui fait supposer l'existence d'une *hæmorrhagia ex vacuo*. On laisse le malade à lui-même pendant une demi-heure ; il contiuue à souffrir.

Au bout de ce temps, on revient à lui ; on le couche sur un lit, et, bien que l'on n'ait plus aucun doute sur l'hémorrhagie choroïdienne, on coupe la bride. Un cristallin brunâtre se présente ; le lambeau reste soulevé de 3 ou 4 millimètres, et la plaie présente des bosselures qui ne sont autre chose que la rétine soulevée par des caillots ; celle-ci est percée, et une abondante hémorrhagie en nappe se produit.

Les douleurs intolérables du fond de l'œil qui se sont fait sentir tout d'abord persistent jusque vers sept heures du soir, et vont en diminuant. Un peu de sommeil la nuit.

Le lendemain, mieux ; l'hémorrhagie a cessé, les douleurs ont disparu. L'œil est déformé, polyédrique. Sous la cornée on aperçoit les membranes noirâtres.

Du 28 novembre au 1er décembre, l'état du sujet est satisfaisant; l'œil se déterge ; il n'y a aucun phénomène qui puisse faire craindre un phlegmon de l'œil ; peu de fièvre.

Le 8 décembre, il quitte la Clinique en bonne voie de guérison.

MM. Gros et Lebert ont bien voulu se charger de l'examen de cette pièce ; voici les notes qu'ils m'ont remises à ce sujet.

Examen microscopique de la cataracte noire, par le docteur Gros, de Moscou. — Le cristallin appartient à l'espèce des cataractes dures : il est aplati en avant, très convexe en arrière, comme la cataracte sénile ; il est de couleur marron ou grenat, louche par transparence ; la couche corticale, un peu molle, est très peu épaisse et encore adhérente au noyau. Cette couche corticale renferme, comme toutes les cataractes de cette classe, des éléments globuleux de décomposition et de nouvelle formation. Les globules graisseux sont rares ; des vésicules de la moitié du diamètre des globules du sang, quelquefois en chapelet, sont nettement colorées en brun rougeâtre. Entre les couches des bandelettes se rencontrent d'abondants globulins bruns, qui sont les analogues de ces globulins laiteux que l'on rencontre toujours à la partie moyenne des cataractes demi-molles. Les bandelettes elles-mêmes sont encore reconnaissables, mais atrophiées comme dans les autres cataractes dures. Elles sont irrégulièrement colorées, friables, se désagrégent facilement et présentent de petits fragments microscopiques, comme les autres cataractes atrophiques et séniles. Dans les cataractes molles, au contraire, les bandelettes corticales ont passé par la dégénérescence graisseuse, et ont formé une globulisation qui donne les stries et la teinte laiteuse, le noyau présentant encore des bandelettes à aspect normal.

L'examen microscopique ne semble révéler rien de particulier, si ce n'est la coloration irrégulière de couches de bandelettes, la présence de vésicules et de globulins pigmenteux.

La cataracte noire ne serait donc qu'un degré plus coloré de la cataracte sénile dure et ambrée.

29 novembre 1851. — *Examen par M. Lebert du même cristallin noir.* — Un cristallin noir que M. Desmarres a eu la bonté de me faire examiner, contenait un pigment brun roussâtre homogène qui imbibait les fibres rubanées du cristallin, sans qu'il fût possible de voir ni des grains, ni des globules pigmentaires particuliers.

De plus, l'analyse chimique ayant démontré la présence de fer dans ce cristallin, il devient très probable que la coloration brune du cristallin était due à une imbibition sanguine.

Autres variétés. — *Cataractes pierreuses ou plâtreuses.* — On a souvent trouvé la lentille pétrifiée ; presque toujours, dans ces cas, le plus grand nombre des membranes de l'œil sont désorganisées à un haut degré, et le globe est atrophié. C'est la plupart du temps sur des individus très âgés et aveugles depuis de longues années qu'on a rencontré ces espèces de cataractes. M. Middlemore en a observé dix cas dans sa seule pratique. Quelquefois la lentille a la densité d'un cartilage, ainsi que l'a remarqué Cooper. La pétrification peut être partielle ou générale, comme l'a vu Gibson. Un cas très curieux est celui de Wenzel : la jeune fille qu'il opérait paraissait être atteinte d'une cataracte ordinaire, mais la capsule fut trouvée si dure, qu'aucun instrument ne put la percer, et qu'elle fut extraite en même temps que le cristallin. Peut-être n'était-ce là qu'une cataracte capsulaire phosphatique. Morgagni, Saint-Yves, Maître Jan, Heister, Janin, Gendron, Morand, etc., ont rapporté des cas à peu près semblables.

J'ai observé un cas très curieux de la cataracte pierreuse; le voici (1) :

Observation. — Le nommé...., habitant Passy près de Paris, reçut, pendant la guerre de Russie (1812), une balle morte sur l'œil gauche. Une violente ophthalmie s'ensuivit, et la vue fut dès ce moment perdue de ce côté. Depuis lors il n'y eut plus de repos pour cet homme, à chaque instant tourmenté par les douleurs que son œil lui occasionnait ; ces douleurs étaient excessivement vives, duraient plusieurs jours, et revenaient bientôt après avoir disparu. Je vis le malade pour la première fois en juillet 1846.

L'examen me fit reconnaître sur la cornée, en partie staphylomateuse, une tache occupant le tiers inférieur de cette membrane, et, dans cet endroit, une synéchie antérieure partielle. La sclérotique était parcourue, près de la cornée, de nombreux vaisseaux rouge brun, arrangés en cercle et formant une injection diffuse. Au loin, dans le tissu cellulaire sous-conjonctival, il y avait de gros vaisseaux variqueux de couleur violacée, comme cela se voit

(1) La pièce est déposée au musée Dupuytren.

dans les affections internes très anciennes de l'œil, et en particulier dans les maladies de la choroïde. La sclérotique était en outre parsemée de taches bleuâtres peu élevées, qui en attestaient l'amincissement. L'iris décoloré avait perdu tous ses mouvements; dans la pupille ouverte et déformée, on voyait le cristallin de couleur jaune orangé pâle. Ce corps, luxé sans doute par le coup, s'était abaissé, de telle sorte que son bord supérieur, incliné en bas et en avant, laissait voir une partie du fond de l'œil et avançait dans la chambre antérieure au point de toucher la cornée. Il n'y avait rien de particulier à noter derrière la pupille. La vision était perdue depuis trente-quatre ans. Des douleurs très vives, comme nous l'avons dit, survenaient toutes les fois que l'œil s'enflammait, ce qui avait lieu très souvent.

Le malade, grand, maigre et d'une constitution assez chétive, m'assure qu'il a perdu la santé depuis qu'il souffre ainsi de l'œil, et me prie instamment de le lui enlever. Pensant que les douleurs pouvaient être dues à la présence du cristallin dans la chambre antérieure, je me propose de l'extraire, et dans ce but je ponctionne la cornée, comme dans l'opération de la cataracte par la kératotomie oblique. Des pinces introduites saisissent le corps opaque qui résonne comme une pierre, mais elles ne peuvent parvenir à l'extraire à cause des adhérences solides qu'il a contractées avec les parties voisines. A plusieurs reprises le même essai recommencé demeure sans résultat. Le lambeau cornéen, que j'examine alors, offre une multitude de rides (comme cela se voit sur les cornées de cadavre exposées quelque temps à l'air), et ne s'adapte plus, faute d'étendue suffisante, à l'autre lèvre de la plaie. Je me décide à enlever la cornée; j'emporte une très grande partie de cette membrane avec le kératotome, comme on le fait dans l'opération du staphylôme opaque, et je parviens, au moyen de pinces et de ciseaux, à diviser les adhérences de la lentille, que j'extrais, et qui se trouve entièrement pierreuse.

Pendant l'opération il ne s'écoula de l'œil qu'un peu d'humeur aqueuse; l'œil ne s'affaissa pas, ce qui dut me faire croire, malgré la pétrification de la lentille, que le corps vitré était demeuré sain; ce qui était, en effet, car il n'avait rien perdu de sa consistance.

Le malade, couché à ma clinique, ne ressentit aucune douleur; mais trois ou quatre heures après l'opération., une hémorrhagie très forte étant survenue, je fus appelé par l'infirmier. Le sang coulait abondamment en nappe, le lit du malade en était tout mouillé; des compresses glacées, appliquées sur l'œil pendant cinq ou six heures, diminuèrent, mais n'arrêtèrent pas l'écoulement de sang, qui durait encore douze heures après l'enlèvement de la cornée. J'essuyai alors les paupières, que je rapprochai avec de nouvelles bandelettes de taffetas d'Angleterre, posées en assez grand nombre pour couvrir complétement l'œil. Un caillot volumineux se forma sous la paupière supérieure, et l'hémorrhagie s'arrêta: mais l'œil fondit complétement par suppuration. Depuis trois mois le malade n'a plus souffert et se trouve mieux portant qu'il ne l'a jamais été.

Le cristallin examiné est de consistance absolument pierreuse; lorsqu'on le frappe avec un stylet, l'instrument résonne comme si l'on touchait une pierre. Cette pièce, préparée par M. Stout, de New-York, présent à l'opération, est conservée au musée Dupuytren. La cornée, placée dans l'alcool, présente des traces de la synéchie antérieure; elle est surtout épaisse dans l'endroit où elle était opaque. La surface antérieure de la cataracte offre de nombreuses stries assez régulières, convergeant vers le centre du cristallin; elle est recouverte de la capsule, en partie pierreuse aussi, en partie saine. La surface postérieure étant d'une densité moins grande que l'antérieure, on a pu, en grattant avec un canif, en extraire une certaine quantité, qui, lavée et placée à sec dans un flacon à part, ressemble à du moellon écrasé. Le cristallin pierreux, conservé entre deux plaques de verre arrangées à cet effet, est du même volume, à peu de chose près, que le cristallin à l'état normal.

Voici ce qu'a présenté à l'examen microscopique une autre cataracte pierreuse que j'ai extraite et remise à M. Robin.

Cristallin. — Le cristallin, qui a conservé sa forme, présente une couche extérieure épaisse d'un millimètre environ, formant une coque qui a la consistance et la friabilité d'une coquille d'œuf; la partie centrale du cristallin est également composée d'une matière crétacée ayant la consistance du plâtre mouillé. L'une et l'autre de ces parties du cristallin, encore que de consistance différente, offrent la même composition anatomique. Elles sont entièrement composées : 1° d'une grande quantité de granulations jaunes brunâtres, larges de 1 millimètre à $1^{mm},5$, polyédriques, à contour foncé, à centre assez brillant. L'acide chlorhydrique montre que ces granulations se dissolvent à la manière du sulfate de chaux, en dégageant une petite quantité d'acide carbonique, et laissent après elles une légère trame amorphe, parsemée de substance azotée. 2° Après les granulations précédentes, ce qu'on trouve plus abondamment dans ce tissu, ce sont des corpuscules sphériques larges d'un centième de millimètre, soit isolés, soit réunis ensemble au nombre de trois à quatre. Les corpuscules sphériques sont granuleux, froncés, peu transparents, et sont entièrement formés par accumulation des mêmes granulations calcaires décrites plus haut, ce que montre l'action de l'acide chlorhydrique, qui, après avoir dissous ces granulations, laisse une trame azotée finement granuleuse, transparente, qui reproduit exactement la forme des corpuscules mêmes, et avec plus d'élégance et de délicatesse. Autour de ces globules transparents, que met à découvert l'acide chlorhydrique, reste presque toujours une légère couche de fines granulations moléculaires.

La plus grande partie du tissu crétacé, et particulièrement la coque extérieure, est formée de lambeaux ou fragments d'une étendue assez considérable, aplatis, lamelleux, opaques par suite de la grande quantité de granulations, comme les précédentes, et de la même composition ; ils renferment des fragments lamelleux dont il est d'abord impossible de déterminer la nature, pouvant, par suite de l'action de l'acide chlorhydrique, être reconnus comme ayant pour trame les fibres du cristallin. On voit, en effet, qu'à mesure que l'acide chlorhydrique dissout les granulations, les fibres dentelées du cristallin deviennent peu à peu très nettement reconnaissables, et elles apparaissent alors les unes à côté des autres avec une grande régularité, et aussi transparentes qu'à l'état normal. Toutefois, on peut remarquer qu'elles sont un peu plus granuleuses, sans cependant l'être autant que dans le cas de cataracte lenticulaire ordinaire.

II. — Cataractes lenticulaires molles.

Cataracte lenticulaire molle au début. — Caractères anatomiques. — Nous avons vu que la cataracte lenticulaire dure commence par le centre, par le noyau du cristallin ; c'est, au contraire, par sa surface, par la substance corticale, que débute la cataracte molle. L'opacité progresse ici en sens inverse, c'est-à-dire de la circonférence au centre. Jamais la cataracte molle ne frappe d'emblée la lentille dans une grande étendue ; le plus souvent une seule et très petite ligne opaque, apparaissant dans les couches externes de la lentille, en avant, en arrière ou à son pourtour, indique le commencement de la maladie ; c'est donc par une ou plusieurs stries à la surface du cristallin que la cataracte molle débute. Nous chercherons à indiquer la marche de ces stries, afin que le praticien soit à même de les reconnaître immédiatement, et aussi de les distinguer d'autres taches qui pourraient exister sur la capsule, dont elles sont fort rapprochées. Pour que l'étude du début de cette cataracte soit plus facile, nous décrirons la forme que prennent les opacités dans les couches antérieures de la superficie du cristallin, dans les couches postérieures et à la circonférence de ce corps.

Couches antérieures superficielles, ou substance corticale antérieure du cristallin. — On voit sur la face antérieure du cristallin une ou plusieurs petites stries opaques, plus ou moins marquées, et d'un blanc jaunâtre. Une extrémité de chaque strie est invariablement dirigée vers la circonférence de la lentille, et l'autre vers son milieu (voy. fig. 1). Souvent, lorsque la cataracte commence, on n'aperçoit sur le cristallin qu'un fragment de ligne opaque, rapproché du milieu ou de la circonférence. En allongeant par la pensée les deux extrémités de cette strie, on reconnaîtra qu'elles prendront la direction que nous venons d'indiquer. Si plu-

Fig. 1. Fig. 2. Fig. 3.

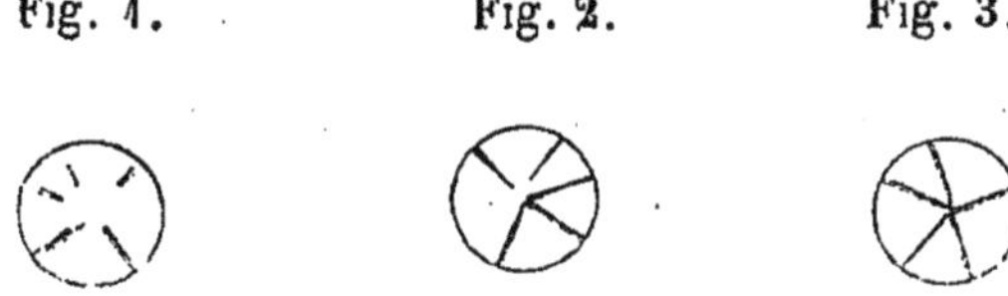

sieurs stries semblables apparaissent, elles circonscriront entre elles des espaces triangulaires, dont les bases seront toutes dirigées vers la circonférence de la lentille, et dont les sommets se réuniront vers son milieu (voy. fig. 2 et 3). Souvent on ne distinguera qu'un ou plusieurs fragments de triangles ; il est à remarquer qu'au début les lignes qui en traceront les côtés seront seules opaques, et que le reste du cristallin demeurera très longtemps transparent. C'est fréquemment à travers ces parties encore saines de la lentille qu'on reconnaît l'état du noyau et de la substance corticale postérieure.

Après un temps plus ou moins long, ces parties mêmes se troublent et revêtent une teinte blanc bleuâtre à peu près uniforme. Les divisions triangulaires deviennent moins tranchées, puis disparaissent. Le cristallin offre alors le même aspect que dans la cataracte molle complète, que nous allons bientôt décrire. Ajoutons, toutefois, que les couches superficielles antérieures étant malades et présentant les formes que nous avons cherché à indiquer, les postérieures ne tardent pas à se prendre de la même manière ; de sorte que le noyau du cristallin est enveloppé d'opacités, quoiqu'il demeure transparent souvent encore pendant un temps fort long.

L'étude des formes toujours régulières de la cataracte molle à son début est d'un grand intérêt pratique ; jusque dans ces derniers temps, ainsi que le prouvent les nombreuses controverses élevées à propos de l'existence de la cataracte capsulaire comme opacité propre au tissu même de la capsule, ces stries opaques ont été prises, par les chirurgiens les plus distingués, surtout en France, pour des opacités de la capsule et traitées comme telles. (Voyez *Cataracte capsulaire.*)

Couches postérieures superficielles, ou substance corticale postérieure du cristallin. — Les lignes opaques débutent par les couches superficielles postérieures de la lentille, et suivent en tout point la même marche qu'en avant. Il est à remarquer seulement que ces lignes, décrivant exactement la forme du cristallin, paraissent concaves. Lorsque plusieurs triangles partagent les couches externes en arrière, réunis à leurs sommets au centre de la lentille, ils vont ensuite en s'éloignant les uns des autres, se dissolvent dans le liquide morgagnien, et laissent des débris qui, vus à travers toute l'épaisseur de la lentille, ressemblent presque à une végétation, dont on serait tenté à tort de placer le siége dans la capsule postérieure. Le même phénomène est fréquent dans les couches antérieures, mais l'erreur est plus facile à éviter.

Fig. 4.

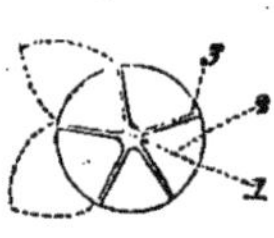

La figure 4 représente fidèlement cet état de choses : 1 est le point de réunion des sommets des triangles. C'est cet endroit qui, vu à travers la lentille encore suffisamment transparente, semble être une végétation de la capsule ; 2 est un triangle encore transparent mesuré par la ligne opaque 3, qui indique deux stries adossées formant les côtés des deux triangles voisins. Les points placés à gauche, en dehors du cercle de la lentille, sont des débris de cristallin, qu'on peut soulever dans une dissection, et sous lesquels on trouve encore d'autres triangles opaques.

Circonférence du cristallin. — La cataracte débute souvent par le pourtour de la lentille ; alors tout le bord tranchant de ce corps devient opaque, dans une portion d'abord très étroite, mais qui s'étend lentement vers le milieu de la substance corticale. Cette disposition est loin d'être rare. Le cercle opaque se resserre de plus en plus, et envahit en dernier lieu la pupille, en avant comme en arrière, mais quelquefois pourtant d'une manière inégale.

C'est cette forme de la cataracte molle qui, n'occasionnant aucune gêne, peut demeurer longtemps inaperçue ; c'est elle surtout qui échappe complétement lorsqu'on cherche à en constater la présence au moyen de la bougie, procédé employé par Sanson, et avant lui par Purkinje.

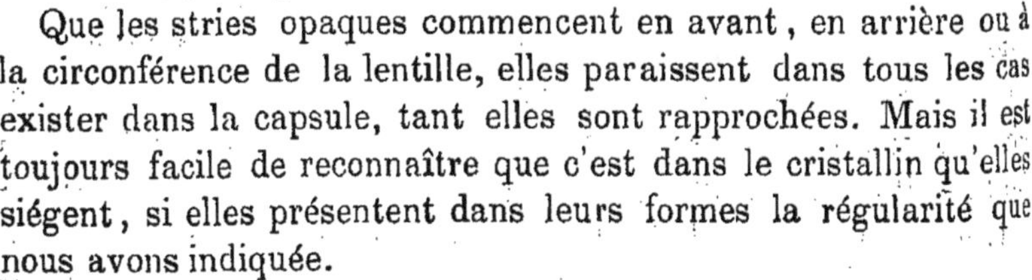

Fig. 5.

La figure 5 représente très bien la disposition des lignes opaques à la circonférence du cristallin. Le dessin fait voir ce corps vu de trois quarts. A la circonférence on aperçoit de petites lignes se recourbant en avant et en arrière de la lentille, et convergeant toutes vers une ligne qui traverserait le cristallin par son centre, selon l'axe antéro-postérieur de l'œil.

Que les stries opaques commencent en avant, en arrière ou à la circonférence de la lentille, elles paraissent dans tous les cas exister dans la capsule, tant elles sont rapprochées. Mais il est toujours facile de reconnaître que c'est dans le cristallin qu'elles siégent, si elles présentent dans leurs formes la régularité que nous avons indiquée.

Nous avons étudié isolément la marche de l'opacité en avant, en arrière et au pourtour de la lentille; cependant il est assez rare que des opacités n'existent point en avant lorsqu'on en a constaté en arrière, et réciproquement.

Il suffit de se rappeler la forme particulière des stries et la disposition qu'elles présentent, pour signaler aisément le commencement de la cataracte qui nous occupe. Quelquefois pourtant on devra s'attendre à une difficulté réelle, lorsque les stries seront situées en arrière et peu marquées. La pupille sera examinée alors avec plus de soin et sous des jours différents ; aucun des points de son étendue ne sera négligé, et l'observateur plongera le regard aussi loin que possible vers la circonférence du cristallin. Avec l'ophthalmoscope, toute espèce de doute sera immédiatement levée.

Lorsque la cataracte est plus avancée, on voit des plaques qui, si elles sont placées en avant, ont une couleur blanc laiteux, tandis que, le plus souvent, elles sont jaunâtres ou de couleur ambrée quand elles occupent les couches postérieures, circonstance tenant très certainement à ce que la lumière, pour arriver aux couches postérieures, traverse la lentille dont le noyau a pris une couleur jaune remarquable. Ces plaques opaques se multiplient dans tous les sens, et la cataracte devient complète. S'il y a encore un certain degré de transparence à la surface de la lentille, et qu'on voie quelques vestiges des triangles dont nous avons parlé, on peut être assuré que le centre du cristallin n'est pas ramolli, et qu'il a même conservé sa structure normale. Ce n'est que plus tard, et souvent après un temps fort long, qu'il aura perdu notablement de sa consistance.

CATARACTE LENTICULAIRE MOLLE COMPLÈTE. — CARACTÈRES ANATOMIQUES. — Les couches corticales du cristallin, divisées en lambeaux triangulaires, se confondent avec le temps, et prennent peu à peu une teinte semblable, dans laquelle on n'aperçoit plus ni stries ni taches plus tranchées. Pour que la cataracte molle en arrive à cette uniformité de couleur, il ne faut que du temps, mais un temps dont la durée varie selon les individus. Toute cataracte lenticulaire molle offre le même aspect : le centre du noyau n'est pas plus opaque que le reste, la couleur générale de la lentille est d'un blanc bleuâtre, laiteux, quelquefois un peu grisâtre; considéré en masse, le cristallin paraît opaque; cependant, si l'on y regarde de près, la surface en semble claire comme si un liquide transparent était placé entre la capsule et l'opacité. Dans quelques cas, et c'est surtout lorsque le ramollissement n'est pas arrivé à son plus haut degré, la cataracte molle paraît nacrée, brillante, quelque peu inégale de teinte en certains endroits.

Le *volume* de cette cataracte est très grand ; la *capsule*, poussée en avant, fait saillie dans la pupille, et présente en cet endroit une convexité facile à reconnaître; la *chambre postérieure* est détruite. Les cataractes molles congénitales, en général peu volumineuses, font exception à cette règle. Nous en dirons quelques mots plus loin.

L'*ombre* portée par l'iris sur la capsule n'existe pas, ces membranes étant en contact immédiat.

Le *cercle uvéen* est, en revanche, très apparent et fort large, par ce double motif qu'il est poussé d'arrière en avant, et qu'il repose sur un fond blanc.

L'*iris* est bombé et présente dans la chambre antérieure une convexité d'autant plus forte, que la cataracte est plus molle et plus volumineuse; il a des mouvements ralentis ou nuls.

CATARACTE MOLLE. — CARACTÈRES PHYSIOLOGIQUES. — *Au début*, bien que l'opacité paraisse déjà considérable, la vision n'a très souvent subi aucune altération; ce fait s'observe surtout lorsque les couches superficielles du cristallin les plus éloignées de la pupille ont été atteintes les premières. Il suffit de quelques stries légères dans cette ouverture pour qu'il n'en soit plus de même; la vision alors est parfois très abaissée, bien qu'on puisse dire en général qu'elle est en rapport direct avec la somme d'opacité siégeant dans la lentille. Il n'est pas rare qu'au début les malades accusent la présence de mouches volantes; c'est là une complication qui ne paraît pas être toujours sérieuse.

Lorsque la cataracte molle est *complète*, les malades sont entièrement aveugles, aussi bien à une lumière modérée qu'au grand jour; ils ne peuvent percevoir aucun objet, quelquefois même, assure-t-on, ils ne distinguent pas le jour de la nuit, ce que je n'ai jamais vu; ce caractère, rapproché de l'immobilité de la pupille, pourrait faire croire à une amaurose. J'ai vu plusieurs cas dans lesquels cette erreur a été commise, et pourtant les malades avaient conscience du la lumière.

MARCHE. — PRONOSTIC. — La *marche* de cette cataracte est ordinairement plus rapide que celle de la cataracte dure, cependant rien n'est précis à ce sujet. Je connais des vieillards qui portent depuis douze ans dans le cristallin de nombreuses stries opaques, et elles n'ont point augmenté; tandis que j'ai observé d'autres malades chez lesquels l'opacité a marché avec une rapidité singulière. Une dame de Versailles, par exemple, portait une cataracte complète sur un œil; l'autre n'offrait que quelques lignes opaques dans le pourtour du cristallin. Le lendemain du jour où j'examinai ses yeux, elle sortit pour se promener comme elle en avait l'habitude; mais, arrivée au milieu de la place d'Armes, elle devint aveugle tout à coup et fut obligée de se faire reconduire chez elle par un passant. Ce fait et quelques autres de même nature m'autorisent à croire que les cataractes « *qui se dé-*

veloppent subitement » ont toujours été précédées d'un commencement de ramollissement, demeuré jusque là inconnu.

Le *pronostic* de la cataracte molle doit être réservé sous le rapport de la rapidité ou de la lenteur de la marche ; il est favorable pour le résultat chirurgical.

Variétés de la cataracte molle.

Première variété. — Cataractes striées, étoilées, fenêtrées, barrées, déhiscentes, a trois branches, etc. — Nous avons déjà décrit cette variété de la *cataracte molle*, en nous occupant des caractères anatomiques au début. Les stries, qui sont toujours régulières lorsque la maladie commence, se brisent quelquefois de bonne heure, et prennent, à la face antérieure ou postérieure du cristallin, des formes diverses : de là les noms de *cataractes barrées*, *fenêtrées*, etc. La *cataracte à trois branches*, de M. J. Cloquet, ne diffère en rien de la cataracte molle dont nous avons parlé ; seulement les descriptions qu'on en a données se rapportent au moment où l'opacité se montre sous la forme de trois lignes dirigées en sens différents, et se touchant au centre du cristallin par l'une de leurs extrémités, comme cela est exactement représenté dans la figure 6 ; dans cette variété, les stries s'allongent et se multiplient, comme nous l'avons déjà dit.

Fig. 6.

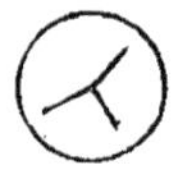

La *cataracte déhiscente* n'a rien de particulier que le nom qu'elle porte et que Jæger lui a donné ; elle est en tout point semblable à la cataracte molle que nous avons décrite à son début.

Dans toutes les cataractes striées, des lignes opaques convergeant vers le centre du cristallin, partagent ce corps, d'abord dans ses couches superficielles puis dans ses couches plus profondes, en morceaux triangulaires qui conservent leur forme pendant plus ou moins de temps, mais finissent toujours à la longue par se dissoudre. De là l'origine des *cataractes liquides*, *morgagniennes*, *cystiques*, etc.

Il est cependant plusieurs exceptions à cette règle en ce qui touche le ramollissement progressif du cristallin déjà malade.

Exceptions *expliquant la guérison de quelques cataractes lenticulaires sans opération.*

Voici les deux principales :

1° Il y a une forme de cataracte striée dans laquelle le ramollissement, après avoir avancé quelque temps, s'arrête tout à coup; les parties liquides et opaques de la lentille se résorbent, et comme les couches de sa circonférence, moins épaisses et moins denses que le reste, n'existent plus dans une certaine étendue, il en résulte un rapprochement des lignes qui formaient les côtés des triangles dont la base disparaît. La cataracte, semblable d'abord à celle de la figure 4 donnée plus haut, c'est-à-dire généralisée à toute la surface corticale antérieure, prend peu à peu la forme d'une jolie fleur radiée d'un diamètre variable ; la résorption a été telle quelquefois, que la lentille, d'abord opaque dans toute sa surface, redevient très claire en dehors de cette tache radiée centrale.

La figure 7 représente cette singulière cataracte ; les triangles, dont la base s'est résorbée en grande partie, ne s'étendent plus à la circonférence du cristallin, et la cataracte a pris la forme dessinée dans la figure. Le plus souvent les couches épithéliales du cristallin sont seules opaques. Cette cataracte est exceptionnelle, et a quelques points de ressemblance, au point de vue histologique, avec la cataracte pyramidale (*voyez plus loin*). Je l'ai observée particulièrement chez des vieillards ; elle s'est présentée plusieurs fois aussi sur des enfants que j'ai opérés.

Fig. 7.

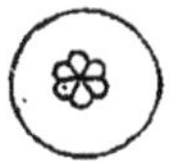

2° La deuxième forme n'offre pas moins d'intérêt. La substance corticale de la lentille se strie de lignes opaques plus ou moins nombreuses qui laissent entre elles de petits espaces d'abord transparents et qui permettent à la vision de s'accomplir encore, bien qu'avec une certaine difficulté. Ces espaces se voilent d'un nuage blanc bleuâtre à leur tour, et pendant un certain temps la vue est à peu près totalement abolie.

Mais là s'arrête le travail de ramollissement du cristallin. Le noyau respecté par le mal conserve sa transparence ; les espaces laissés entre les longues stries, et qui étaient devenus opaques, reprennent leur netteté première, et, en même temps que le malade recouvre progressivement la vue, le médecin constate que le centre du cristallin est pur et que la lumière arrive facilement au fond de l'œil. Quant aux stries ou lignes opaques qui encadrent les espaces transparents, elles ne conservent pas toujours l'arrangement triangulaire ; elles prennent toutes sortes de formes en tombant les unes sur les autres dans tous les sens, d'où résultent assurément ces dispositions bizarres des cataractes connues sous le nom de *barrées*, *fenêtrées*, etc., etc. Avec le temps, ces mêmes lignes se condensent, deviennent plus étroites, prennent un aspect mat, granulé, et demeurent perpétuellement dans les mêmes conditions. Un malade que j'ai vu avec MM. les docteurs Blache et Hervez de Chégoin, M. le marquis de M..., grand écrivain, passionné pour les études et les travaux littéraires, est exactement dans ces conditions depuis bientôt quinze ans. Sa pupille est presque entièrement blanche; mais en y regardant de près, on trouve, au milieu de lignes blanc mat, de petits espaces noirs qui permettent à la lumière d'arriver aisément à la rétine.

Cette cataracte singulière ne débute pas toujours par la formation de stries opaques. Je l'ai vue se manifester par un trouble général, progressif, de la substance corticale, derrière laquelle on voyait d'abord le noyau cristallinien avec sa transparence normale. Plus tard, ce trouble augmentant et la vue étant à peu près abolie, des lignes se forment; régulièrement triangulaires d'abord, elles prennent plus tard la disposition *barrée* ou *fenêtrée* comme dans la variété précédente, et laissent entre elles des espaces qui deviennent peu à peu assez transparents pour permettre au malade, naguère aveugle, de se conduire et même de lire. Une dame de Rouen, que j'ai observée avec d'autres médecins de Paris, M. le docteur Debout, rédacteur en chef du *Bulletin de thérapeutique*, entre autres, était atteinte de cette variété de cataracte. Jamais la malade n'avait eu d'ophthalmie; ses iris et les autres membranes internes et externes étaient à l'état normal. Je la vis à deux reprises à six mois d'intervalle, et la seconde fois la cataracte avait fait de tels progrès que la malade ne pouvait plus se conduire et que je cherchai à disposer son esprit à l'idée d'une opération prochaine. Dans son hésitation, cette dame, poussée par des amis, alla se mettre entre les mains d'un empirique, qui introduisit tous les jours, pendant plusieurs mois, entre ses paupières, une pommade à l'iodure de potassium. Peu à peu, ce qui serait arrivé sans le traitement, les stries fenêtrées décrites plus haut se formèrent, et la faculté de se conduire lui fut rendue.

Cette cataracte est évidemment le résultat d'une maladie des couches génératrices, de Gros, de Moscou; intra-capsulaires, de Græfe; des cellules épithéliales, de Ch. Robin; maladie qui, loin de se généraliser ou de s'étendre à toute la lentille comme cela a lieu d'ordinaire, s'arrête après un certain temps de marche, puis rétrograde. La substance, devenue opaque, se résorbe en partie, en partie se condense, et demeure souvent en cet état pendant le reste de la vie.

On voit quelque chose d'analogue dans certaines cataractes traumatiques.

Ces deux formes de cataractes sont très exceptionnelles, ainsi que je l'ai dit plus haut (Voyez aussi *Traitement médical de la cataracte*).

Deuxième variété. — *Cataracte disséminée ou pointillée.* — Ici l'opacité se montre sous une autre forme. On ne voit aucune strie à la surface du cristallin, dans l'épaisseur duquel des points blancs très petits, des plaques de la largeur de 1/4 millimètre ou de 1/2 millimètre au plus, apparaissent sans ordre et sur tous les plans. A un haut degré de la maladie, la lentille semble être criblée de petites taches blanches, parfaitement isolées au milieu de sa substance transparente saine.

Fig. 8. Fig. 9.

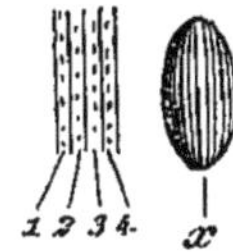

Les figures 8 et 9 donneront une idée plus complète de cette cataracte. On y suppose le cristallin x partagé dans son épaisseur par les plans 1, 2, 3, 4, dans lesquels on voit de petits points jetés sans aucun ordre. Les petits points, blancs dans la cataracte, sont noirs ici.

Si l'on regarde un cristallin d'avant en arrière, on le trouvera parsemé, dans toute son épaisseur, de points semblables à ceux que nous venons de décrire. Les uns considèrent cette cataracte comme le résultat d'inflammations limitées du cristallin, et ne voient dans les taches que le produit de la phlogose, tandis que d'autres y croient voir des mortifications partielles. Il est certain, dans tous les cas, qu'elle frappe simultanément le noyau et les couches corticales, d'où il résulte qu'elle est à étudier au point de vue de sa pathogénie.

Le cataracte disséminée ou pointillée marche avec une lenteur extrême. Je connais des malades qui en sont atteints depuis quinze ans, et chez lesquels elle a fait bien peu de progrès : en général, elle est d'une consistance plus grande que les cataractes striées.

Troisième variété. — *Cataracte congénitale.* — La forme la plus commune a un aspect tout particulier. Les caractères physiques qu'elle présente ne se retrouvent qu'assez rarement dans les cataractes d'adultes, excepté dans les cataractes héréditaires, où l'opacité, commençant souvent à la naissance ou quelque temps après, peut n'être complète que vers l'âge de vingt à trente ans.

Elle est toujours molle, et sa mollesse a cependant quelque chose qui ne ressemble point à celle des cataractes molles ordinaires. Au début de celles-ci, la lentille offre le plus souvent des stries opaques brisées, circonscrivant, comme nous l'avons dit plus haut, des triangles plus ou moins réguliers, qui, avec le temps, deviennent moins nombreux, puis finissent par disparaître pour faire place à une opacité générale blanc jaunâtre, résidant dans la substance corticale, et présentant çà et là de petits points d'un blanc plus mat. Toujours volumineuse, et plus dense au centre qu'à sa surface, la cataracte molle de l'adulte touche d'ordinaire la face postérieure de l'iris qu'elle pousse en avant, et d'une manière toute mécanique elle diminue ainsi sensiblement les mouvements de la pupille. La chambre antérieure est moins grande, l'iris est convexe en avant, la chambre postérieure n'existe plus. Cette disposition du diaphragme de l'œil par rapport à l'opacité lenticulaire empêche qu'il n'y ait sur cette opacité une ombre portée. L'uvée, qui déborde naturellement dans la pupille, se dessine franchement sur la cataracte, et dans une étendue plus grande que lorsque celle-ci est dure.

Dans la cataracte congénitale, qu'elle soit immédiate ou qu'elle se complète quelque temps après la naissance, on ne voit pas de stries opaques circonscrivant des espaces, des tranches triangulaires à sommets concentriques, et l'opacité, presque toujours d'un blanc bleuâtre, comme l'amidon préparé en colle pour empeser le linge, n'offre pas la moindre tache. Rien de jaune ni de blanc mat; tout le cristallin a pris la même teinte et la même densité aussi bien à la surface qu'au centre du noyau, et n'est pas plus volumineux qu'à l'état sain. L'iris, tendu droit entre les deux chambres et excessivement mobile, est absolument, quant à sa forme et à ses mouvements, comme à l'état normal. En se plaçant obliquement par rapport à l'œil du malade, on reconnaît facilement que la chambre antérieure a toute sa capacité. L'iris et la capsule n'étant pas en contact, et les couches corticales antérieures ayant conservé le plus souvent quelque transparence, ce qui, chez l'adulte, n'a pas lieu dans la cataracte molle ordinaire, complète et ancienne, on aperçoit l'ombre portée par le diaphragme de l'œil sur le cristallin. L'uvée, qui circonscrit la pupille, se dessine bien sur l'opacité bleuâtre, mais beaucoup moins que dans la cataracte lenticulaire molle dont nous avons parlé.

Rien ne ressemble si peu à la cataracte dure par les symptômes anatomiques, que la cataracte congénitale que nous venons de décrire. Dans la cataracte dure ordinaire, le cristallin est gris jaunâtre ou verdâtre, et d'autant plus foncé en couleur qu'on se rapproche davantage de son centre ; le pourtour en est d'un jaune douteux, ambré, tirant un peu sur le vert. Point de stries ni de taches opaques comme dans la cataracte molle de l'adulte, mais aussi point de couleur uniforme bleu d'empois comme dans la congénitale. La cataracte n'est pas volumineuse ; loin de là, le cristallin est quelque peu racorni par suite de son durcissement morbide ; de là une chambre postérieure plus grande, une ombre portée plus longue que dans la cataracte qui nous occupe.

Les symptômes physiologiques, de même que les symptômes anatomiques, différencient très bien ces trois cataractes ; le soir, la vision se fait passablement dans la cataracte dure ; elle est nulle à la même heure dans la molle ordinaire, et fortement abaissée dans la cataracte congénitale. Il pourrait paraître extraordinaire d'avancer que la vision n'est qu'abaissée le soir dans la cataracte qui nous occupe, si l'on ne savait que, dans beaucoup de cas, cette maladie met un temps si considérable à mûrir, pour nous servir du mot consacré dans le monde, que l'individu qui la porte (nous avons dit plus haut que cela s'observe surtout dans certaines cataractes héréditaires), a le temps de devenir homme avant qu'elle soit complète, et peut rendre compte de ses sensations. Il n'en est pas toujours ainsi, il serait superflu de le dire, et la vision devient nulle quand la cataracte est complète ; cependant, elle n'est pas aussi absolument éteinte que dans la cataracte molle ordinaire.

Variétés de la cataracte congénitale. — Cette forme que nous venons de décrire de la cataracte congénitale, qui rentre tout naturellement dans le cadre des cataractes molles, n'est cependant pas la seule que l'on observe. Les auteurs en admettent un assez grand nombre ; Himly, entre autres, en compte jusqu'à dix espèces particulières ; mais ces divisions sont véritablement exagérées.

Pour nous tenir dans la description de la cataracte congénitale lenticulaire, nous nous bornerons à ajouter que, dans l'une des variétés, le cristallin a pris une consistance plus grande que dans celle que nous avons longuement décrite ; que dans une autre, au contraire, le cristallin s'est liquéfié. De là deux variétés : la cataracte congénitale dure et la cataracte congénitale liquide.

La cataracte *congénitale dure* se distingue généralement par un aspect plus blanc, plus mat, plus granulé, que la cataracte molle. En la comparant aux cataractes lenticulaires *molles* anciennes des adultes, on retrouve exactement, ou à peu près, les mêmes caractères, et l'on comprend aisément que le cristallin, après avoir été mou, s'est densifié avec le temps par suite de la résorption de ses parties liquides. Ce sont surtout les couches intra-capsulaires qui présentent ici la plus grande densité, et il n'est pas rare, lorsque l'on opère de telles cataractes à l'aiguille, de les abaisser d'un seul coup, ou au moins de les briser en larges fragments que l'on peut placer à peu près où l'on veut avec l'instrument.

Quelquefois, la densification du cristallin, au moment de l'opération, n'est pas encore suffisamment avancée, et alors, au milieu des fragments, il n'est pas rare de rencontrer des parties assez molles pour échapper complétement à l'action de l'aiguille, qui les traverse sans les déplacer.

Cette sorte de cataracte congénitale se rencontre presque toujours, d'après mon observation personnelle, sur des individus âgés déjà de cinq à six ans, et nés avec la cataracte complète, qui, très probablement alors, offrait tous les caractères de la cataracte commune qui a d'abord été décrite.

Je ne doute pas que cette forme ne constitue à la longue la variété nommée par Schmidt : *Cataracte aride siliqueuse congéniale*, par suite de la densification et de la résorption progressive du cristallin. Je dois ajouter que, dans ce cas, les opérés sont habituellement âgés déjà, et qu'il faut un certain nombre d'années pour que cette modification de la lentille puisse être constatée.

J'en ai observé, comme preuve, un remarquable exemple sur un homme âgé de soixante-douze ans, que j'ai opéré en 1854, et sur lequel je reviendrai. Il était né avec une cataracte de l'œil droit; son œil gauche devenant mauvais, je crus devoir opérer l'œil et je réussis à lui rendre la vue. Le cristallin s'était résorbé et la capsule s'était adossée par ses deux feuillets, etc.

La cataracte *liquide* congénitale est assez rare; pour mon compte, je ne l'ai vue que deux ou trois fois peut-être, car j'entends par *liquide* cette variété dans laquelle, en ponctionnant la capsule, un liquide opaque s'échappe par la piqûre dans la chambre antérieure et vient troubler aussitôt la transparence de l'humeur aqueuse, à ce point que la manœuvre opératoire devient très difficile, par l'impossibilité de juger exactement des parties sur lesquelles porte l'instrument. Mais si elle n'est pas toujours liquide à ce point, la cataracte congénitale présente très souvent une mollesse telle que l'aiguille peut la traverser de part en part sans qu'il soit possible d'en déplacer la moindre partie. Dans ces sortes de cas, j'ai eu soin de diviser la capsule le plus largement que je l'ai pu sur plusieurs points différents de la surface antérieure, en ramenant après chaque coup la lame de l'instrument jusque sur la face concave de la cornée, pour la reporter ensuite sur un autre point intact.

Pour terminer succinctement la symptomatologie de la cataracte congénitale, je dois ajouter que j'ai vu très souvent l'opacité n'occuper que le tiers central environ de la substance antérieure du cristallin, en même temps que le noyau et une partie correspondante de la substance corticale postérieure. Si dans les cas de cette espèce, on dilate la pupille, on trouve la cataracte encadrée de substance cristallinienne si parfaitement transparente qu'il est impossible d'y trouver aucune différence avec l'état normal, et que le malade, aveugle un instant auparavant, recouvre tout aussitôt la faculté de voir à un degré considérable.

Je n'ai pas vu ces cataractes faire de progrès pendant plusieurs années, et quelquefois j'ai été conduit à proposer et à exécuter d'un côté seulement l'opération, pour faciliter aux malades l'application des yeux à divers travaux, et, en particulier, pour les mettre à même de s'instruire par la lecture. Comment expliquer la formation de cette opacité centrale si considérable, lorsque les couches génératrices ou intra-capsulaires du cristallin sont dans l'état physiologique le plus parfait à la circonférence seulement?

Puis vient la cataracte pyramidale dont nous nous occuperons plus loin, et qui me semble bien n'être, quelquefois du moins, qu'une variété de la cataracte qui précède, avec cette différence qu'elle est moins complète. Elle est quelquefois aussi tellement petite qu'elle est réduite à un point microscopique placé juste dans l'axe de la pupille, ainsi que je l'ai vu, deux jours après la naissance, chez l'enfant de M. le docteur Vicente, de Paris. Dans ce dernier cas, la cornée était parfaitement transparente et l'iris entièrement sain. Cette variété de la cataracte est probablement due à une affection intra-utérine de la cornée dans laquelle cette membrane a suppuré et a laissé sur la capsule des traces semblables à celles que l'on observe après l'ophthalmie des nouveau-nés.

Enfin, nous dirons que la cataracte congénitale est souvent compliquée de nystagmus ou balancement latéral ou oblique des yeux. J'ai remarqué que ce phénomène se montre le plus souvent quand elle n'est pas encore tout à fait complète. Les enfants atteints de cette complication fixent leur œil en introduisant leur doigt entre le globe et l'orbite, et le compriment avec assez de force pour le rendre immobile. C'est le plus souvent à la paupière inférieure qu'ils exercent cette compression ; pourtant, j'en ai vu quelques-uns qui introduisaient leur doigt sous la voûte de l'orbite et allaient même jusqu'à provoquer un véritable *exophthalmos* temporaire. Est-ce pour fixer l'œil et mettre l'organe en rapport avec l'objet qu'ils en agissent ainsi? Cela est probable. Ou bien serait-ce seulement pour provoquer les phosphènes, et se donner ainsi quelques jouissances en produisant ces anneaux lumineux? Ajoutons, enfin, que le strabisme complique le plus souvent la cataracte congénitale, surtout quand on ne l'a pas opérée dans la première ou au plus tard dans la seconde année de la vie, de sorte que, après avoir opéré les deux yeux d'un enfant avec un égal succès, la vision cependant ne s'accomplit que par un seul œil, l'autre demeurant dévié.

Étiologie de la cataracte congénitale. — La plus grande obscurité règne sur les causes directes de la cataracte congénitale, généralisée à tout le cristallin. L'idée la plus communément acceptée aujourd'hui serait celle-ci : que souvent elle est due à un arrêt de développement de la lentille, et que, dans les autres cas, elle est le produit d'une inflammation intra-utérine. Cette idée ne semble pas manquer de vraisemblance, lorsque l'on constate la coïncidence de la cataracte congénitale avec le microphthalmos, le coloboma de l'iris, quelques abnormités des paupières ou de l'orbite, le bec-de-lièvre, le développement incomplet d'un ou de plusieurs membres, comme dans un cas que j'ai observé avec le professeur Rostan. La cataracte dont l'enfant était atteint rentrait dans la description générale que nous avons donnée d'abord et n'était pas encore complète (1).

(1) *Agénésie du cristallin.* — *Consultation.* — La jeune fille qui m'a été présentée est affectée d'une *agénésie cérébrale*. La maladie qui paraît avoir occasionné

Disons avant de terminer ce qui a rapport à l'étiologie de la cataracte congénitale qu'elle est assez fréquemment héréditaire. Je l'ai souvent rencontrée chez plusieurs personnes de la même famille ; mais la plus belle observation de ce genre que je connaisse appartient au docteur Adalbert Grosz, de Vienne, qui l'a consignée dans sa Thèse (Vienne, 1845). Elle est relative à six enfants nés des mêmes parents, qui tous ont été atteints de cette maladie.

Traitement de la cataracte congénitale. — Lorsque la cataracte est complète ou qu'elle est assez avancée pour empêcher les enfants de se conduire et de s'instruire, l'opération doit être pratiquée, s'il se peut, sur les deux yeux dans la même séance. L'opération par extraction est absolument contre-indiquée à cause

cette agénésie doit avoir existé pendant la vie fœtale; on a toujours observé l'hémiplégie chez cette enfant; cette hémiplégie existait avant la convulsion dont l'enfant a été atteinte vers sa quatrième année : donc ce n'est pas cette convulsion qui a produit la paralysie. Aujourd'hui, le membre thoracique est plus petit, plus court, moins volumineux que celui du côté opposé. La santé générale de l'enfant est satisfaisante; son intelligence a subi la même influence que les membres; elle s'est arrêtée dans son développement.

Ces phénomènes fonctionnels me semblent dépendre d'un arrêt de développement de la pulpe cérébrale, accident dépendant d'un état pathologique survenu dans la vie fœtale. Il ne m'appartient pas de dire si la cécité a quelque rapport avec cet état cérébral ; mais je ne suis pas éloigné de le penser.

Y a-t-il un traitement à faire à cette jeune fille ?

Je ne crois pas que l'on puisse mettre en usage des agents thérapeutiques bien énergiques; mais je pense que l'on peut agir par une hygiène bien dirigée.

La maladie étant ancienne, aucun inconvénient ne pouvant résulter de l'action du cerveau, je pense que l'on doit exercer le membre malade de toutes les façons ; il faut soumettre l'enfant à une gymnastique très variée ; il faut faire porter des poids graduels au membre affaibli ; exercer par le saut sur un pied le membre faible ; on pourra ainsi obtenir l'augmentation de la portion cérébrale atrophiée.

On fera sur ces membres des frictions toniques avec de l'eau-de-vie camphrée, de l'eau ammoniacale, des teintures aromatiques, etc.

L'usage de bains froids de rivière, de bains de mer ; des eaux minérales sulfureuses, celles de Bourbonne, etc., pourront être très utiles.

Relativement à l'intelligence, il importe de l'exercer par une éducation appropriée ; enseigner à l'enfant la musique, le chant, le calcul, la lecture, l'écriture, etc. Il faut insister beaucoup sur ces moyens d'éducation, c'est la gymnastique de l'intelligence.

Il est possible que, par la croissance, le cerveau, venant à se développer comme les autres organes, les accidents diminuent d'une manière notable.

Quant à l'usage des aliments, des boissons et des autres agents de l'hygiène, on se bornera à éviter tous les excitants énergiques.

ROSTAN.

Paris, le 15 juillet 1847.

des cris, des mouvements continuels et désordonnés des enfants ; enfin, de l'impossibilité où l'on est de maintenir leurs paupières convenablement fermées pendant le temps nécessaire. C'est donc par abaissement ou par broiement qu'il convient d'attaquer le mal. Voici le procédé que j'emploie habituellement :

L'enfant est couché sur une planche étroite de même longueur que lui. On l'y fixe en l'enroulant au moyen d'une longue bande que l'on applique depuis les épaules jusqu'aux pieds inclusivement, en ayant soin de serrer convenablement les genoux et les coudes pour s'opposer à tout mouvement. Le petit malade est placé sur un lit ou sur un meuble d'une hauteur convenable. Sa tête est fixée par un aide et soutenue par un petit coussin. Ses paupières sont écartées au moyen d'élévateurs lorsque le globe est enfoncé, et l'œil, maintenu immobile par une pince à griffes appliquée sur la conjonctive, comme dans l'opération de la pupille artificielle (Voy. vol. II, p. 546). Une aiguille tranchante d'un seul côté est introduite par le côté externe de la sclérotique, ou, s'il y a lieu d'en agir ainsi, par la cornée même et dirigée sur la cataracte qui, suivant la densité est, ou abaissée, ou divisée en larges fragments, ou broyée sur place en divers points. (Voyez les *procédés opératoires d'abaissement pour les détails.*)

L'opération de la cataracte congénitale présente de très nombreuses chances de succès chez les enfants les plus jeunes. Je n'ai jamais vu d'accidents sur des enfants de quelques semaines, de deux, trois mois ; j'en ai opéré bon nombre à six mois, et j'ai constaté que, plus on se rapproche de l'époque de la naissance, plus on a de chances, si l'on opère les deux yeux, d'éviter le strabisme, et, par conséquent, la perte d'un œil pour la vision. Chez les sujets de quinze mois, deux, trois ans et plus, on ne réussit à rendre la vue véritablement bonne qu'à un seul œil, l'autre restant toujours dévié.

QUATRIÈME VARIÉTÉ. — *Cataracte traumatique.* — La lésion de la capsule et du cristallin produit une cataracte *lenticulaire*, et quelquefois une *capsulo-lenticulaire*. Si l'ouverture qui met le cristallin en rapport avec l'humeur aqueuse est étroite, aucun débris de ce corps ne s'échappe par la blessure de la cristalloïde. Le cristallin se montre alors sous la forme d'une opacité d'un blanc bleuâtre à peu près uniforme ; la couleur bleue augmente à mesure qu'approche le moment où la cataracte devient complète.

On ne voit aucune strie, aucune ligne opaque se rendant de la circonférence au centre.

Cette variété ressemble parfaitement à la cataracte congénitale, quant à ses caractères physiques. Molle comme cette dernière, elle n'est cependant pas d'un volume considérable, à moins que l'ouverture capsulaire ne soit très large et qu'il n'y ait dans la suite une imbibition considérable du cristallin. L'*ombre portée* existe comme dans la cataracte lenticulaire dure ; l'iris est mobile, nullement bombé en avant, la pupille a tous ses mouvements.

Il arrive souvent que les cataractes traumatiques partielles se guérissent spontanément, sans résorption du cristallin. Dans ce cas, la blessure de la capsule se ferme rapidement, et tout se borne à une petite tache blanchâtre sur cette membrane et dans la couche sous-jacente de la lentille. J'ai quelquefois vu le cristallin devenir progressivement opaque dans une étendue assez considérable, puis une transparence parfaite succéder à ces symptômes, qui devaient naturellement faire craindre une cataracte traumatique générale. On peut à volonté reproduire ce cas sur les animaux, et en particulier sur les lapins ; mais je dois dire que chez l'homme, la blessure de la capsule est le plus ordinairement suivie du trouble général de la lentille.

Lorsque la blessure de la capsule est grande, des flocons blanc bleuâtre s'en échappent, et viennent faire saillie dans la pupille ou tomber dans la chambre antérieure ; peu à peu ils se résorbent entièrement. Si l'ouverture ne s'est point refermée, on voit la lentille diminuer par degrés sous l'influence de la résorption, puis disparaître complétement. Si des exsudations se sont développées sur la capsule, ce qu'on voit le plus souvent quand l'iris a été atteint en même temps qu'elle, la cataracte lenticulaire se transforme en cette autre variété de cataracte qu'on a nommée aride siliqueuse, et dont nous parlerons plus loin.

Cinquième variété. — *Cataracte glaucomateuse.* — Par ce nom, on n'entend point désigner une cataracte *verte*, mais bien une cataracte molle très volumineuse et d'un blanc mat, qui est consécutive de l'affection connue sous le nom de *glaucôme*. Dans cette variété de cataracte, toutes ou presque toutes les membranes oculaires se trouvent avoir subi les altérations notables qu'on rencontre toujours dans la maladie qui l'a précédée. La pupille est immobile, irrégulière ; l'iris, décoloré et retiré fortement vers le corps ciliaire, est d'un gris ardoise. La vision est nulle. Quant à la cataracte même qui est venue s'ajouter à cette désorganisation profonde de l'œil, elle n'offre rien de particulier, à part sa mollesse et son volume. Le plus souvent elle est d'une couleur blanche, laiteuse, à peu près égale partout ; quelquefois elle est grisâtre et d'autres fois verdâtre à son centre quand le noyau a conservé une certaine dureté. Ce serait perdre du temps que d'indiquer les caractères diagnostiques différentiels de cette variété, si improprement nommée glaucomateuse, et de celle que nous avons décrite plus haut sous le nom de *verte simple*.

La cataracte qui accompagne le glaucome n'est pas nécessairement molle ; assez souvent je l'ai vue avec tous les caractères de la cataracte lenticulaire dure. Si j'ai classé ici la cataracte glaucomateuse, c'est que le plus souvent le cristallin se ramollit et se trouble quand le glaucome devient complet.

La *cataracte glaucomateuse* n'est point opérable, la désorganisation de la rétine ayant précédé l'opacité lenticulaire.

III. — Cataractes lenticulaires liquides.

La cataracte liquide, dite *morgagnienne*, qu'on a nommée aussi *hydropisie du cristallin*, n'est assurément que le plus haut degré de ramollissement du cristallin, sous l'influence duquel les couches corticales se dissolvent peu à peu d'abord, puis successivement les couches plus profondes et quelquefois même, avec le temps, chez les sujets encore jeunes, la plus grande partie et même la totalité du noyau cristallinien lui-même.

On a longtemps discuté sur les circonstances pathologiques qui président à sa formation, et l'opinion de ceux qui admettent encore un liquide morgagnien normal et devenant opaque n'a plus cours aujourd'hui, depuis que l'anatomie a nettement démontré que ce liquide n'existe pas. Si, après la mort, on trouve entre la capsule et la lentille une matière fluide et transparente, cela tient à une dissolution cadavérique des couches corticales les plus rapprochées de la capsule, et pendant la vie, comme le pensent Wharton Jones et d'autres encore après lui, à une absorption par endosmose d'une certaine partie de l'humeur aqueuse sous l'influence d'un état pathologique du cristallin, ou plutôt, à mon avis, à une maladie de la cristalloïde elle-même. Les diverses opinions émises à ce sujet sont exposées avec netteté par M. Wilde, dans un travail qu'il a fait sur cette maladie (1), et à la suite duquel il raconte quatre observations intéressantes qui lui appartiennent. La plus singulière de ces opinions c'est assurément celle de Pott, qui croit que tout le cristallin peut se fluidifier sans perdre de sa transparence. De même que M. Wilde, je n'ai rien vu de semblable, et je suis porté à croire qu'il y a ici une erreur d'observation que je m'étonne de voir partagée par M. Lawrence. En effet, si le cristallin conserve sa transparence, il n'y a pas de cataracte, et l'erreur de Pott doit avoir été provoquée par quelque cas de ramollissement du corps vitré dans lequel la lentille s'abaissait ou venait flotter ou s'engager dans la pupille (voy. *Luxation du cristallin*, p. 10).

De même que dans les cataractes molles considérées en général, le cristallin devient opaque dans son noyau, ou conserve sa transparence pendant un temps excessivement long. On observe aussi, surtout chez les personnes âgées, que le noyau cristallinien ayant pris une densité pathologique et présentant tous les caractères d'une cataracte dure, les couches corticales se ramollissent, puis se liquéfient, et que la cataracte liquide devient alors une cataracte mixte dans laquelle on trouve, à l'extraction, d'abord un liquide lactescent plus ou moins abondant, puis un noyau jaune ambré résistant, d'une grosseur variable, mais toujours peu volumineux, comme dans un grand nombre de cataractes ordinaires. J'ai vu bien souvent des cas analogues, et assurément la cataracte liquide, avec ces diverses formes que l'on pourrait prévoir *à priori*, n'a rien de rare ni d'extraordinaire. On ne trouvera donc rien d'exceptionnel à classer toutes ces variétés sous une même dénomination, car ce sont des cataractes molles à un haut degré, rien de plus ; aussi je crois qu'il serait bien à désirer que le nom de *cataracte morgagnienne* fût complétement rayé des cadres d'une science déjà si encombrée de subdivisions inutiles.

L'anatomie pathologique de ces cataractes ne les différencie nullement des cataractes molles ; on y trouve un noyau jaune, en tous points analogue à celui des cataractes lenticulaires. Chez les personnes âgées, ce noyau présente les changements ordinaires du cristallin sénile scléromateux. La capsule est normale ; quelquefois elle est un peu striée, surtout dans les cataractes anciennes. Quel-

(1) Wilde, *Remarques sur la cataracte de Morgagni.* (Voyez *Archives d'ophthalmologie*, 1853, t. I, p. 166.)

ques noyaux de cellules y adhèrent ; çà et là, en même temps, de l'épithélium en pavés. « Le liquide contenu dans la capsule, ordinairement lactescent, se compose d'une émulsion de rudiments cristalliniens, et d'éléments de cellules en partie non développés, en partie rétrogradés, le tout suspendu dans un menstruum amorphe, granuleux. » (Græfe.)

Caractères anatomiques. — *Début.* — Il se présente sous deux formes : dans la première, le cristallin, en partie opaque, et d'une teinte à peu près uniforme, semble être séparé de la capsule par un liquide transparent ; dans la seconde, de nombreuses stries existent dans la substance corticale, et la plupart sont brisées et déjà à moitié dissoutes. Dans l'un comme dans l'autre cas, toute la surface du cristallin est presque liquéfiée.

La *cataracte liquide complète* se distingue par une opacité générale de la lentille, dont la couleur blanc sale prend une teinte d'autant plus jaune que la dissolution est plus avancée. Le liquide intra-capsulaire se dépose par couches de densité différente, lorsque l'œil du malade est en repos depuis quelque temps. On voit alors un phénomène facile à prévoir : à la partie la plus déclive, se trouve une opacité jaune foncé, qui s'élève plus ou moins et dont le niveau tranche, par sa couleur, sur la partie inférieure de la couche de liquide moins opaque placée au-dessus ; de sorte qu'à la partie supérieure de la capsule, transversalement striée autant de fois qu'il y a de couches diverses, on remarque un liquide transparent, souvent incolore (voy. fig. 10). Quelques mouvements de l'œil ou quelques frictions à la surface de cet organe font disparaître la différence de densité du liquide, qui reprend la teinte générale dont nous avons parlé d'abord. On peut remarquer assez fréquemment, avec un peu d'attention, que des débris de cristallin se déplacent dans le liquide renfermé dans la capsule. Rarement le cristallin est complétement dissous ; son noyau, devenu très petit par suite de la fonte des couches corticales, flotte librement dans le liquide intra-capsulaire, auquel il imprime une sorte de fluctuation pendant les mouvements de l'œil. Il n'est pas rare que l'iris, appliqué exactement sur la capsule, éprouve des oscillations pour la même cause.

Fig. 10.

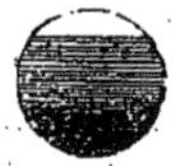

A part ces caractères particuliers, la cataracte liquide se reconnaît aux mêmes signes que les précédentes. Elle présente assez souvent un fort grand volume ; le cercle uvéen est très apparent, et l'iris est poussé dans la chambre antérieure ; il n'y a point d'ombre portée sur la capsule ; cette dernière membrane est très souvent malade quand la cataracte est ancienne.

Voici un fait dans lequel la cataracte liquide présentait un noyau flottant visible, se déplaçant suivant les mouvements de la tête et de l'œil.

Observation. — Mariot, ouvrier, âgé de quarante-quatre ans, du département de Lot-et-Garonne, s'est présenté à ma clinique dans l'état suivant :

La cornée de son œil gauche est saine ; la chambre antérieure légèrement diminuée ; l'iris un peu bombé en avant, la pupille moins mobile que de coutume, à cause de la pression exercée par la capsule poussée en avant. Il y a une cataracte de couleur blanc sale, légèrement plus foncée vers le centre ; à la circonférence et surtout en haut, quand l'œil est immobile, le liquide contenu dans la capsule est d'une couleur un peu bleuâtre. En examinant l'œil, on constate que le noyau du cristallin, d'une couleur jaune ambrée, est réduit à peu près à la moitié de ses dimensions ordinaires, flotte dans la capsule, et se déplace dans tous les sens. Lorsque l'œil est immobile, il vient se placer à la partie inférieure, et son bord supérieur se couche contre l'iris, qu'il pousse un peu en avant. Si le malade rejette la tête en arrière, la cataracte prend une teinte uniforme et le noyau disparaît complétement, caché dans le liquide.

Le 25 mai 1854, je pratique la déchirure de la capsule par la sclérotique, et tout aussitôt un liquide blanchâtre s'en échappe et vient troubler la transparence de l'humeur aqueuse. Quelques flocons, plus épais que les autres, se déposent après un instant à la partie déclive de la chambre antérieure.

Je n'ai pas jugé prudent d'essayer l'abaissement du noyau, parce que, après l'ouverture de la capsule, il n'était plus possible de suivre la manœuvre dans la chambre postérieure. Dès ce moment, je me proposais de revenir à une deuxième opération aussitôt que les parties seraient redevenues translucides.

Dès le 27 mai, la plus grande partie de la chambre antérieure avait repris sa transparence ; il n'y avait pas de rougeur, et le malade sortit de la clinique.

Depuis ce moment jusqu'au 8 juin, la résorption fait des progrès tels que l'on voit très bien le noyau placé en arrière, en partie couché derrière l'iris ; je l'abaisse avec une aiguille ordinaire, et tout aussitôt le malade distingue les objets qu'on lui présente.

A partir de ce moment, l'œil fut complétement guéri.

J'ai revu ce malade un an après l'opération, et la guérison s'était maintenue. Les lunettes à cataracte ordinaires lui permettaient de lire aisément.

CARACTÈRES PHYSIOLOGIQUES. — Ils sont exactement les mêmes que ceux de la cataracte molle.

MARCHE. — PRONOSTIC. — La marche de cette cataracte est d'ordinaire très lente pendant quelque temps, mais elle devient rapide lorsque la dissolution est un peu avancée : c'est surtout chez les personnes âgées qu'on rencontre la cataracte liquide. Le pronostic doit en être réservé, comme celui de la cataracte molle.

Variétés de la cataracte liquide.

PREMIÈRE VARIÉTÉ. — *Cataracte interstitielle.* — *Cataracte laiteuse.* — C'est du nom d'*interstitielle* qu'on a appelé, en France plus particulièrement, la *cataracte liquide* (dite de Morgagni) que nous venons de décrire. Cette cataracte ne me paraît point mériter une description à part. L'opacité commence par les couches superficielles et s'étend de là progressivement aux couches plus profondes de la lentille, en marchant régulièrement de la surface au centre ; rien d'ailleurs ne distingue cette variété de la cataracte liquide ordinaire. La superposition des débris de la lentille se fait, comme nous l'avons dit, par couches distinctes, lorsque l'œil est en repos.

La cataracte *laiteuse*, autre variété, n'est que la cataracte liquide commençante. Elle se distingue par sa couleur qui est celle du lait, par une uniformité de teinte blanchâtre toute particulière, faciles à reconnaître dès qu'on les observe une seule fois. On voit souvent dans la masse quelques petits débris flottants, quelques lignes onduleuses mobiles qui la font reconnaître aussitôt. Si l'on pique la capsule, un jet blanchâtre s'en échappe, vient en tourbillonnant tomber dans la chambre antérieure et trouble la transparence de l'humeur aqueuse. C'est d'ailleurs là un phénomène commun à toutes les cataractes liquides.

DEUXIÈME VARIÉTÉ. — *Cataracte cystique.* — Cette cataracte ne présente d'autre caractère particulier que celui de la liquéfaction souvent complète du cristallin ; dans cette variété, la capsule a été comparée à un kyste renfermant un liquide, qui peut être de diverses qualités : de là les dénominations de cataractes purulentes, fétides, putrides, etc.

Le pus a été rarement observé dans la capsule ; les seuls auteurs qui paraissent en avoir trouvé sont Schmidt, Travers, Schiferli, M. Velpeau. Tantôt c'est à la suite d'un coup qu'on a rencontré ce phénomène (Travers) ; tantôt, et plus fréquemment, c'est sur des sujets scrofuleux ou épuisés. Quelquefois le pus, dont l'odeur dans cette maladie est généralement fétide, est logé dans un kyste placé entre le cristallin et la capsule antérieure (Beer), ou entre le cristallin et le feuillet postérieur de la cristalloïde (Schmidt).

Il est assez commun que la capsule soit malade dans la cataracte cystique, qu'on range alors parmi les cataractes capsulo-lenticulaires.

Je ne dirai rien des *cataractes purulentes* et *fétides*, parce qu'elles rentrent dans la variété qui nous occupe ; d'ailleurs, comme ces cataractes ont généralement été observées à la suite de blessures, il est prudent de croire que le pus s'était formé ailleurs que dans la capsule. Dans ma pratique, du moins, je n'ai jamais rien vu de semblable.

TRAITEMENT DES CATARACTES LIQUIDES. — Bien que je doive m'occuper plus tard de ce traitement, je crois devoir dire dès à présent qu'on ne saurait trop faire attention au choix du procédé lorsqu'on a affaire à une cataracte liquide.

La capsule est-elle transparente? est-elle au contraire épaissie, comme cela se voit quand la cataracte existe depuis fort longtemps? le corps vitré est-il ramolli?

S'il n'y a pas de synchysis, ce que l'on reconnaît à l'absence de flottement de l'iris autre que celui occasionné par le ballottement du cristallin dans la capsule, et que celle-ci soit transparente, on doit toujours choisir l'extraction inférieure. La raison de ce choix, c'est que, après la sortie du liquide contenu dans la capsule, le cristallin, réduit à un petit volume, plonge derrière l'iris, qu'on a beaucoup de peine à l'extraire et que quelquefois même on est obligé de l'abandonner

On a soin aussi de faire à la cornée une ouverture d'un quart environ plus étroite que d'ordinaire.

Si la cataracte est compliquée d'opacités de la capsule, ce que l'on reconnaît aux rides nombreuses et fixes qu'elle présente, après l'incision de la cornée, on saisit la capsule avec un crochet et on l'extrait ainsi quelquefois tout d'une pièce.

Il est mieux, pour ces opérations, que le malade soit couché qu'assis.

Cataracte branlante ou flottante. — On nomme ainsi une cataracte dans laquelle le cristallin présente, d'avant en arrière ou latéralement, des mouvements d'oscillation plus ou moins marqués.

Parmi les causes pouvant produire ce phénomène, on note le synchysis ou ramollissement de l'humeur vitrée, l'hydrophthalmie, la rupture des adhérences normales de la lentille par un coup violent, la liquéfaction des couches externes du cristallin. Quelquefois les mouvements du cristallin sont assez peu visibles : c'est une sorte de petit tremblement difficile à reconnaître ; dans d'autres cas, les oscillations sont si fortes, que la lentille vient presque toucher la cornée. J'ai observé ce dernier fait sur un vieux soldat, dont j'ai rapporté l'histoire, il y a plusieurs années, dans la *Gazette des hôpitaux*, numéro du 9 septembre 1841, p. 449, et dans d'autres cas qui se sont quelquefois terminés par la luxation du cristallin.

Cataracte luxée. — Un coup porté sur l'œil ou dans son voisinage déchire la capsule, et le cristallin sort de sa membrane pour se porter dans un lieu inaccoutumé.

On le voit dans la chambre antérieure, couché à plat, ou appliqué exactement contre la cornée, de sorte que la pupille se trouve masquée ; d'autres fois, et c'est le cas le plus ordinaire, il reste dans la chambre postérieure, et s'y montre placé de toutes sortes de manières. Je l'ai vu s'abaisser après un coup et conserver toute sa transparence même après plusieurs mois ; l'état de l'œil simulait alors une amblyopie : j'en ai déjà rapporté un exemple plus haut (voyez p. 19).

A ce point de vue, l'abaissement de la lentille pourrait être considéré comme la luxation artificielle de ce corps.

Une fois j'ai vu le cristallin, encore transparent, luxé sous la conjonctive bulbaire, après une plaie contuse de la sclérotique. S'il n'est pas opaque au moment où un coup vient déchirer la capsule, il le deviendra peu à peu ou rapidement, selon qu'il aura été plus ou moins lésé. On voit des cas singuliers, dans lesquels des individus peuvent faire passer à volonté dans la chambre antérieure le cristallin transparent et entouré de sa capsule, et le replacer ensuite dans la chambre postérieure, sans aucun accident du côté de la vision ; mais ce fait est exceptionnel, et n'a d'ailleurs de rapports avec la cataracte luxée qu'autant, ce qui arrive, il est vrai, souvent dans ce cas, que le cristallin finirait par se déchatonner avec ou sans sa capsule, et par se fixer dans la chambre antérieure (voyez *Luxation du cristallin*, p. 10 et suiv.)

CARACTÈRES DIFFÉRENTIELS DES CATARACTES LENTICULAIRES DURES, MOLLES ET LIQUIDES (1).

DURES.	MOLLES.	LIQUIDES.
Opacité s'avançant de la partie centrale du noyau du cristallin à la surface. *Tache* grise, verte ou noire par exception. *Circonférence* du cristallin conservant toujours un peu de transparence.	*Opacité* s'avançant de la surface au centre. *Stries* blanches ou ambrées se réunissant souvent au milieu de la lentille, qu'elles partagent à sa surface en un grand nombre de triangles. *Tache* quelquefois uniforme, blanc bleuâtre ou d'apparence caséeuse. *Circonférence* toujours opaque.	*Opacité* s'avançant de la surface au centre, se superposant par couches pendant le repos de l'œil, et laissant voir quelquefois le noyau mobile du cristallin. *Tache* uniforme, quelquefois laiteuse, gris jaunâtre, quand l'œil est en mouvement. *Circonférence* toujours opaque.
Volume très petit.	*Volume* très grand.	*Volume* très grand.
Iris très mobile ; — nullement bombé.	*Iris* peu ou point mobile ; — bombé fortement en avant.	*Iris* peu ou point mobile, présentant quelquefois des oscillations d'avant en arrière.
Ombre portée large.	*Ombre portée* nulle.	*Ombre portée* nulle.
Chambre postérieure très grande. — *Cercle uvéen* peu ou point visible. — *Chambre antérieure* à l'état normal.	*Chambre postérieure* détruite. — *Cercle uvéen* très grand et très apparent. — *Chambre antérieure* diminuée.	*Idem.*
Vision meilleure à une lumière modérée, presque jamais absolument abolie.	*Vision* toujours abolie tout à fait. — *Sensation de la lumière* très souvent obtuse.	*Vision* toujours abolie tout à fait. — *Sensation obtuse* de la lumière.
Marche très lente et égale.	*Marche* lente, d'ordinaire fort inégale, quelquefois très rapide.	*Marche* très lente et égale ; — rapide seulement quand la dissolution est avancée.

(1) Les caractères indiqués dans ce tableau ne sont vrais que d'une manière générale ; ainsi, le volume des cataractes molles et liquides, le plus souvent très grand, est petit dans les cataractes congénitales et dans les cataractes molles et liquides anciennes, etc.

B. — CATARACTES CAPSULAIRES.

Il semble qu'il serait presque superflu, après avoir donné plus haut (voy. p. 58) l'anatomie pathologique de la cataracte capsulaire, de revenir sur la question de savoir ce qu'on doit entendre par cette maladie. Cependant, comme l'état réel de la question est loin d'être généralement connu ici, on me permettra d'ajouter quelques mots pour l'exposer d'une manière plus nette.

Dans le commencement de ce siècle, et jusqu'à ces dernières années, les médecins français, imitant en cela le professeur Sanson dont les idées faisaient loi pour eux, croyaient que la cataracte capsulaire était aussi fréquente que la lenticulaire. La cause de cette erreur venait de ce qu'ils confondaient les cataractes lenticulaires corticales striées avec des opacités de la capsule, n'imaginant pas que ces taches inégales de couleur pussent siéger ailleurs que dans la membrane d'enveloppe du cristallin, tant elles étaient superficielles.

M. Malgaigne, aujourd'hui professeur à la Faculté, avait, de même que le plus grand nombre, sinon partagé, au moins accepté cette erreur, lorsque, chargé d'un service de vieillards, il eut l'idée de rechercher la vérité. Il examina, dans ce but, un assez grand nombre d'yeux de vieillards, tous atteints de cataractes molles striées, et, trouvant toujours la capsule transparente et saine, il fit une communication à l'Académie des sciences, nia absolument que la capsule pût devenir opaque, et lança cette fameuse phrase tant de fois répétée depuis : « Examinez une capsule cristalline chez tel cataracté que vous voudrez, lavez-la avec précaution : vous la trouverez toujours aussi transparente que Dieu l'a faite. »

M. Malgaigne relevait une erreur, assurément ; mais en niant ainsi l'existence de la cataracte capsulaire, il entendait surtout prouver aux ophthalmologistes que toutes les maladies que, selon lui, ils appelaient de ce nom, devaient rentrer dans le cadre des cataractes lenticulaires. Il ne s'apercevait pas qu'il tombait lui-même dans une autre erreur, que ceux qu'il accusait ne partageaient certes pas. En effet, les ophthalmologistes français ne confondaient nullement alors, pas plus qu'aujourd'hui, les taches *adhérentes* à la cristalloïde ou les cataractes capsulaires avec la cataracte lenticulaire corticale. Cette erreur, au contraire, le plus grand nombre des médecins la faisaient, et assurément aucun oculiste n'aurait entrepris des recherches semblables à celles que fit alors le chirurgien de Saint-Louis, parce que le résultat qu'il trouvait était depuis bien longtemps monnaie courante pour eux.

M. Malgaigne s'écrie donc qu'il n'y a pas de cataracte capsulaire, parce qu'il a toujours lavé proprement et rendu nette la capsule de tous les cristallins qu'il a examinés, et dès ce moment une discussion des plus vives s'engage.

Tout d'abord les ophthalmologistes surpris, et ne pouvant s'imaginer qu'il s'agit simplement d'un diagnostic différentiel entre les cataractes corticales et les capsulaires, s'écrient que c'est une hérésie, et qu'il y a des cataractes capsulaires, entendant par là que la cristalloïde ne peut pas être toujours aussi facilement mise à net. Ils ajoutent qu'ils savent de nombreux cas dans lesquels ils diagnostiquent des opacités dont on ne peut avoir si bon marché, puisque, si l'on persiste à enlever les taches, on enlève en même temps le tissu dans toute son épaisseur, et que l'on troue enfin la capsule dans l'endroit opaque.

Telle fut la première phase de cette question si débattue : d'un côté, on niait donc la cataracte capsulaire, parce qu'on en avait confondu jusque-là les caractères distinctifs avec ceux de la lenticulaire corticale ; de l'autre, on en affirmait l'existence.

De part et d'autre il fallait donner ses preuves, et, dès lors, la question, devenant plus scientifique que pratique, sortit pour ainsi dire des limites qui la renfermaient à son origine. Il ne fut pas difficile, assurément, de constater que la capsule ne pouvait pas être aussi facilement débarrassée que M. Malgaigne l'avait avancé de certaines taches qu'elle présentait, et que ces taches ne pouvaient être confondues sur l'homme vivant avec les opacités corticales.

Mais, à partir de ce moment, le microscope vint se mêler de la partie, et suivant que cet instrument était sous l'œil de tel ou tel observateur, les *opacités adhérentes* à la capsule, faisant corps avec elle (car il ne s'agissait plus désormais que de celles-là), étaient ou n'étaient pas primitivement ou consécutivement dans le tissu propre de la capsule, la traversaient ou non de part en part, etc. Enfin, après plusieurs années de recherches et de discussions, on a généralement accepté (1856) qu'il y a de véritables opacités capsulaires, c'est-à-dire des modifications organiques propres à la capsule, et qui en modifient la transparence, ou, ce qui est moins admis, de simples dépôts pseudo-membraneux ou calcaires adhérents seulement à la face antérieure de la membrane d'enveloppe du cristallin.

Pour la pratique, nous conserverons donc tout entières nos anciennes descriptions ; nous réservant de décrire à part les fausses membranes pupillaires adhérentes à l'iris, nous appellerons *cataracte capsulaire* toute opacité non adhérente à l'iris qui épaissit le tissu de la cristalloïde et l'empêche de se déchirer comme à l'état normal. Là, nous classerons la cataracte capsulaire sous les noms d'antérieure, de postérieure et d'antéro-postérieure.

Pour la science histologique, nous prendrons les divisions de M. Robin, que nous avons rapportées plus haut. (Voy. ANATOMIE PATHOLOGIQUE, p. 58.) Nous comprendrons ici les mêmes cataractes sous deux chefs seulement : les pseudo-membraneuses, les phosphatiques ; mais nous ne donnerons aucune description spéciale étendue, leur nature ne pouvant être reconnue que sous le microscope (1).

Cataracte capsulaire antérieure.

Le cachet particulier de cette maladie, c'est d'affecter presque toujours le centre de la membrane et de demeurer partielle, c'est-à-dire de laisser intacte une certaine étendue de la cristalloïde.

Les causes de la cataracte capsulaire, telle que nous l'avons définie plus haut, sont nécessairement différentes. L'opacité peut venir : *a*. d'exsudations organisées ; ou *b*. d'un épaississement des couches intra-capsulaires de la lentille ; ou *c*. enfin, ce qui est extrêmement rare, de modifications véritables du tissu cristalloïdien, modifications qui sont ordinairement phosphatiques.

a. Les exsudations, une fois disposées à la surface de la capsule, ou s'atrophient, ou s'organisent : dans le premier cas, elles peuvent ne laisser aucune trace ; dans le second, elles doublent la surface iridienne de la capsule et provoquent au-dessous d'elles-mêmes, à la surface lenticulaire de la cristalloïde, une opacité

(1) Nous ferons observer ici, une fois pour toutes, combien ceux qui, comme nous, ont pensé que la capsule demeurait entièrement transparente dans les cataractes capsulaires, étaient près de la vérité, puisque dans ces cataractes les taches, qu'elles soient de nature pseudo-membraneuse, graisseuse, phosphatique, ne siégent que dans 1/100e environ de l'épaisseur de la membrane, et toujours (pourquoi toujours ?) à la surface extérieure de la cristalloïde, soit du côté de la cornée, soit du côté du corps vitré. (Voyez *Anatomie pathologique*, p. 68.)

étendue dont le siége n'est autre que les couches intra-capsulaires ou épithéliales. La capsule demeure saine entre ces deux couches opaques, mais elle ne peut pas toujours en être complétement séparée, même par un lavage très attentif.

b. Les couches intra-capsulaires ou épithéliales devenant opaques, comme elles font partie, non de la capsule, mais de la lentille, c'est dans les cataractes lenticulaires que devrait naturellement rentrer cette variété. Mais au point de vue pratique seulement, et pour les raisons que nous avons exposées, il n'en peut être ainsi.

Les couches intra-capsulaires peuvent devenir opaques :

Quand une exsudation repose à la surface iridienne de la capsule ;

Lorsque cette exsudation, après avoir existé quelque temps à la surface iridienne, s'y est résorbée ;

Lorsqu'une cataracte molle lenticulaire a existé pendant de longues années, et que le cristallin a notablement perdu de son volume ;

Après l'abaissement ou l'extraction de la cataracte lenticulaire, ou à la suite de cataractes lenticulaires traumatiques.

Dans la première et dans la seconde de ces conditions, le cristallin demeure transparent dans toutes ses parties, sauf dans celle limitée par la tache ; dans la troisième, il est opaque, et, pratiquement, il faut considérer l'affection comme une cataracte capsulo-lenticulaire. Dans la quatrième, les couches intra-capsulaires qui restent adhérentes à la capsule et sont transparentes au moment de l'opération deviennent opaques sous l'influence de l'action de l'humeur aqueuse, et peut-être aussi par suite d'un état inflammatoire de l'œil (voyez *Cataracte secondaire*).

c. Les dépôts calcaires ou phosphatiques observés dans l'épaisseur même de la capsule ne paraissent jamais se développer ni comme conséquence de l'organisation des fausses membranes, ni comme résultat de l'opacité des couches intra-capsulaires ou épithéliales. Le plus ordinairement les dépôts se forment d'emblée, et plus fréquemment dans les cas graves de maladies internes, tels que les choroïdites et les iritis chroniques, qu'en coïncidence avec l'état normal des membranes oculaires.

Maintenant nous allons décrire d'une manière générale les caractères au moyen desquels on peut distinguer sur le vivant, et *au point de vue chirurgical*, les caractères de la cataracte capsulaire antérieure.

1° *Cataracte capsulaire antérieure proprement dite.*

Caractères anatomiques.—Ils suffisent parfaitement bien pour distinguer la cataracte capsulaire de la lenticulaire. La cataracte capsulaire antérieure se présente le plus souvent sous la forme d'une tache plus ou moins grande, placée dans la pupille, et sans adhérence aucune avec l'iris. Cette tache offre un aspect différent suivant l'origine de la maladie que nous venons tout à l'heure d'étudier sommairement.

I. Lorsqu'elle est formée par des exsudations à la surface de la capsule, actuellement abandonnées par l'iris qui a repris ses mouvements complets, sa liberté, elle a l'apparence exacte des fausses membranes pupillaires, sauf qu'elle n'est pas compliquée de synéchie postérieure. Son trait particulier est l'agglomération d'aspérités réunies entre elles et ayant pour base une exsudation généralement annulaire. Ainsi la tache est inégale dans sa couleur comme à sa surface, plus blanche, plus mate dans un endroit que dans un autre ; elle est là assez unie, tandis que dans le point le plus voisin elle offre des aspérités inégales en hauteur, en forme, en couleur. Les unes ont un aspect de poussière de plâtre, crayeuse, d'un jaune plus ou moins foncé, ou le plus souvent semblable à un mur récemment récrépi ; d'autres représentent une très grande agglomération de petites élévations rugueuses plus ou moins rondes à leur base, et dont on peut comparer la forme et l'arrangement à la disposition que prendrait une légère couche d'axonge, comprimée entre deux feuilles de papier qu'on séparerait brusquement. Ces plaques se répandent du centre de la capsule vers un point qui en est généralement peu éloigné, et s'isolent alors les unes des autres. Quelquefois, surtout quand l'iris s'est fortement enflammé et que la matière exsudée a été fort abondante, la tache centrale principale qui est entourée à distance de ces aspérités crayeuses est renfermée dans une bandelette annulaire exsudative dont les limites et la forme sont toujours mal arrêtées.

Mais nous avons dit plus haut que les exsudations pupillaires s'accompagnent toujours, quand elles sont épaisses, d'un trouble dans les couches intra-capsulaires de la lentille ; dans la forme de la cataracte qui nous occupe, il en est ainsi. Il en résulte naturellement que l'aspect doit varier par suite de cette complication; en effet, à ces aspérités que nous avons décrites et qui font saillie à la surface de la cristalloïde, il faut ajouter des plis formés par la capsule et dont nous parlerons à propos de la cataracte formée par l'opacité des couches intra-capsulaires, et d'autres taches d'un blanc plus régulièrement de même teinte, reposant à la base des aspérités, et dont l'ensemble paraît être composé d'une multitude de petites taches toutes égales, uniformes et lisses. Toutes ces petites taches reposant derrière la capsule sont luisantes dans les endroits où il n'y a pas d'aspérités, parce qu'elles sont recouvertes directement par cette membrane.

II. Lorsqu'elle est le résultat d'une maladie des couches intra-capsulaires voisines du centre de la capsule antérieure, il y a encore une tache centrale mal limitée, généralement plus étendue que la précédente, et dont le caractère principal est la réunion vers l'axe de l'œil de petits plis irréguliers et le plus souvent concentriques. Autour de la tache, comme dans la variété précédente, le reste de la capsule et le cristallin peuvent demeurer parfaitement sains, ou devenir plus tard opaques sans que l'aspect décrit en soit modifié.

Ces plis, dont nous parlons ici, quoique inégaux à leur surface, sont plutôt onduleux que recouverts d'aspérités aiguës. Ici pas de saillies brusques, ni d'élévation à pointe aiguë mate, à base inégale et rugueuse; au contraire des sillons assez réguliers et à surface toujours luisante.

En regardant l'œil sous une ligne oblique, on voit très aisément que, dans ce cas comme dans le précédent, la cataracte fait saillie au-dessus du reste de la capsule, mais celle-ci est généralement recouverte d'un vernis lisse, brillant, formé par la capsule qui l'enveloppe, tandis que l'autre a une surface rugueuse et mate.

III. La cataracte capsulaire véritable, celle qui est phosphatique, ne ressemble généralement pas aux formes qui viennent d'être décrites, bien qu'elle se combine toujours avec elles. Il lui faut des années nombreuses pour présenter les caractères physiques qui la distinguent des deux précédentes.

Quand elle est bien complète, c'est-à-dire bien ancienne, elle est mamelonnée, proéminente généralement dans la pupille, et occupe, comme les deux autres, le milieu de la surface antérieure de la capsule.

Son trait caractéristique est d'être composée de petits mamelons crayeux ronds, réunis par leur base vers le centre de la cataracte, et isolés vers la circonférence de celle-ci.

Ces mamelons, tous de même forme, de la grosseur d'une très petite tête d'épingle, généralement arrondis, ont une couleur blanc mat, crayeuse, qu'il faut avoir vue pour se faire une idée nette de la façon dont elle tranche sur le reste de la tache. Quelques-uns sont d'un jaune d'ambre très franc ; ils sont un peu grenus à leur surface ; quelquefois, mais très rarement, l'un d'eux, qui contient de la cholestérine, a un reflet jaune métallique comme cuivré. Tous sont réunis et forment ainsi une masse arrangée à la manière d'une framboise dans laquelle il faut savoir reconnaître les plis concentriques provenant de l'opacité des couches intracapsulaires ou épithéliales du cristallin, et en même temps, si elles existent, ce qui est plus rare, les exsudations dont nous avons parlé en premier lieu.

Là encore, mais plus souvent que dans les deux formes précédentes, le cristallin est devenu opaque, de sorte qu'il faut tenir compte, dans le diagnostic, de cette complication et des caractères particuliers de la cataracte lenticulaire. Généralement ce sont ceux de la cataracte molle, ancienne, dans laquelle la substance cristallinienne, d'abord ramollie, s'est peu à peu condensée sur elle-même en offrant un volume progressivement moindre. C'est par suite de cette sorte d'atrophie du cristallin que la capsule offre vers son centre des plis plus nombreux recouverts de mamelons phosphatiques dans cette variété, et de taches grenues lisses de substance épithéliale dans la forme précédente.

La pupille est généralement libre dans ces cataractes ; mais on comprend qu'elle peut aussi être plus ou moins adhérente, car l'iritis peut avoir atteint les yeux qui en offrent des exemples. Les chambres de l'œil peuvent être normales, agrandies ou diminuées, suivant qu'il y a ou non des complications.

Caractères physiologiques. — La vision est abaissée ou détruite, selon que l'opacité est plus ou moins large, que le cristallin et la rétine sont sains, etc.

2° *Cataracte capsulaire postérieure.* — Elle est extrêmement rare, peut-être même n'existe-t-elle pas en réalité ; et la plupart des observations qu'on a cru en faire sur le vivant ne se rapportent qu'à des taches situées dans les couches intra-capsulaires postérieures du cristallin. Ordinairement compliquée d'autres taches du cristallin ou de la capsule antérieure, elle ne peut être diagnostiquée sur le vivant. On a vu plus haut (voyez *Anat. pathol.*, p. 59) qu'on n'a trouvé que quelques granulations épaisses, très petites, rarement une mince couche de fines granulations phosphatiques à la surface hyaloïdienne de la capsule.

Quelquefois ce qu'on a décrit sous le nom de *cataracte capsulaire postérieure* se montre sous l'aspect d'une plaque ou d'une végétation conique, située au centre même de la membrane : j'ai vu plusieurs fois cette variété qui ressemble alors à la cataracte végétante antérieure ; mais il est probable que dans ce cas la lentille est seule atteinte. Cette forme de la cataracte capsulaire postérieure est le plus souvent congénitale. Alors, selon M. d'Ammon, la maladie tiendrait à un arrêt de la circulation dans l'artère centrale de la rétine ; mais rien ne prouve que cela soit exact.

Le feuillet postérieur de la capsule, ou pour parler plus exactement, les couches intra-capsulaires de la capsule postérieure deviennent plus fréquemment opaques après les blessures de l'œil ou les opérations de cataracte à l'aiguille. Une variété de l'espèce capsulaire, nommée *aride siliqueuse*, en fournit la preuve.

Autres variétés de la cataracte capsulaire. — Cataracte pyramidale ou végétante. — Cette opacité siége au centre du feuillet antérieur de la membrane ; exceptionnellement on en rencontre des exemples dans le feuillet profond.

Au centre de la pupille on reconnaît une tache saillante, plus ou moins circulaire, et s'avançant quelquefois jusque dans la chambre antérieure, par un sommet terminé en pointe. L'ensemble de l'opacité est de forme conique ; elle semble formée de couches superposées, dont la couleur varie du blanc de craie à une teinte jaunâtre, quelquefois assez foncée. La surface en est mamelonnée et remplie d'une multitude de petites aspérités ; le reste de la capsule est transparent ; le cristallin est sain partout, sauf dans les points où il est en rapport avec la tache capsulaire. Le plus souvent la pupille est libre et très mobile ; parfois elle est adhérente en partie.

Cette cataracte a des origines différentes comme toutes les opacités décrites sous le nom de *cataractes capsulaires*, tantôt elle est congénitale, ce qui est assez rare, tantôt elle est acquise.

La cataracte acquise est le plus souvent formée de couches de matière exsudative superposées à la surface de la capsule avec opacité consécutive des couches épithéliales sous-jacentes de la lentille. Quelquefois elle est le résultat d'une maladie primitive de ces couches épithéliales ou intra-capsulaires elles-mêmes, comme cela se voit dans les cataractes liquides, et alors la capsule se plisse, s'avance sous forme d'un godet ou cupule ouvert en arrière, et proémine aussi dans la pupille.

Dans le premier cas, ce n'est qu'une cataracte pseudo-membraneuse moins étendue que de coutume et d'une forme particulière ; dans le second, c'est une variété de la cataracte lenticulaire limitée aux couches intra-capsulaires centrales. On a observé dans ce dernier cas des globules graisseux dans l'épaisseur des plis de la capsule ; mais je ne sache pas que l'on ait trouvé jusqu'ici des caractères suffisants pour la ranger dans les cataractes capsulaires vraies, qui sont d'une rareté incroyablement désespérante pour ceux qui en trouvaient si souvent autrefois.

La cataracte pyramidale acquise se développe à la suite d'une iritis, plus souvent encore après une kératite centrale avec ulcération perforante. Dans ce cas, de même que la capsule, la cornée est tachée à son centre, dans une étendue variable, et c'est là ce qui explique la forme singulière du dépôt fibro-albumineux siégeant sur la cristalloïde. La cornée, frappée d'inflammation, s'est ulcérée, l'humeur aqueuse s'est écoulée au dehors, et les lèvres de l'ulcération se sont trouvées en contact avec la cristalloïde pendant un temps variable ; mais l'ulcération cornéenne, oblitérée par une exsudation récente, s'éloigne peu à peu, quelquefois brusquement, de cette séreuse, sous l'influence de la sécrétion de l'humeur aqueuse, et c'est alors que le dépôt blanchâtre de la capsule s'allonge sous forme conique, jusque dans la chambre antérieure.

On rencontre cette variété de cataracte sur des individus qui ont été atteints d'ophthalmie purulente, particulièrement sur les enfants. Lorsque la maladie existe dans les deux yeux, ces organes sont atteints d'un balancement latéral ou rotatoire (*nystagmus*).

Le nom de *capsulaire végétante* donné à cette cataracte est impropre, en ce sens que l'opacité dont nous avons indiqué la cause, loin de s'étendre lorsqu'elle est formée, tend au contraire à diminuer par la contraction du tissu fibro-albumineux et par la résorption.

La cataracte pyramidale congénitale est contestée par bon nombre de médecins ; cependant je l'ai assurément vue plusieurs fois, et je crois bien qu'elle a pu se former par suite d'une kératite intra-utérine dont les résultats ont été les mêmes que dans les cas ordinaires de perforation centrale de la cornée. Elle est alors assez ordinairement petite, peu élevée et peut même se réduire à un point opaque, microscopique, placé juste au centre de la pupille sur la capsule antérieure, comme je l'ai vu sur l'enfant nouveau-né de mon ami Vicente y Hédo. Peut-être aussi, dans quelques cas, est-elle un arrêt de développement du cristallin, limité à une très petite partie des couches intra-capsulaires.

Je vois en ce moment, à ma clinique, un des plus beaux exemples de cataracte pyramidale que j'aie rencontrés. C'est une petite fille, nommée Valentin, de l'âge de trois ans, qui est atteinte, du côté droit, de cette singulière affection. Elle n'a jamais eu aucune ophthalmie, la cornée est parfaitement claire, et, avec l'ophthalmoscope, je n'ai pu y découvrir aucune altération comme celles que démontre la déformation de l'image de la lumière dans les cas de cicatrice transparente de la cornée. L'iris est sain, de même couleur que de l'autre côté, la pupille mobile et régulière ; l'atropine la dilate rapidement.

Avant d'injecter la solution mydriatique, on constate dans la pupille une masse blanche exactement conique. La base repose sur la capsule dans la chambre postérieure, le sommet s'avance dans la chambre antérieure et touche presque la cornée. Le sommet est très aigu et un peu recourbé à son extrémité, la base à peu près du diamètre de la pupille. Cette base est placée sur un socle un peu plus large qu'elle, parfaitement distinct et plus élevé que le niveau de la cristalloïde. En regardant l'œil de côté, on voit la petite pyramide traverser toute la chambre antérieure, et l'on reconnaît aisément ainsi que la masse est un peu inégale, comme composée de couches superposées et qui auraient été séparées ensuite par l'éloignement de deux membranes entre lesquelles elles auraient été placées. Le cristallin est clair au pourtour de la cataracte ; mais la pupille étant dilatée, on y voit des stries disposées par couches, opaques, surtout à la circonférence.

La cataracte pyramidale s'observe aussi en arrière de la lentille sur la capsule postérieure ; mais il est bien difficile d'en avoir la certitude sur le vivant, même avec l'ophthalmoscope. Il est peu probable que là elle soit formée d'autre chose que de plis de la capsule renfermant des couches intra-capsulaires devenues opaques.

Quelquefois la cataracte pyramidale se voit simultanément sur les deux feuillets de la capsule, ce que l'on peut reconnaître aisément quand le cristallin, ce qui est la règle générale dans cette maladie, a conservé sa transparence.

Cataracte aride siliqueuse. — C'est le nom qu'on donne, depuis Schmidt, à l'opacité traumatique des deux feuillets de la capsule, lorsque le cristallin s'est résorbé tout à fait ou en très grande partie. On doit l'étendre à tous les cas de résorption du cristallin sans blessure préalable de son enveloppe.

Les feuillets capsulaires sont réunis plus ou moins intimement par leur face interne, et apparaissent dans la pupille sous la forme d'une tache très étendue, mamelonnée et inégale. Souvent quand l'œil a été blessé ou opéré ou que la capsule a éclaté spontanément, le feuillet antérieur présente une déchirure dans un point quelconque de sa surface, et, derrière la perte de substance, on voit le feuillet postérieur en contact plus ou moins immédiat avec les bords de la solution de continuité. Dans d'autres cas, il y a au centre ou à la circonférence de la tache un espace libre, qui permet de reconnaître le fond de l'œil à sa couleur noire normale. Quelquefois, quand l'œil n'a jamais été lésé, que la cataracte a été primitivement molle et qu'elle est fort ancienne, le cristallin s'est presque entièrement résorbé et les feuillets de sa capsule se sont adossés par suite de la diminution de volume de la lentille. J'ai opéré, en 1854, avec succès, un vieillard de soixante-treize ans, dont l'œil droit était dans ce cas. Jamais il n'avait vu de cet œil depuis sa naissance. La capsule adossée à elle-même fut assez facilement abaissée avec les couches intra-capsulaires opaques qu'elle contenait. La cataracte était réduite à l'épaisseur d'une feuille de papier.

Assez souvent la capsule s'est déplacée dans un sens ou dans un autre, et une partie de sa circonférence se voit à travers la pupille ; il est facile alors de reconnaître au peu d'épaisseur de la cataracte que le cristallin n'existe plus.

La cataracte aride siliqueuse est souvent une cataracte *secondaire ;* elle est ici, comme dans les cas de blessures, spécialement formée par les couches intra-capsulaires qui sont devenues opaques et adhérentes à la capsule. On trouve aussi çà et là, dans cette cataracte, des exsudations organisées et plus ou moins limitées ou étendues.

Cataracte capsulaire traumatique. — Nous l'étudierons quand nous nous occuperons des cataractes secondaires, pour éviter une double description.

Étiologie des cataractes capsulaires.

Les causes de l'opacité de la capsule même sont environnées d'obscurité et ne peuvent être cherchées que dans un trouble profond de la nutrition de cette membrane. Celles de la cataracte pseudo-membraneuse sont très nombreuses. Parmi les principales, on a rangé l'inflammation de l'iris, et en général la phlogose de toutes les membranes internes. Les piqûres, les coupures, les déchirures à la suite de contusions violentes, etc., doivent aussi être notées. Cette origine de la cataracte capsulaire pseudo-membraneuse indique au praticien la nécessité de rechercher les complications qui l'accompagnent si fréquemment, et dont les plus importantes sont l'adhérence entre l'iris et la capsule, les taches de la cornée et l'inflammation chronique des membranes internes.

Marche des cataractes capsulaires.

Elle est subordonnée aux causes qui ont produit la maladie; une blessure de la capsule occasionnera souvent une petite opacité, qui n'augmentera pas dans la suite; tandis que l'inflammation chronique d'une des membranes internes de l'œil deviendra la cause d'une tache, qui s'étendra à tout le feuillet antérieur de la séreuse du cristallin; dans d'autres cas, si l'inflammation disparaît complétement, l'opacité capsulaire demeurera limitée et n'augmentera plus.

CARACTÈRES DIFFÉRENTIELS DES CATARACTES LENTICULAIRES ET CAPSULAIRES COMPLÈTES.

CATARACTES LENTICULAIRES.	CATARACTES CAPSULAIRES.
Opacité s'étendant du centre du cristallin à sa surface, ou en sens inverse, sans qu'aucune inflammation ait précédé.	*Opacité* s'étendant à une partie de la surface de l'appareil cristallinien, et étant presque toujours précédée d'une inflammation.
Tache grise, verte, noire, blanche ou ambrée, parcourue souvent de stries qui convergent toutes vers le milieu de la lentille, et parfaitement lisse à sa surface, même lorsqu'elles sont nombreuses. Dans la cataracte liquide, les stries sont transversales quand on laisse l'œil en repos.	*Tache* toujours d'un blanc mat couleur de craie, formée de plaques rugueuses réunies sans ordre, et présentant des aspérités qui font saillie à la surface de la membrane. Point de stries régulières.

La cataracte lenticulaire envahit peu à peu tout le cristallin.	La capsulaire demeure stationnaire et limitée, à moins que l'inflammation ne persiste.
Volume très grand ou très petit, forme toujours convexe.	*Volume* petit, forme aplatie.
Iris mobile ou immobile, sans adhérences, saillant quelquefois en avant ou agité exceptionnellement d'oscillations (*cat. liquide*).	*Iris* rarement mobile, souvent adhérent et tiré en arrière ; jamais agité d'oscillations.
Ombre portée large ou nulle.	*Ombre portée* nulle, s'il y a des adhérences, exagérée s'il n'y en a pas.
Vision abolie complétement ou s'améliorant à un jour modéré. Sensation du jour quelquefois obtuse, le plus souvent distincte.	*Idem*.

C. — CATARACTES CAPSULO-LENTICULAIRES.

Ces cataractes se distinguent des autres par la réunion des caractères de la cataracte lenticulaire et de la capsulaire. C'est donc par l'observation de la forme et de l'aspect de ces deux grandes espèces qu'on parvient à distinguer aisément celle qui nous occupe. Les cataractes *capsulo-lenticulaires* sont complètes ou incomplètes, c'est-à-dire que l'opacité est limitée quelquefois à une petite tache sur la capsule et sur le cristallin, tandis que d'autres fois la taché capsulaire et la lenticulaire sont très étendues. Dans tel cas, le cristallin sera complétement opaque, et la cristalloïde n'offrira qu'une très petite tache couleur de craie ; dans tel autre, la séreuse sera opaque dans presque toute sa surface antérieure, et c'est à peine si, à travers quelque espace demeuré clair, on pourra distinguer l'état de la lentille.

Dans toute cataracte *capsulo-lenticulaire*, l'opacité présente deux plans. L'antérieur offre tous les caractères de la cataracte capsulaire que nous avons décrite ; nous n'y reviendrons pas. Le postérieur mérite quelque attention : lorsque la tache de la capsule est petite, celle de la lentille ne s'étend ordinairement qu'à peu de profondeur et demeure limitée ; on en trouve un exemple dans la variété de cataracte que nous avons décrite plus haut sous le nom de *capsulaire végétante* ou *pyramidale*. Il peut arriver cependant, longtemps après que la petite tache capsulaire s'est formée, que la lentille perde peu à peu sa transparence, sans qu'il y ait un rapport direct entre sa maladie et celle de sa membrane ; il est facile alors d'étudier les progrès de la cataracte lenticulaire à travers les parties saines de la capsule. Si, au contraire, la cataracte capsulaire est très large, il n'y a point à douter que la lentille ne participe plus ou moins à l'inflammation et qu'elle ne soit opaque, au moins dans toute l'étendue de ses couches intra-capsulaires en rapport avec la partie malade de la cristalloïde ; on en a souvent la preuve lorsqu'on voit une petite partie du plan profond à travers une transparence de la capsule.

Les auteurs admettent un grand nombre de variétés de cataractes *capsulo-lenticulaires*, par ce motif que, dans toutes les variétés de cataractes, l'opacité peut porter à la fois sur le cristallin et sur la capsule. En première ligne, nous voyons celle que nous avons déjà rappelée, la *capsulaire végétante*, dans laquelle le malade est myope ou aveugle ; ensuite vient l'*aride siliqueuse*, dans laquelle les deux feuillets de la capsule, rapprochés l'un de l'autre, et devenus opaques, ne renferment plus que des débris de la lentille ; puis la *capsulo-lenticulaire liquide*, dans laquelle un petit noyau du cristallin nage dans l'espace intra-capsulaire, et communique des mouvements de fluctuation à la capsule, qui est épaisse et opaque, etc. (1).

Des fausses membranes pupillaires, ou cataractes fausses.

Cet article est la fin ou complément de l'article 16 du tome II, page 489, sur l'*oblitération de la pupille*, et méthodiquement il devrait se trouver placé avec les maladies de l'iris.

Il a pour sujet ce qu'on désigne ordinairement sous le nom de *cataracte fausse*, et c'est pour ne pas trop s'éloigner des usages reçus, qu'il a été reporté après l'étude des cataractes ; mais deux remarques seront faites ici :

1° Si par *cataracte* on entend désigner ce symptôme qui consiste en une perte de la vision distincte, suite d'une opacité pupillaire, il faut remarquer que cette *cataracte* n'est pas plus *fausse* que toute autre, puisque la vision est perdue aussi bien que dans toute opacité du cristallin, et que dès lors cette distinction des *cataractes* en *vraies* et en *fausses* ne doit pas être conservée dans une division fondée sur l'examen des parties anatomiques de l'œil et non sur la symptomatologie.

(1) D'après l'ordre indiqué sur notre tableau, nous devrions nous occuper ici des cataractes secondaires ; mais comme elles sont le résultat de l'opération, et que nous n'avons point encore parlé des procédés opératoires, nous y reviendrons plus loin après avoir décrit ces procédés.

2° Si, par *cataracte*, on entend une opacité de l'*appareil cristallinien* (et c'est à quoi pensait celui qui, le premier, a dit *cataracte fausse*), ce n'est point en traitant des maladies du cristallin qu'on doit s'occuper de ces fausses membranes ; c'est à l'article concernant les lésions de l'iris qu'il doit en être question, en notant simplement :

A. Que ces fausses membranes causent une perte de la vision distincte, en même temps qu'une opacité du champ pupillaire, et qu'elles peuvent facilement être distinguées par leur situation et leur aspect anatomo-pathologique, par leur étiologie même.

B. Que ces fausses membranes peuvent être :

a. Primitives.

b. Secondaires, c'est-à-dire consécutives à une extraction ou à un abaissement d'un cristallin opaque, et qu'alors leur étude doit simplement être rappelée en traitant des complications ou accidents consécutifs de l'extraction ou de l'abaissement.

c. Enfin, et en faisant l'histoire de ces fausses membranes, qu'elles peuvent adhérer au centre de la capsule, puis se détacher de l'iris, qui reste sain, tandis qu'elles demeurent fixées à la cristalloïde, s'incrustent de calcaire et de graisse, grandissent de la sorte, s'épaississent, et deviennent, cause et origine matérielle d'une lésion de la capsule, d'une opacité ou cataracte capsulaire, et, plus tard même, d'une opacité du cristallin.

Comme on le voit, cette étude des fausses membranes pupillaires, faite à sa place, simplifie et éclaire d'autant l'histoire et surtout l'étiologie de la cataracte capsulaire.

Dans ces fausses membranes pupillaires nous rangeons quatre espèces de fausses cataractes : la *fibrineuse*, la *purulente*, la *sanguine* et la *pigmenteuse*. Nous conserverons cette division admise par M. Mackenzie. La dernière espèce, la cataracte pigmenteuse, mérite, selon nous, toute l'attention du praticien.

I. — Cataracte fibrineuse.

C'est une variété de la cataracte capsulaire dans laquelle une exsudation abondante, sécrétée par l'iris enflammé, s'est déposée sur la capsule dans le champ de la pupille, et forme une saillie plus ou moins considérable dans la chambre antérieure. La lentille participe le plus souvent au mal, et devient opaque en partie ou en totalité. Quelquefois la pupille est libre d'un côté, le plus souvent elle est adhérente. Si la fausse membrane, quoique très épaisse, ne recouvre qu'une partie du champ pupillaire et repose sur le bord de l'iris sans intéresser complétement la cristalloïde, la vision peut être conservée dans des limites assez étendues. La tache est blanche et marquée le plus souvent de quelques petits points jaunâtres, qui forment des aspérités à sa surface. Parfois la lymphe plastique prend certaines formes : placée derrière la pupille et adhérente à la face postérieure de l'iris, elle ressemble à deux bandelettes croisées ; cet arrangement particulier constitue la cataracte fibrineuse *barrée*, nom qu'on a donné aussi à une forme de la cataracte molle. Au contraire, lorsque la pupille présente une opacité blanchâtre, peu épaisse et en forme de réseau, la cataracte prend le nom de *fibrineuse réticulée*. Enfin, quand la pupille est complétement obstruée par un épais coagulum de lymphe, c'est la cataracte fibrineuse *en caillot*. Toutes ces dénominations sont détestables et doivent être rejetées.

Ces diverses opacités ne se distinguent de la cataracte capsulaire pseudo-membraneuse proprement dite, qu'en ce qu'elles sont plus particulièrement formées par un dépôt plus abondant de lymphe plastique, sécrétée à la surface de la cristalloïde après une violente inflammation de l'iris.

II. — Cataracte purulente.

Elle ressemble beaucoup, pour la forme, à la cataracte dite *fibrineuse en caillot*. Une collection de pus s'est organisée dans la pupille ; on voit dans cette ouverture, complétement adhérente et immobile, une tache épaisse, inégale, rugueuse et jaunâtre dans toute son étendue. L'iris est décoloré, et présente parfois encore des traces d'une inflammation chronique. Il n'est pas rare qu'en même temps on trouve dans la chambre antérieure un hypopyon organisé, et recouvert de fausses membranes épaisses. La vue est entièrement abolie, on ne peut guère essayer de la rétablir que par une opération de pupille artificielle ; encore ne devra-t-on fonder que peu d'espoir sur cette ressource, la face postérieure de l'iris étant souvent doublée de fausses membranes, qui s'étendent au loin dans la cavité oculaire.

III. — Cataracte sanguine.

Elle se développe à la suite de plaies de l'œil ou d'hémorrhagies intra-oculaires spontanées, à la suite desquelles l'iris s'est enflammé. La chambre antérieure, ou quelquefois la pupille seulement, est remplie d'une tache brun noirâtre, dans laquelle on remarque çà et là des plaques blanchâtres. La pupille est ordinairement adhérente, et la vision détruite. Le pronostic est moins grave que pour la cataracte purulente.

IV. — Cataracte pigmenteuse ou uvéenne.

On a nommé *cataracte pigmenteuse* ou *uvéenne* une opacité brun noirâtre ou tout à fait noire, formée par du pigmentum uvéen placé dans la pupille sur des dépôts fibro-albumineux, qui recouvrent la capsule en entier ou en partie, en remplaçant cette membrane lorsqu'elle a été détruite. Cette cataracte, quelquefois microscopique, est d'autres fois étendue à toute la surface pupillaire; dans ce dernier cas, elle simule grossièrement d'autres maladies, comme, par exemple, l'amaurose ou la cataracte noire, avec lesquelles elle n'a que ce seul rapport de coloration noire de la pupille. Tantôt l'opacité pigmenteuse, et c'est là le cas le plus fréquent, adhère par un ou plusieurs points à l'iris; tantôt, au contraire, elle est isolée au centre de la capsule, et le diaphragme demeure complétement libre. Elle présente en général une variété de formes telle que la description sous ce rapport ne m'en paraît pas possible. Ce n'est pas au reste une maladie rare : je l'ai observée plusieurs fois, et entre autres, avant la découverte de l'ophthalmoscope, dans un cas où bon nombre de médecins la considéraient, les uns, et c'était la majorité, comme une amaurose, les autres comme une cataracte noire : j'ai pratiqué l'opération, et un succès immédiat des plus complets a pleinement justifié mon diagnostic. Voici cette observation.

Observation.— *Cataracte pigmenteuse consécutive d'une iritis survenue après une opération de cataracte, et prise pour une amaurose pendant plus d'une année. Opération par scléroticonyxis. Vision rétablie immédiatement et conservée pendant un mois. Après ce temps, nouvelle iritis et oblitération de la pupille. Opération de la pupille artificielle par décollement. Insuccès.*

M. X..., âgé de soixante-six ans, marchand boucher, rue d'Orléans, 50, au Petit-Montrouge, a été opéré de la cataracte des deux yeux, il y a plus d'un an. Lorsqu'il se présente à ma clinique, l'œil gauche est atrophié ; le droit offre les symptômes suivants :

La conjonctive, la cornée et la sclérotique ne sont point injectées ; la chambre antérieure a ses dimensions normales ; la pupille, légèrement ovalaire de haut en bas, offre dans cette direction environ 3 à 4 millimètres d'étendue, et un peu moins dans son diamètre transversal ; elle semble au premier aspect parfaitement noire. Le malade a conservé la sensation très distincte du jour et de la direction de la lumière, il ne voit ni mouches, ni flammes, ni éclairs ; le soir il aperçoit assez bien au loin les lanternes des voitures qui passent, mais il ne distingue de près aucun objet, petit ni grand, et il ne peut pas se conduire.

Examiné par plusieurs médecins, M. X... est atteint, selon les uns, d'une amaurose, selon les autres, d'une cataracte noire qu'on aura mal abaissée, etc. Aucun ne constate la véritable cause de la cécité.

Lorsqu'on regarde de près l'ouverture pupillaire, on reconnaît qu'elle est frangée sur ses bords, et sillonnée dans toutes les directions, mais plus particulièrement de haut en bas, par de nombreux filaments d'une finesse extrême, et d'une couleur noire tirant un peu sur le brun. Entre ces filaments et en arrière, on voit plusieurs plaques de même teinte, qui en circonscrivent une, très petite et triangulaire, dont le noir, beaucoup plus pur, est formé par une lacune, à travers laquelle apparaît le fond de l'œil. Pour reconnaître cette lacune, beaucoup de personnes sont obligées de se servir d'une très forte loupe, et ne parviennent à la découvrir qu'après avoir consulté le dessin de la pupille que j'ai fait sur le tableau noir. Deux ou trois médecins restant dans le doute, et croyant toujours que la couleur noire de la pupille n'est autre chose que le fond de l'œil, je fais instiller entre les paupières une forte solution de belladone, d'instant en instant pendant une heure, sans qu'il en résulte aucun changement dans le diamètre de la pupille. Je n'essaie point l'expérience des trois lumières, la capsule et le cristallin n'existant plus depuis l'opération de la cataracte.

Huit jours après, le malade ayant été convenablement préparé, je déchire, au moyen d'une aiguille introduite par la sclérotique, les fausses membranes recouvertes d'un pigmentum. Leurs débris, noirs en avant et blancs à la face postérieure, flottent quelque temps dans la pupille agrandie, puis s'abaissent peu à peu. Le malade distingue immédiatement le nombre des doigts, une montre, d'autres petits objets, et se trouve enfin, sous le rapport de la vision, dans les conditions d'un cataracté opéré par abaissement avec succès.

Après quelques symptômes inflammatoires insignifiants qui durèrent trois à quatre jours, l'œil reprit peu à peu sa couleur normale, et la vision fit des progrès réels pendant un mois. Mais à cette époque survint une violente iritis, qui vint tout compromettre. La pupille s'oblitéra de nouveau, devint d'une étroitesse extrême, et se remplit entièrement d'une fausse membrane blanche très solide. Une pupille artificielle fut pratiquée plus tard par décollement, mais l'opération ne réussit pas.

Étiologie. — La cataracte pigmenteuse n'est jamais primitive ; elle ne se forme qu'à la suite d'une iritis spontanée ou traumatique, et lorsqu'une exsudation s'est déposée sur la capsule. On la voit encore quelquefois après les opérations de cataracte, alors que la capsule a été détruite, quand de fausses membranes s'organisent derrière l'iris, et glissent recouvertes de pigmentum dans la pupille.

Mais comment ces fausses membranes, placées le plus souvent sur la capsule et en rapport avec l'iris, se trouvent-elles, en dernière analyse, dans le champ pupillaire ? C'est la conséquence d'un phénomène pour l'intelligence duquel quelques remarques sont nécessaires.

Lorsqu'on injecte l'iris sur le cadavre, particulièrement dans des yeux d'enfant, on voit la membrane se développer en tous sens dans sa plus grande étendue, et la pupille, très resserrée, diminuer en proportion directe de la quantité de liquide qui a pénétré dans les artères iridiennes. De même dans les inflammations internes de l'œil, et surtout dans l'iritis aiguë, l'iris gorgé de sang se développe à la fois en épaisseur et en surface, c'est-à-dire que d'avant en arrière il prend un volume plus grand, par suite de la turgescence de son parenchyme ; et que, d'une autre part, il s'étend dans toute sa surface, par le fait même de la surabondance de liquide que l'inflammation apporte dans ses vaisseaux, en sorte que la pupille se contracte et demeure contractée pendant tout le temps que dure cet état anomal. De là un contact plus immédiat entre l'iris et la capsule.

Deux autres circonstances viennent encore, avec celles qui précèdent, aider au contact fâcheux de l'iris et de la capsule, et faciliter la formation de la cataracte pigmenteuse ; c'est d'une part, la forme même de la chambre postérieure, et de l'autre la vascularisation morbide de l'ensemble du globe et en particulier celle de la choroïde. Il serait superflu de s'arrêter sur la forme de la chambre postérieure ; tout le monde sait qu'elle est d'autant plus étroite d'avant en arrière, qu'on l'examine plus près de l'axe antéro-postérieur de l'œil ; et qu'en conséquence l'iris est plus voisin de la capsule au centre de la pupille que partout ailleurs. Si donc l'inflammation rapproche la marge pupillaire de cet axe, et c'est un fait que l'observation démontre tous les jours, le diaphragme de l'œil se trouve en contact presque immédiat avec la cristalloïde.

Quant à la vascularisation morbide de l'ensemble du globe et en particulier de la choroïde, considérée comme cause de rapprochement entre la capsule et l'iris, rien ne paraît plus aisé à concevoir. La sclérotique, de toutes les membranes oculaires la plus épaisse, la plus résistante et la moins élastique, infiniment moins vasculaire que la choroïde, ne se dilate pas en raison directe de celle-ci pendant l'inflammation d'une des autres membranes, en sorte que les milieux de l'œil présentent nécessairement des phénomènes de compression, comme l'attestent, dans certains cas graves, les *éclairs* dont se plaignent les malades, de même que dans la compression mécanique ou les coups portés sur l'œil, la *sensation de plénitude* de l'organe, les *douleurs gravatives*, etc. Or, que résultera-t-il, entre autres choses, de cette résistance de la coque scléroticale, en présence du développement vasculaire plus grand de la choroïde et de quelques autres membranes internes, sinon que le corps vitré en particulier, auquel adhèrent le cristallin et sa capsule, devra, pressé de toutes parts, s'allonger en avant et se rapprocher de l'iris, par ce motif que l'humeur aqueuse présente moins de résistance que le reste des milieux de l'œil ?

Enfin, dans quelques cas particuliers, et entre autres chez les malades avancés en âge, une dernière circonstance est à noter à l'égard des causes de rapprochement de l'iris et de la capsule : c'est que, chez ces individus, et plus particulièrement chez ceux qui ont été habituellement sujets aux congestions cérébro-oculaires, la capacité des chambres de l'œil a notablement diminué, ainsi que l'atteste la convexité de l'iris en avant, phénomène qu'on rencontre aussi dans les congestions chroniques, ou dans les inflammations de la choroïde, sans que pour cela le cristallin ait rien perdu de sa densité normale. Qu'une cause quelconque vienne à déterminer l'inflammation de l'iris chez des individus dont l'œil est ainsi disposé, la cristalloïde et le diaphragme ne réuniront-ils pas toutes les conditions nécessaires pour se souder ensemble, s'il y a sécrétion d'une matière plastique?

Les causes du rapprochement de l'iris et de la capsule étant établies par ce qui précède, il reste à voir comment il se fait que le pigmentum se détache de la face postérieure de l'iris, pour venir se placer sur un point de la capsule avec lequel, en dernière analyse, il ne se trouve plus en contact quand l'inflammation a cédé. Cette recherche sera d'autant plus intéressante que c'est à la difficulté d'expliquer le déplacement de la matière uvéenne qu'était due autrefois la divergence des auteurs sur l'étiologie et la nature de cette variété de cataracte.

On a vu plus haut que, durant son inflammation ou celle de la capsule, l'iris se développe dans toute son étendue, et que la pupille se trouve resserrée en proportion directe de la turgescence vasculaire du diaphragme. Si l'on admet que, pendant cette diminution du diamètre pupillaire, une sécrétion plastique s'étende à la face antérieure de la capsule, on concevra facilement que l'uvée se soude en plus ou moins grande partie à ce feuillet de la membrane, comme cela se voit journellement dans les cas d'iritis, ou comme on l'obtient artificiellement sur les yeux conservés dans l'alcool. Que, d'un côté, la matière sécrétée soit très abondante et très organisable, et que, de l'autre, l'inflammation oculaire dure longtemps, l'adhérence entre l'iris et la cristalloïde deviendra permanente, et l'on aura une synéchie postérieure complète avec oblitération de la pupille. Mais si, au contraire, la fibro-albumine se trouve en petite quantité, s'organise lentement, et qu'en même temps l'inflammation iridienne s'arrête tout à coup, la turgescence du diaphragme disparaissant, la pupille tendra à reprendre ses mouvements, et il s'établira une lutte entre la force de retrait de l'iris vers ses attaches ciliaires, et la résistance de la fausse membrane mal organisée encore qui le retient.

Il arrivera alors de deux choses l'une : ou la fausse membrane cédera lentement, et il se formera un ou plusieurs filaments fibro-albumineux plus ou moins longs, recouverts de pigmentum à leur surface antérieure, et adhérant en avant à l'iris, en arrière à la capsule ; ou la fausse membrane, attachée fortement à la capsule enlèvera à l'iris une ou plusieurs plaques pigmenteuses plus ou moins épaisses, plus ou moins larges, et la pupille entièrement libre reprendra sa forme circulaire et à peu près tous ses mouvements normaux.

On aura, dans le premier cas, une ou plusieurs synéchies (adhérences) postérieures, et, dans le second, une cataracte pigmenteuse partielle, libre d'adhérences avec l'iris.

Maintenant, revenons-en à la supposition faite plus haut, et admettons que la sécrétion ait été abondante ; que, pendant l'inflammation, l'iris, baigné à sa face postérieure dans la fibro-albumine, ait perdu longtemps ses mouvements et qu'il en soit résulté une oblitération permanente de la pupille : aussitôt après la cessation de son gonflement inflammatoire, le diaphragme, retenu dans sa marge où il a ses mouvements les plus étendus, tendra, sous l'influence de la lumière, à les reprendre, et peu à peu, lentement, d'une manière souvent égale dans tous les sens, et sans se détacher nulle part tout à fait, glissera de 1 millimètre quelquefois, d'autres fois de deux sur la fausse membrane, en y laissant attachée une trace de pigmentum, qui, par sa largeur, représentera l'étendue du retrait de l'iris. On aura, dans ce cas, une pupille noire, souvent assez ronde, que les rayons lumineux ne traverseront pas ; et l'affection, qui ne sera qu'une cataracte pigmenteuse complète avec adhérences, pourra être prise pour une amaurose ou une cataracte noire lenticulaire. C'est plus particulièrement cette variété que nous avons voulu décrire ici, à cause du haut intérêt pratique qu'elle présente sous le rapport du diagnostic différentiel et du traitement.

Les auteurs qui ont écrit sur la cataracte pigmenteuse sont loin d'être d'accord sur la nature de la matière noirâtre qui la forme. Ainsi, et pour ne citer que les principaux, Pellier (1) juge que les filaments bruns et les plaques doivent être considérés comme des prolongements de la choroïde ; selon Walther, ce seraient de nombreuses ramifications de vaisseaux gonflés, et, suivant Chélius, des dépôts mélaniques situés sur la surface antérieure de la capsule. Le professeur de Munich admet cependant, mais dans des limites beaucoup trop restreintes selon nous, que des flocons pigmenteux noirâtres peuvent rester adhérents à la cap-

(1) Pellier, *Recueil de mémoires*. Montpellier, 1783.

sule et isolés au milieu de cette membrane ; mais il ne trace pas les caractères établissant la différence qui existe entre les vascularités morbides des exsudations que l'on voit à la surface de la cristalloïde et les filaments exsudatifs allongés qui fixent l'iris sur la capsule. A l'exemple de Walther, le professeur Rosas (*Handbuch der Augenheilkunde*, Bd II, S. 685) pense que les taches sont vasculaires, et avance même qu'elles sont parfaitement analogues au pannus de la cornée, quoique, en vérité, nous ne connaissions rien de moins comparable sous tous les rapports. Richter et Beer considèrent les taches brunes comme de nature pigmenteuse ; mais Beer croit qu'une commotion violente de l'œil est seule capable de produire le décollement du pigmentum, et pose en fait que cette matière peut rester accolée à la capsule sans l'aide de la fibro-albumine exsudée par l'inflammation. Mackenzie, Middlemore, admettent la cataracte pigmenteuse.

Symptômes anatomiques. — Ils varient selon le degré de l'inflammation qui les a produits. Dans le cas le plus simple, la capsule ou la fausse membrane qui la remplace présente une petite tache noire ou rouge brun foncé, de largeur variable et de formes diverses, qui semble pulvérulente le plus souvent à sa surface, disposition que la loupe démontre mieux encore, et est libre de toute adhérence avec l'iris. Très souvent cette tache, parfois assez rapprochée de la marge pupillaire, se continue avec celle-ci, à laquelle elle est attachée par un ou plusieurs filaments, ou par un très grand nombre de bandelettes fibro-albumineuses très fines et recouvertes de pigmentum uvéen, ce qui donne à la pupille une forme dentelée plus ou moins marquée, vers un ou plusieurs points de sa circonférence, ou même dans toute son étendue. Quelquefois, surtout quand la pupille est oblitérée en entier ou en grande partie, on voit sur la plaque noire des filaments semblables, convergents vers son centre ou tendus de diverses manières, qui représentent parfois des espèces de piliers ou de colonnes plus ou moins grosses ou nombreuses, et offrent la même couleur noire que la tache avec laquelle ils se confondent. Entre les colonnes fibro-albumineuses dont la surface est le plus souvent mate, granuleuse et comme veloutée, il peut exister un ou plusieurs interstices plus ou moins larges, à travers lesquels la lumière pénètre en quantité variable jusqu'au fond de l'œil, qu'il est très facile alors de distinguer de la couleur noire uvéenne, par suite de l'étroitesse même de l'ouverture ; cela s'observe particulièrement lorsque la capsule a été enlevée avec le cristallin.

Ces filaments, colorés en noir rougeâtre, doivent être distingués surtout des stries vasculaires que présentent les exsudations que l'on voit assez souvent sur la capsule après les inflammations de l'iris. Comme celles-ci, ils sont le plus souvent tortueux, et dirigent aussi leur sommet vers la pupille ; mais ils diffèrent essentiellement de couleur avec les vascularités morbides, qui sont d'un beau rouge vermillon. Un caractère qui paraît les en différencier mieux encore, c'est que les filaments albumineux recouverts de pigmentum, tiraillent plus ou moins l'iris vers l'axe antéro-postérieur de l'œil, en sorte que les fibres du diaphragme offrent dans cet endroit une tension véritable, et surtout une sorte de prolongement qui fait corps avec l'exsudation plastique. Dans la vascularisation, au contraire, on ne voit ni la tension de l'iris, ni ce prolongement dans la partie de la marge pupillaire d'où sort le vaisseau ; et la pupille offre là, comme ailleurs, la courbure circulaire normale. Au reste, la vascularisation des exsudations est un fait assez rare, tandis que les exsudations de la pupille sont malheureusement très communes.

Lorsque la marge iridienne est adhérente en entier, les fibres convergentes de l'iris paraissent plus franchement dessinées qu'à l'état normal, et des sillons plus ou moins profonds, placés entre chacune d'elles, les mettent en relief encore avec plus d'énergie. La tendance incessante de l'iris à se rétracter vers le corps ciliaire contribue peut-être aussi à rendre cette disposition plus évidente. Le diaphragme offre assez souvent encore les traces de l'inflammation qui a produit autrefois l'opacité pupillaire pigmenteuse; tantôt c'est une décoloration totale ou partielle de sa surface antérieure ; tantôt ce sont de fausses membranes placées en arrière, et qui froncent le petit cercle iridien devenu proéminent en raison directe de leur épaisseur.

Dans les cas d'oblitération de la pupille, la lumière joue un rôle négatif qu'il importe de noter : lorsqu'elle arrive sur cette ouverture, tous les rayons lumineux étant absorbés par la couleur noire de l'opacité, aucun n'est réfléchi, comme on le voit dans l'amaurose.

L'ophthalmoscope met hors de doute la nature de la cataracte pigmenteuse ; mais on en reconnaît encore mieux la présence à l'aide d'un moyen que m'a indiqué M. le professeur Donders, d'Utrecht (je ne sais s'il lui appartient). On se met dans l'obscurité comme pour l'examen ophthalmoscopique et l'on concentre sur la pupille, au moyen de l'oculaire d'une loupe très forte (par exemple celle de Brücke), ou à son défaut avec un verre à cataracte ordinaire (n° 2), toute la lumière d'une lampe placée à côté du malade. L'œil à observer reçoit cette lumière obliquement, et le médecin, plaçant un verre lenticulaire de l'autre côté de l'œil, grossit l'image des objets considérablement éclairés qui font le sujet des recherches. Les moindres traces de pigmentum sont ainsi reconnues.

Si l'on se sert d'une bougie dans un cabinet noir, selon le procédé découvert par Purkinje en 1823, et décrit en France par Sanson, en 1837, on a la preuve que la lumière ne traverse ni la capsule ni le cristallin, l'image fournie par la cornée pouvant seule être reconnue, ainsi qu'il arrive dans la cataracte noire.

L'habitude extérieure du malade tient plus de celle du cataracté que de celle de l'amaurotique ; il baisse la tête lorsqu'il est en pleine lumière, son œil est plutôt dirigé vers la terre qu'en sens opposé, et il fronce énergiquement les sourcils lorsqu'on lui enlève brusquement son chapeau ou l'abat-jour qu'il porte habituellement ; sa démarche est celle du cataracté ; il traîne les pieds avec précaution, à la manière d'un homme enfermé la nuit dans une chambre obscure, et n'a pas cette démarche sautillante, particulière à l'amaurotique.

Symptômes physiologiques. — La vue est plus ou moins altérée, selon l'étendue de la plaque pigmenteuse et l'oblitération de la pupille ; lorsque l'atrésie est complète, le malade conserve à un assez haut degré la sensation de la lumière et reconnaît la direction des ombres. Il n'accuse en aucun temps dans sa vision ni mouches volantes, ni arcs-en-ciel, ni éclairs, à moins de complications plus graves, etc. Il n'éprouve pas de douleurs.

Diagnostic différentiel. — La *cataracte pigmenteuse complète* ne saurait être confondue qu'avec deux autres affections, dont l'une, malheureusement trop commune, est l'*amaurose*, et l'autre, extrêmement rare, la *cataracte noire*. Encore, les caractères particuliers à chacune de ces affections étant assez nettement tranchés, faudrait-il, pour tomber dans cette erreur, surtout depuis la découverte de l'ophthalmoscope ou de l'emploi de la loupe suivant le procédé décrit plus haut, être réellement fort peu exercé au diagnostic différentiel des maladies oculaires. Cependant, je donne ces caractères différentiels, car je n'oublie pas que j'écris, non pour des spécialistes, mais pour des praticiens.

Dans l'*amaurose*, la pupille est en général immobile, mais le plus souvent assez ronde, et l'on n'aperçoit point de filaments noirs qui l'attachent à la capsule, en lui donnant une forme plus ou moins anomale, comme cela se voit toujours dans la cataracte pigmenteuse complète. Dans la *cataracte noire*, la pupille est mobile comme à l'état normal, ce qui distingue nettement, sous ce rapport, cette affection des deux autres. Il y a des cas d'amaurose, il est vrai, dans lesquels la mobilité de la pupille étant conservée, ce caractère cesse d'être différentiel ; mais, d'une part, ces cas sont exceptionnels, et de l'autre, ils peuvent être très sûrement distingués à l'aide d'autres symptômes anatomiques, appuyés des caractères physiologiques et du commémoratif. Dans la *cataracte pigmenteuse* complète, la pupille est immobile, adhérente, frangée, et d'une forme qui s'éloigne plus ou moins de la circulaire ; les instillations de belladone ne la dilatent pas, ou ne la dilatent que d'une manière irrégulière.

La *cataracte noire* et l'*amaurose* ne sont pas précédées d'une inflammation des membranes internes de l'œil ; le contraire arrive toujours pour la *cataracte pigmenteuse*, ainsi que l'attestent les exsudations fibro-albumineuses recouvertes de pigmentum uvéen, qui oblitèrent plus ou moins la pupille. D'autres traces d'inflammation peuvent encore exister dans cette dernière affection, comme la décoloration partielle ou générale de l'iris, etc.

La pupille est noire dans l'*amaurose*, dans la *cataracte noire* et dans la *pigmenteuse*. Cette couleur présente-t-elle la même teinte et siége-t-elle sur le même plan dans les trois cas? Telles sont les questions à poser ici.

Dans l'*amaurose*, la couleur noire de la pupille est formée, comme à l'état normal, par le fond de l'œil. Cette couleur ne siége donc point dans la pupille, mais derrière cette ouverture, et au fond de la coque oculaire, dont la forme concave ne doit pas être oubliée. En effet, lorsque le cristallin est pur, de même que son enveloppe, la lumière naturelle, traversant ces milieux réfringents, arrive jusqu'au fond de l'organe et s'y réfléchit en partie. L'image lumineuse, ainsi renvoyée, occupe successivement, suivant la place qu'occupe l'observateur, tous les points de la surface interne de la concavité. En d'autres termes, si l'on regarde le fond de l'œil selon l'axe antéro-postérieur, à la limite extrême de cet axe apparaîtra l'image, qui sera située alors à son maximum de profondeur; si l'on se place de droite à gauche et de haut en bas, obliquement par rapport à l'œil malade, ce sera à l'extrémité de la ligne ainsi dirigée que se montrera cette même image, qui sera alors beaucoup plus rapprochée de la pupille. La profondeur du point de réflection de la lumière varie donc, ce qui est facile à comprendre, si l'on n'oublie pas quelle est la forme de la coque oculaire; et il en résulte que la distance existant entre la marge de l'iris et l'image lumineuse peut servir, quand on s'y est exercé, à mesurer la longueur des diamètres de l'œil, et à reconnaître, lorsque l'image disparaît ou change de forme, si une ou plusieurs opacités siégent dans les milieux réfringents. Cette image se promenant ainsi successivement sur tout le fond parfaitement noir et concave de l'œil, prouve d'une manière incontestable, sans qu'il soit besoin de recourir à l'expérience de Sanson, que le cristallin et son enveloppe sont entièrement transparents, et qu'aucun corps opaque n'est interposé entre l'iris et le fond de l'organe. Dans la *cataracte pigmenteuse*, l'image lumineuse n'apparaît plus; il en est de même dans la *cataracte noire complète*. On reconnaît aisément, dans la première de ces cataractes comme dans la seconde, que l'opacité siége en avant du fond de l'œil, et qu'elle est ou convexe ou plane, mais nullement concave, comme dans l'amaurose.

Dans la *cataracte pigmenteuse* et dans la *cataracte noire*, l'opacité est rarement d'un noir parfait; néanmoins, même sous ce rapport, elles peuvent être aisément distinguées l'une de l'autre; la tache uvéenne, d'un noir brun très foncé, est pulvérulente, toujours inégale, et sillonnée quelquefois de filaments noirs formés par de fausses membranes recouvertes de pigmentum, tandis que l'opacité lenticulaire est noire et unie à sa surface; en outre, cette dernière est infiniment plus mate à son centre qu'à sa circonférence, tandis que le contraire est assez fréquent dans la pigmenteuse. Le fond noir de l'œil, dans l'*amaurose*, diffère par l'aspect et par la teinte de l'une et de l'autre de ces deux opacités. Enfin, dans la *cataracte noire*, on voit souvent sur la capsule une ombre portée par l'iris libre d'adhérences, laquelle se distingue par une nuance plus brune et plus terne de la couleur parfaitement noire du fond de l'œil; dans la *pigmenteuse complète*, au contraire, il n'y a point et il ne peut y avoir d'ombre portée par l'iris, adhérent de toutes parts; il n'en existe pas non plus dans l'amaurose. Ce dernier caractère différencie encore davantage ces trois affections sous le rapport du plan qu'elles occupent dans le diamètre antéro-postérieur de l'œil.

Les symptômes physiologiques de l'*amaurose* distinguent très bien cette maladie des deux autres lorsque les trois sont complètes; mais la *cataracte pigmenteuse* et la *cataracte noire* se ressemblent jusqu'à un certain point sous ce rapport, les malades ayant pendant le jour une vision à peu près égale dans les deux cas. Pourtant, même à l'aide de ces symptômes, elles peuvent encore être assez bien reconnues, parce que dans la cataracte noire, comme dans beaucoup de cataractes, le malade voit mieux à une lumière moins grande; tandis que dans la pigmenteuse, la vue diminue lorsque le jour baisse: cela tient à des raisons trop connues pour que nous les rappelions.

Le commémoratif, comme nous l'avons déjà dit, est aussi d'un certain secours ici, attendu que la cataracte pigmenteuse est consécutive d'une inflammation, tandis que la cataracte noire et l'amaurose deviennent complètes sans avoir été précédées d'aucune rougeur de l'œil.

Reste enfin l'épreuve des trois images, qui peut aider sans contredit à la détermination du diagnostic différentiel, mais dont il ne faudrait pas cependant s'exagérer l'importance jusqu'à la regarder comme infaillible. L'expérience de tous les jours prouve, en effet, qu'un œil peut être atteint d'une cataracte même assez avancée, et laisser voir cependant d'une manière fort nette les trois images, surtout quand cette cataracte occupe, ce qui est fréquent, la circonférence de la lentille, dont le centre est alors parfaitement transparent. C'est un fait que j'ai souvent démontré, à ma clinique, sur des malades présentant à un si haut degré la cataracte que je viens d'indiquer, que l'opacité pouvait facilement être reconnue même sans instillations d'atropine. L'expérience des trois images ne me paraît pas avoir, dans le diagnostic des cataractes commençantes, la valeur que Sanson a essayé d'y donner. Si un malade est atteint d'une cataracte noire ou pigmenteuse, elle prouve seulement que ce n'est point à l'amaurose qu'on a affaire, lorsque les deux images profondes disparaissent, et que celle de la cornée seule demeure apparente. Elle n'a donc qu'une valeur relative peu importante et doit céder le pas à l'ophthalmoscope ou à l'usage des deux loupes dont j'ai parlé.

TRAITEMENT. — Lorsque la cataracte pigmenteuse est complète et que le malade, ayant perdu un œil déjà, n'a plus que celui qui en est atteint, une opération seule peut lui rendre la vue. Si l'affection est consécutive d'une opération après laquelle le cristallin a disparu, on se gardera bien de déchirer, au moyen d'une aiguille, les fausses membranes placées dans la pupille, surtout si elles présentent une assez grande largeur, car il en pourrait résulter une inflammation capable de compromettre le résultat. On se conduira, dans ce cas, comme si le cristallin existait, et l'on pratiquera la pupille artificielle par *déchirement* ou par *décollement*. On ferait, au contraire, cette même opération par excision, si une portion suffisante de la pupille normale permettait de saisir l'iris, demeuré libre dans une certaine étendue.

Si la cataracte pigmenteuse est très petite, et la vision peu altérée, aucun traitement médical ni chirurgical ne devra être proposé.

Dans le cas où l'on assisterait à la formation de la cataracte pigmenteuse, c'est-à-dire où des adhérences plus ou moins nombreuses tendraient à s'établir entre l'iris et la capsule, pendant une inflammation de ces membranes, on devrait éloigner le plus tôt possible la marge pupillaire de l'axe antéro-postérieur de l'œil, en employant l'atropine de la manière que nous avons indiquée plus haut (voy, p. 286, t. II, et *Gazette des hôpitaux* du 20 août 1842) à propos des hernies récentes de l'iris, tandis qu'on prescrirait, en outre, un traitement antiphlogistique approprié à la constitution du malade.

Complications de la cataracte.

La cataracte est très souvent exempte de complications ; cependant le chirurgien doit porter toute son attention sur ce point. Avant d'entreprendre l'opération, il recherchera si l'organe est dans des conditions telles, qu'on puisse en espérer un résultat heureux, et il étudiera toutes les complications morbides, directes ou indirectes, qui pourraient la faire échouer, ou qui même devraient la contre-indiquer absolument ; je ne ferai que signaler les principales.

COMPLICATIONS LOCALES. — Elles comprennent les maladies de la cornée, celles de la conjonctive, des paupières et du sac lacrymal, les exsudations sur la capsule, suite d'iritis, la choroïdite, le synchysis, l'amaurose, le glaucôme, une susceptibilité trop grande de l'œil à la lumière.

Cornée. — Les taches de la cornée, surtout lorsqu'elles sont épaisses et placées vers le centre, gêneront la vision après l'opération, et pourront même s'opposer parfois à une manœuvre régulière. Il est tel cas de tache cornéenne dans lequel la pupille artificielle devient nécessaire, lorsque le cristallin opaque a été éloigné. Cette opération peut être simplifiée en incisant du même coup la cornée et l'iris.

L'arc sénile ou gerontoxon ne devra jamais être considéré comme une complication; bien des fois je l'ai incisé dans toute sa longueur dans la kératotomie supérieure, et jamais je n'ai remarqué que la réunion par première intention en eût été ou compromise ou retardée. On doit s'attendre seulement à trouver quelquefois le tissu cornéen plus résistant et choisir un couteau en conséquence, si l'on doit extraire la cataracte.

Les autres taches de la cornée, quand elles seront le résultat de cicatrices anciennes d'ulcérations, ne compromettront pas le succès de l'opération ; mais celles qui présenteront des vaisseaux et des épanchements récents placés autour d'exsudats anciens et organisés, devront toujours être l'objet d'une certaine défiance et nécessiter un traitement préalable, soit que l'on abaisse, soit que l'on extraie la cataracte.

La vascularisation et l'inflammation même légère de la cornée, ou certains changements dans sa forme, comme ceux qu'y apportent le staphylôme commençant et l'hydrophthalmie, devront éloigner l'époque de l'opération. Les fistules, les kératocèles seront dans le même cas s'ils sont récents ; mais on fera cette remarque que si le kératocèle dure depuis un temps considérable et qu'il devienne de temps en temps fistuleux, la guérison, dans la kératotomie et dans l'abaissement, n'en sera pas compromise.

Conjonctive, sac lacrymal, paupières. — Les conjonctivites récentes, même les plus simples, devront nécessiter l'ajournement de l'opération ; il en sera de même des granulations épaisses placées sur la conjonctive, des conjonctivites chroniques, de l'entropion ou de l'ectropion, même peu marqués. Le ptérygion sera toujours une complication, et il vaudrait mieux, surtout s'il est à base très large et déjà assez loin sur la cornée, l'opérer d'abord, et attendre longtemps, plusieurs mois par exemple, avant de s'occuper de la cataracte. Si l'on opère celle-ci, malgré cette complication, on verra toujours une rougeur des plus vives s'emparer du ptérygion et s'étendre de là à toute la muqueuse. Bon nombre de fois, dans des cas où j'avais opéré quand même, j'ai eu de l'inquiétude sur les résultats immédiats d'une kératotomie, parce qu'il y avait, en même temps que la rougeur, une sécrétion fort abondante et capable de compromettre la réunion. Le ptérygion est moins dangereux dans l'abaissement; cependant il est encore là une sorte d'épine qui a bien ses dangers et qui, dans tous les cas, retarde la guérison.

L'état du sac lacrymal malade sera l'objet d'une sérieuse attention, parce que, plus encore que le ptérygion, il compromet la guérison. Si l'on a affaire à une tumeur lacrymale confirmée, il sera toujours prudent de l'ouvrir et d'opérer la cataracte quand la plaie du sac et celle de la peau, encore ouvertes, seront dépourvues de toute inflammation, ou après que l'on sera parvenu à rétablir entièrement le cours des larmes. Je me suis bien trouvé quelquefois dans des cas pressés, pour donner issue aux liquides contenus dans le sac par une voie autre que la surface de l'œil, de traverser la tumeur avec un anneau semblable à celui que l'on place à l'oreille, et de recommander au malade de faire rouler l'anneau sur lui-même plusieurs fois dans la journée et dans la nuit.

Les paupières seront l'objet de la plus grande attention; on examinera avec soin, surtout lorsqu'il s'agira d'une opération par extraction, si un ou plusieurs cils ne tendent pas à se dévier, si les bords palpébraux ne présentent ni croûtes ni ulcérations, comme dans la blépharite ciliaire; s'ils se joignent bien, bord sur bord comme dans l'état normal, ou, au contraire, s'ils ne s'imbriqueraient pas l'un sur l'autre, ou bien encore s'ils ne demeureraient pas écartés et ne laisseraient pas l'œil à découvert pendant la nuit, comme dans la paralysie de la septième paire ou après certaines pertes de substance, etc.

Les *exsudations plastiques* sur la capsule, si elles sont nombreuses, devront être considérées comme une complication sérieuse, et il sera bien important alors de rechercher s'il y a encore quelque trace de phlogose dans les membranes internes, car une inflammation suraiguë accompagne presque toujours l'opération faite dans de telles circonstances. Ces fausses membranes sont le plus souvent assez épaisses pour être immédiatement reconnues ; quelquefois cependant une simple adhérence filiforme entre la capsule et le corps ou la marge de l'iris, peut occasionner un embarras sérieux au chirurgien, s'il opère par extraction. Les synéchies antérieures, partielles ou étendues devront être le plus souvent considérées comme des complications importantes à noter ; nous en traiterons plus loin (voy. *Opération de la cataracte adhérente*).

L'*amaurose commençante ou complète* est une complication aussi fréquente que digne d'attention. Lorsque la paralysie de la rétine est incomplète, il est difficile de la constater, quelques-uns de ces symptômes se confondant avec ceux de la cataracte. Mais lorsqu'elle est complète, la vue est éteinte au point que le malade, qui prend alors l'aspect particulier aux amaurotiques, n'a plus conscience de la lumière. J'ai cru autrefois, d'après le dire des auteurs, que les cataractes molles très volumineuses simulent en certains cas l'amaurose d'une manière si parfaite, que des chirurgiens exercés peuvent s'y tromper ; mais personnellement je n'ai jamais rien vu de semblable. J'ai bien constaté que chez ces cataractés la pupille est largement ouverte, qu'elle est immobile par la compression, que l'iris est poussé en avant ; cependant j'ai toujours reconnu que la perception lumineuse est conservée à un certain degré.

On devra, d'ailleurs, dans ces cas comme dans toutes les cataractes en apparence les plus simples, et dans lesquelles la pupille a conservé sa mobilité normale (la pupille est mobile dans la plupart des amauroses rétiniennes), rechercher si le malade a ou non la sommé physiologique de perception de la lumière. Pour atteindre ce but, couvrant alternativement l'un et l'autre œil avec un mouchoir, je fais passer ma main devant l'œil cataracté à une distance de plus en plus grande, de manière à affaiblir l'ombre et à reconnaître aisément, dans la majorité des cas, qu'il y a ou non une anesthésie commençante de la rétine.

Suivant le conseil de M. A. de Græfe, à l'aide d'une lampe que l'on avancera ou reculera d'un mètre jusqu'à cinq ou six, on mesurera bien plus aisément encore la force de la rétine. Tous les malades exempts de complication amaurotique reconnaîtront sur-le-champ la direction de la flamme et en noteront l'éloignement ou le rapprochement, ou simplement, comme je le fais le plus souvent, l'augmentation ou la diminution que l'on obtient en montant ou en descendant la mèche. Les cataractés plus ou moins amaurotiques, au contraire, perdront de vue la lumière, les uns à 2 mètres, d'autres plus loin, ou n'indiqueront plus qu'une flamme rougeâtre pâle, et en chercheront quelques instants la direction avant de l'indiquer avec certitude. Quelques-uns ne la verront qu'en se plaçant obliquement, soit de près, soit quand elle sera à une assez longue distance, et l'on pourra soupçonner alors un décollement de la rétine ou quelque accident grave du côté de la papille du nerf optique, etc. On aura soin, pour cette recherche, de se mettre dans une complète obscurité, de cacher la lampe de temps en temps, de la découvrir à des places différentes et à l'insu du malade, de varier l'intensité de la lumière, etc.

Le *glaucôme* est une complication des plus graves, et qui doit éloigner toute idée d'opération. Mais comment, lorsque la cataracte est complète, constater l'existence de cette affection, dont le principal caractère, la couleur glauque, siége au fond de l'œil? Rien n'est plus facile, si l'on se rappelle les symptômes de la choroïdite. Des varicosités nombreuses sillonnent le plus souvent la conjonctive et la sclérotique ; cette dernière présente des plaques bleuâtres, ardoisées, ou même des staphylômes. L'iris toujours décoloré, recouvert à sa surface de taches plombées ou vineuses, est fortement retiré vers ses attaches ciliaires, et la pupille est inégale, anguleuse, immobile, et extrêmement large. Le plus souvent des douleurs accompagnent cette maladie, ou au moins l'ont annoncée. Elles ont presque toujours un caractère d'intermittence très marqué. L'œil, pressé sous la paupière, est dur comme une bille de marbre touchée sous un gant. Le glaucôme a précédé souvent de beaucoup l'apparition de la cataracte ; c'est là une circonstance utile à noter pour le diagnostic.

Le *ramollissement de l'humeur vitrée* est une complication sérieuse, moins grave cependant qu'on ne le croit généralement. Le globe, dans ce cas, est assez souvent plus dur qu'à l'état normal, et l'iris présente des oscillations remarquables. L'extraction n'est pas alors absolument contre-indiquée, mais elle peut être dangereuse, moins par la sortie de l'humeur vitrée que l'on peut éviter, ou au moins limiter en opérant le malade sur le lit, que parce qu'il peut arriver qu'après l'incision de la cornée et de la capsule le cristallin plonge dans le fond de l'œil et ne puisse être extrait même avec un crochet. L'abaissement, dans ce cas, est généralement préférable, et encore malgré les précautions qu'on prend ou que l'on conseille, presque toujours après cette opération le cristallin passe tôt ou tard dans la chambre antérieure.

COMPLICATIONS GÉNÉRALES. — Le nombre en est infini; les principales sont les rhumatismes, la goutte, la syphilis, les scrofules, la grossesse, etc. Lorsque l'on veut pratiquer l'extraction, la toux, le catarrhe, l'asthme, les maladies du cœur, celles des voies urinaires et toutes celles qui ne permettent pas au malade de garder l'immobilité doivent être prises en considération. On a noté aussi, comme une complication sérieuse, les anciens ulcères des membres inférieurs, surtout lorsqu'on les a fermés peu de temps avant l'opération. Weller, entre autres, pense que leur suppression peut produire des accidents sérieux. C'est une observation que j'ai faite plusieurs fois moi-même dans ma pratique particulière; M. F..., ancien banquier à Péronne, homme robuste, âgé de soixante-huit ans, vint me trouver en 1843. Son œil droit était complétement cataracté; le gauche présentait des opacités déjà assez marquées. L'examen du malade me fit reconnaître qu'il avait aux jambes d'anciens ulcères fort larges, et donnant une suppuration très abondante. Je proposai l'opération de l'œil droit, à la condition expresse que le malade conserverait ses ulcères ouverts. Il n'y consentit pas, et de mon côté je persistai dans ma résolution. M. F... entra alors à la maison royale de santé du faubourg Saint-Denis, y fit cicatriser ses ulcères, et, immédiatement après, opérer son œil droit, qui se fondit. Quelques mois plus tard, il revint me trouver, ne voyant plus de l'autre œil, et me promettant de se soumettre cette fois à mes conseils. Je lui prescrivis un régime très sévère, des purgations répétées, et six mois après je l'opérai par abaissement. Aujourd'hui M. F... a repris ses habitudes et ses occupations; sa vue est parfaitement bonne.

Traitement de la cataracte.

Les divisions que nous avons établies pour distinguer entre elles les diverses espèces de cataractes, disent assez qu'elles sont de nature différente, et que le même traitement ne peut leur être applicable. Dans quelques cas, les moyens médicaux suffiront à eux seuls pour éloigner les causes de l'opacité, pour l'enrayer dans sa marche toujours croissante, ou même pour la faire disparaître entièrement ; tandis que, dans le plus grand nombre, on devra recourir immédiatement à des opérations chirurgicales. De là deux routes différentes à suivre : l'une est le *traitement médical*, qui trouvera de rares applications ; l'autre, le *traitement chirurgical*, qui, au contraire, en aura de très fréquentes.

SECTION PREMIÈRE.

Traitement médical.

Avant de nous occuper de ce sujet, nous devons faire remarquer encore qu'il est une distinction fort importante à établir entre les diverses cataractes.

1° S'agit-il de cataractes pseudo-membraneuses ou capsulaires encore récentes ?

2° Veut-on parler des cataractes traumatiques ?

3° La question s'applique-t-elle aux cataractes lenticulaires dures ou molles ?

Je répondrai tout d'abord affirmativement en ce qui touche les deux premières :

Oui, le traitement médical est puissant.

Je dirai avec la même assurance, pour ce qui a rapport à la troisième espèce :

Non, ces cataractes ne seront pas guéries par le traitement médical.

Il existe cependant quelques exemples de guérisons de ces dernières par déplacement spontané (voy. LUXATION DU CRISTALLIN, p. 10) ou d'amélioration dans l'état de l'œil par résorption spontanée de quelques parties de la lentille devenues opaques. (Voyez p. 85 et l'article 3 de cette section.)

ARTICLE PREMIER.

DU TRAITEMENT MÉDICAL DES CATARACTES CAPSULAIRES PSEUDO-MEMBRANEUSES.

Cette variété de cataracte est celle qui a donné quelque crédit à ces hommes qui, plus ou moins étrangers à l'art véritable, ont prétendu ou prétendent encore guérir la cataracte sans opération.

Qu'est cette cataracte, au point de vue de sa pathogénie, et quels sont ses éléments pathologiques ? Telle est la question que doit se poser d'abord tout médecin sérieux et assez habile en ophthalmologie pour distinguer anatomiquement cette cataracte des autres variétés de la même maladie.

La cataracte capsulaire se forme dans les conditions suivantes : Un œil, bon jusque-là, est pris tout à coup, et sous l'influence d'une cause connue ou non, d'une inflammation de l'iris. La pupille se resserre par suite de la phlogose, qui a pour premier effet de gonfler toutes les artères iridiennes ; l'iris change de couleur, prend des teintes diverses, et la pupille offre une coloration beaucoup moins noire qu'à l'état physiologique ; une sorte de fumée blanc-bleuâtre semble la remplir.

Un traitement antiphlogistique plus ou moins vigoureux est prescrit et exécuté ; mais comme on n'a pas employé à temps la belladone pour retirer l'iris vers le corps ciliaire, ou que ce moyen a échoué à cause de l'intensité de l'inflammation, des adhérences se sont établies entre cette membrane et la capsule recouverte de cette sorte de fumée blanc-bleuâtre qui n'est autre chose qu'une exsudation plastique. La matière fibro-albumineuse augmente dès lors de quantité, forme bientôt, en s'organisant peu à peu, une tache blanc mat plus ou moins étendue dans la pupille, et devient ainsi un obstacle souvent considérable à la vision.

Si l'on admet que l'inflammation disparaisse complétement et que le malade consulte un médecin peu expérimenté ou peu honnête, ce qui par malheur n'est pas impossible, il arrivera la même chose que s'il n'avait consulté personne, c'est-à-dire une amélioration progressive, qui eût pu devenir une guérison complète s'il se fût adressé à un médecin sérieux. En effet, l'opacité qui siége dans la pupille, est, comme nous l'avons déjà dit, une exsudation plastique ; ce tissu est susceptible à la fois de contraction et de résorption ; si, ce qui arrive presque toujours, en cela comme dans les exsudations semblables que l'on voit dans la cornée, la partie la plus épaisse du dépôt se trouve excentriquement placée par rapport à l'axe antéro-postérieur de l'œil, la résorption et la contraction marchant, une petite partie d'abord, puis plus tard une très grande partie de la pupille se trouvera découverte, et la vue sera rendue.

Évidemment, tout cela est fort simple, très facile à prévoir ou à expliquer, et certes, le médecin instruit eût pu, dans des circonstances semblables, donner tout d'abord une certaine espérance au malade et diriger plus rapidement et plus sûrement l'affection vers un plus complet résultat.

Il aurait tout d'abord, alors que l'inflammation était encore récente, après l'avoir rapidement abattue, cherché par les moyens ordinaires à éloigner la marge de l'iris de l'exsudation déposée par cette membrane sur la capsule, et s'il était parvenu à ce premier résultat, l'exsudation, faute de rapports directs avec l'iris, qui est sa véritable ressource, se serait résorbée en quelques jours.

Voici une observation d'un fait de ce genre :

Observation.— Un grand personnage étranger s'adresse à moi pour une violente iritis de l'œil gauche, datant déjà de douze à quinze jours. Le médecin du malade, trompé par la rougeur externe, avait prescrit des astringents locaux et des purgatifs, et ne croyait pas avoir affaire à une aussi grave affection. Le prince, habitué à vivre largement en toutes choses, se trouvait, par suite des douleurs vives qu'il commençait à ressentir, dans un état d'excitation morale des plus insupportables. Je lui fis appliquer force sangsues et des ventouses scarifiées près de l'oreille ; je le fis saigner largement, et bientôt une amélioration survint ; mais cela fut de bien courte durée. Le malade, peu habitué à se plier aux exigences même les plus fondées, commit l'imprudence de passer la soirée et la nuit en compagnie d'une femme, et fut pris dès le matin d'une récidive assez alarmante par son acuité. Les saignées générales et locales furent encore appliquées, et j'y ajoutai les onctions mercurielles belladonées, le calomel et l'opium à l'intérieur, les purgatifs, etc.

La vue était jusque-là demeurée assez bonne ; mais tout à coup elle diminua, puis disparut en même temps que j'apercevais dans la pupille une teinte de fumée bleuâtre, symptôme d'un exsudat plastique. La famille du prince s'émut alors, demanda une consultation dans laquelle plusieurs médecins furent réunis au médecin de la maison et à moi. De ces médecins, les uns pensèrent que la rétine avait pu être détruite ; les autres, sans rapporter l'abolition de la vision à des symptômes plus ou moins appréciables, jugèrent le fait très grave ; seul je persistai, à cause de l'exsudation récente, à porter un pronostic très favorable. Une nouvelle saignée fut prescrite et pratiquée, on conseilla un vésicatoire à la nuque, mais il ne fut pas appliqué.

Appelé par le malade aussitôt après la consultation, il me dit qu'il s'en rapporterait uniquement à moi, promettant de se soumettre à tout ce que je voudrais.

La saignée ayant fait tomber les symptômes inflammatoires, je pus reconnaître, comme je l'avais déjà fait, que la marge pupillaire était immobile et fixée sur la capsule. Sachant bien que, si je parvenais à isoler l'exsudat de l'iris, je guérirais rapidement le malade en lui épargnant une cataracte pseudo-membraneuse, je lui fis moi-même pendant trois heures l'instillation dans l'œil de cinq en cinq minutes, d'une goutte d'une solution de belladone au 1/10e (l'atropine n'était pas connue alors). A la deuxième heure, plusieurs points de la pupille avaient repris leur liberté, et après la troisième, cette ouverture était très large et à peu près régulière. Au centre de la pupille, et isolée de toutes parts, on voyait l'exsudation plastique de couleur blanche qui se détachait parfaitement sur le fond noir de l'œil. En voici le dessin que je copie sur mes notes.

Fig. 11.

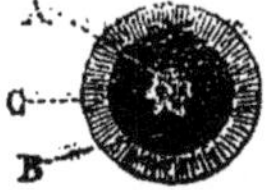

A. Exsudation isolée au centre de la capsule.
B. Pupille parfaitement noire autour de l'exsudation.
C. Iris retiré vers ses attaches par l'action de la belladone.

La vision se rétablit en partie immédiatement ; mais il restait sur la capsule un exsudat plastique ; et pourtant je ne m'en inquiétai pas, certain d'avance que, tant que la connexion avec l'iris qu'il avait perdue ne se rétablirait pas, il se résorberait complètement ; et, en effet, huit jours après, il avait entièrement disparu.

Que serait-il arrivé si la pupille n'eût pas été éloignée à temps ?

Je l'ai déjà dit, elle aurait perdu ses mouvements en totalité ou en grande partie, et, au lieu de disparaître, l'exsudation se serait organisée et aurait constitué une cataracte pseudo-membraneuse qui aurait aboli pour toujours ou diminué considérablement la vision.

La guérison du malade fut parfaite, et, depuis il n'a plus souffert de cet œil.

Mais la cataracte ne se forme pas toujours sous les yeux du médecin, et, le plus souvent, il est appelé à l'observer toute faite et à un temps plus ou moins éloigné du début. Il doit alors, our établir le pronostic et le traitement, résoudre les questions uivantes :

L'exsudation qui la constitue remplit-elle la pupille en totalité ?

Une partie de la marge pupillaire est-elle libre ?

Voit-on une lacune dans cette ouverture et le malade distingue-t-il quelques objets ?

La maladie ne date-t-elle que de quelques semaines, d'un ou eux mois ?

Depuis que l'inflammation a disparu, la vue s'est-elle un peu améliorée ?

Voit-on des vaisseaux passer de l'iris sur la fausse memrane ?

L'exsudation n'est-elle pas encore arrivée à l'état de *produit roid*, comme le dit le professeur Riberi, et peut-on espérer u'elle diminuera avec beaucoup de temps sous l'influence d'un raitement convenablement dirigé ?

Les diathèses du malade seront étudiées et convenablement prévenues par des moyens appropriés et le traitement suivant appliqué à la cataracte pseudo-membraneuse :

Des onctions mercurielles, plus tard des onctions iodurées eront faites autour de l'orbite, à l'intérieur l'iodure de potassium à petites doses sera prescrit et longtemps continué.

Des vésicatoires volants surtout, appliqués sur le front et la empe, provoqueront un processus résorbant sur lequel le médecin est en droit de compter.

Enfin, on aura soin de tenir la pupille dilatée, en même temps que l'on instillera dans l'œil des collyres résolutifs légers, et de temps en temps des collyres à l'iodure de potassium.

On arrivera ainsi très souvent à provoquer la résorption partielle, quelquefois même complète, des cataractes pseudo-membraneuses, sans pratiquer l'opération, qui, d'ailleurs, ne devrait être faite que plus d'une année après l'apparition du mal.

ARTICLE II.

DU TRAITEMENT MÉDICAL DES CATARACTES TRAUMATIQUES.

La cataracte traumatique peut se guérir de deux manières sous l'influence d'un traitement médical bien dirigé. Je veux dire avec : 1° conservation du cristallin ou 2° disparition complète de ce corps par résorption.

I°. Tout le monde sait que la lésion de la capsule et du cristallin produit une cataracte *lenticulaire*, et quelquefois une cataracte *capsulo-lenticulaire*. Si l'ouverture qui met le cristallin en rapport avec l'humeur aqueuse est étroite, aucun débris de ce corps, ou à peu près, ne s'échappe par la blessure de la cristalloïde, et celle-ci peut se refermer. Le cristallin montre alors, dans l'endroit blessé, une opacité d'un blanc bleuâtre à peu près uniforme, qui peut demeurer stationnaire pendant quelque temps et ensuite diminuer et même disparaître.

En voici la preuve dans l'observation suivante :

Un jeune garçon de sept ans m'est amené par son père le 25 août 1855. Trois jours avant, cet enfant jouant avec ses petits camarades, se trouvait placé sur la marche la plus élevée d'un escalier tandis que l'un d'eux était demeuré en bas. Une feuille de papier collée contre le mur servait de but à celui-ci pour lancer une petite flèche assez pesante et armée d'une espèce de clou très acéré de la longueur d'un demi-pouce environ. La flèche, maladroitement dirigée, vint blesser notre jeune garçon de bas en haut à la partie inférieure externe de la cornée, traversa du même coup l'iris, la capsule et le cristallin.

Le médecin de la famille, qui avait autrefois suivi mes cours, fait appliquer aussitôt douze sangsues près de l'oreille, conseille des applications glacées, un bandeau légèrement compressif, et m'envoie le malade immédiatement, bien qu'une distance de quatre-vingts lieues me sépare de lui.

L'enfant m'arrive le troisième jour de l'accident et je constate les lésions que je viens d'indiquer, notamment la blessure de la lentille, dans laquelle en bas et en dehors il y avait une opacité assez considérable, et dont le centre correspondait exactement aux points touchés pendant le trajet de l'instrument vulnérant.

Je fis aussitôt appliquer sur les deux yeux des bandelettes de taffetas d'Angleterre; on continua encore quelques jours les applications d'eau froide, et la plaie de la cornée, longue d'un demi centimètre environ, était guérie entièrement le dixième. La pupille était un peu tiraillée en bas et en dehors par suite de la blessure de l'iris; mais cela ne gênait pas l'enfant, et après la troisième semaine il lisait *à l'œil nu* aussi bien que de l'autre, ce qui prouvait que le cristallin ne s'était pas déplacé et qu'il n'avait pas été résorbé. Six semaines après l'accident, on voyait encore une petite traînée blanche dans le cristallin, mais depuis elle a probablement disparu.

J'ai cité cette observation de préférence parce qu'elle est de date récente; mais combien de faits semblables n'ai-je pas vus dans ma pratique! entre autres, je citerai les suivants :

Une couturière de vingt ans se pique la cornée en travaillant; l'aiguille traverse la chambre antérieure, blesse la lentille à travers la capsule, assez profondément. L'iris n'est pas touché; une traînée blanc bleuâtre existe après deux jours, dans le cristallin, autour de la piqûre, et finit par disparaître complétement. Il resta seulement un petit point opaque à la surface de la cristalloïde; mais cela ne gênait en aucune façon la vision, qui demeura normale.

Un garçon de pharmacie reçoit dans l'œil gauche un éclat de verre qui divise la cornée dans l'étendue de 9 millim. près de son bord interne et inférieur; l'iris est traversé et la capsule ouverte dans une étendue que je ne puis exactement apprécier. Le cristallin devient opaque dans la direction de la blessure à une grande profondeur. Il y avait lieu de croire que toute la lentille deviendrait opaque, et cependant il n'en fut rien, car la tache se limita de plus en plus, et il n'y eut point de résorption du cristallin. La vue demeura gênée par la direction de la blessure et de l'adhérence qui s'était établie entre l'iris et la cornée; cependant le malade lisait de cet œil sans lunettes.

MM. Stœber (de Strasbourg), Marjolin et A. Robert (de Paris),

Mendières (de Londres), et bien d'autres, ont observé des faits semblables (voy. *Annales d'oculist.*, t. XXVI, p. 195).

Des recherches que j'ai faites bien des fois dans un autre but prouvent également que la capsule peut se refermer, et viennent expliquer ce qui se passe dans les conditions qui nous occupent. Ainsi, que l'on introduise dans l'œil d'un lapin vivant une aiguille à cataracte, par la cornée ou par la sclérotique, et que l'on divise dans une grande étendue la capsule du cristallin, sans trop déplacer ce corps, on verra pendant quelques jours une obscuration de la substance corticale que l'on aura mise en communication avec l'humeur aqueuse ; mais le travail morbide sur le cristallin sain s'arrêtera le plus souvent, la capsule se refermant, toute la tache disparaîtra, et l'œil redeviendra aussi limpide que celui qui n'aura pas été touché. MM. Lebert, Giraldès et Robert ont publié récemment des observations semblables qui se trouvent en opposition avec celles de M. Dieterich. Si l'on détruit l'animal, l'examen de l'œil observé démontre que le cristallin a son volume normal et que sa capsule ne présente ni ouverture ni tache dans l'endroit que l'on avait blessé avec l'aiguille.

J'ai vu des cas semblables sur l'homme cataracté lorsque pour méthode j'avais choisi la dilacération de la capsule ; ainsi, l'aiguille avait certainement déchiré la capsule antérieure dans une étendue convenable, et une petite partie de la lentille ramenée en avant par l'aiguille sortait de l'ouverture. Cependant cette partie de cristallin opaque se résorbait par places ou en tombant dans la chambre antérieure, et, dès ce moment, toute action de l'humeur aqueuse sur la cataracte devenait nulle, quelque temps que l'on attendît. Évidemment, la plaie capsulaire s'était refermée comme dans les cas précédents, et une nouvelle opération était dès lors nécessaire.

Il résulte de ces faits qu'une cataracte traumatique peut se guérir sans altération de la vision, et que le traitement médical a sur cette maladie une action des plus puissantes.

Les antiphlogistiques locaux et généraux, l'application du froid sur l'œil blessé ; l'occlusion des deux yeux continuée plusieurs jours pour éviter tout frottement et tout déplacement de la plaie ; les frictions iodurées après celles d'onguent napolitain, un peu de calomel à dose altérante, tels sont les moyens médicaux sur lesquels on doit compter le plus pour guérir cette cataracte.

Mais nous avons à examiner une autre condition de la blessure de la lentille.

Lorsque la blessure de la capsule et du cristallin est plus large ou plus profonde, ou bien que, sans qu'elle le soit plus que dans les observations qui précèdent, les choses tournent mal, il se forme peu à peu une cataracte complète. On observe alors que des parties de la lentille qui n'avaient pas été blessées commencent à s'obscurcir peu à peu en prenant une teinte bleuâtre de plus en plus marquée, et finissent par devenir tout à fait blanc mat, très opaques. Des débris de cristallin passent à travers l'ouverture de la cristalloïde et tombent dans la chambre antérieure, où ils ne tardent pas à se résorber. Une inflammation plus ou moins menaçante se déclare, avec douleurs quelquefois insupportables, qui exigent de la part du praticien un traitement antiphlogistique actif. Enfin, les accidents inflammatoires disparaissent et l'on n'a plus affaire qu'à une cataracte traumatique.

Que deviendra cette cataracte?

Doit-on se hâter de l'opérer dès que toute inflammation a disparu? Doit-on attendre, au contraire, afin de savoir si la résorption ne la ferait pas disparaître?

Le praticien ne s'y trompera certes pas et ne fera pas d'opération prématurée. Il examinera l'œil opéré tous les deux ou trois jours (à plus grande distance, ses observations manqueraient de précision), surveillera avant tout ce qui se passe dans la plaie de la capsule, et trouvera là une preuve certaine que le plus souvent le cristallin opaque ne cesse pas de diminuer par résorption. En effet, si l'on fait grande attention aux formes diverses que prend la surface de cette petite plaie, on y découvrira aujourd'hui de petites saillies plus ou moins pointues ou obtuses qui, dans quelques jours, auront fait place à autant de petits enfoncements microscopiques. Dans un autre endroit, on remarque aujourd'hui une sorte de petite cupule qui sera remplacée demain par un débris saillant de la lentille faisant hernie dans la plaie. La lumière artificielle oblique (voyez *Discision*) ou la loupe, pour découvrir ces choses, sont quelquefois nécessaires aux personnes peu exercées à voir de petits objets; mais qu'importe si l'on y parvient. On est assuré que dès ce moment la résorption marche et qu'aucune opération n'est actuellement nécessaire, puisque le blessé est dans des conditions exactement semblables à celles d'un homme qui aurait été opéré de la cataracte par simple discision de la capsule.

Le plus souvent cette sage expectation sera récompensée par le succès, la cataracte se résorbant ainsi entièrement et faisant place à une pupille parfaitement noire.

Dans des cas de ce genre, l'amélioration que détermine dans l'état de l'œil l'emploi des lunettes à cataracte, qui rendent immédiatement aux malades la faculté visuelle, comme nous l'avons dit plus haut dans l'observation du général F... (voyez, p. 19), fournit une preuve certaine de la résorption du cristallin.

Le traitement que nous avons indiqué plus haut, à part les émissions sanguines, est encore applicable ici.

ARTICLE III.

DU TRAITEMENT MÉDICAL DES CATARACTES LENTICULAIRES.

Il nous reste à répondre maintenant au troisième point de la question que nous nous sommes posée : Peut-on guérir les cataractes lenticulaires par un traitement médical ?

Observe-t-on des cas dans lesquels la cataracte lenticulaire disparaisse sans traitement ni médical ni chirurgical ?

I. Nous avons déjà exprimé plus haut notre opinion sur le traitement médical des cataractes lenticulaires et nous y revenons ici pour l'appuyer comme il convient.

Et d'abord nous n'avons qu'à jeter un coup d'œil sur la nature intime d'une cataracte lenticulaire, et nous aurons immédiatement la conviction qu'aucun traitement ne peut remédier à de pareils désordres. Comment réparer d'aussi profondes altérations ? comment rendre au cristallin ses caractères physiologiques ? comment faire disparaître de pareilles modifications organiques ? Lisez les descriptions de ces lésions (voy. p. 67), et vous serez convaincus de l'inutilité de vos efforts.

Examinons cependant les traitements divers qu'on a proposés pour la guérison de la cataracte lenticulaire proprement dite. Dès les temps reculés, des remèdes ont été essayés, souvent les plus insignifiants, et à une époque peu éloignée de nous on retrouve la même crédulité. Nous nous garderons bien de rapporter ici toutes les hypothèses, toutes les billevesées auxquelles a donné naissance le désir de guérir la cataracte sans opération. On a cherché récemment encore, par des moyens plus ou moins directs, à rendre au cristallin sa transparence : l'électricité est au nombre des agents qu'on a employés avec un prétendu succès. Ceux qui considèrent la cataracte comme le produit d'une inflammation ont eu recours dès son début aux antiphlogistiques : quelques résultats heureux ont été signalés ; mais le diagnostic avait-il été bien fait ? l'opacité n'était-elle point produite par une subinflammation des membranes internes ?

Telles sont les questions qu'on peut opposer à de semblables succès.

Les *révulsifs* ont été l'objet d'essais répétés ; on les a appliqués sur le front, les tempes, sur toute la surface du crâne, et l'on a cru reconnaître que l'usage en a quelquefois été heureux. Il est évident qu'on a enregistré, sous le nom de *cataractes lenticulaires*, des taches du système cristallinien qui n'étaient en réalité que des exsudations encore récentes à la surface de la pupille.

M. Velpeau, en France, a voulu essayer cette médication ; dans un cas seulement, et au bout d'une année entière, il a amélioré la vision, et le cristallin est devenu un peu moins opaque. Ce fait ne s'est point renouvelé depuis, et il est bien permis de se demander si, d'une part, les révulsifs n'ont point éloigné une ancienne congestion de l'œil, et si, de l'autre, le cristallin avait effectivement perdu de son opacité.

En Sicile, le professeur Pugliatti a présenté un mémoire au septième congrès scientifique d'Italie qui a eu lieu en 1846 à Naples ; ce mémoire, en vérité, serait presque capable de faire naître des doutes à l'endroit de l'incurabilité. L'auteur pose en fait que certains médicaments qu'on applique, soit à la tempe, soit à l'angle orbitaire interne, pénètrent profondément et transmettent leur action jusque dans les tissus profonds de l'œil. Il prétend qu'en appliquant sur le cadavre des compresses trempées dans divers acides minéraux aux environs de l'orbite, leur action se transporte jusqu'au cristallin, et celui-ci devient opaque. De même, en appliquant à l'angle orbitaire externe, chez le vivant, une compresse en plusieurs doubles trempée dans de l'ammoniaque liquide, et couverte d'un verre de montre convexe pour empêcher l'évaporation de l'alcali, on finit également par produire un effet sur le cristallin : et s'il est opaque, il se ramollit et finit, au bout d'un certain temps, par *s'éclaircir* ou par *se dissoudre*, surtout si l'on joint à cela l'usage interne de l'iodure de potassium. Les faits que M. Pugliatti rapporte, s'ils sont authentiques, et il faut le croire, sont concluants, ou du moins paraissent l'être. Pourtant j'ai contre eux une bien puissante raison, la voici: Plusieurs années se sont passées depuis qu'ils sont connus ; ils ont été publiés en plein congrès scientifique; ils ont dû, par leur nature, éveiller à un haut degré l'attention de tout le monde, et cependant aujourd'hui personne n'en parle plus, personne ne répète plus ces expériences, personne n'a publié de faits semblables. Je le crains bien, M. Pugliatti s'est fait illusion, et a pris des exsudations capsulaires pour de véritables cataractes lenticulaires. Du reste, les trois malades qui font le sujet de ses observations avaient été pris d'inflammations avant l'apparition de la cataracte, et il a dû opérer l'un des trois. Il pense avoir réussi dans toute espèce de cataracte spontanée ou traumatique, ancienne ou récente ; il avoue cependant que la méthode échoue dans bien des cas ; le traitement résolutif sert alors de préparatif favorable à l'opération.

Pendant trois années j'ai répété ces expériences en pleine clinique, et jamais, quand la cataracte était lenticulaire, je n'ai obtenu la moindre apparence d'amélioration ; d'où je conclus, à mon grand regret, que les observations de M. Pugliatti sont incomplètes, et qu'il a commis, sans le moindre doute, une grave erreur en prenant pour lenticulaires des cataractes pseudo-membraneuses non encore organisées.

Quoi qu'il en soit, voici les faits de M. Pugliatti, que nous croyons utile de faire passer sous les yeux du lecteur :

« *Premier fait.* — Un capucin, nommé frère Angelico da Savoca, âgé de soixante-neuf ans, tempérament bilioso-sanguin, était sujet à une affection herpétique (*eczema rubrum*) aux deux aines. Il y a dix ans, il avait commencé à éprouver à l'œil du côté droit une diminution croissante de la vue, jusqu'à ce qu'une cataracte lenticulaire se fût déclarée. Six ans après, la même affection s'est montrée à l'autre œil. Cependant, c'est après que le premier œil était complétement cataracté et aveugle, et que le mal marchait sur l'autre, qu'il commença à s'apercevoir que la cécité diminuait légèrement de l'œil droit ; il percevait un peu de côté les objets, comme s'ils étaient enveloppés d'un nuage épais ; tandis que dans l'œil gauche la cécité devenait de plus en plus complète. A cette époque (15 décembre 1844) le malade, que nous voyions pour la première fois, nous a offert à l'examen les yeux couverts d'une cataracte d'apparence lenticulaire, de couleur grise, accompagnée d'une légère teinte rosée, partielle, plus prononcée à l'œil gauche, où la cataracte ne remontait alors qu'à une année seulement d'existence. Nous avons commencé à traiter ce brave frère à l'aide d'applications répétées d'ammoniaque liquide aux tempes ; mais comme l'alcali dont nous disposions alors était trop faible, puisqu'il était au-dessous de 21° de l'eudiomètre de Baumé, nous avons dû faire d'abord vésiquer la peau, à l'aide de l'emplâtre de *thapsia*, puis appliquer l'ammoniaque sur le derme excorié, ce qui nous a procuré une très légère eschare et permis la pénétration du remède jusque sur les cataractes ; la vue était alors éteinte des deux côtés, mais surtout du côté gauche. Le 14 janvier 1845, l'épiderme s'étant reproduit sur les points préalablement attaqués par le vésicatoire de *thapsia*, et l'ammoniaque n'exerçant plus d'action, à cause de sa faiblesse, nous avons fixé à chaque tempe une petite compresse en plusieurs doubles, imbibée d'ammoniaque et couverte d'un verre de montre convexe. Aussitôt des vessies violettes se sont formées, ulcérant le derme assez profondément et occasionnant une suppuration de la durée de huit à dix jours. Ce mode d'application de l'ammoniaque a été renouvelé pendant deux mois ; en attendant, nous administrions intérieurement l'iodure de potassium, à la dose de 25 centigrammes par jour, réduit en pilules, à l'aide de l'extrait de laitue, et faisant boire par-dessus une infusion de feuilles d'oranger amer. Par suite de ce traitement, nous avons vu les cataractes blanchir d'abord, puis disparaître petit à petit de la circonférence au centre, et la vue reparaître. En dernier lieu, il n'y avait plus qu'un petit point central d'opacité nébuleuse dans le cristallin, qui est allé en diminuant, jusqu'à ce qu'il ait disparu complétement. Durant cette dernière partie de la cure, le patient voyait et marchait déjà sans guide ; il venait seul à pied de son couvent, distant d'un mille et demi, se faire panser chez nous, et il montait et descendait les escaliers sans tâtonner. Lorsque nous l'avons examiné en dernier lieu, ses pupilles étaient parfaitement libres, noires, la vision était parfaite, s'exerçait très bien à l'aide de lunettes plano-convexes, comme chez tous les presbytes normaux, car le patient était dans cette catégorie avant qu'il fût cataracté.

» *Deuxième fait.* — Le 20 novembre 1843, on a reçu à notre clinique une femme, Isabella Brazzante, du village de San-Stefano, âgée de soixante-cinq ans, de constitution grêle, de tempérament sanguino-nerveux, laquelle, après une longue ophthalmie des deux côtés (dont elle avait été guérie à l'aide de saignées locales répétées et d'autres remèdes antiphlogistiques), a été, dans l'espace d'une année, affectée de deux cataractes de couleur blanc sale. A notre examen, les cataractes ont été constatées, et elles existaient depuis un an. Au lieu de revenir aux évacuations sanguines et aux autres antiphlogistiques qu'on avait déjà employés précédemment avec abondance contre l'ophthalmie, nous avons tout de suite eu recours à l'ammoniaque appliquée à la tempe, à l'aide de compresses doubles, de la largeur d'un écu, imbibées dans ce liquide et couvertes d'un verre de montre. Cette application a à peine rougi la peau et produit quelques vésications incomplètes, vu la faiblesse du liquide. Nous avons donc fait usage d'un vésicatoire, au moyen de l'onguent de *thapsia*, dans le but de dénuder la peau de son épiderme, puis appliqué les compresses ammoniacales par-dessus. De cette manière, nous étions certain de la pénétration profonde de l'ammoniaque dans l'œil et dans toute l'économie. A deux reprises différentes nous sommes revenu à l'onguent de *thapsia*, tandis que les applications d'ammoniaque ont été continuées sans cesse pendant plus de trois mois. Sous l'influence de cette médication, les cataractes ont commencé à se dissiper petit à petit, en changeant d'abord leur couleur en blanc mat, jusqu'à ce que le fond des deux soit devenu parfaitement diaphane. Vers cette époque, la patiente voyait aussi parfaitement les objets, disait-elle, qu'avant sa cécité.

» *Troisième fait*. — Francesco Gullota, natif de Graniti, âgé de cinquante-six ans, de tempérament sanguino-bilieux, manœuvre, était depuis quelques années sujet à un rhumatisme articulaire et à un eczéma aux organes génitaux. En août 1844, il s'est aperçu d'une diminution dans la vue, consistant d'abord en un brouillard de plus en plus épais, plus prononcé à l'œil du côté gauche qu'à celui du côté droit. En janvier 1845, il s'est fait recevoir à notre clinique. A l'examen, les deux yeux sont couverts de cataractes capsulo-lenticulaires, de couleur blanc lacté, molles en apparence. Les pupilles sont régulières, très sensibles à l'action de la lumière. Excepté cela, le patient n'était sujet à aucune infirmité. Son rhumatisme ni son eczéma n'existaient plus lors de notre examen. Nous avons commencé le traitement par l'administration d'un purgatif à la crème de tartre, et par l'application de quelques sangsues autour des orbites, par la raison que ses deux conjonctives offraient un certain degré d'injection.

Le lendemain nous avons appliqué aux tempes les linges ordinaires, imbibés d'ammoniaque et couverts de verres concaves. Il en est résulté des vésications livides (l'ammoniaque étant cette fois fraîche et forte), lesquelles ont été pansées au cérat jusqu'à dessèchement, et renouvelées ensuite, toujours de la même manière. En attendant, on a fait prendre au malade des pilules de 2 centigrammes et demi chacun, au nombre de une à dix par jour, graduellement. Ce traitement a été continué pendant trois mois. A cette époque l'œil du côté droit offrait une opacité moins prononcée, la cataracte s'était convertie en une fumée, laquelle est devenue de moins en moins épaisse et s'était petit à petit rétrécie de la circonférence au centre, à tel point que le patient voyait déjà assez bien de ce côté; puis la pupille s'est éclaircie complétement et la vision s'est rétablie tout à fait. Dans l'œil gauche, au contraire, la cataracte a persisté, bien que le même traitement ait été dirigé des deux côtés ; elle était toujours d'un blanc mat, mais semblait moins opaque. Le patient ayant réclamé l'opération de ce côté, nous l'avons pratiquée le 2 mai 1845, par réclinaison. En portant l'aiguille contre la cristalloïde, celle-ci a été percée, et il s'est échappé une si grande quantité d'humeur lactescente, que les deux chambres de l'œil en ont été inondées subitement. Malgré ce trouble général, cependant la manœuvre opératoire a pu être continuée, car l'aiguille était visible, au milieu de ce liquide, à travers la pupille, et la réclinaison a été faite sur les débris. Aucun accident n'est survenu; l'absorption s'est opérée promptement; dans l'espace de quinze jours, la pupille s'est éclaircie, et la vision rétablie parfaitement de ce côté, comme de l'autre qui n'avait point été opéré. Le patient est resté encore huit jours à la clinique, le point de la ponction de l'aiguille sur la sclérotique étant demeuré ecchymosé pendant plusieurs semaines. Enfin, il s'est habitué à regarder avec des lunettes convexes de l'un comme de l'autre œil, ce qui fait présumer que la guérison était effectuée par absorption de la cataracte des deux côtés. »

La *médecine homœopathique*, on le pense bien, a dû s'occuper activement de la guérison médicale de la cataracte. On en trouve cinq observations dans la clinique du docteur Beauvais (1). Dans une de celles-là, rapportée par le docteur Caspari, une femme de trente-six ans était atteinte de cataracte depuis six mois : elle

(1) Voyez *Annales d'oculistique*, t. II, p. 218.

portait en même temps un trichiasis, et des vaisseaux variqueux sillonnaient la cornée. En sept jours elle fut guérie de tout cela, sauf qu'elle voyait comme à travers un brouillard peu épais. L'auteur lui fit prendre « une *goutte Cannabis* qui éclaircit le brouillard, et une *goutte opium* 6, qui rendit le cristallin tout à fait transparent. » J'oubliais de dire que le médecin homœopathe avait *chirurgicalement* enlevé les cils renversés, et qu'il ne me semble pas très bien prouvé que la cataracte ne consistât point tout entière dans quelques opacités superficielles de la cornée.

Les *lunettes* comptent aussi leurs succès ; elles s'adressent, de même que les *révulsifs*, non-seulement à la cataracte, qu'elles guérissent *toujours*, mais encore aux taches de la cornée, aux pannus, à l'amaurose, etc., etc. Hâtons-nous de dire que ceux qui préconisent les lunettes, en vendent le plus qu'ils peuvent (1), et qu'on peut sous ce rapport les assimiler aux marchands de pommades dont nous allons parler.

Les *pommades* de toutes sortes sont en faveur dans les grandes villes. Paris, assurément, compte le plus grand nombre d'artistes qui les emploient, et l'on a véritablement l'occasion fréquente d'y voir beaucoup de personnes des plus distinguées par l'intelligence ne se soumettre à l'opération qu'après avoir épuisé ce qu'elles appellent une dernière chance.

Qu'on me permette de raconter ici ce que m'ont rapporté grand nombre de ces personnes. Dès qu'un malade s'adresse à eux, tous les guérisseurs de cataracte sans opération emploient un *procédé* qui leur est commun, sans compter leurs petits moyens particuliers. Ce procédé consiste à dire aux gens qui les consultent pour toutes les maladies indistinctement dont le résultat est un trouble passager de la vision : « Soyez tranquille, c'est une cataracte, ce n'est rien, nous guérissons cela toujours maintenant sans la moindre opération. » Le malade n'est pas fort en diagnostic différentiel ; on lui promet une guérison rapide, il se laisse faire, se guérit, et s'en va dire partout autour de lui que M. X... l'a guéri sans opération d'une cataracte. Dans ses connaissances, ce bienheureux malade rencontrera quelques personnes véritablement atteintes de la cataracte, et celles-ci, à leur tour, iront trouver l'habile homme qui, après avoir feint de bien examiner, ne manque pas de dire : « Oui, j'ai guéri de la cataracte un tel qui

(1) Schlesinger, *Guérison radicale, par le seul moyen des verres de lunettes, de la plupart des altérations de la vue.*

vous envoie, j'espère bien vous guérir aussi ; cependant il y a dans vos yeux une petite complication qui pourrait bien m'empêcher de réussir. Essayez pourtant pendant trois ou quatre mois. Si je ne vous guéris pas, au moins je ne vous ferai aucun mal. » Et alors le malade vient tous les jours voir l'oracle ; on le frotte de petits liniments, de petits onguents, de petites pommades, dans lesquelles de temps en temps on glisse un grain de belladone qui se trouve être aussi un grain d'espérance ; de sorte que le pauvre malade, à qui il semble parfois que la cataracte diminue, ne fait pas la moindre difficulté de tirer de sa poche les gros honoraires mensuels convenus. Enfin, toute chose finit dans ce monde. Les trois mois arrivent ; on se laisse faire encore quelquefois pour le quatrième, car on voit toujours autour de soi des guérisons ; puis l'espoir de se débarrasser sans opération est évanoui, et l'on va trouver un chirurgien auquel on raconte tout cela dans les meilleurs termes souvent pour l'habile. « C'est un honnête homme, dit-on ; il a fait ce qu'il a pu ; il m'avait prévenu au commencement que son traitement échouerait peut-être, etc., etc. »

D'autres sont plus *adroits* encore ; ils sont aussi chirurgiens que médecins. Ils vont d'abord essayer de guérir sans opération, toujours pendant trois ou quatre mois, reçoivent pendant ce temps la plus grosse partie des honoraires convenus, puis se décident à pratiquer l'opération quand la patience du malade est épuisée.

Mais le plus fort de tous en ce genre, c'est incontestablement le docteur ***, qui, dans sa jeunesse, a couru le monde entier pour pratiquer l'opération de la cataracte, et qui, devenu vieux, atteint lui-même d'une cataracte, ayant abandonné ses pérégrinations, se voit réduit à traiter la cataracte sans opération. Il frotte aussi ses malades avec telle ou telle pommade fondante, puis il ne cesse de leur dire, quand ils commencent à se fatiguer, qu'ils ont un cil dans l'œil, et que ce cil irritant l'organe est d'un très mauvais effet sur son traitement. On se dispose à arracher ce cil, et, au lieu de pinces, M. *** prend une aiguille à cataracte, traverse la cornée et déchire rapidement la capsule en renversant, s'il le peut, du même coup le cristallin. La cataracte se trouve dès lors, par la déchirure de la capsule, mise en rapport avec l'humeur aqueuse ; on frotte toujours, la résorption marche, et un jour le malade voit clair sans opération. Une dame que le docteur J... m'avait adressée a été opérée ainsi, et c'est le docteur J... lui-même qui a vu l'œil après l'extraction du cil et qui m'a rapporté le fait. J'ai vu depuis trois de ces malades, deux avaient l'œil perdu.

II. La cataracte lenticulaire se guérit cependant quelquefois sans qu'aucune opération ait été faite. Ainsi, on peut admettre (les faits sont là d'ailleurs pour le prouver) qu'une chute sur un endroit éloigné de la tête, une chute sur les pieds, par exemple, soit susceptible d'imprimer une secousse si violente à la cataracte qu'elle s'abaisse immédiatement.

Il faut admettre aussi que, si le corps vitré est ramolli à un haut degré et que l'hyaloïde ne perde pas ses adhérences physiologiques à la capsule, le cristallin tiré sans cesse de haut en bas pendant les mouvements de l'œil se détache peu à peu et plonge au-dessous de la pupille, où se trouvent déjà les restes du corps vitré entraînés par leur propre poids. (Voyez *Luxation du cristallin*, p. 10.)

La cataracte se guérit encore lorsque le ramollissement du cristallin allant au delà de l'extensibilité de la capsule, celle-ci finit par éclater. L'humeur aqueuse agit dès lors sur la lentille, qui se résorbe à la manière d'une cataracte traumatique.

Enfin, la cataracte molle diminue dans quelques conditions exceptionnelles que nous avons décrites plus haut, lorsque le travail de ramollissement des couches corticales s'arrête tout à coup.

Je rapporterai une observation pour chacune des trois premières conditions, renvoyant aux faits que j'ai cités plus haut pour la quatrième (voy. p. 85).

Je n'ai pas vu d'exemple du premier cas; mais Janin (p. 154) rapporte en ces termes l'histoire d'un prêtre qui avait recouvré la vue tout à coup dans sa jeunesse, à la suite d'une chute.

Observation. — « Ce jeune homme, accompagné de quelques enfants de son âge, dit Janin, alla se promener à une campagne peu éloignée de sa demeure. L'un d'eux, ayant aperçu un nid d'oiseaux sur un arbre très élevé, témoigna à ses camarades la joie qu'il avait de cette découverte. Dans ce moment, il fut mis en délibération lequel d'entre eux grimperait sur l'arbre pour aller s'emparer du nid. Notre aveugle, comme le plus âgé, voulut en avoir la gloire ; on le laissa faire. Il était presque parvenu à la branche où était le nid, quand, pour l'atteindre, il s'élança trop haut, manqua son coup, perdit l'équilibre, et tomba de branche en branche jusqu'à terre, où il se trouva d'abord sur ses pieds ; mais bientôt après, étourdi de cette première chute, il en fit une seconde de sa hauteur. Lorsqu'il fut revenu de son étourdissement, il aperçut pour la première fois des corps en mouvement : c'étaient ses camarades, effrayés de sa chute, qui ne furent pas moins surpris que lui quand il les assura qu'il voyait des objets qu'il ne connaissait pas. Leur retour fut plus joyeux qu'ils ne l'avaient attendu ; ils avaient une nouvelle bien agréable à donner aux parents du jeune homme, qui examinèrent ses yeux et reconnurent que véritablement les cataractes avaient disparu. Dès lors il fut en état d'étudier ; il se destina au sacerdoce et y parvint dans la suite. J'ai vu ce prêtre chez monseigneur l'évêque de Cahors, et c'est de lui que je tiens ce récit. Il est obligé, pour lire, de faire usage de lunettes à cataracte. »

Nous avons dit que la cataracte lenticulaire peut encore se trouver déplacée de la pupille dans des cas de ramollissement extrême du corps vitré (synchysis) lorsque la capsule a perdu ses rapports normaux. La lentille renfermée dans la membrane s'abaisse alors au-dessous de la marge inférieure de la pupille, et le malade se trouve, sous le rapport de la vision, dans les mêmes conditions qu'un opéré de cataracte à l'aiguille. Voici un exemple de ce fait que j'ai observé dans ma pratique, et auquel j'ai déjà fait allusion plus haut (voy. p. 13).

Observation. — M. M..., ancien notaire à Nancy, vient me voir le 19 mai 1852.

Il me raconte qu'il a toujours été myope, mais que sa vue a été bonne jusqu'à l'année 1820 ; qu'à cette époque la sentant se troubler, il consulta, et qu'il lui fut appris que ses yeux commençaient à être atteints de cataracte.

Cette maladie augmenta peu à peu, et, en 1831, ne pouvant plus lire, il vendit sa charge de notaire qu'il ne pouvait plus remplir convenablement.

En 1848, vingt-huit ans après le début de la cataracte, il ne pouvait plus se conduire.

Dans le mois de mars de cette même année 1848, il remarqua avec joie que sa pupille gauche se débarrassait peu à peu, et courut chez son médecin, qui lui apprit que sa cataracte s'abaissait toute seule. En quelques jours la pupille fut nette, l'œil ne s'enflamma pas, et M. M... se mit tout de suite à lire, « même les choses les plus fines, » avec un verre à cataracte du n° 5, qu'il remplace quelquefois par le n° 2; mais ce dernier verre le fatigue.

Dans sa joie, qui est aussi grande encore aujourd'hui qu'il y a quatre ans, M. M... me raconte qu'il a abusé de son œil, qu'il y sent de la gêne et qu'il vient me trouver pour me demander s'il a quelque chose de sérieux à craindre; pourtant il va au spectacle dans les loges éloignées et voit aussi bien qu'à vingt ans, etc., etc.

L'examen des yeux de cet aimable vieillard, dont la conversation est des plus variées, me rassure sur son avenir. Je constate que son œil gauche a la pupille très noire, peu mobile ; mais que l'iris flotte d'avant en arrière au plus haut point possible dès que l'œil change de position; qu'il est atteint, enfin, du synchysis le plus marqué, synchysis auquel le malade a dû de recouvrer la vue.

Dans l'œil droit il y a une cataracte lenticulaire dure complète, qui ne lui permet de voir aucun objet. La lumière est bien sentie. Je vois aussi un ramollissement de l'humeur vitrée facile à apprécier par les mouvements de l'iris, mais il est moins marqué que de l'autre côté.

Je ne donne pas d'autre conseil à M. M... que celui de ménager ses yeux, de se coucher plus tôt, surtout de quitter ses lunettes n° 5 le plus souvent possible, enfin de s'abstenir du verre n° 2.

Voici maintenant un exemple de ramollissement du cristallin opaque allant jusqu'à rompre la capsule.

Observation. — Madame Biot, femme du célèbre membre de l'Institut de France, me fut conduite par son mari en 1848.

Je trouvai dans son œil droit une cataracte lenticulaire commençante et dans le gauche une cataracte complète. La vue était encore bonne à droite, tout à fait perdue à gauche.

De ce côté, la cataracte était volumineuse déjà et proéminait dans la chambre antérieure en poussant l'iris presque contre la cornée.

La cataracte droite étant peu avancée, je ne proposai point l'opération sur l'œil gauche. Madame Biot venait me voir de temps en temps, environ tous les mois, pour s'assurer que sa cataracte droite ne faisait pas de progrès, ce que je pus constater tant qu'elle vécut.

En mars 1850, ma malade vint me voir quelques jours seulement après une visite qu'elle m'avait faite, et me raconta que depuis vingt-quatre heures son œil gauche (le cataracté) lui faisait mal et qu'il s'était enflammé. Je l'examinai aussitôt, et je ne fus pas peu surpris en reconnaissant que la chambre antérieure, qui n'existait pas dans cet œil, s'était tout à coup rétablie, et que la capsule, s'étant ouverte, avait laissé passer dans cette cavité une quantité considérable de débris cristalliniens, parmi lesquels il y avait une multitude de petits grains brillants que je jugeai devoir être des cristaux de cholestérine (1). Je conseillai un traitement antiphlogistique, et je fis comprendre qu'il faudrait probablement se résigner à une ponction de la cornée si les douleurs ne cédaient pas. Cela arriva en effet, et cette opération dut être faite. Les débris du cristallin et les points brillants furent recueillis dans des verres de montre, et M. Biot lui-même, plaçant, séance tenante, ces points brillants sous son microscope, montra aux assistants, parmi lesquels se trouvaient MM. Regnault et le physiologiste distingué Cl. Bernard, tous deux de l'Institut, qu'en effet ils étaient composés de cholestérine.

La plaie se guérit bien ; mais comme il n'avait pas été possible d'aller chercher les restes de la cataracte dans la chambre postérieure, à cause de la grande quantité de liquide qui s'échappait de l'œil, la pupille demeura masquée.

Les douleurs ne reparurent plus; mais des prodromes d'accidents cérébraux fort graves se manifestèrent à quelques mois de là, et madame Biot mourut tout à coup.

Comme on le voit, cette cataracte était encore dans les mêmes conditions que la cataracte traumatique, et pouvait, comme ses semblables, se guérir sans opération.

Exemples d'amélioration de la vision par suite d'un arrêt dans le ramollissement des couches corticales de la lentille.

Observation. — (Voyez les deux faits rapportés plus haut p. 85 et suiv.)

D'après ce qui précède, il est facile de voir que nous ne sommes guère plus avancés qu'au temps où Maître-Jan (2) s'exprimait

(1) On trouve très souvent des cristaux de cholestérine dans les cataractes, une fois sur six ou huit.

(2) Maître-Jan, p. 157.

ainsi à ce sujet : « Il y en a aussi d'autres qui se sont vantés un peu trop hardiment d'en avoir guéri ou prévenu quelques-unes. Il y avait chez ceux-là plus de vanité que de bonne foi ; et le seul récit vague, indéterminé et mal circonstancié qu'ils font de leurs cures, est plus que suffisant pour les confondre de mensonge ou tout au moins d'erreur, aussi bien que quelques charlatans modernes qui n'ont aucune teinture de médecine ni de chirurgie, ou s'ils en ont quelqu'une, elle est si médiocre qu'ils ne méritent pas de porter le titre dont ils s'honorent, et qui cependant exagèrent impunément les vertus de leurs prétendus secrets pour guérir les cataractes, et trompent ainsi le public. »

SECTION DEUXIÈME.

Traitement chirurgical.

REMARQUES GÉNÉRALES.

I. — Maturité (1).

En général, on ne doit point songer à pratiquer l'opération avant que la cataracte soit arrivée à ce degré de développement qu'on appelle *maturité*, et où le malade, ne pouvant plus se conduire, ne distingue plus que confusément les grands objets. Cependant il est des cas dans lesquels l'opacité ayant débuté par la partie centrale de la surface postérieure du cristallin, le chirurgien doit opérer, alors même que ce corps n'est pas entièrement opaque, surtout si la cataracte est double et que les malades soient dans des conditions de fortune à avoir besoin de travailler pour vivre. En pareille circonstance je pratique l'opération sur celui des yeux dont la vision est le plus abaissée, pour ne point compromettre ce qui reste encore au malade.

On croyait autrefois que le temps seul peut amener la maturité de la cataracte, et ce principe erroné était fondé sur l'opinion où l'on était que l'opacité devient plus dure à mesure qu'on s'éloigne du moment de sa formation, et que c'est dans ces conditions seu-

(1) Voyez *Choix de la méthode dans l'opération de la cataracte*.

lement qu'il faut l'opérer. Guillemeau et Maître-Jan admettaient encore ces idées : « *Aqua et gutta est*, dit le premier (en parlant « de la cataracte), quand elle commence à se bien former, se dila- » tant comme de l'eau ; mais quand elle vient à s'espaissir et » meurir estant plus ferme, est dicte cataracte, et d'Avicenne « *gutta et obscura* (1). »

On a proposé (Stevenson, *Journal médical et chirurgical d'Édimbourg*, numéro d'octobre 1820) d'opérer toujours la cataracte avant que le cristallin ait perdu complétement sa transparence, parce qu'alors il serait plus facilement broyé et plus promptement résorbé. C'est là une autre opinion erronée et dangereuse, car toutes les cataractes sont loin d'être molles à leur début, et en même temps que l'on pourrait compromettre ce qui reste de vision au malade, en broyant un cristallin encore transparent, on provoquerait presque infailliblement des inflammations fort graves dues au gonflement et à l'imbibition de la lentille. Au lieu d'être érigée en principe général, cette règle, pourvu que l'on substitue l'extraction ou la discision prudente au broiement, ne peut donc s'appliquer qu'à ces cas de cataractes incomplètes, dont nous avons parlé plus haut, et qui, par leurs progrès très lents, mettent les malades dans les plus tristes conditions.

Ces quelques lignes sur la *maturité* de la cataracte, suffisent pour démontrer, contrairement à l'opinion généralement reçue dans le monde et même parmi quelques médecins, qu'il n'y a rien d'absolu quant au moment où la cataracte est *mûre*. Il y a plus, c'est que telle cataracte pour le malade sera arrivée à maturité, qui sera encore fort incomplète pour le chirurgien, d'où résulte la nécessité de s'entendre sur ce sujet.

La maturité pour le malade signifie une condition telle de sa cataracte qu'elle ne puisse plus avancer, et qu'elle réunisse ainsi toutes les chances favorables à l'opération.

La maturité, pour le chirurgien, est un état de la lentille qui, pour être bien connu de lui, exige une étude attentive de la nature de la cataracte, et, par suite, le choix de procédés différents, la remise à date éloignée de l'opération ou l'exécution immédiate de celle-ci. Telle cataracte, incomplète pour le malade, sera dans les conditions contraires pour le chirurgien, et réciproquement. En voici des exemples :

(1) Guillemeau, *Traité des maladies de l'œil, qui sont au nombre de* 113. Lyon, M. DCX, p. 183.

Un enfant est atteint d'une cataracte centrale congénitale ; elle n'occupe que quelques couches interposées entre le noyau et la substance corticale. Il ne pourra pas lire, mais il se conduira facilement. Cette cataracte n'avancera jamais, et pourtant il faut l'opérer si l'on veut que le cataracté puisse s'instruire. C'est là un exemple fréquent de cataracte non-mûre, qu'il faut cependant détruire au moins dans un œil.

Un vieillard est atteint d'une cataracte dure ; tout le noyau cristallinien est opaque et, quaud il est en pleine lumière, il est aveugle. Les progrès du mal sont nuls et le patient demeurera toujours dans les mêmes conditions, à moins que la substance corticale de la lentille ne vienne à perdre sa transparence, ce que l'on ne voit pas toujours. La cataracte dure est donc mûre dans cet état qui permet assez souvent au malade de se conduire, et cependant l'on doit donner au malade le sage avis de vivre en acceptant sa position sans recourir à l'opération. J'ai donné maintes fois ce conseil et je n'ai eu qu'à m'en applaudir. M. le duc P..., ancien président de la Chambre des pairs, sous le dernier règne, qui me demandait instamment l'opération, vit depuis six ans dans cet état auquel il s'est habitué ; M. C..., ancien directeur général des postes, auprès duquel son fils m'avait conduit pour l'opération conseillée par un confrère, dut aussi, sur mon refus, se résigner à ne pas lire, et mourut non opéré quatre ou cinq ans après.

La maturité, au point de vue chirurgical, est, on le voit, une chose fort différente, à en juger seulement par les exemples précédents ; elle l'est cependant encore davantage sous d'autres rapports. Ainsi telle cataracte ordinaire, demi-molle, qui aura enlevé au malade la faculté de voir les plus gros objets, et qui, assurément, est mûre pour lui, peut n'être pas complète pour le chirurgien. S'il examine attentivement la cataracte, il trouve, en effet, que le cristallin, opaque dans sa plus grande étendue, a conservé encore sa transparence dans quelques-unes de ses couches corticales, et qu'il y a des parties parfaitement saines encore en rapport avec la capsule. S'il opère par extraction, le noyau s'échappe, la pupille devient immédiatement noire, la vision essayée est bonne ; mais après quelques jours toutes ces couches transparentes qui demeurent collées à la capsule et qui sont restées dans l'œil, deviennent opaques par suite de leur imbibition dans l'humeur aqueuse, et constituent presque infailliblement une cataracte secondaire. Opère-t-on par abaissement? le même phénomène se montre, mais le gonflement des couches transparentes est bien autrement à redouter, et l'on court le risque de terribles inflammations; par discision? si l'on a ouvert la capsule dans une trop grande étendue, l'imbibition des couches encore transparentes se fait avec une trop grande rapidité, et il en résulte souvent des accidents fort graves, indépendamment d'une cataracte secondaire et de fausses membranes pupillaires qu'il faudra toujours détruire plus tard.

Les cataractes dures des vieillards, grand nombre de cataractes congénitales, observées chez les enfants ou même chez des adultes, sont aussi dans ce cas.

La maturité des cataractes molles varie également : supposons un cristallin complétement opaque et ne présentant plus la moindre transparence dans les couches voisines de la capsule, tel chirurgien, qui ne fait d'opération qu'à l'aiguille, en pratiquera le broiement, tel autre attendra un temps considérable, et, dans ce cas, les parties liquides de la cataracte, se résorbant peu à peu, laisseront les parties solides dans un état de condensation progressive tel qu'il pourra pratiquer l'abaissement. La maturité était complète dans le premier cas; de même que pour Guillemeau et Maître-Jan, elle ne pourrait l'être dans le second qu'après que la cataracte aurait repris un volume peu considérable, et qu'ayant subi l'imbibition dans sa capsule et s'étant condensée, elle ne pourrait plus, comme dans le broiement, provoquer des accidents dus à la compression résultant du gonflement du cristallin, désormais devenu impossible.

On pourrait facilement multiplier ces exemples, mais ce qui vient d'être dit sur ce triste mot de *maturité* suffira pour faire comprendre :

1° Que l'on ne doit opérer, en général, que lorsque la cataracte est complète;

2° Que l'on ne doit s'éloigner de cette règle que dans des cas exceptionnels assez limités;

3° Enfin que, au point de vue chirurgical, une cataracte complète pour le malade peut n'être pas mûre pour le chirurgien, et que l'opération, si elle doit être faite, exige des précautions particulières et l'application de procédés en harmonie avec la nature du mal. (Voyez *Choix des procédés*.)

II. — Opération sur un œil lorsque l'autre est sain.

Les avis sont singulièrement partagés sur cette question, et l'on voit dans les deux camps les noms des chirurgiens les plus distingués. Ceux qui se prononcent pour la négative ne manquent pas, en apparence, de bonnes raisons. En opérant l'œil malade, disent-ils, on risque de voir l'œil sain s'enflammer (Boyer, J. Cloquet ont observé cet accident). D'une autre part, et en admettant même le succès, la différence de puissance visuelle qui existera entre les deux yeux détruira le bénéfice de l'opération. Les chirurgiens qui se prononcent pour l'affirmative répondent que c'est une rare exception de voir l'inflammation se propager de l'œil opéré à l'œil sain; que l'inégalité de la vue n'est pas une raison suffisante pour rejeter l'opération, parce que l'œil gagne prodigieusement par l'exercice, et par sa facilité à s'accommoder aux diverses distances; qu'une multitude d'individus naissent avec une différence notable dans la force des yeux, et corrigent ce défaut par l'usage de lunettes convenables, et que, sous ce rapport, l'opéré de la cataracte sera dans les mêmes conditions.

Je partage entièrement cette dernière manière de voir; il faut, surtout s'il s'agit d'un sujet jeune (l'expérience m'a appris à refuser l'opération aux vieillards qui se trouvent dans ces conditions), opérer la cataracte lorsqu'elle existe sur un seul œil, et cela pour toutes les raisons que nous venons de donner. On ajoute encore qu'il est d'observation qu'en général, lorsque la cataracte existe depuis un grand nombre d'années, la rétine s'affaiblit dans l'œil malade (Travers), et que la capsule contracte des adhérences avec l'iris (Richter); mais je suis cependant loin d'avoir vu ces faits se confirmer dans ma pratique.

J'ajouterai encore que cette opération est de toute nécessité pour beaucoup d'ouvriers, renvoyés des ateliers par ce seul motif, que, comme ils ont un œil taché, on se figure qu'ils doivent y voir moins que les autres.

Une seule considération peut être devrait retenir le chirurgien; je veux parler de la crainte de voir l'œil se fondre par le fait même de l'opération; le malade, atteint alors d'une difformité qui pourrait, dans quelques cas, l'arrêter dans sa carrière, se trouverait ainsi dans de tristes conditions. Heureusement c'est là une exception, et on l'évite le plus souvent en choisissant de préférence, chez les jeunes gens, le procédé par discision ou celui par extraction linéaire.

III. — Opération sur un œil lorsque l'autre commence à se cataracter.

Beaucoup de chirurgiens préfèrent attendre que les deux cata ractes soient complètes pour pratiquer l'opération ; d'autres, au contraire, posent en principe que l'œil dans lequel l'opacité de la lentille est arrivée à son plus haut degré de développement doit être opéré en premier, par ce motif que le malade n'a rien à perdre si l'opération manque, et qu'il a tout à gagner si elle réussit.

Il est certain qu'à mesure que l'abaissement de la vision fait des progrès, le malade se trouve souvent dans les conditions les plus pénibles. Peu à peu la vue s'affaiblit dans le seul œil qui lui reste ; tous les jours il s'aperçoit d'une perte nouvelle, s'attriste de plus en plus, et ce n'est fréquemment qu'après qu'il a traîné une vie misérable pendant un temps fort long, que ses cataractes se trouvent arrivées à un égal degré de maturité. Il est hors de doute pour nous que son intérêt bien entendu est de soumettre à l'opération l'œil qui ne sert plus à la vision, lors même qu'après un résultat heureux, la vue de ce côté devrait être inférieure à celle du côté opposé; le malade a alors la certitude de n'être point aveugle, et l'œil opéré gagne en force pendant les progrès de la cataracte dans celui qui servait seul au moment de l'opération. J'ai rapporté dans la première édition de cet ouvrage un fait qui s'est bien souvent renouvelé depuis. Il s'agissait d'un marchand grainetier de la rue Grenier-Saint-Lazare, que j'avais opéré. Du côté gauche, la cataracte était complète depuis quelques mois, et la vision tout à fait détruite ; à droite, on voyait à peine quelques stries fines dans le cristallin. Je proposai l'opération, qui fut acceptée, et la vue se rétablit dans l'œil opéré. Le malade lisait très bien avec le secours des lunettes bi-convexes n° 3. Mais comme l'œil était encore très bon, M. G... ne sentit pas sur-le-champ le prix du service que je lui avais rendu, et il me dit à moi-même que s'il avait su d'avance y voir aussi mal, il ne se serait pas soumis à l'opération. Il ne s'était pas écoulé six mois qu'il revint ; la cataracte droite était presque complète, et cet œil gauche opéré, dont le secours lui avait été d'abord si peu utile, lui servait maintenant, non-seulement à se conduire, mais encore à faire parfaitement toutes ses affaires.

J'ai dit plus haut que l'intérêt bien entendu du malade est de faire opérer l'œil dont il ne voit plus lorsque l'autre commence à se troubler ; il n'en est pas toujours de même quant à celui du médecin, et c'est peut-être la véritable raison pour laquelle on attend assez généralement que les deux yeux soient cataractés. Les malades, parce qu'ils voient bien d'un œil, considèrent, en général, comme peu de chose le résultat heureux de l'opération. Tous en cela ressemblent plus ou moins au grainetier dont j'ai rapporté l'histoire ; tandis que si l'on attend qu'ils soient complétement aveugles, ils ne désirent rien si ardemment que de voir seulement assez pour se conduire seuls. Le chirurgien a donc tout à gagner ici ; il a deux yeux à toucher au lieu d'un, c'est-à-dire deux chances de succès au lieu d'une, et de plus son malade est moins exigeant, parce qu'il a passé par la terrible épreuve de la cécité.

Ces raisons empêcheront-elles un médecin qui comprend véritablement ses devoirs, d'indiquer au malade la route qu'il doit suivre ? Il n'y a pour nous, dans ces circonstances, qu'un cas où l'on ne doive pas toujours proposer l'opération sur un seul œil, c'est lorsqu'on a lieu de croire que la cataracte ne tardera pas à être complète des deux côtés.

C'est ici l'occasion de rappeler l'opinion de Stevenson, admise avec Platner, par Manoury, Fra de Marolles, Carron du Villards, Bérard et d'autres, que si l'on opère un œil cataracté, on arrête souvent les progrès de la maladie dans l'autre œil. Je n'ai jamais vu comme Saint-Yves, John Bowen et Stevenson, que l'opération sur un œil pût faire disparaître dans l'autre une cataracte très faiblement développée ; j'ai bien observé dans quelques cas que les stries opaques n'ont point augmenté depuis plusieurs années, à partir du moment où l'opération a été pratiquée sur l'œil dont le cristallin était complétement opaque. Mais l'opacité demeurera-t-elle dans les limites où elle est aujourd'hui ? Demeurera-t-elle stationnaire par le fait même de l'opération sur l'autre œil, ou n'est-ce là qu'une simple coïncidence, un pur hasard ?

Ce sont des questions auxquelles il n'est point permis de répondre par l'affirmative, d'une manière absolue ; toutefois, je dois dire que les faits nombreux que j'ai observés pendant quinze années dans une pratique des plus étendues me laissent penser qu'il ne faut pas attacher le moindre prix à cette opinion. Ceux qui la partagent avancent que l'opération de la cataracte exerce quelquefois une grande influence, du moins du côté de la rétine, sur l'œil qui n'a point été touché, et cela autorise, selon eux, jusqu'à un certain point, à penser qu'elle peut produire quelque effet sur le système cristallinien qui n'est point encore envahi complétement par la maladie. Ils s'appuient de plusieurs observations publiées par M. le professeur Serres, de Montpellier (1), dans une desquelles un œil, depuis longtemps amaurotique, recouvra peu à peu ses fonctions après que la cataracte eut été opérée de l'autre côté, et ils en concluent que l'opération sur un seul œil peut être considérée comme un moyen exceptionnel de rétablir la vue dans les deux à la fois. Mais peut-on raisonnablement établir un rapport entre l'opération d'un côté et le rétablissement de la vue dans l'autre œil? Cet œil ne se serait-il pas guéri sans que l'opération eût été faite? N'est-ce pas enfin une simple coïncidence?

IV. — Opération sur les deux yeux le même jour.

J'ai partagé longtemps l'opinion de ceux qui opèrent les deux yeux le même jour; mais quelques insuccès, la réflexion mûrie par le temps et par l'expérience, m'ont démontré que l'on ne doit opérer qu'un œil à la fois, et je ne m'écarte plus de cette règle que sur la demande expresse du malade et lorsque je lui ai soumis, à lui et à sa famille, les motifs sur lesquels je m'appuie pour n'opérer qu'un œil. Je fais donc ici amende honorable et je ne saurais trop recommander cette pratique aux jeunes médecins.

Wenzel, Boyer, Græfe, Jæger, Rosas, Forlenze, Fabini, Quadri, Roux, tiennent à opérer les deux yeux le même jour.

Demours, Dupuytren, Scarpa, Marc-Antoine Petit, Carron du Villards, Rossi, Samuel Cooper, Maunoir, Travers, etc., préfèrent attendre la guérison d'un œil pour opérer l'autre. Quelques-uns même, comme Scarpa, remettent l'opération du second œil à la saison suivante.

Voici les raisons principales sur lesquelles je m'appuie pour n'opérer qu'un œil à la fois :

1° Les accidents sont plus sérieux; deux opérations entraînent des suites plus graves qu'une seule. Dupuytren partageait cet avis.

2° L'inflammation se porte souvent sur l'un des yeux opérés; alors, et surtout quand elle ne le détruit pas promptement, le second peut être sérieusement menacé, ne fût-ce que par sympathie.

3° Si l'on extrait la cataracte, l'œil opéré le premier peut se vider pendant l'opération du second par suite d'un blépharospasme

(1) *Annales d'oculistique*, 1843, vol. VI, p. 210.

sympathique (Carron du Villards). Je n'ai jamais eu à observer cet accident, mais je le note; il est certain cependant, surtout dans l'extraction, que la deuxième opération est toujours plus difficile que la première, à cause de l'agitation du malade.

4° On ignore, au moment de l'opération, et bien-que les apparences soient bonnes, si certaines dispositions générales ne compromettent pas les deux yeux, ou si ce terrible accident n'arrivera pas par les imprudences du malade. En isolant les opérations, on a une chance de ne pas tout risquer du même coup et de trouver plus tard des conditions plus favorables ou un moment plus opportun.

5° L'opération *sur un seul œil est un enseignement en cas d'insuccès sur la conduite à tenir pour opérer le second, modifier ou changer le procédé opératoire*, etc.

Si le malade est indocile après l'opération d'extraction et qu'il perde l'œil, on pourra plus tard lui rendre la vue de l'autre par l'abaissement ou une autre opération à l'aiguille. En admettant que cette dernière opération ait été pratiquée d'abord et qu'elle n'ait pas réussi, on pourra opérer plus tard l'autre œil par extraction.

6° Si l'on réussit sur un œil, il est inutile d'opérer l'autre; on ne doit s'éloigner de cette règle que dans des cas exceptionnels, par exemple, si l'on opère un sujet jeune, si l'œil opéré s'affaiblit, etc.

7° En opérant les deux yeux, on risque d'un seul coup l'espérance du malade; en n'en opérant qu'un seul et en ne réussissant pas, on le décourage pour un temps seulement. Malheureusement le patient perd confiance dans l'opérateur qui a échoué ; mais cela doit-il modifier la conduite du chirurgien ?

Voici maintenant les raisons que font valoir ceux qui préfèrent l'opération simultanée ; ils avancent :

1° Qu'il est dangereux d'exposer deux fois le malade aux mêmes accidents, parce que si, lors de la première opération, il a fallu recourir aux saignées, on n'aurait plus la même ressource dans le cas où l'inflammation menacerait de compromettre l'œil opéré en second lieu ;

2° Que l'opération pratiquée le même jour sur les deux yeux à la fois n'est pas suivie de plus d'accidents que celle d'un seul œil ;

3° Qu'en attaquant les deux yeux, on a deux chances de rendre la vue au malade, et qu'il est rare qu'on n'en sauve pas un ;

4° Que si l'opération est faite en deux reprises, l'œil opéré le premier gagne sur l'autre une force relative très grande, à laquelle ce dernier ne pourra pas toujours atteindre, parce que le malade négligera de l'exercer convenablement ;

5° Que si l'on ne réussit pas sur le premier œil opéré, le moral du malade sera dans les plus tristes conditions lorsque le chirurgien attaquera le second, et que cette circonstance nuira singulièrement au succès.

Ces diverses raisons, si on les pèse avec réflexion, sont assurément moins sérieuses que celles données d'abord en faveur de l'opération monoculaire et il serait véritablement superflu d'en discuter la valeur.

V. — Saison.

Plusieurs chirurgiens attachent une grande importance au choix de la saison dans laquelle l'opération doit être faite ; d'autres ne voient aucun inconvénient à opérer à toute époque de l'année ; et, si l'on excepte toutefois le moment des chaleurs excessives, je pense que ces derniers ont complétement raison.

Pendant ces huit dernières années, j'ai pratiqué à ma clinique et en ville grand nombre d'opérations de cataracte pendant l'hiver, qu'il gelât ou qu'il plût ; la température de la chambre des opérés fut maintenue à 12 ou 15 degrés centigrades, et je n'ai pas vu qu'il en résultât le moindre inconvénient. L'humidité et le froid me paraissent donc en général fort peu à craindre ; je n'ai point vu que ces conditions de température eussent une influence sérieuse sur le résultat de l'opération, et j'en suis arrivé à cette conviction que le choix exclusif du printemps ou de l'automne est un préjugé sans aucune valeur. La seule règle que je croie devoir suivre, c'est d'opérer au moment où la santé générale est la meilleure possible.

VI. — Age du malade à opérer.

L'enfance, l'extrême vieillesse et chez la femme l'époque climatérique, ont été considérées comme des contre-indications de l'opération de la cataracte.

L'âge climatérique seul me paraît, et encore dans de certaines limites, devoir être regardé comme tel : il est plus prudent d'attendre que la santé générale soit bonne.

La vieillesse n'est que bien rarement une cause d'insuccès, lorsque l'œil est sain d'ailleurs. Les exemples de cataractes opérées sur des centenaires sont assez nombreux pour qu'il ne reste aucun doute à cet égard. En 1845, j'ai opéré un homme de quatre-vingt-neuf ans, et sa vue s'est parfaitement bien remise; depuis j'ai observé plusieurs faits semblables, mais en choisissant presque toujours l'extraction. Quant aux enfants atteints de cataracte congénitale, il n'y a aucun inconvénient à les opérer lorsqu'ils sont arrivés à l'âge de deux à quinze mois (voy. *Cataracte congénitale*).

VII. — Préparation à l'opération.

On a reconnu depuis longtemps qu'il est inutile de recourir à un traitement préparatoire avant l'opération de la cataracte, lorsque cette maladie est simple, et n'est le résultat ni d'une inflammation encore mal éteinte, ni d'une affection générale. Dans ces dernières circonstances, il faudrait bien se garder de songer à l'opération avant d'avoir soumis le malade à un traitement sévère, et assez long pour que ces complications et leurs causes fussent sûrement éloignées.

Les saignées générales ou locales, les purgatifs répétés, le repos prolongé à la chambre, l'application des vésicatoires à la nuque, me paraissent au moins inutiles, si le malade est dans de bonnes conditions générales. Les vésicatoires, privant le malade de repos par les douleurs qu'ils lui occasionnent, me semblent un moyen nuisible dans tous les cas, et dangereux quand on opère par extraction, parce qu'ils empêchent le patient de conserver l'immobilité alors si nécessaire.

Cependant lorsque les cataractés sont pléthoriques, habitués à faire bonne chère, sujets à une congestion vers la tête, il est sage de recommander une alimentation moins abondante et moins riche, et de pratiquer une saignée quelque temps avant l'opération. Au reste, dans tous les cas, quelques jours de régime ne sauraient nuire, et l'on fera bien de prescrire la veille un purgatif, pour débarrasser les intestins.

Si l'on opère vers le milieu du jour, le malade pourra le matin de bonne heure prendre quelque nourriture : un potage lui sera permis. Pour les personnes accoutumées à l'usage du café au lait, j'ai reconnu la nécessité de ne rien changer à cette habitude, parce qu'autrement elles sont d'ordinaire prises d'une céphalalgie qui ne les quitte pas de toute la journée.

Si l'on opère par extraction, le sommeil devant favoriser la réunion de la plaie, on aura un grand avantage à opérer dans la seconde moitié de la journée, un peu avant la nuit. Le malade prendra alors quelques potages, seulement le matin, et gardera la chambre.

Répétition de l'opération. — C'est un moyen qui n'a qu'une valeur bien faible quand on croit nécessaire de fixer l'œil dans tous les cas. Cependant lorsqu'on a affaire à un malade pusillanime ou à un enfant, il peut être avantageux d'habituer l'œil au contact des instruments longtemps avant le jour fixé pour l'opération, dans le but d'éviter qu'il ne s'agite vivement dans l'orbite et ne se cache sous la paupière supérieure. Plusieurs personnes recommandent de toucher simplement les paupières avec un corps métallique mousse, persuadées que cette sensation de froid, pénible à supporter, est la principale cause des mouvements de l'organe. Je ne m'en tiens point à cette seule préparation, lorsque, ce qui est bien rare, je juge nécessaire de recourir à ces moyens. La paupière supérieure étant maintenue par un aide, je touche à plusieurs reprises le globe, avec un stylet mousse ordinaire, dans l'endroit même où la ponction doit être faite. Les femmes les plus nerveuses s'habituent facilement à la sensation désagréable que produit le contact de l'instrument, et l'on évite ainsi une double cause d'insuccès : les mouvements désordonnés de l'œil, et la syncope si fréquente chez les sujets de cette constitution. J'ai eu l'occasion de m'applaudir d'avoir soumis à cette sorte de *répétition* de l'opération une dame qui, quelques mois auparavant, s'était levée brusquement au moment où elle s'était sentie piquée à la cornée, et avait ensuite nettement refusé l'opération et quitté son chirurgien.

Chloroforme. — On en doit réserver l'emploi à des cas exceptionnels : chez les aveugles-nés, les enfants, les personnes atteintes de nystagmus ; il n'est pas indispensable, puisque l'on peut si facilement fixer l'œil avec les instruments dont nous avons parlé. Je ne crois pas que l'on doive consentir à l'employer chez les adultes, à moins que la frayeur de l'opération ne soit telle que le malade ne se laisse aller malgré lui, au moment où on l'approche, à faire des mouvements capables de compromettre le résultat qu'il espère. Si ces conditions se présentent et que l'on soit forcé de recourir à l'anesthésique, il sera prudent, à moins de causes exceptionnelles, d'abandonner l'opération par extraction, et de la remplacer par une opération à l'aiguille.

VIII. — Position du malade, du chirurgien et des aides.

Lorsque rien ne s'y opposera, le malade sera opéré assis; de cette manière on pourra le mettre dans les meilleures conditions possibles de lumière. Si on l'opère sur un lit, on élève la tête par un oreiller, et le chirurgien est placé debout. Dupuytren, qui préférait l'abaissement, opérait toujours le malade au lit, pour éviter la syncope et empêcher le cristallin de remonter, ce qui, selon lui, arrive souvent par l'effet des mouvements du malade. Je reviendrai tout à l'heure sur les cas particuliers dans lesquels pendant l'opération le malade doit être étendu sur un lit. D'autres chirurgiens opèrent aussi debout, mais font asseoir le malade sur une chaise haute; cela peut être très commode dans un amphithéâtre où tout est disposé par avance, mais il n'en est point ainsi, à coup sûr, dans la pratique privée; l'aide, dans ce cas, est obligé de monter sur un meuble placé derrière le malade, et il en résulte, outre le dérangement que cela occasionne, qu'il ne peut tenir avec solidité la tête, ni l'approcher suffisamment de l'opérateur sans s'exposer à tomber lui-même en avant.

Manœuvre, le malade étant assis. — La position la plus convenable à donner au malade, c'est de le faire asseoir sur une chaise basse, ou mieux encore, sur un petit tabouret. Lorsqu'on se sert de la chaise, on en tourne le dossier vers le côté du malade, afin que l'aide et le patient soient en contact immédiat. Le siége est placé près d'une fenêtre, et de manière que la lumière traverse obliquement la cornée, en passant par-dessus le nez du malade assis; le chirurgien a soin d'éviter qu'aucun reflet lumineux ne puisse venir occasionner d'erreur sur la position des parties qu'il doit traverser. Il se place en face du malade, sur un siége plus élevé, parce qu'ainsi les mouvements des bras s'exécutent sans aucune sorte de gêne. Les jambes du patient sont étendues entre les siennes, qui les fixent par une pression convenable. Il est des cas dans lesquels il est prudent, surtout si le malade est très nerveux, de lui attacher les genoux avec une serviette. Pour avoir omis cette précaution, je me suis trouvé deux ou trois fois véritablement embarrassé; une fois entre autres, pendant que j'opérais, les jambes du malade furent prises d'un tremblement si violent qu'elles venaient frapper contre les miennes, quelque effort que je fisse pour les retenir, et que, perdant l'im-

immobilité nécessaire, je fus obligé d'appeler à mon aide une personne présente, qui fixa les jambes en les serrant fortement entre ses bras.

L'aide se place derrière le malade et, soutenant la tête, il écarte les paupières d'une façon différente, suivant l'opération que l'on doit exécuter.

La figure 12 représente la manœuvre pendant une opération de

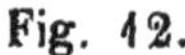

Fig. 12.

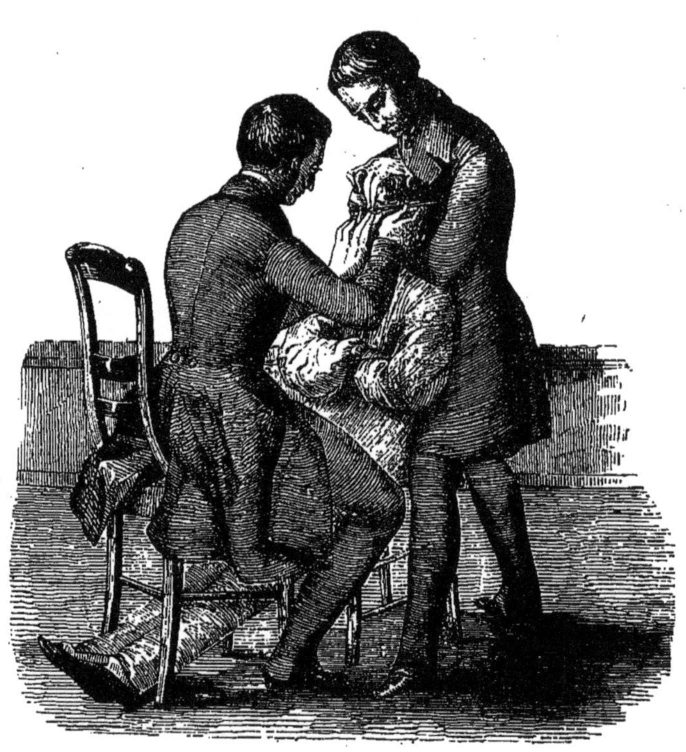

cataracte avec l'aiguille ou le couteau, sans que l'œil soit fixé par aucun instrument ; l'opérateur (ce qui est souvent dangereux) (1), le maintient seulement avec le médius de la main qui ne tient pas l'instrument. De la main droite pour l'œil gauche, et réciproquement de la gauche pour l'œil droit, l'aide soulève avec précaution la paupière supérieure. A cet effet, l'index et le médius de sa

(1) Voy. *Fixation de l'œil*, p. 182.

main sont d'abord appliqués sur le sourcil, et avec l'un et l'autre de ces deux doigts, alternativement, il entraîne de bas en haut la peau placée au-dessous, dans la partie correspondante au milieu de la paupière, jusqu'à ce que les cils de celle-ci se trouvent fixés sous l'index et le médius contre l'orbite ; la pression doit être ménagée autant que possible, pour ne pas occasionner de douleur au malade.

L'aide applique alors la face dorsale de sa main gauche (si c'est de la droite qu'il tient la paupière) contre la nuque du patient, de telle sorte que la région occipitale y rencontre un point d'appui solide, et il étend la jambe gauche en avant, de manière à trouver sur la droite, placée en arrière, un point fixe qui lui permette de s'opposer aux mouvements d'avant en arrière de la tête de l'opéré : sans cette précaution, il perd l'équilibre au moindre mouvement du malade, et abandonne brusquement la paupière, qui retombe sur les instruments déjà introduits dans l'œil. Quelques chirurgiens recommandent à l'aide une manœuvre différente : il doit relever la paupière de la main gauche, si l'on doit opérer l'œil gauche, et maintenir la tête en saisissant le menton du patient avec sa main droite. Je ne vois aucun avantage à ce changement.

N'oublions pas de dire qu'avant de saisir la paupière, il l'essuiera avec soin au moyen d'un linge fin, et qu'il frottera ses doigts avec une poudre de bois bien sèche ou avec de la craie. Il suivra attentivement les mouvements de l'opérateur, en exécutant certaines manœuvres dont nous parlerons plus loin.

Mais si l'on fixe l'œil pendant l'opération, ce que l'on doit toujours faire, le rôle de l'aide est différent, car il doit écarter les deux paupières en même temps, pour laisser au chirurgien la liberté de ses deux mains. Dans ce cas il relève de la main gauche les paupières de l'œil gauche, et réciproquement, tandis que de l'autre main il abaisse la paupière inférieure avec l'index qu'il a soin de coucher le long du nez sur la joue du malade.

Manœuvre, le malade étant au lit. — Le malade est couché sur un lit un peu élevé et composé de matelas seulement ; sa tête est soulevée par des coussins un peu durs, afin qu'elle ne puisse fuir en arrière pendant l'opération. L'aide relève la paupière supérieure d'une main, et abaisse l'inférieure de l'autre main, tandis que le chirurgien fixe l'œil et pratique l'opération.

On peut opérer assis tous les malades qui sont atteints de cataractes simples, que l'on opère avec l'aiguille ou avec le couteau, à moins qu'ils ne manquent de courage ou que leur indocilité l'exige qu'on les maintienne immobiles.

Au contraire, il faut opérer sur le lit tous les malades atteints de cataractes compliquées, particulièrement de celles qui sont adhérentes, si l'on veut les extraire. Autrement, outre que l'on serait gêné pendant l'opération pour la manœuvre des instruments, on pourrait risquer encore des accidents que le décubitus du malade permet d'éviter.

Il faut encore opérer sur le lit tous les enfants et y conduire ceux des malades chez lesquels il survient pendant l'opération quelque accident imprévu, pour l'achever paisiblement et sans anger pour le sujet. Plusieurs fois m'étant trouvé embarrassé, en ville, au milieu de l'opération, par une syncope du malade ou arce que le cristallin avait plongé dans l'humeur vitrée, j'ai achevé l'opération en renversant le malade sur les genoux d'un aide que j'ai fait asseoir immédiatement derrière lui.

Si l'on doit opérer les deux yeux par extraction dans la même séance, ce que je ne puis approuver que dans les cas exceptionnels ont j'ai parlé plus haut (voyez p. 167), il est convenable de cacher e premier œil opéré sous un bandeau médiocrement serré ; cette récaution l'empêchera quelquefois de se vider par l'effet des contractions énergiques de l'orbiculaire et des muscles, au moment où l'on attaquera l'autre : cependant elle est loin d'être toujours indispensable. Il est inutile d'y recourir, si l'on opère par abaissement. Si l'on n'a qu'un seul œil à toucher, il n'est aucunement écessaire, pendant l'opération, de couvrir l'œil sain, à moins que e malade ne soit si pusillanime que la seule vue des instruments uisse le faire tomber en syncope.

Opérations destinées à détruire la cataracte.

Les procédés nécessaires à la destruction de la cataracte vaient suivant les idées que le chirurgien s'est faites sur leur valeur ou sur la facilité qu'il peut avoir personnellement à les exécuter.

Ils varient suivant que la cataracte est simple ou compliquée. Il y a des procédés spéciaux pour les cataractes lenticulaires adhérentes ; il y en a d'autres pour les capsulaires unies ou non à iris. Les cataractes secondaires ne peuvent être traitées comme es cataractes lenticulaires simples. Les cataractes traumatiques exigent aussi l'application spéciale de quelques moyens choisis suivant les complications qu'elles peuvent présenter.

Après les opérations de cataracte, soit immédiatement, soit à plus ou moins grande distance, que l'on ait d'abord pratiqué l'extraction ou l'abaissement, il peut survenir des accidents très graves qui nécessitent des opérations variées. Dans quelques-unes l'extraction de la cataracte et la formation d'une pupille artificielle ne figurent plus chacune que pour un *temps*.

Il en est d'autres, enfin, dans lesquelles ces deux opérations doivent être pratiquées à une époque différente l'une de l'autre.

Ces diverses opérations doivent être classées méthodiquement; c'est pourquoi nous pensons qu'il sera utile de jeter un coup d'œil sur le tableau suivant qui indique les divisions que nous avons dû adopter pour leur classification.

I. Opération des cataractes lenticulaires simples avec le couteau.

- I. Extraction cornéenne ou ordinaire.
- II. — sous-conjonctivale.
- III. — linéaire.
- IV. — scléroticale.

II. Opération des cataractes lenticulaires simples avec l'aiguille.

1. Scléroticonyxis.
   - Abaissement du cristallin.
   - Broiement du cristallin.
   - Discision ou dilacération de la capsule.
2. Kératonyxis. . .
   - Abaissement du cristallin.
   - Broiement du cristallin.
   - Discision ou dilacération de la capsule.
3. Succion.

III. Opération des cataractes capsulo-lenticulaires adhérentes (1).

1. Extraction.
   - *a*. Opération simultanée de la cataracte et de la pupille artificielle.
   - *b*. Opération de la cataracte et de la pupille artificielle à deux époques distantes.
2. Abaissement simple.
3. Discision de la capsule.
   - *a*. Discision simple.
   - *b*. Discision et pupille artificielle à deux époques distantes.

(1) Voyez *Cataractes secondaires* pour compléter l'étude de ce sujet en ce qui touche la cataracte capsulaire adhérente.

IV. Opération des cataractes secondaires adhérentes et libres.

1. Cataractes lenticulaires. 2. Cataractes capsulaires.	Procédés divers pour	l'extraction. l'abaissement.

V. Opération des cataractes traumatiques.

VI. Opérations applicables aux fausses membranes pupillaires.

VII. Opérations applicables à l'irido-choroïdite chronique des opérés de cataracte.

1. Après l'extraction. . .	Procédés divers.—Excision d'un lambeau de l'iris avec ou sans la fausse membrane.
2. Après l'abaissement.	Extraction d'un noyau abaissé. Extraction du cristallin gonflé : *a.* par extraction linéaire ; *b.* par ponction simultanée de la cornée et de l'iris en haut et en dehors. Extraction du cristallin avec excision de l'iris et d'une fausse membrane fermant la pupille.

I. — OPÉRATIONS DES CATARACTES LENTICULAIRES SIMPLES AVEC LE COUTEAU.

Extraction.

Le but de l'opérateur, dans cette méthode, est de faire disparaître le cristallin opaque de la pupille, en l'extrayant à travers une incision pratiquée sur le bulbe, soit dans la cornée seule, soit dans la cornée et la conjonctive simultanément, soit encore dans la sclérotique.

Nous étudierons ces diverses opérations dans l'ordre suivant :

I. Extraction cornéenne (extraction ordinaire).

On la divise en *supérieure*, *oblique* ou *inférieure*.

L'*extraction supérieure* étant presque exclusivement adoptée par nous et par presque tous les chirurgiens, nous exposerons :

1° Le procédé que nous avons presque exclusivement adopté depuis dix ans.

2° Le procédé ordinaire.

II. Extraction sous-conjonctivale. — C'est un procédé que nous avons imaginé et mis en pratique. Il a pour principal avantage d'éviter le renversement et la suppuration du lambeau.

III. Extraction linéaire.

Les cataractes adhérentes et les cataractes secondaires ayant été décrites dans un article spécial, nous y renvoyons pour les procédés nécessaires à leur extraction.

A. — Extraction par la cornée. — Kératotomie.

Historique. — L'extraction par la cornée est loin d'être un procédé nouveau ; on en trouve des traces certaines dans les opérations des chirurgiens de l'antiquité. Antyllus et Lathyrion ont extrait la cataracte vers la fin du premier siècle, si l'on en croit Rhazès ; et selon Avicenne, Ali-Abas connaissait aussi cette opération. Plus tard Abulkasem, l'ayant trouvée dangereuse, essaya de faire disparaître la cataracte par la succion, méthode employée surtout en Perse, et qui consistait à sucer l'opacité avec une aiguille creuse ; ce procédé a été remis en pratique dans ces derniers temps par M. Laugier. (Voyez plus loin, *Opérations à l'aiguille.*)

L'extraction, longtemps tombée dans l'oubli, fut essayée dans la seconde moitié du XVIIe siècle par Freytag, qui, après l'incision de la cornée, extrayait la cataracte avec une aiguille à crochet. Elle était oubliée encore une fois, lorsque en 1707 et en 1708 Saint-Yves et Petit, et en 1748 Daviel, pratiquèrent l'extraction de la lentille tombée après l'abaissement dans la chambre antérieure. Les deux premiers n'apprécièrent pas l'importance de l'opération qu'ils avaient faite ; mais le troisième, Daviel, chirurgien français, eut l'honneur d'ériger en méthode l'extraction du cristallin à travers la cornée (1). Son procédé fut bientôt modifié par divers chirurgiens, parmi lesquels on doit surtout citer Lafaye, Wenzel, Richter, Barth et Beer. Ces trois derniers parvinrent à faire adopter les couteaux les plus répandus encore aujourd'hui. Toutes les modifications apportées à la méthode de Daviel ne trouveront point place ici. Elles portent aussi bien sur la grandeur, la direction, le point de l'incision kératique, et la manière d'ouvrir la capsule ou d'extraire la lentille opaque, que sur les instruments qui servent dans chacun des temps de l'opération.

L'extraction par la cornée se fait de trois manières : selon qu'on

(1) Daviel, *Sur une nouvelle méthode de guérir la cataracte par l'extraction du cristallin* (*Mémoires de l'Académie de chirurgie*, t. II, p. 336, édition in-4 de 1753).

fend la membrane dans sa partie supérieure, à son côté externe, ou dans sa partie inférieure, elle prend le nom de *kératotomie supérieure*, *kératotomie oblique* ou *kératotomie inférieure*. Bien qu'à la rigueur il soit possible d'exposer ces trois procédés dans une seule description générale, nous les diviserons, comme on le fait d'ordinaire.

Nous terminerons par l'étude d'une dernière modification dans laquelle on ouvre la cornée avec un couteau-aiguille, instrument abandonné longtemps, qu'on a cherché à remettre en vogue, et qui, ainsi que nous le verrons plus loin, contrairement à l'opinion de quelques praticiens, ne paraît pas devoir jamais remplacer ceux dont nous allons parler.

Instruments. — Un couteau à cataracte de Beèr ou de Richter, un kystitome ou une simple aiguille à cataracte, tranchante d'un côté et mousse de l'autre, et une petite curette de Daviel, adaptée, d'après le conseil de Jæger, au manche du kystitome, suffisent ordinairement pour pratiquer l'opération.

On doit encore se munir de plusieurs couteaux de Beer, d'un couteau lancéolaire coudé, de ciseaux courbes sur le plat, de pinces de forme et de grandeur diverses, et d'un crochet ou grande érigne destinée à saisir le cristallin.

Ces derniers instruments ne devront servir que dans les complications ou les accidents que nous indiquerons plus loin.

Il est bon d'avoir encore à sa disposition d'autres instruments destinés à fixer convenablement le globe. Ces instruments sont la *bague* ou dé que j'ai imaginé, et dont je donne le dessin plus loin, la *pique* de Pamard, ou une *pince* fermant à ressort, qu'on applique sur la conjonctive bulbaire.

Soins préparatoires. — Lorsqu'on croit devoir opérer la cataracte par l'extraction, il faut s'assurer par avance que l'*iris est libre d'adhérences avec la capsule.* Dans quelques cas particuliers, il ne suffit pas d'avoir constaté que la pupille exécute des mouvements assez étendus sous l'influence de la lumière et de l'obscurité, parce qu'il peut arriver que l'iris soit attaché à la cristalloïde ailleurs que dans sa marge, et que le cristallin ne puisse être extrait qu'avec de grandes difficultés. C'est pour reconnaître que le diaphragme est libre, et pour remédier aux complications que ces adhérences pourraient apporter dans la manœuvre, qu'il convient d'instiller de l'atropine dans l'œil malade, quelques jours avant l'opération. Au lieu de nuire, cette dilatation qui disparaît dès qu'une seule goutte d'humeur aqueuse s'échappe, est au contraire d'une grande utilité, parce qu'elle permet au couteau de traverser plus aisément la chambre antérieure sans rencontrer l'iris devant lui.

La *santé générale* du patient doit être dans les meilleures conditions possibles. S'il est pléthorique, on l'a préparé de longue main à l'opération par un régime convenable, et on l'a saigné au besoin, soit par la veine, soit par une application de sangsues à l'anus. Dans tous les cas, il doit prendre un purgatif la veille du jour fixé pour l'opération, afin de se débarrasser les intestins. Si l'extraction est faite vers le milieu du jour, le malade aura déjeuné avec une tasse de lait ou un potage ; de préférence on choisira les dernières heures du jour pour que le malade puisse dormir à courte distance de l'opération, dans le but de faciliter la réunion immédiate de la plaie.

Lorsque le malade prendra place sur la chaise, il mettra de côté tous les vêtements qu'il serait difficile de lui enlever, un effort pouvant amener des accidents.

Le *lit du malade*, disposé à l'avance, tout prêt à le recevoir, et autant que possible peu éloigné de la fenêtre où aura lieu l'opération, sera surtout l'objet de l'attention du chirurgien. Des oreillers trop mous et trop nombreux échauffent la tête de l'opéré, la prédisposent aux congestions, et présentent le sérieux inconvénient de se déranger à tout instant et de forcer le patient à se mettre souvent sur son séant, alors qu'il doit conserver la plus parfaite immobilité. Un traversin un peu fort, ou garni d'un seul oreiller modérément mou, suffit pour soutenir la tête à un degré d'élévation convenable. Les matelas ne seront pas nombreux : le lit étant ainsi peu élevé, le malade n'aura besoin d'aucun effort pour s'y étendre ; ils ne reposeront point sur un lit de plume, qui ne peut présenter le plan fixe si nécessaire, mais ils seront placés de préférence sur un sommier de crin ou d'élastiques. Fait de cette manière, le lit ne se dérangera pas, ce qui permettra au malade d'y demeurer couché pendant six à huit jours, temps nécessaire pour la réunion des lèvres de la plaie kératique.

Position du malade, du chirurgien et de l'aide dans l'extraction. — La position du malade, du chirurgien et de l'aide, pendant l'opération, a été décrite plus haut (voy. fig. 12, p. 172). L'aide doit surtout éviter de comprimer le globe, en maintenant les paupières écartées. Quelques chirurgiens d'un grand mérite veulent qu'on opère le malade couché sur le dos, dans un lit étroit, afin d'éviter plus sûrement les mouvements de recul de la tête et la sortie de l'humeur vitrée. Cette précaution, bonne, mais non pas indispensable, est plus facile à mettre en pratique dans une clinique que dans une maison particulière. Le lit doit être très haut, pour que le chirurgien évite la fatigue de se tenir baissé pendant assez de temps ; il doit en outre être fait de matelas un peu durs, précaution sans laquelle le malade ne pourrait trouver l'immobilité si nécessaire dans cette opération. Il faut encore qu'on puisse l'approcher aussi près que possible d'une large fenêtre, et qu'il roule aisément, en sorte que le chirurgien ait la facilité de le déplacer, s'il y a lieu, pour éviter les reflets de lumière qui gêneraient la manœuvre : tout cela, je le répète, est fort difficile à trouver prêt dans les maisons particulières. J'ajouterai qu'on manque d'adresse lorsqu'on opère le malade couché, que les mouvements du bras sont lourds et n'ont plus la délicatesse nécessaire. (Voyez plus haut, p. 174.)

Parmi les chirurgiens voulant avec raison qu'on opère le malade assis, quelques-uns recommandent d'appuyer le coude du bras qui tient le kératotome sur le genou correspondant, qu'on élève au moyen d'une chaise. Le chirurgien trouverait de cette manière un point d'appui solide, et, selon eux, une sûreté d'exécution qu'il n'aurait pas sans cela. Mais cette précaution est loin d'être de rigueur quand on a un aide exercé et qu'on s'est habitué à opérer à bras levé ; il y a plus, et pour suivre les mouvements de recul de la tête et éviter ainsi les accidents, on est dans de meilleures conditions en ne prenant un point d'appui que sur la joue, à l'aide du petit doigt de la main qui tient l'instrument. D'ailleurs, lorsque le bras est ainsi appuyé, l'opérateur n'a plus et ne peut plus avoir la légèreté de main si indispensable dans l'opération qui nous occupe.

De la grandeur du lambeau de la cornée. — On pose comme règle générale de tailler toujours le lambeau de même grandeur, c'est-à-dire dans la proportion environ des 5/12es de la cornée. C'est là, d'après ma pratique, une erreur qui a bien sa gravité. Le lambeau doit être aussi petit que possible, parce que la réunion des petites plaies de la cornée nécessaires pour diverses opérations, et surtout pour l'opération de la pupille artificielle, nous enseigne que la suppuration du lambeau qu'on observe dans la kératotomie vient le plus souvent de ce que la cornée a été atteinte dans une trop grande étendue.

La cataracte ayant une densité différente, c'est sur ce caractère, facile à reconnaître avant l'opération, que l'on devra ou augmenter ou diminuer la grandeur du lambeau, en se tenant comme limite extrême à la moitié pour la plus grande incision possible. On n'oubliera pas que plus la cataracte est volumineuse, plus elle est molle, condition qui permettra de faire une incision petite, puisque le cristallin se moulera en quelque sorte sur la plaie et y glissera facilement.

Si le lambeau est trop petit, on aura, outre les difficultés de l'extraction de la lentille, des restes de la cataracte qui, en s'organisant, pourront constituer une cataracte secondaire, ou au moins ajourneront le résultat par la lenteur de leur résorption. Ces inconvénients, d'ailleurs fort rares, et que l'on évite facilement avec de l'habitude, ne peuvent assurément être comparés à la suppuration du lambeau, assez fréquente quand il est trop grand, et qui entraîne la destruction de l'œil tout entier.

La pratique m'a enseigné, sous le rapport de la grandeur du lambeau :

1° Que la réunion de la plaie réussira d'autant mieux qu'elle sera plus petite ;

2° Que le lambeau devra être inférieur aux 5/12es de la cornée, toutes les fois que la cataracte sera volumineuse, et, par conséquent, molle ;

3° Que la cataracte dure ayant un noyau plus volumineux, il est nécessaire, seulement pour elle, de tenir l'incision un peu grande ;

4° Que si l'on pratique un grand lambeau, la cataracte s'échappe tout entière, avec sa substance corticale ; que l'opération semble être parfaitement exécutée parce qu'elle est terminée plus rapidement, mais que si l'on évite par là les lenteurs de la manœuvre et celles de la résorption de ce qui peut rester dans la chambre postérieure, cet avantage est bien compensé par les chances si fatales pour l'œil de l'infiltration et de la suppuration du lambeau ;

5° Qu'enfin le lambeau doit cependant être toujours assez grand pour qu'il ne soit pas nécessaire de presser fortement sur l'œil pour extraire la cataracte.

Fixation de l'œil malade et position des mains du chirurgien. — Tout chirurgien véritablement prudent n'exécutera pas l'opération de la cataracte par extraction, sans préalablement avoir fixé l'œil ; dans l'abaissement cette précaution n'est pas nécessaire, à moins que l'on n'opère par la cornée. Lorsqu'on s'y est exercé de longue main, et qu'on a de l'extraction ainsi faite une très grande habitude, on peut, en abaissant la paupière inférieure avec l'index, fixer l'organe tout simplement avec la pulpe du doigt médius appliqué dans le grand angle, sur la caroncule lacrymale.

Mais on n'est jamais certain alors de terminer régulièrement l'opération. Ainsi, tel malade parfaitement résigné quelques moments avant de se livrer au chirurgien, perd tout à coup contenance ; ses yeux, excités par le contact du couteau et du doigt, s'agitent violemment, tournent dans l'orbite ; l'orbiculaire se contracte en même temps, et une pression considérable, augmentée encore de celle nécessitée par l'écartement des paupières, pèse sur la cornée qui, tout à l'heure, sera ouverte. Chez tel autre patient l'œil fuit dans le grand angle, poussé par le kératotome, et c'est au hasard qu'il faut faire la contre-ponction de la cornée dont le bord interne, malgré la pression du doigt médius de l'opérateur, va se cacher derrière la membrane semi-lunaire et la caroncule lacrymale.

J'admets, je le répète, qu'avec de l'habitude on puisse 19 fois sur 20, peut-être, opérer avec succès sans fixer l'œil ; mais on m'accordera que si, une fois sur vingt, on laisse volontairement au hasard quelque éventualité malheureuse, on regrettera amèrement un accident qu'on aurait pu éviter.

L'œil doit donc, dans l'extraction, être absolument fixé, parce qu'en chirurgie on ne doit jamais rien abandonner volontairement au hasard.

On se sert dans ce but de divers instruments, tous fort simples. Depuis plusieurs années j'emploie presque exclusivement la pique de Pamard, ou un dé que j'ai imaginé et dont je donnerai la figure. Les pinces implantées sur la conjonctive sont moins bien supportées par le malade.

La pique de Pamard, instrument fort simple et certainement un peu trop oublié, ne gêne ni l'opérateur ni le malade. On l'applique sur le côté interne du bulbe, dans la sclérotique, à 3 ou 4 millimètres de la cornée, un peu au-dessus du diamètre transversal que doit traverser le kératotome. Cette précaution de placer la pique au-dessus du diamètre transversal a son importance, puisqu'elle a pour but d'empêcher les deux instruments de se rencontrer. Lorque l'œil à opérer est saillant, et surtout quand il est fort mobile, on placera la pique en haut et en dedans sur la sclérotique, et on l'empêchera plus sûrement ainsi de fuir dans cette direction comme cela arrive assez ordinairement.

La pique doit fixer solidement l'œil, et il suffit pour atteindre ce but, non de la faire pénétrer jusqu'à ses arêtes, qui ne sont d'aucune utilité, mais seulement à la profondeur tout au plus d'un millimètre. Dès que la contre-ponction est faite, elle devient inutile ou à peu près, parce que l'œil est suffisamment maintenu quand il est traversé de part en part par le couteau. Cependant on ne l'enlève pas, mais on se borne à diminuer la pression pour l'augmenter de nouveau, dans le cas où, pendant que la section de la cornée s'achève, l'œil deviendrait trop mobile.

La pique de Pamard a, comme d'autres instruments nécessaires à la fixation de l'œil, le désavantage d'obliger l'aide à écarter les deux paupières; mais ce n'est pour lui qu'une affaire d'habitude, et la simplicité de l'instrument est une compensation plus que suffisante.

J'ai quelquefois remplacé la pique de Pamard avec une simple épingle un peu grosse; les fortes et longues épingles que les femmes emploient pour fixer leurs chapeaux sur leur tête, ou pour attacher leurs châles, atteignent parfaitement le même but. On n'a pas à craindre qu'elles pénètrent dans l'œil, car il faudrait un effort considérable, une pression excessive, pour leur faire traverser la sclérotique. On peut s'assurer aisément de cela sur un animal vivant.

On trouvera plus loin (voy. fig. 16, p. 189) un dessin représentant la pique de Pamard appliquée sur l'œil.

Le dé que j'ai imaginé est plus avantageux que la pique, surtout lorsque l'on n'a pas un aide exercé à écarter les deux paupières et à maintenir en même temps la tête du malade. Avec cet instrument, le chirurgien abaisse lui-même la paupière inférieure et il apprécie surtout la somme de pression qu'il exerce sur l'œil, avantage qne les autres moyens n'offrent pas aussi xactement. Cet instrument (voy. fig. 13) qu'on applique sur le doigt médius, s'adapte aux doigts de différente grosseur. Il est

Fig. 13.

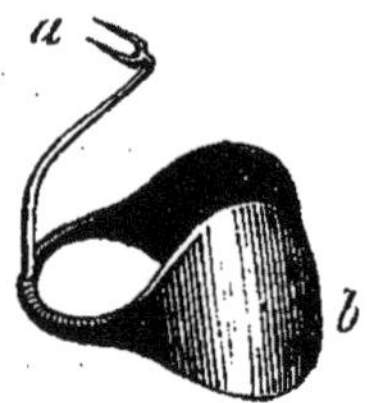

b représente l'une de ces plaques vue de profil; sur la plaque postérieure de la bague, celle qui sera en apport avec la pulpe du doigt, on voit une tige re- urbée d'arrière en avant et à l'extrémité de laquelle il y a deux petites pointes a, longues de 3 à 4 millimètres. Une seule pointe à arêtes comme celles de la ique de Pamard suffit.

muni, dans la partie de sa circonférence qui doit être en rapport vec la face dorsale du médius, de deux plaques séparées s'écartant l'une de l'autre avec facilité.

Lorsque la bague est appliquée, la tige et les pointes se cachent dans la pulpe du doigt, qui ne cesse d'être en rapport avec le globe; de là l'avantage de l'instrument, de permettre au chi- urgien de connaître exactement le degré de pression qu'il exerce ur l'œil en le fixant.

La figure 14 représente un œil atteint de cataracte, fixé avec a bague dont la description vient d'être faite.

Fig. 14.

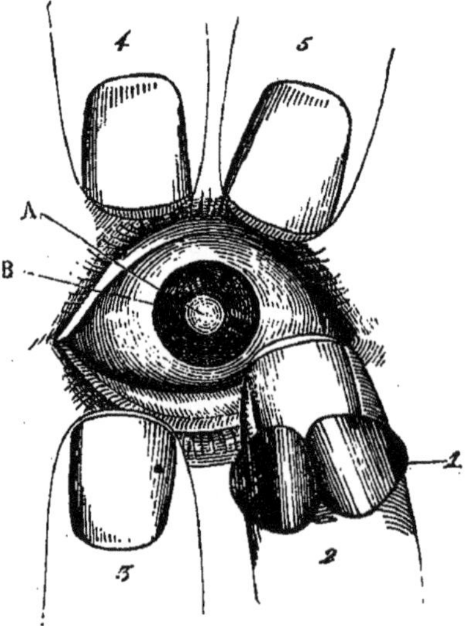

1 représente les plaques de l'instrument placées sur la face dorsale du édius; la tige, qu'on ne peut pas percevoir, est cachée dans la pulpe du doigt 2, et les pointes sont implantées ans la sclérotique et dans la conjonc- ive bulbaire;
A est la cataracte;
B, l'iris;
2, 3, doigts du chirurgien;
4, 5, doigts de l'aide.

Lorsqu'on veut opérer l'œil droit, la main gauche est approchée tout près de l'œil, le petit doigt repose par sa face dorsale sur la joue, l'annulaire est replié dans la paume de la main, les trois autres tiennent le kératotome de Beer le tranchant dirigé en bas. Le pouce est étendu droit et immobile, perpendiculaire au manche du couteau sur lequel il repose, l'index et le médius légèrement courbés et un peu écartés l'un de l'autre à leur extrémité.

Lorsqu'il a ainsi posé sa main, l'opérateur place en avant de la cornée, sans la toucher, le plat de l'instrument, afin de mesurer l'étendue de la plaie à faire, et de s'assurer, en le faisant passer une fois ou deux devant l'œil pour simuler le commencement de la manœuvre, qu'aucun obstacle (tel, par exemple, que le bonnet ou les cheveux) ne pourra empêcher l'exécution du premier temps. C'est dans cette préparation à l'opération qu'on vérifie une dernière fois si la largeur du couteau est convenable, et si la section pourra être faite sans que l'instrument aille blesser le nez.

Kératotomie supérieure.

Richter a le premier donné l'idée de l'extraction de la cataracte par l'incision de la moitié supérieure de la cornée; mais c'est à Busnau (de Tournay) et à Wenzel le père, qu'on doit rapporter la mise en pratique de ce procédé sur le vivant. Plus tard, Santarelli décrivit cette opération, qu'il rejeta bientôt, et que de nos jours presque tous les chirurgiens, à l'exemple de Jæger, pratiquent à l'exclusion des autres procédés de kératotomie. C'est ce dernier qui a le plus contribué à la répandre et à l'ériger en méthode ordinaire.

Procédé adopté par l'auteur. — Il a le très grand avantage de laisser le chirurgien dans la plus parfaite tranquillité sur l'exécution de tous les temps de l'opération. L'œil est fixé, il ne peut fuir ni en haut ni en dedans; la cataracte ne peut s'échapper brusquement et le corps vitré est maintenu sûrement dans l'œil. Il permet encore d'inciser ou de déchirer la capsule sans hésitation et sans risque de léser l'iris, comme cela arrive dans le procédé ordinaire que nous décrirons bientôt et auquel nous avons dû renoncer.

Ce procédé repose tout entier sur la conservation d'une petite bride de la cornée que l'on divise après l'incision de la capsule. La première idée en appartient à Alexander et à Guthrie de Londres, ui l'avaient imaginé, moins pour opérer en plus parfaite sécurité que pour se passer d'un aide dont le concours est indispensable dans une opération aussi délicate que celle de la cataracte. Ces chirurgiens opèrent de la manière suivante : Le malade tient la tête renversée en arrière, sur le dossier d'une chaise à bras; l'opérateur, monté au besoin sur un petit tabouret, se place der-ière lui. Supposons qu'on opère l'œil droit : la paupière supérieure est maintenue relevée avec la main gauche; la droite tient un couteau à cataracte très étroit, avec lequel l'incision est pratiquée. ette section n'est pas complétement terminée du premier coup : l'opérateur laisse un pont assez large entre les plaies de ponction t de contre-ponction, puis le couteau est retiré et remplacé par ne aiguille coudée, avec laquelle la capsule est ouverte. L'ai-uille est retirée à son tour et remplacée, quand les contractions de l'œil ont tout à fait cessé, par un kératotome mousse, en forme e petit canif, au moyen duquel la section de la cornée est achevée. La cataracte est extraite ensuite comme à l'ordinaire.

J'en ai fait plusieurs fois l'application dans la kératotomie obli-ue et dans l'inférieure, il y a une dizaine d'années. J'y avais été onduit, la première fois, par hasard et sans connaître alors le procédé du chirurgien de Londres. J'opérais un homme pusilla-ime, dont les yeux étaient un peu trop saillants; les muscles omprimaient énergiquement le globe, et je sentais mon couteau ressé à tel point dans la cornée, que j'avais à craindre, si je ter-inais la section du lambeau, que les milieux de l'œil ne sortissent avec la lentille. Je retirai l'instrument après avoir inutilement ttendu la disparition du spasme musculaire, et lorsque l'œil fut alme, je divisai le petit pont qui séparait les deux plaies de la ornée, en me servant d'un bistouri mousse que j'avais dans ma oîte d'instruments. J'évitai de cette manière les accidents sérieux dont j'étais menacé. Depuis lors, j'ai réglé le procédé et je l'em-loie avec le plus grand avantage. En voici les divers temps :

Manuel opératoire. — L'opération s'exécute en trois temps rincipaux comme la kératotomie ordinaire. Chacun de ces temps e subdivise en temps secondaires.

Dans le premier temps, qui est le plus difficile dans ce procédé, comme dans tous ceux d'extraction, on incise la cornée en laissant n petit pont à diviser, et en retirant le couteau on en plonge la ointe dans la capsule pour l'ouvrir.

Dans le second temps, on achève l'incision avec le petit couteau mousse représenté dans la figure 15.

Fig. 15.

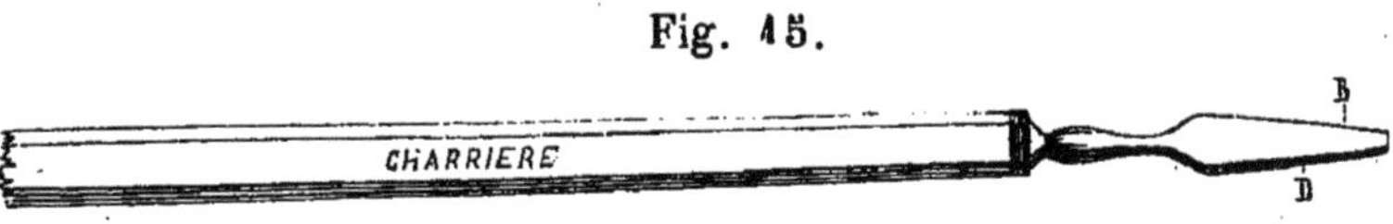

B est le tranchant; — D, le dos de l'instrument.

Dans le troisième temps, on extrait le cristallin opaque.

Un aide écarte les deux paupières dans le premier temps; le chirurgien se charge de ce soin dans les deux autres.

Premier temps. — *Incision de la cornée et de la capsule (œil gauche)*. — On subdivise ce premier temps en quatre parties: ponction, contre-ponction, conservation d'une bride ou petit pont, incision de la capsule.

a. *Ponction.* — La pupille est dilatée s'il est nécessaire, la paupière supérieure est soulevée par la main gauche de l'aide, l'inférieure abaissée par l'index de la main droite, dont le pouce prend un point d'appui sur la joue droite du malade. Les doigts de l'aide doivent être allongés et appliqués exactement sur la peau pour ne pas faire obstacle au chirurgien.

Le malade regardant droit devant lui, l'opérateur fixe l'œil de la main gauche au moyen de la pique de Pamard, qu'il implante à 3 ou 4 millimètres de la cornée, au-dessus du diamètre transversal, dans l'angle interne. Il suffit d'une pression fort légère pour atteindre le but, qui n'est autre que l'immobilité de l'œil.

Presque en même temps que la pique est placée, et après quelques mots bienveillants adressés au malade pour le tranquilliser, on pousse la pointe du couteau dans l'épaisseur de la cornée, à 1 millimètre de la sclérotique ou à peu près, et à une égale distance au moins au-dessous du diamètre transversal de la pupille.

L'œil est pris ainsi pendant une seconde entre la pique qui le retient en dedans, et la pointe du couteau qui, le maintenant en dehors, n'a pas encore pénétré dans la chambre antérieure.

Ce moment d'immobilité de l'œil donne au chirurgien le temps de viser le point de contre-ponction, d'établir le parallélisme convenable entre le plan de son couteau et celui de l'iris, et de traverser tranquillement la chambre antérieure..

b. *Contre-ponction.* — Dès que le chirurgien a fait pénétrer la pointe de son couteau dans la chambre antérieure, l'instrument ne doit plus s'arrêter jusqu'à ce que la bride qu'on doit laisser sur la cornée soit entièrement achevée. La marche, à travers la chambre antérieure, doit être lente, égale surtout, et pour ainsi dire régulièrement inflexible. La moindre hésitation, la plus petite déviation du couteau permettent à l'humeur aqueuse de s'échapper, et dès lors on ne peut plus obtenir une bride aussi étroite que cela est nécessaire. En continuant de faire marcher l'instrument malgré la faute commise, la partie de la cornée à inciser se couche sur la lame du couteau et, au lieu d'avoir une bride, on fait brusquement, et sans le vouloir, un lambeau carré. Cet accident peut entraîner comme conséquence immédiate la sortie du cristallin et celle du corps vitré, et après quelques jours la suppuration du lambeau dont la coaptation est incomplète.

c. *Conservation d'une bride.* — Pour être bien faite, la bride ne doit pas avoir au maximum plus de 2 millimètres. Si elle est plus large, le petit couteau mousse destiné à l'inciser hésite à travers la chambre antérieure pour retrouver la contre-ponction, et, ce qui est plus sérieux, ne peut la diviser qu'en lui donnant une forme carrée.

Fig. 16.

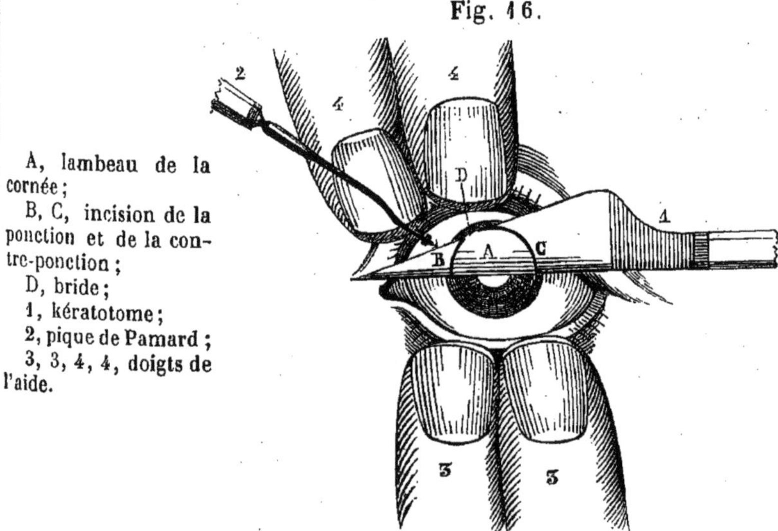

A, lambeau de la cornée ;
B, C, incision de la ponction et de la contre-ponction ;
D, bride ;
1, kératotome ;
2, pique de Pamard ;
3, 3, 4, 4, doigts de l'aide.

d. *Incision de la capsule.* — La bride étant faite, on abaisse un peu la lame du couteau à cataracte et on la retire lentement jusqu'à ce que la pointe soit près du bord externe de la pupille. La capsule se trouvant en rapport avec l'instrument, on n'a plus pour l'ouvrir qu'à pousser doucement celui-ci en arrière, comme cela est représenté dans la figure 17. Il est inutile de chercher à faire une plaie fort grande avec le couteau, puisque en sortant le cristallin déchire nécessairement son enveloppe dans une étendue

Fig. 17.

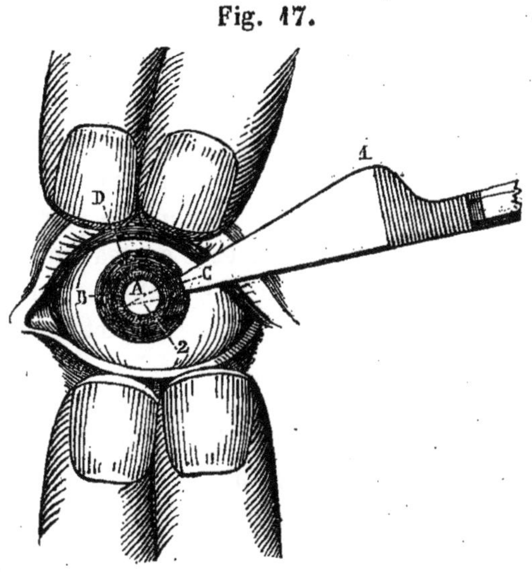

A, cataracte; — B, C, ponction et contre-ponction; — D, bride conservée ou pont; — 1, pointe du couteau à cataracte ouvrant la capsule; — 2, base de la lame du couteau.

presque égale à son diamètre. Le couteau est ensuite entièrement retiré et ne doit plus servir. On dépose en même temps la pique de Pamard (1).

L'incision de la capsule peut être pratiquée dans le même temps que l'incision de la bride dont nous allons parler, avec l'instrument représenté ci-contre. C'est un kystitome et en même temps

Fig. 18.

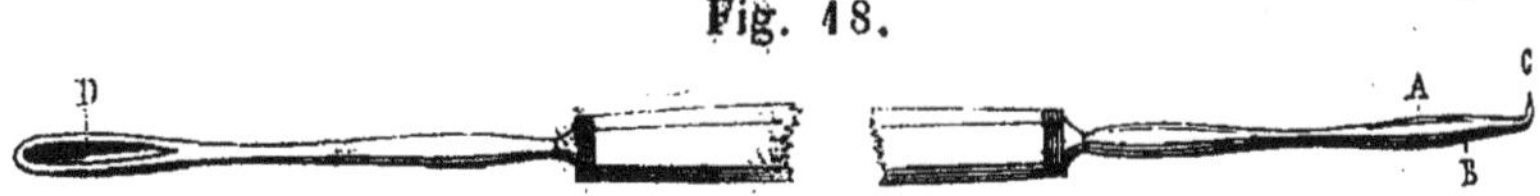

A est le dos de l'instrument; — B, le tranchant; — C, la pointe recourbée en crochet; — D, une curette.

(1) S'il arrive que l'iris vienne faire saillie dans la ponction, il suffit, pour le réduire, d'exercer quelques frictions légères sur la paupière supérieure qu'on laisse retomber, ou d'écarter les lèvres de la plaie avec un stylet plat et mousse, en pressant doucement de bas en haut et en poussant lentement cet instrument dans la chambre antérieure.

n couteau mousse et une curette. La manœuvre de cet instrument est facile.

Après que l'on a poussé l'incision de la cornée jusqu'aux limites indiquées dans la figure 16, on fait pénétrer le kystitome dans la chambre antérieure, la pointe tournée en bas, jusque dans le côté interne de la pupille. On dirige aussitôt cette pointe sur la capsule et l'on déchire celle-ci largement par un mouvement de dedans en dehors sur un ou plusieurs points différents; cela fait, et sans sortir de la chambre antérieure, on conduit l'instrument dans la petite plaie de contre-ponction, et l'on n'a plus qu'à inciser la bride comme si l'on manœuvrait avec le couteau mousse ordinaire.

En attaquant la capsule avec ce kystitome, on est peut-être moins exposé aux inconvénients d'une cataracte secondaire.

Deuxième temps. — *Incision de la bride.* — Après un instant de repos (1), la tête maintenue par l'aide, le chirurgien soulève la paupière supérieure en saisissant un pli transversal de peau entre l'index et le pouce de la main gauche. Armé d'un couteau mousse qu'il tient de la droite, le tranchant en haut, il le pousse à travers la chambre antérieure, et, après avoir recommandé au malade

Fig. 19.

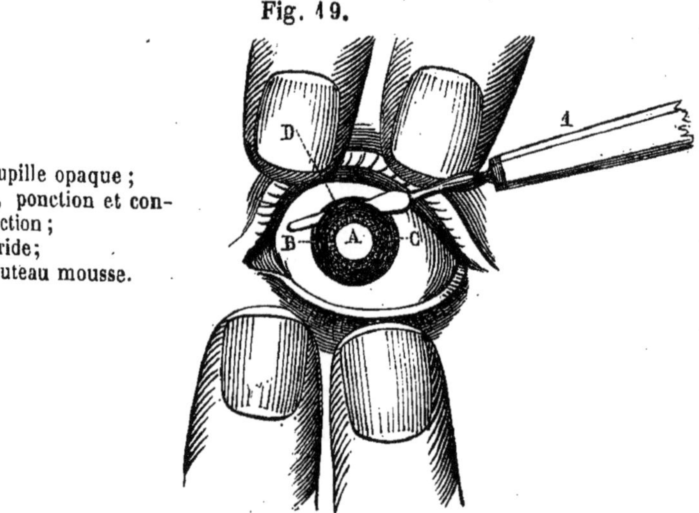

A, pupille opaque ;
B, C, ponction et contre-ponction ;
D, bride;
1, couteau mousse.

(1) On peut souvent, quand le malade est calme, achever les deux premiers temps de l'opération sans désemparer et sans cesser de fixer l'œil. L'opération entière ne dure alors que quelques secondes.

de regarder en bas, il divise lentement la bride et laisse retomber la paupière supérieure en la ramenant en avant pour qu'elle ne renverse pas le lambeau.

Si l'œil est agité, après avoir confié la paupière supérieure à l'aide, on le fixe avec la pique pendant ce temps, en ayant soin de diminuer la pression quand la section va s'achever.

TROISIÈME TEMPS. — *Sortie du cristallin.* — On donne encore quelques instants de repos au malade, et on le tranquillise au besoin en lui disant qu'on n'a plus aucun mal à lui faire.

La tête du malade est fortement renversée en arrière ; le chirurgien saisit et relève la paupière supérieure, en ayant soin de la détacher du globe le plus possible en l'attirant en avant, pendant que le malade, regardant en haut, cache presque son œil sous la paupière ainsi maintenue. De son autre main l'opérateur presse, s'il est nécessaire, sur la partie inférieure du globe, et l'on voit aussitôt le cristallin s'échapper lentement sous la paupière supérieure. Si l'expulsion de ce corps tarde un peu, en même temps que l'on presse un peu sur l'œil, on ordonne au malade de regarder en bas, ce qu'on obtient toujours en lui disant de fixer sa main que l'on place dans cette direction (ce mouvement de l'œil est instinctif, car il ne voit pas encore), et cela suffit pour que l'opération soit achevée. Si la cataracte tend à s'échapper trop vite, ce qu'il faut éviter et ce que l'on reconnaît à la saillie rapide de l'iris en avant, on abaisse un peu la paupière supérieure sans la lâcher et on la relève un instant après quand l'œil est devenu calme.

Bientôt la lentille sort de la pupille, glisse lentement derrière le lambeau, qu'elle pousse en avant, et s'échappe sous la paupière supérieure. Si elle reste engagée à moitié dans la chambre antérieure, on l'enlève avec la curette que l'on a soin de tenir près de l'œil, de la main droite.

Il est quelquefois prudent, lorsque la cataracte ne se déplace pas tout de suite (ce qui tient le plus souvent à ce que le lambeau est un peu trop petit), d'attendre quelques instants et de soulever la paupière supérieure à diverses reprises, les muscles, en se contractant, finissant toujours par déchirer peu à peu la capsule.

Procédé ordinaire. — Ce procédé est celui que la majeure partie des chirurgiens mettent en pratique aujourd'hui ; nous l'avons abandonné pour celui que nous venons de décrire, parce qu'il présente les graves inconvénients que nous avons signalés en nous occupant de la fixation de l'œil (voyez p. 183).

Manuel opératoire. — La manœuvre comprend trois temps principaux, qui se subdivisent en temps secondaires. Dans le premier temps, qui consiste à diviser la cornée, et de tous est celui qui a le plus d'importance, on pratique la ponction, on fait passer le couteau à travers la chambre antérieure, et l'on fait la contre-ponction. Dans le second, on introduit le kystitome sous le lambeau et l'on divise la capsule. Dans le troisième, on extrait le cristallin.

PREMIER TEMPS. — *Incision de la cornée (œil droit).* — *Ponction.* — La pointe de l'instrument est appliquée sur le côté externe de la cornée, à 1 millimètre de son insertion sur la sclérotique, et de telle sorte que l'incision passe un peu *au-dessous* du centre de la pupille. La direction du kératotome est exactement perpendiculaire au diamètre antéro-postérieur de l'œil, et le plat de l'instrument est parallèle au plan de l'iris. L'opérateur pousse d'abord la pointe dans une petite partie de l'épaisseur de la cornée pour fixer l'œil et mieux viser le point de contre-ponction ; puis il la fait pénétrer à une très petite distance dans la chambre antérieure, où, si elle ne s'est pas fourvoyée dans les lamelles cornéennes, on la voit bientôt briller de tout son éclat métallique ; une sensation de résistance vaincue fait reconnaître que l'instrument a été convenablement dirigé. Le chirurgien, sans s'arrêter un instant, pousse rapidement le couteau en avant de la moitié supérieure de la pupille et de l'iris jusqu'au côté interne de la cornée.

Contre-ponction. — La pointe de l'instrument ne reste pas un instant immobile contre la cornée ; sans s'arrêter, elle la traverse du côté interne à une distance de la sclérotique égale à celle où elle a pénétré du côté externe, et la lame avance jusqu'à ce qu'elle soit sortie de plusieurs millimètres, et qu'après avoir déjà largement incisé la cornée du côté externe, elle n'ait plus à diviser qu'environ le cinquième du lambeau. Arrivé là, le chirurgien s'arrête un instant encore, pour donner aux muscles le temps de se calmer ; puis, lorsqu'il est certain qu'ils ne compriment plus le globe, il pousse le couteau avec une très grande lenteur dans la direction du nez, jusqu'à ce qu'une dernière bride très étroite retienne seule l'instrument dans la chambre antérieure. Alors il éloigne du globe le médius ou l'instrument dont il se servait pour le fixer, et l'aide abaisse doucement la paupière supérieure, sans toutefois l'abandonner encore, afin que le bord libre en soit presque en rapport avec le tranchant du couteau. Ensuite, par un mouvement combiné avec l'aide, le chirurgien achève avec précaution la dernière section en retirant lentement la lame, et la paupière, empêchant ainsi la sortie des humeurs de l'œil, vient recouvrir le lambeau.

Dans cette manœuvre, si le nez gêne la marche de l'instrument de dehors en dedans, on pourra, en inclinant le manche du couteau vers la tempe du malade, ramener l'œil au centre de l'orbite et achever facilement ainsi l'incision. Le tranchant ne sera dirigé ni trop en avant ni trop en arrière : dans le premier cas, le lambeau de la cornée serait carré et trop petit, au lieu d'être exactement semi-circulaire ; dans le second, il empiéterait sur la sclérotique et serait trop grand.

Si les muscles compriment fortement l'œil et qu'il soit très agité, on se gardera de couper la dernière bride, et l'on se conduira comme nous l'avons indiqué plus haut, c'est-à-dire qu'on

Fig. 20.

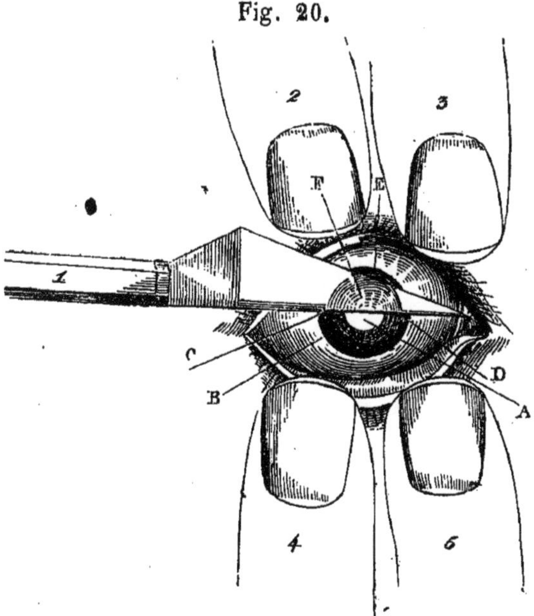

A, pupille dans laquelle on voit la cataracte ;
B, iris ;
C, point de ponction ;
D, point de contre-ponction ;
E, bride de la cornée restant à diviser (elle est ici un peu trop large) ;
F, lambeau de la cornée sous lequel on voit la lame du kératotome ;
1, manche du kératotome ;
2, 3, doigts de la main droite de l'aide ;
4, 5, doigts de la main droite du chirurgien.

fera sortir le couteau en laissant un pont entre les deux plaies de ponction et de contre-ponction (voy. p. 189).

La figure 20 représente le premier temps de la kératotomie supérieure au moment où le chirurgien va achever le lambeau de la cornée. A cet effet, le couteau, dont la pointe est fort rapprochée du grand angle de l'œil, sera un instant maintenu immobile, puis retiré lentement de manière à couper la dernière bride de la cornée sans que le globe en ressente aucune secousse. L'aide, attentif à ce qui se passe, abaissera alors la paupière supérieure, en la faisant sauter par-dessus la plaie, pour qu'elle ne glisse pas dans la chambre antérieure en renversant le lambeau.

Deuxième temps. — *Incision de la capsule.* — On donne quelques moments de repos au malade, et quand l'œil est redevenu calme, la tête étant fixée par l'aide, le chirurgien soulève d'une main la paupière supérieure en la saisissant par la peau et recommande au malade de regarder en bas. Le kystitome tenu de l'autre main est placé en travers du lambeau, introduit dans la chambre antérieure et dirigé par sa pointe sur la capsule que l'on cherche à diviser sur plusieurs points (voy. pour plus de détails la fig. 22, p. 197, deuxième temps de la kératotomie inférieure).

Troisième temps. — *Sortie du cristallin.* — On donne encore quelques instants de repos au malade, puis on l'invite à regarder en bas, et, en observant ce qui se passe dans la pupille, on comprime doucement le globe et l'on presse avec précaution la paupière inférieure. Bientôt on voit le cristallin s'élever dans la pupille, et faire saillie dans l'incision d'où on le dégage avec la curette (voy. ce temps représenté pour la kératotomie inférieure, p. 199).

Si la pupille renferme des débris de la cataracte, on les extrait à l'aide de la curette que l'on introduit avec ménagement dans la pupille, ou, ce qui est mieux, au moyen de pressions ménagées exercées sur l'œil par le doigt appliqué sur la paupière inférieure (voy. pour les détails fig. 24, p. 199).

Kératotomie inférieure.

La manœuvre n'offre rien de particulier qui n'ait été décrit pour la kératotomie supérieure; on l'exécute de même en trois temps principaux.

Premier temps. —*Incision de la cornée* (*œil droit*). —*Ponction.* — Le couteau à cataracte est appliqué par sa pointe sur le côté externe de la cornée, à 1 millimètre et demi de son insertion sur la sclérotique et un peu plus haut (1 millimètre, 2 au plus) que le centre de la pupille. Comme dans la kératotomie supérieure, décrite plus haut, la direction du couteau est exactement parallèle à celle de l'iris. La ponction, la contre-ponction et l'achèvement du lambeau exigent les mêmes précautions. L'aide, au moment où la cornée va être entièrement divisée, doit avoir le plus grand soin d'abaisser autant que possible la paupière supérieure, et le chirurgien d'éviter de trop presser sur l'inférieure.

La figure 21 représente le premier temps de l'opération au moment où le chirurgien va achever la section, en ramenant lentement le couteau du côté de la ponction.

Fig. 21.

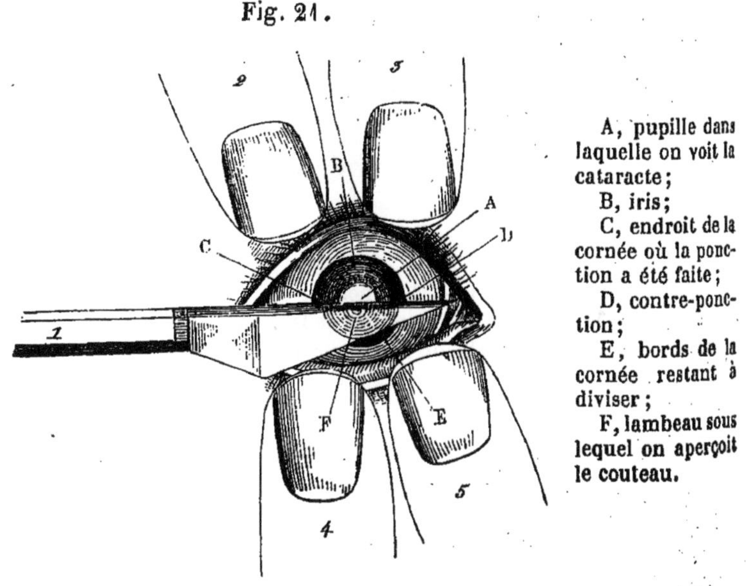

A, pupille dans laquelle on voit la cataracte; B, iris; C, endroit de la cornée où la ponction a été faite; D, contre-ponction; E, bords de la cornée restant à diviser; F, lambeau sous lequel on aperçoit le couteau.

Deuxième temps. — *Incision de la capsule.* — L'œil ayant été laissé quelques instants en repos, le chirurgien, après avoir relevé la paupière supérieure avec le pouce de la main droite, saisit de la gauche le kystitome et le place en travers de l'œil, de telle sorte que la tige en soit en rapport avec la partie inférieure du lambeau. Celui-ci est soulevé doucement par l'instrument, qu'on élève, en le tenant toujours en travers, jusqu'aux points de ponction et de contre-ponction. Ainsi placé, le kystitome est introduit par sa tige dans la chambre antérieure, tandis qu'il est libre à sa pointe et à son manche.

La figure 22 représente cette première partie du deuxième temps.

Fig. 22.

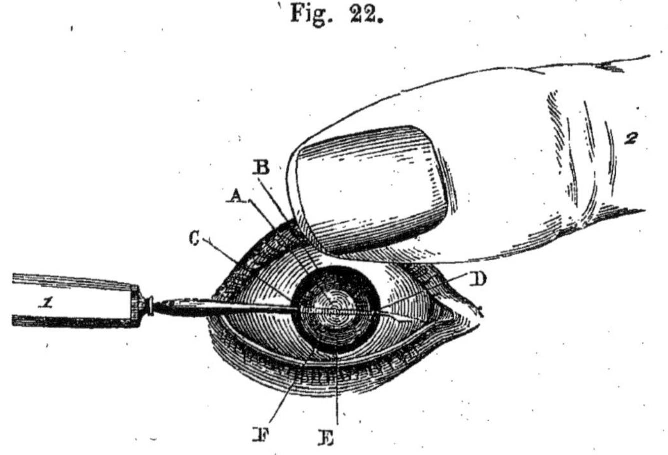

A, cataracte; — B, iris; — C, ponction; — D, contre-ponction; — E, circonférence de la cornée; — F, lambeau de la cornée sous lequel on voit la tige du kystitome; — 1, manche du kystitome dont la lame est libre du côté de la contre-ponction; — 2, pouce droit de l'opérateur qui maintient la paupière supérieure.

Les choses étant ainsi disposées, le chirurgien, ramenant en dehors le manche, fait glisser sur la plaie le côté mousse de l'instrument, et en dirige vivement la pointe dans la pupille, pour diviser la capsule. Trois ou quatre incisions obliques de haut en bas et de dedans en dehors, qu'on croisera, si l'on peut, d'un nombre égal de sections en sens inverse, suffiront pour ouvrir largement la membrane; on leur donnera cette direction, moins pour obtenir une division de la capsule en losanges ou en carrés, que pour pratiquer une ou deux larges déchirures (1). Cela fait, on

(1) Il est impossible de diviser la capsule en carrés ou en losanges, même avec l'instrument le plus tranchant. Quand une ouverture est faite dans cette membrane, l'aiguille entraîne avec elle, sous la pression qu'elle exerce, la lèvre correspondante de la solution de continuité, mais ne fait pas de nouvelle incision. Je me suis assuré de ce fait sur des lapins, en introduisant une aiguille à travers

retire avec précaution l'instrument, dont on tourne en bas le tranchant, et dont on présente le côté mousse à l'ouverture de la cornée, pour éviter toute nouvelle entaille. On aura soin, dans ce temps de l'opération, de ne porter que le moins possible l'aiguille en arrière de la capsule, dans la crainte de broyer la cataracte ou de l'abaisser, circonstance qui en rendrait l'extraction beaucoup plus difficile.

La figure 23 donne une idée exacte de cette seconde partie du deuxième temps.

Fig. 23.

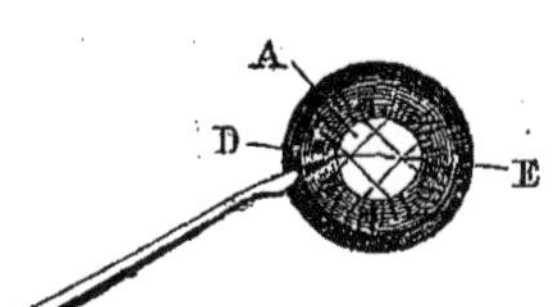

A, pupille : on y voit plusieurs lignes obliques, indiquant le sens dans lequel les incisions de la capsule doivent être faites ;
E, contre-ponction ;
D, ponction ; à côté de ce dernier point on voit la lame du kystitome près de sortir de la chambre antérieure, le tranchant dirigé en bas.

Troisième temps. — *Sortie du cristallin.* — Très fréquemment le cristallin sort de lui-même, aussitôt que la capsule a été convenablement ouverte. Lorsque la sortie spontanée n'a pas lieu, il faut qu'on seconde l'action des muscles, soit en commandant au malade de diriger l'œil dans divers sens, soit en comprimant doucement le globe par la pression du doigt ou de la curette sur la paupière inférieure. Dès qu'on s'aperçoit que l'iris fait une saillie prononcée en avant, on cesse d'appuyer sur le bulbe, et l'on recommande au malade de tenir l'œil dans l'immobilité. Bientôt la lentille passe dans la chambre antérieure, soulève le lambeau et descend sur la joue. Si elle reste engagée par moitié dans la chambre antérieure, on aide à sa sortie en la dégageant avec la curette, que la main gauche n'a pas dû quitter. La curette sert encore à débarrasser la pupille et la chambre antérieure de quelques détritus cristalliniens, qui y demeurent très fréquemment. Sitôt que l'extraction du cristallin est accomplie, on laisse retomber la paupière sur le lambeau.

L'œil gauche est opéré de la même manière avec la main droite.

la cornée, et en disséquant l'œil après avoir sacrifié l'animal. Le kystitome courbe, représenté plus haut, figure 18 (voyez *Kératotomie supérieure*, p. 190), déchire peut-être mieux la capsule d'un seul coup que le kystitome droit par des incisions multipliées.

La figure 24 représente ce temps de l'opération.

Fig. 24.

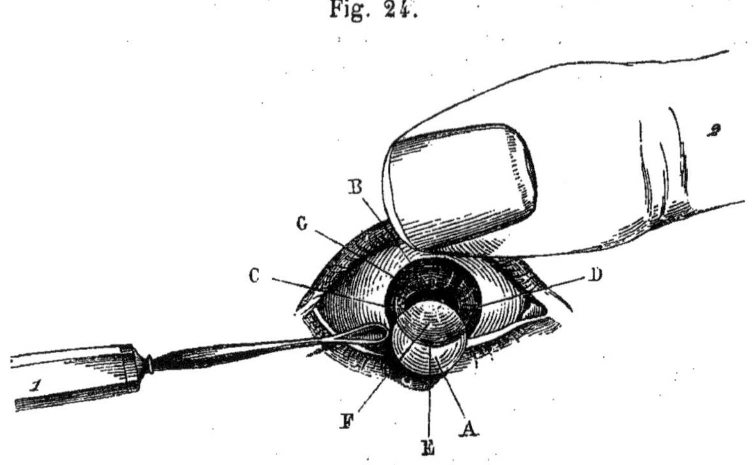

C, ponction ; — D, contre-ponction ; — F, lambeau de la cornée soulevé par la cataracte ; — E, milieu du lambeau ; — A, cataracte sortant de la chambre antérieure après avoir franchi la pupille ; — B, iris ; — G, pupille ouverte et déformée au moment où la cataracte vient de la traverser ; — 1, curette dégageant le cristallin de la chambre antérieure ; — 2, pouce de l'opérateur relevant la paupière supérieure.

Kératotomie oblique.

Dans ce procédé, qui a été à tort adopté en France par bon nombre de praticiens, et qui y est maintenant à peu près abandonné, le couteau à cataracte incise la cornée obliquement de haut en bas, de manière à former un lambeau sur la circonférence externe de la membrane. Wenzel le père est le premier opérateur qui ait exécuté ainsi l'extraction. Il divisait la capsule après avoir pénétré dans la chambre antérieure, faisait la contre-ponction, et terminait souvent l'opération au moment même où il achevait la section du lambeau, manière de faire qui a été depuis longtemps abandonnée, à cause des accidents qu'elle détermine. Demours et Roux imitèrent Wenzel, et firent aussi la section oblique, et c'est depuis leurs essais que l'on commença à faire le lambeau sur le côté externe de la cornée.

On exécute cette opération en trois temps, comme la kératotomie inférieure. Dans le premier, représenté dans la figure 25, on divise la cornée à son côté interne, obliquement de haut en bas et de dehors en dedans, en suivant exactement les indications que nous avons données plus haut quand nous avons décrit le même temps de l'incision inférieure. Dans la figure, la ponction et la contre-ponction sont faites ; le lambeau est sur le point d'être achevé.

Fig. 25.

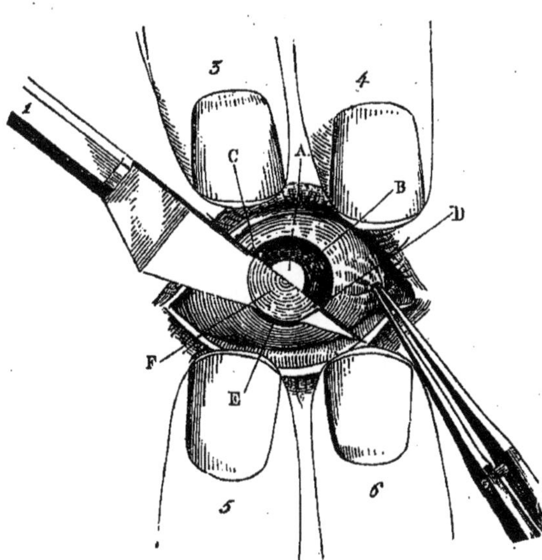

A, pupille dans laquelle on voit la cataracte ;
B, iris ;
C, point de ponction sur la cornée ;
D, point de contre-ponction ;
E, bride de la cornée restant à couper ;
F, lambeau de la cornée sous lequel on voit le couteau à cataracte, 1 ;
2, pince tenant quelques plis de la conjonctive bulbaire pour fixer l'œil ;
3, 4, 5, 6, doigts de l'aide.

Les deux autres temps s'exécutant absolument de même que dans la kératotomie inférieure, je ne donnerai aucun détail de plus ici, pour éviter des redites inutiles.

AVANTAGES ET INCONVÉNIENTS DES TROIS PROCÉDÉS.

Kératotomie supérieure. — Ce procédé présente un avantage incontestable sur les deux autres, celui de placer la plaie dans les meilleures conditions pour la réunion par première intention. La paupière supérieure, en effet, quand elle est convenablement fixée par l'appareil de pansement, fait l'office d'un bandage contentif admirablement disposé pour maintenir en contact les bords de la solution de continuité. Il n'est pas possible, comme cela arrive dans les autres procédés, particulièrement dans la kératotomie inférieure ordinaire, que la paupière presse sur l'une des lèvres de l'incision, et s'oppose ainsi à la coaptation. Cette heureuse disposition de la partie lésée, après l'extraction du cristallin, ne permet pas aussi aisément l'écartement du lambeau et les conséquences de cet accident si fâcheux.

Si le corps vitré est ramolli, et qu'il s'en échappe une portion pendant l'opération ou après qu'elle est terminée, la paupière supérieure en s'abaissant rapidement ferme la plaie ou la maintient si bien, que l'accident n'est jamais aussi grave que dans la kératotomie inférieure.

Lorsque l'iris vient faire hernie dans la plaie, cet accident est toujours moins grave dans la kératotomie supérieure que dans l'inférieure, non parce que la pupille ne peut être également compromise, mais parce que la compression qu'exerce la paupière supérieure dans l'occlusion suffit pour détruire plus rapidement l'iris et disposer les choses pour une réunion par deuxième intention, qui permettra plus tard l'exécution d'une pupille artificielle.

Supposons le même accident dans la kératotomie inférieure, outre que la guérison se fera beaucoup plus attendre et que l'œil sera bien plus sérieusement menacé, nous n'aurons plus, pour l'excision de l'iris, les mêmes chances favorables, car la cornée sera tachée dans sa partie inférieure, dans sa partie médiane peut-être, et la pupille artificielle ne pourra plus être exécutée qu'en haut, c'est-à-dire dans les plus mauvaises conditions possibles. Notons encore qu'il en résultera une difformité, car la tache de la cornée se trouve cachée dans la kératotomie supérieure, tandis qu'elle est à découvert dans l'autre procédé.

Dans l'incision en haut, les larmes, les mucosités, ne sont pas en rapport avec la plaie; celle-ci en est constamment baignée lorsqu'on l'a pratiquée en bas, et l'on pense généralement, bien que cela soit moins bien prouvé que ce qui précède, que cette condition est nuisible à la réunion immédiate.

Mais à côté de ces avantages incontestables, dans l'opération bien faite par kératotomie supérieure, on doit noter des inconvénients qui se rattachent tous à des difficultés plus grandes d'exécution. Il ne faut pourtant qu'un peu d'habitude pour les surmonter, et ne pas se décourager pour quelques fautes que l'on peut commettre d'abord, surtout quand on voit des oculistes d'une maladresse inouïe et connue de tous, même pour enlever un chalazion ou opérer une fistule lacrymale, et qui, à force de manier le kératotome, finissent par être surpris eux-mêmes de s'en tirer aussi bien.

Les difficultés principales sont les suivantes :

1° Il faut que l'aide tienne les deux paupières pendant que l'on fixe l'œil et que l'on incise la cornée.

2° Si l'on fait le lambeau d'un seul coup, sans conserver la bride, et que l'œil soit un peu gros, on peut blesser la paupière.

3° L'aide, en abandonnant la paupière sans l'attirer un peu en avant, la laisse pénétrer dans la chambre antérieure en renversant le lambeau.

4° Si l'œil est un peu enfoncé, et quoique l'on ait eu la précaution de choisir un couteau à lame plus étroite, on a bien peu de place entre les doigts de l'aide pour faire passer les instruments, et l'on se trouve, toujours faute d'habitude, singulièrement gêné pour achever l'opération.

5° En admettant toujours que l'on n'ait pas conservé la bride ou petit pont, on éprouve souvent des difficultés extrêmes pour inciser la capsule, parce que l'œil va se cacher sous la paupière supérieure et que, dans cette condition, l'introduction du kystitome est extrêmement difficile.

6° L'extraction de bas en haut du cristallin est quelquefois laborieuse ; il y a aussi des difficultés d'exécution, si l'on veut enlever quelques débris de la lentille avec la curette, etc., etc.

Toutes ces difficultés, que l'on ne trouve pas dans la kératotomie inférieure, et qui sont inhérentes à la supérieure, nous le répétons, sont facilement écartées avec un peu d'étude préalable et surtout par l'habitude.

Kératotomie inférieure. — Ce procédé présente un grand avantage d'exécution, mais que rachètent de sérieux inconvénients de résultat. Ainsi, la moitié inférieure de la cornée est aisément mise à découvert par l'abaissement de la paupière inférieure ; on peut facilement introduire le kystitome et la curette, la cataracte s'échappe aisément, etc., mais l'écoulement de l'humeur vitrée est plus à craindre, ainsi que la procidence de l'iris ; et, si l'on n'y veille, la paupière inférieure, par suite de quelques contractions de l'orbiculaire, peut s'engager entre les lèvres de la plaie, alors même que le pansement a été bien fait. Le lambeau se trouve aussi dans d'assez mauvaises conditions de réunion, parce qu'il baigne dans les larmes du cul-de-sac conjonctival inférieur, inconvénient qui peut devenir la cause de la suppuration du globe tout entier. Si le lambeau ne se réunit pas bien, outre que les suites seront fort longues, la cornée sera tachée de manière à constituer une véritable difformité que rien ne peut cacher ; si la pupille disparaît et que l'on doive revenir plus tard à une opération de pupille artificielle, cette ouverture sera en partie placée sous la paupière supérieure et le résultat beaucoup moins satisfaisant.

Kératotomie oblique. — L'opération est peut-être un peu plus difficile que l'inférieure ; elle exige au moins plus d'exercice de la part du chirurgien. La direction du couteau demande plus d'assurance de la main ; la saillie de l'orbite, si l'on ponctionne trop haut, s'oppose à ce que cette direction soit convenablement conservée ; et pour peu que l'opérateur hésite après avoir fait la ponction, et que le malade dirige le globe en haut, ce qui arrive si on ne le fixe pas, l'humeur aqueuse s'échappe le long du couteau, et l'iris est blessé. Ces accidents, au reste, deviennent fort rares avec un peu d'habitude.

La kératotomie oblique présente par contre quelques avantages que n'offre point l'inférieure : ainsi, le milieu du lambeau, tourné du côté externe, n'est point froissé par la paupière inférieure et ne baigne pas dans les larmes, et la plaie cornéenne, recouverte presque en entier par la paupière supérieure, se réunit avec plus de promptitude. D'une autre part, le couteau, dirigé obliquement de haut en bas et de dehors en dedans, ne blesse ni le nez ni la caroncule lacrymale, accident qui peut survenir dans la kératotomie inférieure, et si le globe vient à se cacher dans le grand angle, la contre-ponction est moins difficile que lorsqu'on fait le lambeau en bas.

Des trois procédés d'extraction par la cornée, la kératotomie oblique est presque complétement abandonnée aujourd'hui, à cause des inconvénients que nous venons de signaler ; on n'a recours à l'inférieure que dans les cas particuliers où la saillie de l'orbite est trop considérable, l'ouverture palpébrale étroite, le globe peu saillant, et dans les cas de cataracte liquide ou adhérente.

De ces trois procédés, le premier est donc celui qui offre le plus d'avantages, et c'est par conséquent celui auquel le chirurgien doit surtout s'exercer.

Extraction avec les couteaux-aiguilles. — L'évacuation de l'humeur aqueuse et la procidence de l'iris sous le tranchant de l'instrument, lorsqu'il est mal dirigé dans l'extraction, comme les difficultés que présente la section de la cornée, ont donné à Petit l'idée du premier couteau-aiguille qui ait été inventé. Cet instrument, modifié par un très grand nombre de praticiens, parmi lesquels on remarque Palucci, Richter, Siegerist, Conradi, Wiedmann, Blasius, Mackenzie, Cunier, a été remis en honneur il y a quelques années, mais il est retombé bientôt dans l'oubli.

Les premiers couteaux étaient fixes, c'est-à-dire que l'aiguille et le couteau faisaient corps et étaient taillés dans le même morceau d'acier. L'opérateur traversait la cornée d'abord avec l'aiguille, puis pratiquait la section en continuant de pousser l'instrument de dehors en dedans. On conçoit combien la manœuvre d'un pareil instrument devait être peu aisée, à cause de la saillie du nez, contre lequel l'aiguille venait presque s'arrêter.

Ces inconvénients disparurent en partie, lorsqu'on imagina de faire glisser le couteau sur l'aiguille, après qu'elle avait traversé la cornée ; mais là encore s'élevèrent des difficultés. Où pratiquer la rainure qui devait permettre au couteau de glisser ? la ferait-on sur l'aiguille, ou sur le dos du couteau ? dans l'épaisseur même de la lame, ou sur l'une des faces de celle-ci ? Ne serait-il pas plus avantageux de supprimer cette rainure, et de placer le couteau de telle sorte qu'il glissât par son dos sur l'aiguille par simple superposition ?

Telles sont les questions que les auteurs des couteaux-aiguilles se sont successivement posées.

La rainure sur le dos du couteau a été abandonnée par quelques chirurgiens. La lance de l'aiguille a aussi été faite de diverses manières : tantôt c'est une lame très fine, tranchante des deux côtés, droite ou un peu convexe, et ressemblant assez à une aiguille à cataracte ; tantôt c'est une sorte de stylet d'une assez grande épaisseur. On se proposait, par ces modifications de la lance, d'éviter une plaie trop large de la cornée, et surtout d'empêcher que l'aiguille ne rentrât dans la chambre antérieure après l'avoir traversée. M. Bodinier a essayé d'atteindre ce dernier but en donnant à la lance la forme d'une sorte de pique ; mais le corps de son aiguille est trop gros, en sorte qu'il s'écoule, dans l'opération, une très grande quantité d'humeur aqueuse.

Le recul presque forcé de l'aiguille, pendant les mouvements nécessaires pour faire avancer le kératotome, a donné à Cunier l'idée, non de couder la lame, mais de remplacer le bouton (Blasius) ou l'anneau (Mackenzie), au moyen duquel on pousse le couteau, par un ressort à bascule sur lequel il suffit de presser doucement avec un des doigts. Modifié de la sorte, cet instrument deviendrait plus commode, et l'opération de la cataracte par extraction se trouverait très simplifiée. La section du lambeau de la cornée, qui en constitue le temps le plus difficile, serait exécutée facilement avec le couteau-aiguille, à l'aide duquel on éviterait un grand nombre des accidents que nous signalerons plus loin dans le premier temps (voy. p. 206). Ainsi la ponction et la contre-ponction pouvant sans danger être faites avec lenteur, l'opérateur serait plus maître de donner au lambeau une étendue convenable, et courrait moins le risque de le faire trop grand ou trop petit. De même l'aiguille, en traversant la cornée, n'ayant point permis à l'humeur aqueuse de s'échapper au dehors, et servant de conducteur au couteau, celui-ci pourrait passer rapidement en avant de l'iris, et l'on ne serait pas de cette manière exposé à blesser cette membrane, dont la hernie serait aussi moins fréquente. Enfin la section étant bien faite, la sortie du corps vitré arriverait moins souvent, et il en serait de même des autres accidents qui accompagnent l'extraction, parmi lesquels figurent l'affaissement du lambeau, l'introduction de bulles d'air dans l'œil, la contusion des bords de la plaie, la blessure de la caroncule et de la conjonctive, la rupture du bistouri dans la chambre antérieure, etc., etc.

Le couteau-aiguille nous semble, écrivions-nous en 1847 (1) : « comme à MM. Blasius, Mackenzie et Cunier, un instrument propre à modifier très avantageusement les procédés ordinaires de l'extraction de la cataracte pour les personnes non exercées au couteau ordinaire..... Cependant nous doutons, malgré l'opinion contraire de M. Cunier (voy. *Ann. d'oculist.*, t. X, p. 218), que le couteau-aiguille, s'il ne subit pas encore quelque modification, « soit appelé à jouer un grand rôle dans l'histoire contemporaine de l'extraction de la cataracte, « et qu'il puisse remplacer complétement un jour le couteau de Richter. »

Et, en effet, depuis cette époque on n'entend plus parler des couteaux-aiguilles.

(1) Desmarres, *Traité des maladies des yeux*, 1re édit., p. 614.

REMARQUES SUR LES ACCIDENTS QUI PEUVENT ARRIVER PENDANT L'OPÉRATION DE LA KÉRATOTOMIE ORDINAIRE.

Ces accidents sont nombreux et méritent toute l'attention de l'opérateur; nous essaierons de les rattacher à chacun des temps de la manœuvre.

PREMIER TEMPS. — I. PONCTION. — La ponction peut être trop oblique ou trop perpendiculaire, par rapport au plan de l'iris ; trop haute ou trop basse, par rapport au diamètre transversal; enfin trop rapprochée ou trop éloignée de la sclérotique. Il peut encore arriver qu'elle ne puisse pas être convenablement exécutée par suite de la mauvaise qualité de la pointe du couteau.

Ponction trop oblique.

Lorsque le chirurgien enfonce le kératotome dans la cornée, il peut se faire que l'instrument s'engage obliquement, d'avant en arrière, dans l'épaisseur de la membrane. La pointe, glissant alors avec une certaine difficulté, trace dans les lamelles un sillon blanchâtre facile à reconnaître, et ne pénètre pas, ou ne pénètre que tardivement dans la chambre antérieure, après un trajet plus ou moins long.

Lorsque la lame du couteau s'est ainsi fourvoyée, indépendamment du sillon blanchâtre qu'il aperçoit, le chirurgien peut reconnaître encore l'accident à cette double circonstance, que la lame semble être dépolie, et qu'elle ne peut être dirigée, sans une grande difficulté, vers le point choisi pour la contre-ponction.

Quand la ponction est bien faite, que l'instrument, conduit dans une direction exactement parallèle au plan de l'iris, apparaît avec son brillant métallique dans la chambre antérieure, on voit ordinairement suinter une petite gouttelette d'humeur aqueuse sur la portion de la lame restée en dehors de la cornée. Dans l'accident qui nous occupe, au contraire, l'humeur aqueuse ne peut pas s'écouler : c'est un moyen de plus pour reconnaître que le couteau a glissé entre les lamelles.

Si l'accident est reconnu à temps, le chirurgien retirera l'instrument avant de le faire pénétrer trop loin, et recommencera la ponction, pour essayer de la faire, cette fois, dans une direction convenable. Au contraire, il remettra à plus tard l'opération, si le couteau s'est engagé fort loin dans l'épaisseur de la cornée; de cette manière, il évitera l'inflammation traumatique qui pourrait venir compromettre le résultat de la kératotomie. Si le chirurgien ne reconnaît pas assez tôt la mauvaise direction du couteau, et que, continuant de le pousser du côté du grand angle, il parvienne à le faire pénétrer dans la chambre antérieure, le lambeau sera toujours trop petit et mal fait, et la contre-ponction ne pourra être pratiquée où il convient.

La ponction trop oblique et l'engagement du couteau entre les lamelles, qui en résulte, arrivent le plus souvent lorsque l'œil fuit en dedans; il conviendra donc de maintenir l'œil immobile, en appuyant sur son côté interne avec le médius, ou en le fixant au moyen des instruments dont nous avons parlé plus haut. La ponction trop oblique sera sûrement évitée, si, en outre, le chirurgien a soin de tenir le couteau de telle sorte qu'il pénètre dans la chambre antérieure et traverse cette cavité *parallèlement au plan de l'iris*.

Ponction trop perpendiculaire à l'iris.

Si le chirurgien dirige la pointe du couteau trop en arrière, elle ira blesser l'iris, fort rapproché de la cornée à sa circonférence, et cette lésion pourra quelquefois déterminer une inflammation très sérieuse. Mais en admettant même que le couteau pénètre dans la chambre antérieure sans avoir blessé l'iris, il résultera toujours de sa fausse direction un inconvénient : l'évacuation prématurée de l'humeur aqueuse dans le moment où, pour ramener l'instrument sur un plan parallèle à celui de l'iris, l'opérateur sera forcé d'écarter, par un mouvement de bascule, les lèvres de la plaie l'une de l'autre. Si la ponction a été faite sans précaution, non-seulement l'iris risque d'être blessé, mais la capsule et le cristallin peuvent l'être; la plaie de la cornée présentera en outre un angle dans l'endroit qui se sera trouvé en rapport avec le tranchant de la lame, quand celle-ci aura été ramenée dans la direction parallèle à l'iris.

Ponction trop haute ou trop basse.

Il est très important, pour que le lambeau de la cornée ait les dimensions convenables, que la ponction soit faite exactement à l'endroit voulu ; elle ne devra donc porter ni trop haut ni trop bas. S'il arrive que l'œil se cache brusquement dans le grand angle ou sous la paupière, au moment où le kératotome touche la cornée, la ponction peut être trop haute ou trop basse, bien que le chirurgien ait préalablement mesuré le point où il devait attaquer la cornée.

Si l'on reconnaît à temps (c'est-à-dire pendant que le couteau s'avance dans la chambre antérieure) que la ponction est trop haute ou trop basse, il suffit de faire la contre-ponction plus bas ou plus haut, pour que le lambeau cornéen ait l'étendue convenable.

En fixant l'œil, comme nous l'avons tant de fois recommandé, on peut éviter facilement ces accidents.

Ponction trop rapprochée de la sclérotique.

Lorsque la pointe du kératotome a attaqué la cornée trop près des attaches de cette membrane à la sclérotique, et surtout lorsque la fibreuse elle-même a été intéressée, de petits vaisseaux sillonnant en cet endroit la conjonctive bulbaire ne manquent pas d'être divisés, et donnent du sang qui s'introduit souvent dans la chambre antérieure. De plus, le lambeau de la cornée sera trop grand. Si, en même temps qu'il a ponctionné la cornée trop près de la sclérotique, le chirurgien a incliné le tranchant du couteau en arrière, un accident plus sérieux, la blessure de la sclérotique, compliquée de celle de l'iris et du corps ciliaire, en sera la conséquence, et du sang s'écoulera dans les deux chambres de l'œil.

Pour éviter ces lésions, on s'assurera encore de l'immobilité de l'œil, en le maintenant au moyen des instruments dont il a été parlé plus haut. Quant aux accidents qui résultent de l'inclinaison de la lame du kératotome en arrière, nous nous en occuperons plus loin (voy. p. 214).

Ponction très éloignée de la sclérotique.

Cet accident est beaucoup moins sérieux que le précédent; il n'y a pas de sang dans les chambres de l'œil, la cornée est seule intéressée; mais le lambeau est alors toujours trop petit, à moins que le chirurgien, après avoir fait la contre-ponction, n'incline en arrière le tranchant de l'instrument. Si le lambeau de la cornée ne se réunit pas bien, l'opacité qui en résultera gêne, dans beaucoup de cas, la vision, en masquant une partie de la pupille. On évite cet accident, comme le précédent, en ne ponctionnant la cornée que lorsqu'on est sûr de l'immobilité de l'œil.

Ponction mal faite à cause de la mauvaise qualité du couteau.

Il faut que la pointe du couteau à cataracte soit très acérée et très solide, et le chirurgien, au moment même d'opérer, doit s'assurer qu'elle traverse un morceau de canepin ou de gant de peau avec la plus grande facilité, et sans faire entendre le moindre craquement, le moindre bruit.

S'il arrive que ces précautions n'aient point été prises et que la pointe du kératotome soit mauvaise, on trouvera à la cornée une résistance inaccoutumée, l'œil tendra à fuir dans le grand angle, et la pression continuant d'être exercée sur la membrane, qui en sera un peu déprimée, l'instrument finira par pénétrer brusquement dans la chambre antérieure, en occasionnant la lésion de l'iris, ou en se dirigeant dans un sens qui ne permettra pas au chirurgien de faire un lambeau convenable. La contre-ponction sera en outre très difficile, et il pourra se faire même que le kératotome, émoussé par la ponction, ne soit plus en état de traverser une seconde fois la cornée.

II. Passage du couteau dans la chambre antérieure. — Cette seconde partie du premier temps de la kératotomie peut s'accompagner de quelques accidents dont voici les causes principales : l'hésitation dans la marche du couteau, sa mauvaise direction, sa sortie de la chambre antérieure avant que la contre-ponction soit faite.

Hésitation dans la marche du couteau.

Aussitôt que le kératotome a pénétré dans la chambre antérieure, il doit traverser d'un temps égal et assez rapide cette cavité, sans exercer aucune pression ni en avant ni en arrière, et ne s'arrêter qu'après que la contre-ponction est faite et le lambeau presque achevé. S'il en est autrement, c'est-à-dire si le couteau demeure un instant immobile, et surtout si, par la timidité du chirurgien ou par le fait de mouvements imprévus de l'œil, il subit un mouvement rétrograde, même léger, tout aussitôt l'humeur aqueuse s'écoule, et l'iris, enveloppant la pointe de l'instrument, est infailliblement blessé.

Cette hésitation dans la marche du couteau à travers la chambre antérieure est, sans aucun doute, la cause la plus fréquente de la sortie prématurée de l'humeur aqueuse, et partant celle de tous les accidents qui peuvent en être la suite.

Mauvaise direction du couteau.

La ponction ayant été faite convenablement, il arrive quelquefois que tout à coup le kératotome se dérange, que son tranchant s'incline en avant ou en arrière, en sorte que le parallélisme entre sa lame et l'iris est détruit. Il faut bien se garder, avant que la contre-ponction soit faite, de rectifier cette direction vicieuse du couteau, parce que si on lui imprimait un mouvement de rotation sur son axe, il en résulterait infailliblement que les lèvres de la plaie cornéenne se trouveraient un moment écartées, et que l'humeur aqueuse s'écoulerait à l'instant même.

Sortie du couteau avant que la contre-ponction soit faite.

Si, par un mouvement brusque de l'œil du côté interne, lorsqu'il est mal fixé, ou par toute autre cause, le couteau sortait de la plaie avant que la contre-ponction fût faite, en sorte que l'humeur aqueuse s'écoulât presque complétement au dehors, il vaudrait mieux abandonner l'opération que de s'exposer à enlever la moitié de l'iris.

Toutefois, on aurait lieu d'espérer, en attendant quelques minutes et en recommandant au malade de tenir les yeux fermés, de pouvoir reprendre l'opération inachevée. L'iris, en effet, ne tarde pas, par suite de la rapide reproduction de l'humeur aqueuse, à s'éloigner de la cornée, et l'on peut, en introduisant de nouveau le kératotome dans la plaie déjà faite à cette dernière membrane, et en le poussant rapidement vers son côté interne, pratiquer la contre-ponction sans intéresser le diaphragme.

Mais si l'instrument n'était sorti qu'à moitié, et qu'une petite partie seulement de l'iris se trouvât engagée sous la lame, il n'y aurait point lieu de s'arrêter ni même de montrer la moindre hésitation ; autrement, si l'on perdait un instant, toute l'humeur aqueuse s'écoulerait, et la contre-ponction ne pourrait être faite qu'à travers une plus grande partie de l'iris et avec une plus grande difficulté. On poursuivrait donc la manœuvre, la petite partie d'iris divisée serait enlevée, et l'opération n'en aurait pas un moins bon résultat.

III. Contre-ponction. — Cette troisième partie du premier temps de la kératotomie exige beaucoup d'adresse de la part du chirurgien. Elle est *difficile* quand l'œil non fixé fuit dans le grand angle, quand, l'humeur aqueuse s'échappant trop tôt, l'iris vient se placer sous le couteau, quand enfin la pointe de l'instrument est faible ou la cornée trop dure, double cas dans lequel elle peut s'accompagner de la rupture de la pointe dans la chambre antérieure. Elle est *défectueuse* quand elle est trop haute ou trop basse, située trop en arrière ou trop en avant.

Contre-ponction difficile.

a. *Fuite de l'œil dans le grand angle.* — Au moment de la ponction, l'œil se cachera quelquefois vers le grand angle, surtout si le chirurgien commet l'imprudence de ne le fixer qu'avec la pulpe du doigt médius; et le côté interne de la membrane disparaissant, l'opérateur ne verra pas où il conduit le couteau pour faire la contre-ponction. Il faut alors attendre quelques secondes sans presser sur la plaie déjà faite, et l'œil devenu tranquille se redressera bientôt dans l'orbite; mais s'il demeure mobile, l'incision devra être résolument continuée. C'est en conduisant le kératotome toujours parallèlement à l'iris dans la chambre antérieure, tout en jetant un coup d'œil rapide sur la plaie faite en dehors par la base de la lame, qu'on s'assurera de la bonne direction de l'instrument, et que celui-ci traversera la cornée dans son côté interne.

Aussitôt que le couteau a pénétré, le chirurgien est maître de l'œil, et il peut le ramener facilement dans une bonne direction, sans exercer aucune violence. Il y a, sans nul doute, une difficulté réelle à faire traverser au kératotome un point de la cornée qu'on ne peut apercevoir; cependant le chirurgien exercé pourra certainement y réussir, sans blesser aucune membrane, pourvu qu'il se guide, ainsi que je viens de le dire, sur le plan de l'iris.

S'il arrivait pourtant que, par suite de la fuite de l'œil dans le grand angle, la contre-ponction ne fût pas possible, le couteau serait retiré de l'œil, et l'on agrandirait la section de la cornée avec un petit couteau mousse, des ciseaux ou tout autre instrument, afin de pouvoir achever l'opération.

L'agrandissement du lambeau compromettra l'œil si on le fait brusquement et que la plaie soit frangée; il est sans danger, au contraire, si l'on prend les précautions convenables, et c'est pour ce motif qu'à l'exemple de Juengken, je pense qu'en pareil cas l'opération ne doit pas être ajournée.

En fixant solidement l'œil avec la pique ou le dé on évitera ces accidents.

b. *Sortie prématurée de l'humeur aqueuse. — Iris engagé sous le couteau.* — Il arrive souvent au chirurgien peu exercé, au moment même où la contre-ponction est sur le point d'être achevée, que, par un léger mouvement de rotation du kératotome sur son axe, les lèvres de la plaie s'entr'ouvrent du côté de la ponction, et que l'humeur aqueuse s'échappe prématurément.

C'est souvent aussi le résultat des efforts musculaires : on essaiera donc de prévenir toutes les causes qui pourraient les provoquer, en calmant l'émotion du malade par quelques paroles encourageantes, et en attendant pour opérer que le spasme soit tombé.

L'évacuation de l'humeur aqueuse peut encore être produite, comme nous l'avons déjà vu, par la sortie brusque et involontaire de l'instrument, ou par une pression maladroitement exercée par l'opérateur lui-même sur les lèvres de la plaie : c'est en suivant les mouvements de l'œil, en tenant le kératotome avec légèreté et en le conduisant avec précision, qu'on évitera cet accident, à la suite duquel l'iris vient immédiatement s'engager sous la lame du couteau.

Lorsqu'on a eu le temps de faire la contre-ponction, on peut refouler le diaphragme en pressant avec l'index sur l'endroit de la cornée en rapport avec le tranchant de l'instrument, tout en poussant celui-ci dans la chambre antérieure. Si la contre-ponction n'est pas faite et que la majeure partie de l'iris vienne s'appliquer contre la cornée, on retire le kératotome, et, après avoir attendu que l'humeur aqueuse se soit reproduite et que la chambre antérieure soit rétablie, on introduit de nouveau l'instrument dans la plaie de la cornée, et on le pousse rapidement vers le côté interne de cette membrane pour faire la contre-ponction. On doit, afin de réussir, conduire le couteau avec autant de promptitude que de hardiesse, en évitant de presser avec la pointe sur l'une des lèvres de la plaie kératique, parce qu'ainsi l'humeur aqueuse s'échapperait aussitôt, et qu'il faudrait encore attendre la reproduction du liquide.

Si l'on ne peut parvenir à exécuter cette manœuvre, d'ailleurs facile, on panse le malade comme après une plaie kératique simple. S'il n'y a, au contraire, qu'une petite partie de l'iris qui soit engagée sous le couteau, on la coupe sans s'occuper de cette complication, et l'on exécute la contre-ponction, comme nous l'avons déjà dit. Lorsque cette perte de substance intéresse la marge de l'iris, le malade en est quitte, à part les accidents presque toujours légers que l'inflammation traumatique peut déterminer, pour avoir une pupille plus grande et triangulaire; mais quand un lambeau d'iris est emporté au-dessous de l'ouverture normale, il en résulte deux pupilles, et quelquefois une gêne réelle à l'accomplissement de la vision, et de la diplopie. On remédie dans ce cas à l'accident en emportant avec des ciseaux boutonnés le petit pont qui sépare l'ouverture normale de l'accidentelle.

c. *Faiblesse de la pointe du couteau ou dureté trop grande de la cornée.* — La contre-ponction est quelquefois difficile pour d'autres motifs que ceux de la fuite de l'œil sous la pression de la main, et de la sortie de l'humeur aqueuse; la pointe du couteau peut être trop faible, ou encore la cornée trop dure.

Aussitôt qu'on sent une grande résistance, on applique l'ongle du médius de la main gauche sur la circonférence de cette membrane, pour donner un point d'appui solide à l'instrument, ou si l'on a eu la prudence de fixer l'œil avec la pique ou le dé, on presse un peu plus fort sur l'œil pour le contenir. Si néanmoins le couteau ne pouvait pas sortir, par suite d'un défaut de sa pointe, on saisirait de la main gauche un autre couteau à cataracte (ou, ce qui est mieux, un couteau lancéolaire courbe, parce qu'il faut manœuvrer par-dessus le nez du malade), couteau avec lequel on ferait une piqûre à l'endroit de la contre-ponction, pour permettre à celui qui est engagé dans la chambre antérieure de retraverser la cornée.

S'il arrivait que la pointe de l'instrument se brisât dans la chambre antérieure, à moins que l'extraction n'en fût très facile, il vaudrait mieux, à l'exemple de Maunoir, l'y abandonner, que de tourmenter l'œil par des essais infructueux. Nous avons vu plus haut, dans des cas analogues, qu'en la laissant dans l'œil on peut espérer qu'elle disparaîtra par l'oxydation.

Contre-ponction défectueuse.

a. *Contre-ponction trop haute ou trop basse.* — Pendant que le couteau traverse la chambre antérieure, il peut arriver que l'œil, mal fixé par la pique, le dé ou surtout par le médius appliqué sur la caroncule lacrymale, se cache rapidement dans le grand angle, et que la contre-ponction soit faite dans un autre endroit que celui qu'on aura choisi.

Si elle est trop basse (nous supposons la kératotomie supérieure), le lambeau sera évidemment trop grand, et l'on devra, avant de pousser plus loin le couteau, en redresser fortement le tranchant en avant, pour que l'incision s'éloigne de la sclérotique, ce qui rendra nécessairement le lambeau plus petit. Au contraire, quand (toujours dans la même opération) la pointe du kératotome ne sera pas ressortie assez bas, le lambeau devant être trop petit, on essaiera de corriger ce défaut en inclinant le tranchant du couteau en arrière pendant qu'on achèvera l'incision, afin qu'elle porte aussi près que possible de la sclérotique. Si, malgré cette précaution, le lambeau n'a pas encore la grandeur suffisante, on allongera l'incision, comme nous allons le dire bientôt.

b. *Contre-ponction trop en arrière ou trop en avant.* — Cet accident est produit le plus souvent, comme le précédent, par la fuite inattendue de l'œil, lorsque le couteau traverse la chambre antérieure. Lorsque la contre-ponction est trop en avant, le lambeau se trouve trop petit, tandis qu'il est trop grand quand elle est faite trop en arrière. Dans ce dernier cas, la sclérotique peut être plus ou moins intéressée, ainsi que la conjonctive bulbaire.

De ces courtes observations résulte que du point de contre-ponction dépend la grandeur du lambeau, lequel doit avoir, dans tous les cas, une dimension telle qu'il comprenne à peu près la moitié du cercle cornéen. Il ne faut pas le tenir trop au-dessous de cette grandeur, ni cependant le faire trop large, car il ne s'appliquerait pas convenablement et ne tarderait pas à suppurer. Maunoir recommande que la section ne s'étende qu'aux cinq douzièmes de la cornée ; cependant on peut aller jusqu'aux sept seizièmes, mais il est inutile d'aller au-delà, comme Ware, qui voulait que le lambeau en occupât les deux tiers (voy. p. 181).

Si, pendant que l'on opère, on s'aperçoit que le lambeau sera trop petit, on pourra souvent lui donner les dimensions nécessaires en inclinant fortement le tranchant en arrière et en portant ainsi l'incision tout près de la sclérotique.

Mais si l'on a achevé la section, que l'on reconnaisse qu'elle est trop petite et que le cristallin ne pourra pas sortir, on devra nécessairement agrandir la plaie.

Rien ne sera plus simple, si l'on a conservé une bride entre la ponction et la contre-ponction comme nous le pratiquons habituellement (voy. p. 189), car il suffira d'introduire dans la chambre antérieure le petit couteau mousse qui sert à diviser la bride (voy. fig. 15, p. 188) et, l'œil étant fixé solidement, d'inciser la cornée dans l'étendue nécessaire du côté du point de ponction.

Au contraire, si cette bride n'a pas été conservée, il y aurait imprudence à comprimer l'œil, et l'on devra agrandir l'incision avec des ciseaux courbes comme ceux de Daviel, ou avec des instruments analogues.

IV. Achèvement du lambeau. — Dans cette quatrième partie du premier temps de la kératotomie ordinaire, on doit noter les contractions de l'œil pendant la section de la cornée, l'incision rapide de la cornée, la fuite de l'œil dans le grand angle et le glissement du couteau sous la conjonctive, la blessure de la paupière supérieure et celle du grand angle.

Contraction de l'œil pendant la section de la cornée.

Un accident dangereux, et que rien ne peut faire prévoir, est celui dont nous nous occupons ici.

Bien que les paupières ne soient pas trop écartées par l'aide, que l'on ne comprime pas l'œil pour le fixer, que le malade fasse tous ses efforts pour ne pas fermer l'œil que l'on opère, il peut arriver, pendant la section de la cornée, alors que le couteau est déjà engagé entièrement dans la membrane, que l'on sente l'instrument énergiquement pressé entre les lèvres de la plaie.

Dès que l'on éprouve cette sensation, on comprend que, si l'on continue la section et surtout que l'on veuille l'achever sans laisser un pont à la partie supérieure, indubitablement sous l'influence de la pression considérable qui se fait vers l'arrière de l'œil, le cristallin et le corps vitré devront jaillir de la plaie, sans que rien puisse diminuer le danger d'un pareil accident.

On doit en rapporter la cause à des contractions spasmodiques d'une énergie extrême, qui surviennent dans l'appareil locomoteur de l'œil dès que l'organe est touché par le doigt et par l'instrument chirurgical.

On n'a pas alors d'autre parti à prendre que de s'arrêter, de conserver un pont à la partie supérieure, d'attendre un temps aussi long que possible, un quart d'heure, une demi-heure, s'il le faut, avant d'achever l'opération. Dans quelques cas où cet accident m'est arrivé, pour éviter le danger de vider l'œil par une section trop rapide, j'ai dû, après quelques tentatives faites dans le but de diviser le pont, soumettre le malade au chloroforme pour terminer l'opération.

Incision rapide de la cornée.

La contre-ponction étant faite, le chirurgien, désormais maître de l'œil, agit avec lenteur et cherche à n'exercer aucune pression sur le globe. En poussant l'instrument vers le nez, il en surveille la marche et s'assure qu'il conserve, par rapport à la sclérotique, la distance voulue.

Il est bon, pour éviter de faire un lambeau carré, non-seulement de maintenir cette distance, mais en outre, si l'humeur aqueuse s'est écoulée, de pousser l'instrument de telle sorte qu'il ne coupe pas à la fois de la base et de la pointe, mais de l'une ou de l'autre des extrémités de la lame seulement.

Je ne crois pas qu'on puisse faire un lambeau régulier sans l'observation rigoureuse de cette dernière règle.

Entre le moment de la contre-ponction et celui où la section est achevée, il doit se passer au moins six à dix secondes, et quelquefois davantage si l'opérateur est prudent.

Lorsqu'il ne reste plus qu'une bride de 1 à 2 millimètres à diviser, on termine, en retirant le couteau de la plaie et non en le poussant plus avant, *après avoir attendu un moment que toute l'humeur aqueuse se soit lentement écoulée, et que le spasme musculaire ait complètement disparu.* Il est mieux encore d'agir suivant le procédé que nous avons adopté et dans lequel on conserve cette bride, parce que l'on n'a aucun accident imprévu à craindre.

Issue du corps vitré pendant l'opération.

Si ces précautions n'ont point été prises, et que l'opérateur ait poussé brusquement le couteau, le lambeau de la cornée est rapidement achevé, et l'on entend, quand la dernière bride cède sous l'instrument, un craquement léger très souvent suivi de la sortie du cristallin et d'une partie du corps vitré, ou du corps vitré sans le cristallin. C'est là un accident des plus fâcheux, et dont les conséquences peuvent être très graves pour le résultat de l'opération. Presque toujours on doit en rapporter la cause, soit à l'achèvement brusque de l'incision pendant que l'œil, surtout s'il est saillant, est agité, et que ses muscles sont contractés ; soit encore à une pression maladroitement faite sur l'organe par la lame du couteau, par la main de l'opérateur qui ne tient pas l'instrument, ou par les doigts de l'aide ; soit enfin à toutes ces causes à la fois.

Lorsque le corps vitré s'échappe, l'aide abandonnera aussitôt la paupière supérieure, et le malade, renversant la tête en arrière, sera conduit jusqu'à son lit, où on le fera coucher, en lui recommandant de tenir ses paupières médiocrement serrées et rapprochées, comme pendant le sommeil. Je ne pense pas, avec Chélius, que la résection de la partie prolabée doive nécessairement augmenter le volume de la hernie, et que le premier soin à prendre soit de tenir l'œil fermé avec des bandelettes agglutinatives. Le malade couché, on soulève donc la paupière supérieure avec précaution, pendant que l'autre œil est ouvert, et, avec des ciseaux courbes, on divise le corps vitré très près de la plaie cornéenne ; ensuite, et après avoir ordonné au malade de tenir les yeux fermés, on imprime à sa tête une ou deux secousses assez brusques, qui réduiront la hernie mieux que ne le pourrait faire la curette de Daviel ou une spatule. Malheureusement, il arrive très souvent que le corps vitré ne se replaçant pas dans le fond de l'œil, la hyaloïde et l'iris contractent des adhérences avec la cornée et qu'alors la pupille demeure déformée.

Le corps vitré peut encore s'échapper dans diverses circonstances :

1° Après l'achèvement du lambeau, alors que le cristallin a été extrait régulièrement et que l'on se dispose à faire le pansement. Cet accident survient sans autre cause connue que le ramollissement du corps vitré ou des contractions musculaires trop énergiques. On le reconnaît à l'écoulement de la vitrine sur la joue ou dans la plaie de la cornée (voy. p. 230).

2° Pendant la section et avant que la capsule ait été intéressée. Dans ce cas, l'accident doit être rapporté aux contractions de l'œil, à la compression de l'organe par l'aide, en même temps qu'à un déchatonnement préalable du cristallin. On y remédie en laissant rapidement les paupières se rapprocher un peu l'une de l'autre et en diminuant la pression. Si l'on ne s'arrêtait pas, le corps vitré s'échapperait en assez grande quantité et, ce qui serait plus grave, le cristallin plongerait dans l'œil (voy. plus loin, p. 223).

Il ne faudrait pas croire, cependant, que la sortie d'une partie du corps vitré dût nécessairement entraîner la perte de l'œil; heureusement, cela n'arrive pas toujours, et il y a bon nombre d'opérés chez lesquels l'accident n'a aucunement compromis la vision. Mais il faut se hâter de dire que, dans ces cas heureux, il ne s'était guère échappé plus d'un quart ou un tiers au plus du corps vitré. Lorsqu'il en sort la moitié ou plus, si l'œil n'est point atteint de suppuration, il peut être frappé plus tard d'atrophie. C'est certainement à cette dernière maladie qu'il faut rapporter la forme aplatie de l'œil à la suite de l'accident, et la nécessité signalée par tous les chirurgiens, et en particulier par Rosas, de recourir à l'usage de lunettes convexes plus fortes.

Toutefois, même lorsque la moitié environ du corps vitré s'est échappée, on ne doit pas encore désespérer de voir les choses se passer assez heureusement, surtout si l'on est parvenu à mettre en rapport convenable les lèvres de la plaie cornéenne; l'humeur aqueuse remplace dans ce cas la vitrine, et la vision peut encore assez bien s'exercer ainsi. Mais il ne faut pas compter alors, bien que Richter et d'autres l'aient avancé, qu'après une notable diminution dans le volume du corps vitré, la vision sera plus distincte.

Fuite de l'œil dans le grand angle.

La contre-ponction étant faite, il peut arriver pendant l'achèvement du lambeau, si l'opérateur est inattentif, que le couteau divise la caroncule ou la conjonctive; le sang qui s'écoule dans le cul-de-sac muqueux, vient alors se mêler aux larmes, et trouble ainsi la transparence de la cornée, au point que le chirurgien ne peut plus diriger l'instrument sans craindre quelque lésion. Parfois (et cela s'applique surtout à la kératotomie supérieure) le sang pénètre dans l'œil et empêche de distinguer la pupille. On fait écouler celui qui s'est répandu entre l'œil et la paupière inférieure, en abandonnant brusquement cette dernière afin que le liquide glisse le long de la joue, puis on continue l'incision comme s'il n'était rien arrivé. Ensuite avec la curette on débarrasse la pupille, si cette ouverture est masquée, et l'on achève l'opération de même qu'à l'ordinaire. S'il n'y a que peu de sang dans la chambre antérieure, on ne s'en occupe pas, parce qu'il est en partie entraîné par le cristallin, et que la minime quantité qui en reste se résorbe aisément.

Dans d'autres cas, le couteau vient arc-bouter contre le dos du nez, et le malade, surpris par une piqûre inattendue, ne sait pas ordinairement se défendre d'un mouvement brusque, qui peut influer sur la régularité du lambeau.

La blessure de la caroncule, celle de la conjonctive et du nez seront facilement évitées, si, en poussant le couteau vers l'angle interne, le chirurgien a le soin d'en incliner le manche vers la tempe du malade, et de ramener ainsi au centre de l'orbite l'œil dont il est maître après la contre-ponction.

Glissement du couteau sous la conjonctive.

Lorsqu'on incline trop le tranchant du couteau vers la sclérotique, au moment où l'on coupe la dernière bride, l'instrument, après avoir achevé l'incision de la cornée, intéresse la fibreuse, qu'il coupe en biseau, et glisse sous la conjonctive bulbaire. La mollesse du tissu de la muqueuse ne permet pas facilement au kératotome de la diviser, et l'on est forcé, pour y arriver, de ramener fortement l'instrument en avant. Aussitôt qu'on s'aperçoit de cet accident on allonge la plaie de la conjonctive, comme dans le procédé qui sera décrit plus loin (voy. kératotomie sous-conjonctivale), et l'on extrait le cristallin sans diviser le lambeau de la muqueuse ou au moins en le divisant le plus loin possible de la cornée.

Quant à la plaie faite à la sclérotique, elle n'a par elle-même aucune conséquence fâcheuse; mais bon nombre de petits vaisseaux du pourtour de la cornée sont divisés, et du sang gêne l'opérateur. C'est surtout dans la kératotomie supérieure qu'il est important de ne point intéresser ces vaisseaux, parce que le sang, s'introduisant dans la chambre antérieure, vient quelquefois masquer la pupille, ainsi que nous l'avons dit plus haut.

Blessure de la paupière supérieure et du grand angle.

Si l'aide tient mal la paupière supérieure et la laisse glisser en partie sur la cornée, il peut arriver que pendant la section du lambeau, et avant qu'elle soit achevée, l'on blesse sur un ou deux points différents la marge de la paupière supérieure et que, du sang s'en écoulant, les parties à diviser s'en trouvent masquées. Le même accident se produit encore lorsqu'on achève d'un seul coup le lambeau et que l'aide, en quelque sorte surpris, lâche tout à coup la paupière sur l'instrument.

Dans le premier cas, si l'on attend un instant, on donne facilité à l'aide de relever la paupière, et on ordonne au malade de regarder en bas, en même temps qu'on presse sur l'angle inférieur de la double plaie kératique ; on n'achève l'opération que lorsque les choses sont disposées de telle sorte que l'on voie clairement les parties qui restent à diviser.

Dans le second, il faut rapidement incliner le tranchant du couteau en arrière, en même temps qu'on abaisse l'instrument dans sa totalité, pour éviter de faire une plaie étendue qui, d'ailleurs, ne présente jamais aucun danger.

Le grand angle ne peut être blessé que par la maladresse et l'inattention du chirurgien ; s'il arrive que l'on ait mal fixé l'œil et qu'il fuie en dedans, on le redresse, immédiatement après avoir traversé la cornée, en ramenant le manche du couteau vers la tempe du malade. On évite d'ailleurs facilement cette blessure en achevant l'incision dans ce cas avec la base du couteau, au lieu de le faire marcher de dehors en dedans.

Écoulement de sang dans la chambre antérieure pendant l'opération.

Cet accident peut être la conséquence d'une blessure de l'iris, de la blessure de la paupière, ou d'une section pratiquée trop haut dans l'anneau conjonctival. Nous nous sommes occupé des deux premiers de ces accidents, nous n'y reviendrons pas ici. Quant à l'hémorrhagie, conséquence d'une section dans l'anneau conjonctival, elle est quelquefois assez abondante pour masquer pendant quelques instants la pupille et la partie supérieure de l'iris, et pour empêcher le chirurgien de terminer la division de la cornée.

L'accident n'a aucune conséquence fâcheuse en lui-même; mais, pour en éloigner les conséquences, il est bon d'attendre un instant, et bientôt, un caillot se formant, il devient très facile d'achever l'opération.

Deuxième temps. — On blesse souvent l'iris dans ce temps de l'opération, surtout si, au lieu de faire pénétrer le kystitome en travers par sa tige, comme le recommandent tous les chirurgiens, on veut l'introduire par sa pointe, à la direction de laquelle il faut donner la plus grande attention, attendu qu'elle ne doit ni morceler le cristallin (ce qu'elle ferait si on la portait trop en arrière), ni intéresser la marge de la pupille. L'incision de la capsule sera large, du moins autant que le permettra l'ouverture pupillaire ; de cette manière, la lentille sortira plus facilement et sans secousse.

Il arrive quelquefois que les muscles se contractent vivement quand on introduit le kystitome ; on se gardera bien alors de toucher à la capsule, parce qu'autrement le cristallin, suivi du corps vitré, s'échapperait aussitôt par l'incision. C'est avec précaution qu'on doit retirer l'instrument, dont on dirige le bord mousse du côté de la cornée, pour éviter la contusion des lèvres de la plaie.

Le procédé que nous avons adopté prévient tous ces accidents, et l'on demeure constamment libre de diriger les instruments sans craindre la moindre lésion. L'œil est fixé, la bride s'oppose à la sortie brusque du cristallin, et rien n'est plus simple que d'ouvrir la capsule (voy. p. 188).

Troisième temps. — La sortie du cristallin peut être trop brusque, ou elle est impossible pour diverses causes que nous allons étudier.

Sortie trop rapide du cristallin.

Nous venons de voir que la sortie de la cataracte peut avoir brusquement lieu toutes les fois qu'on incise la capsule pendant le spasme énergique des muscles, et qu'alors une partie de l'humeur vitrée s'échappe parfois en même temps. Aussitôt qu'on s'aperçoit de cet accident, la paupière supérieure est abaissée devant le lambeau et la tête du malade renversée avec précaution en arrière. Quand on juge que le spasme musculaire est passé, on soulève doucement la paupière, et l'on coupe avec des ciseaux mousses toutes les parties du corps vitré sorties de la chambre antérieure, en s'y prenant de la façon que nous avons indiquée tout à l'heure (voy. *Incision rapide de la cornée*, p. 216).

Là encore la conservation de la bride kératique préviendra ces accidents.

Sortie du cristallin difficile ou impossible.

Le cristallin peut demeurer dans l'œil sous l'influence de causes diverses : la petitesse du lambeau de la cornée, l'incision incomplète ou impossible de la capsule, des adhérences entre l'iris et cette membrane, le ramollissement du corps vitré ou les mouvements maladroits du kystitome, sous l'influence desquels le cristallin plonge dans l'œil.

a. *Petitesse du lambeau.* — Nous nous sommes déjà entretenus de cet accident en parlant de la contre-ponction (voy. p. 213, 214); nous n'y revenons ici que pour répéter que si l'on opère par kératotomie supérieure, l'incision, pour être suffisamment grande, doit passer d'un millimètre au moins au-dessous du centre de la pupille (et réciproquement au-dessus pour la kératotomie inférieure), et que les points de ponction et de contre-ponction doivent être fort rapprochés de la sclérotique (voyez plus haut, p. 181, *De la grandeur du lambeau*).

Si, après l'avoir achevé, on reconnaît que le lambeau est trop petit, on fait coucher le malade et l'on agrandit la plaie, comme nous l'avons dit plus haut (voy. p. 211, contre-ponction). C'est dans cette manœuvre, si l'on a opéré par kératotomie ordinaire, que l'on comprendra tout l'avantage que l'on aurait eu à employer le procédé que nous avons choisi de préférence (voy. p. 188), et dans lequel une bride étant conservée, on peut, sans danger d'expulser le corps vitré, agrandir la section autant qu'il est nécessaire.

Mais si la cataracte est molle à sa circonférence et qu'avant d'avoir reconnu la petitesse du lambeau, à force de pressions sur l'œil, ce que l'on ne doit jamais faire, on finit par chasser le noyau du cristallin, la majeure partie des couches corticales demeure dans la chambre postérieure. On peut alors reconnaître la nécessité où l'on était, au lieu de presser sur l'œil, d'agrandir le lambeau pour que la cataracte pût s'échapper en entier. On enlève une partie des restes de la lentille avec la curette, mais on parvient rarement à prévenir ainsi les chances d'une cataracte secondaire.

b. *Incision incomplète de la capsule.* — La capsule ne s'ouvre pas assez largement pour laisser passer la cataracte dans deux conditions seulement :

1° Quand elle est doublée d'exsudations ou qu'il y a un épaississement ancien des couches épithéliales du cristallin qui l'empêche de se déchirer (voy. *cataracte capsulaire*).

2° Quand le lambeau de la cornée est trop petit, le cristallin est condamné à une immobilité absolue et les muscles demeurent impuissants à le pousser à travers la plaie de la capsule.

Dans le premier cas, on a fait une erreur de diagnostic et l'on doit, sans hésiter, recourir au crochet et l'implanter avec précaution dans la capsule et la lentille pour les extraire en même temps. La manœuvre est assez délicate, et l'on doit avant tout faire coucher le malade sur le dos. Les paupières sont écartées doucement par les doigts de préférence, ou avec des élévateurs si le malade n'est pas tranquille, et l'œil est fixé au besoin comme dans la pupille artificielle. Le chirurgien introduit suivant la nécessité, soit des pinces soit un crochet assez grand dans la chambre antérieure (voy. fig. 26), en l'y faisant pénétrer le dos en avant. Arrivé dans la pupille, il le retourne, en glisse la pointe aussi haut que possible derrière l'iris, la fait pénétrer dans la lentille, s'il se peut, d'arrière en avant, et vers le centre où l'épaisseur du cristallin est plus grande, puis extrait ce corps et la capsule, en ayant soin de laisser les paupières se rapprocher un peu, dès qu'il voit que le cristallin tend à sortir.

c. *Adhérences entre l'iris et la capsule.* — La difficulté d'extraire le cristallin par la présence d'adhérences entre l'iris et la capsule, doit être reconnue avant l'opération. Cependant, si après avoir pratiqué l'incision du lambeau, on ne peut parvenir au but de l'opération, à cause de cette complication, on détruit les adhérences et même, au besoin, on enlève une partie de l'iris par les procédés que nous indiquerons plus loin (voy. *cataracte adhérente*).

d. *Cristallin plongeant dans l'œil.* — Cet accident s'observe surtout quand la cataracte est ancienne et que le corps vitré est ramolli (*synchisis*). Il ne peut pas être toujours prévu, aussi doit-on, surtout dans la kératotomie supérieure, se munir du crochet dessiné ci-contre (fig. 26). Voici comment les choses se passent :

Fig. 26.

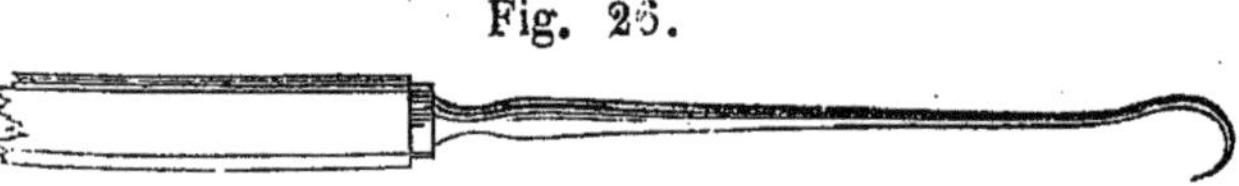

Après avoir incisé la cornée, et dès que l'on touche la capsule pour l'inciser, ou que, ce temps de l'opération déjà pratiqué, on s'apprête à poursuivre l'extraction de la cataracte qui, pour ainsi dire, doit se faire seule, on s'aperçoit que le cristallin, au lieu de monter dans la plaie (kératotomie supérieure) ne pousse aucunement l'iris en avant et descend peu à peu, quelquefois brusquement, derrière la pupille.

Dès que l'on reconnaît ce fâcheux accident, on fait coucher le malade à plat, sans oreiller, sur un lit (ou s'il n'y en a pas, on renverse sa tête sur les genoux d'un aide), puis on examine l'œil en soulevant la paupière et en l'attirant en avant pour éviter qu'elle ne presse le globe. Dès que l'on s'est assuré de l'état des choses, que le cristallin se montre ou non dans la pupille, on confie la paupière à un aide, qui fixe l'œil de son autre main. Avec l'indicateur de la main gauche pour l'œil gauche, et réciproquement, on presse avec la paupière inférieure sur la partie correspondante du globe, et l'on ne tarde pas à voir la cataracte remonter un peu dans la pupille. Tandis qu'on la soutient dans cette position, on introduit le crochet derrière le cristallin, on l'accroche d'arrière en avant et généralement on l'extrait du premier coup.

Cette manœuvre avec le crochet exige quelques précautions : on glisse l'instrument dans la chambre antérieure, la pointe en haut pour ne pas blesser l'iris ; arrivé dans la pupille on le fait rouler sur son axe pour tourner cette pointe complétement en bas. On pousse alors l'instrument de bas en haut derrière le diaphragme, en traversant la pupille, de manière à n'exercer aucune pression sur le cristallin, et l'on se trouve bientôt ainsi avec la convexité du crochet, au niveau des attaches de l'iris et sur un plan parallèle à cette membrane. Pour un moment on diminue la pression sur la paupière inférieure et, dans le même instant, on fait, par un mouvement de rotation en arrière, glisser la pointe du crochet à la face postérieure de la lentille. On pousse aussitôt le cristallin de bas en haut d'une main, tandis que de l'autre on l'accroche à son centre et on l'amène hors de l'œil.

Ainsi faite, cette manœuvre est extrêmement rapide ; je la trouve beaucoup plus sûre que celle qui consiste à embrocher le cristallin avec le kystitome, et qui ne peut s'appliquer d'ailleurs qu'à des cataractes assez dures.

Que l'on ait employé l'un ou l'autre de ces moyens, si quelque portion du corps vitré sort de l'œil, on n'en continue pas moins et l'on ne s'arrête que dans les cas où il s'en échapperait une quantité égale à un peu plus de la moitié.

Si la cataracte est liquide, qu'elle s'échappe presque tout entière dès que l'on ouvre la capsule, et que son noyau, devenu très petit, plonge dans l'humeur vitrée, on l'abandonne plutôt que de recourir à ces procédés d'extraction qui exigent beaucoup d'habitude des opérations sur l'œil. Toutefois, si l'on veut essayer d'enlever le cristallin, on se servira d'un crochet moitié plus petit que celui représenté plus haut.

Si, au moment de sa sortie, la lentille se divise en morceaux et qu'il en reste quelques-uns dans la chambre antérieure, on attendra un moment avant de rien essayer; puis, lorsqu'on jugera que l'humeur aqueuse s'est reproduite, on pratiquera, le malade étant couché, quelques frictions légères sur la paupière supérieure abaissée, et de cette manière on fera souvent sortir d'assez larges débris. Si l'on n'y réussit point, on introduira la curette ordinaire de Daviel sous le lambeau, et l'on extraira ainsi les plus gros fragments. Mais il vaut mieux abandonner à la résorption quelques portions caséeuses de la cataracte, que d'introduire à plusieurs reprises la curette dans la pupille, par ce double motif que la plaie de la cornée est mise ainsi dans de mauvaises conditions de réunion, et qu'en outre c'est pendant cette manœuvre qu'on s'expose le plus à laisser pénétrer des bulles d'air dans la chambre antérieure.

REMARQUES SUR LES ACCIDENTS QUI PEUVENT ARRIVER IMMÉDIATEMENT APRÈS L'OPÉRATION.

Les principaux accidents qu'on remarque immédiatement après l'opération sont : l'évacuation des humeurs à la suite d'efforts musculaires ou de mouvements brusques, l'introduction de bulles d'air sous la cornée, l'épanchement de sang dans la chambre antérieure, l'affaissement du lambeau, et enfin son écartement par l'interposition de l'iris ou de la paupière inférieure entre les lèvres de la plaie. Nous dirons quelques mots de chacune de ces causes d'insuccès.

Efforts musculaires et mouvements brusques.

Ils déterminent assez rarement l'évacuation des humeurs de l'œil immédiatement après l'opération. J'ai vu cependant plusieurs fois cet accident survenir au moment où le patient se lève de la chaise sur laquelle il a été opéré.

On en préviendra une autre occasion, en veillant à ce que le lit sur lequel il doit rester huit jours soit convenablement préparé. Ce lit, nous l'avons déjà dit, doit être peu élevé et fourni d'un petit nombre de matelas assez durs, en sorte que le malade n'y enfonce pas trop. L'abord en sera très facile, afin qu'il puisse s'y coucher sans faire le moindre effort; le chirurgien recommandera avant l'opération que le patient n'ait ni chaussure étroite ni vêtement trop serré à ôter. Nous avons dit plus haut que le malade doit être préparé, au moyen de lavements et de laxatifs, à rester quelques jours sans aller à la garderobe, les efforts nécessaires à la défécation pouvant amener les mêmes résultats que tout autre effort musculaire, savoir : le soulèvement du lambeau, la sortie des humeurs, la procidence de l'iris, etc. On éloignera de l'opéré toutes les causes de vomissements; dans ce but, on le privera de tabac à priser, s'il en a l'habitude (1).

Après que l'opération est faite, on ordonne au malade de se lever lentement du siége qu'il occupe, de tenir les yeux fermés sans effort, et d'incliner un peu la tête en arrière. On le conduit à son lit avec précaution, en lui recommandant de traîner les pieds pour éviter les faux pas; on le fait asseoir au milieu du lit, de telle sorte qu'il n'ait plus qu'à relever les jambes pour s'y mettre; on doit lui défendre d'y monter avec les genoux. Il se couchera

(1) Un de mes opérés, le nommé C..., ancien garçon de bureau à la mairie de Versailles, avait l'habitude de prendre une forte quantité de tabac. Lorsqu'il fut mis au lit et que l'immobilité lui fut recommandée, il ressentit des nausées qui allaient jusqu'aux vomissements, et qui ne cessaient pas : je m'évertuais à en chercher la cause, car j'ignorais qu'il eût l'habitude du tabac. Le quatrième ou le cinquième jour après l'opération, les vomissements continuant, cet homme s'imagina « *que je faisais des expériences sur lui,* » je le trouvai plus silencieux que les jours précédents; sa figure, ordinairement ouverte et d'une belle expression, avait pris un sombre caractère de méchanceté. En l'examinant plus attentivement alors, je remarquai dans sa main à demi cachée sous les couvertures du lit, un long couteau ouvert, avec lequel, ainsi qu'il me l'avoua, il voulait me tuer lorsque je m'approcherais de lui. Me précipiter sur lui, me saisir de cette arme, fut l'affaire d'un instant, et, dans cette courte lutte, j'aperçus sous l'oreiller la tabatière du malade, cause des vomissements qui l'avaient exaspéré. J'examinai alors sa bouche, et je découvris sur sa langue un grand nombre de grains de tabac, que j'enlevai. Je les fis voir à C..., dont les yeux étaient dans le meilleur état, malgré les vomissements survenus; et après lui en avoir montré de semblables qui se trouvaient en grande quantité dans son vase de nuit, je fis venir sa femme, et le renvoyai de ma clinique. Cet homme, dont la vue est demeurée très bonne depuis l'opération, est mort vers le mois d'août 1846, c'est-à-dire six ans après.

sur le dos, au milieu du lit autant que possible, et dans une position horizontale ; on le débarrassera des oreillers et de tout ce qui pourrait se déranger ; un simple traversin, s'il est épais, suffit pour soutenir la tête.

Lorsque le malade sera convenablement couché, le premier soin du chirurgien sera d'examiner les yeux avec la plus grande attention, pour s'assurer une dernière fois que l'œil est dans de bonnes conditions, et que les accidents dont nous allons parler ne se sont pas produits. Le plus souvent je panse le malade avant de le conduire à son lit.

Bulles d'air dans la chambre antérieure.

Il arrive parfois qu'au moment où le cristallin s'échappe de la chambre antérieure, une ou plusieurs bulles d'air y pénètrent. Elles s'attachent le plus ordinairement à la face postérieure de la cornée, et n'ont qu'un diamètre très petit ; on les déplace aisément en pressant sur le lambeau de la cornée avec le manche de l'instrument, ou en changeant la position du malade ; elles ressemblent assez à une vésicule transparente, qui aurait pris naissance derrière le lambeau.

Cet accident est regardé avec raison comme une cause d'insuccès, et peut même conduire à l'ophthalmite. Ainsi chez une dame que j'opérais en 1848, je dus renoncer à l'extraction d'une bulle d'air à cause des terreurs de la malade : je comptais qu'elle disparaîtrait toute seule, mais l'œil fut pris de phlegmon. Est-ce à cette circonstance que l'on doit rapporter un résultat si malheureux ? Cependant j'ai insufflé quelques bulles d'air dans la chambre antérieure de l'œil du lapin, et elles ont disparu sans produire rien de fâcheux.

On obtient encore la sortie des bulles d'air en faisant quelques frictions légères sur la paupière supérieure abaissée, ou simplement en donnant au malade une position convenable. Dans quelques cas, on devra se servir de la curette pour les entraîner hors de la chambre antérieure, soit en allant les chercher dans cette cavité, soit en pressant sur la cornée avec la convexité de l'instrument. Si l'on ne réussit pas ainsi, on attend que la chambre antérieure se remplisse d'humeur aqueuse, et, après avoir placé le malade de telle sorte que la plaie de la cornée soit tournée en haut, on en entr'ouvre rapidement les lèvres, et tout aussitôt la bulle d'air s'échappe avec l'humeur aqueuse. Plusieurs fois cependant j'ai vu tous ces moyens demeurer sans résultat, et il m'a fallu recourir à celui que recommande M. Maunoir, de Genève (1), dans le cas d'affaissement de la cornée. Ce moyen consiste à remplir la concavité de l'orbite d'eau tiède distillée ; on soulève sous ce liquide le lambeau cornéen, et l'on voit bientôt s'échapper au dehors la bulle d'air déplacée par l'eau, dont l'introduction dans l'œil ne cause d'ailleurs aucun accident et ne produit qu'une cuisson qui ne tarde pas à se dissiper.

Épanchement de sang dans la chambre antérieure. *

Si la chambre antérieure contient beaucoup de sang, ce qui arrive lorsqu'on a piqué l'iris ou divisé la conjonctive, on soulève doucement le lambeau de la cornée avec la curette, pour laisser écouler ce liquide. Si on l'abandonnait dans la chambre antérieure, il pourrait quelquefois déterminer de l'inflammation, et ne se résorberait d'ailleurs que fort lentement. On peut aider à la sortie des caillots qu'il forme, avec la curette ou une petite paire de pinces, si toutefois le calme du malade permet l'introduction de ces instruments dans l'œil.

Affaissement du lambeau.

Immédiatement après l'opération, l'œil reprend sa forme normale ; cependant, et c'est une remarque déjà faite par M. Maunoir, le lambeau peut demeurer plissé et affaissé sur lui-même au point d'être aplati et raccourci, et de ne plus se trouver en rapport convenable avec le reste de la membrane pour la réunion par première intention. C'est cette disposition fâcheuse que M. Maunoir conseille de combattre en plaçant le lambeau sous l'eau tiède distillée. De cette manière les plis qu'il forme disparaîtront bientôt ; la coaptation des lèvres de la plaie pourra se faire, et les chances de suppuration seront éloignées. Néanmoins j'ai vu quelquefois cet affaissement, et je n'ai pas eu besoin de recourir à l'emploi de l'eau tiède. Il m'a suffi de tenir fermé pendant dix à quinze minutes l'œil opéré sous des compresses d'eau tiède, pour reconnaître que l'humeur aqueuse en se reproduisant avait rendu au lambeau sa souplesse première, et la longueur nécessaire pour la réunion. Les

(1) Maunoir, *Annales d'oculistique*, 2e vol. supplémentaire, page 204.

larmes, d'une autre part, avaient certainement concouru aussi à faire disparaître ce desséchement, produit par une évaporation subite des parties liquides du lambeau.

Soulèvement du lambeau.

La réunion par première intention peut être empêchée par l'interposition de l'iris, par la saillie du corps vitré, ou par l'introduction du bord de la paupière inférieure entre les lèvres de la plaie.

a. *Hernie immédiate de l'iris.* — Si c'est l'iris qui soulève le lambeau, on doit, afin d'éviter d'abord l'étranglement et la destruction de la partie procidée, puis l'inflammation de la plaie, et très souvent la perte de l'œil, se hâter de réduire cette hernie. Plusieurs moyens ont été proposés dans ce but. Sir A. Cooper conseille de faire avec le pouce des frictions légères et rapides sur la paupière supérieure abaissée, qu'on relève ensuite brusquement, comme si l'on voulait apprécier la contractilité de l'iris; quelquefois le resserrement de la pupille suffira pour réduire immédiatement la hernie. Si l'on échoue de cette manière, ce qui doit être parce que la pupille ne se contracte pas quand il n'y a plus d'humeur aqueuse dans la chambre antérieure, on essaiera de repousser le diaphragme dans cette cavité avec le dos d'une curette; ou bien on tiendra les paupières rapprochées pendant un quart d'heure, en les fixant avec des bandelettes de taffetas d'Angleterre.

Ces moyens, d'une exécution très facile, ne réussiront pas toujours, et la procidence de l'iris pourra persister.

Il n'y a alors d'autre parti à prendre que de soulever le lambeau de la cornée, de saisir l'iris hernié, et de l'enlever avec des ciseaux courbes sur le plat, en ayant soin que la perte de substance se continue avec la pupille. Cette ouverture en sera nécessairement déformée, mais c'est un mal infiniment moindre que celui auquel on s'exposerait infailliblement en abandonnant les choses à elles-mêmes.

La hernie survient très souvent quoique l'opération ait été faite selon toutes les règles, que le lambeau ait été taillé fort exactement, et qu'on ait employé toutes les précautions nécessaires pour prévenir tout accident.

Si la hernie est reconnue vingt-quatre ou quarante-huit heures après l'opération, on peut encore l'enlever d'un coup de ciseaux;

mais si cela est impossible, à cause de l'indocilité du malade, on instille de l'atropine dans le grand angle de l'œil et l'on emploie la compression. Plus tard on cautérise la tumeur avec un crayon de nitrate d'argent.

b. *Saillie du corps vitré.* — On remarque assez souvent, après que l'extraction est faite, que le lambeau cornéen est fortement poussé en avant par le corps vitré qui est comprimé en arrière par l'appareil musculaire. Si cette saillie est trop forte, et que l'on juge, à l'écartement considérable du lambeau, que l'iris pourra faire hernie et que la réunion de la plaie dans tous les cas est impossible, il faut hardiment ouvrir le corps vitré d'un coup d'aiguille ou de kystitome. Bientôt on en voit s'écouler une certaine quantité au dehors, et ce n'est qu'après avoir constaté que la coaptation est exacte que l'on doit fermer l'œil et procéder au pansement. J'ai vu maintes fois la kératotomie se terminer heureusement quand, dans des circonstances semblables, j'avais ouvert l'hyaloïde, tandis que dans d'autres cas analogues, et dans lesquels j'avais espéré une amélioration spontanée, l'œil avait été pris des plus graves accidents.

c. *Glissement de la paupière sous le lambeau.* — Cet accident a lieu quand l'opération a été faite, par la kératotomie inférieure, sur un sujet dont les yeux sont saillants et les paupières tendues. On voit alors, pendant les mouvements de l'œil, le lambeau heurter contre l'arête postérieure du tarse de la paupière inférieure. Aussitôt qu'on s'en aperçoit, on doit se hâter, avant que le malade soit disposé pour le pansement, d'abaisser la paupière, et d'y appliquer une bandelette de taffetas d'Angleterre; sans cette précaution, les lèvres de la plaie seraient bientôt contuses, et dans de mauvaises conditions pour la réunion immédiate. On a soin qu'elles soient affrontées, et lorsque la chambre antérieure a repris sa forme, on pratique le pansement comme nous allons l'indiquer tout à l'heure. L'application des bandelettes sera faite de telle sorte que les bords ciliaires se trouvent dans un rapport parfait ; sans quoi le soulèvement du lambeau ne tarderait pas à se reproduire.

De l'écoulement spontané de l'humeur vitrée après l'extraction, et de l'influence de l'interposition de l'hyaloïde dans la plaie.

J'ai vu bon nombre de fois, après l'extraction régulièrement faite, et alors que je me préparais à panser le malade, que, sans s'écarter beaucoup, la plaie laissait s'échapper de temps en temps un flot de liquide incolore et filant, qu'en le touchant du doigt je reconnaissais pour de l'humeur vitrée. Dans ces cas je n'avais pas pu constater de synchysis avant l'opération, et pourtant il existait bien réellement, car je n'avais pas ouvert l'hyaloïde avec les instruments.

Chez quelques individus l'écoulement de l'humeur vitrée s'arrête après quelques minutes; chez d'autres, au contraire, ceux surtout qui ont les yeux un peu saillants et les muscles de l'œil plus puissants, il continue, et quelque lambeau hyaloïdien incolore vient s'interposer entre les lèvres de la plaie et nuire ainsi à la réunion par première intention. On a soin alors, et après avoir fermé l'œil opéré comme de coutume, d'enlever le taffetas après deux ou trois heures, si à ce moment on reconnaît que la vitrine ne s'échappe plus ; puis à l'aide d'un stylet d'argent très flexible, de nettoyer les lèvres de la plaie d'un angle à l'autre. On ne voit certes pas l'hyaloïde dans cette manœuvre, mais au moins on est sûr, par cette précaution, de ne pas l'avoir laissée jouer là le rôle d'un corps étranger.

Plusieurs observations m'ont conduit à ce détail d'opération :

J'opérais en 1849 dans la même séance, à ma clinique, deux femmes, l'une de la campagne, assez forte, l'autre de la ville, fort chétive. La première, très peureuse, la seconde, au contraire, fort décidée. Chez toutes deux le corps vitré vint faire hernie dans la plaie après l'opération. Laisser l'hyaloïde en pareil endroit me paraissait si compromettant, que je proposai à la petite femme courageuse de l'enlever ; elle y consentit : je divisai à coups de ciseaux l'hyaloïde, et pus réduire ce qui tendait à s'échapper encore. Un stylet fin fut passé ensuite dans la plaie qui se trouva aussitôt dans de bonnes conditions de coaptation. La malade se guérit bien et voit encore aujourd'hui, sept ans après l'opération.

Je voulus faire la même chose pour l'autre malade, mais la frayeur qui s'était emparée d'elle lui faisait exécuter des mouvements et des contractions des muscles des yeux si énergiques, que je craignais de vider entièrement l'œil opéré. Malgré mes efforts je ne pus parvenir qu'à ouvrir l'hyaloïde, mais non pas à la réduire comme je l'eusse désiré. Un phlegmon s'empara de l'œil et le détruisit.

Comme on le voit dans ces faits, l'écoulement de l'humeur vitrée, suivi de l'interposition de l'hyaloïde dans la plaie, a pour résultat de compromettre l'œil dans sa totalité.

Lorsque le corps vitré s'échappe de l'œil, soit pendant, soit après l'opération, il y a après la guérison une conséquence désagréable du côté de la pupille. Cette ouverture prend une forme plus ou moins irrégulière ; elle demeure ordinairement anguleuse sur deux points opposés, ou ovalaire transversalement, et toujours immobile. Je ne puis douter que cela ne soit dû au séjour prolongé de l'hyaloïde, qui se trouve à cheval sur l'iris, partie dans la chambre antérieure, partie dans la postérieure.

Cette modification de la pupille laisse aux malades une vue moins nette, moins bonne que chez les autres opérés ; ce n'est pas un résultat négatif cependant, mais ce n'est pas non plus un résultat absolument satisfaisant. Je dois ajouter que quelques malades n'en éprouvent aucune gêne.

Renversement du lambeau.

Cela arrive dans la kératotomie supérieure, lorsque l'aide ne prend pas la précaution de ramener la paupière en avant en l'écartant du globe. La paupière traverse ainsi rapidement la chambre antérieure en s'abaissant, et il peut arriver que le lambeau renversé de haut en bas demeure en cet état. Il suffit d'examiner l'œil avant le pansement et de relever le lambeau avec la curette pour prévenir les suites de cet accident. On remarque alors qu'il présente une sorte de cassure blanc jaunâtre étendue transversalement du point de ponction à celui de contre-ponction.

Le lambeau peut encore se renverser spontanément quelques instants après que l'opération est achevée, si le malade a ouvert l'œil contrairement aux recommandations du chirurgien. Là encore il suffit d'examiner l'œil avant d'appliquer le taffetas d'Angleterre.

Pansement. — On emploie divers moyens pour le pansement après la kératotomie. Plusieurs chirurgiens italiens appliquent sur l'œil un cataplasme de blanc d'œuf et d'alun, qu'ils font tenir en place par des compresses et un tour de bande. Dans plusieurs pays, on se borne à couvrir l'œil opéré d'un linge fenêtré enduit de cérat, percé d'un trou pour le nez, et recouvert de boulettes de charpie convenablement maintenues ; cet appareil demeure en place six à huit jours, quels que soient les accidents qui surviennent, et l'on réagit contre l'inflammation par des saignées générales et locales, sans examiner l'œil. On a aussi préconisé le collodion, mais la plupart des chirurgiens n'y ont déjà plus recours.

Ces trois modes de pansement me paraissent également dangereux, tant à cause de la compression assez forte qu'ils exercent, que parce qu'ils ne permettent pas l'inspection directe de l'organe lorsqu'il survient des accidents.

C'est dans le but d'obvier à ces inconvénients qu'il me semble plus convenable de panser de la manière suivante, qui commence à être adoptée presque généralement. On taille des bandelettes de taffetas d'Angleterre de 6 millimètres de large, sur 3 à 4 centimètres de long. On s'assure avec le plus grand soin que les lèvres de la plaie sont bien affrontées, que la chambre antérieure ne contient pas de débris de cataracte ni de bulles d'air, qu'il n'y a point de sang dans le cul-de-sac conjonctival ni ailleurs, que les bords des paupières sont parfaitement en rapport, etc. Cela fait, on place au côté interne de l'œil une bandelette verticale, de manière à empêcher les deux paupières de se séparer ; lorsqu'elle tient bien, on en applique très près de la commissure externe une seconde, parallèle à la première. Deux autres bandelettes semblables sont ensuite posées obliquement de la première à la seconde, et de manière à s'entrecroiser en X au centre de l'œil. Enfin on en applique une dernière sur les cils dans toute l'étendue de l'ouverture palpébrale, sauf du côté interne, où elle doit s'arrêter à 1 millimètre environ des conduits lacrymaux, afin de permettre aux larmes de s'écouler par le grand angle. On peut encore assurer les bandelettes verticales en en plaçant deux autres, en travers, sur leurs extrémités. On fera attention de ne pas trop mouiller le taffetas agglutinatif, autrement il se plisserait et ne s'opposerait point à l'écartement des paupières ni à leurs mouvements. La même application de bandelettes se fait ensuite sur l'autre œil, lors même qu'il n'aurait pas été opéré, afin d'obtenir, par la plus grande immobilité possible, une réunion immédiate.

J'ai modifié légèrement ce pansement depuis quelque temps : je taille un seul morceau de taffetas, un peu ovale transversalement, et capable de couvrir entièrement les deux paupières fermées. J'y pratique une échancrure assez large dans le grand angle pour l'écoulement des sécrétions conjonctivales, et tout autour j'y fais des mouchetures pour que l'application soit plus exacte.

Quand je prévois que la coaptation sera difficile, je place par-dessus cette pièce principale des bandelettes que j'arrange en forme de compresses graduées sur la partie de la paupière qui correspond le mieux à l'incision de la cornée.

Lorsqu'il s'est passé une demi-heure ou trois quarts d'heure, on peut appliquer sur les yeux, sans risque de déplacer le taffetas d'Angleterre, les compresses d'eau glacée que la plupart des chirurgiens recommandent, et qui devront être renouvelées à tout instant sans interruption pendant plusieurs jours. L'eau glacée ne nuit point à la solidité des bandelettes, et il n'y a point à craindre qu'elles se dérangent. Un autre moyen qui, selon plusieurs praticiens, est encore plus efficace que les compresses, pour prévenir l'inflammation de l'œil après l'extraction de la cataracte, c'est de faire des affusions continues d'eau froide ; mais l'appareil exigeant beaucoup de précautions pour être convenablement disposé, on ne peut s'en servir que très rarement. Les applications de compresses doivent être faites avec beaucoup de persévérance et de soin, car il serait extrêmement préjudiciable à l'œil de passer par les alternatives d'une température qui varierait ; c'est pourquoi on recommande de changer les linges assez fréquemment, pour qu'ils n'aient pas le temps de s'échauffer.

Néanmoins, d'après mon expérience personnelle, les applications d'eau froide sur l'œil opéré ne sont pas d'une nécessité absolue dans tous les cas, et peuvent même devenir parfois une cause d'insuccès, par ce double motif qu'on éveille à chaque instant les malades dans un moment où le repos est indispensable, et que chez quelques-uns elles développent des douleurs rhumatismales ou de la toux. J'ai fait à ma clinique de nombreuses observations à ce sujet, et j'ai positivement reconnu que les chances étaient meilleures chez les opérés que je n'avais pas soumis à l'emploi de ce moyen, de sorte qu'aujourd'hui je ne le prescris plus. J'évite ainsi la réaction qui survient le plus souvent, lorsqu'on cesse de faire les applications, et je ne trouble pas le sommeil du malade, qui est souvent une condition d'immobilité, et partant, de réunion du lambeau. Je permets seulement, quand les bandelettes deviennent dures, de les détendre en les couvrant pendant quelques instants, une ou deux fois par jour, avec une compresse imbibée d'eau tiède.

C'est pour favoriser ce repos si nécessaire après l'opération qu'on donnera au patient une potion laudanisée, aussitôt qu'on l'aura mis au lit; ordinairement dix gouttes de laudanum de Rousseau, prises en une seule fois, suffisent.

Voici la prescription que je laisse habituellement à l'opéré :

Garder le silence dans la chambre ; recommander au malade de ne pas parler et de tâcher de dormir.

Aucune visite ; point de lectures ni d'autres moyens de distraction, l'œil en étant agité.

Prendre par cuillerées à bouche une potion gommeuse ordinaire de 120 grammes, avec 5 centigrammes de chlorhydrate de morphine.

Pour calmer la soif, boire de l'orangeade avec un biberon ou une théière, afin d'éviter tout mouvement ; se servir d'un urinoir pour que la tête ne quitte pas l'oreiller.

Si tout va bien, quelques bouillons.

Au contraire, douze ou quinze sangsues entre l'œil et l'oreille, si des douleurs surviennent.

Tant que la cicatrisation n'est pas complète, on doit surveiller le malade avec le plus grand soin la nuit, afin de l'empêcher de se frotter involontairement l'œil avec les doigts pendant son sommeil (voy. *Rêves du malade*, p. 238). S'il ne peut pas se faire garder, il se fera attacher les mains chaque soir avec un ruban, autrement il risquerait de compromettre, sans en avoir conscience, le succès d'une opération bien faite et en bonne voie de guérison. J'ai vu plusieurs fois des malades qui, pour avoir ainsi déchiré la cicatrice après le septième et même le huitième jour, ont perdu la vue après l'avoir recouvrée.

S'il n'y a ni douleurs ni gonflement, on s'abstient de voir l'œil pendant les quarante-huit premières heures, dans la crainte de nuire à la réunion par première intention. Mais il est prudent de le visiter au moins tous les deux jours, afin de saisir les indications nécessaires à la guérison. Si l'on néglige cette précaution, on court le risque d'avoir une déception au moment où l'on enlèvera les bandelettes et, de plus, le regret de n'avoir pas fait tout ce qui aurait pu être indispensable.

Il faut prendre la précaution, quand on veut examiner un œil opéré par kératotomie supérieure : 1° d'attirer la paupière en avant, en la saisissant transversalement par la peau, pour maîtriser les mouvements de clignement et éviter par là toute pression sur le globe capable de produire la déchirure de la cicatrice commençante; 2° ordonner au malade de regarder en bas, ce que l'on obtient facilement en lui disant de regarder sa main à lui, que l'on place dans une direction convenable.

Le septième jour ou le huitième au plus tard, si rien ne s'y oppose, on enlève définitivement les bandelettes; le malade pourra alors tenir les yeux ouverts quelques heures pendant la journée; mais le soir il sera bon, pendant une ou deux semaines encore, d'appliquer deux bandelettes en croix sur les paupières, dans la crainte que quelques mouvements un peu brusques n'occasionnent pendant le sommeil la rupture de la cicatrice. On devra enlever les bandelettes avec beaucoup de soin. On les ramollira en les mouillant pendant quelque temps avec de l'eau tiède, et l'on veillera à ce qu'elles n'exercent dans leur décollement aucun tiraillement sur les paupières, qui seront nettoyées d'une façon convenable au moyen d'une éponge ou d'un linge fin.

REMARQUES SUR L'ÉTAT DE L'OPÉRÉ PENDANT LES VINGT-QUATRE PREMIÈRES HEURES, ET SUR LES ACCIDENTS QUI PEUVENT SE DÉVELOPPER QUELQUES JOURS APRÈS LE PANSEMENT.

Ces remarques sont d'un grand intérêt pratique, et nous appelons spécialement sur elles l'attention du jeune chirurgien.

État de l'opéré pendant les vingt-quatre premières heures, quand il n'y a pas d'accidents.

Le malade, dès qu'il est pansé et convenablement couché, doit garder une immobilité complète. Il se plaint de sentir rouler un corps étranger sous ses paupières, ce qui indique que l'œil est agité encore de mouvements et que la plaie de la cornée vient frotter contre la paupière. On lui recommande le silence, et bientôt il s'aperçoit que cette sensation diminue et disparaît avec le calme de l'esprit et du corps, et revient dès que, de nouveau, il survient quelque pensée ou quelque mouvement capable de ramener de l'agitation dans l'œil.

De temps en temps, pendant les premières heures, l'opéré se plaint d'éprouver une sensation de compression légère, de gêne progressive dans l'œil, et de ne se trouver soulagé qu'après qu'un flot de larmes s'est échappé sur la joue. Tout cela est encore régulier et n'indique pas d'accidents.

Lorsque le praticien, visitant le malade douze ou quinze heures après l'opération, lui entendra dire qu'il a bien dormi, qu'il n'a été tourmenté que par l'écoulement de ces quelques larmes, il devra en conclure que très probablement tout va bien. Il ne devra s'inquiéter ni du gonflement léger qui, sous l'influence des bandelettes, se développe dans les paupières, ni d'une sensation de gêne un peu plus grande que dans les premières heures, que les malades comparent à la présence de grains de sable à la surface de l'œil. Il ne s'étonnera pas de voir s'écouler par le grand angle une assez grande quantité de larmes ; leur sécrétion, abondante pendant les deux premiers jours, diminue peu à peu ; elles semblent de moins en moins brûlantes au malade, et bientôt sont remplacées par une matière séro-muqueuse qui se dessèche sur la joue, et déteignant les bandelettes, tache la peau de sillons noirs assez nombreux. Une fièvre légère se montre vingt-quatre heures après l'opération, et continue quelquefois tout le temps que le patient garde le lit ; la langue blanchit, la bouche devient pâteuse, l'haleine prend une odeur désagréable, le malade est altéré, etc. Tous ces symptômes se montrant alors même que l'opération doit être suivie des meilleurs résultats, le praticien ne s'en alarmera pas.

On recommande de nouveau l'immobilité au malade, on l'engage à la patience, et s'il se plaint de courbature et de douleurs dans les membres, on lui donnera l'assurance, ce qui est vrai, que tout cela disparaîtra bientôt. On nettoie soi-même la joue et le voisinage de l'œil et les bandelettes sont laissées en place.

Si de temps en temps le taffetas d'Angleterre provoque en se desséchant de plus en plus une compression gênante pour l'œil, on pourra, sans craindre de le décoller, placer par-dessus, pendant quelques minutes de temps en temps, une compresse trempée dans de l'eau tiède. Dès que l'humidité aura pénétré les bandelettes, le malade sera soulagé. Mais, si malgré cette précaution, la pression et la gêne continuaient, si surtout elles s'accompagnaient d'élancements ou de quelques douleurs sourdes, d'une tout autre nature que celle résultant du frottement de la plaie contre la paupière, on devra enlever avec la plus grande précaution toutes les bandelettes agglutinatives, et, après avoir examiné l'œil, agir suivant les indications.

Des lectures et des conversations dans la chambre de l'opéré.

L'opération exigeant une immobilité parfaite des yeux et du

corps de la part du malade, rien n'est à mon sens plus dangereux que les lectures, les conversations et les autres bruits dans la chambre du malade.

Nous verrons plus loin (p. 243), que les mouvements de l'orbiculaire font échapper l'humeur aqueuse par les lèvres de la plaie, et que, surtout chez les vieillards, cela peut amener de grands accidents à la suite de la non-réunion du lambeau. Eh bien! sous l'influence des causeries, des lectures, l'orbiculaire des opérés est pris de mouvements de clignotement comme spasmodiques, qui ne cessent pas tant que le malade est attentif. Fermez les paupières d'un homme opéré ou non, en vous servant de taffetas d'Angleterre, entretenez avec lui une conversation quelconque, faites une lecture, et vous remarquerez que, pendant tout ce temps, ses paupières sont dans un perpétuel mouvement. Comment espérer que la plaie puisse se réunir avec une pareille cause de dérangement du lambeau? Mieux vaut le sommeil, même celui que l'on obtient par les narcotiques : aussi, quand j'opère le matin, indépendamment du silence et de l'immobilité absolue, je prescris un peu d'opium ; mais, autant que possible, j'opère le soir avant la fin du jour, pour que le malade puisse dormir, circonstance extrêmement favorable à la réunion immédiate.

Rêves du malade.

Rien n'est plus fâcheux, plus compromettant pour le succès que certains rêves de l'opéré. J'ai fait l'extraction d'une double cataracte, il y a six ou huit ans, sur un homme de Belleville; tout avait marché à souhait, lorsque le dixième jour de l'opération il fut visité par sa fille, qui lui apprit une nouvelle très fâcheuse pour lui. Cet homme, âgé d'environ soixante ans, pleura longtemps dans la journée et demeura fort ému. Le soir arrivé, il s'endormit et fit, m'a-t-il assuré, d'affreux rêves. Il voyait devant lui des fantômes, des morts qui, dans son rêve, l'effrayaient beaucoup. Il gesticula tant dans son lit, se tourmenta les deux yeux avec ses mains de telle sorte, que le lendemain je trouvai les deux plaies, jusque-là bien fermées, toutes grandes ouvertes, avec disparition des chambres antérieures. J'appliquai de nouveau l'occlusion, mais le phlegmon s'empara des deux yeux, qui furent perdus sans ressource.

Chez un autre homme, les choses se passèrent à peu près de la même manière. Je l'avais opéré quatre jours auparavant de l'œil gauche ; jusque-là tout allait bien. Pendant la nuit cet homme rêva beaucoup, se frotta les yeux, et perdit l'œil sur lequel il porte un large leucome adhérent à l'iris. J'ai opéré, plus tard, son œil droit à l'aiguille, et il en voit très bien.

Ces accidents produits par les rêves m'ont conduit à faire surveiller les malades pendant leur sommeil, et, quand je ne suis pas certain de la personne qui veille, à recommander au patient de se faire attacher les deux poignets l'un à l'autre par un ruban long d'un pied à un pied et demi. Averti du motif, le malade sentant de la résistance lorsqu'il éloigne trop une main de l'autre pendant son sommeil, et se souvenant du motif pour lequel ses mains sont attachées, se tranquillise aussitôt.

Efforts musculaires, toux, éternuments.

Les recommandations que l'on fait aux malades ne sont pas malheureusement toujours suivies. On conseille l'immobilité, et souvent le malade se lève brusquement, fatigué par le séjour au lit, et dérange l'appareil, ou fait par un effort éclater la cicatrice. La réunion, dès ce moment, est compromise ; les plus graves accidents peuvent survenir et détruire l'œil.

La toux, les vomissements, les éternuments, sont dans le même cas. Cette dernière cause m'a donné, cette année même, un bien vif regret.

J'avais opéré par kératotomie supérieure M. le baron V....., homme éminemment intelligent, et qui a joué un rôle important, en 1815, lors de la restauration de la branche aînée des Bourbons sur le trône de France. L'opération, subie avec calme, n'avait présenté aucune complication, et le malade, à la fin du troisième jour, espérait comme moi, après un examen qui ne laissait rien à désirer, que la guérison serait obtenue. Je venais de m'éloigner plein de confiance, lorsque pris tout à coup d'un violent éternument, M. de V..... ressentit, en même temps qu'une assez vive douleur dans son œil, une secousse excessive et une douleur légère. « Des larmes abondantes s'échappèrent aussitôt, me dit-il, et dans le moment de l'éternument, j'ai vu des milliers de petites flammes, assez semblables à celles que l'on voit quand on se blesse l'œil dans l'obscurité. » Appelé aussitôt, je reconnus que la chambre antérieure, que j'avais laissée pleine d'humeur aqueuse, s'était vidée tout à coup et ne s'était pas remplie; que l'iris touchait la cornée, que l'œil était mou; enfin que la cicatrice s'était rompue. J'appliquai des bandelettes de taffetas d'Angleterre; la réunion de la plaie se fit lentement et, à partir de ce moment, il se déclara une iritis peu violente, que je ne pus maîtriser par les moyens employés d'ordinaire, et pour lesquels d'ailleurs le malade, partisan de l'homœopathie, avait beaucoup de répugnance. Il se développa peu à peu une fausse membrane dans la pupille, l'iris se gonfla beaucoup et fit bientôt disparaître la chambre antérieure. Six mois après l'inflammation n'existait plus; mais la vue était excessivement mauvaise, et c'était à peine si M. de V..... pouvait reconnaître les doigts. Aujourd'hui, neuf mois après l'opération, le malade est dans le même état.

De l'influence d'anciennes ophthalmies.

Il semble que l'on doive à peine s'occuper ici d'un pareil sujet, car tous les médecins tiennent compte de cette complication. Si l'opéré a souffert d'ophthalmies externes actuellement guéries, et guéries parfaitement, il n'est jamais certain qu'elles ne se réveilleront pas, et qu'elles n'exerceront pas une fâcheuse influence sur le résultat. Il aurait mieux valu, assurément, choisir l'abaissement que l'extraction. Cependant, si l'on a dû, pour des motifs particuliers, recourir à ce dernier procédé, on devra s'attendre à plus de gonflement, plus de rougeur, et surtout à une sécrétion plus abondante. De sévères précautions seront prises : le malade sera saigné, s'il se peut, quelques heures après l'opération, et l'œil sera examiné tous les jours et nettoyé avec la plus grande précaution.

Des débris de cataracte transparents ou opaques laissés dans la chambre postérieure.

Dans l'opération la mieux faite, et lorsqu'après examen immédiat de la pupille on a trouvé cette ouverture parfaitement noire, il peut arriver cependant, et il arrive même fréquemment, que des débris de substance corticale, ceux surtout qui touchent la capsule, et qui étaient transparents au moment de l'opération, deviennent opaques sous l'influence de leur immersion dans l'humeur aqueuse (1). Après que la réunion est obtenue, on trouve une pu-

(1) Dans beaucoup de cataractes que l'on extrait, on peut s'assurer de ce fait, que leurs couches les plus superficielles n'ont rien perdu de leur transparence.

pille plus ou moins remplie de débris cristalliniens qui, très souvent, s'organisent et forment des cataractes secondaires. Qu'une iritis même légère survienne, alors tous ces débris se colleront au diaphragme, et le résultat pour lequel on avait si bien fait se trouvera compromis ou notablement éloigné et, dans tous les cas, moins bon qu'on n'aurait dû l'espérer.

Dans quelques cas j'ai constaté un curieux phénomène, aussi bien après l'abaissement qu'après l'extraction : c'est la présence dans la chambre postérieure d'un réseau, visible seulement à la loupe ou avec l'ophthalmoscope, et qui paraît composé de mailles si fines, que le tissu le plus fin que nous connaissons serait encore grossier, si l'on en faisait la comparaison. La vue dans ce cas est mauvaise; les lunettes à cataracte ne l'améliorent pas ou ne l'améliorent que très peu. On peut essayer la déchirure de ce tissu avec une aiguille, mais malheureusement son élasticité l'empêche souvent de se briser.

De l'érysipèle des paupières comme conséquence de leur occlusion nécessaire.

Qu'on emploie le taffetas d'Angleterre ou tout autre moyen pour obtenir l'occlusion des paupières, il arrive quelquefois que ces voiles mobiles s'enflamment, sont frappés d'érysipèles ou même d'ulcérations. Les démangeaisons, les cuissons que ces accidents occasionnent ne laissent pas à l'œil l'immobilité nécessaire, et l'opération ne réussit pas.

J'ai opéré par kératotomie supérieure l'œil gauche d'une dame d'Amiens, âgée de cinquante-huit ans. L'opération avait été très bien réussie, et rien ne faisait présager un insuccès. Le troisième jour l'œil était parfaitement bien, la chambre antérieure était rétablie, les lèvres en contact n'étaient nullement infiltrées. Les bandelettes, réappliquées, commencèrent à gêner les paupières ; à partir de cette époque, un érysipèle assez limité survint, des ulcérations se montrèrent sur la peau et y devinrent assez nombreuses, surtout dans les plis naturels. Il fallut enlever ces bandelettes au sixième jour; mais, à partir de ce moment, l'inflammation gagna la conjonctive, le lambeau vers le neuvième jour était tuméfié et infiltré; le dixième, la chambre antérieure n'existait plus. J'essayai bien de remplacer les bandelettes par de la charpie cératée maintenue avec un tour de bande, mais tout fut inutile; l'œil suppura lentement et fut entièrement perdu.

Conjonctivite des opérés.

Lorsqu'on a pratiqué l'extraction et qu'on tient l'œil fermé sous des bandelettes pendant un certain nombre de jours, il arrive constamment, même quand la réunion de la plaie est parfaite, et qu'il n'est survenu aucun accident capable de l'entraver, que la conjonctive s'enflamme dans toute son étendue.

Si l'on examine l'œil, on constate qu'il est atteint d'une conjonctivite ordinaire au deuxième ou au troisième degré ; la conjonctive est d'un rouge cinabre très marqué depuis le bord palpébral jusqu'à la circonférence de la cornée, et en même temps les replis de la membrane se remplissent de filaments muqueux, ordinairement fort abondants.

Avant d'examiner l'œil on a quelque raison d'être inquiet, car on aperçoit dans le grand angle, et agglutinée aux cils, une quantité vraiment très abondante de mucus mêlé de larmes. Assez souvent aussi, les paupières sont œdématiées, surtout vers le grand angle, et il n'est pas rare non plus de constater une certaine infiltration de la joue, à la partie inférieure de l'orbite.

Dans ces circonstances, si la réunion est accomplie et que l'iris soit parfaitement exempt d'inflammation, il est bon de permettre au malade d'entr'ouvrir l'œil de temps en temps, pendant quelques minutes, et de prescrire un collyre légèrement astringent, avec lequel il doit se bassiner un moment toutes les heures. La plus grande propreté de l'œil est dans ce moment de première nécessité, car j'ai vu, surtout chez des femmes blondes, la peau des paupières, déjà si fine, s'enflammer et devenir le siége d'un érysipèle, sous l'influence duquel l'opération peut échouer complétement (voy. *Érysipèle des paupières*, t. II, p. 566).

Cette conjonctivite se remarque, non-seulement dans l'œil opéré, mais encore dans l'œil non opéré que l'on a dû tenir fermé aussi pour assurer mieux encore la réunion de la plaie. Elle prouve qu'il convient de ne pas recourir trop longtemps à l'occlusion de l'œil dans l'opération de la cataracte, lorsque tout va bien, et de plus que ce moyen n'est pas applicable dans tous les cas d'inflammation de l'œil. Au collyre astringent, il sera bon d'ajouter quelques purgatifs.

Le lambeau de la cornée, pour que la guérison soit rapidement obtenue, doit se réunir par première intention ; malheureusement on n'obtient pas toujours ce résultat; il sera nécessaire de s'arrêter un instant sur cet accident, le plus sérieux dans l'opération de l'extraction.

Nous avons déjà vu plus haut que l'issue du corps vitré dans la plaie ou simplement la saillie de ce corps, écartent le lambeau et le poussent en avant; nous n'y reviendrons pas ici. La hernie de l'iris produit le même résultat, et, comme cette cause d'insuccès est fréquente, nous en dirons quelques mots à part (voy. p. 248), nous réservant de nous occuper particulièrement ici des accidents provenant de la réunion incomplète ou nulle de la plaie dépendant seulement de l'état du lambeau. Voici les diverses conditions que l'on observe :

Réunion tardive de la plaie chez les vieillards. — Fistule.

C'est là un fait malheureusement trop certain : chez quelques vieillards, d'ailleurs bien portants, la plaie de la cornée ne se réunit pas : les lèvres, ce qui est très surprenant, demeurent longtemps appliquées l'une contre l'autre sans se réunir et dans un état de transparence parfaite ; l'humeur aqueuse s'échappant à chaque contraction de l'orbiculaire, la chambre antérieure ne se rétablit pas. J'ai vu, chez quelques vieillards, ce phénomène persister huit ou dix jours, et la réunion commencer alors chez les uns, ou l'infiltration du lambeau chez les autres. Mais le fait le plus surprenant est celui d'un homme de soixante ans, que j'ai opéré, et chez lequel la réunion ne se fit qu'au quinzième jour, dans les deux yeux, et par un singulier mécanisme. Tous les jours, mes élèves et moi, nous constations que le lambeau était parfaitement transparent, mais que toutes les contractions de l'orbiculaire le faisaient mouvoir, et que, pendant ce temps, une petite quantité d'humeur aqueuse s'échappait en nappe de l'ouverture. Je fis tenir les yeux fermés, et, le quinzième jour seulement, je reconnus qu'enfin les chambres antérieures étaient rétablies, et que l'iris se trouvait pris dans la partie postérieure de l'épaisseur du lambeau de la cornée. En avant la cornée était lisse, parfaitement unie à elle-même ; en arrière elle tenait l'iris engagé par son corps, en plein parenchyme. Les deux pupilles étaient rondes et nettes, nullement tiraillées dans le sens de la synéchie, et la vue parfaitement bonne.

Lambeau saillant et réuni seulement par son bord postérieur au bord antérieur de la lèvre adhérente à la sclérotique.

Cet accident n'est pas grave si l'on sait faire de bonne heure aux opérés les recommandations nécessaires, mais il retarde beaucoup la guérison.

Le lambeau, au moment où l'opération vient d'être achevée, est légèrement poussé en avant, et la réunion, au lieu d'être exacte, se fait de la même manière que celle d'une plaie mal affrontée. La lèvre de la plaie, adhérente à la sclérotique, est enfoncée, et lorsque le malade est calme et que l'on attire la paupière supérieure en avant, on peut mesurer aisément l'épaisseur, souvent des plus faibles, dans laquelle la réunion s'est faite. La moindre pression de la paupière sur la sclérotique, la moindre contraction de l'orbiculaire sur le globe pendant l'examen de l'œil, suffisent pour rompre la cicatrice, et l'on voit aussitôt l'humeur aqueuse s'écouler et l'iris s'appliquer contre la cornée.

Lorsque l'on a reconnu que la plaie est réunie dans ces conditions, on doit recommander au malade, vers le huitième ou le dixième jour, de tenir encore son œil fermé pendant une ou deux semaines sous un léger bandeau, et de ne l'ouvrir à moitié qu'un instant, à diverses reprises dans la journée, pour en chasser les mucosités et les larmes. Il est d'ailleurs averti que l'œil n'est pas encore dans de bonnes conditions, par une douleur aiguë qu'il ressent pendant certains mouvements des paupières ou au moins par une sensation de gravier fort gênante.

Si l'on examine de temps en temps la plaie, on reconnaît que peu à peu le sillon profond qui en séparait les lèvres diminue, que le niveau tend à se rétablir, et plus tard on ne voit plus qu'une tache annulaire parfaitement lisse, qui marque pour toujours la trace du couteau à cataracte, mais qui fort heureusement ne constitue, tant elle est petite, ni danger ni difformité.

Indépendamment de l'occlusion, qui est ici le conseil le plus important à donner, on peut conseiller des collyres légèrement astringents, et, quand la cicatrisation est plus avancée, instiller matin et soir, entre les paupières, une goutte de laudanum coupé avec moitié d'eau.

Lambeau suppurant en partie et se réunissant par seconde intention.

Deux ou trois jours après l'opération, on peut reconnaître

quelquefois, quand on examine l'œil, que la plaie est en quelque sorte dessinée par une tache semi-annulaire d'un millimètre de diamètre au plus, et qui s'étend à toute l'incision. On voit, en y regardant de plus près, que dans le voisinage du sillon la cornée est un peu gris bleuâtre, surtout vers le centre de la plaie. La pupille se reconnaît bien et l'on constate que la chambre antérieure est rétablie. L'œil est rouge, larmoyant, les bords ciliaires et le grand angle baignés de mucosités. Le malade accuse à peine quelque gêne dans l'œil ; quelquefois il se plaint qu'il est un peu lourd, un peu tendu.

Cet état ayant été reconnu, on referme l'œil avec précaution, au moyen de taffetas d'Angleterre ; on charge la paupière supérieure de petites bandelettes appliquées les unes sur les autres à la façon des compresses graduées, puis, quand elles sont bien sèches, on les recouvre d'un linge fin cérate, sur lequel on applique une boulette d'ouate assez grosse pour remplir largement l'orbite. Cela fait, on maintient la boulette d'ouate par plusieurs tours de bande disposés horizontalement, et suffisamment serrés pour que l'œil en soit comprimé convenablement.

En outre, on applique des sangsues entre l'œil et l'oreille, au besoin on pratique une saignée du bras, et l'on donne quelques purgatifs, entre autres, le calomel.

L'œil ne doit pas être, dans ce cas, visité tous les jours ; il faut, au contraire, laisser le bandeau compressif dans l'état où on l'a placé, et se borner à le resserrer dans le cas où il se serait relâché. On se guide pour le traitement sur les symptômes physiologiques et sur la somme de danger que l'on a prévue pour l'œil, lorsqu'on l'a examiné.

Vers le huitième jour, au plus tôt, il n'est pas rare de trouver les choses en bon état, mais il faut encore recommander l'occlusion de l'œil pendant quelque temps, afin que la cicatrice puisse se consolider convenablement.

Quelquefois les choses se passent moins bien : ainsi le lambeau suppure en partie ; la chambre antérieure, d'abord rétablie, s'ouvre et laisse s'échapper l'humeur aqueuse ; l'iris fait hernie, et ce n'est qu'après plusieurs semaines que la réunion se fait enfin ; mais la cornée est en partie opaque, le plus souvent la pupille est tiraillée vers la plaie, et en partie ou en totalité effacée, et ce n'est que par une pupille artificielle que l'on pourra rendre plus tard la vue au malade.

Il peut arriver aussi, au lieu d'une terminaison encore aussi favorable, puisqu'elle laisse des ressources souvent très heureuses, que le lambeau s'infiltre de plus en plus, que la cornée suppure en entier, qu'une ophthalmie interne se déclare, et que l'œil soit gravement compromis. Nous examinerons bientôt ces fâcheuses conditions.

Lambeau suppurant en totalité.

Ce fâcheux accident détruit la vue sans ressources. Il entraîne à sa suite une double condition qui n'est pas sans intérêt pour le malade :

Ou la cornée est seule détruite ;

Ou le globe disparaît en totalité à la suite du phlegmon.

Dans le premier cas, le patient a la ressource de la prothèse et peut entièrement cacher sa difformité ; cette triste consolation lui manque, ou au moins est fort amoindrie dans le second. En outre, le phlegmon entraîne des accidents généraux qui ne peuvent exister dans la suppuration de la cornée seule.

Les causes de la suppuration de la cornée sont loin d'être connues. Ainsi un œil atteint de cataracte ne présente aucune complication, ses membranes internes et externes sont saines, le malade n'en a jamais souffert ; il a le sentiment très vif de la lumière. L'opération est faite dans ces conditions, en apparence excellentes ; le patient est calme, ni lui ni le chirurgien n'ont à regretter aucune faute, aucun manque de précaution ; il n'y a eu aucun accident pendant l'opération ; au contraire, tout s'est passé régulièrement : cependant, et sans qu'il y ait eu de véritables douleurs, quelquefois même sans le moindre gonflement des paupières ou de la conjonctive, le lambeau est mortifié dès le lendemain ou le surlendemain de l'opération. Dès ce moment il est infiltré dans presque toute son étendue, trouble, et d'un jaune purulent vers son bord qui s'est tuméfié ; la pupille se voit encore quelquefois, la chambre antérieure existe, mais pour bien peu de temps, car tout ne tarde pas à disparaître. Le pus, en effet, remplit bientôt la pupille et toute la chambre antérieure, le lambeau s'écarte et se gonfle de plus en plus, l'iris fait souvent hernie, et toute la partie antérieure de l'œil ne présente plus qu'une masse jaune dont les limites sont celles de la cornée. Le malade ne souffre que fort peu ; cependant on lui trouve quelquefois un mouvement fébrile assez marqué, et, au résultat, qui n'arrive qu'après plusieurs semaines, on trouve une disparition complète de la cornée. Celle-ci est alors remplacée par des exsudations à travers lesquelles on voit l'iris, ou pour mieux dire, sur lesquelles l'iris est collé; ses diamètres sont notablement diminués; et, au lieu d'une saillie, on trouve à sa place un enfoncement. Le malade conserve la faculté de sentir la lumière, mais tout espoir est à jamais perdu.

La suppuration du lambeau entraîne souvent celle du globe en totalité, avons-nous dit plus haut. Quand cela arrive, le malade éprouve des douleurs intenses dans le fond de l'œil et dans tout le trajet de la cinquième paire. Il a de la fièvre, des maux de tête, une agitation qui l'empêche de dormir un seul instant. Les paupières sont gonflées, la joue œdématiée, le grand angle de l'œil baigné de mucosités et de larmes très abondantes. Après que l'on a enlevé les bandelettes, on trouve l'œil excessivement injecté; un chémosis séreux, bientôt remplacé par le chémosis phlegmoneux, survient, le premier comme preuve de la phlogose aiguë des membranes externes, le second comme symptôme de celle des membranes profondes. L'œil prend un volume de plus en plus grand, le tissu péri-orbitaire se prend à son tour, et l'œil, chassé bientôt de l'orbite, énormément tuméfié, suppure lentement et finit par complétement disparaître. Après deux ou trois mois il est réduit au volume d'un pois vert et caché au fond de l'orbite, dans laquelle les paupières, rapprochées l'une de l'autre et sans mouvements désormais, sont profondément enfoncées (voy. *Phlegmon de l'œil*).

Le traitement le plus énergique peut enrayer quelquefois le phlegmon et limiter le mal à la suppuration de la cornée. On emploie les saignées générales et locales, les onctions mercurielles au pourtour de l'orbite, le calomel à l'intérieur. On continue encore la compression que l'on doit employer dès le début, c'est-à-dire dès que l'on reconnaît un commencement de soulèvement du lambeau. Mais dès que le phlegmon est bien dessiné et que l'exorbitisme devient manifeste, on enlève le bandage compressif qui devient insupportable, et l'on couvre l'œil pendant plusieurs jours de cataplasmes émollients. Au besoin on ouvre largement le le bulbe, si la phlogose a quelque tendance à se propager au cerveau.

Kératocèle.

Nous avons décrit plus haut les diverses formes du kératocèle (voy. t. II, p. 367), nous n'y reviendrons pas ici. Il se forme, après l'extraction, dans deux circonstances différentes : lorsque la réunion de la cornée ne s'est accomplie que par la surface externe seulement, ou quand elle ne s'est faite que par la surface profonde ou interne.

Dans le premier cas, on constate ordinairement au centre du lambeau, à la partie la plus élevée, une petite tumeur du volume tout au plus d'un grain de millet, allongée comme la plaie sur laquelle elle repose, semi-transparente à sa surface, trouble et blanchâtre sur le bord de la cornée, et qui s'élève à la surface de cette membrane, ordinairement d'un demi-millimètre tout au plus.

L'autre forme se distingue par d'autres caractères. Les lamelles externes de la cornée demeurent béantes, légèrement infiltrées, et dans l'écartement qu'elles laissent, on voit une petite tumeur semblable à celle que nous venons de décrire et qui ne s'élève que bien rarement au-dessus du niveau de la membrane. Cette tumeur se trouve donc emprisonnée, en quelque sorte, dans l'épaisseur de la cornée.

De tous les moyens que j'ai employés avec succès contre cette légère affection, je dois recommander tout d'abord l'occlusion de l'œil, sans la compression, qui ne devient nécessaire que dans des circonstances exceptionnelles. S'il n'y a pas d'inflammation, ce qu'on voit à l'absence de rougeur et de photophobie, on peut se borner, pour hâter la guérison, à instiller une goutte de laudanum, coupée à moitié d'eau, deux fois par jour, ou ce qui est mieux, à cautériser légèrement, avec un crayon de nitrate d'argent taillé en pointe, le sommet de cette petite tumeur, mais non pas les lames de la cornée voisine. Si ces moyens échouaient, on pourrait, dès lors, traiter le kératocèle dont nous nous occupons comme le kératocèle ordinaire, soit par une ponction, soit par l'incision de la tumeur, et ensuite par la compression.

Je dois recommander de ne recourir à ces divers moyens qu'après douze ou quinze jours au moins d'une occlusion qui doit toujours être peu sévère, dans la crainte de la conjonctivite dont nous avons parlé.

Hernie consécutive de l'iris.

Six à huit heures après l'opération, et quelquefois davantage, le malade ressent tout à coup dans l'œil une violente douleur qui s'étend dans toute l'orbite, et revient par élancements très vifs sur le trajet du frontal. Il s'y joint bientôt de la céphalalgie et un peu de fièvre; le malade est inquiet, agité; l'haleine prend une odeur désagréable; la langue blanchit.

Si l'on examine les paupières, on les trouve tuméfiées, rouges, douloureuses à la pression la plus légère.

Il n'y a plus à douter alors qu'il ne soit survenu ou une inflammation de l'iris, ou une hernie de cette membrane entre les lèvres de la plaie.

Il est assez facile, en interrogeant le malade, de reconnaître si l'on a affaire à l'un ou à l'autre de ces accidents. L'inflammation de l'iris ne provoque pas une douleur aiguë, et arrivant brusquement à sa plus grande intensité; toujours le malade a éprouvé d'abord une sensation de gêne, puis de douleur sourde et profonde. La hernie de l'iris, au contraire, apparaît tout à coup, et la douleur très vive dont elle est accompagnée se fait surtout sentir à la partie antérieure de l'œil, en s'étendant immédiatement aux sourcils; c'est en un mot cette même douleur qu'accusent les malades atteints d'ulcérations profondes de la cornée, quand la perforation survient et qu'une hernie de l'iris en est la conséquence.

Lorsqu'on a lieu de croire qu'il y a une iritis, on commence avant tout par déplacer les bandelettes pour examiner l'œil; puis, si l'inflammation est constatée, on la combat par de larges saignées, répétées à des intervalles aussi rapprochés que possible, par l'opium donné à l'intérieur, et par d'abondantes frictions d'extrait de belladone et de laudanum de Rousseau pratiquées autour de l'orbite. Si c'est une procidence de l'iris, que la réduction toujours si difficile n'en puisse être faite, et que cet accident provoque des douleurs en menaçant de devenir pour l'œil une cause de suppuration, on saisit avec des pinces ou un petit crochet la partie herniée, et on l'excise aussi près que possible du lambeau de la cornée; les bords de la plaie kératique sont affrontés avec le plus grand soin, puis on couvre l'œil de bandelettes, maintenues au besoin par un bandage compressif, et l'on prescrit le traitement antiphlogistique le plus énergique.

On se tromperait singulièrement si l'on croyait que la précaution d'enlever les bandelettes, lorsqu'une hernie de l'iris s'est déclarée, doive nécessairement empêcher la réunion de la plaie, et prédisposer ainsi à la suppuration du lambeau :

Une dame que j'ai opérée à Versailles m'a fourni l'occasion de reconnaître l'innocuité de ce moyen. Douze heures après l'opération, elle fut prise tout à coup d'une vive douleur dans l'œil et dans le sourcil; les paupières étaient gonflées; il y avait beaucoup d'agitation et un peu de fièvre, la malade n'avait pas dormi de toute la nuit. L'apparition brusque de cette douleur, qui n'avait été précédée par aucune sensation de gêne dans l'organe, me donna lieu de penser qu'une procidence de l'iris s'était produite, ce que l'examen de l'œil me fit reconnaître en effet : le lambeau était écarté par une petite hernie, que je parvins à réduire par quelques frictions sur la paupière. L'œil fut refermé aussitôt et la malade saignée plusieurs fois. Le lendemain, j'enlevai les bandelettes de nouveau, et je vis, à une sorte de filament noir entre les lèvres de la plaie et à une très légère déformation de la pupille, que la hernie s'était en partie reproduite; je l'excisai, les bandelettes furent remises, et ne furent plus levées que le septième jour, les douleurs ayant tout à fait disparu. A cette époque, la réunion de la plaie était presque complète : ainsi donc l'enlèvement des bandelettes n'avait occasionné aucun accident. Ce fait et d'autres encore m'ont conduit à examiner tous les jours les yeux opérés par extraction, et maintenant je suis convaincu qu'il n'y a aucun danger à les ouvrir autant de fois qu'on le juge nécessaire, pourvu qu'on mette le soin convenable à l'enlèvement des bandelettes.

Lorsque la hernie est entièrement formée, qu'on n'a pu ni la réduire ni l'exciser, on doit songer à en arrêter le développement sous l'influence duquel la pupille devra nécessairement se dévier, diminuer de plus en plus ou même complétement disparaître. On instille de l'atropine dans le grand angle de l'œil, sans enlever les bandelettes de taffetas d'Angleterre, et l'on a soin d'établir sur l'œil une compression suffisante pour empêcher, s'il se peut, l'issue de nouvelles parties de l'iris, jusque-là contenues encore dans la chambre postérieure.

Dans beaucoup de cas, sous l'influence de ce double moyen, auquel on peut ajouter encore la cautérisation ménagée de la hernie avec le crayon d'azotate d'argent, et plus tard les instillations de laudanum, j'ai vu les accidents se limiter, le lambeau de la cornée reprendre une suffisante transparence, et la pupille, déformée seulement et tiraillée un peu en haut, demeurer assez grande pour que la vision, malgré la synéchie antérieure, fût complétement rétablie.

Dans d'autres cas, la pupille, fortement entraînée vers l'ouverure, finit par disparaître ou par être fermée de fausses membranes ; mais il reste pour un temps peu éloigné toutes les chances d'une opération de pupille artificielle, et ces chances, le plus souvent, sont véritablement très favorables, pourvu que l'on attende que toute trace d'inflammation soit éteinte.

Dans le moment où l'inflammation est le plus aiguë et l'iris très gonflé, j'ai recours à un moyen très puissant et très simple, pour faire tomber et cette inflammation et les douleurs symptomatiques : c'est la paracentèse appliquée sur la partie la plus saillante de la hernie iridienne. L'aiguille, qui doit être très petite, a pénétré à peine d'une demi-ligne, qu'un jet d'humeur aqueuse s'échappe, que la tumeur s'affaisse et que le malade est soulagé. Aussitôt après on emploie la compression, qui a pour effet de maintenir la hernie affaissée.

L'expérience m'a appris à revenir plusieurs fois à ce moyen, qui n'est nullement douloureux, et ressemble pour l'application comme pour le résultat à la paracentèse appliquée sur le kératocèle du staphylôme opaque enflammé (voy. t. II, p. 366, 371). De même que dans cette maladie, il fait tomber aussitôt la fièvre, l'agitation, l'insommie et disparaître les vomissements qui en sont assez souvent la conséquence. Il remplace avec le plus grand avantage les antiphlogistiques généraux et locaux, les narcotiques et tous les autres moyens ordinaires ; il les vaut même tous à lui seul, et marche plus directement au but en produisant l'effet de la lancette dans une collection de pus. Je ne connais que l'excision dont l'application soit préférable quand elle peut être pratiquée.

Iritis aiguë et ses conséquences.

Nous avons décrit ailleurs (voy. t. II, p. 430) cette inflammation avec détails, et nous y renvoyons pour l'étude générale ; nous ne nous en occuperons ici qu'à cause de son influence sur les résultats de l'opération.

L'iritis qui se déclare après l'extraction doit être étudiée dans ses causes et dans ses effets.

Elle peut être produite :

1° Par la sortie difficile du cristallin quand la section de la cornée est insuffisante ;

2° Par la blessure de l'iris pendant la manœuvre ;

3° Lorsque l'iris, préalablement à l'opération, a déjà subi une ou plusieurs inflammations ;

4° Par la présence de débris trop nombreux du cristallin laissés par l'opérateur dans la chambre postérieure ;

5° Par l'inflammation du lambeau de la cornée, la réunion de celui-ci par seconde intention, sa suppuration étendue, etc., etc.

Elle peut avoir pour effets :

La suppuration partielle ou totale du lambeau avec ses conséquences, que nous avons étudiées, et, en particulier, la hernie de l'iris ;

Le dépôt d'une grande quantité de pus dans la pupille et dans la chambre antérieure avec réunion ou suppuration du lambeau ;

L'oblitération de la pupille ;

L'irido-choroïdite chronique et l'atrophie.

Dès que l'iritis se manifeste, et cela a ordinairement lieu dans les vingt-quatre premières heures après l'opération, rarement du quatrième au sixième jour, le malade se plaint d'une sensation de gêne dans l'œil qui s'accompagne de temps en temps d'élancements vifs et courts s'irradiant dans le sourcil. D'autres fois, c'est une pression douloureuse qu'il ressent dans le fond de l'orbite et qui s'accompagne de cuissons et de picotements insupportables. Il y a de l'agitation, de la fièvre, une insomnie pénible, un découragement très prononcé.

L'œil examiné à sa surface extérieure présente presque toujours déjà un certain degré de gonflement ; les paupières sont évidemment œdématiées dans le grand angle, quelquefois même l'infiltration séreuse s'étend à la joue. La sécrétion des larmes a tourmenté le malade par son abondance, et l'on trouve généralement la joue sillonnée de leurs traces quand on a pansé l'œil avec du taffetas noir. Les mucosités sont plus abondantes et l'on en trouve déjà en assez grande quantité entre les paupières ou le long du nez.

Si l'on enlève les bandelettes, et on doit le faire, on trouve la conjonctive rouge et infiltrée (*chémosis séreux*), la cornée brillante dans la partie la plus éloignée de l'incision, quelquefois un peu opaque dans la plaie et vers le centre du lambeau. La pupille, que l'on ne peut examiner qu'avec une grande rapidité, est grisâtre, quelquefois tout à fait trouble ; l'iris est décoloré, verdâtre.

L'iritis se termine quelquefois par une résolution complète ; le plus souvent, surtout quand elle s'accompagne de l'un des graves accidents que nous avons nommés plus haut, elle est l'une des causes les plus actives de la perte de l'œil, rapprochée ou éloignée. Elle passe souvent à l'état chronique, et alors, à mesure que la pupille se rétrécit et s'enfonce en arrière, elle présente des récidives, toujours très douloureuses pour le malade, s'accompagne d'hypopyons qui se résorbent, se reproduisent avec une interminable irrégularité, de kératites ponctuées et disséminées, et quelquefois de ces terribles inflammations de la choroïde, accompagnées de névralgies, qui ne laissent de repos au malade, après des mois, des années, que lorsque l'œil est enfin entièrement détruit ou lorsque le chirurgien a osé, en ouvrant la cornée, même au plus fort de l'inflammation, a osé, dis-je, aller saisir l'iris dans la plus grande étendue possible, et l'exciser en même temps que les exsudations pupillaires (voy. plus loin, *Irido-choroïdite des opérés de cataracte*).

Quelquefois, cependant, l'iritis suit sa marche sans déranger en rien la réunion de la plaie de la cornée, et il n'est pas rare dans ces cas, relativement heureux, car l'œil a été menacé en entier, d'avoir affaire à une oblitération de la pupille par des exsudats qui exigent plus tard une opération de pupille artificielle. Voici un fait de ce genre :

Observation. — Le nommé Bara, ancien militaire, avait été opéré par moi de la cataracte sur l'œil droit, par le procédé de succion dont on s'entretenait bien à tort, il y a quelques années. L'œil s'était peu à peu perdu sans ressource, et la cataracte de l'œil gauche s'étant complétée, je résolus de l'opérer par extraction. Tout se passa très régulièrement, et trois jours après il n'y avait absolument rien qui dût faire prévoir ce qui survint. A ce moment, le malade fut pris d'une iritis très violente que je cherchai à combattre par les moyens les plus énergiques, mais la pupille se remplit d'exsudations et se ferma entièrement. Je consolai le malade, lui donnai l'assurance qu'il n'y avait là qu'un ajournement, et, en effet, quelque temps après, lorsque l'inflammation fut bien apaisée, je pratiquai une belle pupille artificielle par iridorhexis en dehors qui, depuis six ans, permet au patient de lire parfaitement et de jouir de la vue comme l'opéré de cataracte dans les meilleures conditions.

Dans l'iritis qui nous occupe, on se hâte de recourir au traitement le plus énergique : on pratique quelques mouchetures sur le chémosis séreux, et l'œil est refermé aussitôt avec des bandelettes ; une ou plusieurs saignées générales sont pratiquées, et l'on a recours surtout à l'application de sangsues en permanence, près de l'œil, suivant le procédé de Gama. A mon dispensaire, je fais appliquer une ventouse scarifiée à la tempe, de trois en trois heures, et j'en ai toujours reconnu les bons effets ; quelquefois je substitue à la ventouse la sangsue artificielle. En même temps, on donne le calomel à l'intérieur et l'on verse dans le grand angle de l'œil, sans toucher aux bandelettes, de nombreuses gouttes de sulfate neutre d'atropine, pour tâcher de dilater la pupille. J'ai absolument renoncé à l'application de l'eau froide et de la glace.

Sous l'influence de ce traitement énergique on arrête assez souvent les progrès du mal, mais on n'est pas toujours aussi heureux et l'on ne voit pas rarement survenir l'un des accidents que nous avons signalés, et parmi lesquels la suppuration du lambeau et la hernie de l'iris sont les plus communs (voy. plus haut, p. 244, 247).

Phlegmon de l'œil.

Ce terrible accident consécutif qui occasionne et la perte totale de l'œil et une difformité, est le plus souvent la conséquence des conditions morbides différentes que nous venons de passer en revue ; mais, hâtons-nous de le dire, il se montre aussi tout à coup, soit immédiatement après l'opération, soit du quatrième au huitième jour, rarement plus tard. Chose étrange et inexplicable ! c'est le plus ordinairement quand l'opération est régulière de tout point et que le chirurgien est en droit de compter sur un beau succès, qu'il est frappé de cette cruelle déception. Je l'avoue, il y a bien des années que je fais des opérations, et en grand nombre, eh bien ! aujourd'hui encore, lorsque cela arrive, je me demande la cause de ce malheur sans pouvoir la trouver. Le malade a été parfait pendant l'opération, le lambeau a été bien taillé, la cataracte extraite complétement et sans effort, la plaie s'est bien rapprochée, les lèvres ne contenaient rien qui pût empêcher la réunion, et le lendemain on apprend que des douleurs sont survenues dans l'œil et la région péri-orbitaire ; on regarde : on trouve les paupières œdématiées souvent à un haut degré ; on enlève avec précaution le taffetas d'Angleterre, et l'on aperçoit un chémosis, une injection considérable, un trouble manifeste de la chambre antérieure, et, le plus souvent, la disparition complète de cette cavité. On applique le traitement le plus énergique ; il n'arrête rien, l'œil est perdu.

Si, malgré le traitement, le phlegmon continue et s'accompagne de douleurs, je l'arrête quelquefois au moyen de la paracentèse sclérotica le que je pratique en plongeant un couteau à cataracte entre le muscle droit externe et l'inférieur, parallèlement à leurs fibres. Je fais sortir ainsi une petite partie des liquides contenus dans l'œil ; mais il faut se hâter, c'est le premier jour qu'on doit recourir à ce moyen extrême.

II. — Extraction sous-conjonctivale.

Nous allons décrire sous ce nom un procédé d'extraction que nous avons imaginé et mis en pratique, il y a déjà plusieurs années, et que nous avons repris depuis quelques mois seulement.

Il a spécialement pour but d'éviter le soulèvement du lambeau, son infiltration et tous les accidents que nous avons décrits plus aut (voy. p. 228 et suiv.).

Il est surtout applicable aux yeux très saillants, pour lesquels l'extraction ordinaire est souvent dangereuse.

Dans le nombre encore assez limité d'opérations que nous avons ratiquées, il n'y a eu jusqu'ici aucun accident capable de compromettre la vision, et même quelques-uns de ceux qui surviennent dans la kéra-totomie ordinaire s'étant montrés, la cornée n'a jamais été atteinte d'aucune inflammation.

Dans ce procédé, le chirurgien pratique un lambeau qui, après avoir traversé la cornée comme dans l'opération d'extraction ordinaire, passe sous la conjonctive du bulbe, par un simple allongement de la plaie kératique. On a ainsi, au côté interne de l'œil et au côté externe, une double boutonnière réunie loin de la cornée par un pont de la conjonctive. L'opération peut être faite par kératotomie supérieure ou inférieure.

Voici le manuel opératoire :

Manuel opératoire. — Kératotomie supérieure. — La kératotomie supérieure n'a ici aucun avantage sur l'inférieure ; si je l'ai pratiquée le plus souvent ainsi, c'est parce que, ayant l'habitude de la kératotomie supérieure, j'ai cru pouvoir plus facilement éviter les difficultés que présenterait le nouveau procédé. Je reviendrai au reste sur ce point de pratique.

Les paupières sont écartées par l'aide, comme il a été décrit plus haut, page 183 (voy. *Kératotomie supérieure*) ; le chirurgien fixe l'œil avec la pique de Pamard ou avec le dé dont nous avons donné la description. Le malade doit regarder le plus en bas possible.

Supposons que l'on opère l'œil droit.

La pique est tenue de la main droite, le couteau à cataracte de la gauche.

Premier temps. — La ponction et la contre-ponction sont faites comme dans le procédé ordinaire. Le couteau traverse rapidement la chambre antérieure, et, au lieu de le tenir parallèle à l'iris, lorsque le lambeau est fait environ aux deux tiers, et qu'il n'y a plus qu'une bride large d'environ 4 millimètres à diviser, le chirurgien, après un temps d'arrêt de quelques secondes, incline le tranchant de l'instrument en arrière, en surveillant avec une grande attention la marche de l'incision, et de façon à la pousser sous les limites de la cornée.

En manœuvrant ainsi, et en pesant un peu sur l'instrument, on sent tout à coup une petite secousse qui indique que la cornée est complétement incisée et que le couteau se trouve, dès ce moment, sous la conjonctive bulbaire. On continue de maintenir l'œil en bas avec la pique ou le dé ; on pousse énergiquement le couteau

Fig. 27.

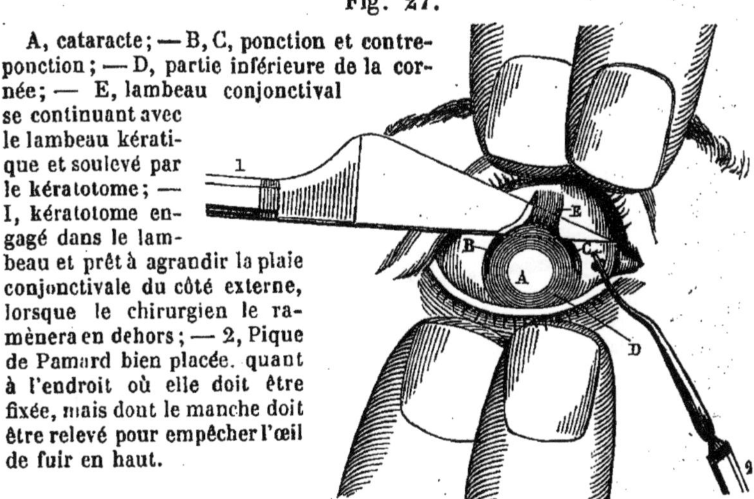

A, cataracte ; — B, C, ponction et contre-ponction ; — D, partie inférieure de la cornée ; — E, lambeau conjonctival se continuant avec le lambeau kératique et soulevé par le kératotome ; — I, kératotome engagé dans le lambeau et prêt à agrandir la plaie conjonctivale du côté externe, lorsque le chirurgien le ramènera en dehors ; — 2, Pique de Pamard bien placée. quant à l'endroit où elle doit être fixée, mais dont le manche doit être relevé pour empêcher l'œil de fuir en haut.

vers le grand angle, de manière à diviser la conjonctive dans la plus grande étendue possible ; puis on le ramène à soi en en cachant la pointe sous le pont conjonctival, et l'on agrandit l'ouverture conjonctivale dans l'étendue, s'il se peut, d'un centimètre; un peu moins ne serait cependant pas un inconvénient.

La figure 27 représente cette première partie du premier temps de l'opération.

Le lambeau étant achevé, on redescend la pointe du couteau dans la pupille, en ayant soin de laisser toujours l'instrument dans

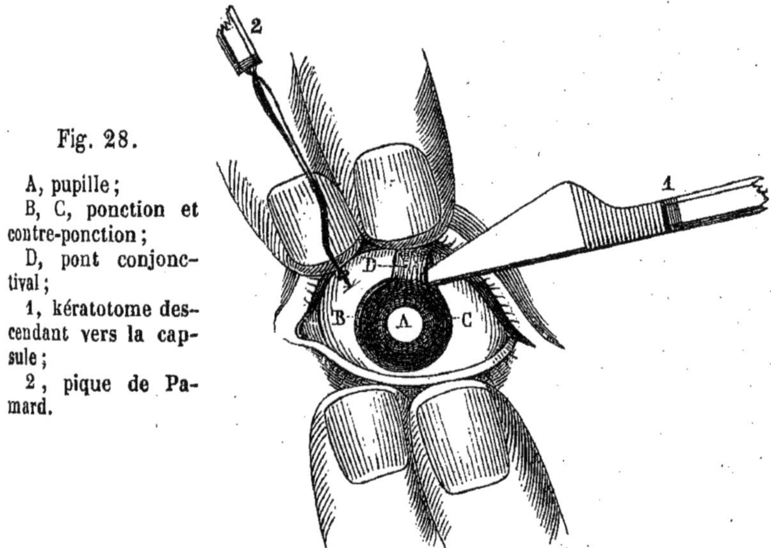

Fig. 28.

A, pupille; B, C, ponction et contre-ponction; D, pont conjonctival; 1, kératotome descendant vers la capsule; 2, pique de Pamard.

la plaie (fig. 28), et la capsule est incisée comme à l'ordinaire, c'est-à-dire en plongeant la pointe du kératotome dans la capsule.

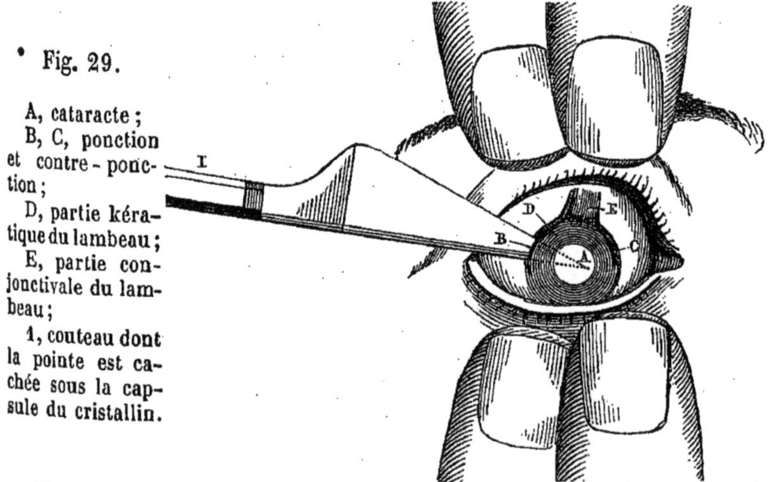

Fig. 29.

A, cataracte; B, C, ponction et contre-ponction; D, partie kératique du lambeau; E, partie conjonctivale du lambeau; 1, couteau dont la pointe est cachée sous la capsule du cristallin.

Cette deuxième partie du premier temps est dessinée dans la figure 29.

L'incision de la capsule peut être faite dans un temps spécial ; dans ce cas on dépose le kystitome dès que la conjonctive est incisée dans une étendue suffisante, et on glisse dans la chambre antérieure le kystitome à pointe recourbée qui a été dessiné plus haut (voy. p. 190). La déchirure de la capsule est ainsi beaucoup plus grande, et l'extraction de la lentille plus rapide.

Deuxième temps. — Il consiste à extraire le cristallin. Le chirurgien soulève la paupière, en la prenant près des cils par un pli de peau transversal ; il recommande au malade de regarder droit devant lui pour que le lambeau ne presse pas trop l'iris, et si le cristallin ne traverse pas spontanément la pupille, il presse doucement sur la partie supérieure externe du globe, puis sur l'inférieure. Bientôt la lentille chassée par ces mouvements de sa capsule, monte dans la chambre antérieure et glisse peu à peu, moitié sous le lambeau conjonctival, moitié sous le lambeau kératique, d'où on l'extrait par une légère pression du doigt ou de la curette.

Si des débris demeurent dans la chambre antérieure ou dans la postérieure, on les enlève avec la curette comme à l'ordinaire, et l'on veille à ce qu'aucun d'eux ne demeure entre les lèvres de la plaie.

Fig. 30.

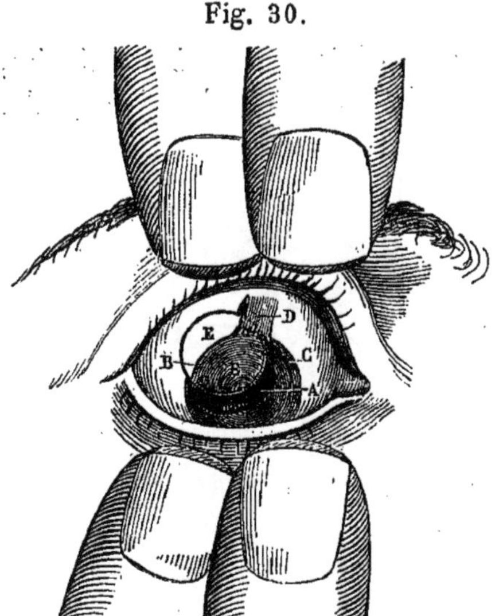

A, partie de la pupille allongée et débarrassée de la cataracte ;
B, C, ponction et contre-ponction de la cornée ;
D, partie conjonctivale du lambeau ;
E, E, cataracte vue engagée encore en partie sous le lambeau kérato-conjonctival.

On essaie la vision, puis on s'assure, préalablement au pansement, qu'il n'y a dans la chambre antérieure ni bulle d'air, ni débris de lentille, et on ferme l'œil avec des bandelettes de taffetas d'Angleterre. Comme dans le procédé ordinaire, je crois prudent, quand l'œil est très saillant, de maintenir les bandelettes par une boulette d'ouate soutenue au moyen d'un bandeau léger et médiocrement serré.

La figure 30 représente l'extraction de la lentille.

Kératotomie inférieure. — L'exécution est plus facile que celle de la kératotomie supérieure; cela tient surtout à ce que, l'œil fuyant naturellement en haut quand il est blessé, on peut achever le lambeau conjonctival plus aisément, et sans être gêné par la paupière. La manœuvre est d'ailleurs la même et il suffit, pour la comprendre de jeter un coup d'œil sur les trois figures suivantes :

PREMIER TEMPS. — La figure 31 représente la première partie du premier temps de l'opération; le lambeau kérato-conjonctival

Fig. 31.

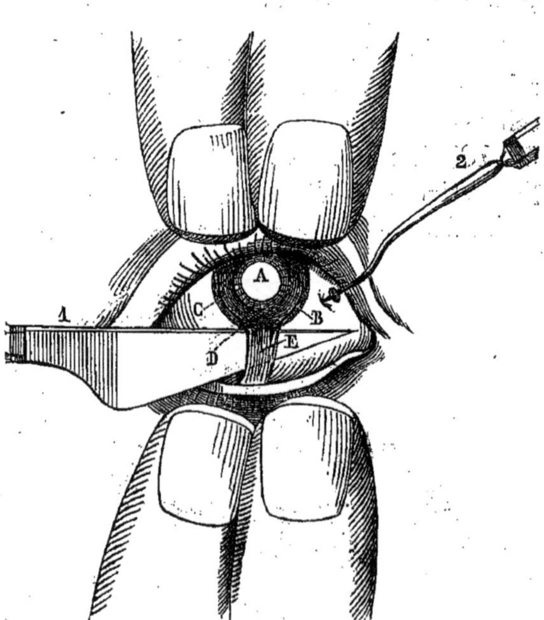

A, pupille, blanche au lieu d'être noire, en raison de la teinte produite par le cristallin opaque ;
B, C, incisions circonscrivant le lambeau de la cornée;
D, lambeau kératique entièrement séparé de la cornée, à sa partie inférieure, uni au pont conjonctival ;
E, bride ou pont conjonctival ;
1, couteau à cataracte encore engagé sous la conjonctive;
2, pique de Pamard.

est achevé, et le chirurgien n'a plus qu'à remonter le couteau dans la plaie de la cornée pour aller ouvrir la capsule.

La figure 32 représente la deuxième partie du premier temps de l'opération, c'est-à-dire l'incision de la capsule. Le chirurgien,

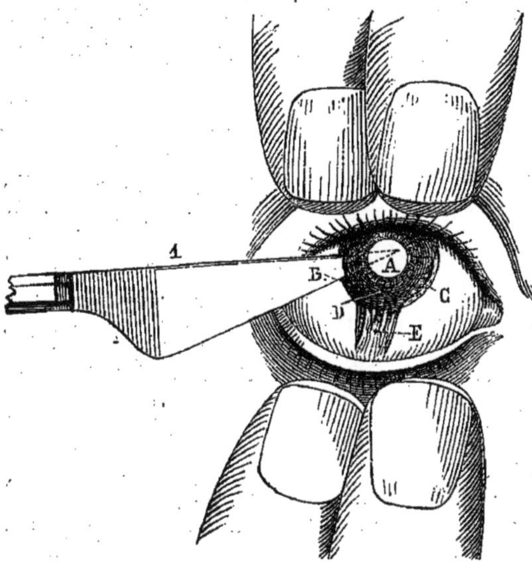

Fig. 32.

A, pupille, blanche par l'opacité du cristallin. On y aperçoit la pointe du couteau, qui ouvre la capsule;
B, C, incisions de la cornée;
D, partie kératique du lambeau;
E, partie conjonctivale du lambeau;
1, couteau à cataracte.

après avoir remonté le couteau dans la plaie, en a plongé la pointe dans la capsule.

Deuxième temps. — Le lambeau kérato-conjonctival étant achevé, et la capsule ayant été ouverte soit avec le kératotome, soit avec le kystitome recourbé, dessiné plus haut (voy. p. 190, fig. 18), il n'y a plus qu'à extraire le cristallin. Cette partie de l'opération est facile surtout si le malade parvient à regarder en bas.

La figure 33 représente ce temps de l'opération (1).

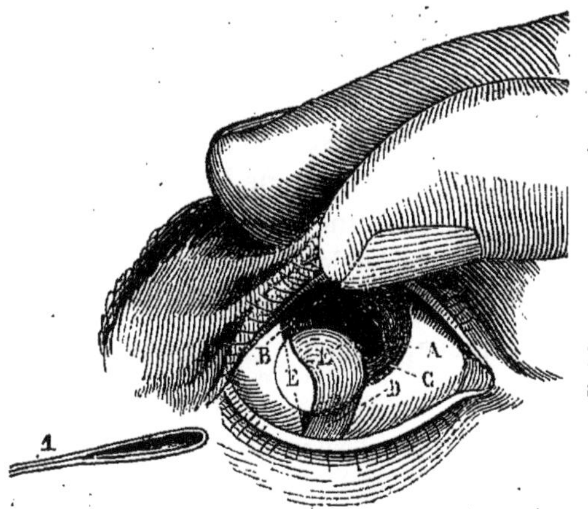

Fig. 33.

A, pupille, redevenue noire par suite de la sortie du cristallin;
B, C, incisions de la cornée;
D, pont conjonctival;
E, direction de l'incision kérato-conjonctivale externe;
E', cristallin engagé sous le lambeau, à travers l'incision E;
1, curette.

(1) Cette figure représente la manière de saisir la paupière, surtout dans

Voici quelques observations dans lesquelles ce procédé a été employé. Les premières remontent à 1851, et voici en quels termes je les présentais dans mon Mémoire à l'Institut de Valence.

La facilité avec laquelle le chirurgien peut diviser en même temps la conjonctive et la cornée dans l'extraction, lorsque la contre-ponction est trop rapprochée de la sclérotique, m'a conduit à me demander s'il ne serait pas bien de faire tout exprès un lambeau à la fois kératique et conjonctival. J'ai mis à exécution cette idée parce que j'ai pensé :

1° Que la partie de conjonctive qui demeurerait adhérente au lambeau, maintiendrait convenablement celui-ci dans une immobilité convenable à la réunion par première intention ;

2° Qu'on diviserait la cornée dans une étendue plus petite que dans les procédés ordinaires, et qu'en conséquence le lambeau se guérirait mieux.

Ce n'étaient point là de vaines idées théoriques ; c'était par suite d'une observation toute pratique, observation faite dans des cas où je n'avais pas fait ce que je voulais, que je m'étais proposé d'essayer ce procédé.

Je l'ai donc mis en pratique, et je m'en suis véritablement applaudi.

Voici deux faits entre autres :

Le nommé Denis, soixante-six ans, fruitier, rue Saint-Martin, 90, est opéré le 1er octobre 1851 d'une cataracte lenticulaire. Le kératotome passe facilement à la jonction de la cornée avec la sclérotique du côté interne, et traverse la conjonctive. En poussant l'instrument, j'arrive bientôt à la partie supérieure de la cornée que je sens céder lentement, et je n'ai plus sur le couteau que la conjonctive. Je fais avancer toujours l'instrument de manière à obtenir un lambeau muqueux de 1 centimètre de hauteur et même davantage ; puis je m'arrête en laissant une bride et je vais comme à l'ordinaire ouvrir la capsule. Après quelques instants le couteau mousse est introduit, la bride muqueuse divisée et le cristallin extrait. La cornée se remet en place, mais il n'en est pas de même

l'extraction supérieure, quand on veut examiner l'œil ou quand il s'agit d'achever l'opération. On évite ainsi le renversement du lambeau de la cornée et la rupture de la cicatrice, si l'on veut examiner l'œil vingt-quatre ou quarante-huit heures après l'extraction.

de la conjonctive que je dois étendre sur le bulbe avec précaution. Je remarque qu'elle se colle en quelque sorte en cet endroit et qu'elle va certainement servir à maintenir le lambeau cornéen.

L'œil est fermé comme à l'ordinaire.

Le lendemain j'enlève les bandelettes (j'examine les yeux opérés de cataracte tous les jours), et je trouve que tout va bien.

Le cinquième jour ce malade était levé et le septième il sortait de la clinique ; rarement j'ai vu une guérison plus rapide.

Voici une autre observation :

Le nommé Drouet, à Ville-d'Avray, sentier des vignes, est opéré de la même manière le 22 octobre 1851. Il n'y a pas d'accidents. Dès le surlendemain je remarque que le lambeau est bien réuni, mais que la portion de conjonctive divisée est un peu tuméfiée ; le quatrième jour, le malade se lève ; il sort le neuvième très bien guéri. Je le revois le 7 novembre. Il n'y a pas d'injection, la pupille est nette, sauf un lambeau de capsule très petit en bas ; la vue est parfaite. Le lambeau conjonctival est un peu vasculaire.

Ces faits et d'autres absolument semblables m'ont donné l'idée que l'on pourrait bien ne pas diviser la bride conjonctivale et faire passer le cristallin par un des côtés de l'incision (1). On aurait ainsi toutes les chances possibles de réunion pour le lambeau, qui serait parfaitement maintenu de cette manière par la conjonctive avec laquelle il ferait corps. J'ai exécuté ce procédé une fois seulement ; je n'ai pas eu d'accidents, mais cela m'a paru assez difficile. J'y reviendrai, et j'espère de bons résultats en m'y exerçant la main.

Voici maintenant quelques observations qui toutes datent de quelques mois, et dans lesquelles le pont conjonctival a été conservé. Je les ferai suivre de remarques sur les difficultés que l'on peut rencontrer dans l'exécution de la manœuvre, et sur les accidents qui ont suivi les opérations.

Première observation. — M. Gilet, quarante-neuf ans, maçon. — L'œil droit est atteint d'une cataracte molle complète, sans complication ; la chambre antérieure est assez étroite, la pupille mobile, la vue abolie. — L'œil gauche présente aussi une cataracte qui, bien qu'avancée, permet encore au malade de se conduire.

(1) Voir plus loin, p. 269, le paragraphe : 20 *novembre* 1856.

juin 1855. — L'opération est pratiquée par extraction supé- avec lambeau kérato-conjonctival. La manœuvre n'offre le particulier : quelques gouttes de sang s'étant échappées la chambre antérieure, un moment d'intervalle est laissé au le entre le premier et le deuxième temps et le petit coagu- 'échappe de la chambre antérieure avec la lentille. La vue ée aussitôt est bonne.

elques instants après l'opération et au moment où l'œil allait ermé on remarque que l'iris vient faire saillie dans la plaie, le point de ponction de la cornée et le bord externe du conjonctival. Des frictions sur la paupière ayant été tentées résultat, une curette est poussée avec précaution dans la bre antérieure ; mais la hernie, au lieu de se réduire, tend mment à augmenter encore. Dans cet état de choses et pour les dangers que cet accident détermine, l'iris est excisé oup de ciseaux et la plaie kératique placée aussitôt dans les eures conditions de réunion.

in.—La plaie est réunie. L'œil est un peu rouge, cependant alade n'a pas souffert depuis l'opération. — (Ventouse ée entre l'œil et l'oreille, un décigramme de calomel matin r).

uin. — La rougeur de la conjonctive a disparu ; le malade gue bien les doigts qu'on lui présente.

juin. — Sortie de la clinique. — La pupille allongée en et en dehors par suite de l'excision de la hernie de l'iris, est oire et la vue satisfaisante.

juillet. — La guérison est complète. — Le 31, le malade our lire avec les lunettes n° 2.

tte observation présente un fait remarquable et très favo- au procédé sous-conjonctival ; c'est que la hernie iridienne, u de s'étendre à la totalité du lambeau, comme cela eût iblement eu lieu dans le procédé ordinaire, est demeurée e au côté externe. Evidemment cela tient à ce que le pont eux se colle pour ainsi dire sur la sclérotique et constitue un cle à la sortie de l'iris.

uxième observation. — Madame Guérard, soixante-deux dévideuse de laine, rue Saint-Jacques, 309.

taracte lenticulaire molle, complète à droite, incomplète à e.

opération est pratiquée sur l'œil droit seulement, le

26 novembre 1855, devant M. le professeur Riberi, de Turin.

La cataracte est volumineuse, les deux chambres sont diminuées. Un lambeau kérato-conjonctival est taillé régulièrement; la cataracte remonte aisément, et s'échappe par l'ouverture externe. La pupille est noire et la vue très bonne.

Pendant la section de la conjonctive, j'ai dû maintenir énergiquement l'œil fixé et dirigé en bas; du sang provenant de la muqueuse s'est échappé dans la chambre antérieure, mais il en est entièrement sorti en même temps que la lentille.

Le lambeau s'applique bien, la malade est pansée comme à l'ordinaire.

Le 28 novembre, j'examine l'œil, la plaie est entièrement réunie et la vue nette. Il n'y a pas de rougeur.

Le 1er décembre, la malade sort de la clinique dans les meilleures conditions.

Le 17, la vue est parfaite avec les lunettes n° 2, pour la lecture, n° 5 pour les objets éloignés.

Troisième observation. — Madame Catelier, cinquante-neuf ans, matelassière, rue des Lavandières, n° 1.

Cataracte lenticulaire, demi-dure à droite, complète; même affection commençante à gauche.

L'opération est pratiquée sur l'œil droit seulement, le 14 décembre 1855. La cornée est saine, la chambre antérieure légèrement diminuée. La pupille est peu mobile. Les couches corticales sont luisantes, et, derrière les triangles qu'elles forment, on voit un large noyau ambré. La vision est abolie comme dans la cataracte complète, sans complication.

Pendant l'opération, la malade contracte énergiquement les paupières et rend la manœuvre difficile. Dans la crainte de quelque accident, je la fais transporter sur un lit dès que le lambeau conjonctival est achevé. Là, les paupières sont écartées et bientôt le cristallin, après avoir traversé la pupille, remonte sous le lambeau conjonctival et sort à moitié par la plaie externe. La curette le dégage et enlève des débris de substance molle qui étaient restés dans la pupille et sur l'iris.

La malade dit qu'elle a souffert, mais que la satisfaction de voir de son œil lui donne beaucoup de joie.

Le soir de l'opération, elle se plaint de douleurs assez vives, et l'infirmier lui applique une ventouse scarifiée à la tempe, moyen qui la soulage pour la nuit.

15 décembre. Les douleurs se réveillent; une deuxième ventouse les éloigne de nouveau.

16 décembre. La journée est bonne; il n'y a pas de douleur ni de gonflement.

17 décembre. Examen de l'œil; chémosis séreux; iritis au premier degré; vision très confuse; lambeau très bien appliqué.

Mouchetures sur le chémosis; ventouse près de l'oreille; un décigramme de calomel, trois fois par jour. Instillation du collyre d'atropine.

18 décembre. La malade ne se plaint pas, on n'examine pas l'œil.

19 décembre. L'inflammation a diminué beaucoup; la pupille est dilatée; en bas et en dehors il y a un angle rentrant formé par une synéchie postérieure; il n'y a presque plus de soulèvement de la conjonctive à la partie inférieure de la cornée. Le lambeau est toujours parfaitement appliqué.

26 décembre. Dans les cinq derniers jours l'amélioration a toujours marché, la vue commence à devenir satisfaisante.

28 décembre. Les exsudations disparaissent rapidement.

4 janvier 1856. La malade est complétement guérie; elle voit parfaitement avec les lunettes 2 et 5.

Quatrième observation. — M. Verême, soixante-douze ans, gardien de l'essai, rue du Marché-aux-Chevaux, 16.

Cataracte lenticulaire droite, demi-dure; même affection commençante à gauche.

La cataracte s'est montrée il y a environ dix ans; elle s'est complétée sans que le malade s'en aperçût. L'œil, par suite du temps depuis lequel le mal existe, est dévié en dehors. Les membranes internes et externes sont d'ailleurs très saines.

7 janvier 1856. L'œil droit est opéré par la méthode sous-conjonctivale; il ne s'est présenté pendant l'opération aucune difficulté autre que la nécessité d'agrandir la plaie de la conjonctive au côté externe, d'un coup de ciseaux mousses, ce que je n'avais pu faire avec le couteau, le malade dirigeant son œil en haut avec une trop grande énergie.

Le lendemain, l'œil est examiné; il n'y a aucune rougeur; la cornée est réunie; les choses continuent d'aller bien, et le 11 janvier, le malade sort de la clinique dans les meilleures conditions et voyant très bien.

27 février. Le malade vient me retrouver, atteint d'une légère iritis. La plaie est ouverte dans la ponction, c'est-à-dire dans la

partie supérieure externe. Le malade raconte que, pris pendant la nuit d'une démangeaison, il a frotté l'œil trop fortement, et qu'aussitôt des douleurs se sont manifestées. On applique une ventouse scarifiée ; on prescrit un purgatif, et le lendemain il y a une très grande amélioration ; mais l'iris fait une très légère hernie dans la plaie.

2 mars. Le malade va mieux ; mais il y a dans l'œil un état subinflammatoire qui rend la vision un peu confuse. Depuis cette époque jusqu'au 22 mars, l'œil a continué d'être un peu rouge et il s'est formé dans la pupille, près de sa marge supérieure externe qui est tiraillée en haut et en dehors, une exsudation assez épaisse qui intercepte en partie la lumière. Le malade voit cependant à se conduire, mais la lecture n'est plus possible.

4 avril. Il n'y a plus d'inflammation. La vue s'est considérablement améliorée ; le malade peut se conduire facilement, et j'espère que plus tard, si l'inflammation ne reparaît plus, il pourra recouvrer entièrement la vue.

Cinquième observation. — Madame Rioux, âgée de soixante-sept ans, demeurant à Sèvres, rue de Ville-d'Avray. — Cataracte molle, complète à gauche, avancée à droite.

L'œil ne présente rien de particulier ; il est seulement un peu volumineux ; sa cornée offre de nombreuses petites taches anciennes.

Cette malade est sujette aux hémorrhagies nasales ; sa santé du reste est assez bonne.

11 avril 1856. — L'extraction est pratiquée par kératotomie inférieure. Le lambeau kératique est taillé facilement jusqu'à la petite bride. A partir de là, et dès que le tranchant du couteau est un peu dirigé en arrière pour glisser sous la conjonctive, du sang commence à s'échapper en assez grande abondance de cette membrane. La chambre antérieure se remplit entièrement et bientôt la pupille et l'iris disparaissent.

Après cinq ou six minutes, pendant lesquelles l'œil est tenu fermé, le sang continuant à couler en nappe et avec assez d'abondance, le pont muqueux est divisé et la capsule ouverte au juger, en quelque sorte, en conduisant le kystitome derrière la cornée et jusqu'au centre de cette membrane. Le noyau du cristallin s'échappe avec un caillot de sang, mais la substance corticale doit être abandonnée dans la chambre postérieure pour ne pas fatiguer l'œil.

Des bandelettes sont appliquées, mais l'hémorrhagie continue une demi-heure encore. Elle était produite par une artériole sous-conjonctivale qui avait été divisée tout près de la cornée.

Le surlendemain l'œil est examiné. — La plaie kérato-conjonctivale est réunie, le lambeau seulement un peu boursouflé ; il n'y a ni rougeur ni douleur. La chambre antérieure est remplie de sang, cependant on voit qu'il commence à se résorber.

Du 20 avril au 23 mai, la chambre antérieure s'est peu à peu débarrassée du sang qu'elle contenait et l'on a pu apercevoir la pupille. Cette ouverture, soumise à l'action de l'atropine, offre des adhérences nombreuses avec des débris de substance corticale forcément laissées dans l'œil. En haut et en dedans, elle est noire dans un tiers environ de son étendue et la malade commence à bien distinguer les doigts qu'on lui présente.

Si la résorption ne suffit pas pour débarrasser la pupille, on pourra enlever plus tard les restes de la cataracte avec la serre-tèle ou la briser avec l'aiguille.

Cette observation montre qu'une énorme quantité de sang dans la chambre antérieure n'a exercé aucune influence sur la réunion du lambeau muqueux. L'œil opéré est atteint de cataracte secondaire, mais il est dans les meilleures conditions pour un prochain avenir.

20 octobre. La pupille est suffisamment débarrassée ; la malade peut se conduire avec cet œil.

REMARQUES SUR LES DIFFICULTÉS QUE L'ON RENCONTRE ET LES ACCIDENTS QUE L'ON OBSERVE DANS L'EXÉCUTION DE L'OPÉRATION.

La ponction et la contre-ponction n'offrent aucun intérêt sous le rapport de ces remarques. Il en est de même du passage du couteau à travers la chambre antérieure ; car nous avons étudié tous les accidents qui peuvent se manifester lorsque nous nous sommes occupé de la kératotomie en général (voy. p. 206).

Nous fixerons seulement notre attention sur la formation de la bride et la sortie du cristallin.

Formation de la bride. — Dans ce temps de l'opération, si le chirurgien ne prend pas la plus scrupuleuse attention d'incliner le tranchant du couteau en arrière, dès qu'il n'y a plus à diviser sur la cornée qu'un petit pont de 3 ou 4 millimètres, il peut arriver que la cornée soit aussitôt incisée assez brusquement, et que l'on pratique ainsi une kératotomie ordinaire avec les accidents de la section brusque que nous avons indiqués plus haut. Il faut, pour éviter ce résultat, pousser le kératotome bien parallèlement au petit pont kératique, et avec assez de lenteur pour suivre aisément la marche du couteau à travers l'anneau conjonctival et jusque sous la muqueuse. Lorsque l'on a réussi dans cette manœuvre, on a, ainsi que nous l'avons dit plus haut, le sentiment d'une résistance vaincue et la certitude que, dès lors, le couteau est placé entre la sclérotique et la conjonctive.

Du sang peut s'échapper dans la chambre antérieure, dès que l'on atteint l'anneau conjonctival, surtout si l'on opère par kératotomie supérieure. Il n'y a rien de semblable le plus souvent quand on divise la cornée en bas ; ce sang est quelquefois assez abondant pour cacher complétement l'iris et la pupille (obs. 5) ; mais le chirurgien ne doit pas s'arrêter, parce que cela n'est qu'un très minime inconvénient, et il doit poursuivre sans hésitation l'achèvement de la bride conjonctivale.

Dans l'extraction supérieure il arrive quelquefois que, malgré la pique de Pamard, l'œil se dirige en haut avec une telle force, et l'espace qui existe entre la cornée et la paupière supérieure est si étroit, que le couteau blesserait celle-ci, si l'on voulait poursuivre la section de la muqueuse. Dans ces conditions, on donne un instant de repos au malade ; on le fait coucher sur le lit, et en saisissant la paupière supérieure avec les doigts, comme cela est représenté dans la figure 33, on agrandit la plaie de la conjonctive d'un coup de ciseaux fins et boutonnés. Plusieurs fois j'ai remédié de cette manière à cette difficulté sans aucun accident.

Dans un cas où le malade était excessivement sourd, et où je ne pouvais me faire entendre de lui qu'avec la plus grande peine, j'ai préféré diviser la conjonctive à 6 ou 8 millimètres de la cornée, en ramenant le tranchant du couteau en avant, comme je l'avais pratiqué dans mes premières opérations, et la muqueuse se collant exactement sur la sclérotique, après l'extraction du cristallin, a très certainement fait obstacle au soulèvement ultérieur du lambeau. Dans la kératotomie inférieure, il est très facile d'agrandir la double boutonnière de la conjonctive avec le kératotome, parce que l'œil fuyant en haut instinctivement, et la paupière inférieure pouvant être facilement abaissée, il y a plutôt à craindre de faire sur la conjonctive une plaie trop grande que trop petite, bien qu'en définitive cela serait sans aucune espèce d'inconvénient.

Sortie du cristallin. — Si la boutonnière conjonctivale est trop étroite, que la portion du lambeau appartenant à la cornée soit trop étroite aussi, il arrive que, la capsule étant largement déchirée, le cristallin ne peut sortir qu'avec une extrême difficulté. On reconnaît cet accident aux efforts inutiles que l'on fait pour arriver au résultat, en même temps qu'à cette circonstance que la pupille ne présente d'angles d'aucun côté, ce que l'on remarque chaque fois que la lentille tend à s'échapper. Il faut alors agrandir, ou bien la plaie de la cornée du côté externe, ou, ce qui est infiniment préférable, allonger la boutonnière de la conjonctive, ou bien encore diviser le pont conjonctival en travers et aussi loin que possible de la cornée. Cet accident peut être prévenu à coup sûr en suivant pour la grandeur du lambeau dans la méthode sous-conjonctivale, les règles que nous avons établies plus haut (voy. page 181).

Application de la méthode sous-conjonctivale. — Nous ne pouvons, quant à présent, nous dissimuler que l'exécution de cette opération est difficile et que le manuel opératoire exige une très grande habitude des opérations délicates que l'on pratique sur le globe oculaire. Nous avons toutefois la conviction, établie sur des faits, que c'est assurément le meilleur procédé pour empêcher le soulèvement du lambeau, la suppuration de la cornée et la hernie de l'iris qui en est la conséquence la plus fréquente. En s'exerçant à pratiquer l'extraction sous-conjonctivale par kératotomie inférieure, on pourra, sans aucun danger de provoquer l'issue du corps vitré, pratiquer l'extraction de la cataracte sur des yeux volumineux, saillants, et dont les paupières sont largement ouvertes, car c'est particulièrement dans ces cas, alors que l'extraction ordinaire était dangereuse, que nous avons multiplié nos essais.

---

20 *nov*. 1856. Depuis que les pages précédentes ont été écrites, des circonstances indépendantes de ma volonté m'ayant forcé de suspendre pendant assez longtemps la composition de mon travail, j'ai entrepris une nouvelle série d'opérations (vingt au moins) dans lesquelles, comme dans mes premiers essais, j'ai divisé le pont conjonctival (v. p. 261). Ces opérations pratiquées dans des cas ordinaires ont toutes été heureuses, sauf deux dans lesquelles l'iris a fait hernie ; elles me permettent jusqu'ici de conclure :

1° Que le procédé d'opération *sous-conjonctivale* doit être réservé aux cas dans lesquels les yeux sont excessivement saillants.

2° Que le procédé d'extraction par *lambeau kérato-conjoncti-*

val avec division du pont, est préférable en général à celui par lambeau kératique ordinaire.

III. — Extraction linéaire.

On nomme ainsi une opération dans laquelle on pratique l'extraction d'une cataracte à travers une plaie droite ou par ponction simple de la cornée qui ne doit pas avoir plus de 5 à 6 millimètres (2 lignes et demie à 3 lignes).

Elle a d'abord été étudiée avec soin par Fr. Jæger, de Vienne, sous le nom d'extraction *partielle;* plus tard, son fils et lui l'ont décrite sous le nom d'extraction *linéaire*, préférant avec raison une dénomination qui exprimât la forme du procédé plutôt que le but de l'opération.

Elle est à peine connue en France; je l'ai, comme beaucoup d'autres, appliquée il y a bien des années déjà à des cas de cataractes lenticulaires liquides, à des cataractes traumatiques et à l'extraction de cristallins ramollis après l'abaissement ou le broiement, et occasionnant de graves accidents (voy. plus loin, *Opérations applicables à l'irido-choroïdite des opérés*). En Allemagne, elle est encore peu employée, et malgré les efforts de M. Græfe, de Berlin, qui a publié sur ce sujet un excellent travail auquel je me propose de faire ici de nombreux emprunts (voy. *Archiv. für Ophthalmologie*, t. I, 2e partie, p. 219), je suis certain que partout elle demeurera restreinte dans ses diverses applications, ce qui, au reste, est aussi son avis, car, ainsi que nous le verrons, elle ne peut réussir que dans les seuls cas de cataracte liquide, ou dans les cataractes sans noyau et ramollies que l'on observe chez les jeunes sujets.

L'extraction linéaire fut d'abord appliquée par Palucci, suivant Græfe, à des cas de cataractes pseudo-membraneuses ou arides siliqueuses. Plus tard, des essais pour l'extraction de la cataracte lenticulaire furent tentés par Wardrop, qui voulut, sans y réussir, la substituer à l'extraction par le lambeau ordinaire. Gibson la réservait aux cataractes molles et (de même que d'autres chirurgiens qui se sont bornés à la pratiquer sans rien écrire) après une discision malheureuse, lorsque le cristallin en gonflant occasionnait des accidents, il en faisait l'application et débarrassait ainsi ses malades des suites fâcheuses que ce gonflement pouvait entraîner. Travers modifia sans succès la forme de l'incision; il la fit courbe, égale au quart de la cornée. Arlt, dans son récent manuel, la réserve aux cataractes complétement liquéfiées ou à des restes gonflés de cataracte ; Græfe (Mémoire cité) l'érige en méthode applicable à un grand nombre de cataractes que l'on voit chez les jeunes gens et entre dans beaucoup de détails sur les caractères des cataractes qui, selon lui, en permettent l'application.

Nous décrirons d'abord le procédé comme nous l'avons fait pour les autres méthodes, puis nous en exposerons les indications, les difficultés d'exécution et les accidents immédiats ou consécutifs.

Instruments. — Le couteau lancéolaire de Jæger, ou simplement un couteau à cataracte pour ouvrir la cornée, un crochet à pupille artificielle, ou le kystitome recourbé dessiné dans la figure 18 (voyez plus haut, p. 190), pour déchirer la capsule, une curette pour extraire quelques débris de la lentille, suffisent pour pratiquer cette opération.

On doit avoir, en outre, une serretèle ou à défaut une pince très fine, pour débarrasser la pupille de débris de la capsule à laquelle adhèrent quelquefois des précipités opaques ou des exsudations.

Soins préparatoires. — Le malade peut être opéré assis ; mais comme il arrive souvent que la manœuvre est longue parce que la cataracte à extraire n'est pas liquide, il est préférable de le coucher sur un lit. Sa pupille doit toujours être dilatée. Les paupières sont écartées avec les doigts de l'aide, ce qui est moins douloureux pour le malade que les élévateurs que l'on réserve seulement pour des cas exceptionnels ; l'œil est fixé par la pique de Pamard plutôt qu'avec une pince.

Premier temps. — Tout étant disposé comme il vient d'être dit, le chirurgien, placé à la droite du lit, opère l'œil droit du malade avec sa main gauche et le gauche avec sa main droite. Dans le cas où il ne serait pas ambidextre, l'opérateur en se plaçant à la tête du lit, pourrait opérer l'œil droit de la main droite.

Le chirurgien tient le couteau à cataracte ou le couteau lancéolaire de la main gauche pour l'œil droit, et fixe le globe de l'autre main, avec la pique de Pamard. Il pose doucement la pointe du couteau à 1 millimètre de la sclérotique sur la cornée, dans le diamètre transversal de l'œil, au niveau de la marge externe de la pupille élargie, et en pousse la lame dans la chambre antérieure, parallèlement à l'iris, jusqu'à ce que la plaie kératique ait 5 millimètres et demi au moins, 6 millimètres au plus. A ce moment, de même que je l'ai recommandé pour la pupille artificielle, il diminue la pression de la pique sur l'œil et retire brusquement le couteau hors de la chambre pour conserver dans cette cavité toute l'humeur aqueuse et se ménager ainsi une entrée facile de l'instrument destiné à déchirer la capsule. Si la ponction est bien faite la plaie doit avoir 6 millimètres à la surface externe de la cornée et 5 à la surface interne ; il faut encore que la course du couteau, à travers l'épaisseur de la cornée soit très peu oblique : autrement la plaie serait trop étroite et l'on aurait beaucoup de difficulté à faire sortir la lentille.

La figure 34 représente ce temps de l'opération.

L'œil demeurant prudemment fixé par la pique qui ne doit pas

Fig. 34.

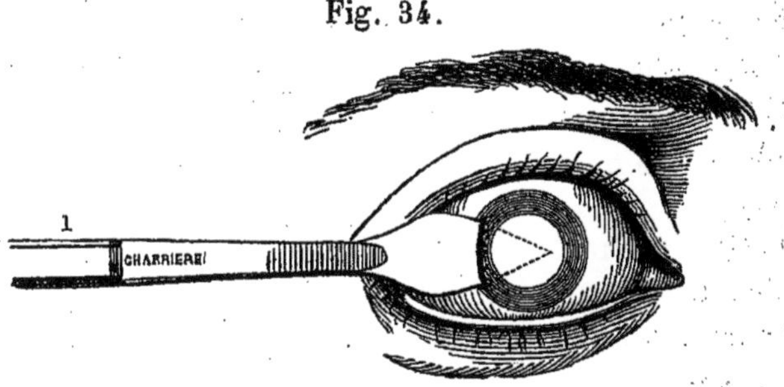

exercer de pression inutile, on se dispose à exécuter le deuxième temps.

Deuxième temps. — Le chirurgien, ayant remplacé le couteau par le kystitome recourbé (ou par un simple crochet à pupille artificielle), vise avec attention le centre de la plaie de la cornée, et pousse rapidement la pointe de l'instrument jusqu'au bord interne de la pupille. L'humeur aqueuse, conservée dans la chambre, s'échappe aussitôt, mais avec trop peu de rapidité pour que l'iris soit rencontré par le kystitome. Alors on tourne la pointe du kystitome contre la capsule, aussi près que possible de la marge interne de la pupille, puis en ramenant l'instrument en dehors, comme si on voulait le retirer de l'œil, on déchire la cristalloïde transversalement dans la plus grande étendue possible. Si la cataracte est liquide, et que l'on presse un peu avec le plat du kystitome sur la lèvre externe de la plaie, de manière à entr'ouvrir celle-ci, le cristallin se précipite au dehors avec une très grande rapidité, et l'opération est terminée dès que l'on a enlevé l'instrument. Mais, au contraire, si la cataracte est molle, et qu'elle ait conservé encore une certaine densité, on passe au troisième et dernier temps de l'opération.

Dans quelques cas où l'on est certain d'avoir affaire à une cataracte liquide, on peut exécuter l'opération pour ainsi dire en un seul temps. Ainsi, dès que le couteau à cataracte ou le couteau lancéolaire a pénétré dans la chambre antérieure, on en dirige la pointe dans la capsule pour l'ouvrir, et, dès que l'on ramène l'instrument en dehors en pressant un peu sur la lèvre externe de l'ouverture, la cataracte s'échappe de l'œil avec rapidité. Il faut avoir soin, si l'on manœuvre ainsi : 1° de faire à la capsule une ouverture aussi large que possible pour éviter une cataracte secondaire ; 2° de relever la pointe du couteau vers la cornée dès que cette ouverture est faite, pour que l'hyaloïde ne soit pas ouverte et éviter ainsi la sortie du corps vitré. De même que M. de Græfe, je préfère opérer en deux temps, même dans les cas de cataracte liquide, afin de mieux déchirer la capsule.

Troisième temps. — Il est applicable aux cas de cataractes molles complètes, sans noyau dur, telles qu'on en trouve assez fréquemment sur des sujets au-dessous de trente ans. M. de Græfe le décrit ainsi : on applique la curette de Daviel par sa surface convexe contre le bord de la cornée (son axe étant perpendiculaire à la plaie de cette membrane), et l'on presse avec cet instrument de façon à rendre la blessure béante, mais sans y entrer. La légère pression, qui est nécessaire pour cela, ne doit agir ni sur le bord latéral ni sur le bord antérieur de la curette (1) ; mais on doit de préférence pousser la surface convexe, posée à plat, juste vis-à-vis du bord externe de la lentille, tout doucement vers le centre du bulbe. Aussitôt que la blessure commence à être béante, la substance molle de la lentille, dont quelques parties s'attachent déjà généralement au petit crochet, sort de la capsule, et s'avance devant l'iris vers la cornée pour s'échapper au dehors en grande partie dans le creux de la curette. Pour opérer le déplacement de la lentille de la façon la plus avantageuse, il est

(1) Une pareille pression insuffisamment répartie pourrait faire éclater la fossette hyaloïdienne et elle s'opposerait au déplacement de la substance molle de la lentille qu'on désire pousser vers la pupille.

convenable d'appliquer un doigt à plat sur le bord de la cornée (au côté interne), vis-à-vis de la curette, et de presser de la même manière avec ce doigt et l'instrument. Poussée ainsi vers la pupille par le doigt d'un côté et par la curette de l'autre, la substance molle et cataractée sort facilement, laissant cette ouverture parfaitement noire.

La figure 35, empruntée comme la précédente au Mémoire cité de M. de Græfe, représente ce temps de l'opération.

Fig. 35.

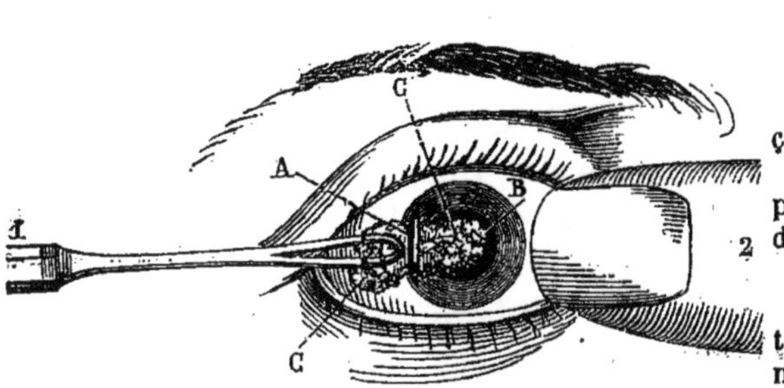

A, plaie de la cornée; B, pupille commençant à devenir noire; C, C, cataracte en partie hors de l'œil et dans la pupille; 1, curette; 2, doigt de l'opérateur pressant doucement sur l'œil.

Si des débris restent dans la capsule, on donne quelques moments de repos au malade, et dès qu'un peu d'humeur aqueuse s'est reproduite, on presse doucement sur la cornée à travers la paupière par un mouvement doux et circulaire, puis, en entr'ouvrant la plaie, on donne issue à ces débris qu'on a réunis ainsi dans la pupille. Au besoin, on s'aide encore de la curette de la manière indiquée, et même on l'introduit dans la chambre antérieure avec la précaution de ne pas meurtrir les bords de la plaie par une pression inutile.

Pansement. — Si le cristallin est enlevé en totalité, la réunion par première intention de la plaie sera facilement obtenue en appliquant quelques bandelettes de taffetas sur les deux yeux pendant vingt-quatre heures, et en recommandant au malade le silence et l'immobilité. Dès le lendemain, on examine l'œil et, s'il n'y a pas d'inflammation, il suffira de recommander l'occlusion au moyen d'un simple bandeau aussi léger que possible. Le malade, tenu à la diète et au lit le jour de l'opération, pourra se nourrir de choses légères et se lever. Quatre ou cinq jours suffisent pour une guérison complète.

ACCIDENTS PENDANT ET APRÈS L'OPÉRATION.

PREMIER TEMPS. — Rien n'est plus facile, assurément, que

l'exécution du premier temps de l'opération ; aussi ne nous arrêterons-nous qu'un seul instant ici pour dire que, si l'on présente trop parallèlement à la cornée le couteau qui doit pénétrer dans la chambre antérieure, on pratique ainsi dans les lamelles une sorte de canal oblique et étroit, à travers lequel la matière cristalline ne pourra s'échapper. En ponctionnant presque perpendiculairement, comme cela est indiqué dans la figure, il n'y a aucun danger de produire cet accident.

La ponction peut être trop rapprochée ou trop éloignée de la sclérotique; elle peut aussi être ou trop petite ou trop grande. Si elle est *trop rapprochée* de la sclérotique, la course du cristallin vers la plaie étant trop longue et trop oblique, on se trouve, par cette trop grande excentricité de la plaie, dans la nécessité de comprimer davantage le globe, comme cela est recommandé dans le troisième temps, ou même de faire manœuvrer la curette dans la chambre antérieure, ce qui peut occasionner des contusions inutiles et dangereuses de la plaie de la cornée et de l'iris. Cette dernière membrane vient aussi, dans cette condition de la plaie, former une hernie volumineuse que l'on ne peut pas facilement réduire et qui, fermant l'ouverture de la cornée, s'oppose à la sortie du cristallin, même quand il est liquide.

Quand la ponction est *trop éloignée* de la sclérotique, l'inconvénient est généralement moindre; cependant, si l'iris vient faire en cet endroit une hernie moins volumineuse et plus facilement réductible, si le cristallin opaque s'échappe plus aisément, ces avantages pour l'exécution de l'opération sont plus que compensés par les dangers, en cas d'inflammation d'une plaie de la cornée, placée près du centre de la pupille et devant entraîner des opacités capables d'intercepter la lumière. La plaie trop centrale a encore un inconvénient que nous nous bornerons à signaler, c'est qu'elle entraîne la nécessité, pour l'ouverture de la capsule, de diriger le kystitome trop perpendiculairement et qu'il en peut résulter, surtout dans les cataractes liquides ou dans celles qui ont une faible épaisseur, la blessure et l'issue du corps vitré.

La ponction trop étroite exige une pression plus grande et une manœuvre plus longue, partant plus dangereuse pour l'œil. Elle peut entraîner directement la hernie de l'iris, et plus tard l'inflammation de cette membrane avec ses suites fâcheuses, par exemple, l'occlusion de la pupille; en outre, on conçoit que les bords de la plaie, froissés par le cristallin et peut-être aussi par la nécessité d'employer la curette, s'enflamment et que la suppuration compromette l'œil opéré.

L'ouverture, trop grande, n'a le plus souvent d'autre inconvénient que d'être inutile ; elle peut entraîner cependant, comme toutes les plaies étendues de la cornée, la suppuration de cette membrane.

Deuxième temps. — Le seul accident qui puisse être produit, c'est la contusion ou quelquefois la déchirure de l'iris avec le crochet ou avec le kystitome recourbé pendant le mouvement nécessaire à l'ouverture de la capsule. On l'évite en poussant cet instrument d'avant en arrière, dès qu'il a franchi l'ouverture de la cornée, et en le faisant avancer de manière à toucher cette membrane jusqu'au moment où l'on croit devoir en diriger la pointe contre la capsule. Dès que ce résultat est obtenu, on le fait avancer un peu vers l'angle interne pour le dégager et le replacer en avant de l'iris, puis on le retire toujours en l'appuyant contre la cornée. Si l'iris fait une hernie irréductible, on en fait immédiatement l'excision. On a ainsi une pupille allongée, mais cela n'a aucun inconvénient pour le rétablissement de la vision.

Troisième temps. — C'est la pierre de touche du diagnostic. Dès que l'on a ouvert la capsule, on sait, à n'en pas douter, si l'on pourra ou non extraire la lentille, et si l'extraction, dans les cas où elle est possible, sera accompagnée de difficultés ou se fera facilement. Les accidents que l'on remarque dans ce temps de l'opération, sont les suivants :

Sortie impossible du cristallin ayant pour causes : *a*, l'ouverture trop limitée de la capsule ; *b*, la densité trop grande de la lentille ; *c*, l'ouverture trop petite de la plaie de la cornée ; *d*, ou enfin une manœuvre en dehors des règles que nous avons établies.

Déchirure de l'hyaloïde et issue du corps vitré ayant pour causes : *a*, une pression inégale ou maladroite de la main et de la curette ; *b*, une blessure directe par le kystitome dans le deuxième temps.

Hernie de l'iris ;

Enlèvement incomplet de la cataracte.

1° *Sortie impossible du cristallin.* — *a*. Cet accident survient lorsque le chirurgien a ouvert la capsule dans une trop petite étendue avec le kystitome, ou bien que, croyant avoir affaire à une cataracte liquide, il a fait une erreur, et que dans le but de terminer l'opération d'un seul coup, il a ouvert simultanément la cornée et la capsule avec le couteau lancéolaire. La densité de la cataracte d'une part, la résistance qu'offre l'étroitesse de la plaie de la cornée d'autre part, s'opposent absolument à la déchirure de l'enveloppe du cristallin, lequel demeure immobile dans toutes ses parties, quel que soit le degré de pression que l'on exerce. Pour remédier à cet inconvénient, il y a deux routes à suivre : ou le chirurgien doit laisser l'opération dans ces conditions, ce qui la réduit à la discision ordinaire ; ou bien il doit agrandir d'abord la plaie de la cornée, et ensuite celle de la capsule, jusqu'à ce que la lentille, sortant sans effort, n'occasionne aucune pression fâcheuse ni sur l'iris, ni sur les lèvres de la plaie kératique.

Dans le premier cas, il suffit, aussitôt qu'on a reconnu que le cristallin ne peut s'échapper, de fermer les deux yeux comme après l'opération de la cataracte, et après avoir prescrit des instillations d'atropine dans le grand angle, de surveiller le malade, enfin d'agir vigoureusement par un traitement antiphlogistique énergique dès que l'œil devient douloureux.

Dans le second, on agrandit la plaie de la cornée avec le couteau mousse dessiné figure 15 (page 188), et l'on transforme la plaie linéaire en une plaie à lambeau ordinaire. Puis, après avoir déchiré plus largement la capsule avec le kystitome ou le crochet, on procède à l'extraction comme dans la kératotomie ordinaire.

b. La densité trop grande de la lentille peut s'opposer seule, et on le comprend sans peine, à la sortie du cristallin à travers la plaie, de beaucoup inférieure à son diamètre. Ici l'on a fait une grave erreur de diagnostic, et il faut, pour y remédier, recourir à l'un ou à l'autre des deux moyens que nous venons d'indiquer.

c. L'ouverture trop petite de la plaie de la cornée occasionne cet accident dès que la densité de la lentille est égale à celle du cristallin à l'état normal. Pour arriver à extraire quelques parties de la substance corticale, on se trouve forcé, dans cette circonstance, de presser sur l'œil avec trop d'énergie, et après maint effort, on n'arrive à la suite de chaque pression, à pousser dans la plaie de la capsule, puis dans celle de la cornée, qu'une quantité excessivement petite de la substance corticale. On est conduit dès lors à répéter cette manœuvre un très grand nombre de fois, à moins que, reconnaissant immédiatement d'où vient la difficulté, on n'ait recours à l'agrandissement de la plaie de la cornée au moyen du couteau mousse.

d. La manœuvre vicieuse peut entraîner des accidents plus graves encore que la difficulté d'extraire le cristallin. Outre cet accident si sérieux, elle peut avoir pour effet immédiat de déchatonner la lentille d'un côté et de pousser l'hyaloïde dans la chambre antérieure. Avant la rupture de celle-ci, on peut reconnaître, à une tumeur transparente qui se montre sous l'iris dans la chambre antérieure, et bientôt dans la direction de la plaie kératique, l'accident que l'on va produire, et on peut l'éviter si l'on cesse toute manœuvre. Là encore, il vaut mieux s'en tenir à une simple discision, ou consentir à faire, par l'agrandissement de la plaie de la cornée, une extraction au moyen d'un lambeau ordinaire. Enfin, si le noyau de la cornée est plus dense que la substance corticale, on pourra parvenir à extraire celle-ci; mais on laissera dans l'œil la partie centrale de la lentille et, partant, une cause d'inflammation capable de produire les plus graves désordres. J'ai vu cependant dans un bon nombre de cas un noyau s'abaisser spontanément, ou, récliné par l'opérateur, ne déterminer aucune conséquence fâcheuse.

2° *Déchirure de l'hyaloïde et issue du corps vitré.* — Nous venons de voir qu'une pression maladroite de la main et de la curette peut produire cet accident. Il arrivera d'autant plus facilement que la pression sera plus inégale et que, d'un côté ou de l'autre, soit par la curette soit par les doigts, la pression, ou ne sera pas régulière, ou sera faite dans une direction autre que celle d'un rayon mené de la circonférence au centre de la pupille.

Cet accident pourra survenir encore dans le deuxième temps de l'opération, se montrera souvent pendant ce temps, mais ne deviendra évident que dans le troisième, lorsque la cataracte étant mince, le kystitome aura atteint directement l'hyaloïde après avoir divisé la capsule. Si la cataracte s'échappe aussitôt que la capsule est ouverte, comme on le voit dans la cataracte liquide, et que l'on ait ouvert le corps vitré, le cristallin, dont une partie s'est échappée au dehors, sera poussé immédiatement du centre vers la circonférence et se cachera derrière l'iris; aussitôt la pupille deviendra noire par le passage rapide du corps vitré, à travers la cataracte, dans la chambre antérieure et bientôt dans la plaie de la cornée. La pupille, disons-nous, devient immédiatement noire; mais dès que l'humeur aqueuse se reproduit, le corps vitré étant refoulé en arrière, le cristallin qui s'est caché pendant le collapsus de l'œil derrière l'iris, reparaît aussitôt dans la pupille par un mouvement de retour, et constitue très souvent tous les éléments d'une cataracte secondaire.

Si la déchirure de l'hyaloïde survient dans le troisième temps, elle ne peut être attribuée qu'à une pression maladroite et quelquefois exagérée; alors les mêmes phénomènes se montrent, et l'on a encore à subir consécutivement le même accident. Une fois, dans un cas où le corps vitré, très ramolli, s'était échappé en petite quantité, j'ai eu le lendemain une reconstitution de la cataracte et une inflammation si violente que le phlegmon détruisit l'œil.

3° *Hernie de l'iris.* — Il arrive assez souvent dans cette opération d'extraction linéaire que l'iris vient faire hernie dans la plaie, dès que l'humeur aqueuse s'est écoulée, surtout lorsque la ponction a été pratiquée trop loin de la sclérotique, ou bien que la pupille s'est contractée aussitôt après la disparition de la chambre antérieure. Dans ces cas, on réduit la membrane herniée avec la curette, et il faut souvent, dès lors, pour extraire la lentille, maintenir le dos de l'instrument dans la chambre antérieure pour arriver à extraire la lentille. Cette manœuvre prédispose à la suppuration de la plaie et à l'ophthalmie interne. L'iritis d'abord et plus tard des exsudations dans la pupille et une cataracte secondaire sont les conséquences les plus ordinaires de cet accident. Mais si l'iris est contusionné ou la hernie irréductible, on l'emporte d'un coup de ciseaux, comme dans la pupille artificielle, et l'on prévient ainsi toute éventualité fâcheuse.

4° *Enlèvement incomplet de la cataracte.* — Lorsque la cataracte est d'une densité partout égale, si l'on ne parvient pas à l'extraire en totalité, il peut arriver que, non-seulement il en résulte plus tard tous les inconvénients d'une cataracte capsulaire adhérente, ou si l'on veut, d'une *atrésie* de la pupille, mais encore que cet état soit la conséquence d'une inflammation très violente des membranes internes que l'on aura d'abord à combattre. Si l'on a été forcé d'abandonner l'extraction complète de la lentille, on devra se tenir sur ses gardes, et tout aussitôt employer un traitement antiphlogistique convenable, en même temps que de fréquentes instillations d'atropine, pour tenir la pupille aussi largement dilatée que possible. On parviendra souvent ainsi à limiter le mal et à conserver à la pupille une ouverture suffisante.

Applications de l'extraction linéaire. — L'extraction linéaire peut être pratiquée dans tous les cas de cataracte liquide; mais la difficulté consiste à diagnostiquer avec précision les cataractes de ce genre. Avec une grande habitude, et cette condition que le malade ne soit pas arrrivé à plus de trente ans, on peut surmonter cette difficulté; mais pour y arriver, il faut avoir vu un nombre énorme de cataractes, et surtout en avoir extrait assez par la méthode ordinaire pour apprécier avec certitude les caractères anatomiques sur lesquels on se fonde pour le choix du procédé, basé sur la consistance du cristallin.

Lorsque la cataracte, chez les jeunes sujets, paraît volumineuse, qu'elle est d'une teinte blanc bleuâtre à peu près uniforme, que l'on n'y découvre pas de rayons réguliers partant du centre pour se rendre à la circonférence; que, après avoir éclairé le cristallin au moyen d'une lentille en dirigeant obliquement une lumière artificielle puissante dans le fond de l'œil, on n'y a rien découvert qui puisse indiquer la présence d'un noyau opaque et conséquemment plus dense que le reste de la lentille, on peut appliquer ce procédé. Mais, que d'habitude il faut avoir pour recourir à ce moyen! et si la substance de la lentille est un peu plus dense qu'on ne l'a jugé d'abord, que de précautions il faudra employer pour comprimer l'œil ouvert à sa partie inférieure, et extraire, sans produire aucune contusion, aucune rupture, le corps opaque placé dans le champ pupillaire!

Dans la cataracte traumatique, surtout celle des jeunes gens, qui, dans les premiers jours, présente un gonflement considérable accompagné d'une inflammation très vive, le cristallin est transformé en masse en une substance floconneuse demi-liquide que l'on peut extraire avec une extrême facilité par la kératotomie linéaire. C'est le moyen le plus parfait, assurément, que je connaisse pour remédier aux accidents consécutifs de ces blessures. Douleurs, inflammation, fièvre, insomnie, danger de perdre l'œil, tout disparaît comme par enchantement dès que l'on a pratiqué une ponction sur la cornée et évacué le cristallin.

Dans la discision de la capsule maladroite ou malheureuse, maladroite quand on a ouvert la capsule trop largement, malheureuse quand l'ouverture est agrandie par un gonflement trop rapide du cristallin, l'extraction linéaire est encore, comme dans le cas précédent, le plus parfait moyen de faire tomber à l'instant même tous les dangers. On ne doit pas craindre de l'appliquer énergiquement, même et surtout au plus fort des accidents, parce que l'on est bien certain que, dans ces conditions, la lentille gonflée agit sur les membranes de l'œil à la manière d'un corps étranger. A la suite des broiements, si le cristallin gonfle et occasionne des accidents inflammatoires, ce procédé est applicable encore comme dans les deux conditions précédentes.

L'extraction linéaire a de nombreux avantages sur l'extraction ordinaire dans la cataracte liquide, à cause de l'étroitesse de la plaie et de la facilité avec laquelle elle se réunit. Elle est préférable à la discision dans les cas de cataracte très molle, lorsque la capsule présente à sa surface des dépôts calcaires, parce qu'il est prouvé que dans ces dernières conditions le cristallin, laissé dans l'œil, provoque des désordres inflammatoires considérables.

IV. — Extraction scléroticale.

Les accidents si graves et si nombreux qui résultent de l'extraction de la cataracte à travers la cornée ont donné l'idée à bon nombre de chirurgiens d'enlever la lentille par la sclérotique. Proposée par B. Bell, et, en 1801, exécutée sur le vivant par Earle, cette opération a été abandonnée comme dangereuse, après avoir trouvé des partisans, parmi lesquels on doit compter Lobenstein-Lobel, Ritterich, Giorgi d'Imola, Pirondi, et surtout Quadri, de Naples. Tous ces chirurgiens opéraient en pratiquant sur la fibreuse et sur les membranes sous-jacentes, en arrière du corps ciliaire, une large ouverture parallèle à la circonférence de la cornée ; puis ils introduisaient les instruments derrière l'iris, et manœuvraient dans la chambre postérieure.

Des accidents graves sont la conséquence de ce procédé :

1° Souvent l'œil se vide instantanément ;

2° Une hémorrhagie considérable, suite de la division des rameaux de l'artère ciliaire longue, produit une cataracte grumeuse ou sanguine ;

3° L'iris, en se resserrant, masque les instruments, et l'opérateur charge le cristallin sans le voir ;

4° Une grande partie de l'humeur vitrée étant sortie, le cristallin ne peut être saisi, parce qu'il fuit devant les instruments ;

5° La plaie très large de la sclérotique entraîne la fonte purulente du globe, etc., etc.

Tous ces accidents, qu'il est presque impossible d'empêcher, ont bientôt fait abandonner complétement cette opération, qui, selon l'expression de Chélius, ne mérite qu'une mention historique.

J'ai fait quelques recherches sur l'extraction à travers la sclérotique ; mais j'ai dû les abandonner. C'est une détestable opération qui ne mérite pas même la mention historique que Chélius lui accorde.

II. — OPÉRATION DES CATARACTES LENTICULAIRES SIMPLES AVEC L'AIGUILLE.

Abaissement, broiement de la cataracte. — Discision de la capsule.

Le but de l'opérateur, lorsqu'il choisit cette méthode, est de faire disparaître le cristallin opaque du champ de la vision en le laissant dans l'œil. On y parvient de plusieurs manières :

1° On le plonge dans la partie inférieure de la coque oculaire en l'abaissant directement de haut en bas (*abaissement direct*), ou en le renversant d'avant en arrière (*réclinaison*).

2° On le morcelle en autant de parties que sa densité le permet (*broiement*).

3° On le soumet à l'action dissolvante de l'humeur aqueuse en le privant partiellement de sa capsule (*discision de la capsule*).

L'*abaissement*, le *broiement* et la *discision* de la capsule peuvent être exécutés en pénétrant dans l'œil par la sclérotique (*scléroticonyxis*) ou par la cornée (*kératonyxis*).

Nous étudierons ces procédés en les classant de la manière suivante :

I. Scléroticonyxis. . .	A. Abaissement du cristallin. B. Broiement du cristallin. C. Discision de la capsule.
II. Kératonyxis. . . .	A. Abaissement du cristallin. B. Broiement du cristallin. C. Discision de la capsule.

Abaissement de la cataracte par la sclérotique.

L'invention de ce procédé remonte jusqu'à la plus haute antiquité; Petit croit que l'abaissement par la sclérotique était connu en Égypte, sous les règnes de Ptolémée-Soter et de son fils Ptolémée-Philadelphe, dont Hérophile et Érasistrate étaient contemporains. Il paraît, d'après M. Carron du Villards, qu'on en trouve des traces dans les plus anciennes traditions de l'Indoustan et de la Chine. Galien rapporte que de son temps il y avait à Rome, comme à Alexandrie, des oculistes qui pratiquaient exclusivement cette opération. Celse l'a décrite avec beaucoup de soin (lib. VII, ch. VII), d'après l'école d'Alexandrie, et depuis lors elle resta entre les mains des oculistes ambulants jusqu'au commencement du XVIIe siècle, époque à laquelle elle subit quelques modifications importantes, à partir du moment où Kepler démontra que le cristallin n'était point l'organe de la vision, et ne remplissait que les fonctions d'une lentille.

Instruments. — On se sert pour cette opération d'une aiguille, qui a pris diverses formes qu'il est inutile ici de décrire. Les aiguilles les plus connues sont celles de Scarpa, de Schmidt, de Beer et de Dupuytren. Celle de Scarpa est la plus généralement employée; elle est longue de 41 millimètres seulement, et se termine par une pointe un peu élargie, courbée en arc, et lisse sur sa convexité; elle porte à sa face concave une crête réunissant deux surfaces inclinées. Dupuytren a supprimé cette arête, qui pouvait, selon lui, diviser le cristallin. Le manche est octogone, il présente un point noir sur sa face supérieure, pour indiquer au chirurgien la direction de la pointe, lorsqu'elle est plongée dans l'œil et masquée par les tissus.

Cet instrument ainsi modifié réunit toutes les qualités nécessaires, et les changements par lesquels on a tenté de le perfectionner encore ne me semblent mériter aucun intérêt. On n'oubliera pas qu'un chirurgien habile opérera tout aussi bien avec une aiguille qu'avec l'autre, et qu'Assalini, prisonnier de guerre et n'ayant d'autre instrument qu'une simple aiguille à coudre, débarrassa de leurs cataractes deux pauvres femmes aveugles, auxquelles il rendit la vue.

Soins préparatoires. — Le cataracté ayant observé le régime pendant quelque temps, ou, dans quelques cas, subi un traitement général convenable pour éloigner les complications de sa maladie, devra connaître d'avance le jour et l'heure de l'opération. On lui fera comprendre qu'elle n'est pas douloureuse par elle-même, et que le calme le plus parfait est nécessaire à son succès.

La veille, le malade aura pris un purgatif, et il ne déjeunera le matin même qu'avec un potage, une tasse de lait ou bien de café au lait léger, s'il a depuis longtemps contracté cette dernière habitude.

On recommande assez généralement de dilater la pupille un jour avant l'opération, et aussitôt qu'elle s'est ouverte, de cesser les instillations, pour éviter que la rougeur de la conjonctive, provoquée chez quelques malades par le sulfate neutre d'atropine, ne persiste jusqu'au moment fixé pour opérer. Dans la plupart des cas, la pupille demeure ouverte pendant le temps de la manœuvre, malgré la petite quantité d'atropine instillée ; mais il en est d'autres, encore assez nombreux, dans lesquels cette ouverture se resserre dès que l'instrument a traversé la sclérotique, au point que le chirurgien ne voit plus qu'incomplétement ce qui se passe dans la chambre postérieure. Pour éviter cet inconvénient, il vaut mieux employer l'atropine bien avant le jour fixé et jusqu'à la veille inclusivement, afin de faire perdre à l'iris pour longtemps sa mobilité ; sans cette précaution, lorsque la cataracte n'est pas très dure, il arrive après l'opération que quelques-uns de ses débris, flottant en arrière de la pupille rétrécie, y trouvent un point d'appui, et s'y organisent trop souvent de façon à l'oblitérer et à constituer une cataracte secondaire.

Le chirurgien, l'aide et le malade placés comme il a été dit plus haut, la paupière supérieure solidement maintenue, la lumière arrivant obliquement sur l'œil par-dessus le nez et n'éprouvant pas de reflets, l'opération est pratiquée de la manière suivante :

PREMIER TEMPS. — *Ponction.* — Avec l'indicateur de la main droite, si c'est l'œil droit qu'il doit opérer, le chirurgien abaisse la paupière inférieure, et applique doucement le médius dans le grand angle, de manière, en couvrant la caroncule, à fixer le globe de ce côté par une pression convenable.

L'aiguille, placée dans la main gauche, est tenue par les trois premiers doigts, tandis que les deux derniers s'appuient légèrement sur la région malaire, qu'ils ne doivent plus abandonner pendant toute l'opération. La face convexe de l'instrument regarde en haut, et la pointe vers le centre du globe ; l'un de ses tranchants est tourné en avant, l'autre en arrière. L'œil du malade étant dirigé du côté de l'angle interne, on plonge rapidement l'aiguille jusqu'à son collet dans la sclérotique, de dehors en dedans, d'avant en arrière et de haut en bas, de façon qu'après avoir paru vouloir toucher le centre du bulbe, la pointe se dirige en bas vers sa partie un peu externe et antérieure.

Cette ponction est faite dans la direction des fibres du muscle droit externe, à 1 ou 2 millimètres environ au-dessous du diamètre transversal de l'organe, et à 3 ou 4 millimètres de la circonférence de la cornée, du côté externe de cette membrane. L'aiguille ayant pénétré le globe, il y a un court instant d'arrêt, et le second temps de l'opération commence.

La figure 36 représente très exactement ce *premier temps* de l'opération.

Fig. 36.

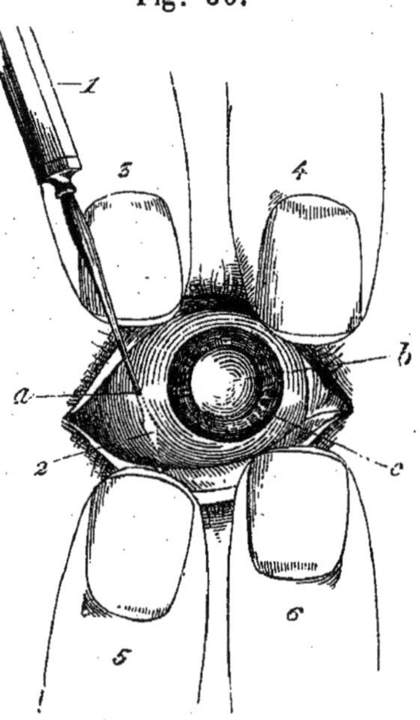

1, est le manche de l'aiguille dont la lame 2, tournée la concavité en avant, est plongée dans l'œil; on voit cette lame à travers la sclérotique qu'on suppose transparente;
3 et 4, sont les doigts de la main gauche de l'aide;
5, 6, ceux de la main droite de l'opérateur;
a, est le point d'immersion de l'aiguille, plongée dans l'œil jusqu'à son collet;
b, représente la cataracte;
c, l'iris sain retiré vers les attaches ciliaires, par l'effet de la belladone.

Deuxième temps. — *Aiguille horizontalement placée dans la chambre postérieure en avant de la capsule.* — Nous avons laissé l'aiguille la pointe dirigée en bas vers la partie externe et antérieure du bulbe : au moyen du pouce on fait exécuter au manche un quart de rotation en avant sur son axe, de manière à diriger la concavité de la lance en arrière, et à avoir en avant le point noir placé au dos de l'instrument. On contourne le cristallin en bas à sa circonférence, de façon à ramener l'aiguille à la face antérieure de ce corps qu'elle ne doit point pénétrer; puis on baisse lentement le manche vers l'oreille du patient, en donnant peu à peu à l'instrument une direction horizontale, et la lance, ayant sa convexité en avant, se trouve bientôt placée derrière l'iris. On la pousse alors, toujours avec une lenteur extrême vers le centre de la pupille, jusqu'au moment où elle y paraît en entier et avec tout son brillant métallique.

Ce temps de l'opération exige autant de lenteur et de prudence que le premier exige de rapidité, la lance passant entre l'uvée et la capsule, qui sont en contact immédiat.

La figure 37 donne une idée très juste de la place occupée par l'aiguille lorsque le *deuxième temps* est achevé.

Fig. 37.

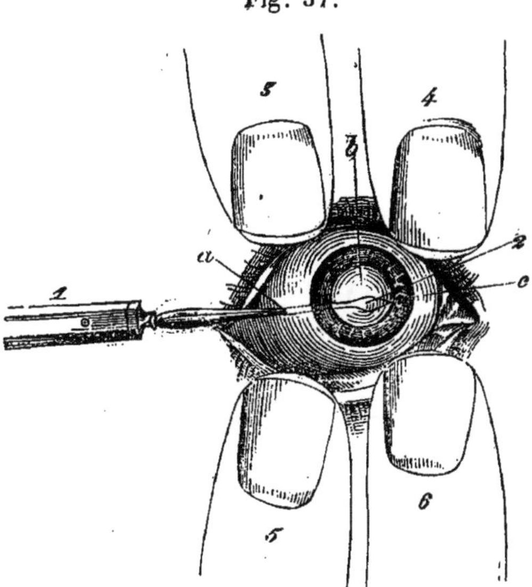

1, manche de l'instrument sur lequel on voit le point noir indiquant que la convexité de la lance est par-devant;

2, lance vue en avant de la cataracte, les petits points qui vont de cette lance jusqu'à *a*, lieu d'immersion de l'aiguille, marquent le trajet de l'instrument derrière la sclérotique et l'iris, qu'on suppose transparents;

b, cristallin opaque;

c, iris retiré vers ses attaches par l'effet de la belladone;

3, 4, doigts de la main gauche de l'aide;

5, 6, doigts de la main droite de l'opérateur.

Troisième temps. — *Déplacement de la lentille.* — L'aiguille étant placée horizontalement dans la chambre postérieure, la pointe dirigée un peu en haut et en dedans, le cristallin se trouve ainsi croisé en écharpe par le fer de l'instrument. On peut à ce moment agir de deux manières : abaisser la lentille avec la capsule, sans s'occuper de celle-ci, ou commencer par l'incision de cette membrane, ce qui est préférable, surtout quand la cataracte est un peu volumineuse et à moitié molle. Si l'on veut abaisser en masse, l'aiguille étant placée comme il a été dit, on presse doucement sur le cristallin, d'avant en arrière et de haut en bas, de manière à l'abaisser un peu suivant cette direction ; puis on relève l'aiguille pour la placer de nouveau comme elle était d'abord, et l'on recommence cette même manœuvre deux ou trois fois, jusqu'à ce que le bord supérieur du cristallin laisse voir libre la partie correspondante de la pupille. Alors on porte le plat de l'instrument sur ce bord supérieur, et par un mouvement de bas en haut du manche, on plonge la cataracte tout entière dans le fond de la coque oculaire. Dans ce dernier mouvement, la concavité de l'aiguille, si l'on s'est servi d'une aiguille convexe, doit regarder en bas et se trouver ainsi en rapport immédiat avec la capsule. Mais la plupart des chirurgiens choisissent de préférence pour l'abaissement une aiguille droite.

La figure 38 représente le moment du *troisième temps* où le chirurgien va plonger dans le fond de l'œil la cataracte déjà un peu abaissée.

Fig. 38.

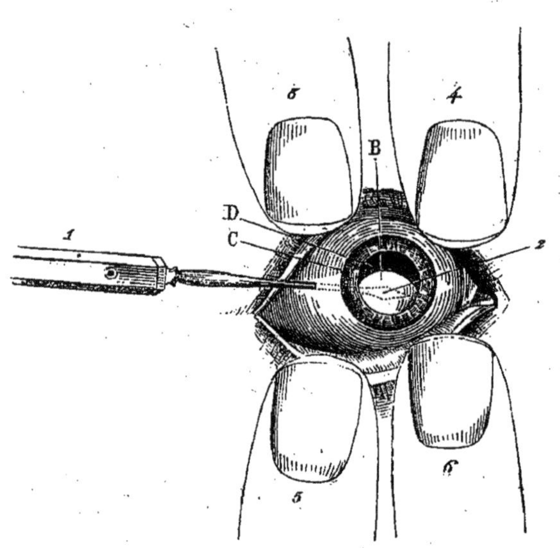

1, manche de l'aiguille dont la convexité est en avant ainsi que l'indique le point noir : 2, lance posée à plat sur le tiers supérieur du cristallin ; — B, cataracte un peu déprimée de haut en bas ; — C, iris retiré vers le corps ciliaire par l'effet de la belladone ; — D, partie supérieure de la pupille débarrassée de la cataracte ; — 3, 4, doigts de la main gauche de l'aide ; — 5, 6, doigts de la main droite du chirurgien.

Si l'abaissement en masse est impossible, à cause d'un certain degré de mollesse de la cataracte, on commence par diviser la capsule. On porte à cet effet l'un des tranchants de l'instrument sur cette membrane, et par quelques mouvements de va-et-vient de dedans en dehors, on l'incise dans une étendue correspondante à tout le champ pupillaire. Il y a avantage, aussitôt que l'aiguille est arrivée devant la capsule, à en diviser d'abord la partie inférieure, le cristallin trouvant dans cette direction une issue convenable. Il est facile de comprendre que si la membrane était d'abord déchirée en haut, et qu'on pressât d'avant en arrière sur la partie inférieure de la lentille, celle-ci pourrait culbuter par-dessus l'instrument et tomber dans la chambre antérieure. Il suffit lorsqu'on se sert de l'aiguille courbe, d'en promener la pointe sur la face antérieure de la membrane pour l'ouvrir convenablement : on évite de cette manière la blessure de l'iris par l'un des tranchants de la lance.

On modifie la manœuvre du troisième temps d'une manière avantageuse, en couchant à plat le cristallin dans la chambre postérieure, méthode qui a reçu le nom de *réclinaison*. Les légères pressions que nous avons recommandées ayant été faites, et le bord supérieur de la pupille commençant à se montrer libre, on place l'aiguille sur le cristallin, environ à la réunion de ses deux tiers inférieurs avec le tiers supérieur (voy. fig. 38), et on le couche à plat sous la partie inférieure externe du corps vitré. Ainsi renversé, le cristallin a sa face antérieure tournée en haut, et son bord supérieur en arrière. On ne devra pas perdre de vue la profondeur à laquelle l'aiguille aura été engagée, pour ne point comprimer trop fortement la rétine avec le cristallin, ni la blesser avec la pointe de l'instrument.

On modifie encore ce même temps de l'opération si la cataracte est très molle, en l'opérant par broiement. Au lieu d'abaisser directement ou de récliner le cristallin, on le morcelle sur place en autant de parties que cela est possible, afin de le livrer tout entier à l'action dissolvante de l'humeur aqueuse (voyez *Broiement*).

Quatrième temps. — *La lentille est maintenue abaissée.* — Si l'aiguille dont on s'est servi est courbe, après avoir abaissé directement le cristallin ou l'avoir récliné, on la retournera de manière à en mettre la convexité en rapport direct avec la cataracte, qu'on maintiendra quelque temps en place dans le but de la laisser recouvrir par le corps vitré. On pourra avant de retourner ainsi l'instrument lui imprimer quelques petits mouvements de rotation sur son axe, pour le dégager dans le cas où il aurait pénétré dans la substance même du cristallin. Si l'aiguille est droite, il suffira, après l'avoir dégagée comme nous venons de le dire, de la tenir quelque temps appliquée sur la lentille.

La figure 39 fera comprendre aisément le *quatrième temps*. On l'a représenté après la *réclinaison*.

Fig. 39.

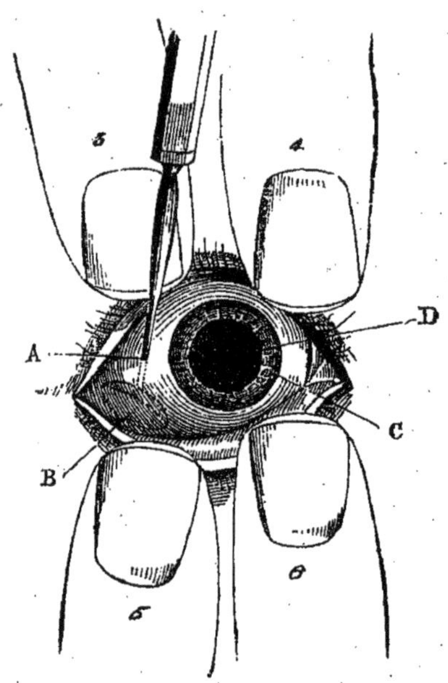

L'aiguille a entraîné le cristallin en bas et en dehors dans le fond de l'œil; la lance est cachée derrière ce corps.

A, est le point d'entrée de l'instrument;

B, le cristallin couché à plat sous l'aiguille, et vu à travers la sclérotique, qu'on suppose transparente;

C, est l'iris retiré vers ses attaches par l'effet de la belladone;

D, la pupille redevenue parfaitement noire.

Lorsque le cristallin a été maintenu abaissé pendant huit à dix secondes, l'opérateur ramène avec précaution l'aiguille dans la pupille, et s'assure, en l'y laissant un instant, qu'il ne tend pas à remonter; si des débris de la cataraete sont demeurés dans l'ouverture pupillaire, il les détruit, puis il retire ensuite l'instrument par la même route qu'il a parcourue dans son introduction, pour éviter l'incision cruciale de la sclérotique dans l'endroit de la ponction.

Le manuel que nous venons de tracer s'applique plus particulièrement à l'abaissement d'une cataracte lenticulaire dure, c'est-à-dire au cas dans lequel l'opération offrira le plus de facilité. La manœuvre est loin d'être toujours aussi régulière, surtout lorsque la cataracte est molle à divers degrés, qu'elle est capsulaire, capsulo-lenticulaire, ou plus ou moins liquide. Nous dirons quelques mots ailleurs sur ces cas particuliers, et nous nous bornerons ici à signaler quelques-uns des principaux accidents qui surviennent pendant et après l'opération.

REMARQUES SUR LES ACCIDENTS QUI PEUVENT ARRIVER PENDANT L'OPÉRATION.

Premier temps. — *Ponction.* — Un mouvement brusque de l'œil au moment où le chirurgien plonge l'aiguille à travers la sclérotique, empêche que la ponction ne soit faite au lieu indiqué. Si elle est au-dessus du diamètre transversal, l'abaissement est moins facile, moins régulier ; si elle est beaucoup trop au-dessous, les mouvements de la main sont gênés, et l'aiguille, trop inclinée, n'arrive que difficilement à la partie supérieure du cristallin ; pratiquée exactement dans le diamètre transversal, la ponction a plus de chances pour diviser des rameaux de l'artère ciliaire longue, en occasionnant ainsi une hémorrhagie interne ; et si elle est faite trop près de la cornée, le corps ciliaire est blessé, et le cristallin très souvent embroché. J'ai observé des cas dans lesquels, par suite d'un mouvement inattendu de l'œil, la cornée a été traversée près de sa circonférence, et l'iris atteint en même temps.

On évite tous ces accidents en approchant doucement la pointe de l'aiguille très près de l'endroit où doit être faite la ponction, qu'on pratique ensuite rapidement, sitôt qu'on s'est assuré de l'immobilité du globe. Il ne faut point, dans tous les cas, retirer l'aiguille lorsqu'elle est une fois implantée, à moins que l'opération ne soit impraticable par le fait même de l'accident survenu. Mais s'il arrive qu'un mouvement brusque du globe ou de la tête dégage l'instrument lorsque la ponction est faite, on en pratique une autre à côté de la première, par ce double motif qu'il n'y a point d'inconvénient sérieux à en agir ainsi, et qu'il serait très difficile, d'un autre côté, de faire retrouver à l'aiguille la voie qu'elle a déjà suivie.

Si la ponction a déterminé une hémorrhagie interne, ce qui est excessivement rare à moins que l'on n'ait blessé l'iris, on doit se hâter d'achever l'opération, parce que si la manœuvre se prolongeait trop, il deviendrait difficile d'éviter les membranes internes, le sang devant masquer bientôt la cataracte et l'aiguille.

La lésion du corps ciliaire n'est pas fort sérieuse; rarement elle détermine une réaction très forte et compromet le succès de l'opération.

Lorsque le cristallin est embroché, on s'en aperçoit facilement aux divers mouvements que l'aiguille imprime à la cataracte et à l'iris, comme à la résistance qu'on éprouve à la faire manœuvrer. On essaie aussitôt de dégager l'instrument en le ramenant doucement vers son point d'entrée, et en lui imprimant de très petits mouvements de rotation sur son axe : trop étendus, ces mouvements contusionneraient les membranes internes, et l'iris en particulier.

Il peut se former entre la conjonctive et la sclérotique un épanchement de sang souvent assez considérable pour gêner la manœuvre. La muqueuse, soulevée largement autour de l'aiguille, forme une tumeur dont le volume égale quelquefois celui d'une noisette. On ne peut douter alors qu'on n'ait divisé un des gros vaisseaux qui rampent dans le tissu cellulaire sous-conjonctival, ou un vaisseau variqueux de la muqueuse même. On évitera cette piqûre en pratiquant la ponction au-dessus ou au-dessous des vaisseaux, ou bien entre leurs ramifications. Le volume de la tumeur est augmenté parfois d'une assez grande quantité d'humeur aqueuse ou vitrée, qui sort par la petite plaie sclérotlcale, surtout lorsque le corps hyaloïde est ramolli. Si la tumeur est forte et gêne le rapprochement des paupières, on peut diviser la conjonctive dans une étendue suffisante pour enlever le caillot sanguin qu'elle recouvre. Cette même petite opération devient nécessaire quand une grande partie du corps vitré a glissé sous la muqueuse et formé là une tumeur assez volumineuse et incolore.

Au moment où la ponction est faite, le malade se trouve pris quelquefois de mouvements spasmodiques très étendus. Il arrive assez souvent alors que la tête est portée brusquement en arrière, et que l'aiguille se dégage de l'œil : dans ce cas, la faute appartient, à la fois, à l'aide et à l'opérateur : l'aide n'a pas convenablement appuyé la tête du patient contre sa poitrine, ou a négligé de prendre la pose que j'ai fait représenter dans la figure 12, p. 173, et il a été brusquement repoussé en arrière ; le chirurgien a oublié que dans les opérations sur l'œil, la main qui tient l'instrument doit prendre sur la face du malade un point d'appui qu'elle ne doit plus quitter, lors même que la tête serait agitée de mouvements très étendus. Dans d'autres cas, c'est une syncope qui produit cet accident, qu'on préviendra aisément en habituant d'avance le malade au contact de l'instrument, comme nous l'avons dit lorsque nous nous sommes occupé des soins préparatoires.

Lorsque, la tête étant convenablement maintenue, l'œil, au moment où il vient d'être blessé par l'instrument, fuit avec rapidité, en se dégageant par un mouvement brusque de l'aiguille, comme nous l'avons dit plus haut, cela vient encore de ce qu'en pratiquant le temps de ponction, le chirurgien a oublié qu'il doit tenir le globe fixé par l'aiguille, et en arrêter ainsi tous les mouvements.

La paupière supérieure échappe assez fréquemment à l'aide peu exercé et tombe sur l'instrument qui a pénétré dans l'œil. Si l'on est sûr de sa main, on peut le laisser en place jusqu'à ce que l'aide ait repris la paupière; il serait plus prudent, si l'on ne se sentait pas bien maître de la direction de l'aiguille, de la retirer entièrement, sauf à faire une seconde ponction. Il m'est arrivé une fois, par suite du peu d'expérience de mon aide, d'être obligé de la faire sortir de l'œil, et de l'y introduire une seconde fois; il n'en est résulté aucune inflammation. C'est le cas de faire remarquer ici combien il est nécessaire en pareille circonstance que le chirurgien conserve son sang-froid, et se garde de parler à l'aide avec vivacité; autrement l'inquiétude du malade provoquerait des mouvements du globe, qu'on pourrait difficilement arrêter. D'un autre côté, l'aide, rassuré par le calme du chirurgien, se troublera moins et exécutera plus fidèlement et avec plus de rapidité l'ordre donné.

Deuxième temps. — *Aiguille dans la pupille.* — Lorsqu'on abaisse trop fortement le manche vers la tempe du malade, la pointe de l'aiguille vient s'appuyer contre l'iris, et piquer cette membrane. Si l'instrument n'est pas exactement posé à plat sur la cataracte; en d'autres termes, si l'un de ses tranchants est tourné en avant et l'autre en arrière, le premier blesse la face postérieure de l'iris, sur lequel on voit apparaître quelques gouttelettes de sang. Il peut même arriver, si l'on manœuvre brusquement et avec maladresse, que la pointe traverse l'iris, et se montre brillante dans la chambre antérieure. Tout aussitôt la pupille se resserre énergiquement, et la manœuvre devient extrêmement difficile; c'est pour ce motif, outre les autres raisons que nous avons exposées, qu'il est bon d'employer longtemps d'avance les instillations d'atropine.

Si l'on n'abaisse pas assez vers la tempe le manche de l'instrument, on s'expose ou à embrocher le cristallin, accident que nous avons déjà noté en parlant de la ponction, ou à faire passer l'aille immédiatement entre ce corps et la capsule. Dans ce dernier , l'aiguille recouverte par le tissu de la membrane paraît terne, quelque sorte dépolie, et n'a plus ce brillant métallique si facile econnaître. On risque alors, surtout si la cataracte est molle, de ourvoyer dans l'espace intra-capsulaire, et de mal exécuter la nœuvre du troisième temps. Pour éviter cette fausse direction, prendra soin de constater que l'aiguille est libre en avant de la sule, et si cela n'est pas, on la retirera doucement vers le côté erne de la pupille, puis on fera attention de revenir dans cette erture, en poussant la pointe de l'instrument vers la chambre érieure.

Le deuxième temps de l'opération est modifié quand il s'agit ne cataracte capsulaire; les adhérences qui la retiennent à la ille exigent que l'opérateur conduise l'instrument à travers un erstice jusqu'au-devant de l'opacité; cette circonstance nécessite vent le déplacement de la ponction, qui est faite alors ou plus s ou plus haut, selon la direction de la lacune qui permettra troduction de l'aiguille. Il est inutile de répéter qu'on devra ayer de rompre les adhérences avant de passer au temps suit de l'opération. A cet effet, on dirige l'un des tranchants de strument sur les petites brides qui retiennent la pupille, et on détruit une à une par des mouvements prudemment dirigés de iors en dedans, et répétés autant de fois que cela est nécessaire : a avantage à commencer par les adhérences supérieures. Si ranchant est mal dirigé, l'iris est atteint quelquefois, et l'on t alors une gouttelette de sang glisser sur la membrane, et rrêter dans la chambre antérieure. On évitera cette piqûre en se vant d'une aiguille droite, dont le tranchant sera incliné légèrement vers la capsule.

Troisième temps. — *Déplacement de la cataracte.* — Lorsque cristallin est dur, la manœuvre s'exécute facilement; il n'en est s de même lorsqu'il est d'une densité moindre; c'est alors que elques accidents sont à craindre, et le principal est la *chute de cataracte dans la chambre antérieure.* Elle arrive lorsqu'on esse maladroitement trop au-dessus ou surtout trop au-dessous diamètre transversal de la lentille, ou lorsque la capsule a été ialablement divisée en haut ou en bas. Tout mouvement usque doit, à ce temps de l'opération, être interdit; c'est agissant avec lenteur et par des pressions très ménagées, qu'on rvient à abaisser le noyau lorsqu'il traverse la substance corticale en la laissant en place, ce qui arrive très souvent. Pour abaisser autant que possible tout le cristallin, on commence par le séparer à sa circonférence de ses attaches normales, en le déprimant toujours avec précaution sur tous les points accessibles de sa circonférence.

Malgré tous les efforts que l'on a faits pour débarrasser d'un seul coup la pupille, on voit souvent dans cette ouverture des débris opaques nombreux qui, en se réunissant, reconstitueraient une cataracte secondaire, si on les laissait en place. On les charge l'un après l'autre avec l'aiguille, et on les abaisse, ou, si cela ne se peut, on les disperse de tous côtés pour que la résorption s'en fasse plus aisément.

Si, nonobstant les précautions qu'on a prises, le *cristallin est tombé dans la chambre antérieure*, on doit, de crainte qu'il ne réagisse sur l'iris et que la pupille ne se resserre, se hâter d'essayer de le harponner avec l'aiguille que l'on fait passer à travers cette ouverture. C'est surtout vers le centre du noyau qu'il convient de diriger l'instrument ; autrement on courrait risque de blesser la cornée, et de ne pouvoir ramener le cristallin en arrière, à cause du peu de résistance des couches de sa circonférence.

Quand les essais qu'on a faits demeurent infructueux, il est prudent de l'extraire immédiatement par la cornée, surtout s'il est volumineux, l'absorption ne devant le faire disparaître qu'après un temps considérable, et sa présence devenant la cause d'inflammations successives qui peuvent compromettre l'œil tout entier.

J'ai publié dans la *Gazette des hôpitaux*, en 1841, un cas dans lequel le cristallin, tombé vingt-quatre heures après l'opération dans la chambre antérieure, s'est résorbé au bout de quelque temps ; j'ai vu, depuis, le même fait se reproduire également sur un vieillard, et une autre fois sur une femme de cinquante et un ans ; Dupuytren a constaté le même résultat sur un de ses opérés, après trois mois de séjour à l'hôpital ; mais, même dans ces cas exceptionnels et heureux, les malades ont été tourmentés d'ophthalmies répétées jusqu'à l'entière disparition de la lentille.

J'ai été maintes fois appelé à extraire des cristallins tombés dans la chambre antérieure à des distances plus ou moins éloignées de l'opération. Tout récemment j'en ai extrait un qui avait été abaissé depuis dix-huit ans et qui était réduit au quart environ de son volume. En pareille occurrence c'est à l'extraction qu'il faut immédiatement recourir afin d'éviter les accidents qui ne manquent pas de survenir dès que le cristallin a pris place dans la chambre antérieure.

Si des débris nombreux de la substance corticale du cristallin passent dans la chambre antérieure, il est avantageux de les y laisser sans s'en occuper. On sait qu'on facilite la résorption d'une cataracte molle, en faisant traverser la pupille à quelques-uns de ses débris.

L'iris peut gravement souffrir dans ce temps de l'opération, si, comme cela arrive très fréquemment, des adhérences existent entre cette membrane et la cataracte, et qu'elles n'aient point été aperçues. En pressant sur le cristallin d'avant en arrière, on voit alors l'iris entraîné dans ce sens ; toutes ses fibres convergentes sont énergiquement tendues, et si les adhérences qui le retiennent ne se rompent pas sous l'influence de la pression que l'on exerce, il se décolle le plus souvent en haut et en dedans, dans une étendue considérable. Du sang vient alors se mêler immédiatement à l'humeur aqueuse, et la cataracte est masquée. On prévient ce grave accident en divisant les adhérences *dans le second temps*, comme nous l'avons recommandé, et en n'essayant d'abaisser que lorsque la lentille est parfaitement libre. Si l'iris est blessé malgré ces précautions, on se hâte de retirer l'instrument de l'œil, et de prescrire un énergique traitement antiphlogistique. (Voyez *Opérations des cataractes adhérentes.*)

QUATRIÈME TEMPS. — *La cataracte est maintenue abaissée.* — Lorsqu'on relève l'aiguille dans la pupille, après avoir abaissé la cataracte, il arrive souvent que celle-ci remonte dans l'ouverture pupillaire, quelque peine que l'on se donne pour l'en tenir éloignée ; cet accident est surtout très fréquent dans les cataractes capsulaires ou capsulo-lenticulaires. Il est presque toujours dû à la présence d'une adhérence élastique très fine, qui maintient l'opacité en rapport de continuité avec l'iris. Après une ou deux tentatives infructueuses, on recherche le siége de l'obstacle, que l'on essaie de détruire avec le tranchant de l'instrument. Mais c'est là une manœuvre difficile, et elle échoue dans un si grand nombre de cas, qu'il vaut mieux, de peur de produire des lésions graves et une réaction très forte, l'abandonner que de la répéter trop longtemps. D'ailleurs la résorption amène des modifications dans la forme de la cataracte, et la pupille peut se trouver par là débarrassée.

On aurait encore la ressource d'extraire la cataracte à travers une ponction faite à la cornée.

Lorsqu'il s'agit d'une cataracte lenticulaire, on l'abandonne dans la pupille quand elle remonte, mais on a soin de la morceler, si cela se peut, ou au moins de diviser largement la capsule. C'est surtout dans les cataractes secondaires que l'on voit cet accident, quelque effort que l'on fasse (voyez *cataractes secondaires*). On n'a point d'autre ressource alors que l'extraction; et dans quelques cas même ce dernier moyen manque, lorsqu'une opacité, en tout point semblable d'aspect à une toile d'araignée, s'est organisée au loin dans la pupille: par sa finesse elle ne donne pas de prise aux instruments avec lesquels on cherche à la saisir, et elle est si élastique, qu'elle se laisse entraîner sans difficulté dans tous les sens, pour reprendre tout de suite après la place qu'elle occupait d'abord. D'autres fois c'est une capsule flottante, n'ayant aucun point d'attache, qui se balance dans la pupille ; si on veut l'abaisser à l'aiguille, elle remonte sans cesse, étant d'une densité moins grande que l'humeur aqueuse.

Heureusement que dans tous ces cas le temps suffit pour résorber et déplacer ces opacités, de telle sorte que la vue, but de l'opération, finit par être rendue au malade. Une sage expectation est toujours préférable ici à une brillante manœuvre qui peut être suivie d'accidents déplorables.

Il est enfin un accident commun à tous les temps de l'opération, c'est la rupture de la pointe de l'aiguille dans l'œil ; le plus souvent c'est sur la cataracte même qu'elle se brise ; alors on doit l'extraire avec celle-ci, dans le but d'éviter la suppuration du globe, résultat malheureusement déjà observé par Pellier. « Juengken, dit M. le docteur Deval (1), a vu cet accident survenir » dans une réclinaison qu'exécutait un illustre opérateur ; la cornée fut ouverte sur-le-champ, et l'on eut le bonheur d'extraire » avec la cataracte le fragment métallique. » Si un grand fragment de la lance est demeuré dans l'œil, on doit certainement se hâter de l'extraire ; mais il n'en sera pas de même s'il ne s'agit que d'une très petite portion de la pointe, l'oxydation pouvant

(1) Deval, *loc. cit.*, p. 100.

l'emporter. J'ai observé moi-même ce fait dans un cas où j'opérais un vieillard ; la pointe de l'aiguille se rompit sur le noyau du cristallin, et aucun accident ne survint. Cline rapporte un autre exemple semblable, dans lequel la pointe, tombée dans la chambre antérieure, s'oxyda et disparut, sans occasionner de suites fâcheuses.

PANSEMENT. — Rien n'est plus simple que le pansement de l'œil, après l'opération par abaissement. Le malade est conduit immédiatement vers son lit avec précaution, il aura soin pour s'y rendre de tenir la tête droite, et d'éviter surtout de se baisser brusquement en avant ; ses habits lui seront ôtés doucement, il se couchera sur le dos et on lui maintiendra la tête haute au moyen d'oreillers. Si la cataracte a remonté dans la pupille on le fera marcher quelque temps la tête haute et l'on parviendra quelquefois ainsi à abaisser définitivement le cristallin.

On a assez l'habitude en France de cacher l'œil sous d'épaisses compresses, et de fermer les paupières au moyen de bandelettes de taffetas d'Angleterre. Tout cela est pour le moins inutile ; il suffit d'appliquer sur l'œil opéré une compresse mouillée d'eau froide, que l'on renouvelle autant de fois qu'il est nécessaire, pendant vingt-quatre ou trente-six heures, plus ou moins. Si le froid détermine quelques douleurs névralgiques, on cesse aussitôt.

Quand un seul œil est opéré, on prescrit assez généralement de fermer l'autre par des agglutinatifs ; je pense que cela n'est pas nécessaire, et qu'il suffit de recommander au malade d'en tenir les paupières rapprochées. La chambre où il est couché doit être obscure, mais non pas complétement privée de lumière. On éloigne de lui tout ce qui pourrait troubler son repos physique et sa tranquillité d'esprit. S'il n'y a point d'accident, quelques potages seront permis pendant les premières vingt-quatre heures ; plus tard on donnera une nourriture plus abondante, quoique légère.

REMARQUES SUR LES ACCIDENTS QUI PEUVENT ARRIVER APRÈS L'OPÉRATION.

Le plus fréquent des accidents qui surviennent après l'opération par abaissement, c'est l'*iritis* avec ses suites, comme l'hypopyon, les fausses membranes dans la pupille, l'atrésie de cette ouverture, etc. On a aussi à craindre les *vomissements*, la *réascension du cristallin* (cataracte lenticulaire secondaire), sa *chute dans la chambre antérieure*, une *cataracte secondaire* capsulo-lenticulaire ou capsulaire, et, dans d'autres cas, *l'amaurose*, *l'irido-choroïdite* et les douleurs névralgiques circumorbitaires qui l'accompagnent. L'abaissement détermine quelquefois encore *la rupture et la fonte purulente de l'œil* à la suite du *phlegmon* de cet organe ; parfois l'œil *s'atrophie* sans avoir été préalablement le siége d'une inflammation vive ; enfin, dans d'autres circonstances, heureusement exceptionnelles, *la mort* est la suite de l'opération.

Iritis. — En maintenant après l'opération la pupille sous l'influence de l'atropine pendant quelques jours, on prévient jusqu'à un certain point l'iritis, ou du moins on empêche ainsi que les exsudations qui surviennent pendant sa durée n'oblitèrent la pupille. Si l'inflammation iridienne se développe malgré cette précaution, on la combat par des antiphlogistiques énergiques, par les saignées générales et locales, les frictions mercurielles belladonées autour de l'orbite, le calomel à l'intérieur, la diète, et, dans quelques cas, par la paracentèse.

Les caractères de l'iritis sont alors les mêmes que ceux que nous avons déjà décrits à l'iritis au deuxième et au troisième degré (voyez vol. II, p. 431, 435). Souvent la cornée est entourée par un chémosis séreux, quelquefois même par un chémosis phlegmoneux ; la sclérotique est injectée; de vives douleurs, revenant le soir, s'irradient du front à la tempe, à la mâchoire, à tout un côté de la face, etc. ; les paupières sont infiltrées, rouges, le malade peut à peine les écarter.

Vomissements. — L'apparition de l'*iritis*, après l'opération de la cataracte par abaissement, est assez souvent précédée de *vomissements* très fatigants pour le malade ; d'autres fois, et c'est heureusement le cas le plus fréquent, ces vomissements sont purement nerveux. On croit assez généralement qu'ils se rattachent alors à une lésion des nerfs ciliaires, ou à la contusion de la rétine. Sabatier pense qu'ils sont le résultat de la blessure du muscle droit externe, dans sa partie tendineuse, et que la sixième paire, qui s'y distribue, joue le principal rôle dans leur production. Cette supposition pourrait être avantageusement soutenue, si la ponction faite sur un autre point de l'œil ne déterminait pas le même résultat, comme nous le verrons en parlant de la kératonyxis.

Réascension du cristallin. — Selon Chélius et d'autres auteurs, elle serait rare. Suivant eux, on prend souvent pour la lentille des portions de capsule soudées par l'inflammation. Il est très vrai que la cataracte capsulaire secondaire est plus commune; cependant la réascension du cristallin est loin d'être une exception. Il remonte dans la pupille complétement ou incomplétement, et se fait voir quelquefois par sa circonférence tournée en avant. Si l'opération a été mal faite, cet accident, qui constitue la *cataracte lenticulaire secondaire*, survient immédiatement, et lorsque l'aiguille est à peine retirée de l'œil. Le cristallin remonte encore dans la pupille le quatrième ou le cinquième jour, lorsque la cataracte à moitié molle s'est gonflée de liquide, et a pris un volume plus considérable que celui qu'elle offrait au moment de l'opération. Il n'est pas rare que des symptômes d'inflammation se montrent alors du côté de l'iris. L'imprudence du malade ou de violents efforts de toux, de même que le ramollissement du corps vitré, font quelquefois remonter le cristallin, immédiatement ou longtemps après l'opération. Beer en a vu remonter un que Hilmer avait abaissé trente ans auparavant; cet accident avait été déterminé par une chute sur la tête.

Chute du cristallin dans la chambre antérieure. — Il peut arriver qu'ayant diminué de volume par la résorption, le cristallin traverse la pupille et se fixe dans la chambre antérieure. Une fois, chez un de mes opérés qui était atteint de violents accès de toux, et chez lequel il y avait *synchysis* (ramollissement de l'humeur vitrée), la lentille a traversé la pupille vingt-quatre heures après l'abaissement. Dans un autre cas, le même accident survint trois ans après la réclinaison. Plusieurs fois j'ai vu la même chose arriver après un temps plus long encore. Cette année j'ai extrait de la chambre antérieure un cristallin abaissé depuis dix-huit ans; tous les auteurs citent des faits analogues.

Cataracte capsulo-lenticulaire secondaire. — Elle se voit souvent à la suite de l'opération; mais c'est la *cataracte capsulaire* qui est la plus fréquente. Les débris de la substance corticale, lorsque la lentille est molle et n'a pu être abaissée d'une pièce, s'organisent ensemble de manière à masquer l'ouverture pupillaire et constituent la première de ces deux variétés, tandis que la seconde est formée par la capsule mal divisée et doublée des couches intra-capsulaires devenues opaques.

Amaurose. — Elle est assez fréquemment la conséquence de l'abaissement; elle survient rarement au moment même de l'immersion du cristallin sous le corps vitré ; pourtant j'en ai vu quelques exemples. Le plus souvent cette maladie se montre après un temps assez long. Elle est alors toujours précédée d'une inflammation plus ou moins forte. Dans quelques cas heureux, elle disparaît après deux ou trois mois, et la vision redevient parfaite; dans d'autres, au contraire, la vue est complétement perdue. Il faut se garder de croire que l'amaurose soit en général le résultat d'un abaissement trop profond du cristallin dans l'œil, et d'une paralysie de la rétine par suite de compression ; cela peut arriver sans doute, mais c'est une exception. Presque toujours, dans cette complication, j'ai vu le cristallin récliné assez haut et non résorbé encore, flotter dans la chambre postérieure. Tel est le cas d'un sabotier de Saint-Germain, que j'ai opéré de l'œil gauche, et chez lequel, pendant deux ans, j'ai observé le balancement du cristallin en arrière de l'iris. La présence de ce corps déterminait de temps à autre une inflammation peu marquée des membranes internes de l'œil, et je ne doute pas que ce n'ait été là l'origine de l'amaurose survenue longtemps après l'opération.

Irido-choroïdite. — La présence du cristallin dans le fond de l'œil détermine l'amaurose d'une autre manière, en donnant lieu à des *névralgies circumorbitaires* qui, dans beaucoup de cas, deviennent un signe précurseur d'une des plus redoutables affections de l'œil, le *glaucome* (voyez ce mot). Les douleurs s'irradient du front à la tempe, à la mâchoire, à tout un côté de la face, sans s'accompagner toujours d'une inflammation aiguë. Elles reviennent avec une certaine régularité, et ne disparaissent entièrement que longtemps après l'abolition complète de la vision. La choroïde présente alors les traces d'une affection très grave (voyez *Choroïdite*). Dans d'autres cas non moins malheureux, ces douleurs accompagnent une iritis qui reparaît à chaque instant, sans que rien puisse expliquer la cause de son retour. Pendant quatorze mois cette iritis s'est représentée tous les douze à quinze jours avec un hypopyon et un hyphéma, chez le nommé Mouton, dont j'ai publié l'histoire dans l'*Examinateur médical* (voyez *Irido-choroïdite des opérés*, paragraphe 7).

Rupture de l'œil. — C'est un fait rare ; je n'en connais que deux observations. Dans la première, recueillie par Lisfranc à la clinique de Dupuytren, le lendemain de l'opération la conjonctive s'enflamma un peu, et le troisième jour l'œil se rompit, sans qu'il fût possible d'en reconnaître la cause. On supposa que l'accident avait été déterminé par une sécrétion trop abondante de l'humeur aqueuse (1). Dans la seconde, chez une femme que j'ai opérée de l'œil droit par abaissement, l'œil fut frappé d'une inflammation interne si violente, que la cornée éclata le troisième jour après l'opération. Cette femme avait été autrefois atteinte d'une iritis, ainsi que le prouvaient de nombreuses adhérences établies entre l'iris et la capsule. Cet accident n'est en réalité que la conséquence d'un phlegmon qui a marché avec une rapidité exceptionnelle.

Phlegmon de l'œil. — Après l'abaissement il se montre assez fréquemment quand l'organe a été le siége d'inflammations internes assez vives. On doit surtout le craindre lorsqu'un chémosis phlegmoneux fort large accompagne une iritis suraiguë. Rarement il survient si l'œil est demeuré sain jusqu'au moment de l'opération, et que celle-ci ait été bien faite. Le phlegmon de l'œil est un accident des plus graves, puisqu'il peut devenir une cause de mort, comme nous le verrons plus loin.

Atrophie de l'œil. — Elle s'observe quelquefois sans qu'aucune inflammation vive ait suivi l'opération. Cet accident que l'on voit également survenir après l'opération de la pupille artificielle, lorsque la nutrition de l'œil opéré est profondément altérée depuis longtemps, arrive lorsqu'on opère par abaissement des yeux préalablement atteints de lésions graves et anciennes.

Mort. — Elle a été bien rarement notée à la suite de l'opération de la cataracte. En voici une observation recueillie à la clinique de Dupuytren par M. J. Levesque (2) :

« *Cataracte double. Opération par abaissement aux deux yeux. Le même jour inflammation de l'œil droit. Arachnitis suraiguë. Mort. Autopsie.* — Geneviève Barra, âgée de cinquante ans, journalière, d'une forte constitution, d'un tempérament sanguin, habituellement bien réglée, avait depuis quatre ans un commencement de cataracte à l'œil droit; lorsqu'elle fut admise à l'Hôtel-Dieu, l'opacité du cristallin était complète. Depuis deux ans la même maladie s'est emparée de l'œil gauche. Le 15 novembre 1820, jour de son entrée, la malade était dans l'état suivant :

» Les yeux sont beaux, les cataractes d'une belle couleur grise,

(1) Dupuytren, *Leçons orales de clinique chirurgicale*, faites à l'Hôtel-Dieu de Paris, recueillies et publiées par MM. les docteurs Brierre de Boismont et Marx, 2e édit., 1839, 6 vol. in-8, t. III, p. 305.

(2) Dupuytren, *loc. cit.*, t. III, p. 306-7.

les pupilles très mobiles ; aucune douleur à la tête, aucune douleur rhumatismale ; santé générale parfaite. Le 17, un purgatif fut administré, et un bain prescrit le 19.

» Le 21 novembre, opération des deux côtés ; elles furent promptes et faciles ; cependant, à gauche, le cristallin remonta après une première dépression, avant que l'aiguille fût retirée de l'œil ; on l'abaissa de nouveau. La malade fut assez bien pendant la journée ; le soir, douleurs légères à la tête et à l'œil droit. Le lendemain, céphalalgie plus forte, quelques vomissements bilieux, douleurs vives à l'œil (forte saignée du pied, sinapismes aux jambes). Léger soulagement d'abord, mais bientôt les douleurs sont aussi violentes qu'avant (quarante sangsues au col).

» Le 23, peu de soulagement ; l'œil droit est énormément tuméfié ; les paupières sont tendues, luisantes ; elles laissent échapper du pus ; l'œil gauche est bien, il est exempt d'inflammation. La fièvre est forte, la chaleur vive, la soif intense (vingt-six sangsues autour de l'œil, six grains de calomélas, pédiluves sinapisés). Malgré ces moyens, les symptômes augmentent, il survient du délire. Le 24, même état (vésicatoires aux cuisses). Le soir, convulsions violentes, et qui simulent des accès d'épilepsie. Évacuations involontaires. Mort le 25, à onze heures du matin.

» L'ouverture fut faite à l'amphithéâtre le lendemain matin. L'œil droit était énormément tuméfié, rempli de pus ; on ne distinguait plus les humeurs. L'œil gauche n'était pas enflammé : le cristallin était enfoncé dans la partie inférieure du corps vitré ; les méninges recouvrant l'orbite droit étaient rouges et injectées ; l'arachnoïde recouvrant la partie inférieure et antérieure de l'hémisphère droit n'était qu'injectée, mais elle conservait sa transparence. Celle qui recouvrait la face supérieure et antérieure et le côté externe du même hémisphère, était opaque, et sa surface était recouverte d'une couche couenneuse, purulente, jaunâtre et épaisse dans quelques endroits, verdâtre et plus mince dans d'autres, fort adhérente ; les vaisseaux qui se voyaient dessus étaient gorgés de sang. Tout autour de cette couche couenneuse l'arachnoïde était rouge et injectée. La substance du cerveau qui était au-dessous était ramollie. Du côté gauche, à la partie antérieure de l'hémisphère, l'arachnoïde paraissait seulement rouge. La substance du cerveau était généralement injectée ; les ventricules latéraux contenaient chacun une cuillerée de sérosité.

» Tous les autres organes étaient sains. »

Je n'ai jamais constaté d'accidents semblables, ni chez mes opérés de cataracte, ni chez ceux que j'ai observés ailleurs. Une fois pourtant il m'est arrivé de voir mourir une jeune fille, que j'avais opérée à Versailles en présence du respectable M. Boucher, médecin d'une grande et longue expérience. La malade, âgée de dix-sept ans environ, portait des cataractes lenticulaires demi-dures, qui se trouvaient complètes depuis près d'une année; elle était d'une constitution extrêmement chétive, et souffrait depuis longtemps de diverses indispositions mal caractérisées. Choisissant un moment où elle était mieux portante, je l'opérai par abaissement, et la vue fut rendue sans aucune difficulté. Pendant huit jours les choses allèrent très bien ; mais alors une iritis assez légère étant survenue, je prescrivis, de concert avec M. Boucher, l'application de quelques sangsues à la tempe, des frictions mercurielles autour de l'orbite et six pilules, contenant chacune cinq centigrammes de calomel et de belladone, à prendre une le matin, une autre le soir. L'inflammation ayant sensiblement diminué, nous nous bornions à l'expectation, lorsque tout à coup, au moment où les yeux semblaient aller beaucoup mieux et n'offraient presque plus d'injection, la jeune fille fut prise de vomissement, de délire, et mourut. L'autopsie ne nous fut point permise. Je pensais que dans ce cas malheureux la mort avait été le résultat de la belladone qui avait encore augmenté la faiblesse de la malade, lorsque j'appris qu'à notre insu ses parents lui avaient fait prendre six autres pilules en se servant de notre première ordonnance, qu'ils avaient envoyée chez le pharmacien.

Du reste, je n'ai jamais rien vu qui justifiât la pensée que l'opération de la cataracte, même lorsque aucun accident n'en est venu compromettre le succès, peut exercer une influence fâcheuse sur la durée de la vie de ceux qui la subissent, ainsi que l'a écrit un auteur anonyme dans les *Annales d'oculistique* , et je me trouve d'accord en ceci avec MM. Van Onsenoort, Maunoir de Genève, Pamard, Carron du Villards et Lusardi.

Modifications diverses pour l'abaissement. — Les procédés pour l'abaissement de la cataracte ont été diversement modifiés. On a pensé qu'il y aurait avantage à faire pénétrer l'aiguille d'abord en arrière du cristallin, pour attaquer en premier lieu la capsule postérieure, afin que, dans quelques cas, le feuillet antérieur pût être respecté. D'autres chirurgiens, comme M. Mackenzie, veulent que l'on n'attaque la cataracte qu'après la division préalable de l'hémisphère postérieur, puis de l'antérieur de la capsule, en pénétrant par la sclérotique. Pour d'autres encore, c'est le point de ponction qui varie. Il en est qui recommandent que le corps vitré soit largement divisé, soit après, soit avant l'abaissement, afin que, par la forme convexe qu'il prendra dès lors, il remplace jusqu'à un certain point les fonctions de la lentille. On a essayé de soulever l'opacité (*Pauli*, p. 184), d'abord par la sclérotique, et plus tard par la cornée, dans le but d'empêcher la réapparition de la cataracte dans la pupille : pour cette manœuvre, le bord supérieur du cristallin est contourné avec la pointe de l'aiguille, qui incise le corps vitré ; puis, l'instrument porté au-dessous de la lentille, la soulève et la pousse dans la plaie de l'hyaloïde. C'est un procédé défectueux sous tous les rapports, et qu'un chirurgien de Paris a exécuté dans ces derniers temps, sans se douter des essais déjà tentés avant lui par Pauli. Nous ne croyions rien avancer de trop, en disant en 1847, que M. Hervez de Chégoin (pour le procédé de M. Hervez, voir l'*Abeille médicale*, n° de janvier 1845), et M. Jobert de Lamballe qui l'a imité, ne tarderaient pas à abandonner une méthode depuis longtemps reconnue vicieuse. Et, en effet, je ne sache pas que depuis cette époque ils aient conservé cette modification.

Nous avons imaginé aussi et mis en pratique, avant 1847, un procédé pour l'abaissement et nous n'en parlons ici que pour en faire l'appréciation qu'il mérite. Avec un couteau lancéolaire la sclérotique était largement ouverte et par là une aiguille en forme de cuiller était introduite en avant du cristallin. Celui-ci était abaissé, il est vrai, sans trop de difficulté, même quand il était assez peu consistant, mais le corps vitré s'échappait en grande quantité par la plaie scléroticale pendant la manœuvre et la vue, en définitive, était vacillante comme l'iris et plus faible que dans l'abaissement ou le broiement ordinaire. Inutile de dire que nous avons abandonné complétement et depuis longtemps ce procédé.

Abaissement par la cornée.

Le procédé d'abaissement par la cornée paraît remonter, comme celui de l'abaissement par la sclérotique, aux temps les plus reculés ; on en trouve des traces dans les écrits des chirurgiens arabes. Il était complétement tombé dans l'oubli, lorsque Conradi et Beer essayèrent l'incision de la capsule à travers la cornée, pour faciliter la résorption de la cataracte. Ils ne réussirent point, et ne tardèrent pas à renoncer à ce mode opératoire ; mais Buchhorn ayant publié, en 1806, les essais qu'il avait faits sur des animaux vivants, Langenbeck, en 1811, répéta l'opération sur l'homme, et imagina le procédé suivant qui est demeuré dans la pratique de quelques chirurgiens.

Instruments. — Une aiguille fort étroite, à double tranchant, droite ou courbe à sa lance et très flexible, constitue à elle seule tout l'appareil instrumental. Elle a été diversement modifiée par Siebold, Langenbeck, Reisenger, de Walther, Dupuytren et d'autres encore. Tous ces changements ne méritent pas de description particulière. Quoique fine, l'aiguille doit présenter une résistance suffisante pour traverser aisément la cornée, et pour déplacer le cristallin. Il n'y a point d'avantage à la courber à sa lance, parce qu'alors la manœuvre se trouve compliquée d'un double mouvement de la main, à l'entrée de l'instrument dans l'œil et à sa sortie. Chélius (1) et Juengken font remarquer avec raison qu'on ne peut reprocher à l'aiguille droite d'embrocher plus aisément le cristallin qu'une aiguille courbe, si l'on prend soin de diriger le plat de l'instrument vers le bord supérieur de la lentille.

Manuel opératoire. — La pupille ayant été largement dilatée par l'atropine, le chirurgien, l'aide et le malade se placent comme pour la scléroticonyxis. L'aiguille est tenue entre les trois premiers doigts de la main droite, comme une plume à écrire. On peut opérer les deux yeux avec cette main ; cependant quand ou s'y est exercé, il est plus commode d'opérer des deux mains successivement. L'opération se divise en trois temps principaux : l'introduction de l'aiguille, le déplacement du cristallin et la sortie de l'instrument.

Premier temps. — *Ponction.* — Le chirurgien ayant appuyé sur la joue du malade le petit doigt de la main qui tient l'instrument, fait pénétrer celui-ci rapidement dans la chambre antérieure. La ponction est faite de préférence au-dessous du diamètre transversal de la cornée et à 3 ou 4 millimètres du centre de la

(1) Chélius, *loc. cit.*, p. 269.

membrane ; les bords tranchants de l'aiguille sont dirigés l'un en haut et l'autre en bas, de manière à faire une petite plaie verticale ; et aussitôt que le collet a traversé la cornée, ils sont placés dans un sens transversal par un mouvement de rotation exécuté avec le pouce, en sorte que le plat de l'instrument se trouve immédiatement porté sur le bord supérieur interne du cristallin. Dans cette position, si l'on opère l'œil gauche, le manche de l'aiguille se trouve fortement abaissé sur la joue du malade, à la droite de l'opérateur ; et la lance, élevée dans la chambre postérieure en haut et en dedans, est appliquée sur le bord supérieur de la lentille. Ce temps de l'opération doit être exécuté avec beaucoup de sûreté, de précision et de rapidité. On ne fait pénétrer l'instrument qu'après en avoir pendant un instant tenu la pointe presque en contact avec la cornée, et s'être bien assuré ainsi de l'immobilité de l'œil. Pour que cette immobilité soit complète, il n'y a aucun inconvénient à fixer l'œil avec des pinces appliquées sur la conjonctive.

Deuxième temps. — *Déplacement du cristallin (Réclinaison).* — La manœuvre diffère un peu selon qu'on veut coucher le cristallin à plat, sa face antérieure regardant en haut, ou qu'on veut, ce qui est mieux, l'entraîner en bas et en dehors. Dans le premier cas, le plat de l'aiguille étant placé sur le bord supérieur de la lentille, le poussera directement d'avant en arrière, et le manche de l'instrument se redressera vers le front du malade, à mesure que la lentille plongera sous le corps vitré. Dans le second, la pointe de l'aiguille entraînant avec elle le cristallin, suivra, de haut en bas et de dedans en dehors, une ligne oblique, et le manche sera conduit obliquement en sens inverse. De cette seconde manière, le cristallin sera récliné comme dans la scléroticonyxis, et placé sous le corps vitré dans l'espace que mesurent en dehors les muscles droits interne et externe. Ce temps de l'opération sera exécuté avec lenteur ; on s'assurera, avant de faire aucun mouvement un peu brusque, si le cristallin peut suivre sans difficulté la route qu'on désire lui faire tenir, et si son bord inférieur n'a pas quelque tendance à se diriger vers la chambre antérieure.

Troisième temps. — *Sortie de l'instrument.* — Lorsque le cristallin est abaissé, on le maintient dans cette position pendant lques instants, en le pressant avec l'aiguille, que l'on soulève uite doucement pour voir s'il ne remonte pas dans la pupille; s on retire l'instrument que l'on ramène dans la chambre antéire, l'un des tranchants en haut, l'autre en bas, pour éviter la cornée soit incisée crucialement. S'il arrivait que la catate remontât, on continuerait l'abaissement tout le temps que a serait nécessaire.

Remarques.—L'abaissement par la cornée présente des difficulconsidérables, et ne me paraît en aucune façon offrir des avanes réels sur l'abaissement ordinaire par la sclérotique. D'une t l'aiguille, emprisonnée dans le tissu de la cornée, ne peut être gée facilement ; ses mouvements circulaires sont très bornés, liés qu'ils sont par la pupille ; ses mouvements d'avant en arrière t d'une exécution assez difficile, surtout si, comme cela arrive réquemment, le cristallin a quelque tendance à passer dans la mbre antérieure ; ses mouvements obliques sont étendus, il vrai, mais le chirurgien manque pour l'instrument d'un point ppui qu'il trouverait s'il opérait par la sclérotique. D'une autre t, que la pupille vienne à se resserrer, ce qui est si ordinaire is les opérations à l'aiguille, et la manœuvre ne peut plus être venablement terminée. Si le malade vient à reculer, l'aiguille happe de la cornée avec l'humeur aqueuse et l'opération reste chevée, parce qu'on ne peut plus ici, comme dans la scléroti- yxis, introduire une seconde fois l'aiguille. Cet accident peut iver sans la participation du malade, si le chirurgien, par suite mouvements de sa main qui vient s'interposer entre l'œil pérer et le sien, perd un seul instant de vue la lance de l'inment.

La kératonyxis présente une multitude d'autres désavantages ; ne ferai qu'indiquer les principaux. Le cristallin est plus frémment embroché que dans l'opération par la sclérotique ; il nbe plus aisément dans la chambre antérieure ; on le déplace ins profondément qu'en agissant latéralement sur lui, aussi nonte-t-il plus souvent dans la pupille, non-seulement après, is pendant l'opération même, quelque effort qu'on fasse pour t éloigner. La capsule est divisée avec plus de difficulté, ses oris flottent dans la chambre postérieure, et l'on ne peut eindre ceux qui étaient en rapport avec la circonférence du cristallin ; de là toutes les conditions réunies pour la formation de cataractes secondaires.

S'il existe des brides entre l'iris et la capsule, la manœuvre est beaucoup plus difficile que par la sclérotique, et ce n'est qu'à grand'peine qu'on arrive à les diviser sans laisser échapper l'instrument de la cornée. D'ailleurs, aussitôt que l'on a touché à une de ces brides, la pupille se resserre, et il n'y a plus moyen de continuer l'opération. Les accidents nerveux et inflammatoires sont aussi fréquents que dans la scléroticonyxis ; l'iris est beaucoup plus souvent blessé ; la cornée présente quelquefois une cicatrice opaque à l'endroit où la ponction a été faite, et certes, quand cet accident arrive, il fait bien racheter le prétendu avantage que l'on a eu de ne trouver qu'une membrane à traverser au lieu de plusieurs.

Broiement par la sclérotique.

L'abaissement ne peut évidemment s'appliquer qu'au cas où la cataracte présente un certain degré de dureté ; le broiement est réservé aux cataractes molles.

Par broiement de la cataracte on entend une opération dans laquelle on divise sur place le cristallin, trop peu consistant pour se laisser entraîner par une simple pression hors du champ pupillaire. On exécute cette opération, comme l'abaissement, par la sclérotique ou par la cornée ; nous ne nous occuperons pour le moment que du broiement par scléroticonyxis.

On pratique en général le broiement de la cataracte avec les aiguilles ordinaires ; pourtant je préfère me servir d'une aiguille particulière, tranchante d'un seul côté et mousse de l'autre, pour éviter plus sûrement de blesser l'iris. L'opération s'exécute en quatre temps.

Dans le *premier temps*, l'aiguille, tenue comme il a été dit pour l'abaissement, pénètre dans la sclérotique, le dos de la lame regardant la cornée ; elle contourne le bord inférieur externe du cristallin, et se trouve, quand le chirurgien abaisse le manche vers la tempe du malade, appliquée à plat sur la face antérieure de la lentille. L'iris masque encore l'instrument, dont le tranchant est en bas. Alors commence le *deuxième temps*, qui consiste à faire arriver la lance de l'aiguille dans l'espace pupillaire ; la manœuvre étant jusqu'ici exactement la même que pour l'abaissement, j'y renvoie pour plus de détails. Dans le *troisième temps*, le chirurgien imprimant à l'aiguille un mouvement de rotation sur son axe, en dirige le tranchant vers la cataracte, tandis que le dos de l'instrument est tourné en avant. Il pratique alors à la fois sur la capsule et sur le cristallin, et de bas en haut, des incisions profondes et obliques, qu'il croise d'autres incisions transversales, et de sections ayant une direction de haut en bas ; pour chacune de ces incisions, l'aiguille conduite à plat sous tous les points possibles de la marge de la pupille, est ramenée vers le côté externe de cette ouverture, le tranchant labourant la cataracte. Souvent, pendant cette manœuvre, des débris du cristallin s'échappent et tombent dans la chambre antérieure, tandis que quelques fragments plus volumineux, flottant dans la pupille, doivent être abaissés en arrière de l'iris. Cela fait, le chirurgien retire à lui l'aiguille, ce qui constitue le *quatrième temps* de l'opération.

Remarques sur le broiement. — Lorsque la capsule et le cristallin ont été divisés, et que l'œil ne souffre point d'inflammation, il est fort curieux d'observer ce qui se passe dans la pupille. Deux ou trois jours après l'opération, la cataracte se gonfle d'une manière évidente, et vient, dans beaucoup de cas, faire au centre de cette ouverture une saillie facile à apercevoir ; bientôt la saillie augmente : elle ressemble assez à une végétation blanc bleuâtre, qui tend à devenir de plus en plus proéminente ; c'est alors un fragment de la lentille qui, chassé du sac capsulaire par le gonflement de la totalité de la cataracte, ne tardera pas à tomber dans la chambre antérieure, où il se résorbera. D'autres portions de la lentille sont successivement chassées de même, et après trois, quatre à six semaines, on commence à voir le fond de l'œil à travers une ou plusieurs lacunes très limitées, dont le pourtour est formé par des débris de cristallin qui tremblent dans la chambre postérieure à chacun des mouvements de l'œil. Le malade, aveugle jusque-là, commence à apercevoir quelques grands objets, et acquiert en quelques jours une puissance de vision considérable. Dans certains cas, les fragments de la lentille qui forment le pourtour des lacunes venant à tomber tout à coup dans la chambre postérieure ou dans l'antérieure, la vue est immédiatement rendue.

Les accidents qui surviennent pendant et après l'opération sont les mêmes que ceux dont il a été question plus haut, à propos de l'abaissement. Mais il convient d'ajouter qu'ils sont plus fréquents et généralement plus graves.

L'extraction linéaire chez les jeunes gens, la discision de la capsule chez les enfants très jeunes, l'extraction chez les adultes doivent remplacer le broiement.

Broiement par la cornée.

Cette opération présente plus de difficultés pratiquée par la cornée que par la sclérotique. La manœuvre étant exactement la même au premier temps que dans l'abaissement par kératonyxis, je renvoie à la description de ce procédé (voir plus haut, p. 305). Aussitôt que l'aiguille a traversé les deux chambres et qu'elle est arrivée sur la capsule, le chirurgien en dirige l'un des tranchants contre la cataracte, qu'il broie en conduisant alternativement et obliquement l'aiguille de droite à gauche et de gauche à droite, puis dans le sens transversal. La capsule et la lentille sont ainsi profondément divisées, et la cataracte se trouvant exposée à l'action dissolvante de l'humeur aqueuse, disparaît peu à peu.

S'il arrive pendant la manœuvre, que des débris volumineux du cristallin se détachent, on les abaisse dans la chambre postérieure, tandis qu'on jette les plus petits dans la chambre antérieure, où ils se résorbent plus promptement.

Dans le cas où l'on aurait affaire à une cataracte molle adhérente à la capsule, c'est-à-dire compliquée de synéchie postérieure, on pourrait, à l'exemple de Heister, Weller, Carron du Villards et quelques autres chirurgiens, pratiquer le broiement central. C'est une opération dans laquelle on conduit l'aiguille à travers la capsule dans le centre du cristallin, qu'on morcelle dans une étendue égale à celle de la pupille. J'ai eu plusieurs fois recours à ce procédé, et le cristallin s'étant résorbé, la vue a été rendue aux malades.

De même que dans l'abaissement par kératonyxis, l'opération des deux yeux peut être exécutée de la main droite ; cependant il est préférable de se servir des deux mains alternativement. Si l'on craint que l'œil ne soit mobile et que cette circonstance n'augmente les difficultés de l'opération, il n'y a aucun inconvénient à le fixer au moyen d'une pince appliquée sur la conjonctive bulbaire.

Rosas se servait pour cette opération d'une aiguille falciforme très petite ; celle que je préfère est fort petite aussi, mais droite, et tranchante des deux côtés. M. Deval (*loco citato*, p. 177) décrit ainsi le procédé du professeur de Vienne.

« *Procédé de Rosas* (œil gauche). — L'aiguille est saisie entre les trois premiers doigts de la main droite, dans une direction oblique de haut en bas et de gauche à droite, le bord concave de la faux tourné vers le bulbe, la marque du manche en haut, en avant et à droite. La face dorsale des deux derniers doigts est verticalement appuyée contre la joue gauche ; le creux de la main regarde en avant et en haut ; l'avant-bras est en supination. Après avoir perforé la cornée, au point d'élection indiqué pour la réclinaison par kératonyxis, on traverse la chambre antérieure et la pupille, de bas en haut, d'avant en arrière et de droite à gauche, et l'on va appliquer le tranchant concave contre la face antérieure de la cataracte, la pointe placée sur la partie supérieure interne de la capsule. Une première incision, oblique de haut en bas et de gauche à droite, est effectuée dans la masse lenticulaire par le bord concave de l'aiguille, dont on élève le manche de la joue vers le front ; une autre section, parallèle à la précédente, est faite, en second lieu, suivant la même manœuvre. Puis on imprime à l'instrument un quart de rotation sur son axe, de telle sorte que la marque du manche, qui était dirigée en haut, en avant et à droite, se porte en bas et à gauche, et l'on pratique, de bas en haut et de gauche à droite, une troisième et une quatrième incisions qui croisent les deux premières. L'aiguille ayant été amenée à une direction horizontale, le point noir en bas, on fait passer quelques fragments dans la chambre antérieure, et l'on en récline quelques-uns dans la postérieure ; enfin, une section transversale ayant été exécutée de gauche à droite, dans la cristalloïde postérieure, on redonne à l'aiguille la position qu'elle avait après son entrée dans l'organe ; on fait dans la capsule postérieure, et en descendant, une seconde incision qui barre la précédente, et l'on retire l'instrument, de haut en bas, d'arrière en avant et de gauche à droite. L'autre œil sera opéré d'après le même mode, l'aiguille étant maniée de la main gauche. »

Appréciation du broiement. — De même que l'abaissement, le broiement s'exécute plus facilement par la sclérotique que par la cornée ; mais c'est en général une mauvaise opération. Il est préférable d'y substituer l'extraction ordinaire, et si, pour quelque raison particulière tenant soit à l'état de l'œil, soit au moral du malade, l'exécution n'en peut être faite avec sécurité, il faut y substituer la discision. Le broiement présente en effet tous les désavantages de la discision mal faite et ne peut offrir la facilité de l'abaissement. Tout dépend du diagnostic fait préalablement au choix du manuel opératoire.

Discision de la capsule.

Le broiement doit toujours être remplacé par la simple discision de la capsule quand on ne peut faire l'extraction. On la pratique de deux manières différentes, comme l'abaissement et le broiement, soit par la cornée ce qui est de beaucoup préférable, soit par la sclérotique.

Discision par la cornée.

Cette opération est des plus simples. Il suffit pour l'exécuter d'une aiguille à lance très fine, droite et tranchante des deux côtés. L'œil étant fixé par la pique de Pamard, par le dé ou par une pince à griffes, j'introduis l'aiguille à 2 millimètres environ de la circonférence de la cornée, et à son côté externe. Elle est poussée rapidement vers le centre de la pupille que l'on a eu soin de dilater préalablement. Là, on la plonge dans la capsule de manière à faire dans cette membrane une ouverture grande tout au plus de 1 millimètre à 1 millimètre et demi, soit dans le sens horizontal, soit dans un sens oblique. On essaie, en retirant l'aiguille, de ramener sur la lame une très petite quantité de substance cristallinienne, et de la laisser interposée entre les lèvres de la plaie capsulaire. Cela fait, comme l'humeur aqueuse s'est échappée le long de la lame et que la chambre antérieure a disparu, on incline le manche de l'aiguille vers l'oreille du malade, de manière à la tenir parallèlement au plan de l'iris, et on la retire lentement d'avant en arrière, de telle sorte qu'elle traverse de nouveau la plaie de la cornée dans le sens de l'ouverture qu'elle y a faite en pénétrant dans l'œil. L'opération dès lors est terminée.

Le but de cette opération est de mettre en rapport avec l'humeur aqueuse la moins grande quantité possible des couches corticales du cristallin, afin d'en éviter le gonflement en masse, que l'on observe si fréquemment dans le broiement et qui si souvent met l'œil en péril. Les parties de la lentille qui se trouvent en rapport avec l'incision se troublent d'abord, car généralement elles ont conservé leur transparence; puis elles ne tardent pas à se transformer en une substance blanche et floconneuse qui fait hernie peu à peu dans la petite plaie.

Après le huitième ou le dixième jour, quelquefois plus tard, ces flocons de matière cristalline sont résorbés sur place ou tombent dans la chambre antérieure, et au même instant l'incision devient nette comme elle l'était au moment où elle a été faite. D'autres parties s'y engagent dans le même espace de temps et suivent exactement la même route; c'est ainsi que peu à peu le cristallin finit par se résorber en très grande partie, quelquefois même en totalité, sans qu'il soit nécessaire de revenir à l'opération.

Dans quelques cas cependant, le travail de gonflement s'arrête; la petite plaie capsulaire se ferme, et après avoir attendu pendant dix ou quinze jours, et examiné l'œil avec l'ophthalmoscope ou les verres lenticulaires placés obliquement, si l'on s'aperçoit que la plaie est fermée, on revient à l'opération que l'on pratique exactement de la même manière que la première fois. Si l'on opère des sujets encore jeunes, (jusqu'à trente ou trente-cinq ans par exemple) il est rare que le cristallin ne subisse pas cette transformation floconneuse et ne se résorbe pas en totalité. Mais chez les individus plus âgés, il n'est pas rare que la résorption s'arrête à la substance corticale, et que le noyau, d'une densité plus grande et facile d'ailleurs à reconnaître avant l'opération, ne se trouve pas enveloppé complétement par la capsule; il est dès lors nécessaire de recourir à l'abaissement. On pratique cette opération le plus tard possible. Presque toujours, dans ces cas, il est facile de procéder par la sclérotique.

Telle est l'opération de la discision de la capsule considérée dans sa marche régulière. Elle m'a rendu de très grands services et je l'ai appliquée fréquemment dans des cas où véritablement il ne m'était pas possible de choisir un autre procédé.

Observation. — Madame X...., âgée de cinquante ans, avait été opérée par abaissement de l'œil gauche, et l'œil s'était complétement atrophié. L'œil droit était atteint d'une cataracte demi-molle; la substance corticale était abondante et il était facile d'apercevoir le noyau derrière les couches semi-opaques. L'œil était excessivement volumineux et saillant, et si l'on plaçait un stylet verticalement en prenant un point d'appui sur la voûte de l'orbite, on reconnaissait que le tiers antérieur au moins de l'organe se trouvait en avant de la pointe de l'instrument. Assurément l'extraction ordinaire eût été des plus dangereuses ici ; d'un autre côté, il eût été téméraire de recourir à l'abaissement, puisque du côté gauche il n'avait pas réussi entre les mains d'un confrère fort habile. Je dus recourir à la discision.

Trois incisions de la capsule furent faites à un mois de distance l'une de l'autre ; puis comme le noyau, singulièrement amoindri, masquait encore la pupille, sur le bord inférieur de laquelle il était adhérent, je le plongeai dans la chambre postérieure par le procédé d'abaissement ordinaire, et la guérison fut immédiate et définitive (février 1855).

Le cas suivant est intéressant à un autre point de vue.

Observation. — M. B...., directeur des contributions à Amiens, se trouvait dans l'impossibilité de continuer ses fonctions, par suite des progrès d'une cataracte double et molle. Son œil gauche ne voyait plus ; le droit lui servait encore pour donner ses signatures ; il lui était impossible de demander un congé. Je lui proposai la discision de la capsule qu'il accepta. Je la fis à deux reprises différentes, et le cristallin se résorba entièrement. M. B.... reprit ses fonctions ; il a été appelé depuis à une position supérieure dans son administration.

L'autre œil n'a pas été opéré ; à chaque discision le travail du malade n'avait pas été interrompu plus de quatre jours.

Accidents de la discision par la cornée. — Pour être bien faite, avons-nous dit plus haut, la discision par la cornée ne doit intéresser la capsule que dans la moindre étendue possible, un millimètre et demi au plus; si, par le fait de l'opération ou par le gonflement immédiat de la substance corticale, la plaie s'agrandit, on peut avoir à regretter des accidents analogues à ceux que l'on observe dans le broiement. Tout le cristallin prend immédiatement un volume considérable ; il fait hernie à travers la capsule, s'avance en forme de champignon dans la chambre antérieure, et occasionne dans ces circonstances une inflammation intense, accompagnée de douleurs insupportables.

Il n'y a pas à hésiter : on doit se hâter dans ce cas de

recourir à l'extraction linéaire, et de traiter le cristallin exactement comme on ferait d'un corps étranger. Toute la lentille ayant subi un ramollissement considérable s'échappe facilement de la petite plaie de la cornée, et si l'on n'a pas, par timidité, attendu trop longtemps, l'inflammation disparaît à l'instant même, et l'œil est sauvé.

Un autre accident se montre assez souvent à la deuxième ou troisième incision. C'est la blessure de l'hyaloïde, la lentille ayant diminué de volume par suite de la résorption des parties qui ont traversé la plaie. Le chirurgien doit faire la plus grande attention lorsque pour la deuxième ou troisième fois, il introduit l'aiguille dans la capsule, de ne pas la pousser trop en arrière. Si l'accident survient, il se produit un phénomène très curieux et que M. de Græfe a fort bien décrit :

L'hyaloïde étant ouverte dans sa fossette cristalline, le corps vitré se précipite en avant, et le reste de la cataracte est immédiatement chassé en arrière de l'iris par un mouvement centrifuge. On voit alors la pupille parfaitement noire et dès qu'on a retiré l'aiguille, le malade reconnaît les objets qu'on lui montre ; mais aussitôt que l'œil est demeuré quelques minutes en repos, l'humeur aqueuse se reproduisant en même temps que la chambre antérieure se reconstitue, les parties du cristallin qui s'étaient cachées derrière l'iris reprennent leur place et la pupille se trouve occupée par les débris de la cataracte exactement comme avant l'opération. Le corps vitré, dans ce cas, joue assez fréquemment le rôle de corps étranger dans la chambre antérieure, et provoque des inflammations exsudatives sous l'influence desquelles la pupille se ferme en totalité ou en très grande partie, en prenant un point d'appui sur les débris de la capsule et sur ceux du cristallin (voyez *Cataracte adhérente*).

Il y a des avantages, et c'est par là que nous terminerons, 1° à appliquer la discision dans les cas de cataractes lenticulaires molles où l'extraction ne peut être pratiquée ; 2° à en faire la méthode principale pour détruire la cataracte des enfants et celle des sujets encore jeunes, et chez lesquels, vu leur manque de raison, il ne serait pas prudent de pratiquer un lambeau sur la cornée ; 3° à faire une plaie toujours aussi petite que possible et, à la deuxième ou troisième application de la discision sur le même œil, à éviter d'ouvrir la fossette hyaloïdienne en portant l'instrument trop en arrière.

Discision par la sclérotique.

C'est une opération exceptionnelle qui m'a parfaitement réussi dans plusieurs cas de synéchies postérieures presque complètes, sur des yeux ayant longtemps souffert d'ophthalmies internes des plus graves. Cependant, je crois, bien que le succès en ait été le résultat, que l'on doit la remplacer par la discision par la cornée ou mieux encore par l'extraction et l'excision de l'iris. (V. *Opérations des cataractes adhérentes*).

Les instruments nécessaires sont le couteau lancéolaire de Beer ou une simple lancette, et le crochet à décollement, On doit encore avoir à sa disposition une aiguille à broiement, c'est-à-dire une aiguille tranchante d'un côté seulement.

L'opération se pratique en trois temps.

Premier temps. — *Ponction de la sclérotique.* — Le chirurgien la pratique, avec un couteau lancéolaire étroit ou avec une lancette, sur le côté externe de la sclérotique, et un peu au-dessus ou au-dessous du diamètre transversal, pour éviter les vaisseaux ciliaires. La fig. 40 page suivante indiquant la grandeur de la plaie et le lieu qu'elle doit occuper, il serait superflu d'entrer dans plus de détails ici.

Deuxième temps. — Après la ponction, un instant de repos est donné au malade, puis les paupières bien essuyées sont écartées de nouveau par l'aide. Le chirurgien ordonnant alors au patient de regarder un peu en dedans, afin que la plaie de la sclérotique soit à découvert, fait pénétrer dans l'œil le crochet à décollement. Cet instrument doit traverser l'ouverture de telle sorte qu'il n'ait que sa convexité en rapport avec les membranes incisées, et que par sa pointe il n'en blesse aucune ; il arrive ainsi dans l'espace pupillaire presque couché à plat, la pointe légèrement tournée en arrière et touchant la capsule. C'est alors que le chirurgien, le portant successivement sous tous les points possibles de la marge iridienne, l'enfonce dans la capsule, et trace sur cette membrane des lignes rayonnant toutes vers l'endroit d'entrée de l'instrument. La capsule se trouve ainsi déchirée dans toute l'étendue de la pupille, et le cristallin est exposé à l'action dissolvante de l'humeur aqueuse.

La figure 40 représente exactement l'opération qui vient d'être décrite :

Fig. 40.

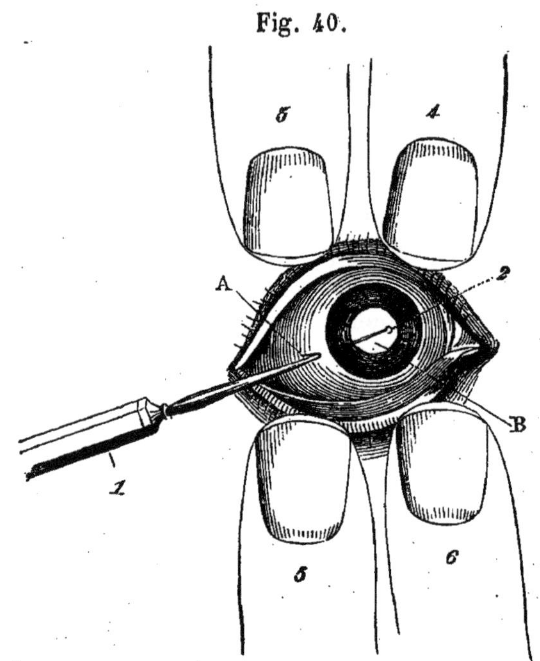

1, manche du crochet à décollement ; — 2, extrémité de cet instrument arrivée dans la pupille, la pointe est tournée contre la capsule ; — 3, 4, doigts de l'aide relevant la paupière supérieure ; — 5, 6, doigts de la main droite du chirurgien abaissant la paupière inférieure ; — A, plaie de la sclérotique par laquelle le crochet est introduit dans l'œil ; — B, pupille fermée par la cataracte.

TROISIÈME TEMPS.—Le chirurgien, après avoir lacéré la capsule dans toute l'étendue de la pupille, retire le crochet avec précaution en lui faisant tenir la même route qu'il a déjà suivie, et l'aide abandonne aussitôt la paupière supérieure.

Voici deux observations intéressantes dans lesquelles j'ai fait usage de la discision par la sclérotique.

OBSERVATION PREMIÈRE. — *Amaurose droite complète après un abaissement de cataracte fait il y a dix-huit ans. — Cataracte lenticulaire gauche partout adhérente à l'iris, sauf en bas et en dehors. — Iris décoloré dans les deux yeux. — Discision de la capsule gauche par ponction scléroticale. — Paracentèse. — Résorption du cristallin. — Agrandissement de la pupille en bas et en dehors par excision. — Guérison après seize ans de cécité.*

Mademoiselle Gengel, âgée de trente-cinq ans, demeurant à Paris, rue d'Amboise, n° 8, ne voyait plus de l'œil droit depuis vingt-deux ans environ, et de l'œil gauche depuis seize ans. Son œil droit, atteint de cataracte, fut opéré il y a dix-huit ans par M. le professeur Roux ; la vue rétablie pendant quelques mois, disparut peu à peu et ne revint jamais depuis. Un an après, la vue de l'œil gauche, faible déjà depuis longtemps, s'éteignit à son tour, et la malade, après avoir consulté un grand nombre de médecins, demeura aveugle jusqu'au 18 avril 1846, jour où elle sortit guérie de ma clinique.

Mon examen, fait pour la première fois le 15 octobre 1845, constate que les yeux sont dans les conditions suivantes :

OEil droit. — Il a le même volume et la même consistance qu'à l'état normal ; aucune membrane n'est injectée. La sclérotique et la cornée sont saines. L'iris est décoloré dans toute sa surface ; il a une couleur grisâtre sale, comme cela se remarque après les iritis chroniques. La pupille, libre dans toute son étendue, est complétement immobile ; le fond de l'œil est noir ; on ne voit aucun débris de la cataracte autrefois opérée par M. Roux. La vision est si complétement éteinte de ce côté, que la malade n'a aucune conscience de la lumière solaire.

OEil gauche. — Il présente de même son volume et sa consistance ordinaires; lorsqu'on l'examine, il s'injecte avec une extrême facilité. La conjonctive est un peu rouge et offre quelques granulations; la sclérotique et la cornée sont saines : la première rougit beaucoup quand la malade se place dans un jour un peu vif. L'iris est décoloré, de teinte sale, comme dans l'œil droit. La pupille, déformée, immobile, est fixée sur la capsule par de nombreuses bandelettes fibro-albumineuses (*synéchie postérieure*), de couleur blanchâtre tirant sur le gris. En bas et en dehors seulement, dans l'étendue de 2 millimètres, la marge iridienne a conservé sa liberté. La capsule est saine, à part les endroits où elle est adhérente à l'iris. Le cristallin est opaque (cataracte lenticulaire molle) de couleur blanc-bleuâtre, et présente quelques stries convergeant vers le milieu de sa face antérieure. La vue est nulle ; la malade ne peut pas se conduire ; elle a conservé de ce côté la plus grande sensibilité à la lumière, et paraît en être affectée désagréablement.

L'opération par *extraction* présentant ici de grandes difficultés, puisqu'il faudrait, après avoir taillé le lambeau de la cornée, exciser une à une les brides attachant la capsule à l'iris, et peut-être même diviser cette dernière membrane depuis ses attaches ciliaires jusqu'à la pupille, je ne m'y arrête point. Une opération si laborieuse sur un œil depuis tant d'années malade, pourrait-elle ne pas être suivie des plus graves accidents (1)? *L'abaissement* offre-t-il plus de chances? Sera-t-il possible de diviser avec l'aiguille des adhérences si anciennes et si nombreuses? En admettant qu'on y parvienne, le cristallin déchatonné, jouant le rôle de corps étranger, ne réveillera-t-il pas l'inflammation interne qui a duré si longtemps, et l'œil opéré de cette manière ne sera-t-il pas frappé d'une amaurose complète et incurable, comme cela est arrivé pour l'œil droit?

Il était évidemment impossible de ne pas redouter ces accidents; aussi je me décidai à pratiquer la dilacération de la capsule d'après le procédé décrit plus haut.

Pendant huit jours les choses allèrent au mieux: l'œil était rouge, mais ne présentait point d'inflammation sérieuse, lorsque la malade se plaignit tout à coup de douleurs très vives partant du fond de l'orbite et s'irradiant vers le sourcil. Il y avait là évidemment tous les signes d'une violente ophthalmie interne au début. Ne voulant pas me reposer sur l'efficacité des saignées générales et locales, je prends le couteau lancéolaire et j'entr'ouvre la plaie encore mal réunie de la sclérotique. Il y a un soulagement marqué, et l'inflammation cède aussitôt, à ce point qu'après une demi-heure les douleurs ont complétement disparu. A partir de ce moment il ne survint plus d'accidents sérieux, et le cristallin se résorba en totalité, de sorte qu'à la partie inférieure interne de la pupille il y eut une très petite ouverture qui permettait de voir le fond de l'œil. Le 12 mars 1846, quatre mois après la dilacération de la capsule, la malade voyait de grands objets, mais ne pouvait pas se conduire, la pupille étant et devant demeurer trop petite. Je lui conseillai, pour ce motif, d'entrer de nouveau à ma clinique, et le 23 mars je pratiquai en bas et en dehors une large pupille artificielle par excision. Après quelques signes d'inflammation que je fis disparaître par une saignée générale et par l'application d'une ventouse scarifiée à la tempe, la malade sortit guérie le 18 avril. Au bout de seize années de cécité complète, elle pouvait se conduire seule avec des verres biconvexes n° 9, et même

(1) L'expérience de ces dix dernières années m'a démontré que l'extraction avec excision de l'iris est bien préférable, surtout quand les yeux ont longtemps souffert d'ophthalmies (v. *Opérations des cataractes adhérentes*).

lire et coudre avec des lunettes biconvexes n° 2. J'ai revu cette malade en décembre 1846, sept mois après l'opération : la vision était toujours très bonne (1).

OBSERVATION DEUXIÈME. — *Amblyopie double, ancienne, suite d'une inflammation chronique des membranes internes. — Cataracte lenticulaire se développant et devenant complète en trois jours. — Discision de la capsule gauche. — Résorption du cristallin en quarante et un jours. — Paracentèse de l'œil pratiquée deux fois par la sclérotique. — Discision de la capsule droite. — Résorption du cristallin en deux mois. — Cataracte capsulaire secondaire partielle. — Rétablissement de la vision dans l'œil gauche.*

Guillou, âgé de trente-six ans, menuisier, demeurant à Paris, rue de la Monnaie, 6, m'est adressé par M. le professeur Guépin, de Nantes, avec la lettre suivante : « Mon cher confrère, je vous adresse pour votre dispensaire le nommé Guillou, menuisier, amaurotique, que j'ai ainsi soigné :

» Au début, ventouses scarifiées sur le cou et purgatifs répétés.

» La congestion cérébrale diminuée, vésicatoires ammoniacaux sur le cuir chevelu à peu près tous les deux jours, et un à deux purgatifs par semaine.

» Ce traitement ayant épuisé sa vertu, j'ai eu recours aux inoculations de sulfate de strychnine, qui ont donné de très bons résultats pendant près d'un mois. Alors le sulfate de strychnine et les vésicatoires ammoniacaux paraissant inertes, j'ai cautérisé la cornée tous les deux ou trois jours, ce qui a donné d'excellents résultats. Guillou a été à peu près aveugle, il y a eu des jours où il ne voyait pas à se conduire (26 août 1844). »

Lorsque j'examinai ce malade pour la première fois, le 31 août 1844, il portait tous les signes de l'amblyopie chronique. La choroïde des deux côtés était malade, ainsi que l'attestaient la coloration bleuâtre de la sclérotique et de gros vaisseaux variqueux, rampant dans le tissu cellulaire sous-conjonctival. L'iris, saillant en avant, offrait une décoloration manifeste ; la pupille était immobile et complétement adhérente à la capsule. Le fond de l'œil était noir, sauf pendant les exaspérations de l'inflammation interne, qui portait plus spécialement sur toutes les mem-

(1) Un an plus tard cet œil soumis à une opération fut atteint de phlegmon.

branes séreuses, et en particulier sur celle de l'humeur aqueuse et sur la capsule antérieure. Les deux yeux présentaient exactement les mêmes symptômes anatomiques et physiologiques. La vue était très mauvaise des deux côtés ; tantôt le malade voyait assez pour se conduire, tantôt il était complétement aveugle. Neuf mois se passèrent ainsi, sans qu'il y eût autre chose qu'une légère amélioration, qui se soutint plus longtemps que celles qui avaient précédé, et j'espérais que la disparition de l'inflammation permettrait à la vision de s'exercer, lorsque, le 18 juin 1846, le malade, que j'avais vu la veille, vint m'apprendre qu'il ne voyait presque plus de l'œil gauche. Je l'examinai attentivement, et je reconnus que les couches corticales postérieures du cristallin étaient devenues opaques. Le lendemain la surface antérieure de la lentille avait perdu sa transparence, et le surlendemain (20 juin) la cataracte était complète. Craignant que même chose n'arrivât à l'œil droit, j'admis le malade à ma clinique, et je l'opérai le 23 juin. Ici, comme dans le cas précédent, l'extraction et l'abaissement étaient également dangereux (voy. la note au bas de la p. 319) ; je me bornai donc à la dilacération de la capsule par le procédé décrit plus haut (voy. page 316).

Dans cette observation, de même encore que dans celle de mademoiselle Gengel, le huitième jour (1er juillet) le malade fut pris de douleurs si vives, que l'infirmier vint aussitôt me prévenir. L'opéré était assis sur son lit, tenant sa tête entre ses mains, et poussant des gémissements. L'œil, jusque-là dans les meilleures conditions, était devenu fort rouge et larmoyant ; la sclérotique surtout était injectée ; les douleurs ne dataient que de deux heures. La paracentèse de l'œil me paraissant indiquée, je rouvris la plaie de la sclérotique avec un couteau à cataracte, et donnai issue à l'humeur vitrée. Le soulagement fut immédiat et dura trois jours ; mais après ce temps des douleurs ayant reparu avec l'inflammation, la paracentèse fut pratiquée une seconde fois. A partir de ce moment la résorption du cristallin se fit avec régularité, et le quarante et unième jour après la dilacération de la capsule, la vision était devenue assez bonne pour que Guillou pût se conduire avec cet œil.

Une cataracte s'étant développée plus tard dans l'œil droit, et étant devenue complète aussi en trois jours, la discision de la capsule fut pratiquée, et le cristallin se résorba après deux mois ; mais il survint une cataracte capsulaire secondaire partielle, qui empêche encore aujourd'hui (1er décembre 1846) le malade de voir de cet œil. (Guillou est mort en 1847).

TRAITEMENT APRÈS L'ABAISSEMENT, LE BROIEMENT DE LA CATARACTE ET LA DISCISION DE LA CAPSULE, SOIT PAR LA SCLÉROTIQUE, SOIT PAR LA CORNÉE. — Lorsque le malade est couché la tête haute, et que, si l'on n'a pas à craindre de douleurs rhumatismales, des compresses froides ont été appliquées sur ses yeux, comme nous l'avons dit plus haut en parlant du pansement, il doit demeurer dans l'immobilité la plus complète. Autant que possible, une seule personne se tiendra auprès de lui, afin d'éviter les causeries qui pourraient l'agiter, ou au moins tenir son attention éveillée. Si l'opéré est vigoureux, et que vers la quatrième ou la cinquième heure une sensation de chaleur incommode se fasse sentir dans l'organe, on pratiquera une large saignée, et l'on donnera douze à quinze gouttes de laudanum de Rousseau, dans une potion ou dans un peu d'eau sucrée. Quelques chirurgiens, à l'imitation de Guthrie, saignent toujours le malade immédiatement après l'opération; nous ne pensons pas que cet exemple doive être suivi dans tous les cas.

La chambre de l'opéré sera grande, bien aérée; on veillera à ce qu'il n'y ait point de courant d'air : les rideaux du lit ne sont point absolument nécessaires; dans l'été il vaut même mieux les faire enlever, pour que l'opéré soit le moins possible tourmenté par la chaleur. Cette chambre sera médiocrement éclairée; il est pour le moins inutile qu'elle soit absolument sombre. Du papier bleu collé sur les vitres, les persiennes étant laissées ouvertes, produira une obscurité suffisante.

Vers la sixième ou la septième heure environ après l'opération, surviennent quelquefois les vomissements dont nous avons parlé. On les calme, soit en administrant au malade quelques gouttes de laudanum dans un peu d'eau sucrée ou en lavement, soit en prescrivant la potion de Rivière, de l'eau gazeuse convenablement sucrée ou des antispasmodiques. Delarue conseille de faire des frictions sur la région épigastrique avec de la pommade ammoniacale (1); selon lui, elles feraient cesser l'accident qui nous occupe, aussitôt qu'une rubéfaction convenable aurait été obtenue. C'est un moyen que je n'ai pas encore expérimenté. Les vomissements

(1) Delarue, *Cours complet des maladies des yeux*, janvier 1820, p. 290.

disparaissent ordinairement après quelques heures. Pendant leur durée, on pourra faire glacer les quelques boissons acidulées qu'on prescrira dans les premières vingt-quatre heures.

Vingt-quatre ou trente-six heures après l'opération, on cessera les applications d'eau froide; un linge fin, simple, attaché au bonnet du malade, s'abaissera devant les yeux. Si la conjonctive et la sclérotique sont très injectées, et que des larmes brûlantes s'échappent des paupières, la saignée générale est indiquée. En même temps des frictions avec parties égales d'onguent napolitain et d'extrait de belladone seront faites toutes les heures autour du front et de l'orbite. Le calomel uni à l'opium sera administré selon la formule suivante :

Calomel.	60 centigr.
Opium en poudre	20 —
Sucre pulvérisé	q. s.

Divisez en six paquets.

Le malade en prendra un paquet de trois en trois heures, pendant le jour.

Le chirurgien ne s'abstiendra point d'examiner l'œil opéré; pourtant il le fera avec mesure, et après avoir ordonné au malade de le tenir ouvert un instant à une lumière très modérée. Je n'ai jamais vu que cela occasionnât une inflammation plus forte. On continue le traitement antiphlogistique pendant tout le temps qu'il est nécessaire, comme si l'on avait affaire à une inflammation interne de l'œil, compliquée ou non de la phlogose des membranes externes. (Voyez *Iritis*, *Chémosis*, etc.)

Lorsque des douleurs très fortes accompagnent *le début* d'une violente ophthalmie interne, survenue immédiatement ou quelque temps après l'opération, si le malade est en proie à une vive agitation et que l'œil soit en danger, il y a un grand avantage à recourir promptement à la paracentèse de l'organe. On peut la pratiquer sur la sclérotique ou sur la cornée : dans le premier cas, on se sert d'un couteau lancéolaire assez large, ou tout simplement d'un couteau à cataracte ; dans le second, il suffit d'avoir une aiguille à cataracte à lance très étroite (*Consultez les deux observations rapportées plus haut*, p. 317 et suivantes.) Lorsqu'on a fait sortir l'humeur aqueuse ou l'humeur vitrée, le malade, débarrassé à l'instant même de ses douleurs, recouvre la tranquillité, et l'œil, pâlissant peu à peu, semble devoir être bientôt guéri. Cependant, dans la plupart des cas, l'inflammation n'est point éteinte par une seule ponction, et l'on doit en pratiquer une seconde, une troisième, une quatrième, au besoin, tout aussitôt que les signes de la phlogose reparaissent. D'ordinaire, après chaque ponction, il s'écoule trente-six à quarante-huit heures avant la réapparition des douleurs aiguës et des autres symptômes de l'ophthalmie interne. Pour que la paracentèse de l'œil après l'opération produise tout son effet, il est indispensable que le chirurgien l'emploie de bonne heure, autrement elle ne servirait plus qu'à soulager les douleurs, et nullement à conserver la vision. C'est surtout après le broiement qu'elle me paraît indiquée ; je suis convaincu, par de nombreuses observations, que c'est le meilleur moyen de hâter la disparition du cristallin par résorption, et cela s'explique par ce fait que l'humeur aqueuse hypersaturée de molécules cristalliniennes, est remplacée après la paracentèse par une sécrétion d'humeur nouvelle. Dans l'intervalle des ponctions, il est bon, mais non pas toujours indispensable, d'appliquer un énergique traitement antiphlogistique.

Si, après l'*abaissement*, le *broiement* ou la *discision de la capsule*, les choses se passent convenablement, le malade peut, au bout de vingt-quatre heures, quitter le lit, et se tenir assis dans un fauteuil. Autant que possible on le fera passer dans une pièce voisine, en lui recommandant de traîner les pieds à terre pour éviter toute secousse, et il y restera pendant le temps que l'on fera son lit et que l'on nettoiera sa chambre, où il ne reviendra que lorsqu'on en aura renouvelé l'air, et que la poussière en aura complétement disparu. Dès le lendemain de l'opération, la nourriture se composera de potages en suffisante quantité, et elle deviendra plus abondante de jour en jour. Dans les premiers temps on donnera de préférence des aliments qui n'exigeront point de mastication.

Jusqu'au cinquième ou au sixième jour, l'œil sera surveillé avec soin après l'abaissement, surtout si la cataracte est molle à sa surface ; il n'est pas rare qu'à ce moment des phénomènes de réaction apparaissent par suite du gonflement de la lentille dans l'humeur aqueuse, après son immersion au fond de la coque oculaire. Pour la même cause il est assez commun de la voir alors remonter jusqu'à un certain point dans la pupille. Dans ces cas, le chirurgien, de peur de voir l'inflammation s'élever trop haut, prescrira un traitement antiphlogistique sévère, et, au besoin, aura recours à la paracentèse oculaire. On surveillera aussi très attentivement, pendant cinq ou six jours, l'œil opéré par broiement ou par discision de la capsule.

Si au huitième jour il n'y a point eu d'accident, il est rare qu'il en survienne; c'est alors qu'on laisse pénétrer un peu de lumière dans la chambre, que l'on accorde au malade de s'y promener, à la condition qu'il n'imprimera point de secousses à sa tête, et que des aliments plus nourrissants lui seront permis. Après le quinzième jour, en admettant qu'il n'y ait point eu de réaction, il peut demeurer dans une chambre assez bien éclairée, pourvu qu'il s'y tienne le dos tourné à la fenêtre. D'ailleurs, si la lumière était trop vive, il s'en plaindrait lui-même, l'œil s'injecterait, et il serait toujours facile d'en modérer l'intensité. Après trois semaines ou un mois, s'il n'y a aucun accident, le malade peut sortir, en ayant le soin de porter des lunettes bleues, sans numéro, et complétement entourées de taffetas noir. Ce n'est que plus tard, vers le deuxième ou le troisième mois, qu'il prendra des verres biconvexes (voyez *Lunettes*).

Opération de la cataracte par succion ou aspiration.

Cette opération, connue dans l'antiquité, a été proposée de nouveau et exécutée par M. Laugier, professeur à la Faculté de Paris, en septembre 1847.

L'opération consiste à introduire dans l'œil une aiguille creuse, en forme de pompe, à piquer la cataracte, et, par un mécanisme que contient l'instrument, à faire passer dans celui-ci, en faisant le vide, toutes les parties liquides contenues dans la capsule du cristallin.

La manœuvre est des plus simples. Le chirurgien introduit l'aiguille dans l'œil, comme dans la scléroticonyxis et en dirige la pointe dans le cristallin en traversant la capsule postérieure. Ensuite, en pressant sur une détente, il fait le vide dans le tube qui sert de manche à l'aiguille. Si la cataracte est complétement liquide, elle disparaît à l'instant, et, en moins d'une seconde, la pupille reprend sa couleur, et la vue est rendue au malade.

Telle est du moins la théorie de l'opération qui certes a quelque chose de très séduisant; malheureusement la pratique est bien différente. Introduire l'aiguille jusque dans le centre de la lentille est très facile, mais faire disparaître la cataracte l'est beaucoup moins. Cela tient à ce que la cataracte liquide est fort rare et que, quand on en trouve un cas chez un sujet de plus de trente ans, il y a toujours dans la pupille un noyau qu'il faut abaisser avec la pointe de l'instrument.

On n'a réussi de cette manière qu'à enlever de la capsule la seule partie de la cataracte qui aurait pu se résorber facilement sans produire d'accidents inflammatoires, et certes il eût été de beaucoup préférable de recourir à l'extraction ordinaire ou au moins à l'extraction linéaire, qui ne présente pas de plus grandes difficultés d'exécution.

Mais cette opération a été exécutée aussi dans des cas de cataractes molles, et c'est là surtout qu'elle présente de sérieux inconvénients. Lorsque l'aiguille est parvenue dans la capsule et qu'on y fait le vide, même après avoir exécuté une sorte de broiement intra-capsulaire de la cataracte, ce n'est pas celle-ci qui passe dans l'instrument lorsqu'on y fait le vide, mais le corps vitré dont la densité est moindre que celle de la lentille. L'œil tombe dans un collapsus dont le moindre inconvénient est d'empêcher le chirurgien, faute d'une résistance suffisante, d'exécuter le broiement de la lentille qui est restée tout entière en place. Cet accident m'est arrivé plusieurs fois, et, entre autres cas, chez le nommé Bara dont j'ai cité plus haut l'histoire à propos de l'extraction (voy. t. III, p. 253). Une inflammation, d'abord à marche lente, s'empara des membranes internes de l'œil ; des exsudations se développèrent dans la pupille, et plus tard des accès aigus de névralgie tourmentèrent cet homme pendant plusieurs années, et longtemps encore après que l'œil était complétement détruit.

En résumé, l'opération de la cataracte par succion est abandonnée, et je ne lui connais que le mérite d'avoir donné à M. Charrière l'occasion de faire une aiguille à pompe qui est véritablement un petit chef-d'œuvre. J'en ai donné le dessin ailleurs avec des figures représentant l'opération (1).

(1) *Journal des connaissances médico-chirurgicales*. — Atlas. Opérations qui se pratiquent sur les yeux, par le docteur Desmarres.

III. — OPÉRATION DES CATARACTES CAPSULO-LENTICULAIRES ADHÉRENTES (1).

On désigne sous le nom de cataractes adhérentes l'opacité du cristallin et de sa capsule compliquée d'adhérences entre cette membrane et l'iris.

Dans toute cataracte adhérente, l'iris a été enflammé à divers degrés, et le chirurgien doit toujours tenir compte de cette complication. On examinera donc, avant de choisir le procédé, l'état de cette membrane et les causes générales, spécifiques et autres, sous l'influence desquelles le mal s'est développé.

On recherchera surtout avec le plus grand soin l'époque depuis laquelle l'œil malade n'est plus atteint d'inflammation, et l'on aura soin d'ajourner toute manœuvre opératoire s'il ne s'est pas passé six mois, une année, de tranquillité parfaite. On devra, en outre, reconnaître qu'il n'y a pas de complication amaurotique, et, dans ce but, on fera toutes les recherches nécessaires au jour ordinaire et surtout à l'aide de la lumière artificielle. Le commémoratif sera étudié avec attention, parce que le malade qui aura conservé encore une sensation vive de la lumière pourra apprendre au médecin, en lui racontant ce qu'il a éprouvé au début des accidents ou plus tard, qu'une complication grave existe ou a existé du côté des membranes profondes : par exemple, une hydropisie sous-rétinienne, etc. Ainsi, si l'œil, atteint d'une cataracte adhérente, a cessé tout à coup, avant l'apparition de ce mal, de voir les objets dans leur totalité et ne les a perçus seulement que dans une moitié ; qu'en outre le malade raconte qu'il a conservé quelque temps la faculté de voir seulement par le côté interne de la rétine, on a presque la certitude qu'un décollement de cette membrane a préexisté, et que l'opération de la cataracte n'aura qu'un résultat très incomplet, etc.

On aura ensuite à peser la valeur des procédés opératoires, en n'oubliant pas que les yeux ayant été enflammés à diverses reprises, on ne doit songer que le plus exceptionnellement possible à ceux dans lesquels le cristallin opaque sera abandonné dans la chambre postérieure. L'extraction, d'après les résultats de ma

(1) Voy. *Cataractes secondaires, pour l'opération de la cataracte capsulaire adhérente*.

pratique, est ici la règle, et si l'on réfléchit que le moyen le plus favorable pour arrêter les irido-choroïdites chroniques consiste à exciser l'iris, on ne devra pas craindre d'enlever d'abord un large lambeau de cette membrane pour faire place à la sortie de la cataracte et plus tard à l'entrée de la lumière, car cette perte de substance dans le diaphragme est un excellent moyen de prévenir l'inflammation traumatique du globe.

Les *symptômes* de la cataracte *complétement* adhérente sont faciles à reconnaître : La pupille est immobile, ordinairement étroite, frangée à ses bords, et elle ne se dilate pas ou ne s'ouvre que très incomplétement sous l'influence des instillations d'atropine. La pupille est blanche, blanc jaunâtre, remplie d'une matière exsudative qui caractérise la cataracte pseudo-membraneuse; et dans quelques endroits où la capsule est transparente, on constate les caractères ordinaires de la cataracte lenticulaire. Quelquefois, cependant, ces interstices n'existent pas, et l'on peut alors distinguer la cataracte capsulo-lenticulaire adhérente d'une fausse membrane pupillaire, ce qui n'a aucune importance, parce que dans toute opération ayant pour but de détruire la cataracte adhérente ou de remédier aux fausses membranes pupillaires, on doit d'abord, par prudence, exciser l'iris sans toucher au cristallin.

Les *symptômes* de la cataracte *incomplétement* adhérente sont très nets : tantôt c'est un simple point de la marge pupillaire faisant corps avec la capsule ou plusieurs synéchies à peu près régulièrement distantes les unes des autres, tantôt c'est une bandelette exsudative qui fixe une petite partie de la pupille à la cataracte que l'on distingue aisément à travers les parties encore libres et extensibles de cette ouverture (1).

(1) La cataracte peut encore être compliquée de synéchie antérieure partielle sans aucune adhérence à la capsule, ou avec adhérence à cette membrane.

Dans le premier cas, la cornée a été blessée ou ulcérée, et l'iris a fait une hernie partielle qui s'est guérie en déformant plus ou moins la pupille. En pareille circonstance, le chirurgien tiendra compte de la direction et du rétrécissement de la pupille : il aura donc soin, si cette ouverture est convenable encore, de se borner à l'opération simple de la cataracte ; mais si elle est rétrécie ou trop oblique, il sera indispensable d'ouvrir une pupille artificielle, soit en déchirant l'adhérence iridienne antérieure, soit en excisant seulement l'iris dans sa partie libre, suivant la nécessité et le point de la cornée qui sera devenu opaque.

Dans le second cas, outre une ulcération ou une blessure de la cornée, il y a eu aussi une iritis sous l'influence de laquelle la partie de la pupille non engagée

1. Extraction.

Les procédés varient suivant que l'on a affaire à des cataractes complétement ou incomplétement adhérentes à l'iris.

Cataractes complétement adhérentes.

L'extraction des cataractes complétement adhérentes est une combinaison de l'opération de la pupille artificielle et de l'extraction ordinaire. On en exécute les deux temps principaux soit dans la même séance, soit à une distance plus ou moins éloignée, suivant que l'on juge que l'œil est ou non capable de résister à une manœuvre prolongée et aux accidents qui peuvent en être la suite. Dans le premier cas, on pratique l'opération de la pupille artificielle et de la cataracte en même temps ; dans le second, on exécute d'abord une pupille artificielle et plus tard on détruit la cataracte.

A. — Opération simultanée de la pupille artificielle et de la cataracte.

Après qu'on s'est assuré que l'iris ne présente plus aucune trace de l'inflammation qui a produit les adhérences, et que celles-ci sont si étendues qu'il serait impossible ou dangereux d'essayer de les diviser et d'abaisser le cristallin (voy. *Abaissement des cataractes adhérentes*), on dispose le malade à subir l'opération dont voici le manuel :

Premier procédé. — Le patient est couché sur un lit et tout est disposé pour le premier temps de la même manière que s'il s'agissait d'exécuter l'opération de la pupille artificielle par le procédé du *déchirement* (voy. p. 544, vol. II) à la partie inférieure de la cornée.

Il n'y a aucune modification dans la manœuvre que nous avons décrite, sinon qu'il est indispensable de tenir l'incision de la cornée un peu plus longue afin que l'iris excisé dans une plus

dans la cornée est devenue adhérente à l'iris et compliquée encore de synéchie antérieure partielle. Là, on sera rarement conduit à déchirer la portion d'iris qui est adhérente à la cornée ; cependant cette nécessité pourrait se rencontrer quand la synéchie antérieure est assez large et directement en bas. Dans la majorité des cas, il suffira de pratiquer une pupille artificielle sur la portion d'iris adhérente à la capsule, puis d'extraire la cataracte pour rétablir la vision.

grande étendue laisse un passage suffisant pour le cristallin. L'ouverture, du reste, sera plus grande chez l'homme âgé que chez les jeunes sujets, le noyau du cristallin ayant, après quarante ans, une densité plus grande. On la pratique avec le couteau à cataracte ou, s'il y a quelque difficulté, avec le couteau lancéolaire, en ayant l'attention de la tenir très rapprochée de la sclérotique.

Ce premier temps exécuté, on saisit l'iris avec la pince (voyez t. II, p. 547, fig. 50), et après l'avoir déchiré on l'excise. S'il y a du sang dans la chambre antérieure, on se hâte de l'en faire sortir en écartant doucement les lèvres de la plaie de la cornée, afin de juger en dernier ressort si l'on a affaire à une fausse membrane pupillaire seulement, ou à une cataracte lenticulaire adhérente. Le cristallin, dans le premier cas, est conservé puisqu'il est transparent, tandis que dans le second il doit être extrait.

Si l'on a reconnu que le cristallin est opaque, la capsule est ouverte aussitôt avec le kystitome de la manière accoutumée, et la cataracte facilement extraite si l'incision de la cornée est suffisante et la perte de l'iris assez grande. Mais si ces conditions n'ont pas été remplies, ou que la cataracte demeure fixée dans l'œil par l'épaississement de la capsule, on s'arme de la même pince qui a servi à l'excision de l'iris et l'on tient prêts le kystitome et la curette. Avec la pince on saisit la capsule et l'on essaie de la déchirer sur un ou plusieurs points, et avec le second on divise le cristallin et on l'attire à soi en le traversant d'arrière en avant dans son épaisseur. Si ces manœuvres ont réussi à le fragmenter, la curette, introduite autant de fois que cela est nécessaire, amène les débris au dehors, et l'on finit ainsi par avoir une pupille suffisamment étendue et noire. Dans ce cas, la moitié supérieure de la lentille, celle qui reste cachée derrière l'iris, est généralement conservée sans danger; cependant, si la manœuvre nécessaire pour l'enlever n'est pas trop laborieuse, il vaut mieux l'extraire dans la crainte qu'en produisant du gonflement elle n'entraîne des accidents capables d'entraver la réunion de la plaie de la cornée.

Mais si, malgré la manœuvre de la pince, celle du kystitome et de la curette, le cristallin demeure toujours adhérent, on essaie du crochet dont l'emploi a été décrit plus haut, et l'on parvient souvent à terminer l'opération avec facilité au moyen de cet instrument (voy. p. 223 fig. 25) et à extraire ensemble la capsule tout entière avec la lentille.

Toutes ces manœuvres doivent être faites lentement, avec la plus grande précaution et l'attention, tout en fixant l'œil, de ne pas exercer sur lui la moindre pression capable d'ouvrir ou de faire sortir le corps vitré.

Dans quelques cas où l'on peut reconnaître que la cataracte adhérente est molle, on doit modifier le procédé de la manière suivante : La ponction est faite avec le couteau lancéolaire et agrandie au besoin avec le petit couteau mousse, dessiné plus haut (voy. fig. 15, p. 188), mais tenue cependant au-dessous de la grandeur de la section nécessitée pour l'extraction ordinaire. La réunion de la plaie est ainsi plus certaine. L'iris étant excisé et la capsule ouverte, on glisse la curette derrière le cristallin de manière à pénétrer jusqu'au bord supérieur du noyau. Arrivé là, on le brise en deux moitiés latérales avec le bord tranchant de la curette que l'on ramène fortement vers la cornée. Ces deux moitiés sont ensuite extraites une à une, et l'opération rapidement achevée. (Voyez l'observation de madame la baronne de F...)

Le pansement est le même qu'après l'opération de la cataracte.

Voici deux observations dans lesquelles ce procédé a reçu d'heureuses applications :

1er *Fait.* — M. le général Lopez, des îles Baléares, vint me trouver pour la première fois en 1854 ; il avait souffert depuis de longues années déjà de fréquentes iritis, sous l'influence desquelles les pupilles étaient devenues adhérentes aux capsules. L'œil gauche donnait encore assez de lumière au malade pour qu'il pût se conduire ; mais la lecture était depuis longtemps impossible. L'œil droit était, à peu de chose près, dans le même état. On voyait de ce côté, sans qu'il pût rester le moindre doute, une cataracte lenticulaire incomplète.

Dans la situation malheureuse où il se trouvait, je lui proposai d'opérer ce dernier œil d'une pupille artificielle par excision, et je lui rendis ainsi assez de vue pour qu'il pût lire avec quelque difficulté et à l'aide de verres très-grossissants. Satisfait de ce résultat, il retourna en Espagne.

En 1855, il vint me retrouver, sa vue avait considérablement baissé dans l'œil opéré, et dans l'autre œil, elle avait tout à fait disparu. Des exsudats épais masquaient la pupille, et de ce côté il n'était pas possible de savoir s'il existait ou non une cataracte.

Une pupille artificielle par déchirement fut pratiquée sur cet œil comme elle avait été sur l'autre; mais j'eus le regret de constater qu'il y avait là une cataracte lenticulaire assez avancée. La vue fut cependant assez améliorée pour que le général retournât encore une fois chez lui. Mais depuis l'an dernier, la cataracte s'est complétée, et la pupille artificielle que j'avais pratiquée dans l'œil droit s'est oblitérée, à ce point que la vue est complétement éteinte. Du reste, aucun noyau, aucune inflammation depuis l'année dernière.

Le 29 août 1856, je pratique l'opération suivant le procédé que je viens d'indiquer. Une ponction assez large est faite à la partie inférieure de la cornée avec le couteau lancéolaire ordinaire, puis l'iris est excisé, à droite et à gauche de la pupille artificielle en partie oblitérée, la capsule ouverte et le cristallin extrait en deux moitiés avec la curette sans grande difficulté. La pupille devient tout aussitôt très noire; mais nous remarquons, les docteurs de la Calle de la Havane, Hesse de Mayence, Delgado de Venezuela, Moricand de Genève, et moi, que la coaptation de la plaie kératique est impossible, parce que le corps vitré y fait hernie. Après quelques tentatives infructueuses de réduction et un certain temps d'attente pendant lequel l'œil fut doucement comprimé, je pris la résolution d'ouvrir l'hyaloïde, et tout aussitôt un tiers environ du corps vitré très ramolli ayant été expulsé, l'œil fut fermé. La plaie étant dans les conditions voulues, la guérison ne se fit pas attendre, et après quelques semaines le malade pouvait lire avec les verres à cataracte ordinaires n° 9, de Jæger.

2e *Fait.* — Madame la baronne de Folgosa, de Lisbonne, m'est amenée le 22 août 1856 complétement aveugle; elle a souffert d'iritis qui se sont répétées très fréquemment, et les deux pupilles, comme dans le cas précédent, sont devenues adhérentes à la capsule. Du côté gauche, une exsudation très épaisse remplit la pupille, et la malade ne perçoit de ce côté qu'avec la plus grande difficulté la lumière d'une bougie approchée de 30 à 40 centimètres de son visage.

Dans l'œil droit, il y a, indépendamment des synéchies postérieures, une cataracte lenticulaire incomplète. La malade peut suivre de ce côté la bougie dans la chambre à plusieurs mètres de distance, et compte, bien difficilement il est vrai, mais enfin peut compter les doigts quand on les rapproche à trois ou quatre centimètres de la cornée. Les yeux sont d'ailleurs parfaitement nets de toute injection.

La cécité date de quatre ans, et malgré ce laps de temps la malade est encore affligée au plus haut point, et son état est tel, sous ce rapport, que dans la crainte de la voir se livrer au désespoir, on est obligé d'établir autour d'elle une surveillance active.

Après avoir bien étudié l'état local et l'état général qui a présenté quelques complications actuellement éloignées, je me décide à conseiller, sur l'œil droit seulement, une opération, et j'engage au préalable les parents et la malade elle-même à consulter plusieurs personnes.

M. Cruveilhier est d'avis que l'œil gauche seulement peut être soumis à l'opération ; mais il ajoute, dans sa consultation, que « l'opération lui paraît offrir bien peu de chances de succès, » et « qu'il préférerait la dépression ; à l'extraction que l'œil droit ne doit pas être opéré, etc.. »

M. Nélaton craint au contraire la dépression qui exposerait à des accidents inflammatoires et névralgiques semblables à ceux qui ont existé autrefois, puis il conseille la kératonyxis avec perforation centrale du cristallin. « Cette opération, dit-il, présenterait-elle quelques chances de succès? Je dois dire que je ne l'ai jamais vue réussir dans les conditions où nous nous trouvons. Je ne connais aucun cas de guérison obtenue par d'autres chirurgiens, et je ne saurais donc engager madame la baronne à s'y soumettre. »

Un oculiste a été également consulté. « Dans l'œil droit, dit-il, l'opération de la cataracte est indiquée; impossible par abaissement et par extraction à cause des adhérences, du volume du cristallin, et de sa consistance demi-molle, elle ne pourra être pratiquée que par le broiement avec abaissement des fragments du cristallin morcelé. » Puis il prescrit un traitement général, préparation qui devra retenir la malade à Paris pendant cinq à six mois au moins, après quoi il verra si l'opération est ou non possible.

Si j'insiste sur ces détails, c'est dans le but de mettre en relief une opération qui a une très grande valeur pratique, et qui jusqu'ici n'a pas été suffisamment abordée, à cause des difficultés que l'on suppose à son exécution régulière.

La malade n'a été soumise à aucun traitement préalable ; dans les quatre dernières années, des moyens convenables avaient été employés, et je l'ai opérée de l'œil droit le 11 septembre 1856, avec l'aide des médecins nommés plus haut et de quelques autres encore.

Les paupières étant écartées et l'œil fixé comme à l'ordinaire, la cornée fut ponctionnée tout près de la sclérotique avec le couteau lancéolaire. L'incision terminée pouvait être évaluée aux deux tiers de l'incision à lambeau tout au plus. L'iris fut saisi le plus largement possible à l'aide d'une pince courbe, déchiré, entraîné au dehors et excisé sans difficulté. Une belle pupille artificielle fut le résultat immédiat de l'opération, et l'on put reconnaître alors que le cristallin était opaque dans une très grande partie de son noyau, ce qui d'ailleurs avait déjà été constaté par tous les consultants.

Armé d'une curette et d'un kystitome, je divisai d'abord la capsule en plusieurs points; puis introduisant la curette, la concavité en avant, derrière la lentille et suivant une ligne perpendiculaire, je tournai contre ce corps le bord tranchant de la curette en la faisant pivoter sur son axe, et en la ramenant fortement en avant vers la cornée. Je pus diviser ainsi en deux moitiés latérales le cristallin; extraire la moitié externe, puis l'interne, fut l'affaire d'un instant, et tout aussitôt la malade put compter les doigts à la distance de 60 à 80 centimètres, et reconnaître facilement plusieurs personnes de sa famille. On lui montra aussi quelques objets qu'elle nomma aisément. La plaie fut fermée, l'œil soumis pendant quarante-huit heures environ à l'action du froid, et le quatrième jour il fut entièrement découvert.

Aujourd'hui, 3 octobre, vingt-six jours après l'opération, la malade se conduit très aisément et, à l'aide du n° 4 à cataracte, distingue le nombre et la forme des personnes qui passent dans la rue (elle loge au premier étage). Avec le n° 2, elle voit à choisir des étoffes et de menus objets de toilette, de couleurs différentes.

Jusqu'ici elle ne peut lire des caractères ordinaires avec ces mêmes verres.

Deuxième procédé. Il est connu sous le nom de *procédé de Wenzel.*— Avant de l'appliquer, il faut être certain d'avoir affaire, non à une fausse membrane pupillaire, mais à une opacité de la lentille, compliquée d'adhérences à l'iris.

Le malade est couché comme dans le premier procédé. Le chirurgien, armé d'un couteau à cataracte, traverse la cornée et l'iris de dehors en dedans et pratique à la fois sur ces deux membranes un lambeau semblable à celui que l'on fait dans l'extraction inférieure ordinaire, sauf qu'il doit le tenir plus petit.

Ce premier temps exécuté, c'est-à-dire l'iris et la cornée étant divisés sur un point parallèle, près de leurs attaches, une pince est introduite dans la chambre antérieure, ou une branche dans celle-ci, l'autre dans la postérieure, et l'iris, convenablement saisi, est entraîné au dehors et excisé.

Le cristallin est ensuite extrait de la même manière que dans le premier procédé, c'est-à-dire tout d'une pièce après la simple ouverture de la capsule, ou s'il y a des difficultés, avec le crochet ou la curette.

On peut modifier le premier temps de ce deuxième procédé en se servant du couteau lancéolaire, si l'on juge que l'humeur vitrée pourrait être ramollie. On enfonce cet instrument très près de la sclérotique dans la cornée et l'iris simultanément, puis on agrandit un peu la plaie en dedans et en dehors en le retirant.

B.—Opération de la cataracte et de la pupille artificielle à deux époques distantes.

Lorsque l'œil est dans de mauvaises conditions par suite des inflammations qu'il a subies, ce qui arrive si souvent dans les cas de cataractes adhérentes, il est prudent, surtout si la lumière modérée est mal supportée et que le globe s'injecte facilement, de ne pas pratiquer l'excision de l'iris et la destruction de la cataracte dans la même séance. On se borne alors à la première de ces opérations, et l'on attend un moment favorable pour extraire la lentille.

En agissant de cette manière, la vulnération est beaucoup moindre, et tel œil qui ne supporterait pas la manœuvre de la double opération simultanée est guéri quand on distance les deux opérations. D'ailleurs, après que l'iris a subi une excision partielle, on remarque que les inflammations s'éloignent et finissent par s'éteindre, que la lumière est mieux supportée, que l'œil ne rougit plus sous l'influence de la moindre cause d'excitation, et cet état, qui assure un heureux résultat pour l'avenir, compense bien l'inconvénient des deux opérations à distance.

Bien des fois, en pareille occurrence, j'ai tenu cette conduite et j'ai obtenu des résultats très satisfaisants.

Voici un cas dans lequel la pupille artificielle ayant été faite, l'extraction a été pratiquée un an plus tard :

M. X..., âgé d'environ cinquante ans, d'une constitution très faible, m'est adressé par le docteur Follet, d'Amiens, en 1855.

L'œil présentait de très graves altérations. La pupille était complétement adhérente, et derrière elle on apercevait facilement une cataracte incomplète.

La mauvaise santé de cet homme et cette circonstance que la cataracte permettait encore de reconnaître un grand nombre d'objets, me conduisit à pratiquer seulement la pupille artificielle, me réservant plus tard, s'il y avait lieu, d'extraire le cristallin. Le déchirement de l'iris, à la partie inférieure, n'offrit aucune difficulté. La pupille qui en résulta était large et aurait suffi à la vision, si les opacités du cristallin eussent été moins nombreuses.

Cet homme retourna à Amiens dans une situation peu satisfaisante, et je lui fis promettre de venir me revoir après quelques mois ; mais je ne le revis à Paris qu'un an après la première opération.

Cette fois, je ponctionnai la cornée à la partie inférieure, divisai le cristallin avec la curette, d'arrière en avant, comme je l'ai dit plus haut à propos de madame de Folgosa, et pus l'extraire facilement.

Le malade s'en retourna quelques jours après parfaitement guéri.

Cataractes incomplétement adhérentes.

L'extraction de ces cataractes exige certaines précautions qui toutes doivent être en rapport avec le nombre et la solidité des adhérences qui unissent la capsule du cristallin à la pupille. De là, la nécessité de faire quelques suppositions pour appliquer le procédé convenable.

Dans toute cataracte adhérente, une précaution est indispensable, c'est celle de dilater la pupille avec soin, afin d'examiner en quoi consistent les difficultés que l'on pourrait rencontrer à la sortie du cristallin après avoir ouvert la cornée et divisé la capsule.

Supposons une seule adhérence qui donne à la pupille la forme d'un cœur de carte à jouer. Dans ce cas, comme la pupille est extensible sur tous les autres points, on pourra tout d'abord, dans la prévision d'une difficulté plus que probable, procéder, soit avant, soit après l'incision de la cornée, à la destruction de l'obstacle qui s'oppose au libre jeu de la pupille.

Si l'on veut d'abord détruire l'adhérence, il suffira d'introduire une aiguille tranchante par la sclérotique ou par la cornée, puis de diviser ou de rompre par une pression convenable la synéchie, en faisant attention de ne pas déchatonner le cristallin, dans la crainte de l'abaisser ; on procédera à l'extraction comme à l'ordinaire.

La piqûre de la sclérotique n'offre aucun danger ; seulement le chirurgien doit redoubler d'attention quand il est sur le point d'achever la section kératique, parce qu'il ne doit pas oublier que la capsule étant ouverte, la moindre pression sur le globe serait susceptible de faire sortir brusquement la lentille et peut-être une partie du corps vitré. Le pansement se fait ici comme à l'ordinaire.

Le procédé le plus communément adopté dans ma pratique est le suivant : La cornée est incisée comme dans l'extraction ordinaire ; mais il faut alors choisir absolument entre la kératotomie inférieure et l'oblique, à cause des difficultés considérables que l'on rencontrerait dans la division de l'adhérence lorsque l'on serait forcé de soulever le lambeau, si l'on avait opéré par kératotomie supérieure. Le lambeau étant convenablement taillé, on introduit dans la chambre antérieure un kystitome recourbé (voy. p. 190), et l'on essaie de déchirer l'adhérence, en appliquant la courbure de l'instrument sur un point aussi éloigné que possible de l'iris. Cela fait, on n'a plus qu'à extraire la lentille comme dans les cas ordinaires.

Une précaution, que je crois indispensable dans ces cas, c'est de laisser un petit pont à la cornée, comme je le fais dans l'extraction régulière. On n'a pas à redouter la sortie brusque de la lentille, et l'on a d'ailleurs un point d'appui plus solide pour diviser l'adhérence.

Supposons maintenant des adhérences plus nombreuses, mais laissant encore cependant la pupille se dilater assez largement sur trois ou quatre points différents. Le procédé à choisir sera, dans ce cas, exactement le même, sauf qu'il faudra tantôt pénétrer par le côté externe du petit pont, tantôt par le côté interne, pour attaquer une à une, avec plus de prise, les diverses adhérences, et en avoir plus complétement raison. Dans les cas où, par une erreur de diagnostic, ou parce qu'il y aurait impossibilité à débarrasser la pupille des exsudations qu'elle présente, on ferait de vains efforts pour faire traverser cette ouverture au cristallin, on ne devrait pas hésiter à inciser l'iris perpendiculairement au lambeau, ou ce qui est encore de beaucoup préférable, à l'exciser comme s'il ne s'agissait que de faire une pupille artificielle par excision ordinaire. Le cristallin s'échapperait ensuite avec une extrême facilité.

Avant de choisir l'un de ces procédés d'extraction, on doit, après avoir dilaté la pupille, examiner l'œil à la lumière artificielle et à l'aide d'une lentille (éclairage oblique de l'œil). Par ce moyen, on constate aisément la présence de bandelettes exsudatives annulaires qui fixent solidement l'iris à la capsule, et s'opposent absolument, à moins d'une excision pratiquée largement, à la sortie de la lentille sans cette précaution. Dès lors qu'on a constaté la présence de ces bandelettes, on se retrouve dans les conditions des cataractes complétement adhérentes que nous avons étudiées plus haut.

2. Abaissement simple.

Cette opération n'offre aucune difficulté lorsque les adhérences sont peu nombreuses. La première chose à faire dans ce cas, est de plonger l'aiguille dans l'œil de préférence par la sclérotique et avant d'avoir exercé aucune pression sur la lentille, pour trouver un point d'appui indispensable ; puis de diriger le tranchant de l'instrument sur l'adhérence pour la diviser. Cela fait, on procède à l'abaissement comme à l'ordinaire.

Mais si les points adhérents sont nombreux et distribués à la partie supérieure et à la partie inférieure de la pupille, une précaution d'un très haut intérêt doit d'abord être prise. Il faut immédiatement attaquer les adhérences supérieures en commençant par celles placées dans la ligne verticale, ou par celles qui s'en rapprochent le plus. L'iris, maintenu par les adhérences encore intactes , offre un point d'appui solide pour rompre aisément les premières adhérences attaquées, et l'on rencontre toujours une certaine difficulté pour détruire celles que l'on attaque les dernières. Or, en supposant que l'on ait conduit l'opération en sens inverse, les bandelettes supérieures ne pouvant plus être divisées, le cristallin demeure suspendu dans la pupille, tandis qu'au contraire, en agissant comme il vient d'être recommandé, le cristallin s'abaisse derrière l'iris. L'inconvénient est moins grand dès qu'il reste adhérent à sa marge inférieure, parce que de cette manière la pupille demeure découverte. Cette précaution s'applique à toutes les cataractes adhérentes, et particulièrement aux cataractes secondaires.

L'abaissement peut être pratiqué ainsi dans un grand nombre de cataractes adhérentes, et même dans quelques-unes de celles que l'éclairage oblique indique comme compliquées de bandelettes annulaires. Dans ce cas, on cherche à pénétrer dans la pupille toujours rétrécie, à travers l'un des angles que l'atropine maintient encore dilatés, et quelque petit qu'il soit; puis, par des pressions ménagées, on détache l'iris de la capsule, toujours en commençant par la partie supérieure, et l'on arrive enfin à débarrasser complétement la pupille, et à abaisser la lentille. Mais c'est là une détestable opération, dans laquelle on a à craindre :

1° De se trouver dans l'impossibilité de se rendre maître des adhérences ;

2° D'avoir à redouter des accidents considérables après l'abaissement, par suite du retour de l'iritis qui avait d'abord fermé la pupille.

En effet, dans le premier cas, la pression que l'on exerce sur le cristallin pour le détacher est insuffisante, et si l'on regarde l'iris dans le point opposé à cette pression, on ne tarde pas à constater que ses fibres convergentes sont énergiquement tendues, et que, pour peu que l'on insiste, il sera détaché du corps ciliaire ; enfin, qu'au lieu de débarrasser la pupille, on provoquera un décollement traumatique sous l'influence duquel l'œil court les dangers les plus sérieux.

Dans le second cas, le cristallin plongé dans un œil préalablement atteint d'une inflammation violente, la réveille à l'état aigu, et l'on peut s'estimer heureux si les choses ne vont pas jusqu'à produire le phlegmon, ce que j'ai vu plusieurs fois dans le commencement de ma pratique. Assurément, dans ce cas et dans tous ceux où l'on constate que les adhérences sont nombreuses, il faut se bien garder de l'abaissement, et considérant la cataracte comme complétement adhérente, agir ainsi que nous l'avons indiqué dans ces sortes de cas. C'est donc à l'extraction qu'il faut avoir recours, en même temps qu'à la pupille artificielle pratiquée, soit dans la même séance, soit à distance, suivant que l'on reconnaît que l'œil est ou non très susceptible à l'influence de la lumière.

3. Discision de la capsule.

Cette opération peut être pratiquée par la sclérotique ou par la cornée; il est préférable de traverser la membrane transparente.

Elle peut être *simple*, c'est-à-dire bornée à la lacération de la capsule ; ou *compliquée* d'une excision de l'iris, c'est-à-dire de l'opération de la pupille artificielle, pratiquée séance tenante ou à des époques distantes.

A. — Discision simple.

L'œil étant convenablement maintenu, la pupille ayant été préalablement soumise à l'action de l'atropine, on pratique l'opération exactement comme nous l'avons indiqué plus haut dans les cas où la pupille est parfaitement libre, c'est-à-dire que l'on fait pénétrer une aiguille par le côté externe de la cornée jusqu'au centre de la capsule, et que l'on ouvre celle-ci dans l'étendue d'un millimètre environ, en ayant soin d'interposer, s'il se peut, dans la plaie une toute petite partie du cristallin, afin qu'il n'y ait pas de réunion immédiate. L'aiguille est aussitôt entraînée hors de l'œil ; celui-ci est fermé et soumis à l'application de compresses d'eau froide.

En cas d'accidents inflammatoires on agit comme à l'ordinaire. Si les choses semblent tourner mal et que l'œil menace d'être compromis, on n'hésite pas à ponctionner la cornée, à extraire le cristallin avec un lambeau d'iris au besoin, comme nous l'indiquerons plus loin à propos de l'iridochoroïdite des opérés de cataracte.

Au contraire, si les choses marchent convenablement, que la plaie se referme, après quelque temps on peut recommencer la discision en procédant exactement de la même manière.

B. — Discision et pupille artificielle à deux époques distantes.

Lorsque le cristallin s'est résorbé par suite de la discision simple, il arrive assez souvent que la pupille est trop étroite pour que la vision s'accomplisse régulièrement, on a recours alors, à une distance convenable, à l'excision régulière de l'iris, comme dans la pupille artificielle ordinaire par déchirement (voy. tome II, p. 545, 548).

Ces discisions simples et ces discisions avec pupille artificielle à distance, sont généralement d'assez mauvaises opérations. Il est de beaucoup préférable, sous tous les rapports, c'est-à-dire pour rendre plus vite la lumière au malade, et pour lui épargner une série d'opérations dont le nombre demeure inconnu, de commencer par établir d'abord une pupille artificielle, en ménageant la cataracte, plus tard d'extraire celle-ci, ou, ce qui est encore préférable, de pratiquer ces deux opérations simultanément, comme nous l'avons dit plus haut à propos des cataractes secondaires adhérentes.

IV. — OPÉRATION DES CATARACTES SECONDAIRES ADHÉRENTES ET LIBRES.

Lorsque la cataracte a été opérée par abaissement, ou que le cristallin, à la suite d'un coup ou d'une blessure, s'est trouvé dans des conditions de résorption, il se forme assez souvent dans la pupille une opacité, qui est constituée soit par des exsudations sur la capsule, soit par cette membrane et le cristallin plus ou moins morcelé, soit enfin par le cristallin tout seul. Après l'extraction, la pupille se trouve aussi parfois oblitérée, en entier ou en partie, par les feuillets capsulaires qui servent de point d'appui à des débris de cristallin, ou par des produits plastiques de nouvelle formation, que nous avons déjà décrits sous le nom de fausses cataractes, et dont nous ne devons pas nous occuper ici. De là trois sortes seulement de cataractes secondaires.

1° Cataracte secondaire capsulaire, antérieure ou postérieure (capsule transparente contenant des couches épithéliales opaques);

2° Cataracte secondaire capsulo-lenticulaire (capsule dans les mêmes conditions ou doublée d'exsudats et renfermant de notables parties de la lentille);

3° Cataracte secondaire lenticulaire.

Au point de vue chirurgical, ces cataractes doivent encore être divisées suivant qu'elles sont *adhérentes* ou *libres*, c'est-à-dire avec ou sans connexion exsudative les rattachant à l'iris.

La *cataracte capsulaire antérieure* qui suit l'opération ne ressemble pas à la cataracte capsulaire qui se développe spontanément. Dans cette dernière, le cristallin existant, la pupille est complétement obstruée, tandis qu'il est rare que çà et là on n'aperçoive pas sur les cataractes capsulaires secondaires quelque perte de substance, quelque ouverture à travers laquelle on voit le fond de l'œil. L'opacité secondaire qui prend presque toujours un point d'appui sur la circonférence de la pupille, dont elle ne cache le plus ordinairement qu'une partie, se reconnaît aisément à son petit volume, à sa forme aplatie, à des déchirures pratiquées sur le tissu qui constitue la tache; elle est ordinairement blanche, couleur de craie, et présente sous ce rapport les mêmes caractères que ceux que nous avons décrits plus haut à l'article de la *Cataracte capsulaire* (voy. page 109 et suiv.) : il serait donc inutile d'y revenir. Elle est complète ou partielle, et, selon le cas, la vision est abolie ou seulement diminuée.

Elle est formée rarement, d'une manière absolue, par le feuillet antérieur de la cristalloïde, mais presque toujours par les deux hémisphères réunis de cette membrane : aussi serait-il mieux, dans les cas où ce dernier fait peut être constaté, de la désigner sous le nom de cataracte capsulaire *antéro-postérieure*. La cataracte *aride siliqueuse*, formée le plus souvent par les deux feuillets de la capsule, pourrait alors prendre ce nom, qui, certes, serait moins en dehors de la nomenclature ordinaire que celui qu'elle porte.

Presque toujours, dans la cataracte capsulaire secondaire, la pupille est déformée, et présente des angles plus ou moins nombreux aux endroits où l'iris est uni à la capsule par de fausses membranes. On la voit souvent, cependant, absolument libre d'adhérences avec la pupille et placée comme la cataracte lenticulaire, derrière cette ouverture qu'elle masque entièrement. Dans quelques cas rares, j'ai vu cette ouverture demeurer libre et régulière; mais alors la cataracte, roulée sur elle-même, flottait dans la chambre postérieure, et se déplaçant à chaque instant sous l'influence des mouvements de l'œil, pouvait passer d'une chambre dans l'autre, ou se tenir par moitié dans ces deux cavités.

La cataracte capsulaire antérieure secondaire se développe le plus ordinairement après l'abaissement ; on la voit pourtant aussi à la suite de l'extraction. Elle est moins fréquente lorsqu'on choisit cette dernière méthode, parce que la capsule est largement ouverte par le cristallin au moment où il traverse la pupille, et aussi parce que l'inflammation des membranes internes survient moins souvent après l'extraction.

La *cataracte capsulaire postérieure secondaire* est loin d'être rare, si l'on entend désigner par là l'opacité des couches épithéliales adhérentes à la capsule ; aussi est-il facile d'en constater l'existence. Cependant quelques auteurs déjà anciens affirment ne l'avoir jamais vue. Mais Pellier dans sa 76e, dans sa 79e et dans sa 93e observation, rapporte des faits qui ne laissent aucun doute à ce sujet. L'observation 93e est surtout très précise (1). Cette cataracte n'offre pas toujours une consistance fort grande,

(1) Pellier, *Recueil de Mémoires*, p. 274, 280 et 314.

ou une opacité très prononcée. On voit alors derrière la pupille une petite tache, d'un gris tirant un peu sur le blanc sale, et plus fréquemment une espèce de réseau très fin, une toile d'araignée, comme l'a dit Lefébure, se balançant au loin dans la chambre postérieure. Quelquefois l'opacité n'est constituée que par quelques filaments attachés à la partie supérieure de l'œil, et excessivement ténus, au bout desquels on voit pendre une petite plaque un peu plus épaisse et très mobile, qui gêne singulièrement la vision. Ces filaments sont très élastiques, constitués par une matière exsudative enveloppant quelques débris du cristallin, et nous verrons plus loin qu'il est indispensable de connaître cette particularité, lorsqu'il s'agit de les enlever du champ de la vision. Quelques-uns sont placés dans l'humeur vitrée, ce que l'on reconnaît facilement à l'œil nu, mieux encore avec l'ophthalmoscope.

La *cataracte secondaire capsulo-lenticulaire* est très commune après l'abaissement. Les déchirures que l'aiguille a pratiquées sur la cristalloïde ont ouvert cette membrane dans plusieurs endroits, et mis le cristallin en rapport direct avec l'humeur aqueuse. Là, il a subi des phénomènes d'imbibition qui ont contribué, par l'augmentation de son volume, à le faire remonter dans la pupille. Nul doute que si la capsule restait ouverte, le cristallin disparaîtrait à la longue ; mais comme il se développe souvent de l'inflammation et une sécrétion plastique assez abondante, les ouvertures capsulaires se referment, et la résorption du cristallin est arrêtée. Cette variété de cataracte présente en général le même aspect que la capsulo-lenticulaire ordinaire ; elle en diffère cependant parfois en ce que la lentille est déplacée (*cataracte luxée*), et qu'on voit dans la pupille, libre en partie, une portion de la circonférence du cristallin. De même que la capsulaire, la cataracte capsulo-lenticulaire qui suit l'opération est souvent adhérente à l'iris, et la pupille déformée ne peut être dilatée qu'incomplétement par la belladone.

Lorsque, dans la cataracte qui nous occupe, il reste en avant ou en arrière de la capsule une ouverture assez large pour que le cristallin se trouve en rapport direct avec l'humeur aqueuse, il se résorbe en très grande partie ou tout à fait, et les deux feuillets de la cristalloïde se rapprochent l'un de l'autre, de manière à se trouver en contact immédiat si la lentille disparaît complétement. C'est là alors cette variété de cataracte que nous avons rangée parmi les cataractes capsulaires, en la décrivant sous le nom d'*aride siliqueuse*, qu'elle porte depuis Schmidt (voy. page 115). C'est celle qui fournit la meilleure preuve à l'appui de l'existence de la cataracte capsulaire postérieure. Si l'on dissèque la cataracte aride siliqueuse, on trouve entre les deux feuillets capsulaires quelques débris des couches intra-capsulaires de la lentille, mêlés rarement à des exsudations plastiques ; et le feuillet antérieur est beaucoup plus épais, plus opaque que le postérieur, qui présente le plus souvent un très grand nombre de petites ouvertures. Cette différence dans l'aspect des deux hémisphères de la capsule s'accorde, au reste, avec celle que les anatomistes ont signalée à l'état normal (1).

La *cataracte lenticulaire secondaire* est une exception ; elle survient dans les cas où, la capsule étant opaque, on aurait abaissé ou déchiré cette membrane, sans déplacer le cristallin demeuré jusque-là transparent, mais qui, soumis dès lors à l'action de l'humeur aqueuse, ne tarde pas à se troubler, circonstance qui produit la cataracte dont il est question. La cataracte lenticulaire secondaire disparaît presque toujours complétement par voie de résorption. Quelquefois cependant elle demeure dans la pupille, et il devient nécessaire de l'en éloigner par une opération : cela arrive plus particulièrement lorsque le cristallin a acquis une très grande densité, ou que de fausses membranes se sont développées à sa surface.

Lorsqu'il arrive, après l'abaissement, que le cristallin dépouillé de sa capsule remonte dans la pupille, cet accident constitue une variété très commune de la cataracte qui nous occupe.

Étiologie. — Les cataractes secondaires sont un des résultats de l'opération ou de blessures de l'appareil cristallinien. C'est après le broiement et l'abaissement qu'elles sont le plus fréquentes, surtout quand ces opérations ont été suivies d'une inflammation des membranes internes. La cataracte capsulaire secondaire, en général, s'observe lorsque, après une cataracte lenticulaire dans laquelle la capsule avait conservé toute sa transparence, cette membrane par le fait même de l'opération a servi en quelque sorte de point d'appui aux couches épithéliales de la lentille qui sont devenues opaques. C'est surtout quand la capsule a été mal divisée que ses débris s'attachent les uns aux autres, et prennent

(1) Giraldès, *Recherches sur l'organisation de l'œil*, thèse in-4. 1836.

une très grande densité. S'il arrive, comme après le broiement ou l'abaissement, qu'une très grande partie du cristallin soit restée enfermée dans la cristalloïde, on observe d'abord une cataracte capsulo-lenticulaire. et plus tard, si les débris de la lentille se résorbent, une cataracte capsulaire aride siliqueuse, qui contient quelquefois un petit noyau cristallinien desséché. Si la capsule a été largement divisée en même temps que la cataracte, comme cela a lieu dans un broiement bien fait, l'opacité persiste longtemps encore dans la pupille, mais elle disparaît peu à peu sous l'influence de la résorption, ce qu'on observe aussi assez souvent lorsque, la capsule étant enlevée, les rayons lumineux sont interceptés par un cristallin opaque peu consistant.

Pronostic. — Ce que nous venons de dire de l'étiologie des cataractes secondaires suffirait presque pour en établir le pronostic, qui est en général très favorable. Il y a cependant quelques particularités sur lesquelles il sera utile d'insister un moment. Toutes choses égales d'ailleurs, les cataractes capsulaires secondaires, étant plus difficilement déplacées du champ de la vision, exigeront de la part du chirurgien beaucoup plus d'adresse que les cataractes lenticulaires et un choix très attentif du procédé qui leur est applicable individuellement, mais l'opération ne sera que très rarement suivie d'inflammation.

Il arrivera quelquefois, si l'on n'a pas su reconnaître exactement, par les signes anatomiques, le degré de résistance qu'offrent les adhérences de la capsule avec l'iris, que la cataracte ne pourra être en aucune façon déplacée, et qu'on aura fait à l'œil une blessure inutile. Cette remarque s'applique surtout aux cataractes capsulaires antérieures. Quant aux postérieures, qui le plus souvent n'adhèrent pas à l'iris, mais, semblables à du tulle très fin ou à une toile d'araignée, offrent une extrême élasticité, elles ne pourront pas dans beaucoup de cas être abaissées, parce qu'elles se laisseront entraîner dans tous les sens pour revenir tout aussitôt masquer la pupille. Il en est autrement des lenticulaires, qu'on éloigne aisément à cause de leur densité. Nous reviendrons sur ce point en nous occupant du traitement.

Traitement. — Il consiste dans l'emploi de moyens *médicaux et chirurgicaux préventifs* et de moyens *chirurgicaux curatifs.*

1° MOYENS MÉDICAUX PRÉVENTIFS.

Pendant tout le temps que durera l'inflammation produite par l'opération, on ne songera pas à faire disparaître l'opacité secondaire par des moyens chirurgicaux, mais on se bornera à l'emploi de tel traitement médical qui semblera le plus convenable; on aura soin, surtout, de tenir la pupille ouverte par l'atropine pendant tout le temps que durera l'inflammation traumatique. Les frictions iodurées au pourtour de l'orbite, celles d'onguent napolitain, employées dans le but de combattre l'organisation des exsudats plastiques, sont de beaucoup moins efficaces que la dilatation de la pupille aidée d'un traitement antiphlogistique mesuré sur l'intensité du mal. Il arrivera, sous l'influence de la résorption, que de larges débris cristalliniens restés dans la pupille disparaîtront peu à peu, après une sage expectation, et que la vision, d'abord abolie, reprendra une étendue de plus en plus grande. Mais lorsque la cataracte tarde trop à se résorber, ce que l'on ne peut constater qu'après plusieurs mois, surtout dans les broiements, ou qu'on reconnaît qu'elle s'est organisée, on l'éloigne par une opération. Là, comme dans la cataracte lenticulaire ordinaire, l'extraction par la cornée est la règle, l'opération par l'abaissement à l'aiguille, l'exception.

2° MOYENS CHIRURGICAUX PRÉVENTIFS.

(1.) Lorsque le cristallin semble vouloir se réunir au centre de la pupille après l'opération du broiement de la cataracte, j'emploie un moyen fort simple et qui me permet à la fois de détruire de nouveau la lentille en la morcelant, et en même temps de remplacer l'humeur aqueuse, sursaturée de molécules cristalliniennes, par une humeur aqueuse de nouvelle formation qui devra agir nécessairement avec plus d'énergie en faveur de la résorption (1).

(1) J'ai observé que la paracentèse de la cornée fréquemment répétée a une action puissante sur la résorption de la cataracte molle. Si on la pratique à la partie supérieure de la cornée dans certains cas d'hypopyons rebelles à tous les traitements, le pus se résorbe avec une remarquable rapidité. (Voy. *Paracentèse*, vol. II, p. 37.)

Le procédé est très simple :

Je maintiens l'œil à opérer entre l'index et le pouce de ma main gauche, quel que soit le côté cataracté, comme dans la figure 3, vol. II, p. 29 ; puis je saisis mon aiguille à paracentèse et je la fais pénétrer dans la chambre antérieure à la partie supérieure interne. Je retire rapidement l'instrument en desserrant un peu, ou je lâche tout à fait les paupières afin que par la disparition de la pression, l'humeur aqueuse, nécessaire pour tenir la cornée séparée de l'iris jusqu'au second temps de l'opération, demeure dans la chambre antérieure.

Cela fait, je prends un stylet fin (voy. vol. II, fig. 4, p. 30), je le glisse rapidement dans la plaie et de là dans la chambre postérieure ; puis, par des mouvements convenables, je divise la cataracte dans tous les sens et je retire l'instrument. L'humeur aqueuse s'est échappée pendant les mouvements, et l'iris est venu s'appliquer contre la cornée. Je recommande au malade de tenir son œil fermé sous un bandeau pendant vingt-quatre heures; rarement j'ai besoin de recourir à un traitement antiphlogistique.

A partir de ce moment, la résorption du cristallin marche de nouveau et il n'y a pas de cataracte secondaire.

Voici deux observations dans lesquelles ce procédé a été appliqué avec succès :

Déchirure au moyen d'un stylet recourbé, et de la paracentèse d'une cataracte secondaire commençante. — Guérison.

Première observation. — Nicolas Salme, âgé de cinquante et un ans, de Noyères (Yonne), se présente à la clinique le 28 mai 1851.

Cet homme est affecté de cataracte sur les deux yeux ; celle du côté gauche est complète, celle du côté droit incomplète. — Sa constitution est bonne, pas de douleurs de tête.

30 mai. — L'opération sur l'œil gauche est pratiquée à l'aiguille, elle ne présente rien d'anormal dans aucun temps. — Le cristallin est complétement abaissé, la pupille est libre dans toute son étendue.

2 juin. — Depuis l'opération le malade souffre de la tête, l'œil est rouge. — Saignée hier.

3 juin. — Même état ; — deux ventouses, — une bouteille d'eau de Sedlitz.

8 juin. — L'inflammation qui menaçait d'envahir l'œil a cédé sous l'influence du traitement antiphlogistique employé, mais on remarque aujourd'hui la formation d'une cataracte secondaire, qui masque presque en totalité le champ de la pupille. Cette complication indique une nouvelle opération qui est faite de la manière suivante : Sur la partie médiane et externe de la cornée gauche est introduite l'aiguille à paracentèse, l'humeur aqueuse s'écoule lentement, et l'aiguille est retirée. Immédiatement après on engage, par la plaie de la cornée, un petit stylet d'argent qui sert au cathétérisme des points lacrymaux. Ce stylet, préalablement recourbé afin de faciliter les manœuvres nécessaires, pénètre dans la chambre antérieure, passe ensuite dans la circonférence de la pupille, et déchire, par de petits mouvements que le chirurgien exécute, les débris de capsule et de cristallin de la cataracte secondaire. Une portion de ces débris pénètre dans la chambre antérieure où ils sont mobiles et très appréciables ; l'un d'eux est à cheval sur la pupille.

9 juin. — Le malade ressent des élancements dans l'œil. — Pas de fièvre. — Une bouteille d'eau de Sedlitz.

13 juin. — Quelques débris ont diminué de volume, la résorption s'effectue, la vue n'est pas bien améliorée. — Il quitte l'infirmerie.

Du 15 au 20 juin, la résorption devient plus sensible, la chambre antérieure se nettoie.

23 juin. — L'œil est rouge, le malade accuse de la céphalalgie, les débris sont plus petits et plus transparents. — Photophobie légère. — Ventouses.

25 juin. — L'inflammation est notablement modifiée, le malade commence à distinguer les objets.

25 au 30 juin. — La vue reparaît, le malade compte les doigts, reconnaît les personnes et y voit assez pour se conduire. La conjonctive est encore légèrement injectée, la cornée d'un poli parfait; la chambre antérieure est entièrement débarrassée des débris qui s'y trouvaient, elle paraît un peu plus grande que celle du côté opposé ; la pupille, dont la circonférence est aussi plus grande, est déformée, ses irrégularités ne sont pas trop marquées. A son côté interne et inférieur, on remarque, en regardant l'œil par en haut, une petite fausse membrane, qui ne dépasse pas d'un millimètre le niveau de la circonférence pupillaire.

Plus tard la vue est devenue très bonne.

Deuxième observation. — Madame Feuillet, âgée de trente-quatre ans, lingère, rue de la Petite-Friperie, n° 20, vient consulter au mois d'avril 1851. Elle se plaint d'un affaiblissement progressif de l'œil droit. Cet œil a été opéré de cataracte en 1832 par Dupuytren, qui employa la méthode par abaissement. A cette époque, l'œil gauche était aussi frappé de cataracte incomplète. Toutes les deux dataient de huit ans.

La malade a joui du bénéfice de l'opération jusque vers les derniers mois de l'année 1850; mais depuis, la cataracte gauche s'étant formée complétement, et l'œil droit étant devenu presque entièrement anesthésique, la vue est aujourd'hui abolie.

La pupille de l'œil opéré est immobile et très irrégulière. Elle a la forme d'un ovale placé obliquement, et occupant presque toute la hauteur de l'iris. Elle n'est séparée de la circonférence de cette membrane que d'un millimètre à peu près.

A l'œil gauche, on observe une cataracte complète avec mobilité pupillaire et strabisme convergent.

Le 8 avril, la cataracte gauche est abaissée. Pendant les premiers jours de l'opération, aucun symptôme inflammatoire intense ne survient, des douleurs de tête assez vives se manifestent. — Ventouses.

14 avril. — Formation d'une cataracte secondaire.

17 avril. — Inflammation des membranes internes, chémosis. — Ventouses nombreuses. — Calomel.

18 avril. — Scarification du chémosis. — Calomel.

21 avril. — Amélioration de l'œil. Salivation.

28 avril. — Trouble de l'humeur aqueuse, fausses membranes dans la pupille. Vue nulle. Paracentèse et déchirure des fausses membranes au moyen d'un stylet recourbé, comme cela a été décrit dans l'observation précédente.

29 avril. — Pas d'inflammation, la malade compte les doigts.

30 avril. — Le trouble de l'humeur aqueuse reparaît, les deux tiers supérieurs de la pupille sont libres.

Mois de mai. — Pendant le mois de mai l'humeur aqueuse a repris sa transparence, les débris de la cataracte secondaire sont résorbés, la vue est devenue plus nette, plus forte, au point que la malade commence à faire son ménage sans porter de lunettes.

Mois de juin. — Cet état s'est amélioré d'une manière très avantageuse. Aujourd'hui, 30 juin, la chambre antérieure, la pupille, sont dégagées de toute fausse membrane. La circonférence de cette dernière est très régulière, mobile ; la vue est bonne, et la malade se livre à toutes ses occupations sans la moindre gêne ; elle ne peut cependant lire ni coudre sans le secours de lunettes.

L'application du stylet, dans ces deux cas, a prévenu la formation d'une cataracte secondaire.

(2.) Après les opérations de cataracte à l'aiguille, on voit trop souvent se développer des accidents inflammatoires accompagnés de névralgies terribles, et l'on constate qu'il y a, en même temps qu'une iritis plus ou moins violente, une exsudation plastique considérable dans la pupille. Cette exsudation enveloppe ou non des débris de cristallin, peu importe. Le point essentiel à constater, c'est que si l'on ne porte pas chirurgicalement secours à l'organe, il est à peu près perdu et le malade souffrira encore bien longtemps.

Pourquoi ces névralgies résistent-elles aux saignées, aux sangsues, aux narcotiques, aux mercuriaux, aux antipériodiques? Je crois l'avoir trouvé, et, pour sûr, j'ai, partant de cette idée, soulagé, sauvé quelquefois mes malades. Déjà, vers 1846, je mettais ce procédé en pratique (1).

L'exsudation prend un point d'appui sur la marge pupillaire tout entière ; en se contractant comme à l'ordinaire, le tissu fibroplastique entraîne l'iris enflammé vers le centre de la pupille, tiraille ainsi indéfiniment les nerfs iridiens et trouble mécaniquement la circulation de l'organe tout entier. Rompre ce tissu fibro-plastique avec une aiguille à cataracte, alors qu'il n'est pas encore organisé, c'est faire disparaître à la fois l'inflammation, les douleurs et la cataracte pseudo-membraneuse secondaire qui se formait. Il ne faut pas craindre ici l'inflammation actuelle de l'œil, car elle n'est que l'effet d'une sorte de corps étranger qu'elle a primitivement produit et qui s'organise actuellement dans la pupille.

(3.) Mais le déchirement à l'aiguille de ces exsudations n'est plus suffisant quand la pupille est en même temps obstruée par les débris d'une cataracte molle qu'on aurait broyée. Il faut

(1) Desmarres, *Mémoire* couronné par l'Institut de Valence, *loc. cit.* (1er décembre 1851.)

extraire de ces derniers tout ce que l'on peut par le moyen suivant, quand il y a des douleurs qu'on ne peut abattre :

Le malade est couché ; le chirurgien, placé derrière sa tête, relève les paupières avec un élévateur et plonge un couteau lancéolaire de Beer, à toute lame, dans la chambre postérieure à travers la cornée et l'iris, en haut et en dehors à 2 ou 3 millimètres de la sclérotique. Une curette est introduite dans cette ouverture ; on extrait ainsi tout ce que l'on peut du cristallin, et l'on débarrasse à la fois la chambre antérieure d'un corps étranger, la pupille des matières qui l'obstruaient et le malade de ses douleurs. On a pour seul inconvénient, le plus souvent, une petite adhérence entre l'iris et la cornée ; mais cela est sans danger en cet endroit, si l'on considère que le lieu de la ponction a été choisi en prévision de cet accident et qu'il n'en peut rien résulter pour la vue. La pupille, en effet, est peu déformée et dirigée vers l'axe du corps comme à l'état physiologique. On est obligé souvent, plus tard, d'enlever quelque débris.

J'ai soulagé et guéri bien des opérés par ce procédé que je ne saurais trop recommander. De même que pour l'autre, il ne faut pas se laisser arrêter par l'excès de l'inflammation pour l'appliquer, et faire comme s'il s'agissait d'un corps étranger à extraire de la chambre postérieure, ce qui est en effet. (Voyez plus loin, *Irido-choroïdite*).

3° MOYENS CHIRURGICAUX CURATIFS.

Les distinctions que l'on établit généralement dans les cataractes secondaires n'ont pas toujours une importance extrême au point de vue de la pratique chirurgicale.

On doit se borner seulement à reconnaître : si la cataracte est *mince* ou *épaisse ;* si elle est constituée par la capsule doublée à sa face interne par les couches intra-capsulaires devenues opaques ou à sa surface externe par des exsudats ; si l'on peut penser qu'elle est friable ou au contraire résistante ; si elle est en même temps formée d'une grande partie du cristallin et de la capsule ou de produits plastiques épais ; si elle est ou non *adhérente* à l'iris et dans quelle proportion.

Le but de ces distinctions toutes pratiques est fort simple :

Dans les cas de cataractes secondaires peu épaisses et formées seulement par les couches intra-capsulaires adhérentes à la cristalloïde ou par de légères exsudations, on pourra facilement pratiquer l'extraction par une ponction de la cornée, ou si l'on s'est engagé dans un abaissement sans y réussir, par la petite piqûre de la sclérotique faite avec l'aiguille nécessaire à l'abaissement et en employant la serretèle, instrument dont nous parlerons plus loin.

Si la cataracte est friable, on devra attendre, ou si l'on se décide à l'opération, se borner à la diviser avec l'aiguille, toujours par la cornée, et au besoin, l'attaquer d'abord à son centre avec la serretèle pour la briser en en enlevant les parties les plus solides.

Au contraire, si elle est formée d'une assez grande partie du cristallin, un abaissement nouveau par la sclérotique devra être fait, bien qu'il soit préférable de ponctionner largement la cornée et d'enlever la lentille et ses accompagnements avec la curette ordinaire et au besoin avec la serretèle.

Si elle est adhérente à l'iris dans quelques points seulement, on aura recours aux moyens que nous avons indiqués plus haut (voy. p. 336, 337).

Mais si la cataracte est adhérente dans une étendue si considérable que les exsudats ne puissent être rompus sans danger, ce qui arrive très souvent quand la cataracte secondaire est ancienne, on fera la pupille artificielle en enlevant la cataracte secondaire ou en remettant cette opération, suivant les cas.

Extraction des cataractes capsulaires secondaires.

Les cataractes secondaires, de même que les cataractes lenticulaires, en général, *doivent être extraites autant que possible par la cornée* et non abaissées. — C'est là du moins le résultat auquel je suis arrivé après seize années de la pratique la plus étendue. Ce n'est donc que dans des cas exceptionnels qu'il faut les traiter avec l'aiguille ou chercher à les extraire par la sclérotique.

I. — Extraction par la cornée.

On la fait au moyen de pinces à dents ou du petit crochet à pupille artificielle. Après avoir dilaté la pupille par la belladone, aussi largement que le permettent les adhérences, on prend un couteau lancéolaire, et l'on ponctionne la cornée dans sa partie inférieure, dans sa partie externe ou à son côté interne, selon le lieu qu'occupe la fausse membrane dans la pupille, mais toujours dans un point tel que l'iris ne puisse pas s'engager dans la plaie. On introduit la pince ou le crochet dans la chambre antérieure; la capsule est saisie, entraînée au dehors, et excisée avec des ciseaux courbes sur le plat, quand les adhérences sont si résistantes que la simple traction ne puisse les séparer de l'iris.

Il est plus simple encore de ponctionner la cornée avec le couteau à cataracte, puis d'introduire une serretèle comme dans les deux figures suivantes. On saisit la cataracte avec cet instrument et on l'entraîne par la plaie faite à la cornée.

La figure 41 représente le premier temps de l'opération. (L'œil doit être fixé avec la pince, comme dans l'opération de la pupille artificielle.)

Fig. 41.

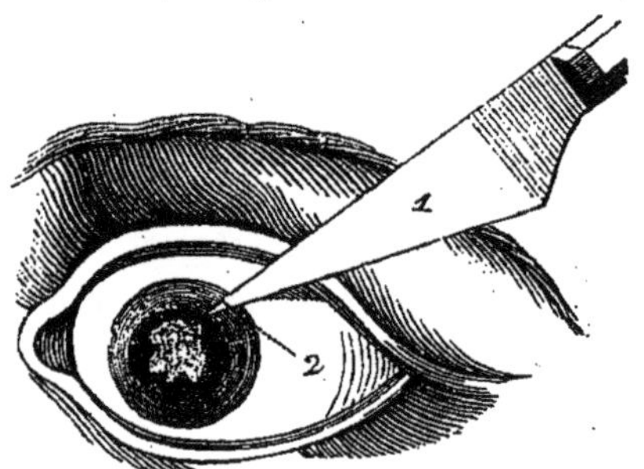

1, couteau à cataracte sortant de la chambre antérieure; — 2, ponction faite à la cornée.

On saisit ensuite la serretèle, et on l'introduit fermée dans la chambre antérieure jusque sur la cataracte. Il est nécessaire, dans ce temps de l'opération, de pousser la serretèle sans hésitation dans la pupille, autrement l'humeur aqueuse s'échappant, l'iris viendrait faire obstacle.

Fig. 42.

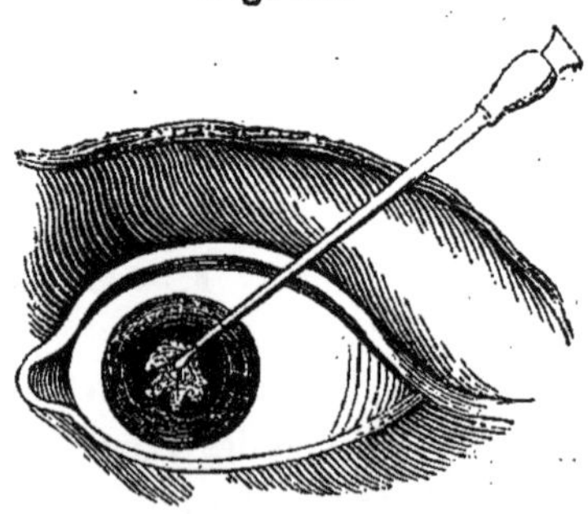

La serretèle, introduite dans la chambre antérieure, saisit et entraîne la cataracte secondaire.

Si l'on n'a pas de serretèle, on pratique la ponction comme dans la figure 41, seulement on la tient un peu plus grande, puis on saisit la cataracte avec une pince à pupille artificielle.

La figure 43 représente cette opération.

Fig. 43.

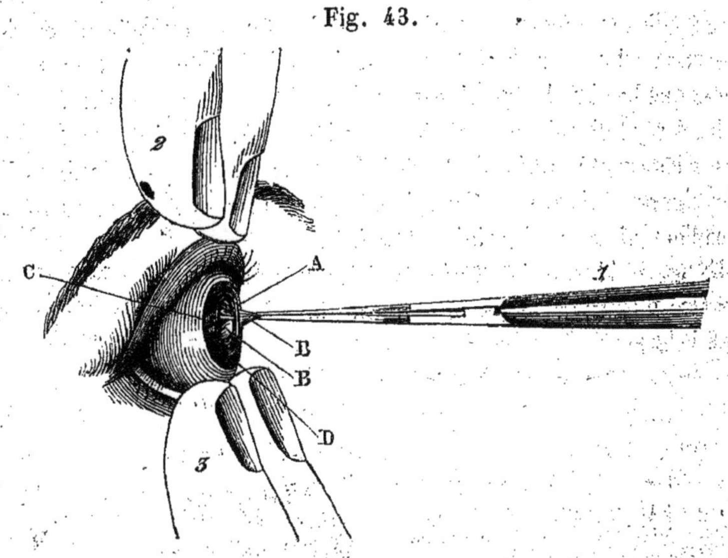

A, plaie faite à la cornée près de son bord interne, la partie externe de la pupille étant libre; — C, portion externe de la pupille, libre d'adhérences; — B, B, cataracte capsulaire secondaire déjà entraînée en partie au dehors; — D, iris; — 2, doigts de la main gauche de l'aide; — 3, doigts de sa main droite.

Si les adhérences du côté interne ne cèdent pas, le chirurgien excisera la fausse membrane au ras de la cornée, aussi près que possible des adhérences, et agrandira ainsi la pupille du côté externe où elle est libre.

Remarques. — Cette opération est faite en trois temps principaux : ponction de la cornée; introduction de la pince; extraction de la capsule opaque, et, si elle est trop adhérente, excision de cette membrane au ras de la plaie kératique.

Le *premier temps* ne présente pas de difficultés sérieuses; la plaie de la cornée est faite avec le couteau lancéolaire ordinaire, et doit avoir 3 à 4 millimètres d'étendue. On pratique cette ouverture, en général, dans un point de la cornée correspondant à l'endroit de l'iris où l'on suppose que les adhérences de la cataracte sont le plus fortes, afin, si l'on ne peut pas extraire l'opacité dans sa totalité, d'en exciser au moins la plus grande partie possible, et de rétablir ainsi une grande portion de la pupille. Pour pratiquer avec sûreté ce premier temps de l'opération et les suivants, il est bon de fixer l'œil en appliquant une pince sur la conjonctive bulbaire (comme cela est représenté dans la fig. 25, page 200). Le seul accident qu'il y ait à craindre dans la ponction, c'est la blessure de l'iris.

Le *deuxième temps* présente un peu plus de difficulté : aussitôt que l'incision est faite et qu'on retire le couteau lancéolaire, l'humeur aqueuse s'écoulant au dehors, l'iris et la cataracte viennent s'appliquer contre la face concave de la cornée, et le chirurgien a quelque peine, dans beaucoup de cas, à saisir la capsule sans toucher au diaphragme. Cependant, avec un peu d'adresse, on peut empêcher la chambre antérieure de se vider ; il faut, pour atteindre ce but, tenir la plaie bien fermée avec le couteau et retirer brusquement cet instrument aussitôt que la ponction est suffisante.

Il arrive quelquefois encore, si l'on n'a pas suffisamment reconnu l'épaisseur de la cataracte avant l'opération, qu'elle n'offre pas assez de résistance aux instruments, et se déchire sur place sans se laisser entraîner. Toutefois cet accident est assez rare et ne peut guère survenir que lorsqu'on opère trop peu de temps après que le cristallin a été détruit, en d'autres termes, alors que l'opacité capsulaire n'est pas encore assez bien organisée.

Le *troisième temps* n'est pas d'une exécution difficile lorsque la cataracte s'est laissé saisir convenablement ; le chirurgien l'extrait alors avec facilité, mais il doit veiller à ce qui se passe du côté de l'iris, car il arrive souvent que la cataracte l'entraîne avec elle, et qu'une synéchie antérieure est la conséquence de cet accident. Pour éviter cette complication, avant de faire sortir la fausse membrane de la chambre antérieure, on l'enroule sur la pince, et l'on arrive très souvent, de cette manière, à séparer complétetement la cataracte de l'iris. Si l'on n'y parvient pas et qu'une partie du diaphragme soit amenée entre les lèvres de l'incision kératique, on l'excise, et l'on veille à ce que l'iris n'adhère point à la cornée, ce qu'on empêche aisément en le repoussant dans la chambre antérieure avec un stylet mousse, si l'humeur aqueuse, en se reproduisant, n'a point réduit elle-même la hernie.

Extraction des cataractes secondaires par la sclérotique.

Premier procédé. — La cataracte secondaire étant formée, on dilate d'abord la pupille, autant qu'il est possible, avec l'atropine, puis on juge des divers caractères qu'elle présente.

Je la suppose composée d'une exsudation plastique assez mince, reposant sur la capsule (cataracte capsulaire secondaire des auteurs), contenant très peu ou point de débris de cristallin et à peine adhérente à l'iris.

La première chose à laquelle on pense, si l'on ne choisit pas l'extraction par la cornée, toujours préférable, c'est d'introduire une aiguille dans l'œil, par la sclérotique, et de manœuvrer de manière à abaisser la cataracte. Mais on n'y arrive malheureusement pas toujours ; loin de là. Qui n'a vu la fausse membrane séparée de toutes ses adhérences, facilement entraînée par l'aiguille au-dessus de la pupille, remonter toujours et à l'instant même dans cette ouverture, malgré les efforts les mieux dirigés ! Qui n'a vu encore les autres fausses membranes secondaires, retenues à l'iris par un filament extensible, se laisser déprimer où l'on veut sans difficulté, et remonter dans la pupille aussitôt que l'on abandonne la pression, ressemblant parfaitement à une petite soupape jouant sous l'action de l'aiguille, et revenant inévitablement fermer de nouveau la pupille aussitôt que l'instrument s'éloigne. Dans ces circonstances, l'opération devient absolument nulle et complétement inutile, et il faut, sinon la recommencer, au moins en chercher une autre au moyen de laquelle on puisse enfin rendre la vue à l'œil que l'on aura tant de fois opéré. C'est cette lacune que je crois avoir remplie avec un instrument qui n'est autre chose qu'une pince mobile renfermée dans une petite canule, et si petite qu'elle peut entrer dans l'œil par la piqûre d'une aiguille à cataracte. Je n'ai pas inventé cet instrument (1) ; un fabricant me l'a apporté il y a plusieurs années, je l'ai modifié, approprié à l'opération et nommé *serretèle*, parce qu'il est destiné à saisir une toile opaque.

Pour décrire la manœuvre avec la serretèle, prenons les choses

(1) En 1850, je publie un article sur la serretèle, avec ce titre : *Instrument imaginé par M. Charrière* (a). M. Luër réclame cette invention comme sienne, et je dis que ces messieurs ont pu rencontrer la même idée, mais que M. Charrière l'a eue cinq ans plus tôt que son concurrent.

Ceci est net : je dis « instrument *imaginé par M. Charrière,* » et pourtant

(a) *Annuaire de méd. et de chirurgie pratiques pour* 1850, p. 170, G. Baillière.

au moment où l'opérateur, fatigué de déprimer la cataracte sans résultat, est sur le point de retirer l'aiguille de l'œil. L'aiguille à cataracte, ramenée dans la pupille, y est tout aussitôt suivie par la fausse membrane qui se relève, ou qui vient, par un mouvement de bascule, remplir de nouveau cette ouverture. Le chirurgien se dispose alors à retirer l'aiguille, la ramène à lui, et s'arrête

voici M. Sichel qui prétend que je lui ai pris cette pince qui est, suivant lui, de son invention.

Or, voyez combien peu de mémoire a M. Sichel, car en 1850 il écrivait à M. Charrière la lettre n° 1, et, en 1852, à M. Cunier la lettre n° 2.

Lettre n° 1. — Paris, 1er octobre 1850. — A M. Charrière (*a*):

« Monsieur, en réponse à la lettre que vous me faites l'honneur de m'adresser, » je vous atteste volontiers, et *conformément à la vérité*, qu'en 1842, ou peut- » être antérieurement, vous avez confectionné pour moi la pince scléroticale ou » pince à deux branches, sur laquelle glisse une canule mobilisée par un mou- » vement de bascule que vous mentionnez à la page 59 de votre catalogue d'in- » struments de 1844, *en y ajoutant mon nom, bien que l'idée de cet instrument* » *ainsi que l'exécution vous appartiennent en entier.*

» Je dois même avoir conservé le premier instrument de ce genre que vous » avez confectionné, qui ne diffère en rien de celui que vous m'avez montré » hier. Recevez, etc. *Signé*, SICHEL. »

Ceci n'a pas besoin de commentaires : c'est à M. Charrière qu'appartient l'idée de l'instrument, c'est lui qui l'a exécuté. Lisez maintenant la lettre n° 2.

Lettre n° 2. — Paris, mars 1852. — A M. Cunier (*b*):

« Vous me demandez des renseignements sur un instrument que vous avez » vu chez moi en 1843, lors de votre dernier voyage à Paris. Cet instrument » est la pince-tube ou pince à cylindre, pour l'extraction scléroticale des cap- » sules opaques et des fausses membranes, TELLE QUE JE L'AI FAIT EXÉCUTER PAR » M. CHARRIÈRE EN 1841, et dont le premier modèle, dans sa forme primitive et » authentique, a figuré dernièrement à l'Exposition de Londres. . . . . » . . . . Elle a été reprise depuis et *donnée comme son invention* » *par un de mes élèves* qui l'avait vue entre mes mains lorsqu'il était mon chef » de clinique, aux époques où M. Charrière confectionna pour la première fois » l'instrument et où vous l'avez vu chez moi.

» Je n'ai pas réclamé LA PROPRIÉTÉ *de* MA *pince-tube*, d'abord parce qu'un » instrument, reconnu imparfait et inférieur à un autre, ne vaut pas la peine » d'une réclamation, ensuite parce que j'ai pour principe de ne jamais occuper » le public médical de questions personnelles et de discussions de priorité. Pillé » comme je l'ai été si fréquemment, et surtout par ceux de mes élèves qui me » doivent le plus, j'ai laissé faire, me réservant seulement de reprendre mon bien » à l'occasion. . . . . . Recevez, etc. *Signé*, SICHEL. »

Ainsi, à force de dire MA pince-tube, M. Sichel a fini par croire qu'en effet, comme il le dit dans cette lettre, *il l'a fait exécuter par M. Charrière ;* que ce n'est pas par une galanterie de celui-ci qu'elle a figuré sous son nom à l'Exposition de Londres; qu'elle n'a pas été oubliée pendant six ans dans les cartons

(*a*) *Cinq notices réunies présentées aux membres des jurys des Expositions*, p. 95. Chez Charrière, 1851.

(*b*) *Annales d'oculistique*, t. XXVII, p. 142.

quand il reconnaît que le collet de l'instrument est engagé dans la plaie scléroticale. Il presse alors avec le tranchant de l'aiguille sur l'angle postérieur de cette plaie pour l'agrandir un peu, afin de rendre plus facile l'introduction de la serretèle dans l'œil, et surtout la sortie de la cataracte pseudo-membraneuse, quand elle aura été saisie.

de rebut de M. Charrière; que cette pince est son bien, que je le lui ai volé, pillé, et qu'il le reprend à l'occasion.

Ai-je jamais dit un mot qui ait pu faire croire que j'ai inventé cette pince? Je l'ai employée le premier sur le vivant, je lui ai donné un nom, celui de *serretèle*, parce qu'elle n'en avait pas; je l'ai fait modifier suivant que je l'ai cru convenable, mais en nommant dès le premier jour son véritable auteur, M. Charrière : voilà tout (*a*). Après cela n'est-il pas vraiment triste de voir quelqu'un s'écrier qu'on le pille !

N'est-ce pas aussi le comble de la dérision de voir cet homme qui a passé sa vie à récriminer, qui ne sait que dire *moi*, toujours moi, se draper dans sa prétendue horreur pour les questions personnelles et de priorité, lui dont on peut dire à si juste titre ce que disait Napoléon Ier d'un ancien ministre : « qu'on trouve toujours ses deux pieds fourrés dans les souliers de tout le monde ! »

Mais ce n'est pas la seule accusation que lance contre moi M. Sichel (*b*), car il prétend que je me suis servi à son insu de manuscrits qu'il m'aurait confiés pour les corriger ! Je proteste énergiquement contre d'aussi misérables assertions. Non, M. Sichel n'est pas un homme que l'on copie. On ne copie pas ses livres imprimés ; qui aurait le courage de copier ses filandreux manuscrits ! Je ne l'ai pas cité dans mon édition de 1847, et c'est là mon plus grand tort; mais qui donc pourrait me dire ce qu'il a fait d'original? Sa parole vaut-elle mieux que ses écrits? Le congrès d'ophthalmologie de Bruxelles sait à quoi s'en tenir: prendre les trépignements d'impatience de toute une assemblée pour des applaudissements, ne descendre de la tribune que quand une main charitable vous tire par l'habit et pourtant trouver encore le moyen d'insulter à la mémoire d'un mort (Gondret), digne confrère qui, suivant une parole généreuse, était pauvre après 40 ans d'exercice, voilà le rôle qu'y a tenu M. Sichel !

Il m'accuse encore de plagiat au sujet de l'opération de la pupille artificielle. Mais mon premier travail date de 1847, le second de 1850, pourquoi a-t-il donc attendu si longtemps avant de réclamer? On peut d'ailleurs comparer son travail au mien et l'on reconnaîtra qu'il a une prédilection marquée pour le *décollement*, tandis que je ne le mets jamais en pratique et que je le remplace par mon procédé de *déchirement*; qu'il opère le malade assis, sans fixer l'œil : que je le fais coucher en maintenant solidement l'organe au moyen de pinces; enfin qu'il n'y a aucune analogie ni dans sa manière de voir, ni, Dieu merci ! dans sa façon d'opérer et la mienne.

Au reste, M. Sichel a tout inventé, tout lui appartient : c'est le fou du Pirée de l'oculistique. Si on ne l'encense pas perpétuellement dans les publications que l'on fait, on lui vole ce qu'il a dit dans ses cours, on lui vole ses manuscrits à son insu, pour faire des livres, et il s'en aperçoit dix ans après ! Et lui aussi a

(*a*) Mon premier article sur la serretèle porte ce titre : *Cataracte; extraction des fausses membranes secondaires au moyen de la serretèle*, instrument inventé par M. Charrière (*Annuaire*, *loc. cit.*, p. 170).

(*b*) Voy. *Iconographie*, p. 449 (1856, J.-B. Baillière).

Voici un dessin de l'instrument :

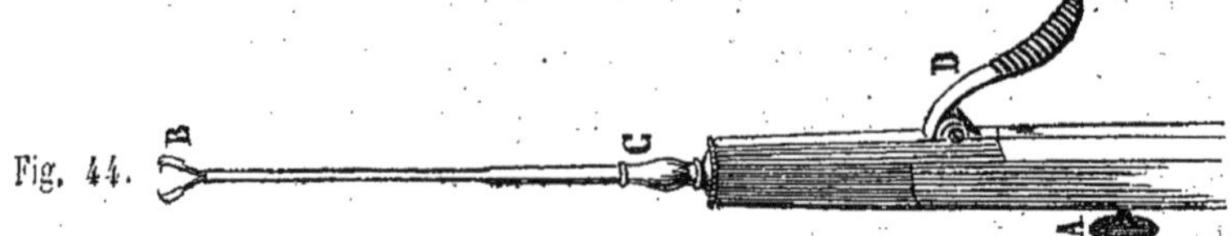

Fig. 44.

On voit sur le manche une bascule que l'on tient sous le pouce; quand on la presse, les deux petits mors rentrent aussitôt dans la canule, d'où ils sont sortis dans le dessin. On introduit l'instrument fermé dans la plaie de la sclérotique ; puis on cesse de presser avec le pouce, et la pince s'ouvrant, on va chercher dans l'œil la fausse membrane que l'on extrait comme dans le dessin suivant :

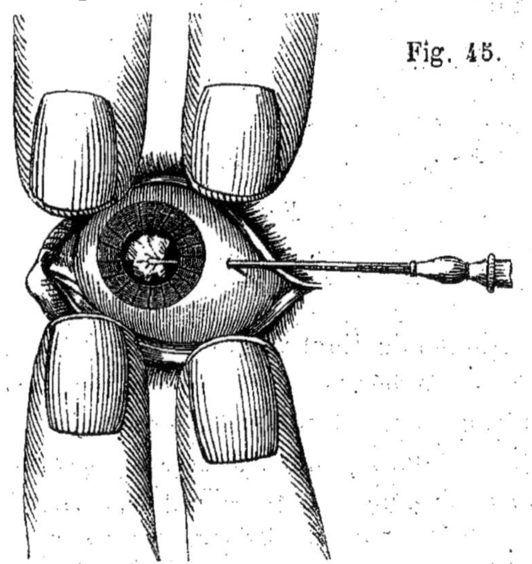
Fig. 45.

Si, ce qui arrive rarement, la conjonctive vient recouvrir la plaie d'entrée de la sclérotique, on la saisit avec une pince et on en enlève un petit lambeau.

Pour que l'opération réussisse bien, on doit prendre soin :

1° De faire sortir l'instrument exactement par le milieu de la plaie, et non en l'appuyant contre l'un de ses angles ;

fait des livres avec ces mêmes matériaux, il a même fait une iconographie : pourquoi tout cela n'a-t-il pas réussi?

Mais à quoi bon relever de telles accusations? Les deux lettres que je viens de rapporter sont la meilleure réponse que je puisse faire aux incessantes attaques dont leur auteur, malgré mon dédaigneux silence, me poursuit depuis douze ans, attaques qui seraient odieuses si elles n'étaient profondément ridicules, et si, au fond, elles n'avaient pour mobile ce triste sentiment que la réussite des autres inspire à de malheureux esprits qui savent tout détruire, même la reconnaissance !

2° De tenir les mors dans une direction parallèle à la plaie pour éviter à la cataracte le frottement des lèvres de celle-ci;

3° De tirer brusquement l'instrument au dehors, quand les deux conditions ci-dessus sont remplies, afin que la plaie de la sclérotique, en quelque sorte surprise, n'ait pas eu le temps de revenir sur la cataracte.

Si, malgré ces précautions, la fausse membrane ne sortait pas et demeurait engagée dans la plaie de la sclérotique, on ne s'en inquiéterait pas, car la pupille demeurerait nette, et il n'y aurait aucun mauvais résultat; d'ailleurs on pourrait dès lors en pratiquer l'excision.

Si la cataracte est assez épaisse et qu'on juge qu'il soit impossible de la faire passer par une ouverture aussi petite que celle agrandie de l'aiguille à cataracte, au lieu de cette aiguille nécessaire pour séparer la fausse membrane de l'iris, on se sert d'un petit bistouri dont voici le dessin, et qui est assez sem-

Fig. 46.

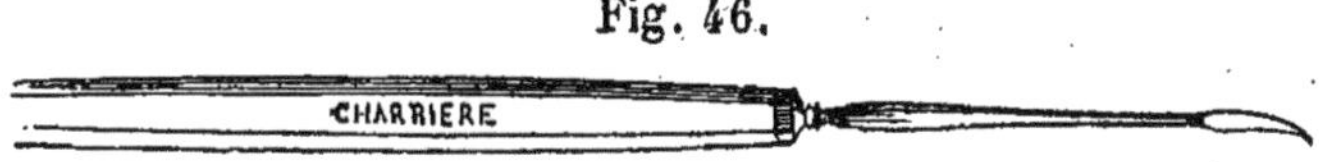

blable au kystitome de Boyer. Après avoir débarrassé la fausse membrane de ses adhérences, c'est-à-dire, en manœuvrant avec ce petit couteau comme avec l'aiguille ordinaire, on agrandit la plaie scléroticale autant qu'il est nécessaire, observant qu'elle doit toujours être aussi petite que possible pour éviter la sortie d'une partie du corps vitré et les oscillations de l'iris après la guérison.

Fig. 47.

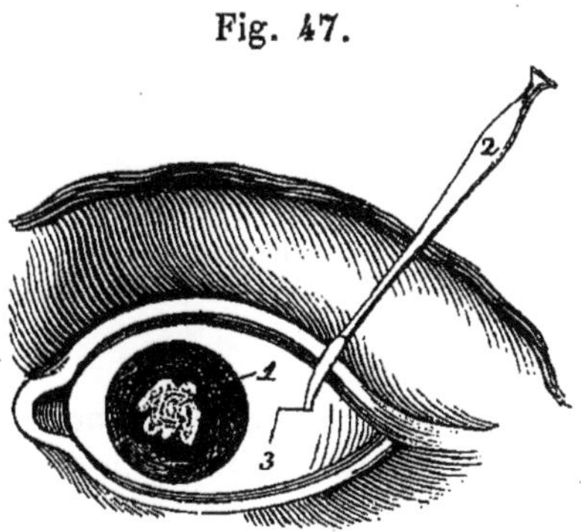

Ce temps est représenté dans la figure 47, où l'on voit la grandeur que doit avoir la plaie de la sclérotique. Cela fait, on extrait la cataracte avec la *serretèle*.

Deuxième procédé. — J'ai depuis longtemps renoncé à ce procédé qui n'est qu'une modification sans importance de celui de Quadri.

Le manuel s'exécute en trois temps :

1° La ponction ; — 2° l'introduction d'une pince ; — 3° l'extraction de la capsule opaque.

Premier temps. — Ponction. — Le chirurgien, armé du couteau lancéolaire (voy. fig. 48), tient cet instrument de la main

Fig. 48.

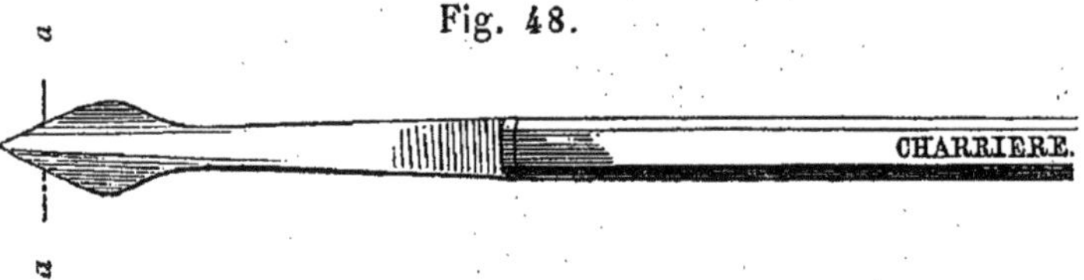

gauche pour l'œil droit, et réciproquement, de la main droite pour l'œil gauche, et l'enfonce dans la sclérotique, comme cela est représenté dans la figure 49. La plaie de la fibreuse doit avoir à peu près la largeur indiquée sur le couteau lancéolaire par les deux lignes *a*, *a*, dessinées près de sa pointe.

Fig. 49.

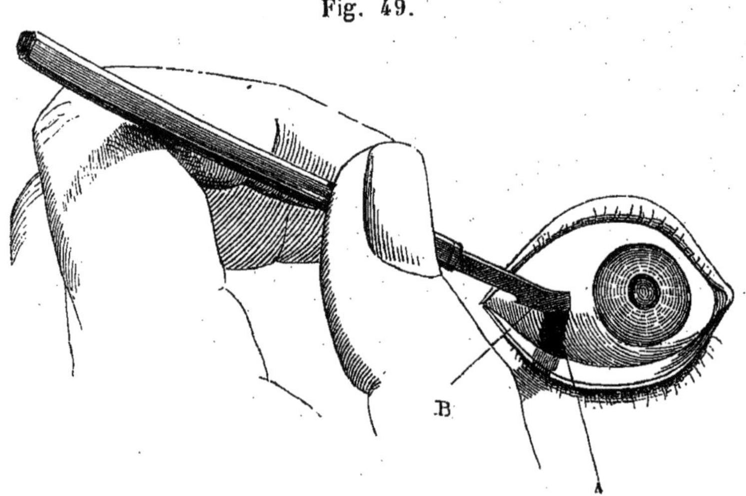

1 est le couteau lancéolaire dont la lame B, enfoncée dans l'œil, est vue en raccourci par sa face inférieure. A est l'incision de la sclérotique.

Deuxième temps. — Introduction de la pince. — J'ai fait exécuter la pince dont le dessin est ci-contre (voy. fig. 50), exprès pour cette opération, et cela dans le double but de ne me servir que de deux instruments au lieu de trois, et de saisir la capsule plus solidement qu'on ne peut le faire avec des pinces très fines (je reviendrai plus loin sur l'inconvénient qu'il peut y avoir à se servir de pinces dont les branches sont trop faibles). Cette pince est composée de deux branches de longueur inégale.

Fig. 50.

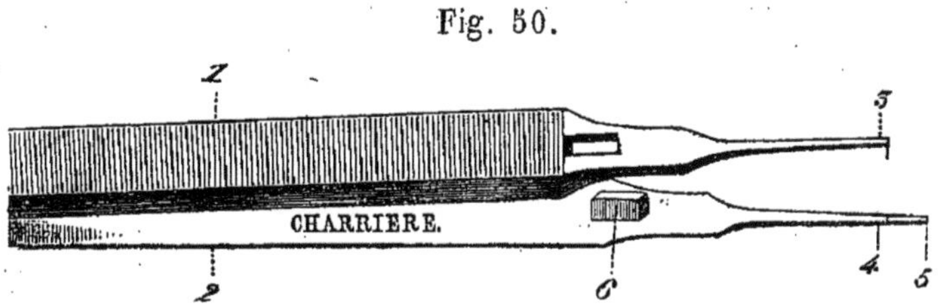

1 est la branche courte ou postérieure ; — 2, la branche longue ou antérieure. A l'extrémité de la branche courte on voit une petite pointe aiguë 3, qui, lorsque la pince est fermée, vient s'engager dans une ouverture 4, pratiquée sur la branche longue. Cette pointe est destinée à traverser la capsule opaque, ou à lui présenter un obstacle tel qu'elle ne puisse pas échapper. — 4 et 5 marquent, sur la branche longue, le prolongement qui doit tout à la fois remplacer l'aiguille à cataracte, et servir de conducteur lorsqu'il s'agit de faire passer l'une des branches en avant de la capsule opaque, ce qui est assez difficile avec les pinces ordinaires. — 6 est un petit coin de fer destiné à s'engager dans l'ouverture placée en regard sur la branche postérieure, afin d'empêcher les branches de chevaucher l'une sur l'autre.

La pince est introduite fermée, la branche longue en avant; et l'extrémité de cette branche étant successivement portée sur chacune des adhérences, on essaie de les rompre pour que l'iris n'éprouve pas de tiraillements lorsqu'on extraira la membrane opaque. Cela fait, on laisse la pince s'ouvrir, et l'on en pousse la branche antérieure aussi loin que possible, du côté interne, s'il se peut, jusqu'à ce que la petite ouverture qui y est pratiquée se trouve libre. On rapproche alors les deux branches.

La fig. 51 représente très exactement ce deuxième temps de l'opération.

Troisième temps. — Extraction de la capsule opaque. — La capsule étant saisie, comme cela est représenté dans la figure 51, le chirurgien l'entraîne avec précaution du côté de l'ouverture scléroticale, et l'extrait aisément, si toutes les adhérences avec l'iris ont été rompues.

Fig. 51.

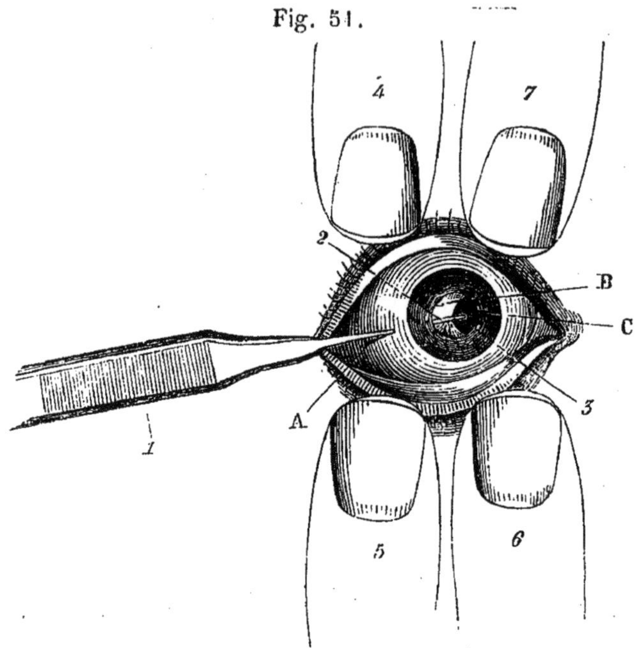

1, branche longue ou antérieure de la pince ; — 2, portion de la branche longue placée en avant de la capsule opaque ; — 3, petite ouverture destinée à recevoir la pointe placée à l'extrémité de la branche courte ; — A, plaie de la sclérotique ; — B, cataracte capsulaire secondaire déjà un peu entraînée par la pince ; — C, portion libre de la pupille ; — 4, 7, doigts de la main gauche de l'aide ; — 5, 6, doigts de la main droite de l'opérateur.

Remarques. — Cette opération offre de graves inconvénients. Voici ce que l'on rencontre dans l'exécution :

Le *premier temps* ne présente, en général, aucune difficulté d'exécution, mais il s'accompagne de plusieurs accidents. La plaie de la sclérotique a une grande étendue, et au moment où l'on retire le couteau, il s'écoule une notable quantité d'humeur aqueuse, et quelquefois même une portion du corps vitré, quand, ce qui arrive très souvent après plusieurs opérations de cataracte, ce corps a subi un certain degré de ramollissement. De plus, il arrive assez fréquemment, malgré la précaution qu'on a prise de ponctionner au-dessus ou au-dessous du diamètre transversal de l'œil, qu'on blesse les vaisseaux ciliaires, et que les chambres se remplissent de sang.

Le *deuxième temps* est d'une exécution plus difficile. L'introduction de l'aiguille, si l'on se sert de cet instrument, est souvent empêchée par le rapprochement des bords de la solution de continuité, ou par le défaut de parallélisme entre l'ouverture de la conjonctive et celle de la fibreuse, et ce n'est alors qu'après avoir longtemps tâtonné, non sans léser ces membranes, qu'on pénètre dans l'œil. D'une autre part, il n'est pas toujours facile d'entraîner en arrière les débris de capsule adhérents à l'iris, ni de rompre toutes leurs attaches, embarras qu'on ne rencontre pas dans l'excision de ces brides par la cornée. Souvent on lutte en vain bien des fois contre les adhérences, et l'on est forcé de les laisser et d'abandonner l'opération, à cause des tractions trop fortes qu'il aurait fallu exercer sur l'iris. Ces mêmes inconvénients se remarquent aussi lorsqu'on se sert de ma pince, mais comme l'extrémité en est mousse, on pénètre dans l'œil plus aisément ; d'ailleurs on y pénètre une fois de moins. Lorsqu'on se sert de pinces fines ordinaires, il y a souvent en outre de grandes difficultés à passer l'une des branches en avant de la capsule, parce qu'il faut tenir l'instrument ouvert, et que la main, ne pouvant le presser convenablement, manque de point d'appui et n'a pas la sûreté nécessaire. De plus, la cataracte n'étant pas toujours assez résistante, glisse quand on exerce sur elle une certaine pression et échappe constamment. Trois ou quatre fois j'ai répété la même opération sur le même individu, sans résultat aucun, et j'ai été forcé d'en revenir à l'extraction par la cornée.

D'autres que moi n'ont pas été plus heureux. La faiblesse de la pince ordinaire est certainement une cause sérieuse d'insuccès. Les branches en sont d'une finesse extrême, et pour ce motif elles se touchent dans toute leur longueur, et n'exercent qu'une pression insuffisante à leurs extrémités, garnies de petites dents qui chevauchent presque toujours les unes sur les autres. Enfin, lorsque cet instrument ne saisit et n'entraîne pas du premier coup la cataracte, il devient indispensable de faire un assez grand nombre de tentatives, qui ont pour effet immédiat d'écarter les lèvres de la plaie scléroticale dans tous les sens, et d'ouvrir ainsi une large voie à l'évacuation des humeurs de l'œil. Après quelques manœuvres infructueuses, la coque oculaire s'affaisse sur elle-même, et tombe dans un collapsus tel qu'elle se couvre à l'instant de rides, s'aplatit et se cache profondément dans l'orbite sous les paupières, qui y sont elles-mêmes profondément enfoncées. Il devient alors impossible de continuer la manœuvre de l'extraction, et l'on ne peut pas, comme par la cornée, attirer la capsule au dehors et l'exciser. Le lendemain, il est vrai, le globe a repris son volume ordinaire ; mais l'humeur vitrée, sortie en grande partie, est remplacée par l'humeur aqueuse : les conditions de réfraction et de nutrition de l'organe seront donc nécessairement modifiées, et de plus l'iris présentera un tremblement très étendu.

L'*extraction de la capsule* opaque, dernier temps de l'opération, n'offre pas de difficultés, et n'est ordinairement accompagnée d'aucun accident.

L'extraction ne peut être employée pour les cataractes capsulaires secondaires par la sclérotique, ainsi que je l'ai dit plus haut, que dans les cas particuliers où elles présentent en même temps une résistance de tissu assez grande pour être facilement saisies, et des adhérences peu solides avec l'iris ; ce qui équivaut à dire que là où l'extraction scléroticale est indiquée, le simple abaissement l'est aussi, et que, comme cette dernière méthode est incertaine, on a la voie de la cornée, infiniment plus sûre que celle par la fibreuse, parce qu'on y agit avec la serretèle, le crochet et les ciseaux.

Elle est seulement applicable aux cas de corps étrangers dans le corps vitré. — Une fois j'ai pu extraire ainsi un éclat de capsule de fusil ; l'œil est demeuré amaurotique. Je me propose de l'appliquer aussi à l'enlèvement des cysticerques du corps vitré.

Abaissement de la cataracte secondaire.

On fait pénétrer l'instrument comme à l'ordinaire dans la chambre postérieure, puis on essaie, par des mouvements de pression en arrière, de plonger l'opacité dans la partie inférieure et externe de l'œil ; mais les choses ne se pratiquent pas toujours sans difficulté, et il s'en présente même ici d'assez sérieuses.

Presque toujours les cataractes capsulaires antérieures et capsulo-lenticulaires secondaires sont adhérentes à l'iris, et ne peuvent être abaissées en arrière sans que les brides qui les retiennent aient été préalablement rompues. Lorsque celles-ci ne cèdent pas à la pression exercée d'avant en arrière par l'aiguille, la marge de la pupille est entraînée dans ce sens, et si l'on continue cette manœuvre, l'iris se décolle à sa partie supérieure ou à son côté interne, et tombe dans l'une des chambres. Pour éviter cet accident, on cesse de presser sur la cataracte aussitôt que les fibres iridiennes se tendent fortement, et l'on essaie de diviser les adhérences une à une avec le tranchant de l'aiguille, en faisant exécuter dans le sens transversal de petits mouvements de scie à l'instrument; on a grand soin de tenir le tranchant un peu éloigné de la marge pupillaire, pour éviter de blesser l'iris et de troubler ainsi l'humeur aqueuse par un épanchement de sang. La division des brides est loin d'être toujours facile, à cause tantôt de leur grande densité, et tantôt de leur élasticité extrême. Dès lors qu'il y en a plus d'une à rompre, il est important de les attaquer successivement dans un ordre tel que la capsule demeure toujours tendue, et que si, par exemple, il n'en reste plus que deux qui retiennent la membrane, l'une en haut de la pupille, l'autre en bas, la supérieure soit rompue la première, parce qu'il est plus facile alors d'enrouler la cataracte secondaire derrière l'iris, et de l'extraire au besoin par la cornée, comme nous le dirons plus bas. Je préfère agir ainsi, que de laisser la fausse membrane flotter dans la pupille, et d'attendre que sa densité, souvent moindre que celle de l'humeur aqueuse, l'ait fait monter au-dessus du champ pupillaire.

L'abaissement de quelques cataractes capsulaires postérieures présente souvent les plus grandes difficultés, à cause du peu de résistance des tissus qui les constituent; c'est en vain qu'on les charge avec l'aiguille un grand nombre de fois; toujours elles remontent à l'instant même où l'on cesse la pression. Ce fâcheux résultat accompagne aussi très fréquemment l'abaissement des cataractes capsulaires antérieures. Par contre, celles-ci sont plus facilement extraites que les autres, parce qu'elles sont situées plus en avant, et surtout qu'elles sont plus résistantes.

Cataractes secondaires nécessitant une opération de pupille artificielle.

J'ai déjà dit plus haut qu'il y a des cas de cataractes pseudo-membraneuses *secondaires* et de fausses membranes pupillaires, qui exigent, non l'opération de la cataracte, mais celle de la pupille artificielle. Cette opération est applicable :

1° Lorsque la pupille naturelle, après une opération de cataracte ou après une iritis est si complétement fermée, et par une fausse membrane si dure, que l'aiguille ne pourrait pas la détruire sans produire de graves désordres du côté de l'iris.

2° Lorsque le cristallin et sa capsule sont restés sains, sauf leur partie pupillaire qui est recouverte d'une fausse membrane après l'iritis. Dans ce cas il serait bien regrettable de le sacrifier dans le but d'enlever la fausse membrane, quand on peut conserver l'appareil cristallinien.

Quoi qu'il en soit, le moyen à employer ici est le même ; on pratique la pupille artificielle par excision ou déchirement, selon qu'une petite partie de la pupille naturelle est encore ouverte ou que cette ouverture est complétement oblitérée. Voici comment je procède :

L'œil est maintenu convenablement et les paupières écartées par des élévateurs. Avec un couteau à cataracte ou un couteau lancéolaire je pratique une ponction à la cornée, près de sa circonférence et dans le lieu que je juge le plus convenable. On desserre les élévateurs sans les enlever, pour éviter la compression de l'œil ; on introduit une pince courbe, la convexité des mors en arrière : et si la pupille est libre en partie, on en saisit la marge ; si elle ne l'est pas, on saisit l'iris en plein tissu, et l'on entraîne ce qu'on a pris vers l'ouverture de la cornée où on le coupe avec des ciseaux (voy. vol. II, p. 540 et 548).

Madame Sévin, journalière à Villejuif, rue d'Amont, 30, avait été opérée par un chirurgien. L'extraction avait été suivie d'une violente inflammation qui avait produit un leucome sur les deux tiers supérieurs de la cornée et une fausse membrane épaisse dans la pupille.

Le 7 juillet 1849, je l'opère de la manière indiquée, mais je ne réussis à faire qu'une pupille trop étroite et en partie masquée par des fausses membranes que j'extrais immédiatement. Bien que l'amélioration obtenue fût assez grande pour permettre à la malade de se conduire facilement, je crus devoir agrandir la pupille le 14 août suivant. J'obtins alors une ouverture convenable qui

Fig. 52.

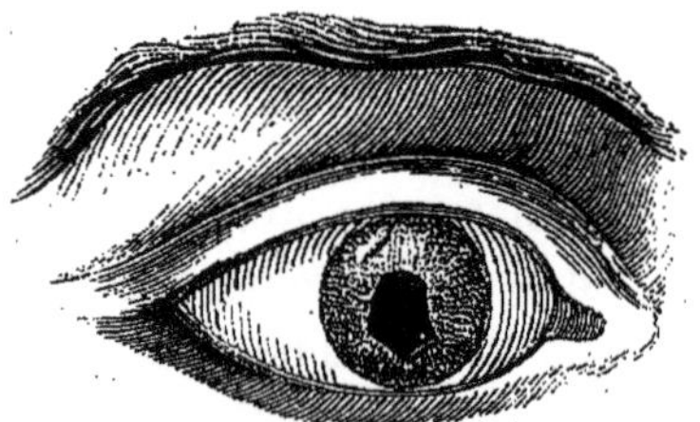

permit à la malade de voir avec les lunettes à cataracte. La figure 52 représente l'œil après l'opération.

Voici maintenant un beau cas de pupille artificielle pratiquée sur un ancien militaire, invalide, demeurant à l'Hôtel, sixième division, corridor Toulon, nº 22. L'œil gauche est perdu; le droit, dont la cornée est dessinée ici, est rempli d'une fausse membrane épaisse occupant la pupille. Le malade ne reconnaît personne et ne peut pas se conduire. Il voit seulement la masse des gros objets en les rapprochant de son œil.

Dans un cas pareil, devait-on détruire l'appareil cristallinien pour enlever la cataracte? Non, évidemment; aussi ai-je pratiqué l'opération de la pupille artificielle.

Il y avait en dehors une petite lacune de l'iris, et j'en ai profité pour faire subir à cette membrane la perte de substance indiquée dans la figure suivante :

Fig. 53.

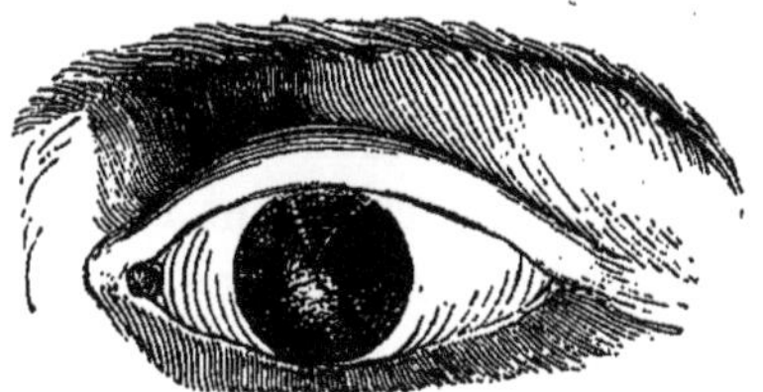

Fausse membrane au centre de la pupille et petite partie d'iris restée collée à la fausse membrane après la déchirure. — Pupille artificielle bien noire en haut et un peu en dehors.

L'opération a rendu la vue à ce pauvre soldat, que j'ai revu bien des fois depuis; il ne sait pas lire, mais il voit bien les plus petits objets.

V. — OPÉRATION DES CATARACTES TRAUMATIQUES.

Nous avons étudié plus haut (voy. p. 144) le traitement médical des cataractes traumatiques; il nous reste quelques mots à dire ici sur le traitement chirurgical pour compléter le sujet.

La cataracte lenticulaire traumatique dans laquelle le cristallin n'occasionne aucun accident inflammatoire ne doit pas, en général, être opérée, surtout quand on constate que la résorption en diminue peu à peu le volume. Le chirurgien et le malade doivent, en pareille circonstance, avoir patience et attendre souvent plusieurs mois avant de recourir aux moyens chirurgicaux.

Si la cataracte lenticulaire traumatique persiste, comme cela arrive après que la plaie de la capsule s'est refermée, on pourra recourir à la discision par la cornée à diverses reprises, au besoin, suivant les indications qui ont été décrites plus haut (voyez page 312). Dans aucun cas on ne devra songer à l'abaissement sclérotical, les cataractes lenticulaires traumatiques récentes manquant de la consistance nécessaire pour présenter à l'instrument une résistance convenable.

La cataracte capsulaire traumatique et la capsulo-lenticulaire seront traitées par les procédés que nous avons exposés déjà en parlant des cataractes lenticulaires adhérentes et des cataractes secondaires adhérentes et libres, nous n'y reviendrons donc pas ici.

Mais si la cataracte traumatique lenticulaire récente gonfle beaucoup, qu'elle fasse hernie dans la pupille en occasionnant de violentes douleurs, on doit se hâter de recourir à l'extraction linéaire suivant le procédé décrit plus haut, même quand l'inflammation est le plus violente, parce qu'alors le cristallin joue le rôle d'un corps étranger. On traite alors la cataracte traumatique comme la lenticulaire mal opérée par discision. Si des exsudats existent déjà dans la pupille, ou qu'une irido-choroïdite se déclare, on fait disparaître aussitôt l'inflammation en procédant comme nous l'avons indiqué plus haut, c'est-à-dire en ponctionnant simultanément la cornée et l'iris à la partie supérieure externe, en extrayant la cataracte, avec les exsudats, et en excisant au besoin une petite partie de l'iris (voy. page 351).

Si le cristallin renferme le corps étranger qui l'a blessé, on peut souvent, à l'aide de l'ophthalmoscope, l'apercevoir pendant quelque temps et se guider ainsi quant au pronostic, soit sous le rapport des progrès de la cataracte, soit quant aux inflammations qui pourraient surgir par suite de cette complication. Quelquefois le corps vulnérant est renfermé sous la cristalloïde. J'ai vu cette membrane maintenir en place des grains d'acier, des pierres, un éclat de capsule fulminante; le cristallin s'était résorbé et l'œil ne présentait aucun signe d'inflammation. Une autre fois j'ai observé un cristallin entièrement opaque et contenant au centre de sa surface antérieure un éclat de colle forte. J'ai extrait la cataracte et ce corps étranger le 27 juin 1856, par kératotomie supérieure sur le nommé Tryon, âgé de trente-six ans, exerçant la profession d'ébéniste, 170, faubourg Saint-Antoine, qui fut rapidement guéri.

VI. — OPÉRATIONS APPLICABLES AUX FAUSSES MEMBRANES PUPILLAIRES.

Les opérations nécessaires dans ces circonstances sont exactement les mêmes que celles que nous avons déjà décrites à propos des cataractes adhérentes. L'essentiel ici, c'est de constater que la fausse membrane adhère de toutes parts à la pupille ou qu'elle n'en occupe qu'une partie. Dans le premier cas on reste naturellement dans le doute sur la question de savoir si le cristallin est transparent ou opaque. Dans l'autre, au contraire, la certitude est ordinairement facile à acquérir ; dans l'un comme dans l'autre cas, le cristallin doit être ménagé et le chirurgien doit se borner à l'exécution d'une pupille artificielle. Si l'on reconnaît, immédiatement après l'exécution de cette opération, que le cristallin est opaque, on l'extrait séance tenante, ou bien s'il y a des motifs pour agir autrement, à deux époques distantes, et lorsque l'œil est exempt de toute injection.

Si la fausse membrane occupe toute la pupille, l'opération du déchirement de l'iris, que nous avons décrite plus haut, devra être pratiquée avec toutes les précautions possibles pour ne pas ouvrir la capsule.

Au contraire, si la fausse membrane n'occupe que la plus grande partie de l'ouverture pupillaire, on pratiquera l'excision dans l'axe de la portion de la pupille naturelle conservée, que l'on aura soin de dilater au préalable par l'atropine. Cependant si cette partie de la pupille naturelle se trouvait en haut, il serait mieux quelquefois de n'en pas tenir compte et de pratiquer l'opération en bas.

Dans l'un comme dans l'autre cas, on se gardera bien de toucher à la fausse membrane.

Les fausses membranes pupillaires s'observent encore après les diverses opérations de la cataracte, particulièrement après celles d'abaissement ou après les autres opérations à l'aiguille. On en voit encore des exemples peu rares après l'extraction la mieux réussie au point de vue chirurgical. Dans ces cas, les opérations à faire sont singulièrement simplifiées ; on pratique encore la pupille artificielle par l'une ou par l'autre des méthodes qui viennent d'être indiquées, suivant que la pupille est entièrement ou partiellement oblitérée ; mais alors, comme on n'a rien à craindre, quant à la capsule, l'opération peut être pratiquée plus hardiment et l'iris saisi dans une plus grande étendue.

Une observation d'une grande importance à faire à propos des fausses membranes pupillaires, c'est que la plupart des chirurgiens les confondent avec la cataracte, et qu'il les traitent comme telles.

S'ils ont eu par malheur recours à l'aiguille et qu'ils aient tenté l'abaissement, tous les accidents que nous avons signalés plus haut à propos des cataractes adhérentes surviennent dans la majorité des cas ; ils produisent une cataracte là où il n'y en avait pas en réalité, et l'œil, qui aurait pu être facilement sauvé par une simple excision de l'iris, est bien souvent perdu.

VII. — OPÉRATIONS APPLICABLES A L'IRIDO-CHOROIDITE CHRONIQUE DES OPÉRÉS DE CATARACTE.

L'irido-choroïdite des opérés est l'une des maladies que doit redouter le plus le chirurgien ; c'est l'affection la plus tenace, la plus cruelle que je connaisse. Non-seulement elle désespère les malades par les douleurs sans cesse renaissantes qu'elle occasionne, mais encore, surtout s'ils sont âgés, elle peut compromettre sérieusement leur vie. On la voit le plus souvent après les opérations à l'aiguille, et particulièrement après l'abaissement ; cependant elle est loin d'être rare encore après les extractions de cataractes secondaires ou même après l'abaissement ou l'extraction de la plus mince des capsules opaques. Impossible au chirurgien de se tromper sur la présence de cette terrible maladie dès qu'après une opération sur l'œil il constate, en même temps qu'une rougeur plus ou moins vive, des névralgies interminables contre le retour et la durée desquelles tout demeure impuissant : saignées, sangsues, ventouses, opiacés, quinine, rien n'arrête la reproduction du mal, et après des mois, quelquefois même plus d'une année, l'œil finit par s'atrophier ou au moins par être frappé d'amaurose. Heureux le malade dont la constitution résiste à toutes ces misères !

C'est pour arrêter ces douleurs, quelquefois pour sauver l'œil d'une perte certaine, qu'il convient de recourir à des opérations que, pour la plupart, nous avons déjà décrites, et que nous ne ferons que rappeler pour l'application exceptionnelle que l'on en doit faire dans ces circonstances toujours très malheureuses. On ne peut jamais y recourir trop tôt.

I. — Après l'extraction.

L'extraction des cataractes, qu'on l'ait pratiquée par lambeau ordinaire ou par ponction linéaire, ou même avec la serretèle comme dans la cataracte capsulaire secondaire ou traumatique, est quelquefois suivie d'irido-choroïdite. C'est surtout quand la pupille s'enveloppe d'exsudats et se ferme en partie et surtout en totalité, que les douleurs sont le plus intenses et le plus tenaces. Si l'on n'a pas osé détruire de bonne heure les exsudats et prévenir la formation de cette sorte de cataracte secondaire par la paracentèse et l'introduction d'un stylet dans la pupille, on n'a plus d'autres ressources que de se hâter d'exciser une partie de l'iris, comme cela se pratique dans l'opération de la pupille artificielle par déchirement (voy. t. II, p. 545).

La rougeur de l'œil, les douleurs horribles que le malade éprouve, loin d'arrêter le chirurgien dans l'exécution de cette opération, doivent au contraire l'y décider le plus tôt possible, convaincu qu'il doit être que c'est seulement en établissant une large perte de substance dans le diaphragme et en enlevant du même coup, s'il se peut, les exsudats pupillaires, qu'il sauvera l'œil et rendra la santé au patient. Dans ces cas, le chloroforme est d'un puissant secours, et il est presque inutile d'en recommander l'emploi.

Il faut se hâter encore d'exciser largement l'iris quelque temps après l'extraction, et, bien qu'il n'y ait pas d'occlusion de la pupille, lorsque les douleurs oculo-circumorbitaires ne cèdent à aucun traitement, que l'iris prend une teinte verte et que la santé du malade est sérieusement compromise. L'excision sauvera l'œil si on la pratique de bonne heure ; elle provoquera, dans le cas contraire, une atrophie très rapide de l'organe, et l'on ne devra pas regretter ce résultat qui serait également survenu, mais avec une désespérante lenteur, comme conséquence ordinaire de l'irido-choroïdite. Dans l'un comme dans l'autre cas, l'opération débarrassera le malade de ses douleurs et il pourra rapidement recouvrer la santé.

II. — Après l'abaissement.

Lorsque l'irido-choroïdite se déclare à quelque distance de l'époque où la cataracte aura été abaissée, et que la pupille est demeurée assez largement ouverte pour que l'on puisse encore reconnaître le lieu qu'occupe la lentille, on ne doit pas hésiter, pour faire cesser les accidents névralgiques et inflammatoires, à en pratiquer l'extraction.

a. Extraction d'un noyau cristallinien abaissé. — Cette opération est assez difficile dans la plupart des cas. Voici une observation qui servira à la description du manuel opératoire à suivre :

M. Sanguinède, habitant Fontainebleau, avait été opéré par abaissement d'une cataracte lenticulaire assez dure. La vue avait d'abord été bonne, mais l'œil s'était pris vers le troisième mois d'une inflammation des membranes internes qui ne laissait aucun repos au malade à cause des douleurs qu'elle occasionnait. Rien n'avait pu maîtriser cet état, et la vue ayant disparu, le globe devenant un peu mou, je proposai au malade l'extraction de la lentille, qu'il accepta.

Je le fis coucher sur un lit et disposai l'œil comme pour l'opération de la pupille artificielle. A l'aide du couteau à cataracte je fis à la cornée une incision oblique externe à lambeau, puis j'engageai dans la chambre postérieure le crochet dessiné dans la figure 26 (voy. p. 223) et j'accrochai le cristallin, qui sortit aisément. Il n'y eut aucune perte d'humeur vitrée, ce qui n'aurait pas été d'ailleurs un grand mal. L'iris ne me gêna que médiocrement, et je ne fus pas dans la nécessité d'en exciser une certaine partie, résolution que j'avais arrêtée au besoin. Les choses se passèrent bien, et, à partir de ce moment, toute douleur disparut. L'œil a conservé son volume, mais il est amaurotique.

L'autre œil, à quelque temps de là, fut opéré avec succès par extraction.

b. Extraction du cristallin gonflé.— Nous nous sommes occupé de cet accident et nous n'y revenons ici que pour mémoire.

1. Dès qu'après l'abaissement, le broiement, la discision, ou une blessure, le cristallin prend un volume considérable et occasionne une irido-choroïdite, on l'enlève par une extraction linéaire, s'il n'y a pas de noyau volumineux et dur (voy. p. 270), ou par kératotomie ordinaire, s'il est dans cette dernière condition.

2. Dans le cas où il y aurait déjà des exsudations dans la pupille, conditions qui s'opposeraient à l'application de l'extraction linéaire ou de l'extraction à lambeau ordinaire, on ponctionnerait la cornée et l'iris en haut et en dehors, et avec la curette et la

serretèle on extrairait la lentille et les exsudations. Au besoin, l'iris serait excisé depuis l'endroit de la ponction jusqu'à la pupille. Cette opération, en apparence compliquée, est cependant fort simple et m'a donné des résultats des plus satisfaisants. J'en ai déjà donné la description plus haut (voy. p. 351). L'inflammation et les douleurs tombent aussitôt après qu'on l'a pratiquée.

c. Extraction du cristallin avec excision de l'iris et d'une fausse membrane fermant la pupille. — Cette opération est exactement celle que nous avons décrite plus haut en nous occupant des cataractes lenticulaires complétement adhérentes. La seule différence, c'est qu'on la pratique pendant l'inflammation de l'œil et alors que des névralgies des plus intenses compromettent la santé du malade (voy. pour le procédé, p. 334, procédé n° 2).

Après l'opération le malade est pansé comme à l'ordinaire; ses douleurs cessent immédiatement.

On trouve l'occasion d'appliquer cette opération à la suite des abaissements, des broiements ou des blessures, quand le cristallin, resté dans la pupille, a occasionné l'irido-choroïdite.

CHOIX DU PROCÉDÉ APPLICABLE AUX DIFFÉRENTES ESPÈCES DE CATARACTES (1).

Pour traiter d'une manière convenable cette question, il est nécessaire d'établir tout d'abord, d'une manière solide, la base sur laquelle on devra s'appuyer.

Cette base, c'est le diagnostic précis de la cataracte.

La cataracte, en effet, est-elle lenticulaire?

Est-elle dure?

Est-elle molle?

Est-elle mixte sous le rapport de la densité, c'est-à-dire composée d'un noyau dur et de substance corticale très molle?

Est-elle molle uniformément?

Est-elle liquide?

La cataracte est-elle pseudo-membraneuse?

Le cristallin existe-t-il en totalité? S'est-il résorbé en partie?

La cataracte est-elle capsulaire? Ici encore le cristallin existe-t-il?

(1) Extrait en partie du *Mémoire de Valence, loc. cit.*

La cataracte est-elle mixte dans le sens propre du mot, c'est-à-dire à la fois capsulaire et lenticulaire?

La cataracte est-elle traumatique? Le cristallin s'est alors résorbé en partie. Est-elle volumineuse encore? Est-elle susceptible de résorption spontanée? Au contraire est-elle devenue pseudo-membraneuse? Depuis quelle époque?

Quel âge a le malade?

Une fois le diagnostic posé, on s'inquiétera des complications de la cataracte et l'on prendra tel ou tel procédé selon le résultat auquel on sera parvenu. Ces complications sont locales ou générales.

Les complications locales sont: les taches de la cornée, surtout quand elles sont récentes; une inflammation quelconque de cette membrane, aiguë ou chronique; les changements de forme, comme le staphylôme et l'hydrophthalmie, les kératocèles, les anciennes fistules kératiques; les conjonctivites, les granulations surtout; l'entropion, le trichiasis et l'ectropion. Le trichiasis et l'entropion, de même que les maladies du sac lacrymal, seront notés surtout s'il s'agit d'opérer une cataracte par extraction.

Les suites d'iritis telles que les exsudations plastiques sur cette membrane, les adhérences avec la capsule, les fausses membranes derrière l'iris, ses modifications de forme, de couleur, etc., seront prises en sérieuse considération.

L'amaurose, commençante ou complète, sera notée; jamais, lorsque cette complication existe, même à un faible degré, on ne choisira l'abaissement ou tout autre procédé à l'aiguille, à moins d'autres complications; les adhérences à la pupille ne seront pas toujours considérées comme un empêchement (voy. *Cataracte adhérente*, p. 327). On recherchera par tous les moyens connus, spécialement au moyen de l'éclairage de l'œil à distance dans l'obscurité si la rétine est ou non intacte, et si la cataracte n'est pas la suite d'un décollement. On n'omettra pas non plus la percussion de l'œil pour en faire jaillir les phosphènes, dont l'absence indique à coup sûr une maladie toujours bien grave dans le champ d'avertissement de la rétine. J'ai bien fréquemment prouvé dans mes cours de clinique oculaire que ce moyen ingénieux avait une grande portée au point de vue du choix du procédé dans la cataracte, et qu'il faut recourir à l'extraction quand les phosphènes manquent.

Les choroïdites, les complications de ces graves maladies, tant que la rétine perçoit la lumière, ne doivent pas faire rejeter l'opération ; mais dans tous les cas elles excluent l'abaissement qui laisse dans l'œil un corps étranger capable d'y produire les plus graves désordres.

Le synchysis ou ramollissement du corps vitré est dans le même cas, je veux dire que c'est aussi une complication. Là l'extraction sera dangereuse, mais non pas toujours absolument contre-indiquée. Il suffira de faire coucher le malade pour l'opérer et de toucher doucement la lentille pour ne la pas faire plonger dans l'œil.

Les yeux petits et très enfoncés dans l'orbite ne seront pas toujours opérés par extraction, l'aiguille sera préférable.

L'extrême timidité du malade, l'impossibilité chez quelques personnes de s'abstenir de contracter les paupières avec énergie pendant que l'aide les écarte, devront faire rejeter l'extraction; mais ces cas sont heureusement fort rares.

Quant aux complications générales, elles sont des plus nombreuses : si on les tenait pour la plupart en sérieuse considération, on n'opérerait, pour ainsi dire, aucun malade. La goutte, les scrofules, les rhumatismes, la syphilis ancienne, etc., peuvent bien jouer un grand rôle sans doute dans les accidents consécutifs à l'opération ; mais quand on a pris les précautions nécessaires, que le malade est bien portant, qu'on a choisi le procédé en se basant non-seulement sur la nature de la cataracte, mais encore en tenant compte des complications générales, que peut-on véritablement faire de mieux? Les accès de toux, l'asthme, les maladies du cœur, les affections chroniques des intestins compliquées de diarrhée, les maladies des voies urinaires, les hernies, l'obésité, etc., empêcheront quelquefois de recourir à l'extraction de la cataracte à cause des efforts ou des déplacements que ces affections exigeraient du malade.

Tout ceci étudié, il faut se décider au choix de la méthode, puis au procédé.

Y a-t-il une meilleure méthode? Préfère-t-on l'abaissement ou l'extraction? Que veut dire ce mot, *préfère-t-on?*

Est-ce à dire que l'extraction étant plus difficile que l'abaissement, exigeant plus d'études théoriques et pratiques, on doive la bannir complétement de sa pratique? Il semblerait tout d'abord qu'une pareille question ne devrait pas être faite, et cependant combien de chirurgiens des plus distingués, des chirurgiens des grands hôpitaux même, parmi lesquels on peut compter Dupuytren, ont reculé devant l'extraction ! Eh ! n'est-ce pas là une conduite facile à expliquer? l'homme placé en face de sa réputation, faite en bien ou en mal par les élèves qui le regardent, ne consent pas volontiers aux insuccès immédiats. Si son habileté à extraire la cataracte n'est pas grande, jamais il ne se risquera à vider un œil et à le perdre devant ceux qui sont appelés naturellement à le juger. Certainement, si elle n'était pas aussi compromettante pour le chirurgien, l'extraction serait préférée par le plus grand nombre.

Mais je reviens au fond de ma question : y a-t-il une meilleure méthode, c'est-à-dire une méthode avec laquelle on doive compter le plus de succès? Oui, certes ; et cette méthode c'est l'*extraction*. Qu'on n'aille pas croire cependant que je rejette l'abaissement et les autres opérations à l'aiguille ; mais leurs applications doivent être positivement limitées. *Ainsi, dans mon opinion, l'extraction doit tenir la première place, et il faut l'employer comme méthode générale, avec cette réserve qu'on ne peut pas l'appliquer indistinctement à tous les cas.*

Les deux méthodes ont certainement leurs inconvénients ; mais quand elle est bien faite, la kératotomie en a d'infiniment moins grands que l'autre. C'est pourquoi je la préfère comme méthode générale.

Dans l'extraction, le corps du délit est enlevé ; impossible qu'il joue plus tard un rôle dans les accidents qui peuvent se produire.

Dans les opérations à l'aiguille, le cristallin remonte ou se gonfle de manière, soit à rendre tout d'abord nulle l'opération, soit à provoquer des accidents inflammatoires considérables et qui ne se terminent que trop souvent par l'irido-choroïdite.

Dans l'extraction, l'iritis peut se déclarer aussi et tout compromettre, je ne le sais que trop; mais outre que cet accident est moins fréquent, les douleurs sont beaucoup moins vives et l'on obtient justice plus prompte de l'inflammation, très certainement parce que là il n'y a pas de corps étranger, pesant sur les membranes internes.

Dans les opérations à l'aiguille, le cristallin joue trop souvent le rôle de corps étranger, non-seulement pendant les premiers jours, mais pendant un temps indéterminé et qui peut dépasser plus d'une année. Je me rappellerai toujours un pauvre vieux et excellent prêtre que j'opérai, il y a bien des années, par la méthode d'abaissement, et qui finit par mourir après avoir souffert pendant quinze mois les douleurs les plus atroces. Le cristallin avait, par sa présence, déterminé une irido-choroïdite avec des névralgies circumorbitaires des plus terribles. Il aurait été convenable de vider l'œil, mais le pauvre opéré était retourné à l'étranger, à Malines, qu'il habitait, et je ne pus venir à son secours.

Un autre homme, Espagnol, a été opéré par moi à l'aiguille, il y a quelques années, un synchysis assez marqué m'ayant fait hésiter, à tort, à opérer par extraction. Tout aussitôt une iritis survint, bientôt une choroïdite avec névralgie, et pendant toute une année le pauvre opéré fut obligé de garder la chambre, le plus souvent avec la fièvre. L'œil était perdu, il eût mieux valu le détruire, mais le malade n'y consentit pas et prit un autre médecin.

Un autre malade, dont j'ai autrefois publié l'histoire, avait été opéré à l'aiguille dans un hôpital. Pris de douleurs après le cinquième jour et d'une violente irido-choroïdite, ce malheureux traîna pendant onze mois la vie la plus misérable. Il restait assis sur son lit, balançant sa tête qu'il comprimait dans ses deux mains; il ne dormait plus, avait perdu l'appétit, et, comme le vieux prêtre, périssait certainement si je n'eusse détruit l'œil. A partir de ce moment, la santé revint.

Voit-on des accidents semblables dans l'opération de la cataracte par extraction? Non, certainement, ou du moins ils sont fort rares et, dans tous les cas, d'une durée infiniment moins grande.

Dans l'extraction, malheureusement, le phlegmon de l'œil et la phthisie consécutive de l'organe sont encore assez fréquents; mais si le phlegmon se voit moins souvent dans l'abaissement, l'atrophie n'est-elle donc pas assez commune à la suite des opérations à l'aiguille? Ne vaut-il pas mieux perdre l'œil rapidement et avec peu de douleur, que de le perdre lentement et avec d'affreuses névralgies? Chez les vieillards, ceux-là même qui ont la peau très flétrie, c'est encore, pour cette raison que l'extraction est préférable, même si elle échoue.

Dans l'extraction non suivie d'accidents inflammatoires, le succès immédiat est la règle ; dans l'abaissement, c'est l'exception à cause des accompagnements de la cataracte, c'est-à-dire des débris qui remontent dans la pupille et s'y organisent. Après l'extraction il y a certainement des cataractes secondaires; mais combien cet accident est moins fréquent! Combien surtout il est moins grave!

Je sais bien, et tout le monde sait comme moi, que l'abaissement a aussi ses beaux succès; mais qui peut assurer que ces succès seront aussi brillants, avant d'opérer? Qui peut affirmer que l'œil opéré par abaissement ne se perdra pas après quelques mois à cause du cristallin qu'il renferme? Cela n'arrive pas dans l'extraction. Voici des faits heureux d'abaissement: Une dame des colonies, aveugle depuis deux ans, revient à Paris pour y vivre avec son fils; elle est très nerveuse, très excitable, très effrayée par l'opération. J'abaisse les cataractes, aucun débris ne reste dans la pupille et la vue est immédiatement parfaite. La sclérotique et la conjonctive demeurent blanches comme si le cristallin n'eût pas été déplacé. Au commencement de la saison, j'opère, d'un côté seulement, une autre dame habitant Chaillot; même chose arrive. Six mois plus tard, j'abaisse l'autre cataracte, point d'inflammation, rien, pas même de rougeur des membranes externes. Ces faits ne sont pas rares, et pourtant, malgré d'aussi brillants résultats, je le répète, c'est, quand la chose est possible, l'extraction qu'il faut choisir, et si jamais les membres les plus chers de ma famille étaient atteints de cataracte, ce serait l'extraction que je choisirais. Je choisirais aussi, bien entendu, l'opérateur.

Cette dernière pensée me conduit tout naturellement à dire:

Qu'avec un opérateur habile, toute chance égale d'ailleurs quant à l'état des yeux, il faudrait choisir l'extraction;

Qu'avec un opérateur peu exercé, il serait prudent de recourir aux opérations à l'aiguille dont j'ai exposé succinctement les mauvaises chances.

Mais, je l'ai dit plus haut, avec tous ses avantages, l'extraction ne peut pas être appliquée indistinctement à tous les cas.

C'est cette distinction que nous allons essayer d'établir maintenant:

I° Application de la méthode par extraction.

Dès qu'une cataracte lenticulaire, ou à demi-molle, ou liquide, se présente avec les conditions physiologiques des autres membranes, qu'elle n'offre aucune complication générale ni locale, la méthode par extraction doit lui être appliquée. Les recherches que le chirurgien devra faire immédiatement sont les suivantes:

La cornée est-elle saine? Le malade a-t-il souffert ou souffre-t-il encore d'ophthalmies?

La chambre antérieure est-elle assez grande pour permettre au couteau de passer facilement? Si le contraire arrive, l'extraction n'est possible qu'en sacrifiant une partie de l'iris, ce qui d'ailleurs ne constitue qu'un mince inconvénient comparé à tous ceux de l'abaissement.

L'iris est-il sain, la pupille joue-t-elle comme à l'état normal? Quelques adhérences même légères devraient-elles faire abandonner l'idée d'extraire, puisqu'elles rétréciraient la pupille et retiendraient la cataracte dans la chambre postérieure? Cela dépend de l'habitude du chirurgien à vaincre ou non ces difficultés. L'abaissement peut être impossible, la discision devra le remplacer; mais combien il serait préférable, même dans ces conditions, de pratiquer l'extraction? (Voy. *Cataractes adhérentes*, p. 327.)

L'œil pressé à travers les paupières a-t-il sa résistance normale? Si elle est augmentée, on doit se défier, car la consistance du corps vitré pourrait être diminuée. Dès que cette condition existe, je me hâte de rechercher si, en ordonnant au malade de petits mouvements brusques de l'œil, l'iris ne flotterait pas un peu dans les chambres, cas auquel le synchysis ne serait plus douteux. Si l'iris tremble, j'abandonne en général l'idée d'extraire et je procède à l'abaissement, mais encore à regret, et dans bien des cas le couteau m'a donné des résultats plus satisfaisants que l'aiguille.

Les paupières sont-elles saines?

Sont-elles ouvertes assez largement pour que la manœuvre soit possible? Si elles sont assez étroites pour qu'on ne puisse pas, n'importe par quel moyen, établir un parallélisme exact entre le plan de l'iris et celui du couteau à cataracte, il faudra renoncer à la méthode d'extraction.

Autre inconvénient. Si l'œil est très enfoncé dans l'orbite, que ses paupières soient étroites, que la cornée soit petite, ainsi que l'œil dans son ensemble, l'opération n'est pas possible avec le kératotome, ou serait si difficile que l'on pourrait courir le risque d'accidents capables d'empêcher de terminer l'opération. Là encore, la kératotomie ne devra pas être faite, ou au moins on devra la faire à la partie inférieure de la cornée.

Viennent ensuite des considérations d'un autre ordre.

Si l'on doit opérer un jeune homme ou une jeune fille d'une cataracte lenticulaire ne présentant aucune des complications signalées, on devra le plus souvent choisir la discision, jamais l'extraction à lambeau. L'extraction, sans aucun doute, pourrait réussir aussi bien qu'à une époque plus avancée de la vie; mais, outre que le cristallin n'a pas de noyau à cet âge et qu'il peut se résorber en entier; si par malheur l'œil suppurait en totalité, l'avenir de ces jeunes gens serait ou compromis ou perdu. L'aiguille, comme opération, pourrait bien ne pas réussir, mais au moins on aurait plus de chances pour conserver, à l'œil sa forme et conséquemment à la physionomie sa régularité. Dans ces conditions, on doit encore préférer souvent l'extraction linéaire à toutes les opérations à l'aiguille, si l'état anatomique de la cataracte en admet l'emploi.

Si l'individu à opérer est impatient, nerveux, pusillanime, incapable de se tenir immobile pendant l'opération ou dans son lit, pour favoriser la réunion par première intention, l'extraction n'est pas applicable. J'ai souvent abandonné le couteau pour l'aiguille au moment d'opérer, quand j'ai pu reconnaître à temps que le malade manquerait de courage. Lorsque l'extraction était déjà trop avancée, j'ai eu les plus grandes difficultés à terminer l'opération.

L'extraction sera rejetée de même pour tous les cas que nous avons indiqués plus haut et que je ne fais qu'énumérer ici : les maladies du cœur, l'asthme, le catarrhe pulmonaire, les maladies de la vessie, celles des intestins, quelques maladies du foie, l'obésité, l'épilepsie, les monomanies de toutes sortes, etc.

Je ne parlerai pas de l'extraction des cataractes secondaires et des fausses membraneuses dans lesquelles le cristallin s'est résorbé. Nous avons étudié déjà cette question (voy. p. 341), mais nous devons dire ici que l'extraction en général est préférable à l'aiguille et qu'à l'extraction, on doit substituer quelquefois l'opération de la pupille artificielle.

2° Applications de la méthode d'abaissement et des autres procédés a l'aiguille.

L'aiguille doit être appliquée là où l'extraction est impossible. Je dis l'aiguille, et non l'abaissement, afin de généraliser autant que possible; car l'abaissement proprement dit n'est pas toujours praticable.

La chambre antérieure étant très petite, la cataracte molle, l'abaissement ou au moins la discision seront choisis de préférence. Que serait l'extraction dans ce cas? Le kératotome, n'ayant pas de place convenable pour aller faire la contre-ponction, devrait, pour atteindre le côté interne de la cornée, traverser le plus souvent l'iris ; puis la cataracte ne serait pas complétement extraite. Ses débris demeureraient en grande partie dans la chambre postérieure et, par le fait de la moindre inflammation, se réuniraient pour former une cataracte secondaire. Si cependant des ophthalmies antérieures ont frappé l'œil, que la choroïde soit congestionnée, et que l'on ait à craindre ces affreuses ophthalmies internes que le cristallin abaissé ou laissé dans la chambre postérieure occasionne et entretient, on pratiquera la kératotomie linéaire ou bien l'on sacrifiera une partie de l'iris, ce qui ne constitue aucun danger pour l'œil.

Lorsque, par suite d'ophthalmies internes, des adhérences se sont produites entre l'iris et la capsule, l'aiguille est généralement conseillée, soit pour abaisser ou broyer le cristallin, soit pour le perforer d'avant en arrière en le laissant sur place, soit enfin pour pratiquer la discision. J'ai longtemps pratiqué moi-même cette manière de faire, mais l'expérience m'a appris qu'il faut absolument faire le contraire, et que, dans ces cas, le déchirement de l'iris avec l'extraction immédiate ou à distance du cristallin, est infiniment préférable. (Voy. *Opérations applicables aux cataractes adhérentes*, p. 327.)

Si le corps vitré est ramolli, l'extraction doit généralement céder le pas à l'abaissement, parce que l'on courrait risque d'extraire toute l'humeur vitrée, mais non la cataracte. En effet, lorsque la coque oculaire est remplie d'un liquide libre, je veux dire d'un liquide non contenu dans l'hyaloïde, elle tend naturellement à se vider dès que la cornée est ouverte. La pesanteur du cristallin, surtout quand il est dur, et même quand il est d'une certaine mollesse, étant évidemment plus grande que celle du liquide remplaçant l'humeur vitrée, ce corps plonge dans le fond de l'œil dès qu'on touche la capsule pour l'ouvrir. Or, on a ici tous les inconvénients de l'extraction et de l'abaissement réunis : de l'extraction, par la grande plaie faite à la cornée ; de l'abaissement, par la présence du cristallin dans l'œil. Dans ce cas, l'abaissement est presque toujours applicable ; aussi doit-on ici l'employer de préférence. J'ai observé d'ailleurs que, lorsqu'il y a synchysis, le cristallin, en règle générale, occasionne moins d'accidents graves que lorsque cette complication n'existe pas. Notons, en passant, que j'entends parler ici d'un synchysis non symptomatique d'altérations graves d'autres membranes oculaires.

Il y a des cas cependant où l'extraction est encore le procédé préférable. M. le comte de F..... avait été opéré en province d'une cataracte lenticulaire sur l'œil gauche, et, à la suite d'irido-choroïdite déterminée par le cristallin abaissé, une amaurose était survenue. L'autre œil, pour lequel il eut recours à moi, paraissait très bon et l'examen ne m'y avait fait reconnaître aucune complication. En février 1856, je voulus extraire la cataracte, mais avant la section complète de la cornée, je reconnus que l'humeur vitrée s'échappait et que la lentille plongeait dans l'œil. J'abandonnai là l'opération. Six mois après je repris l'extraction, mais cette fois je fis coucher le malade et le cristallin fut extrait avec succès. L'abaissement, qui avait échoué du côté gauche, ne devait-il pas être rejeté pour l'œil droit? Les difficultés de l'opération d'extraction, quelles qu'elles fussent, étaient moins dangereuses à mon avis que la présence du cristallin dans l'œil, et le résultat, ici comme dans d'autres opérations analogues, a justifié pleinement cette manière de voir.

L'abaissement de la cataracte demi-dure ou dure est la méthode à choisir chez les individus nerveux, pusillanimes, atteints d'asthmes, de maladies du cœur, des intestins, de la vessie, etc., parce que l'extraction en pareille circonstance est dangereuse, et j'ajoute qu'une autre opération à l'aiguille, la discision, doit être toujours appliquée sur les jeunes gens et réservée à presque tous les cas de cataracte congénitale chez les enfants.

L'abaissement peut encore être choisi, mais sans exclusion de l'extraction, quand la cataracte est complète depuis bien des années, parce que l'observation démontre :

1° Que la cataracte ancienne, mûre depuis plusieurs années, molle et volumineuse au début, se densifie un peu avec le temps et devient plus petite ; qu'en conséquence elle n'est plus susceptible, une fois abaissée, de se gonfler par imbibition, et qu'elle est incapable de produire ainsi des accidents de compression ;

2° Qu'il suffit le plus souvent de la toucher avec l'aiguille pour qu'elle plonge sans efforts sous le corps vitré ;

3° Que presque toujours l'opération est exempte d'inflammation consécutive.

Les cataractes capsulaires ou cataractes fausses proprement dites, celles dans lesquelles la capsule est couverte à son centre d'un exsudat plastique assez grand pour nécessiter une opération, bien que le cristallin soit transparent, ne doivent être opérées ni par l'abaissement ni par l'extraction. On doit les respecter ; mais pour rendre la vue au malade on excisera l'iris du côté où il sera libre, opération des plus simples et sans aucune gravité dans l'immense majorité des cas, lorsqu'elle est faite méthodiquement.

On traitera de même les cataractes traumatiques et les cataractes secondaires, lorsqu'elles sont adhérentes dans tant de points de l'iris que l'on devrait, pour les détruire avec l'aiguille, exécuter une manœuvre très laborieuse, souvent inutile, toujours compromettante pour le salut de l'œil. En tournant ainsi la difficulté, j'ai obtenu tant de beaux résultats, que j'ai, sous ce rapport, la conviction pratique la plus profonde.

Quelques conseils à donner aux opérés de cataracte.

Quand l'opération de la cataracte a réussi, on doit se bien garder de permettre aux malades de faire usage de leurs yeux sans prendre des précautions qui sont tout à fait indispensables.

L'opéré doit vivre quelque temps dans une demi-lumière, et pour l'obtenir, il suffit de tapisser les vitres de la chambre de papier bleu de couleur assez foncée.

Si vers le douzième ou le quinzième jour il est en état de sortir, il devra porter des conserves bleues assez foncées, enveloppées complétement de taffetas noir, et avec lesquelles il se trouvera en plein jour dans les mêmes conditions d'obscurité que celles où il se tenait dans sa chambre. De cette façon encore, il évitera les courants d'air froid sous l'influence desquels il pourrait être pris de quelque conjonctivite ayant une certaine importance, quand la plaie de la cornée est de date aussi récente.

L'opéré par kératotomie supérieure devra faire la plus sérieuse attention de ne pas ouvrir les yeux outre mesure ; au contraire, il clignera pendant longtemps, dans la crainte que la paupière supérieure, s'élevant plus haut que la plaie, ne déchire la cicatrice, et n'entre ainsi dans la chambre antérieure. C'est là un accident si fréquent, que je ne saurais trop insister sur le soin que l'on doit avoir de faire aux malades cette recommandation. Cette observation s'applique plus spécialement aux individus dont les yeux sont saillants, volumineux, à fleur de tête.

Dès que le malade peut se lever, c'est-à-dire du cinquième au huitième jour, on lui conseille de tenir les yeux à demi ouverts pendant quelques minutes seulement, chaque quart d'heure, et de les fomenter avec un liquide légèrement astringent et tiède, comme une infusion de thé vert, une solution légère de borax, ou de sulfate d'alumine. Son régime est progressivement augmenté, et l'on veille attentivement à ce qu'il n'y ait pas de constipation, les efforts de la défécation ayant quelquefois déterminé des accidents du côté de la cicatrice.

Quand l'opération de la cataracte a très-bien réussi, le malade voit généralement bien les objets rapprochés. Mais peu à peu, à mesure que l'injection diminue et que la cicatrisation se fait, ces mêmes objets deviennent confus, et l'opéré commence à s'inquiéter vivement d'un état qui ne fait que s'accroître avec le temps. Il est facile de le rassurer. Des lunettes à cataracte commencent, dès ce moment, à devenir nécessaires ; mais il est prudent toutefois de n'en permettre l'usage ménagé qu'après la huitième ou la dixième semaine, et même plus tard encore, si l'inflammation traumatique a duré quelque temps et surtout si l'opération a été suivie de quelques accidents (voy. *Lunettes*).

J'ai observé assez souvent, dans ma pratique, de tristes singularités chez les opérés de cataracte. Avant l'opération, leur famille et leurs amis les entendaient gémir d'une façon exagérée sur leur état de cécité, et remarquaient pourtant qu'ils étaient en général d'une gaieté presque exceptionnelle. Après l'opération et lorsque tout avait marché à souhait, j'ai vu ces mêmes individus s'abandonner à une tristesse de plus en plus grande, les uns en reconnaissant qu'ils se trouvaient dans la nécessité de porter des verres à cataracte, les autres en considérant la portée de leur vue dans un état qu'ils regardaient comme misérable.

Une dame, entre autres, femme d'un ingénieur de la ville de Versailles, poussait cette manie de se croire malheureuse, au point de nier les résultats de l'opération. Elle était encore plus aveugle, disait-elle, ou tout au moins aussi aveugle qu'avant de s'y être soumise. Sa famille l'épia sur mes conseils, et ce ne fut pas sans surprise qu'on la vit travailler à l'aiguille avec des lunettes qu'elle s'empressait de déposer au moindre bruit.

Un homme, vieillard de soixante-six ans, très aimable et d'un esprit très cultivé, avait pendant quatre ou cinq ans hésité à se faire opérer bien qu'il fût entièrement aveugle. Il était alors véritablement heureux, tous s'empressaient à l'envi autour de lui dans les salons qu'il fréquentait, par un esprit de charité sans doute, dont il profitait. Cet empressement disparut tout à coup après l'opération, et le malade se trouva dès lors obligé à son tour de faire des avances, en un mot, de payer de sa personne. Il m'avoua sérieusement qu'il ne pensait pas que la vue que je lui avais rendue, et qui était assez bonne pour qu'il pût lire aisément et longtemps, fût une compensation suffisante ! !

ARTICLE IX.

REPRODUCTION DU CRISTALLIN APRÈS L'OPÉRATION DE LA CATARACTE.

J'ai observé bon nombre de fois depuis seize ans, et particulièrement dans les six ou huit dernières années de ma pratique, que des personnes que j'avais opérées de cataracte se trouvaient dans la nécessité, après quelques mois, de changer de lunettes pour en prendre de plus faibles. Elles étaient étourdies après avoir porté des verres qui jusque-là leur avaient été si utiles, et préféraient se conduire à l'œil nu, bien que leur vue fût très confuse. Des verres plus faibles, variant entre 7 et 12, devaient remplacer le n° 5 qu'elles avaient pris d'abord pour voir au loin et les n°s 4, 5 et même 6 pour lire.

Ce fait, qui est relativement une exception, paraît devoir être rapporté à la reproduction du cristallin sur laquelle des recherches ont été faites dès 1824 par les docteurs Cocteau et Leroy d'Étiolles et plus tard par MM. Hanmann, de Rostock, et Textor fils, de Würzbourg. Dans le travail de MM. Cocteau et Leroy d'Étiolles (1), les expériences ont été faites sur le lapin, le chat et le chien, et il n'est pas possible de mettre en doute que le cristallin ne se soit pas reproduit entre la sixième semaine et le sixième mois après l'extraction de la lentille normale. M. Hanmann (2)

(1) Voy. Leroy d'Étiolles, *Mémoire lu à l'Académie de chirurgie*, le 10 février 1825, et *Journal de physiologie expérimentale*, 16 février 1827.

(2) *Hufeland's Journal des Pratischen Heilkunde*, janvier 1843.

a étudié cette question au moyen d'expériences et d'observations, et il a reconnu que la capsule sécrète un nouveau cristallin qui demeure incomplet et ne se forme réellement qu'après plusieurs mois, surtout chez les individus jeunes. Chez les vieillards, la substance sécrétée est fort incomplète. L'auteur se demande si la sécrétion n'est qu'un résultat passager et si elle ne se résorberait pas après un temps plus long; mais, si l'on en juge par la permanence du raccourcissement du foyer que j'ai observé sur l'homme, et surtout d'après les recherches de M. Textor (1) dans lesquelles des cristallins ont été retrouvés reproduits après cinq, sept et treize ans, on ne peut conserver de doute sur la reproduction définitive, quoique incomplète, de la lentille après l'opération de la cataracte.

M. Textor termine sa brochure par ces remarques intéressantes :

1° Après avoir enlevé ou déplacé le cristallin, il se forme sous certaines conditions un nouveau cristallin plus ou moins régulier; 2° la matrice du cristallin est la capsule lenticulaire; une capsule malade ne peut reproduire un cristallin ain et transparent; 3° la capsule étant extraite ou déprimée, la régénération du cristallin n'est plus possible; 4° la matière cristallinienne se laisse séparer facilement de la capsule, d'où il résulte qu'une seconde régénération après une seconde opération ne paraît pas impossible, mais elle n'est pas encore prouvée par l'expérience; 5° le cristallin régénéré a la même clarté et la même transparence que le cristallin normal, mais il a une consistance un peu moindre : il ne semble pas gêner la vision par une fausse réfraction; 6° il faut un certain temps pour la régénération du cristallin. L'intervalle le plus court observé chez l'homme est de six mois. Chez les animaux il semble qu'un peu de matière cristallinienne soit déjà formée dans la deuxième semaine; 7° le nouveau cristallin semble augmenter de densité, de fermeté et de grandeur de plus en plus avec le temps; 8° la forme du cristallin dépend de la lésion de la capsule; 9° la capsule lenticulaire était transparente dans tous les cas de régénération du cristallin observés et ne s'obscurcissait qu'à peine sous l'influence de l'esprit-de-vin; 10° la cataracte déprimée, qu'elle soit entière ou divisée, se dissout dans l'humeur aqueuse

(1) Textor, *Ueber die Wiedererzeugung der krystallischen Inaugural-Abhandlung*. Würzburg, 1852.

ou vitrée; 11° M. Pauli prétend que la régénération du cristallin ne s'opère pas après la réclinaison, mais seulement après l'extraction, — cela n'est pas exact; 12° la régénération du cristallin semble être la cause que quelques opérés peuvent voir après quelque temps à l'aide de lunettes de moins en moins fortes.

ARTICLE X.

MALADIES DU CRISTALLIN VISIBLES A L'OPHTHALMOSCOPE.

Les caractères au moyen desquels on peut constater les opacités qui constituent la cataracte lenticulaire commençante, en se servant de l'ophthalmoscope, sont des plus nets. Il suffit, pour les apercevoir, de se placer en deçà ou au delà du foyer de cet instrument. On peut encore, à l'aide du même moyen, reconnaître la présence d'une cataracte capsulaire, centrale, antérieure et postérieure, le gérontoxon du cristallin, et la présence, dans la lentille, de la cholestérine et des divers corps étrangers qu'elle peut contenir. Cette seule indication suffit ici.

CHAPITRE VIII.

MALADIES DU CORPS VITRÉ.

ARTICLE PREMIER.

HYALOÏDITE, HYALITE OU HYALITIS.

Sous ce nom a été décrite l'inflammation supposée du corps vitré. Mais cet organe est complétement dépourvu de vaisseaux, et tout ce qui a été dit de la *lentite* peut être répété ici : c'est l'un des symptômes de l'iritis, de l'inflammation du corps ciliaire et de la choroïdite.

Ces quelques mots suffisent pour faire concevoir que, dans toute inflammation un peu vive des membranes internes de l'œil, le corps vitré se trouble. En effet, si dans ces conditions on examine la pupille avec l'ophthalmoscope, on reconnaît aussitôt que le corps vitré est parcouru par une multitude de petites opacités, perpétuellement en mouvement, ou même qu'il a perdu à peu près complétement sa transparence. Dans ce cas, la lumière projetée dans l'œil est absorbée en grande partie, et l'on ne voit plus qu'une masse d'un blanc jaunâtre, piquetée d'une multitude de points opaques, pour la plupart mobiles. Dans le phlegmon de l'œil, le corps vitré s'infiltre de pus; dans l'iritis et la choroïdite, outre le trouble général signalé plus haut, on y voit des filaments exsudatifs flottants ou fixes, sur lesquels nous reviendrons plus loin. La papille du nerf optique, dans ces cas, est aperçue à travers un brouillard plus ou moins épais, et quelquefois elle disparaît entièrement. A mesure que l'inflammation de la membrane malade s'éloigne, les exsudations aperçues dans le corps vitré commencent à diminuer, et peu à peu il reprend une transparence parfaite. Après les iritis plus particulièrement, la présence de ces corps mobiles, à peine appréciables autrement que par la teinte un peu nuageuse dont ils couvrent la pupille, occasionne une myopie que les verres concaves rectifient parfaitement bien, et qui disparaît vers la huitième ou la dixième semaine après que tout signe d'inflammation extérieure n'existe plus.

Le traitement est celui de l'inflammation de la membrane malade; quand il ne reste plus qu'un trouble peu appréciable du corps vitré, les iodures à l'intérieur, l'iodure de potassium en collyre, réussissent parfaitement à rétablir les choses dans leurs conditions normales. (Voy. plus loin, art. IV, V et VI.)

ARTICLE II.

SYNCHISIS, OU RAMOLLISSEMENT DU CORPS VITRÉ (*Synchisis simple*).

Cette affection est très fréquente: j'en ai décrit les principaux symptômes en m'occupant du *tremblement de l'iris* (voy. ce mot, vol. II, p. 467). Le ramollissement ne coïncide pas toujours avec un certain degré d'affaiblissement de la rétine; le plus souvent cependant cette complication se montre dans le synchisis, lorsqu'il est consécutif d'une congestion chronique ou d'une inflammation de la choroïde. On note aussi une certaine paresse de la pupille, qui demeure parfaitement noire. L'œil, dans la plupart des synchisis, conserve le même volume qu'à l'état normal. Dans quelques cas avancés, sa consistance est un peu diminuée; dans d'autres, au contraire, elle est augmentée à tel point que, touché à travers la paupière supérieure, l'œil donne la sensation d'une bille de marbre. Il y a bien longtemps qu'à propos de l'extraction de la cataracte, j'ai entendu feu le professeur Roux fixer l'attention de ses auditeurs sur ce point : « Défiez-vous, disait-il, des yeux qui » présentent trop ou trop peu de consistance ; toujours alors le » corps vitré est ramolli, en sorte qu'il y a danger de vider » l'œil. »

Le synchisis se dessine le plus ordinairement par un ensemble de symptômes faciles à saisir, et dans lequel un caractère anatomique très précieux est à noter, bien qu'on l'observe aussi dans d'autres maladies : c'est l'oscillation iridienne d'avant en arrière, dont nous avons parlé plus haut. Chez plusieurs individus, j'ai vu la lentille, encore transparente et renfermée dans sa capsule, se déplacer et descendre au-dessous de la pupille pendant que le malade se tenait dans la station verticale, tandis qu'elle remontait en face de cette ouverture lorsque la tête était placée dans le sens horizontal : ce phénomène tenait évidemment à ce que le cristallin, ayant perdu ses attaches, flottait dans la chambre postérieure par le fait même du ramollissement du corps vitré. J'en ai parlé lorsque je me suis occupé de la luxation du *cristallin* (voy. page 10). On comprend que, dans le premier cas, le malade est dans les mêmes conditions qu'un opéré de la cataracte ; tandis que, dans le second, la portée de la vue est ordinaire.

L'ophthalmoscope permet de reconnaître le ramollissement du corps vitré ou au moins de le soupçonner fortement, si l'on constate que des flocons exsudatifs qu'il peut contenir se déplacent avec une extrême vitesse dans tous les sens et particulièrement quand ils retombent rapidement à la partie déclive.

Le ramollissement du corps vitré est une affection au-dessus des ressources de l'art ; cependant elle ne me paraît pas toujours aussi menaçante pour la vision que l'ont avancé quelques auteurs. Le malade est quelquefois atteint d'une myopie, qui peut être assez considérable, mais qu'on rectifie aisément par l'usage de lunettes convenablement choisies. Les toniques à l'intérieur et les frictions alcooliques autour de l'orbite sont recommandés ; mais on comprend que ces moyens ne peuvent avoir une action directe suffisante sur les causes de la maladie.

ARTICLE III.

CHOLESTÉRINE DU CORPS VITRÉ, OU SYNCHISIS ÉTINCELANT.

J'ai donné ce nom de synchisis étincelant à une variété de ramollissement du corps vitré qui m'a offert un phénomène très bizarre : l'apparition au fond de l'œil d'une multitude de paillettes brillantes, semblables aux feux d'un diamant, et cela sans aucune altération de la vue. Je vais rapporter l'observation du fait où je l'ai noté pour la première fois, dans laquelle tous les symptômes anatomiques du ramollissement de l'humeur du corps vitré sans examen à l'aide de l'ophthalmoscope ont été constatés.

Observation. — Madame Manfrina, âgée de cinquante-huit ans, ancienne fumiste, demeurant rue Thérèse, n° 11, à Paris, se présente à ma clinique, le 22 septembre 1845.

Antécédents. — C'est une femme d'une excellente constitution : jamais elle n'a été malade ; elle a eu deux enfants, dont l'un a été tué accidentellement, et dont l'autre, marié et âgé de trente-deux ans, se porte très bien. Elle a éprouvé de violents chagrins par suite d'une maladie de son mari, qui, atteint depuis 1837 d'une aliénation mentale, vit renfermé à Bicêtre.

En 1827 ou 1828, la malade a commencé à apercevoir de nombreuses mouches volantes, sans éprouver de maux de tête ; ses règles allaient fort bien alors et n'ont disparu que depuis trois ans. En 1830, peut-être avant, en plaçant par hasard la main sur son œil droit, elle découvrit qu'elle ne voyait plus de l'œil gauche. Peu à peu la vue de l'œil droit commença aussi à faiblir, et en 1838 elle ne pouvait plus se conduire qu'avec difficulté. Elle alla consulter alors plusieurs chirurgiens, et subit pour l'œil gauche l'opération de la cataracte par abaissement, le 9 juillet 1838, à l'hôpital de la Charité (M. le professeur Velpeau). Il n'y eut aucune inflammation, et la malade sortit de l'hôpital le 2 août suivant. Elle voyait de l'œil opéré un peu mieux qu'avant l'opération, mais pas assez pour se conduire seule.

L'œil droit se perdit complétement à son tour et fut opéré de la même manière, le 17 septembre 1842, à la Pitié (M. le professeur Bérard). Il n'y eut pas davantage d'inflammation, et la malade sortit de l'hôpital le 25 du même mois. On espérait que les débris du cristallin se résorberaient, mais il n'en fut rien, ainsi que nous le verrons plus loin. La vue demeura nulle dans cet œil comme avant l'opération.

Il résulta donc pour elle fort peu d'avantage de ce double abaissement; mais elle craignait de se soumettre à une nouvelle opération, et c'est là ce qui explique comment elle se résigna à demeurer si longtemps à peu près aveugle.

22 septembre 1845. — *État actuel.* — La patiente a une santé excellente. Les yeux présentent les phénomènes suivants :

La *pupille gauche*, largement dilatée, déformée et immobile, est remplie complétement par une opacité blanc bleuâtre, parsemée de plaques d'un blanc mat. Çà et là, la tache est moins épaisse et, dans un endroit très petit, à peine assez grand pour le passage d'une épingle, il y a une lacune qui permet de voir le fond de l'œil. C'est par ce seul pertuis que s'exerce la vision. La malade, munie d'une lorgnette dont le petit verre a été enlevé, reconnaît quelques objets, mais ne peut pas se conduire. L'iris est agité d'oscillations d'avant en arrière, il a la forme d'une bande annulaire, d'une ligne de large au plus dans certains endroits; partout la marge pupillaire est adhérente à l'opacité secondaire de la capsule.

La *pupille droite* immobile et largement ouverte, de même que la gauche, est aussi déformée. Elle est complétement remplie par une opacité d'un blanc mat, qui prend ses points d'appui sur toute la marge de l'iris. La vision est nulle. L'iris est flottant.

Toutes les autres membranes sont saines dans les deux yeux.

L'abaissement à l'aiguille me paraissant très difficile, pour ne pas dire impossible, je me décidai à extraire les deux capsules en ponctionnant la cornée ou la sclérotique. Après quelque réflexion (1), je préférai agir par cette dernière membrane, et, le 2 octobre 1845, la malade étant convenablement préparée, je pratiquai au côté externe inférieur de la fibreuse gauche, une ponction dirigée d'avant en arrière et large d'un demi-centimètre; puis, par une ouverture, j'introduisis une pince jusqu'à la face postérieure de l'iris, et saisissant la capsule opaque entre les mors de l'instrument, je l'entraînai sans difficulté au dehors. La pupille apparut parfaitement nette, mais elle demeura dilatée : ce qui s'explique par la présence des fausses membranes qui l'avaient

(1) Avec plus d'expérience aujourd'hui, j'extrais toujours par la cornée les cataractes secondaires.

maintenue ouverte et immobile pendant près de sept années : la vision était rétablie. J'attaquai immédiatement l'autre œil de la même manière ; deux fois je fus forcé d'introduire la pince, à cause de la résistance des adhérences ; cependant j'enlevai la fausse membrane tout entière. La pupille demeura aussi dilatée qu'avant l'opération. La vue était très bonne.

La cicatrisation des deux plaies de la sclérotique se fit rapidement ; le douzième jour, elle était complète, et la vision, parfaite avec des verres convexes n° 5 pour voir de loin, et n° 2 pour lire ou faire des ouvrages à l'aiguille. Les yeux avaient leur consistance normale.

Quelques jours après que la malade a quitté la clinique, où elle n'est restée que huit jours, j'examine de nouveau les yeux avec attention, et, indépendamment du flottement de l'iris qui existe dans les deux, je constate dans le gauche le phénomène le plus curieux qui se puisse imaginer. A travers la pupille largement dilatée, sur le fond de l'œil, qui est parfaitement noir, je vois se détacher des paillettes mobiles, brillantes comme des diamants, et d'une grandeur qu'on ne peut guère comparer qu'à celle de grains de sable. Elles sont placées sur divers plans dans la chambre postérieure, apparaissent le plus ordinairement au nombre de vingt à trente à la fois, se déplacent de bas en haut pendant les mouvements de l'œil, et sont immédiatement remplacées par d'autres, aussi brillantes et aussi nombreuses. Tous ces petits points étincelants, mobiles, réfléchissant la lumière avec un vif éclat, paraissent descendre peu à peu vers la partie la plus déclive de la chambre postérieure, lorsque l'organe est maintenu quelque temps dans l'immobilité, et se montrent en général d'autant plus nombreux, que les mouvements de l'œil sont plus étendus et plus brusques. Il n'y a rien d'anormal dans la chambre antérieure. La vision est aussi bonne qu'on peut l'espérer après une opération de cataracte ; la malade se plaint seulement de quelques mouches volantes qu'elle a toujours vues, et qui n'ont pas augmenté. L'œil droit ne présente rien de particulier.

En publiant cette observation, au mois de novembre 1845, dans le *Journal de chirurgie* de M. Malgaigne et dans les *Annales d'oculistique*, je terminais par les réflexions suivantes :

« Cette maladie singulière me paraît siéger de la manière la plus évidente dans le corps vitré ; la place occupée par les points lumineux sur divers plans, d'avant en arrière, ne peut laisser de doute à cet égard. Mais quelle explication donner à ce curieux phénomène? Serait-il dû à un changement moléculaire du corps vitré, évidemment ramolli, ainsi que l'atteste l'oscillation considérable de l'iris? ou, par suite d'une disposition morbide particulière, les cellules hyaloïdiennes (je croyais alors à l'existence des cellules), moins tendues par l'humeur vitrée plus fluide et flottant les unes sur les autres, réfléchiraient-elles la lumière isolément au lieu de la réfracter? Je le pense. Ne pourrait-on pas admettre aussi qu'il y a dans les liquides intra-oculaires quelques matières étrangères flottantes? M. Malgaigne, à qui j'ai fait voir la malade, a présumé que ces paillettes brillantes étaient dues à la présence, dans l'humeur vitrée, de molécules de cholestérine qui se trouveraient déplacées dans les mouvements de l'œil; et ce qui lui paraissait donner du poids à cette conjecture, c'est qu'il a trouvé de la cholestérine dans l'humeur vitrée de quelques cadavres, dont les yeux étaient toutefois beaucoup plus profondément altérés que ceux de madame Manfrina. »

Cette prévision de M. Malgaigne s'est complétement justifiée quelque temps après; car deux malades s'étant présentés à mon dispensaire, j'ai ouvert la chambre antérieure le 24 août 1849, avec le concours de M. de Græfe (de Berlin), qui étudiait alors à Paris, et celui de M. Mialhe, et nous avons trouvé *les premiers* (1) qu'en effet les paillettes mobiles n'étaient formées que de cholestérine. Dans une deuxième observation, nous avons trouvé aussi de la cholestérine, MM. Mandl et Regnault, agrégés de la Faculté et moi, et plus d'un an après, le 10 septembre 1850, j'ai présenté à l'Académie de médecine le résultat de ces recherches.

L'ophthalmoscope est indispensable pour reconnaître la présence de cette curieuse affection; c'est à un hasard seul, et aussi grâce à d'excellents yeux, que j'ai pu en constater les symptômes sans le concours de la lumière artificielle sur madame Manfrina.

J'ai revu cette malade cette année (octobre 1856), sept ans après l'opération; elle voit toujours bien. L'œil gauche, qui a été atteint de synchisis étincelant, examiné à l'ophthalmoscope, présente les altérations suivantes. Le dessin a été fait à ma clinique par M. le docteur J. Baldwin Lyman, des États-Unis.

(1) Cette observation porte la date du 24 août 1849 : il n'est pas superflu de le répéter ici, à cause de la peine que s'est donnée pour l'effacer l'auteur du mot malheureux *spinthéropie*. (Voy. *Annal. d'oculist.*, t. XXV, p. 9.)

On ne voit nulle part aucune trace de cholestérine.

Fig. 54.

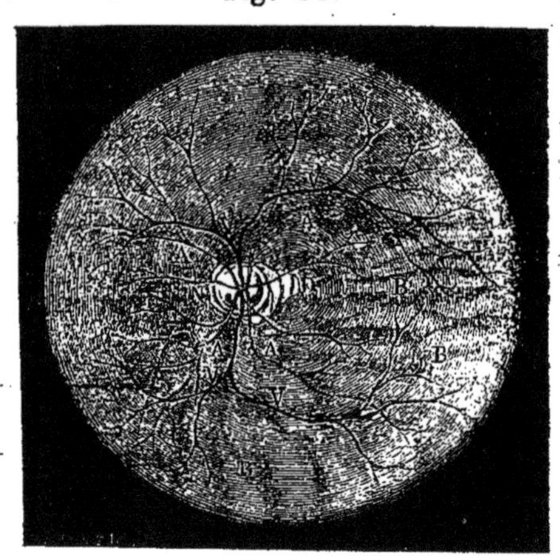

A, artères de la rétine.
V, veines de la rétine.
N, papille du nerf optique avec une tache noire de pigment.
B, taches blanchâtres dues à une diminution du pigmentum.
D, tache blanche conique sur le côté externe de la papille, signe de scléro-choroïdite (staphylôme postérieur).

Avec l'ophthalmoscope, surtout lorsque la cholestérine est abondante, c'est un spectacle magnifique : de petits points lumineux très brillants réflètent la lumière pour un instant seulement, parcourant avec une étonnante rapidité le champ rosé du fond de l'œil. Lancés de bas en haut dans le corps vitré par les mouvements que l'on ordonne, ils retombent à la manière du bouquet d'un feu d'artifice, le plus souvent en tournant sur eux-mêmes, s'éclairant et disparaissant alternativement. Quelques-uns renvoient la lumière diversement colorée ; tous se cachent généralement derrière l'iris; mais si le malade tient l'œil immobile, il n'est pas rare de voir des cristaux fixés sur des filaments exsudatifs attachés par un ou deux points, se balancer à diverses profondeurs de la cavité éclairée. Cela ressemble à des paillettes d'or et d'argent fixées sur un ruban de soie brillante de couleur blanche ou jaune et agité par le vent.

J'ai vu le synchisis étincelant après les opérations de cataracte à l'aiguille, à la suite de choroïdites qui avaient laissé la vision à peu près intacte, et dans lesquelles le cristallin était très pur. Chez M. le marquis de G..., sénateur, j'ai vu cette année (1856) le plus bel exemple de cette affection. Le malade ne se plaignait que de quelques mouches, mais il avait une scléro-choroïdite postérieure étendue. Il a perdu l'œil tout à coup par un décollement séreux de la rétine.

La cholestérine disparaît peu à peu du corps vitré : chez madame

Manfrina il n'y en a aucune trace aujourd'hui (octobre 1856), onze ans après l'opération qu'elle a subie ; chez quelques autres il a suffi de quelques mois pour que le corps vitré fût entièrement débarrassé.

Les malades ne se plaignent généralement d'aucune sensation désagréable ; quelques-uns accusent des mouches volantes ou d'autres phénomènes physiologiques analogues, mais cela se rattache le plus souvent à une scléro-choroïdite (staphylôme postérieur), ou à quelque autre altération du fond de l'œil.

Je ne connais pas de traitement à faire contre cette maladie.

ARTICLE IV.

CORPS VITRÉ JUMENTEUX.

Dans les inflammations et après des épanchements de sang, lors de la présence d'un cysticerque dans l'intérieur de l'œil, etc., le corps vitré se trouble d'une manière uniforme et prend un aspect particulier semblable à l'urine des herbivores, état invisible à la lumière ordinaire, mais facilement appréciable à l'aide de l'ophthalmoscope.

C'est à cet état que j'ai donné le nom de corps vitré *jumenteux*.

Rien n'est plus aisé à reconnaître, que l'on dilate ou non la pupille. La lumière que l'on projette dans l'œil avec l'ophthalmoscope, sans le verre grossissant, permet de constater que le corps vitré est troublé d'une manière générale ; le fond de l'œil n'a plus cette couleur rosée de l'état normal, mais une teinte rouge jaunâtre dans laquelle, de même que dans un liquide trouble, on finit, avec de l'attention, par voir tourbillonner, s'agiter dans tous les sens, des milliers de petits points plus opaques que le liquide, opaque aussi, mais à un moindre degré, dans lequel ils nagent.

Si l'on veut se servir du verre convexe pour rechercher la papille et la rétine, on arrive à la voir, mais incomplétement et à la manière de la lune regardée pendant un épais brouillard. Tout dépend, pour le succès de cet examen, de la somme d'opacité que contient le corps hyaloïdien : aussi trouve-t-on des cas dans lesquels l'humeur vitrée est trouble à un si haut degré, que la lumière ne peut pénétrer jusqu'à la papille, et d'autres dans lesquels cet organe et la rétine sont voilés d'un nuage, d'un glacis si léger, qu'il faut autant d'habitude que d'attention pour reconnaître cet état et porter un diagnostic en conséquence.

Le fond de l'œil doit être exploré avec soin lorsque le corps vitré est jumenteux, parce que cet état n'est qu'un symptôme et que la cause en doit être trouvée. Il n'y a pas d'inflammation des membranes internes sans que cette autre maladie se déclare, du moins au début. Dans l'iritis spécialement et dans la choroïdite, le corps vitré se trouble et porte plus tard le stigmate souvent ineffaçable de l'inflammation, savoir des filaments mobiles, des opacités membraneuses dont nous nous occuperons dans l'article suivant. Le corps vitré, longtemps trouble dans l'hypopyon postérieur, reprend peu à peu sa transparence; mais il contient alors de larges flocons flottants.

Le corps vitré est jumenteux sans que l'œil offre le moindre signe de rougeur : dans la scléro-choroïdite postérieure, les épanchements de sang, les décollements séreux de la rétine, les cysticerques, le corps vitré prend souvent, mais non pas toujours, cet aspect particulier.

Les malades atteints de cette affection sont ou aveugles ou atteints d'un affaiblissement de la vue à un degré plus ou moins élevé; la plupart se plaignent de mouches volantes, mais c'est ordinairement lorsque le mal est déjà en voie de guérison. Sans l'ophthalmoscope, impossible de reconnaître aucun signe de cette maladie, classée autrefois, comme tant d'autres affections, sous le triste nom d'amblyopie ou d'amaurose. J'ai vu quelquefois, cependant, des flocons assez larges, à l'œil nu, pour simuler un décollement de la rétine et nécessiter, pour établir un diagnostic précis, le secours de l'ophthalmoscope.

L'état jumenteux persiste quelquefois pendant plusieurs mois, quelquefois même une année et davantage; généralement les petits corps microscropiques qui troublent le corps vitré, et qui semblent être de l'albumine, se résorbent en partie, en partie aussi se soudent les uns aux autres et forment des filaments ou de petites toiles membraneuses, qui dans l'état de repos de l'œil vont se déposer à la partie déclive de l'organe. On peut très bien voir alors le fond de l'œil et trouver la cause directe de la maladie qui nous occupe.

Le traitement de l'état jumenteux du corps vitré est en rapport avec la cause qui l'a produit. On a recours, dans l'inflammation, aux moyens ordinaires et, en dehors de cette cause, à l'usage des altérants. J'ai obtenu de beaux résultats de l'iodure de potassium en collyre au 1/10e et de fomentations sur l'œil avec ce même sel en solution dix fois plus faible. Les moyens généraux, l'hygiène, doivent venir en aide à ces moyens locaux.

ARTICLE V.

FLOCONS FLOTTANTS ET AUTRES OPACITÉS DU CORPS VITRÉ.

L'état jumenteux, décrit dans l'article précédent, se termine rarement par une résolution complète; il laisse à sa suite des opacités diverses ou au moins de diverses formes dans le corps vitré. Après l'iritis, peut-être aussi à la suite d'une inflammation du corps ciliaire, on voit dans la partie antérieure du corps vitré des filaments exsudatifs, quelquefois d'une longueur considérable, flottant dans l'humeur vitrée à chaque mouvement de l'œil. J'en ai vu qui, attachés à la partie supérieure et antérieure de l'œil, avaient exactement la forme du cerf-volant lancé dans l'air.

A la suite de diverses maladies du fond de l'œil, telles que l'apoplexie du corps vitré ou de la rétine, les décollements considérables de cette membrane par du sang ou par un liquide séreux, l'état jumenteux ayant disparu, on voit à sa place et dans le corps vitré, devenu translucide, des flocons, des filaments, des membranes mobiles. On y a vu aussi des concrétions calcaires fixes. Les flocons, les filaments et les autres opacités mobiles se déplacent à la manière d'une dentelle légère ou d'une épaisse guipure noire de la partie inférieure vers la partie supérieure de l'œil, puis retombent par leur propre poids et masquent ainsi un moment une plus ou moins grande partie de la pupille en projetant leur ombre sur le fond de l'œil.

Les malades atteints de flocons flottants se plaignent généralement de mouches volantes plus ou moins larges et d'un affaiblissement de la vue qui est ordinairement en rapport avec la cause du mal. Le plus souvent ces flocons membraneux existent chez les personnes qui sont atteintes de scléro-choroïdite postérieure, maladie si commune chez les myopes, ou chez les malades qui ont été atteints d'une apoplexie de la rétine ou de la choroïde. Quelques-unes remarquent parfaitement bien qu'elles peuvent à volonté reproduire les mouches volantes qui les tourmentent, en lançant rapidement l'œil malade dans diverses directions.

Rien n'est plus facile que d'apercevoir, avec l'ophthalmoscope, les flocons flottants : il suffit, la lumière de l'instrument étant dirigée sur l'œil malade, d'ordonner au patient de regarder rapidement de bas en haut, ou de droite à gauche, en laissant une ou deux secondes l'œil immobile, après qu'il a exécuté l'un de ces mouvements, et l'on voit alors se dessiner en noir dans le fond de l'œil et sous la forme de dentelles ou de guipures les flocons exsudatifs qui nous occupent. On remarquera quelquefois, avec beaucoup d'attention et souvent à l'aide du verre lenticulaire, que quelques-uns de ces flocons ne s'enlèvent qu'à demi, tant ils sont pesants, et que quelques-uns sont attachés à la partie inférieure de l'œil dans une sorte de matière boueuse qui flotte lourdement au fond du corps vitré et simule à l'œil nu un décollement de la rétine.

On ne doit pas confondre les corps flottants de l'humeur vitrée avec les stries opaques du cristallin : il suffira, pour éviter l'erreur, de faire attention que les flocons flottants n'ont rien de fixe dans leur forme, et qu'ils se meuvent dans l'œil quand celui-ci s'arrête après un mouvement brusque, tandis que les taches cristalliniennes se déplacent seulement quand l'œil est lui-même en mouvement.

Il ne faut pas non plus prendre la papille ou des taches blanches du fond de l'œil pour des flocons flottants ou pour un corps étranger libre dans le corps vitré : il suffit de reconnaître que le même mouvement dans une direction identique reproduit ce même phénomène, et surtout de se servir d'un verre lenticulaire pour éviter toute erreur. On reconnaît alors que ce qui passe rapidement dans le fond de l'œil n'est autre chose que la papille ou les taches choroïdiennes dont nous avons parlé.

Il n'y a aucun traitement à faire contre cette maladie ; les altérants locaux et généraux peuvent être quelquefois d'une certaine utilité.

ARTICLE VI.

OBSCURITÉ DU CORPS VITRÉ.

Je désigne sous ce nom un état de l'œil dans lequel le fond de l'organe demeure sombre à ce point qu'il n'est pas possible de parvenir à l'éclairer, quelle que soit l'intensité de la lumière que l'on envoie dans la pupille. On observe cet état dans les hémorrhagies traumatiques ou spontanées très abondantes du fond de l'œil ; mais on le rencontre aussi dans des cas tout différents et sans que l'on puisse reconnaître la cause pour laquelle la lumière ne peut arriver jusqu'à la papille du nerf optique. La lumière, dans ces cas, est-elle absorbée par le corps vitré? Je le crois, car j'ai constaté avec un grand nombre de médecins que, si l'on projette la flamme de l'ophthalmoscope immédiatement derrière l'iris, on parvient aisément à voir la rétine tandis que cela est impossible dans le diamètre antéro-postérieur de l'œil.

Cette affection est fort singulière : je l'ai rencontrée chez un homme qui avait été plusieurs fois atteint d'hémorrhagies intraoculaires très abondantes ; le sang s'accumulait derrière le cristallin à la partie déclive et se reconnaissait facilement, mais le fond de l'œil ne s'éclairait nullement, bien qu'on ne pût apercevoir le moindre flocon, le moindre trouble de l'humeur vitrée dans les parties antérieures de l'organe.

Chez un jeune homme que nous observons en ce moment, l'œil gauche est atteint de cette obscurité, inexplicable jusqu'ici; il a la vue très faible, et cependant la lecture est encore facile. Impossible de voir sa rétine ailleurs que tout près de l'*ora serrata;* depuis trois mois que je l'observe tous les huit jours, je n'ai jamais aperçu sa papille, parce que le fond de l'organe demeure entièrement sombre. Je n'ai jamais vu de traces d'hémorrhagies dans cet œil; je suppose qu'il y a des exsudats très compactes et fixes dans le centre de la vitrine.

ARTICLE VII.

ÉPANCHEMENTS DE SANG DANS LE CORPS VITRÉ.

Les collections sanguines que j'ai observées avec l'ophthalmoscope dans le corps vitré m'ont paru venir, soit de la déchirure de quelque vaisseau de la rétine, soit de la rupture de quelques vaisseaux de la choroïde. J'ai vu cette affection en connexion avec une diathèse hémorrhagique chez un homme de trente-un ans, que m'avait présenté M. le docteur Henry, médecin à Paris.

Dans cette maladie, le principal symptôme objectif consiste en un amas de sang, placé dans la partie déclive de l'œil, derrière le cristallin, qu'il semble toucher immédiatement. La pupille est généralement assombrie, ou du moins le fond de l'œil ne s'éclaire qu'incomplétement. Dans beaucoup de cas, si l'on projette la flamme de l'ophthalmoscope derrière l'iris et en bas, on voit le caillot sanguin s'éclairer d'une belle couleur rouge, même quand on regarde à côté de l'ouverture ordinaire de l'instrument. Chez quelques malades, il suffit d'observer à une fenêtre bien éclairée pour constater la présence du sang.

Après de graves blessures, le sang remplit quelquefois le globe oculaire tout entier, et alors il est impossible de reconnaître qu'il remplace complétement l'humeur vitrée, autrement que par l'obscurité profonde du fond de l'œil.

Lorsque le sang est en petite quantité et que l'on constate la présence d'un caillot derrière le cristallin et en bas, l'humeur vitrée, d'abord fort trouble, reprend peu à peu sa transparence, et après un espace de deux à six semaines environ, on recommence à voir la papille du nerf optique et la rétine, mais à travers un brouillard d'une épaisseur variable. On peut alors reconnaître si le sang provient d'un vaisseau rétinien, ou bien s'il vient d'une apoplexie de la choroïde. Dans le premier cas, on voit sur le trajet de l'un des vaisseaux de la rétine une tache rouge brun foncé, généralement petite, au centre de laquelle il y a un point presque noir et qui indique l'endroit précis par lequel l'hémorrhagie s'est produite. Dans le second, au contraire, il y a sous la rétine une large ecchymose avec déchirure de cette membrane, mais sans rupture d'un vaisseau unique comme dans l'hémorrhagie rétinienne. L'hémorrhagie dans le corps vitré par un vaisseau rompu de la rétine est généralement bornée à une petite quantité de sang ; elle peut être considérable lorsque la source en est dans la choroïde.

Lorsque le sang est encore récemment épanché, le corps vitré présente l'état jumenteux, rarement une obscurité complète ; plus tard la collection de sang disparaît, mais il y a alors dans l'humeur vitrée des flocons flottants plus ou moins abondants.

Lorsque l'hémorrhagie se manifeste dans le corps vitré, et pendant tout le temps qu'elle existe, l'œil ne rougit pas ; il présente, au contraire, tous les signes ordinaires extérieurs de l'état normal.

Les symptômes physiologiques sont très simples : le malade raconte qu'il a perdu la vue brusquement, et qu'à ce moment il a vu quelques flammes ou quelques feux diversement colorés. Si l'accident est arrivé la nuit, il s'est aperçu le matin qu'il avait perdu la vue, mais il n'a rien ressenti. Quelques malades ont encore la faculté de reconnaître des objets volumineux; jamais je n'en ai vu lire même les plus gros caractères.

Le pronostic est grave dans les hémorrhagies très abondantes, souvent il y a des récidives; l'œil se guérit bien dans les cas légers, mais il reste affaibli souvent pendant plusieurs mois. Si la rupture s'est faite dans un point rapproché de la *macula*, la vue est presque toujours abolie ou gravement altérée.

Le traitement est celui des épanchements de même nature; il serait superflu de s'en occuper ici.

ARTICLE VIII.

CYSTICERQUES DU CORPS VITRÉ.

M. de Græfe m'a raconté, il y a quelques jours (novembre 1856), qu'il a eu l'occasion d'observer un cysticerque dans le corps vitré et de l'extraire. Il se propose de publier ce fait dans ses *Archives*. Le cysticerque était placé à la partie supérieure de l'œil et, si je me souviens bien, la cornée a été incisée en haut, l'iris excisé dans une petite partie, et le cysticerque saisi et extrait avec des pinces. Je renvoie, pour les détails de cette observation curieuse, aux *Archives* de Donders, Arlt et Græfe dans lesquelles ils seront donnés en détail.

Une observation du même auteur que l'on peut lire dans ce recueil (t. I, 2ᵉ partie, p. 326), et dans la thèse française de M. Louis de la Calle (1856), donne quelques détails sur un fait analogue : « Une jeune femme de vingt ans, enceinte de cinq mois, a éprouvé au commencement de sa grossesse, sur l'œil gauche, un dérangement par suite duquel tout le champ de vision était comme recouvert par un voile, à tel point qu'elle ne pouvait reconnaître qu'avec beaucoup de peine les caractères d'une grandeur moyenne. Elle éprouvait en même temps de la photopsie. Le voile devint de plus en plus épais, et lorsqu'elle s'est présentée à moi, la faculté de reconnaître les objets était tout à fait abolie; seulement, en dehors et en bas, elle pouvait encore reconnaître le mouvement d'une main. Huit semaines auparavant elle croit avoir reconnu des objets, quoique d'une manière passagère.

» A l'observation à l'œil nu, on reconnaît que l'œil gauche est un peu plus mou que le droit; mais il n'est pas déprimé dans la direction des muscles droits : l'iris est décoloré, l'humeur aqueuse est trouble d'une manière diffuse ; la pupille est un peu dilatée, tout à fait immobile, quand on fait tomber des rayons lumineux sur l'œil malade ; mais elle est un peu mobile quand ces rayons excitent la rétine du côté opposé.

» On aperçoit à l'image inverse, dans le corps vitré, à ce qu'il paraît, près de la rétine, une membrane pliée qui flotte et qui, bien que transparente, se voit parfaitement par le contour des plis qui se déplacent dans les différents mouvements de l'œil. Sur quelques parties, surtout en dedans et en bas, elle paraît adossée à la rétine, car elle ne se déplace pas. Sur ces parties on aperçoit plusieurs stries verdâtres, brillantes, qui couvrent les objets placés au niveau du fond de l'œil. Cette membrane ne peut pas être considérée comme la rétine décollée, parce qu'elle n'est pas continue avec le nerf optique et qu'elle ne montre pas les vaisseaux caractéristiques de cette membrane.

» A la partie supéro-externe du fond de l'œil, on voit, à travers la membrane mobile, une tumeur ronde, verdâtre, qui se continue en bas avec le cou de l'entozoaire : au bout de ce cou on voit la tête, remarquable par son reflet plus blanc et plus clair. Ses contours ne peuvent pas s'observer en détail, à cause de l'opacité de l'humeur aqueuse dont nous avons parlé, et surtout à cause de la membrane existant dans l'humeur vitrée. Avec beaucoup d'attention on arriverait à apercevoir le mouvement ondulatoire de la paroi antérieure de la tumeur, et les déplacements en avant et en arrière de la tête du cysticerque. Il ne me fut pas possible de voir la tête se plonger complétement dans l'intérieur du sac. Du reste, la grandeur et la forme du cysticerque sont semblables à celles dont j'ai parlé antérieurement. »

ARTICLE IX.

CORPS ÉTRANGERS DANS LE CORPS VITRÉ ET CRISTALLINS OPAQUES OU TRANSPARENTS LUXÉS, OU RÉCLINÉS.

L'ophthalmoscope permet souvent de reconnaître la présence des corps étrangers dans l'œil. J'ai observé bon nombre d'ouvriers chez lesquels un éclat de fer avait pénétré, soit à travers la sclérotique, soit à travers la cornée, l'iris et la lentille, jusque dans le corps vitré.

Les corps étrangers du corps vitré sont libres ou fixes. Dans le premier cas, ils se déplacent de haut en bas comme les flocons membraneux dans les mouvements de l'œil, et entraînent généralement avec eux une exsudation membraniforme, assez transparente les premiers jours, et qui finit peu à peu par devenir opaque. Les autres s'entourent aussi de produits membraneux qui les enveloppent plus ou moins.

Dès que l'on constate la présence d'un corps étranger dans l'humeur vitrée, il est prudent, pour peu qu'il soit volumineux, et surtout si le cristallin a été blessé, de dilater la pupille, puis de procéder sans retard à l'extraction par une ponction de la sclérotique. On peut s'éclairer avec l'ophthalmoscope pendant toute la manœuvre. Si l'on hésite et que l'on tarde, on a sans doute la chance bien rare que le corps étranger s'enveloppe d'exsudats et demeure dans l'œil sans produire de désordres bien graves; mais on a aussi presque la certitude d'avoir à combattre une inflammation qui va le plus souvent jusqu'au phlegmon de l'œil ou, au moins, jusqu'à l'atrophie lente et précédée d'affreuses névralgies. Jæger fils a fait les mêmes remarques (1).

L'œil, dans tous les cas, est presque constamment perdu, ou au moins gravement compromis. Chez une femme qui avait reçu par la sclérotique un éclat de capsule fulminante, je ponctionnai l'œil en arrière du cristallin et je fis l'extraction, sans trop de difficulté, du corps étranger; mais la vue, gravement altérée au moment de l'opération, se perdit tout à fait. L'œil fut conservé et ne s'atrophia pas dans la suite. Chez un chasseur, j'eus cette année l'occasion de voir avec l'ophthalmoscope un petit grain de plomb logé depuis vingt-quatre heures en dehors et en bas dans l'œil droit; l'inflammation était vive, la pupille un peu étroite, il y avait du sang dans le corps vitré. Je n'osai pas entreprendre l'extraction, qui aurait certainement échoué à cause du peu de lumière qu'il était possible d'envoyer dans la pupille, et l'œil fut détruit rapidement par une inflammation phlegmoneuse.

Entreprendre l'extraction d'un corps étranger dans le corps vitré est chose grave pour le malade et délicate pour le médecin; laisser le corps étranger dans l'œil et attendre, c'est se livrer sans se défendre aux chances les plus fâcheuses et les plus tristes.

(1) Voy. Jæger, *Oesterreichische Zeitschrift für praktische Heilkunde Januar*, 1857.

Nous nous sommes occupé ailleurs de la luxation du cristallin transparent ou opaque, nous n'y reviendrons pas ici (voy. p. 10). Nous nous bornerons à rappeler seulement que l'ophthalmoscope sert merveilleusement à reconnaître le lieu qu'occupe le cristallin récliné ou abaissé dans le fond de l'œil, et que l'on trouve un puissant secours dans l'usage de cet instrument dans les cas où, par suite d'une irido-choroïdite, on est dans la nécessité de pratiquer l'extraction de ce corps (voy. *Irido-choroïdite des opérés*, p. 371).

CHAPITRE IX.

MALADIES DE LA CHOROÏDE.

L'étude des maladies de la choroïde exige absolument le secours de l'ophthalmoscope; cependant nous décrirons d'abord la choroïdite sans nous occuper des signes fournis par cet instrument, afin que les praticiens non exercés à s'en servir puissent aisément reconnaître cette importante maladie.

Mais comme une description des maladies de la choroïde sans les signes fournis par l'ophthalmoscope serait plus qu'incomplète dans l'état actuel de la science, nous aurons soin d'indiquer par des renvois et par des articles spéciaux les altérations reconnaissables avec l'instrument de Helmoltz. Ces altérations sont nombreuses et peuvent exister indépendamment de lésions de la rétine, ce qui s'explique par l'indépendance du système vasculaire de ces deux membranes.

Les maladies de la choroïde sont communes; nous étudierons les principales : la choroïdite, la scléro-choroïdite postérieure, l'irido-choroïdite, les maladies du pigmentum, les exsudations plastiques, l'apoplexie, l'atrophie, les cysticerques, etc., etc.

ARTICLE PREMIER.

CHOROÏDITE.

L'inflammation aiguë de la choroïde n'est jamais isolée, et ne peut l'être. On aura donc à étudier dans cette importante affection l'état des autres membranes de l'œil, et en particulier celui de la rétine, de l'iris, de la sclérotique et de la conjonctive.

Il peut au premier moment paraître difficile, sans le secours de l'ophthalmoscope, de reconnaître que l'inflammation a frappé spécialement la choroïde, qui, par sa position, échappe aux regards de l'observateur; cependant, avec de l'habitude, et par l'observation attentive des phénomènes pathologiques qui se passent simultanément dans les autres membranes oculaires, on arrive au degré de certitude le plus positif, de sorte qu'on peut souvent indiquer le point le plus enflammé de cette membrane et prévoir quelquefois les désordres qui surviendront en cet endroit.

Dans la plupart des affections qui précèdent, il nous a suffi de montrer les symptômes morbides arrivés à leur plus haut degré, pour donner une idée aussi exacte que possible de la maladie que nous avions à étudier; et nous avons laissé alors au praticien le soin de compléter notre description par l'observation des degrés intermédiaires. Il n'est plus possible, en ce qui touche l'inflammation de la choroïde, d'en agir ainsi, et nous n'en voulons pour exemple que la congestion simple de cette membrane, qui peut exister pendant un temps très long, et, sans passer à l'état d'inflammation, occasionner pourtant des désordres graves et produire une amblyopie.

La choroïdite à l'état aigu est assez rare, et n'est qu'exceptionnellement primitive : je veux dire que l'inflammation ne se montre presque jamais à son plus haut degré sans avoir passé d'abord par les degrés intermédiaires, ce qui n'arrive pas le plus souvent pour les autres membranes internes; elle est ainsi la terminaison ordinaire de la choroïdite chronique, qui, elle-même, est toujours précédée de la congestion de la choroïde : c'est donc de cette dernière que nous nous occuperons d'abord.

PREMIER DEGRÉ. — *Congestion simple de la choroïde.*

La congestion simple de la choroïde ne se trahit point au dehors par les signes ordinaires de l'inflammation; qu'on ne s'attende donc pas à trouver ici la rougeur, le gonflement et les autres signes de la phlogose. Au premier aspect *l'œil semble être parfaitement sain*, et ce n'est que par l'étude attentive de quelques phénomènes anatomiques et physiologiques réunis qu'on arrive au degré de certitude nécessaire.

Symptômes anatomiques. — Le tissu cellulaire sous-conjonctival présente, plus particulièrement dans la direction des muscles droits, de rares vaisseaux le plus souvent isolés et tortueux, dont les sommets, dirigés vers la circonférence de la cornée, s'inclinent les uns vers les autres, à 3 ou 4 millimètres de cette membrane, en formant de grandes anastomoses en arcades, qui deviennent plus tard très apparentes lorsque l'affection passe à un degré plus élevé : ce seul phénomène anatomique suffirait pour faire reconnaître une congestion déjà un peu ancienne et arrivée à un certain degré. D'abord peu dilatés et d'une couleur rouge assez vive, ces vaisseaux augmentent de volume et prennent une coloration rouge sombre, à mesure que la congestion s'éloigne de son début : c'est alors qu'ils s'inclinent entièrement, pour s'anastomoser en se multipliant de manière à former autour de la cornée, et à 2 à 3 millimètres de sa circonférence, un cercle d'arcades complet. Le nombre de ces vaisseaux reste pourtant toujours très limité : rarement on en voit plus de huit, et toujours, ainsi que nous l'avons dit, ils apparaissent à peu près exactement dans la direction des muscles droits de l'œil : c'est là cette vascularisation que, d'après Beer, on a nommé *abdominale*.

Si la sclérotique est solidement organisée et capable de résister à la distension produite par la congestion interne, ces vaisseaux que nous venons de décrire n'existent pas, l'œil est au contraire d'un blanc très pur; mais alors la chambre antérieure diminue ou disparaît, et comme nous le verrons bientôt en parlant de la sclérotique, il y a des symptômes de compression de la rétine et des autres membranes internes.

La cornée, parfaitement saine, est ordinairement entourée d'un anneau bleuâtre très étroit, qui empiète à peine sur la sclérotique, et n'est autre chose que l'injection du canal de Fontana ; ce phénomène se voit, au reste, dans toutes les inflammations aiguës ou chroniques de l'œil. L'iris n'est aucunement malade ; la pupille, qui a conservé sa forme circulaire, présente ordinairement plus de mobilité qu'à l'état normal, ce qui s'explique facilement par la surexcitation sympathique de la rétine. Il est très difficile sans l'ophthalmoscope, au début de la congestion de la choroïde, de reconnaître si la maladie existe plus particulièrement dans cette membrane ou dans la rétine, à cause du degré d'irritation de celle-ci.

La sclérotique, surtout dans la congestion très ancienne de la choroïde, offre une série de symptômes qui varient suivant les individus. Cette fibreuse, nous l'avons déjà vu (voy. t. Ier, p. 71 et 408), ne présente point la même épaisseur chez tous ; souvent elle est mince et peu résistante : de là des phénomènes tout à fait opposés.

Si elle est organisée assez solidement pour résister aux efforts de dilatation de la choroïde congestionnée, tous les milieux de l'œil éprouveront une compression plus ou moins énergique ; le corps vitré refoulé chassera en avant le cristallin, qui s'appliquera exactement contre l'iris, et celui-ci, poussé dans la chambre antérieure, formera une voussure quelquefois assez prononcée pour remplir entièrement cette cavité. La pupille deviendra moins mobile alors, et des phénomènes physiologiques sérieux apparaîtront du côté de la rétine.

Au contraire, si la sclérotique est très mince, les fibres en seront écartées d'abord d'une manière générale, et l'ensemble de la membrane présentera une remarquable couleur bleue, dans l'étendue surtout de 5 à 6 millimètres à partir de la circonférence de la cornée. Bientôt la compression continuant, et les fibres scléroticales se distendant davantage, quelques-unes s'écartent au point que la choroïde, qui communiquait à la fibreuse la couleur bleue dont nous venons de parler, commence au-dessous de la conjonctive à faire hernie au dehors, sous la forme de petites plaques blanchâtres et peu nombreuses, mais qui plus tard se multiplient. Ces plaques sont le plus communément situées dans les intervalles des muscles droits, parce que dans ces points la sclérotique n'est pas fortifiée par les insertions musculaires ; et elles se rapprochent plus ou moins de la cornée, selon qu'elles sont formées par la choroïde proprement dite, ou par le corps ciliaire (*scléro-choroïdite* de Mackenzie). A un degré plus élevé de la maladie, nous les verrons constituer des staphylômes de la sclérotique ou du corps ciliaire. Lorsque la sclérotique cède ainsi aux efforts de la choroïde, les chambres de l'œil sont conservées, la pupille demeure longtemps ronde et très mobile, et la rétine n'éprouve aucune compression.

Avec l'ophthalmoscope on complète l'étude des symptômes anatomiques : on peut trouver une *hypérémie* simple de la couche chorio-capillaire, représentant le premier degré que nous venons de décrire, l'*atrophie* partielle ou générale et ses divers symptômes, des *amas de pigmentum*, la *macération* du *pigmentum*, des *plaques exsudatives* et presque toujours en même temps d'autres maladies appartenant à la papille du nerf optique et à la rétine (voyez ces mots).

Symptômes physiologiques. — Quelquefois la douleur est nulle au début; le plus souvent pourtant le malade en accuse une de nature gravative, accompagnée d'une tension pénible dans le globe. L'œil alors paraît lourd, et les mouvements en sont difficiles, pénibles, au point que les malades préfèrent tourner la tête que de mouvoir les yeux de côté; quelques-uns craignent la lumière vive. Sous l'influence d'un travail, même peu prolongé, sur de petits objets, ils sentent dans l'œil des élancements assez semblables à des coups d'aiguille, qui le traverseraient de part en part. Ces douleurs surviennent quelquefois spontanément, et alors tout travail est impossible; on comprend que dans ce cas la rétine présente des symptômes d'irritation (*Myodopsie*), et quelquefois même des désordres matériels (1). C'est alors que les malades aperçoivent des mouches volantes, des points noirs, persistant ou non, etc. D'autres fois, le travail est possible, et n'occasionne qu'une gêne supportable; mais alors on doit rechercher s'il n'y aurait qu'une maladie de l'accommodation. Ces différences trouvent leur explication naturelle dans la plus ou moins grande résistance de la sclérotique dont nous avons parlé plus haut, comme aussi dans le plus ou moins d'activité de la congestion, l'irritabilité du malade, etc.

Marche. — Terminaisons. — La marche de la congestion choroïdienne est ordinairement fort lente, et souvent très insidieuse; les malades, après avoir souffert quelque temps, sont parfois des mois entiers sans ressentir la moindre gêne. La congestion de la choroïde a disparu alors; mais pour peu qu'elle ait été ancienne, elle laisse toujours comme trace de son passage quelque symptôme anatomique saisissable; ces signes seront d'autant plus apparents que les attaques se seront plus souvent répétées et auront été plus vives et plus longues. Lorsque la congestion

(1) Voy. Édouard Jæger, planches d'*ophthalmoscopie*, pour l'étude des lésions de la rétine qui accompagnent la choroïdite. Voy. aussi d'Ammon, *loc. cit.*, pl. XIX, fig. 2, 5, 6, 10, 12, 14, 15.

est le résultat de l'inflammation d'une des membranes oculaires, elle peut disparaître complétement ; mais il n'en est pas ainsi lorsque c'est par la choroïde que le mal a débuté, parce qu'alors, du moins le plus souvent, la cause principale est dans une congestion de l'encéphale même. Fréquemment donc la congestion de la choroïde se reproduit, à l'intensité près, pendant des années entières, en occasionnant des désordres visibles à l'ophthalmoscope dans le tissu propre de la membrane malade et dans celui de la rétine. La maladie produit alors une amblyopie et prend le nom de *choroïdite* (voy. deuxième degré).

Étiologie. — Les causes de la choroïdite à ce degré et aux degrés suivants sont nombreuses ; on les divise en *locales* et en *générales*. Ce sont les inflammations répétées de la conjonctive ou de toute autre membrane de l'œil, le travail sédentaire longtemps prolongé sur des objets petits et rapprochés, etc., enfin la congestion habituelle de la tête, et tout ce qui peut produire cette dernière affection, comme la suppression des règles chez la femme, par la grossesse ou toute autre cause, l'absence de leur apparition au moment de la puberté, la disparition d'hémorrhoïdes fluentes ou de tout autre écoulement accidentel chez les hommes, etc. Diverses constitutions semblent y prédisposer : les enfants scrofuleux, selon Mackenzie, et plus encore les sujets goutteux, suivant les ophthalmologistes allemands, paraîtraient en être plus fréquemment atteints que d'autres. Ce qu'il y a de certain pour nous, c'est que toutes les causes locales ou générales, capables d'entretenir vers l'œil une congestion active, déterminent l'apparition de la maladie qui nous occupe.

Pronostic. — Il est en rapport avec les symptômes anatomophysiologiques que nous avons décrits, et conséquemment favorable ou grave selon qu'on prévoira la résolution de la congestion, ou son passage à l'état de choroïdite proprement dite.

Deuxième degré. — *Choroïdite chronique et sub-aiguë.*

Symptômes anatomiques. — Les vaisseaux que nous avons décrits dans la première forme présentent des arcades plus nombreuses, et sont d'une couleur plus sombre ; quelques auteurs leur donnent alors le nom de *varices* de la choroïde. Assez souvent on voit à leur sommet une des taches bleuâtres dont nous avons parlé : elles se multiplient sur la sclérotique, mais ne s'élèvent que rarement au dessus de son niveau. Nous avons dit pour quel motif l'apparition de ces taches manque dans beaucoup de cas particuliers, et pourquoi la rétine offre des signes de compression dans la seconde forme.

La conjonctive, à ce degré de la choroïdite, ne présente pas rarement des signes de congestion. Elle est d'un rouge pâle qui augmente sous l'influence d'une lumière vive regardée un instant : l'œil est alors brillant, humide sans qu'il s'en échappe des larmes ; le pourtour de la cornée s'injecte légèrement ; puis, après quelques secondes, tout cela disparaît à peu près complétement. Le malade se plaint de gêne, de roideur dans l'œil, et le médecin, trop souvent dans l'erreur, prescrit une foule de moyens locaux parfaitement inutiles, souvent même dangereux. Je ne saurais trop appeler l'attention des praticiens sur les caractères de cette *conjonctivite symptomatique de choroïdite*.

La cornée demeure presque toujours saine, quoique le cercle bleuâtre qui l'environne devienne plus marqué ; mais à la longue elle présente assez souvent dans sa diaphanéité une altération qui semble provenir de légères suffusions albumineuses, formées sous la conjonctive kératique, et qu'il est parfois difficile de voir autrement qu'avec la loupe ou l'éclairage oblique. La convexité de la cornée est un peu augmentée : on dirait que cette membrane a subi un travail inflammatoire, qu'elle s'est ramollie, et que les humeurs comprimées dans le globe la distendent en la poussant en avant. Jamais pourtant cette voussure ne va jusqu'à la conicité proprement dite.

La choroïdite occasionne très exceptionnellement une *kératite vasculaire* que je n'ai rencontrée que bien rarement, j'en ai déjà parlé, pag. 257-258, vol. Ier de cet ouvrage. L'œil est longtemps sillonné de vaisseaux énormément distendus et qui siégent dans le tissu cellulaire sous-conjonctival. Ils sont si nombreux quelquefois en cet endroit, comme je l'ai observé entre autres chez le frère du professeur Landouzy, de Reims, connu en ophthalmologie par ses belles recherches sur l'amaurose albuminurique, que le blanc de l'œil est strié de rouge d'une façon presque choquante. Mais, chez d'autres personnes, la cornée ne demeure pas toujours claire : elle se couvre de ces vaisseaux, puis d'épanchements qui amoindrissent ou compromettent la vue et empêchent, en tout cas, d'observer avec l'ophthalmoscope le fond de l'œil, dans lequel j'ai trouvé alors des amas de pigmentum, des taches blanches et des exsudations choroïdiennes.

L'iris est sain pendant longtemps ; mais il finit par prendre une teinte sale, terne, plus marquée ordinairement vers son grand cercle, dans lequel on remarque parfois quelques petites taches vineuses, isolées et circonscrites. La pupille se déforme à la longue, perd sa mobilité, et devient plus large que de coutume ; quelquefois elle forme un angle rentrant qui correspond à un staphylôme plus ou moins éloigné, siégeant dans la sclérotique ; le plus souvent cependant cet angle existe sans qu'il y ait de staphylôme. Le fond de l'œil, lorsque cette affection date de loin et qu'elle a pris ce degré de gravité, n'est pas noir comme à l'état normal ; il offre une légère teinte sale, quelquefois grise, mais le plus souvent verdâtre ou rougeâtre, surtout lorsque le malade est âgé. A ces symptômes anatomiques, nous ajouterons la dureté du globe, qui produit souvent la sensation d'une bille de marbre quand on le touche à travers la paupière. Il y a alors des désordres dans le corps vitré, la rétine et la choroïde, visibles avec l'ophthalmoscope.

Tel est l'aspect que la choroïdite présente à l'état chronique. Malheureusement ce calme de l'œil ne persiste pas toujours, et, sous l'influence d'une cause quelconque, le plus souvent inconnue, un mouvement inflammatoire se fait remarquer dans l'organe malade. La sclérotique s'injecte vivement, surtout à la circonférence de la cornée ; l'ensemble du globe devient rouge, les paupières sont légèrement tuméfiées ; l'œil, douloureux au toucher, est photophobique, larmoyant. Un nuage léger semble voiler la cornée ; l'humeur aqueuse paraît trouble, ainsi que la pupille devenue tout à fait immobile, et cet état de choses peut durer pendant un temps souvent très long, après lequel la maladie revient le plus souvent à l'état chronique, ou passe à l'état aigu.

L'ophthalmoscope complète, pour ce degré comme pour le précédent, l'étude des symptômes.

Symptômes physiologiques. — Il n'est pas rare de constater que la douleur gravative dont se plaignait le malade atteint de simple congestion, a disparu. Les mouvements du globe s'exécutent sans occasionner aucune gêne. Dans d'autres cas plus nombreux, la sensation de tension a fait place à des douleurs intermittentes très aiguës, dont le point de départ est dans l'œil, et qui s'irradient vers la tête, la tempe et tout le côté correspondant de la face. Le retour de ces douleurs est surtout fréquent pendant la nuit, et ne s'accompagne pas toujours de l'injection du globe. La vision, qui présente des différences individuelles remarquables, subit parfois de nombreuses oscillations sur le même individu : tantôt elle n'a pas cessé d'être parfaite au milieu de désordres anatomiques très graves, tantôt elle a offert promptement des altérations sérieuses. Tel malade verra aujourd'hui suffisamment pour lire, qui demain pourra se conduire à grand'peine, et cependant la vision reparaîtra à peu près aussi bonne, un ou deux jours et même quelques heures après ; tel autre perdra la vue tout à coup, ou éprouvera un abaissement très marqué dans la vision, sans que rien puisse ramener celle-ci à son état primitif. Quelques malades voient des points noirs, des mouches, des éclairs, etc., comme cela arrive lorsque la rétine participe à la maladie. Lorsque l'affection passe à l'état subaigu, le malade accuse les symptômes ordinaires de l'ophthalmie interne : douleurs s'étendant du fond de l'œil au sourcil, photophobie, larmoiement, sensation de gravier sous les paupières, etc.

L'étude ophthalmoscopique est indispensable pour trouver la valeur de ces symptômes.

Marche. — Terminaisons. — La marche de la choroïdite est extrêmement lente et insidieuse, au deuxième degré comme au premier; la maladie peut exister pendant des années, et demeurer dans le même état. Mais lorsque tout à coup, sous l'influence d'une cause quelconque, une exacerbation a lieu, l'affection passe à l'état subaigu, et des désordres très graves surviennent en peu de temps, si un traitement convenable n'arrête pas le mal dans sa marche. Il en est de même, à plus forte raison, lorsque la choroïdite passe à l'état aigu que nous allons décrire : alors la perte complète de l'œil est imminente. Parmi les terminaisons les plus ordinaires de la choroïdite chronique, on doit noter l'amaurose, le synchisis, le glaucôme, la cirsophthalmie, etc.

Troisième degré. — *Choroïdite aiguë.*

Ce degré de la choroïdite n'est jamais primitif, à moins qu'il ne soit le résultat d'une blessure ; il suit, comme nous venons de le dire, la choroïdite chronique ou subaiguë, et frappe le plus souvent les vieillards. Le malade, dont l'œil offre depuis longtemps les symptômes indiqués au deuxième degré, est tout à coup pris d'une inflammation assez forte accompagnée d'une photophobie très aiguë, qui, en général, dure peu de temps. La sclérotique s'injecte vivement au pourtour de la cornée; cette dernière, la conjonctive, l'iris et toutes les membranes internes participent à l'inflammation. Le volume de l'œil augmente, les paupières se gonflent, et cela indépendamment des staphylômes qui peuvent exister depuis longtemps. Des douleurs atroces tourmentent sans relâche le malade, souvent pendant vingt-quatre heures de suite et davantage; fréquemment accompagnées de vomissements, elles sont quelquefois lancinantes, et plus souvent pulsatives. De temps en temps elles disparaissent pendant le jour, pour revenir plus intenses la nuit. Parfois l'inflammation portant plus particulièrement sur le centre de la cornée, y détermine une perforation qui ne tarde pas à être suivie d'une procidence de l'iris, à la suite de laquelle il peut survenir une hémorrhagie considérable : tel a été le cas de la mère de M. le docteur Bordes, qui a été soignée par M. Velpeau et moi.

D'autres fois, la maladie suit une autre marche, et l'inflammation, s'étant développée avec une égale intensité sur toutes les membranes oculaires, se trouve portée à un tel degré, que le globe est frappé d'ophthalmite, et que l'atrophie en est la dernière conséquence. Chez certains sujets, un des staphylômes prend un volume si considérable, qu'on pourrait d'abord croire à une dégénérescence mélanique, si l'on n'était renseigné convenablement par tous les autres symptômes; quelquefois la tumeur est placée au côté externe de l'organe, et plus ou moins profondément dans l'orbite, de sorte que le globe perd ses mouvements : c'est la variété de staphylôme qui a reçu de Scarpa le nom de *staphylôme postérieur de la sclérotique* (voy. *Scléro-choroïdite postérieure*, p. 428). Lorsque des tumeurs nombreuses s'élèvent de toutes parts sur le globe, et qu'il présente un état variqueux bien prononcé, la maladie, comme nous l'avons dit déjà, a reçu de quelques auteurs le nom de *cirsophthalmie*. Le globe, couvert alors de tumeurs d'un noir bleuâtre, et sillonné de gros vaisseaux rouges, prend un aspect tout particulier et véritablement repoussant. Lorsque l'inflammation qui a amené ces désordres est tombée, les tumeurs peuvent persister sans occasionner, pendant un temps très long, de gêne véritable. J'ai opéré des individus qui en portaient de semblables depuis plusieurs années. Au reste, la terminaison de la cirsophthalmie est toujours fatale pour l'œil;

et cela s'explique suffisamment par le frottement répété des paupières sur les tumeurs, et par l'inflammation qu'il y détermine. La choroïdite reparaît à l'état aigu, et de toutes parts surviennent des ulcérations qui pourraient faire disparaître l'œil par suppuration, si l'on n'en débarrassait promptement le malade.

Choroïdite traumatique. Elle présente en général les mêmes caractères que ceux du troisième degré, avec cette différence que les symptômes suivent rapidement la blessure et qu'ils s'élèvent en peu de temps jusqu'au degré le plus aigu. L'on ne peut faire erreur sur la nature de la maladie dès qu'après une blessure, surtout par piqûre, comme on en a trop d'exemples après les opérations de cataracte, on voit des symptômes d'inflammation intense de l'ensemble du globe s'accompagner de névralgies intolérables et incoercibles de la cinquième paire. Chez une femme qui a été longtemps observée à ma clinique, un coup sur l'œil avait développé une choroïdite accompagnée de douleurs qu'un traitement énergique parvint à faire disparaître. Pendant le cours de la maladie, on put voir avec l'ophthalmoscope la *pulsation spontanée* de la veine centrale ; ce phénomène devenait plus marqué, lors des recrudescences du mal, et il s'affaiblissait avec l'inflammation. L'œil reprit peu à peu l'état normal, et la pulsation spontanée disparut.

Signes ophthalmoscopiques. — Ces symptômes sont très faciles à reconnaître pour la plupart ; cependant quelques-uns exigent une grande habitude de l'instrument pour être perçus avec certitude. On distingue, avec l'ophthalmoscope, l'*hypérémie* de la choroïde ou mieux de la couche chorio-capillaire, la *macération du pigmentum* et ses conséquences, les amas de pigmentum disséminés à la surface de la choroïde et les taches blanches, suite *d'atrophie*, enfin les *plaques exsudatives*. Tous ces symptômes sont compliqués le plus souvent d'altérations ou au moins de signes morbides, soit dans la papille du nerf optique, soit dans la rétine.

L'*hypérémie* de la choroïde se distingue par une rougeur plus grande au-dessous de la rétine et qui, dans la plupart des cas, donne une couleur écarlate au fond de l'œil. La couche chorio-capillaire est injectée plus ou moins suivant l'intensité de la congestion. Les arborisations pigmentaires ont disparu ou sont moins visibles, et l'on a souvent l'autre œil comme point de comparaison. Mais, dans cette recherche relative aux quantités de pigmentum visibles, on ne doit pas perdre de vue les différences naturelles qui existent à l'état normal. Chez tel individu blond, par exemple, l'hypérémie masquera à peu près en totalité la couche pigmentaire, tandis que, chez un sujet brun ou noir de cheveux, elle ne la voilera qu'en partie.

L'injection est donc plus ou moins apparente sans qu'elle soit plus forte, et c'est là une appréciation assez difficile. Mais si l'on tient compte de l'état de la rétine et de la papille, car l'hypérémie de la choroïde n'est jamais isolée de la somme d'injection que présentent ces parties du fond de l'œil, on arrivera rapidement à poser un pronostic.

L'hypérémie de la choroïde est idiopathique ou symptomatique. On en constate la présence dans toutes les maladies du fond de l'œil; elle est d'autant plus grave, qu'elle aura duré plus longtemps. Les amas de pigmentum dans le fond de l'œil, entre la choroïde et la rétine, la décoloration progressive, par places, de quelques parties limitées qui prennent une teinte jaune orangée au fond desquelles on constate la présence d'un certain nombre de vaisseaux jaunâtres, sont la conséquence de la choroïdite chronique. L'hypérémie simple est facilement étudiée dans quelques ophthalmies granuleuses. Outre l'injection de la choroïde, on voit dans ces cas celle de la papille et de la rétine.

L'hypérémie simple de la choroïde correspond au premier degré des symptômes anatomiques exposés plus haut; on l'observe à l'état aigu, le plus souvent à l'état chronique.

La *macération du pigmentum*, qui n'est autre chose qu'un commencement d'*atrophie*, est le résultat de l'hypérémie de la choroïde quand elle a duré longtemps. Elle est le principal symptôme de la choroïdite chronique. Au début, elle se caractérise par l'apparition, dans le voisinage du nerf optique, d'une teinte jaune orangée, au lieu de la teinte rosée normale. Cette teinte jaune s'étend plus ou moins loin; quelquefois elle est réduite à une place limitée qui occupe assez souvent, pour le malheur du malade, la région de la *macula lutea*. Dans cet endroit, le pigmentum choroïdal a disparu ou notablement diminué, ce qui permet de voir quelques-uns ou un très grand nombre des vaisseaux choroïdaux jaune-orange, caractérisés par leur forme arrangée en lacis assez régulier.

La teinte jaune orangée se généralise rarement; dans la plus grande partie de mes observations, elle occupait toujours le voisinage du nerf optique; cependant lorsque des désordres graves existent déjà depuis longtemps près de cet organe, elle s'étend peu à peu, toujours par places, jusque vers les parties excentriques.

J'en conclus que la congestion choroïdienne a pour premier effet de produire, sur quelques points de la choroïde d'abord plus malades, de premiers désordres atrophiques qui se caractérisent par la teinte jaune orangée, et que cette teinte est le premier signe de la macération du pigmentum, qui elle-même n'est que l'un des caractères de l'atrophie de la chroroïde.

Lorsque le mal continue, la teinte jaune pâlit, les vaisseaux choroïdaux deviennent pendant un temps plus visibles encore, puis peu à peu ils s'effacent pour faire place d'abord à une surface blanchâtre dans laquelle les artères de la rétine, qui n'ont pas cessé d'être visibles, semblent devenir plus sinueuses et plus profondément placées que les veines, et plus tard, à des plaques entièrement blanches que tous les ophthalmologistes ont d'abord prises pour des exsudations, mais que l'on a plus tard reconnues produites par la décoloration complète de la choroïde consécutive à la résorption de son pigmentum. Ces plaques blanches affectent assez souvent la forme ronde ou à peu près, tandis que les exsudations sont généralement allongées, en forme de bandes, et d'une teinte blanc bleuâtre très facile à distinguer.

Mais en même temps ou plus tard, le pigmentum qui a disparu complétement à certaines places, s'accumule sur d'autres points, de manière à y former de larges et épaisses taches grises ou complétement noires dont les bords sont toujours mal dessinés, comme frangés ou déchiquetés. Ces plaques, quelquefois de la grandeur de la papille ou environ, ne présentent dans certains cas que quelques points noirs, toujours parfaitement et facilement reconnaissables. On n'en voit qu'une très limitée dans un œil atteint d'un commencement de choroïdite; dans d'autres on en voit un nombre si considérable que le fond de l'œil en est complétement moucheté comme la peau du tigre. Un œil dans cet état peut encore voir assez bien, si la région de la *macula* a été épargnée; il sera, au contraire, plus ou moins aveugle avec des désordres souvent légers en apparence dans cette région. On doit donc s'attacher surtout à reconnaître la somme d'altérations qui existent en cet endroit.

La macération du pigmentum s'accompagne encore d'extravasations de sang plus ou moins étendues, et dont la présence dure ordinairement très longtemps quand elles se manifestent. On voit alors des plaques d'un rouge vif entre les taches de pigmentum.

Les *amas de pigmentum* recouvrent les vaisseaux de la choroïde et sont placés certainement entre cette membrane et la rétine, car on voit très distinctement dans beaucoup de cas les vaisseaux de cette dernière membrane passer par-dessus les taches noires. Ils sont quelquefois si nombreux, que le fond de l'œil est moucheté entièrement de plaques noires de toutes les formes possibles (*choroïde tigrée*).

Les malades atteints de macération offrent des exemples d'altérations diverses de la vision : les uns ont une suppression centrale de la vision ou simplement un affaiblissement plus ou moins considérable, d'autres sont aveugles ou à peu près. Tout dépend de l'état de la choroïde et de la rétine dans la région de la *macula lutea*, ainsi que nous l'avons dit plus haut.

Les *exsudations plastiques* ne sont pas rares dans la choroïdite chronique ; on en voit de fréquents exemples, en même temps que l'on constate la présence des amas de pigmentum dont nous venons de parler. On les observe aussi après les désordres un peu graves survenus dans le fond de l'œil, comme après les apoplexies sous-rétiniennes, les décollements par épanchements séreux, pendant le cours d'une scléro-choroïdite, etc. On les reconnaît à leur forme généralement allongée et représentant une bandelette ou une plaque d'un blanc bleuâtre très facile à distinguer des plaques blanches plus ou moins rondes qui indiquent une atrophie avec résorption complète du pigmentum, et oblitération des vaisseaux formant la troisième couche de la membrane.

Les deux figures suivantes que j'ai dessinées donneront un exemple des diverses lésions que nous venons de décrire. On verra sur les deux yeux de la même jeune fille, qui fait le sujet de l'observation, l'hypérémie de la papille et de la rétine, la macération du pigmentum, des amas pigmenteux, des exsudations plastiques très nombreuses et très étendues, les unes anciennes déjà, les autres plus récentes.

Observation. — Mademoiselle Augustine G..., âgée de vingt ans, de Montmorency, rue Saint-Jacques. Bonne santé, réglée à quinze ans, sans aucune interruption ; ses règles, il y a quelques années, duraient huit, dix jours ; depuis deux ans, cinq seulement. Elle a quelquefois des pertes blanches peu abondantes et qui durent peu de temps. Bonne digestion, sommeil régulier. Vie assez active ; aucun travail des yeux capable de les fatiguer. Apparence de la santé la plus florissante. Son père a souffert de quelques ophthalmies de longue durée et qui ont laissé des taches sur les cornées. Il est mort à cinquante-quatre ans d'une maladie du foie. Sa mère et sa sœur ont de bons yeux, personne n'a été aveugle dans sa famille.

Elle ne tousse pas; la poitrine est bonne; le cœur n'a rien d'anormal, seulement les battements sont vigoureux et s'entendent fort loin dans la poitrine. Quand la malade monte vite un escalier, elle se sent essoufflée, surtout depuis quelques mois. Il n'y a pas de bruit de souffle dans les gros vaisseaux; les muqueuses sont convenablement colorées.

Il y a environ huit mois, sans aucun symptôme précurseur autre qu'un peu de gêne dans les yeux, sans souffrance, sans rougeur ni sécrétion, la vue devint si faible en quatre jours, qu'une personne ne pouvait plus être reconnue à 2 mètres, et que tous les objets plus éloignés étaient dans un brouillard épais. L'œil droit s'améliora peu à peu en sept à huit semaines jusqu'au point de permettre de reconnaître une personne à 5 mètres environ; les objets éloignés étaient à cette époque plutôt sentis que perçus nettement. L'œil gauche, au contraire, demeura très faible et se dévia légèrement en dehors. A l'examen au jour, les yeux n'offrent aucune altération appréciable.

Fig. 55.

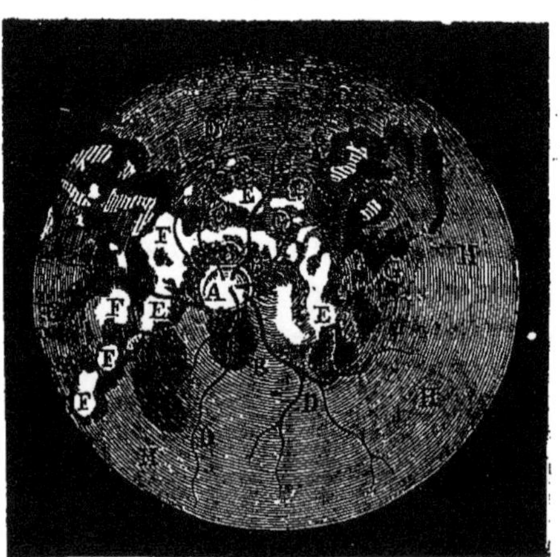

OEil gauche.

A, papille presque invisible, l'origine des vaisseaux est cachée.

B, B, B, rétine très rouge et soulevée par une exsudation récente, à en juger par la courbure des vaisseaux qui semblent glisser sur une partie saillante environnant toute la papille.

C, C, C, parties de la rétine très injectées et limitant en haut la portion de cette membrane qui est saillante et soulevée par un exsudat blanchâtre.

D, D, D, D, vaisseaux rétiniens.

E, E, E, E, E, fausses membranes tachées de pigmentum et reconnaissables à une teinte blanc bleuâtre très prononcée.

F, F, F, plaques blanches indiquant l'absence du pigmentum par atrophie.

G, G, G, amas noirs de pigmentum.

H, H, H, parties saines.

La malade vint me consulter pour la première fois le 4 novembre 1856, et je portai, après examen à l'ophthalmoscope, le diagnostic suivant : *Choroïdite chronique double avec hypérémie des papilles et des rétines ; exsudations plastiques récentes et anciennes ; macération ; amas nombreux de pigmentum* (1). Il demeure évident que l'œil gauche avait été frappé depuis longtemps déjà à l'insu de la jeune malade, et qu'une exsudation choroïdienne avait été la cause directe et rapide de l'amaurose presque complète survenue dans l'œil droit. L'exsudation plastique s'était

Fig. 56.

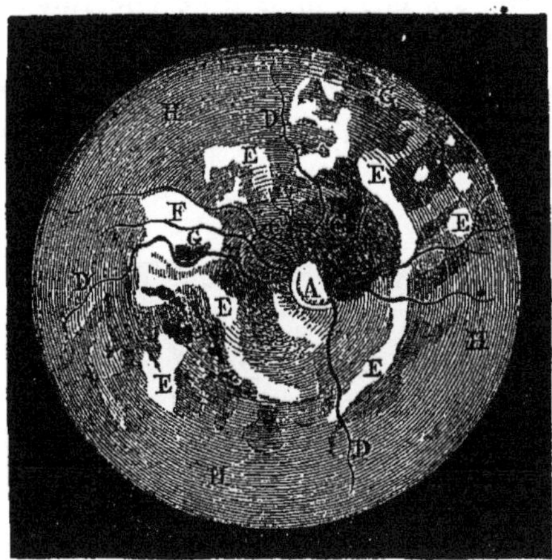

OEil droit.

A, papille couverte de vaisseaux. Sa moitié interne est entièrement cachée sous l'injection.

B, injection très vive de la rétine au côté interne de l'œil.

C, C, C, exsudation récente, blanchâtre, recouverte par la rétine injectée, et saillante évidemment, si l'on en juge par la courbure de ses vaisseaux.

D, D, D, D, vaisseaux rétiniens courbés près de la papille.

E, E, E, E, exsudations rétiniennes organisées ; les unes en forme de bandelettes, les autres sous forme de plaques blanc bleuâtre.

F, manque de pigmentum sur la choroïde.

G, G, G, amas de pigmentum.

H, H, H, parties saines.

organisée peu à peu autour de la papille plus particulièrement, et la choroïde présentait les signes ordinaires de l'atrophie, c'est-à-dire des taches blanches par disparition du pigmentum et des vaisseaux, en même temps que des amas isolés de pigmentum, etc.

Le corps vitré et le cristallin sont sains dans les deux yeux. L'œil gauche voit très confusément les grands objets, le droit permet à la malade de se conduire aisément ; mais elle ne peut lire que lettre par lettre, le nº 18 de Jæger. Dans cet œil, le champ de la vision est extrêmement limité : tout le côté externe manque absolument. Placée à 25 centimètres d'une feuille de papier collée sur le mur, la malade ne voit qu'à sa gauche et comme à travers un tube de 8 centimètres de diamètre.

Voici maintenant un exemple de choroïdite traumatique sur un

(1) J'ai dessiné moi-même les deux yeux, fig. 55 et 56.

soldat blessé à Sébastopol, et que m'a adressé M. le docteur Caudmont, chirurgien militaire. Le dessin est de M. le docteur Baldwin Lyman, des États-Unis.

Observation. — Ce soldat, nommé Carlier (Auguste-Joseph), âgé de trente-quatre ans et demi, inscrit au 2e bataillon, 2e compagnie du 2e régiment des voltigeurs de la garde impériale, a été blessé à l'œil droit le 8 septembre 1856, à l'assaut de la tour Malakoff, par l'explosion d'une poudrière. Au moment de la blessure il a cessé de voir, et aujourd'hui (janvier 1857), il distingue la forme d'une personne à huit ou dix pas ; mais il ne pourrait la reconnaître de près. Sa pupille est noire et mobile ; l'œil, d'apparence normale. L'ophthalmoscope seul permet de reconnaître que cet homme ne simule pas sa maladie, et qu'il mérite à tous égards la retraite militaire qu'il sollicite.

Fig. 57.

A, artères de la rétine.
V, veines de la rétine.
N, papille du nerf optique : elle est dentelée à ses bords par le pigment qui empiète sur elle, et un peu atrophiée.
C, vaisseaux de la choroïde.
E, exsudations plastiques.
P, taches noires par amas de pigmentum.

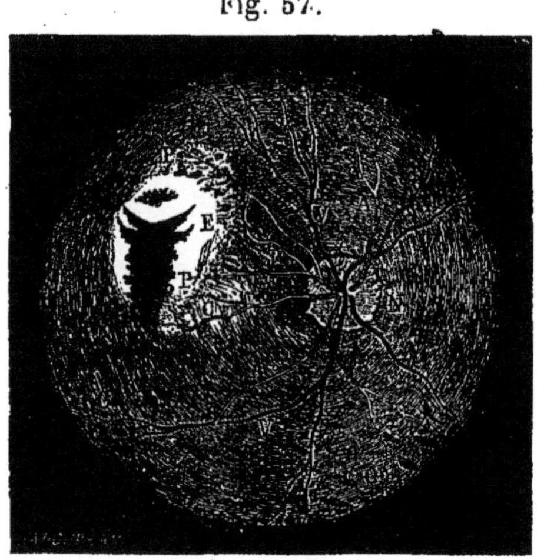

OEil droit.

TRAITEMENT. — *Premier degré.* — Presque tous les auteurs s'accordent à dire que le traitement antiphlogistique le plus énergique doit être prescrit contre la choroïdite : nous sommes loin de partager cette opinion, et nous nous fondons sur ce motif, que l'affection se présente sous des formes, à des degrés le plus souvent tels, qu'on n'a besoin que de moyens fort doux pour se rendre maître du mal. Si la choroïdite est à l'état de simple congestion, il suffira d'ordinaire de faire appliquer de temps en temps quelques sangsues aux apophyses mastoïdes, en prescrivant des purgatifs, des pédiluves irritants, l'exercice au grand air, et le repos de l'organe. Les causes présumées de l'affection seront sérieusement étudiées, comme devant fournir les indications principales. Par exemple, s'il s'agit d'un homme chez lequel des hémorrhoïdes jusque là fluentes ont disparu, et ont été remplacées par une constipation opiniâtre, des maux de tête, des bourdonnements d'oreille, des étourdissements, et les symptômes que nous avons décrits à la congestion de la choroïde, le traitement suivant ou tout autre analogue suffira fréquemment pour faire disparaître la cause du mal et le mal lui-même.

1° Ordonner douze à quinze sangsues à l'anus. De trois en trois semaines, en faire placer deux ou trois au même endroit.

2° Prescrire de temps en temps une bouteille d'eau de Sedlitz.

3° Un bain de siége tiède tous les jours.

4° Matin et soir une ou deux pilules :

Aloës succotrin.	aa 5 centigr.
Jalap.	
Rhubarbe.	
Sirop d'absinthe.	q. s.

F. s. a. une pilule.

Graduer ces pilules de telle sorte qu'elles ne provoquent qu'une selle supplémentaire.

5° Recommander d'éviter la fatigue des yeux et tout ce qui pourrait la produire, comme le travail de cabinet, les veilles, etc. Régime doux, boissons aqueuses.

6° Si l'on a à craindre la formation de quelques fausses membranes, donner de temps en temps le calomel à dose altérante (4 à 5 centigrammes matin et soir pendant quelques jours), et recommander de faire tous les jours sur le front et autour des orbites une ou deux frictions avec l'onguent napolitain, auquel on joindrait une petite partie d'extrait de belladone, si le malade supportait la lumière avec quelque difficulté.

Deuxième degré. — Lorsque la maladie, datant de plus loin, est passée au second degré, on doit se conduire différemment selon qu'elle se présente à l'état chronique ou à l'état subaigu. Dans le premier cas, le traitement ne diffère pas essentiellement de celui de la congestion simple (*premier degré*), à moins que des staphylômes commençants ne se soient montrés à la surface de la sclérotique. Des évacuations sanguines pratiquées au moyen de sangsues, et mesurées sur la constitution du malade et sur le degré d'acuité de l'affection, suffiront souvent pour empêcher le mal de faire de nouveaux progrès, si l'on ne néglige pas d'en combattre convenablement en même temps la cause présumée. Dans le second cas, c'est-à-dire lorsqu'une inflammation subaiguë succède à l'état chronique, le traitement antiphlogistique doit être nécessairement plus énergique. La saignée générale d'abord, puis les ventouses scarifiées à la tempe et les mercuriaux à l'intérieur, seront ordonnés. On évitera de conseiller des collyres.

On ne s'en laissera point imposer par les névralgies, qui, prenant fréquemment un caractère d'intermittence très marquée, cèdent d'ordinaire à l'administration du sulfate de quinine à haute dose. Souvent j'ai vu des praticiens négliger cette indication, et poursuivre sans résultat, par une médication antiphlogistique puissante, des douleurs intermittentes qui entretenaient dans le globe un certain degré de rougeur. Si l'on n'oublie pas les désordres anatomiques que l'organe présente quelquefois, on comprendra combien il est facile de commettre cette erreur, souvent fatale à la constitution du malade.

Troisième degré. — La choroïdite aiguë sera combattue par le traitement antiphlogistique le plus énergique ; c'est à cette forme de la maladie que s'applique celui qu'ont prescrit la plupart des auteurs. M. Mackenzie, par exemple, recommande avec beaucoup d'insistance l'artériotomie temporale ; M. Velpeau, les saignées coup sur coup ; tous, de nombreuses applications de sangsues ou de ventouses scarifiées, et le mercure jusqu'à la salivation. Les saignées générales, répétées à de courts intervalles, nous semblent de beaucoup préférables à l'artériotomie ; mais hâtons-nous de le dire, quelle que soit l'énergie qu'on déploie, il est rare qu'on puisse obtenir un résultat favorable, lorsque l'affection en est arrivée à ce degré. Les révulsifs, tels que les vésicatoires, les sétons, les moxas, ne nous ont été alors d'aucun secours. Le seul moyen qui puisse soulager à l'instant le malade pendant cette période aiguë, c'est la ponction (*paracentèse*), aussi large que possible, des staphylômes ou celle de la cornée, quand il n'existe pas de tumeurs sur la sclérotique : il ne se passe pas ordinairement dix minutes, lorsque cette petite opération a été bien faite, sans que le malade en éprouve un immense soulagement. Les douleurs disparaissent aussitôt, et un sommeil bienfaisant succède souvent à une agitation terrible : je ne partage donc pas l'opinion de ceux qui craignent la paracentèse, surtout pendant la période aiguë. Il est hors de doute que si l'on égratigne timidement la surface d'un staphylôme, on n'obtiendra que quelques gouttes de liquide, et partant qu'il y aura plus d'irritation ; mais si l'on ouvre les bosselures, de manière à affaisser légèrement le globe par la sortie d'une portion de l'humeur aqueuse, et qu'au besoin on répète plusieurs fois la ponction dans la même journée, le gonflement inflammatoire devra nécessairement tomber, et les douleurs disparaître en même temps que les symptômes généraux. Dans une circonstance aussi grave, on ne doit pas se laisser effrayer par l'action traumatique de la ponction : d'ordinaire elle est nulle, je dirai même qu'elle est presque impossible, puisque en définitive la plaie qu'on a faite empêche le gonflement de survenir, en laissant suinter pendant quelque temps une certaine quantité de liquides.

Si l'on craint l'emploi de ce moyen, on pourra, dans la forme névralgique aiguë, essayer d'abord le valérianate d'ammoniaque de Pierlot à la dose d'une cuillerée à café dans un demi-verre d'eau sucrée, trois ou quatre fois par jour. J'ai retiré d'excellents effets de ce médicament.

ARTICLE II.

BLESSURES DE LA CHOROÏDE.

Les plaies de la choroïde sont de trois sortes : les *piqûres*, les *coupures* et les *déchirures*. La sclérotique est toujours intéressée dans ces lésions ; mais n'ayant pas, faute d'espace, traité, dans un chapitre spécial, les blessures de cette membrane, nous n'y pouvons renvoyer pour compléter ce que nous allons dire ici.

Les *piqûres* sont en général peu graves, à moins qu'elles n'aient atteint les vaisseaux principaux de la membrane, ou quelque filet nerveux important ; alors il peut en résulter ou une hémorrhagie intra-oculaire, ou un mydriasis traumatique. J'ai observé cette dernière affection sur un enfant, qui s'était blessé au côté externe de l'œil avec la pointe d'un couteau.

La piqûre de la choroïde ne se cicatrise pas toujours immédiatement ; l'humeur vitrée s'échappe avec une extrême lenteur, l'œil devient un peu mou, et quelquefois on remarque un tremblement de l'iris et un abaissement notable dans la vision. Ces complications s'observent plus particulièrement quand la piqûre siége près de la cornée. J'ai traité un petit garçon, qui a porté quatorze mois une fistule semblable (voy. *Fistules de la cornée*, vol. II, p. 323).

La piqûre de la choroïde devient quelquefois la cause d'accidents capables de compromettre l'œil en provoquant une choroïdite aiguë. C'est un fait trop connu que l'opération de la cataracte à l'aiguille met souvent en évidence. On peut étudier aisément la choroïdite traumatique en piquant les yeux d'un lapin, et alors juger des désordres que cette maladie peut produire (voy. *Choroïdite traumatique*, p. 415).

Les *coupures* ne sont pas toujours très graves, surtout lorsqu'elles n'intéressent pas les nerfs et les vaisseaux. Celles dont la direction est dans le sens antéro-postérieur, le sont en général beaucoup moins que celles en sens opposé. Lorsque dans une coupure le corps vitré s'est échappé, et que la coque oculaire s'est affaissée en se remplissant de sang, le cas est très dangereux, et l'atrophie de l'œil, le plus souvent à la suite d'une violente inflammation traumatique, en est assez ordinairement la conséquence; presque toujours aussi alors la capsule du cristallin a été blessée, ce qui produit une cataracte. Si au contraire une petite partie seulement du corps vitré est sortie, il y a lieu d'espérer que l'œil conservera sa forme, et que peut-être même la vision pourra s'accomplir aussi bien qu'à l'état normal.

Les *déchirures* de la choroïde sont un accident plus grave que les coupures, surtout quand elles sont très étendues, comme dans les plaies contuses très larges. Le plus souvent alors le cristallin s'échappe avec le corps vitré; parfois il demeure entre les lèvres de la plaie, d'autres fois il se glisse entre la sclérotique et la conjonctive, ou bien il tombe à terre au moment même où le coup a été porté. Les déchirures sont le plus souvent la suite de contusions violentes.

Le *traitement* des blessures de la choroïde est le même que celui de la sclérotique et de la cornée. Les piqûres n'exigent d'autres soins que des applications d'eau froide, et un traitement antiphlogistique proportionné à la gravité de la lésion. On doit se garder, pendant les deux ou trois premiers jours qui suivent l'accident, de porter un pronostic trop favorable, parce que, si la capsule a été lésée, il peut survenir une cataracte et tous les désordres qui se montrent quelquefois après l'abaissement de la lentille, et qu'en outre on a toujours à craindre une choroïdite aiguë.

Les coupures et les déchirures exigent une précaution de plus : les lèvres de la plaie seront affrontées avec la plus grande exactitude possible, et l'œil devra être tenu fermé au moyen de bandelettes de taffetas d'Angleterre, comme après l'extraction de la cataracte.

ARTICLE III.

IRIDO-CHOROÏDITE.

Cette affection, portant sur la totalité de la membrane uvée, a été décrite sous le double titre d'iritis et de choroïdite ; cependant l'inflammation simultanée a un tel cachet symptomatologique et des résultats si particuliers à elle-même, qu'une description en est absolument indispensable.

Le mal débute le plus ordinairement par l'iris, et jusque-là rien d'exceptionnel n'attire l'attention du praticien ; mais bientôt, et quoique l'inflammation du diaphragme ne soit pas toujours très élevée, au contraire, il s'y joint des névralgies considérables siégeant dans toute l'étendue de la cinquième paire et tourmentant nuit et jour le malade. On a beau agir contre l'inflammation par les antiphlogistiques et contre les douleurs par les opiacés et les antipériodiques, on n'obtient qu'un repos très court et le mal revient avec son intensité première.

Cette forme de la maladie s'applique le mieux aux opérés de cataracte.

Dans d'autres cas, une iritis ayant existé et s'étant terminée par quelques adhérences à la capsule, la circulation de l'œil est gênée par ces exsudations, et l'organe, devenu sensible à la moindre variation dans la température et surtout aux variations hygrométriques de l'atmosphère, est pris de récidives très fréquentes; les douleurs sont généralement peu vives, cependant il n'est pas rare de les voir s'élever aussi haut et durer aussi longtemps que chez les opérés de cataracte. A chaque attaque une exsudation nouvelle se dépose dans la pupille et peu à peu, cette ouverture finit par s'oblitérer plus ou moins complétement.

Les désordres s'accompagnent presque toujours de décoloration de l'iris; le tissu de cette membrane est devenu d'une teinte grise ou sale; ses fibres convergentes, fixées à leurs deux extrémités, sont tendues ; le petit cercle est saillant, le grand couvert de taches, et dans cet état l'iris ressemble d'une manière frappante à la moitié d'un melon cantaloup dont la queue brisée serait représentée par la pupille.

Cette décoloration profonde de l'iris ne peut jamais exister sans désordres considérables du côté de la choroïde, et, avant que la pupille soit entièrement fermée, ou après que l'on a ouvert une pupille artificielle, on peut constater une macération très étendue du pigmentum et tous les autres caractères de la choroïdite chronique.

L'affection, si l'on voit le malade après que les signes de l'inflammation ont disparu, ne doit pas être confondue avec les fausses membranes pupillaires, suites d'iritis simple. Dans ces cas l'iris a conservé ses couleurs brillantes, il n'y a ni plaques grises, ni saillie de son petit cercle, et la maladie n'a eu qu'une durée ordinaire. Dans l'irido-choroïdite, au contraire, tous ces caractères existent, et le mal, se reproduisant avec une désespérante ténacité, s'est très souvent accompagné de ces névralgies dont nous avons parlé.

Que l'irido-choroïdite ait été ou non spontanée ou consécutive à une opération de cataracte, le traitement en dehors des moyens généraux applicables aux causes est le même : il faut se hâter d'exciser une partie de l'iris, c'est-à-dire pratiquer une pupille artificielle pour arrêter les récidives et avec elles la destruction de l'œil par atrophie lente (voy. *Opération de l'irido-choroïdite*, p. 371).

On choisit, pour exécuter cette opération, un moment de calme, comme on en voit souvent dans la marche de la maladie; mais on doit, si le mal ne cède à aucun moyen, attaquer hardiment l'œil et exciser l'iris au plus fort des douleurs et de l'inflammation, comme on le ferait pour l'extraction d'un corps étranger ou d'un cristallin gonflé après une blessure. De cette manière, on éteint les douleurs immédiatement et l'on est assez heureux quelquefois pour rétablir ainsi la vision. Si l'opération échoue et que l'œil s'atrophie rapidement ou se prenne de phlegmon, on a encore rendu au malade un service véritable en abrégeant ses souffrances, puisque, avec le temps, l'organe se serait infailliblement perdu.

Cette excision de l'iris, même pendant l'inflammation, doit surtout être pratiquée sans hésitation si l'œil qui reste au malade commence à souffrir sympathiquement. Bien souvent, dans un but semblable, j'ai dû enlever ou détruire un œil qui s'enflammait perpétuellement et qui était atteint d'amaurose par suite d'irido-choroïdite, et j'ai vu, tout aussitôt après, le calme reparaître dans l'œil opposé en même temps que le retour de la vision normale.

L'irido-choroïdite me paraît reconnaître pour cause directe la plus fréquente l'adhérence partielle qui se forme entre l'iris et la capsule dans une iritis, même légère ; aussi doit-on établir comme règle générale en thérapeutique oculaire, quand il existe une inflammation interne ou même une inflammation externe un peu aiguë, de se hâter d'obtenir la dilatation de la pupille par le sulfate neutre d'atropine, et de la maintenir en cet état quelque temps encore après que tout signe extérieur d'inflammation a disparu.

ARTICLE IV.

STAPHYLOME POSTÉRIEUR. — SCLÉRO-CHOROÏDITE POSTÉRIEURE.

Définition. — On désigne sous ces deux noms une maladie excessivement commune, surtout chez les personnes atteintes de myopie.

Dans cette affection, la sclérotique et la choroïde s'amincissent et forment en arrière, au côté externe du nerf optique, un relief conique qui se dessine en creux dans l'œil.

Ce relief, allongeant le diamètre antéro-postérieur de l'organe, a pour premier effet d'augmenter la myopie si elle existe, ou de la provoquer si elle n'existe pas. En outre, il chasse un peu l'œil en avant et en dedans, l'empêche de se diriger facilement en dehors et rend plus saillant le côté externe de la sclérotique près de la commissure des paupières.

Le staphylôme postérieur existe à divers degrés ; il s'accompagne assez souvent d'accidents graves pour la vision, plus souvent encore il demeure stationnaire après avoir seulement diminué la longueur du foyer. Si un myope vient consulter pour ses yeux, et que tout d'abord on constate qu'ils sont très convergents, que la sclérotique devenue bleuâtre forme une bosse près de la commissure quand le patient regarde en dedans, et qu'il porte habituellement des verres concaves d'un numéro un peu fort, on a déjà de sérieuses présomptions pour l'existence de la scléro-choroïdite postérieure. Mais si à ces signes on ajoute que la vue s'est raccourcie, qu'il y a des mouches volantes, que la lumière est mal supportée, etc., etc., on est arrivé à une certitude presque complète ; avec l'ophthalmoscope, on ne peut plus conserver le doute un seul instant, car c'est l'une des maladies qui se reconnaissent le plus sûrement avec cet instrument.

Caractères ophthalmoscopiques. — Le mal siége près de la papille du nerf optique, c'est donc vers ce point que l'on doit d'abord diriger toute son attention. Là, suivant le degré de la maladie, on aperçoit une tache blanche semi-lunaire, immédiatement appuyée sur le nerf, ou l'entourant complétement. C'est toujours au côté externe qu'elle se montre d'abord, puis elle s'étend peu à peu.

Dans le premier degré du mal, le côté externe du nerf optique est en rapport immédiat avec une tache blanche de forme semi-lunaire, paraissant saillante, bien que les autopsies démontrent qu'elle est creuse. Les cornes de la demi-lune se séparent à peu près au niveau d'une ligne verticale qui partagerait le nerf optique en deux moitiés; la partie la plus large correspond au diamètre transversal du nerf. Cette tache blanche est brillante ; sa limite externe est souvent déchiquetée, mal dessinée, et généralement

Fig. 58.

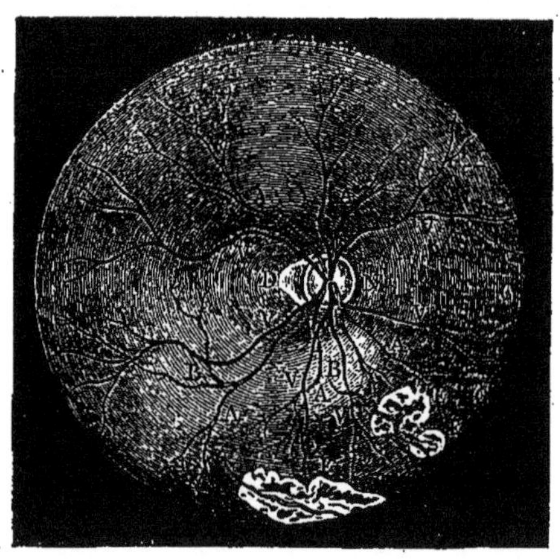

N, nerf optique.

D, tache blanche semi-lunaire placée au côté du nerf, et constituant le premier degré de la scléro-choroïdite postérieure.

A, A, artères.

V, V, veines.

B, B, endroits de la choroïde plus blancs, et dans lesquels le pigmentum est en moindre quantité qu'ailleurs.

E, E, E, deux plaques blanches sur lesquelles on voit des taches noires, formées par des amas de pigmentum.

C, C, parties saines du fond de l'œil.

(Ce dessin est de M. le docteur Baldwin Lyman, des États-Unis. — Il a été pris sur l'œil droit de madame Manfrina, opérée de cataracte dont l'histoire est plus haut, p. 391.)

accusée par une traînée noire ou grise, formée de grains plus ou moins serrés les uns contre les autres et dus à une accumulation de pigmentum (fig. 58).

Lorsque la maladie prend un plus grand développement (*deuxième degré*), la tache s'étend en dehors et un peu en bas, et forme un triangle tronqué à son sommet ou mieux une sorte de cône dont la pointe est très arrondie. Plus tard, lorsque le staphylôme postérieur est très développé, la pointe arrondie s'éloigne de plus en plus du nerf optique, tandis que les deux cornes finissent par se rejoindre au côté interne du nerf qui, dès ce moment, se trouve entièrement enveloppé dans la tache blanche, étroite encore en dedans, mais très large et très allongée en dehors et en bas (voy. fig. 59).

Fig. 59.

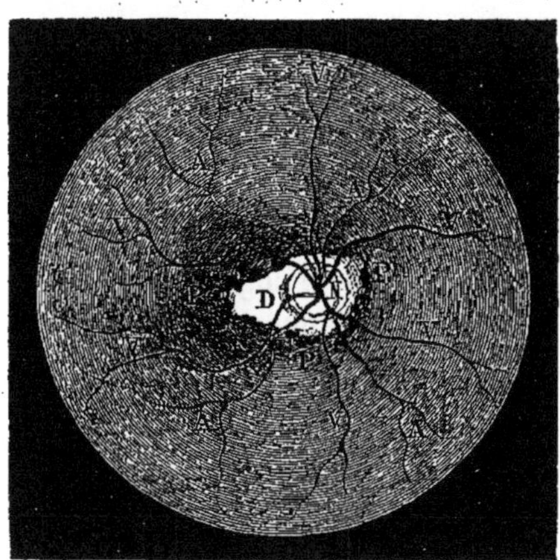

N, nerf optique.

D, tache blanche de la figure précédente très agrandie ; elle entoure déjà la papille tout entière et forme le deuxième degré de la maladie.

P, P, Quelques amas de pigmentum choroïdien.

A, A, artères.

V, V, veines.

Dans des cas plus graves encore, un second cône, toujours plus petit que celui qui s'est d'abord montré en dehors, commence à se distinguer en dedans (*troisième degré*), parallèlement au premier ou à peu près, de sorte que le nerf optique est enveloppé par une énorme plaque blanche, très brillante, au milieu de laquelle il a une teinte un peu rosée. Peu à peu les côtés du double cône, considérés en général, se dessinent moins nettement, et l'on ne distingue plus guère autre chose qu'une tache blanche déchiquetée à ses bords, occupant le fond de l'œil, et dans laquelle, en dedans de son centre, on distingue la papille du nerf optique (fig. 60).

Cette forme conique de la tache, suivant Ed. Jæger (1), qui a publié sur cette maladie un travail remarquable, paraît due à la disposition anatomique des vaisseaux ciliaires qui traversent la

(1) Ed. Jæger, *Beiträge zur Pathol. des Auges*. Vienne, 1855.

sclérotique en dehors et en dedans de la papille pour entourer le nerf optique.

Les vaisseaux qui s'échappent de la papille n'éprouvent sur le vivant aucune déviation dans leur cours ; ils passent sur la tache

Fig. 60.

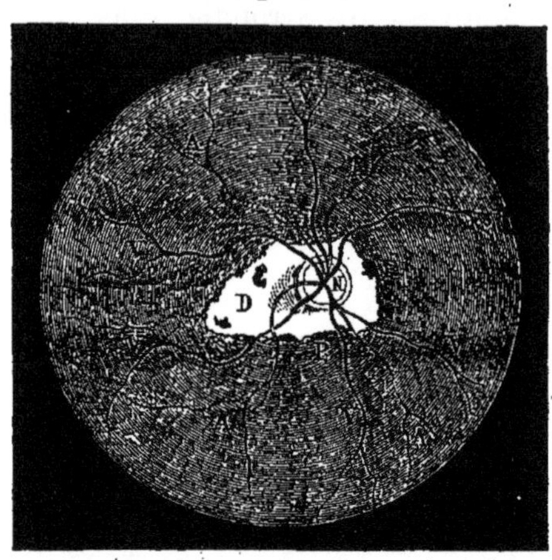

N, nerf optique.
D, tache blanche plus agrandie encore; au côté interne, elle commence aussi à s'allonger sous forme conique (troisième degré).
P, P, quelques amas de pigmentum; on en voit un sur la tache blanche près de D.
A, A, artères.
V, V, veines.

blanche pour gagner les parties colorées physiologiquement sans paraître ni s'enfoncer ni faire aucune saillie apparente. Leur présence indique celle de la rétine sur la plaque blanche.

Altérations cadavériques. — D'assez nombreuses autopsies d'yeux atteints de staphylôme postérieur ont été faites : Scarpa le premier, avant la découverte de l'ophthalmoscope, en a rapporté deux cas (1) avec tous les détails que la science comportait à cette époque; à MM. Arlt, de Græfe, Heimann, Edouard Jæger, appartiennent les faits récents. Voici, en les résumant, les altérations que l'on a trouvées :

L'humeur vitrée est quelquefois ramollie; souvent elle contient de nombreuses opacités fines, mobiles et floconneuses. Le cristallin est souvent opaque, dans une petite étendue en arrière et au centre. La rétine est intacte, elle couvre complétement la tache blanche pathognomonique. Celle-ci est le siége de nombreuses échancrures et d'angles saillants, et en même temps de taches de pigment. La choroïde est amincie dans une étendue variable; dans la tache blanche, c'est-à-dire dans le staphylôme, il n'y en aurait plus que des rudiments couverts de pigmentum seulement au voisinage des vaisseaux. Cette dispari-

(1) Scarpa, *loc. cit.*, t. II. p. 190. Paris, 1807.

tion de la choroïde par places est admise par M. de Græfe, et absolument niée par M. Edouard Jæger : « On n'a remarqué nulle part, dit ce dernier (il a examiné vingt-trois fois cette maladie sur le cadavre), l'absence de la choroïde, mais la continuité de celle-ci était toujours complète, et jamais on n'a pu constater un manque des gros vaisseaux ou seulement leur oblitération (1). » La tache blanche est donc formée par la perte du pigmentum et par la lumière renvoyée par la sclérotique. Celle-ci est amincie, tendue, transparente dans l'endroit staphylomateux; par places elle est adhérente à la choroïde, à laquelle la fixent des exsudations; c'est dans la région correspondant à la *macula lutea* qu'elle est le plus saillante; cependant, avec l'ophthalmoscope, dans les cas purs de staphylôme postérieur, il n'y a suivant Jæger, dans la région de la *macula*, aucun symptôme morbide autre que le prolongement de l'axe du bulbe.

L'axe de l'œil, qui à l'état normal varie entre 23 et 26 millimètres, s'allonge jusqu'à 28, 30 et même 32 millimètres, ce qui donne la raison de la myopie progressive. Le globe présente une saillie en arrière, composée elle-même de petites saillies partielles dont la plus grande correspondrait à la *macula lutea*.

Caractères physiologiques. — Tout malade atteint de staphylôme postérieur commence par se plaindre du raccourcissement de sa vue, accompagné d'un sentiment de tension dans le fond du globe. Les myopes, qui en présentent de si nombreux cas, surtout ceux qui se servent des verres les plus forts, sentent le besoin d'en prendre de plus concaves encore. Mais cette augmentation de la force du verre n'a pas un effet durable, et le malade ne tarde pas à reconnaître que les objets sont confus, que les lignes droites sont un peu tortueuses, les lettres d'un livre un peu effacées ou de travers, et que le champ de sa vue est troublé parfois de nuages voltigeants, de couleur plus ou moins foncée ou vive suivant l'état d'irritation de la rétine. Si l'on mesure la tache aveugle, on reconnaît souvent qu'elle est agrandie, et il n'est pas rare que les malades, quand on y met du soin, indiquent la forme d'une partie des contours de la tache blanche qui entoure le nerf optique.

Quand ces divers phénomènes n'existent pas, le malade se plaint de ses lunettes : il n'en peut plus trouver qui ne le fassent pas souffrir : il ne peut plus appliquer ses yeux à un travail qui

(1) Édouard Jæger, *loc. cit.*

exige une certaine attention ; il ressent des cuissons insupportables, des élancements, il larmoie. La lumière lui fait mal, quelques-uns se plaignent d'un mouvement perpétuel de trépidation dans l'air qui les fatigue, et qu'ils comparent au phénomène que l'on remarque en regardant au-dessus d'un fourneau de charbon allumé. Quand il est poussé à ce point, ce qui est heureusement assez rare, le mal devient une cause de perpétuel tourment pour les personnes qui en sont atteintes ; elles ne peuvent faire aucune lecture, aucun travail ; si elles sortent, elles se couvrent les yeux de lunettes noircies qui ne parviennent pas toujours à intercepter la lumière au gré de leur désir. Au moindre écart de régime, ou seulement au moindre rayon de lumière un peu vif, leurs yeux sont excités et elles sont, surtout la nuit, tourmentées de phantasmes lumineux.

Marche, durée, complications, pronostic. — La maladie demeure ordinairement stationnaire à un faible degré et, je m'en suis assuré en examinant beaucoup de myopes qui ne me consultaient pas, elle ne provoque pas toujours de la gêne. Il faut, pour qu'il en soit ainsi, qu'elle demeure au premier degré, c'est-à-dire bornée à une petite tache blanche semi-lunaire dont les cornes ne s'étendent pas encore jusqu'au diamètre vertical du nerf optique. Mais si le malade travaille beaucoup à lire ou à quelque occupation qui applique les yeux, et qu'il porte des lunettes concaves d'un bas numéro, sa vue se raccourcit en même temps qu'il ressent dans les yeux la gêne dont nous venons de parler. Bientôt il change de lunettes, cherche plus tard à travailler à l'œil nu ; puis découragé, il vient consulter. L'ophthalmoscope peut alors indiquer les progrès que fait le mal : le nerf optique demeure légèrement rosé, quand le mal est stationnaire ; il devient rouge, se voile de vaisseaux qui s'étendent sur la rétine, rouge aussi à divers degrés quand le staphylôme augmente. La choroïde est injectée à divers degrés, et présente les caractères ophthalmoscopiques que nous avons décrits en nous occupant de la choroïdite. Le bord extérieur de la tache blanche, au lieu d'être régulier, net et couvert de pigmentum, est dentelé et très irrégulier : ce qui indique que la choroïdite reprend une nouvelle marche et que le pigment s'en détache, pour ainsi dire grains à grains. Il y a dès lors de petits îlots blancs sur le bord de la tache blanche et des débris de pigmentum répandus çà et là.

La maladie, une fois développée, ne disparaît plus : je veux dire par là qu'une fois déclaré, même à un faible degré, et bien que demeurant stationnaire, le staphylôme postérieur est constamment reconnaissable à l'ophthalmoscope et qu'il laisse dans l'œil des traces ineffaçables.

Les complications sont nombreuses : 1° Le synchysis ou ramollissement de l'humeur vitrée est très fréquent ; il s'accompagne de flocons flottants dans ce corps pendant les grands et rapides mouvements de l'œil ; 2° plus rarement quelques taches dans le pôle postérieur du cristallin ; 3° dans les cas graves et accidentellement, le décollement de la rétine par un épanchement séreux ; 4° des ecchymoses sous-rétiniennes passant quelquefois dans le corps vitré en déchirant l'hyaloïde et provoquant l'*état jumenteux* que nous avons décrit ; 5° le staphylôme antérieur, assez rare cependant d'après mes observations, et dont les symptômes sont ceux décrits sous les noms d'*amincissement* et de *staphylôme* de la sclérotique (vol. II, p. 403 à 409).

Le pronostic de cette maladie est favorable au premier et même au deuxième degré. Mais quand la papille est entourée complétement de la tache blanche, les yeux sont généralement sensibles et souvent impuissants pour une application prolongée. L'observation réfléchie d'un nombre considérable de personnes atteintes de cette affection me permet d'affirmer qu'elle est beaucoup moins grave en général que quelques médecins ne l'ont avancé, et qu'il faut une sérieuse complication, par exemple l'hydropisie sous-rétinienne, pour que les malades soient atteints d'une cécité toujours grave, mais qui n'est presque jamais complète.

Étiologie. — La myopie, dans laquelle les muscles, et spécialement les muscles droits internes, plus forts que les autres, sont dans un état constant d'activité, me paraît la cause principale de cette affection. Cette contraction puissante presse le globe à son côté interne, le muscle épais et large protége cette partie de l'œil aux dépens du côté externe, dont les parois fléchissent, puis se laissent distendre. De son côté, l'accommodation pour les distances rapprochées, en mettant en jeu d'autres forces musculaires, agit dans le même sens, car il en résulte nécessairement une compression du système veineux de la choroïde, membrane qui est le siége des principaux désordres. Que le malade atteint d'un staphylôme postérieur au premier degré applique ses yeux à regarder de près pendant de longues heures, surtout avec des lunettes, il se mettra assurément dans les conditions les plus favorables au développement du mal dont il porte le germe.

Traitement. — Si le mal est stationnaire, le malade doit se ménager, ne pas se servir de verres concaves, surtout pour lire, éviter la fatigue des yeux, porter de simples conserves bleues pour diminuer autant que possible la réflexion de la tache blanche scléroticale à travers la rétine souvent excitée, toujours excitable. L'hygiène lui est surtout recommandée; on étudie l'état général, et l'on agit suivant les conditions les plus favorables pour produire une dérivation salutaire.

Dès que l'on reconnaît que la maladie fait des progrès, on applique près de l'œil des ventouses scarifiées ou des sangsues artificielles, on conseille au besoin des sangsues à l'anus, on prescrit des purgatifs, la diète, des bains de jambes.

J'emploie alors avec grand avantage, outre ces moyens, de nombreuses instillations d'une solution de sulfate neutre d'atropine (eau, 10 grammes; sulfate neutre, 2 centigrammes), pour relâcher les muscles et diminuer autant que possible la compression veineuse.

Une demi-obscurité, pendant le temps que dure l'exacerbation, doit être sévèrement gardée.

Sous l'influence de ces moyens, le mal s'arrête, et après quelques semaines, on reconnaît que la couleur rouge de la rétine et de la papille fait place à la coloration rosée normale, que la choroïde pâlit, et plus tard que les bords déchiquetés de la tache blanche, agrandie à chaque attaque, deviennent plus droits et mieux tranchés. Le malade est alors en état de supporter une lumière convenable, mais il ne doit pas lire de longtemps encore, surtout avec des verres concaves.

ARTICLE V.

APOPLEXIE DE LA CHOROÏDE.

C'est une maladie très commune et que l'on rencontre souvent comme complication dans les choroïdites, dans le glaucôme et le staphylôme postérieur. Rarement elle est idiopathique.

L'ophthalmoscope permet aisément de constater les caractères suivants: On voit dans le champ rosé du fond de l'œil une plaque rouge, concave comme la membrane sur laquelle elle repose. Mais si le sang est accumulé en assez grande quantité pour soulever la rétine, ce que l'on constate quelquefois au centre de la plaque, on reconnaît en cet endroit une légère convexité. Vers ses bords la plaque est d'un rouge clair uniforme très vif quand on dirige convenablement la lumière; le centre est rouge-brun foncé tirant sur le noir. Les vaisseaux de la rétine courent sans interruption sur cette plaque, ce qui indique nettement que la source du sang est, non dans ces vaisseaux, mais dans ceux de la choroïde. Si le sang placé entre cette membrane et la rétine vient d'un vaisseau rétinien, ce qui n'est pas rare dans les apoplexies de la rétine, on voit toujours sur l'un des vaisseaux de celle-ci une collection de sang plus épaisse qui indique le lieu où la rupture s'est faite.

La plaque rouge est loin d'être toujours unique, de sorte que l'on en voit dans le fond de l'œil un nombre souvent assez considérable. C'est surtout quand le sang commence à se résorber que la plaque principale, en se fragmentant, laisse voir des plaques plus petites en nombre plus ou moins grand.

Lorsque le sang se résorbe, on voit souvent à la place d'une plaque principale une ou plusieurs taches blanches qui indiquent la disparition d'une partie du pigmentum; quelquefois aussi on reconnaît, dans les endroits que le sang occupait, des traînées bleuâtres ressemblant à de légers glacis; d'autres fois la matière exsudée est plus compacte, et l'on reconnaît aisément des fausses membranes épaisses. Généralement le sang épanché entre la choroïde et la rétine demeure reconnaissable pendant un temps extrêmement long; je ne sais à quoi attribuer ce fait, que les plaques conservent leur même coloration rouge vif pendant des mois entiers sans aucun changement. J'ai maintes fois dessiné ces plaques avec une extrême attention et, après plusieurs mois, je les ai trouvées exactement dans les mêmes conditions. Dans d'autres cas, au contraire, elles se résorbent rapidement. Quand le sang est très abondant, il traverse la rétine et vient se répandre dans le corps vitré.

Le pronostic de l'apoplexie de la choroïde doit être réservé: j'ai vu, à la suite d'épanchements de sang considérables, une macération générale du pigmentum choroïdien accompagnée d'exsudations nombreuses et d'une destruction avancée de la rétine. La maladie, bien que limitée, est toujours plus grave dans la région de la macula que dans les parties excentriques, car j'ai observé de larges ecchymoses vers l'*ora serrata*, sans altération bien appréciable de la vue.

Le traitement est celui des épanchements analogues : des sangsues, des purgatifs, la diminution des aliments, des altérants de toute sorte, et en particulier l'iode et surtout l'iodure de potassium à l'intérieur et en collyre, la digitaline s'il y a une affection du cœur, ce qui est fréquent, l'aloès si l'on constate la présence d'hémorrhoïdes, etc.

Voici un cas remarquable d'apoplexie de la choroïde et de la papille dans lequel le sang n'avait pas complétement disparu après dix mois.

Observation. — M. de M..., soixante-trois ans, d'une bonne santé sauf une attaque de choléra en 1848, à la suite de laquelle il a été très affaibli par de nombreuses saignées.

Sa vue a toujours été excellente. En mars 1856, à la suite d'une violente colère, il éprouve une pesanteur sur l'œil droit, et il reconnaît, en voilant le gauche, qu'il ne voit plus du droit.

Je l'examine le 10 octobre 1856.

La papille est invisible. On voit seulement les vaisseaux du centre plus volumineux que de coutume. A la partie supérieure,

Fig. 61.

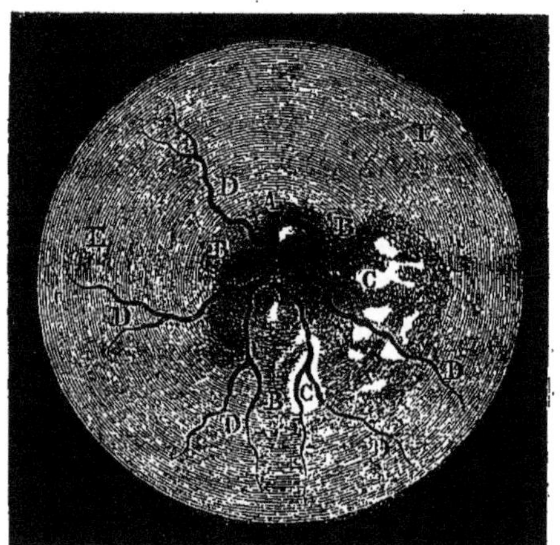

a, plaque rouge vif masquant la papille et couverte d'exsudations légères.
b, parties où le pigment est accumulé et dans lesquelles les exsudations sont plus épaisses et plus blanches.
c, plaques blanches par défaut de pigmentum.
e, *e*, parties saines.
d, vaisseaux dilatés et variqueux.

couvrant le nerf optique, il y a une plaque rouge encore manifeste, en partie recouverte d'une fausse membrane très transparente. Cette plaque fait corps avec une autre beaucoup plus large, indiquée dans le dessin, et qui est constituée évidemment par des amas de pigmentum, du sang non encore résorbé ; le tout recouvert d'exsudations qui forment sur l'ensemble comme un glacis blanc bleuâtre, que le dessin en noir ne peut rendre qu'incomplétement. Le malade ne peut que compter les doigts et apercevoir les masses.

Le 15 janvier 1857, je revois le malade ; la plaque rouge (A) est encore visible, mais le pigmentum (B) a notablement diminué, et l'on voit à sa place de nombreuses plaques blanches, dont quelques-unes sont formées par des exsudations. La vue est à peu près dans le même état.

ARTICLE VI.

MALADIES DIVERSES DE LA CHOROÏDE.

Tumeurs diverses. — La présence de tumeurs de diverses natures prenant leur point de départ soit dans la choroïde, soit dans la sclérotique, peut être facilement constatée à l'aide de l'ophthalmoscope par les changements de forme qu'elles impriment au champ éclairé. Le *staphylôme* est de ce nombre (voy. t. II, p. 404, et t. III, p. 405).

Dégénérescence colloïde de l'hyaloïde de la choroïde. — C'est une maladie le plus souvent observée chez les vieillards, assez rare d'ailleurs, qui occupe les points les plus excentriques de la rétine et qui se présente sous la forme de petites plaques très nombreuses, serrées les unes contre les autres et paraissant marcher de la circonférence au centre en rétrécissant le champ visuel. La figure 62, dessinée par M. Donders qui a fait à ce sujet des recherches nécroscopiques, en donne une idée très nette (voy. *Archiv. d'ophthalmol.* de Græfe, t, II, p. 107 à 118). On remarque à la surface de la choroïde, dit ce physiologiste, avec la loupe seule et parfois même à l'œil nu, « de petites taches blanches qui sont plus ou moins entourées d'épithélium de pigment noir comme du charbon. Ces taches sont représentées dans la figure avec une augmentation de vingt-deux diamètres.

« La choroïde (*aa*) est plus transparente qu'à l'ordinaire, et sur les vaisseaux de la choroïde (1,1), où le stroma est assez dépourvu de pigment, il n'y en a pas du tout par endroits. Les boules brillantes isolées, comme celles réunies en groupes, sont à des distances irrégulières, les unes dans les parties de la choroïde qui répondent aux gros vaisseaux, les autres entre ces parties et très intimement reliées à la choroïde, de sorte qu'on peut difficilement les en détacher avec le dos du scalpel fortement appuyé. Les cellules de pigment tout à fait noires, qui en partie entourent les boules et en partie les recouvrent, sont aussi très solidement attachées.... » Ces boules sont brillantes, elles reflètent fortement la lumière, elles ont une dureté extraordinaire ; elles varient de grosseur entre 1/3, 1/2 millimètre et 1/80e de millimètre. Elles ne se dissolvent dans aucun liquide, la cuisson ne les change pas. Donders, faute d'un nom meilleur, les appelle *boules de colloïde ;* puis il fait des suppositions sur leur développement. On a pensé depuis qu'elles prennent leur origine dans l'hyaloïde de la choroïde.

Fig. 62.

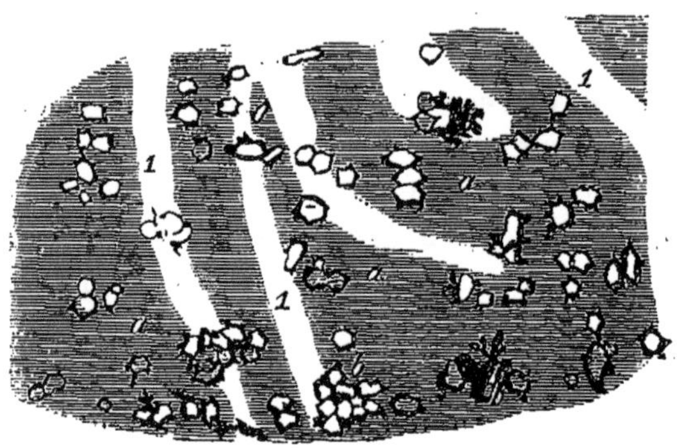

Des recherches nouvelles éclaireront sans doute ce sujet obscur; en tous cas, ce mal est incurable, mais je l'ai vu toujours marcher avec une extrême lenteur. Aucun des malades sur lesquels je l'ai rencontré n'est devenu jusqu'ici complétement aveugle. Une fois je l'ai observé chez une femme de trente ans atteinte d'accidents syphilitiques tertiaires.

Tubercules. — On en découvre dans la choroïde avec l'ophthalmoscope. Presque toujours alors il en existe aussi dans les poumons. Ils sont isolés ou par groupes, ont la forme d'une masse blanc-jaunâtre arrondie ou ovale, à bords partiellement recouverts de pigmentum (voy. édit. Jaeger, *Oesterr zeitschrift*). Généralement ils se développent sans inflammation apparente et ne compromettent la vue que s'ils siégent dans la *macula*.

Hydropisie. — Il se forme des épanchements séreux entre la sclérotique et la choroïde, ou bien entre cette dernière membrane et la rétine. C'est le plus souvent à la suite de la choroïdite, ou après l'inflammation des membranes séreuses de l'œil, que survient cette maladie, dont quelques symptômes ont une certaine analogie avec ceux du glaucome et de l'encéphaloïde de la rétine au début. Comme l'hydropisie de la choroïde, qu'on ne peut reconnaître qu'à travers la pupille, a son siége derrière la rétine, qui présente alors un déplacement considérable en avant, nous la décrirons, dans le chapitre des affections de cette membrane sous le nom d'*hydropisie sous-rétinienne*. De cette manière nous éviterons des subdivisions au moins inutiles.

Albinisme. — Les Albinos, par suite d'un manque de pigmentum de la choroïde et de l'iris, ont un aspect particulier qui mérite que l'on s'en occupe un instant ici. Ceux pour lesquels on m'a consulté étaient photophobes ; quelques-uns, atteints en outre de nystagmus ; aucun n'était myope, ce qui est contraire à l'observation d'autres médecins. Les malades que j'ai eu occasion d'examiner regardaient de près, il est vrai ; mais c'était par impuissance de la rétine, non par myopie, car les verres concaves n'apportaient aucune amélioration à leur état.

Les Albinos recherchent un demi-jour pour voir ; jamais ils ne se tournent vers la lumière, à moins qu'ils n'y soient absolument contraints. Ils ont les cils blancs, les iris d'un blanc bleuâtre, la pupille violacée. Si on les observe dans certaines conditions de lumière, on aperçoit un reflet rouge cuivre, renvoyé par le fond de l'œil, semblable, au reste, à ce que l'on voit sur quelques malades qui ont perdu le pigmentum choroïdien.

J'ai vu un seul Albinos amaurotique ; les autres, au nombre de six ou huit peut-être, avaient la vue excessivement faible. Je me suis borné à leur conseiller des conserves bleu foncé complétement entourées de taffetas noir, et ils s'en sont trouvés soulagés.

Atrophie.— C'est une maladie des plus fréquentes et qui provoque constamment une amblyopie à divers degrés, quelquefois une amaurose complète par suite des altérations qui frappent consécutivement la rétine. On ne peut donc indiquer aucun signe physiologique précis qui puisse la faire reconnaître.

Elle est souvent la terminaison de l'inflammation chronique de la choroïde ; on la voit se manifester sur des yeux qui en apparence n'ont jamais souffert.

Ses caractères ophthalmoscopiques varient singulièrement suivant la couche qui est atteinte. L'atrophie de la première couche se distingue d'abord sous la forme d'une plaque jaunâtre orangée qui remplace la teinte rosée normale, et que l'on trouve le plus souvent près du nerf optique, mais qui apparaît aussi à d'autres endroits. Plus tard, souvent pour peu de temps, si le mal continue, cette teinte jaune orangée est remplacée par une tache brune assez limitée. Si le mal se généralise, le fond de l'œil devient brunâtre sale ; il se strie partout de raies blanchâtres sinueuses et ressemble assez à une peinture rouge que l'on aurait grattée inégalement, ou bien encore à un tissu de belles couleurs différentes qui aurait déteint dans l'eau et dont on ne verrait plus que la trame salie et usée. L'atrophie de la seconde couche, ou couche capillaire de la choroïde, est rare; elle se caractérise par l'oblitération d'une partie du réseau capillaire, et par la disparition de la couleur rouge au-dessous de laquelle on voit les gros vaisseaux. L'atrophie de la troisième couche, ou couche vasculaire confondue avec le stroma, est souvent observée, soit sur une partie, soit dans une très grande étendue; il n'est pas probable que, même dans la scléro-choroïdite, la membrane disparaisse en totalité. C'est dans cette condition que l'on voit le pigmentum, distribué si régulièrement autour des vaisseaux dans l'état normal, s'accumuler par place, piqueter le fond de l'œil, le moucheter comme la peau du tigre, et disparaître entièrement çà et là, de manière à laisser voir, comme dans la plaque blanche nacrée, caractéristique de la scléro-choroïdite, d'autres plaques semblables, souvent très larges et très nombreuses, disséminées dans tout le fond de l'œil, et qui sont formées par la sclérotique vue par transparence à travers la choroïde amincie.

Indépendamment de ces caractères que nous avons déjà en partie étudiés plus haut (voy. p. 416), on doit encore rechercher les altérations diverses qui peuvent siéger dans la rétine, la papille, le corps vitré, etc.

L'atrophie de la choroïde est incurable; mais on comprend que si elle est partielle, bien limitée, ancienne, et qu'elle siége loin de la macula, la vision n'en soit nullement atteinte.

CHAPITRE X.

MALADIES DU CORPS CILIAIRE.

Si, avec Winslow, on regarde la choroïde et le corps ciliaire comme ne formant qu'une seule et même membrane, il sera facile de concevoir que les maladies de l'une réagissent sur l'autre, et que toutes les fois que la choroïde est enflammée, le corps ciliaire participe au mal à un degré variable, et réciproquement. Si, au contraire, on considère le corps ciliaire et la choroïde isolément, on pourra décrire des maladies parfaitement distinctes, quant au siége, mais qui ne seront en réalité jamais indépendantes les unes des autres. Rien n'empêche sans doute d'admettre, comme dans ces derniers temps a fait Bérard, une inflammation du corps ciliaire, ou *cyclite*, ni de faire des descriptions particulières pour les staphylômes simples ou hernies, les staphylômes multiples (*cirsophthalmie*), les blessures et les autres affections du corps ciliaire que nous avons étudiées en parlant des maladies de la choroïde; mais pour la plupart elles ne seraient ici, en vérité, que des redites fastidieuses (1).

CHAPITRE XI.

MALADIES DE LA RÉTINE ET DE LA PAPILLE DU NERF OPTIQUE.

SECTION PREMIÈRE.

Maladies de la rétine.

Les maladies de la rétine sont nombreuses; pour les étudier aussi complétement que l'état de la science le comporte, on doit savoir : 1° se servir avec facilité de l'ophthalmoscope, 2° mesurer le champ de la vision (2), 3° éviter toute confusion entre ces maladies et celles de l'accommodation.

Nous étudierons avec soin les maladies principales telles que la rétinite et ses conséquences, l'apoplexie, les décollements,

(1) Consultez Hasner; voy. aussi d'Ammon, *loc. cit.*, pl. VIII, pour les maladies du corps ciliaire.

(2) Pour mesurer le champ de la vision, on place le malade à 25 centimètres d'une grande feuille de papier attachée sur un mur, à la hauteur des yeux. L'œil non soumis à l'examen est couvert. Un point noir est dessiné sur le papier, en face de la pupille, et le malade ne doit pas cesser de le fixer pendant tout le temps de l'expérience. Si l'œil est sain, il verra les autres points noirs que le chirurgien dessinera dans toutes les directions. Pour déterminer les limites naturelles du champ visuel, on tiendra compte de la saillie plus ou moins grande du nez, de la place qu'occupe la paupière supérieure par rapport à la pupille et aux rapports de l'œil et du bord externe de l'orbite. On n'oubliera pas qu'à la distance de 3 ou 4 pouces, en dehors du point fixé, se trouve la *tache aveugle*, espace limité dans lequel l'œil physiologique ne perçoit aucun objet. — Lorsqu'on se tient à 25 centimètres, ce manque naturel de perception ne doit pas s'étendre à une surface de plus de 2 ou 3 centimètres. Si la rétine est malade, le champ de la vision se rétrécit dans une étendue plus ou moins grande quelquefois d'un seul côté, souvent de tous les côtés à la fois, et de telle sorte qu'au lieu d'apercevoir toutes les limites de la feuille de papier attachée au mur, l'œil observé ne perçoit plus qu'à une distance fort rapprochée du point noir qu'il fixe. La destruction de la rétine peut être assez souvent dessinée ainsi dans sa forme en même temps que dans son

l'encéphaloïde; mais nous consacrerons peu de lignes, faute de place, à des maladies de moindre importance. Nous en négligerons complétement quelques-unes encore mal étudiées, telles que l'*altération granuleuse*, etc.

Nous classerons dans les maladies de la rétine l'héméralopie, la nyctalopie et d'autres affections analogues, bien qu'elles appartiennent aussi souvent à une maladie de l'encéphale qu'à un état morbide de l'œil.

ARTICLE PREMIER.

ARRÊT DE DÉVELOPPEMENT, OU IMPUISSANCE CONGÉNITALE DE LA RÉTINE ET DE L'APPAREIL OPTIQUE CÉRÉBRAL.

Cette maladie est assez fréquente, on l'observe à divers degrés de gravité.

Les personnes qui en sont atteintes ne sont ni myopes ni presbytes, c'est-à-dire qu'elles ne voient pas bien de près, quoique pour lire elles tiennent généralement le livre fort rapproché des yeux, et que d'un autre côté les objets distants leur échappent ; elles ont besoin d'une lumière intense pour lire, comme les vieillards les plus presbytes ; mais ce qui distingue leur état de la presbytie, c'est que les objets éloignés leur ont toujours échappé et qu'elles ne trouvent pas de lunettes pour les apercevoir. Le soir, la plupart sont gênées pour se conduire, même dans une ville aussi bien éclairée que Paris.

Un enfant de 10 ans, très peu intelligent, que j'ai vu avec M. Blache, m'a présenté un degré fort élevé de cette maladie : les yeux sont fort beaux et n'offrent aucune anomalie apparente. Avec l'ophthalmoscope je reconnais seulement une anémie de la papille et de la rétine. Les vaisseaux sont rares et d'une finesse extrême. L'enfant tient le livre appuyé contre le nez et ne lit que d'un œil, tantôt de l'un, tantôt de l'autre. Il ne saisit qu'une syllabe à la fois et ne prononce jamais un mot couramment, mais avec un temps d'arrêt pour chaque syllabe composée de deux lettres. Quand la syllabe a quatre lettres, il double le temps de

étendue. J'ai observé des malades qui lisaient encore sans difficulté et chez lesquels le champ visuel était réduit à quelques pouces. La scléro-choroïdite que nous avons décrite plus haut exige la mensuration du champ visuel ; il en est de même de toutes les maladies dans lesquelles la rétine ou le nerf optique peuvent être atteints. On doit encore faire cette recherche, au point de vue négatif, dans toutes les maladies de l'accommodation.

silence comme dans ces mots : je-le-vis--deux--fois. Le champ de la vision est limité à 6 pouces environ pour chaque œil. Les verres concaves troublent la vue, les verres convexes ne l'améliorent que médiocrement. Les objets distants d'environ 40 mètres sont bien perçus ; mais l'enfant les cherche quelque temps avant de les voir, ce qui se rapporte à la limite si restreinte du champ de sa vue.

L'enfant était bien constitué, nous nous bornâmes à conseiller de ménager les yeux et de ne pas fatiguer l'esprit par des études pour lesquelles il ne paraissait avoir aucune aptitude.

Une petite fille de 10 ans, fort intelligente, m'avait été adressée par M. Rayer. Elle avait été opérée pour une imperforation de l'anus, mais elle était très bien constituée d'ailleurs et d'une extrême vivacité. Ses parents avaient remarqué qu'elle rapprochait beaucoup le livre de ses yeux, que des objets éloignés n'étaient pas bien perçus et qu'elle se fatiguait en lisant quand le caractère du livre était un peu fin. Les yeux sont bien constitués ; l'opthalmoscope ne permet de reconnaître aucune anomalie ni dans la papille, ni dans la rétine. Les objets distincts sont mal perçus et des verres myopes essayés avec soin troublent la vue. La lecture des nos 1 à 4 de Jæger est impossible, le 5 est lu pourvu que le livre soit tenu près de la fenêtre. Les caractères 7, 8 et 9 ne peuvent être lus loin de la fenêtre, à une lumière faible, où une autre personne jeune lirait facilement le n° 1. Le champ de la vision est normal. Les verres convexes n° 24 améliorent la vue et permettent de lire sans fatigue ; j'en conseille l'usage, mais je recommande que l'enfant les ôte souvent pour promener les yeux sur des objets distants.

Un ingénieur, ancien élève de l'École polytechnique, avait toujours eu la vue faible : il ne voyait pas de très loin ; pour lire il se servait de verres n° 18 convexes, et il avait soin le jour de travailler près d'une fenêtre bien éclairée, et le soir à la lumière de deux bonnes lampes. S'il négligeait ce soin, il souffrait de l'insuffisance de la lumière, au point de se trouver dans la nécessité de se reposer pendant deux ou trois jours. — Ses rétines, examinées après une négligence de cette espèce, étaient un peu injectées ; mais il n'y avait rien d'anormal dans les yeux. Le champ de la vision ne présentait pas d'anomalie.

Ces trois courtes observations résument à la fois les divers degrés de cette maladie et les moyens fort limités que l'on possède pour y remédier ; elle existe quelquefois en même temps que d'autres arrêts de développement, ses caractères sont nets : impossibilité de voir au loin, nécessité de rapprocher le livre ou de porter des verres grossissants pour grandir l'image, nulle amélioration par les verres concaves pour les objets distants, nécessité d'une lumière très intense, champ de vision quelquefois très limité comme dans la première observation, état stationnaire et datant de la naissance. N'est-ce pas suffisant pour justifier le titre de cet article ?

ARTICLE II.

ABSENCE CONGÉNITALE DES VAISSEAUX DE LA RÉTINE ET DE LA PAPILLE.

Je me borne à noter cette maladie assez rare. Elle se distingue par l'absence de vaisseaux sur la papille du nerf optique et dans le tissu rétinien. Dans quelques cas que j'ai observés et qui me paraissent tous avoir eu pour origine une maladie du cerveau, soit pendant la vie intra-utérine, soit peu de temps après la naissance, la papille était mal dessinée, oblongue et absolument blanche, comme on le remarque dans l'atrophie acquise du nerf optique par suite de compression intra-crânienne. Les malades sont absolument aveugles et incurables. Leurs yeux, généralement, sont fort mobiles dans les orbites, surtout quand ils ont conservé la faculté de reconnaître la lumière ; c'est là certainement le plus haut degré possible du nystagmus du globe, affection que j'ai constamment vue liée à une anémie de la rétine d'intensité variable.

ARTICLE III.

ANÉMIE PARTIELLE DE LA RÉTINE CONGÉNITALE OU ACQUISE.

Dans cette maladie, assez commune à l'état congénital, et qui n'est qu'un degré moins avancé de la précédente, on constate, outre une ténuité inaccoutumée des vaisseaux de la rétine, leur absence complète sur une partie souvent fort grande de cette membrane. Les malades sont affectés d'une impuissance plus ou moins marquée de l'appareil visuel, comme le sujet de la première observation citée plus haut dans l'article qui traite de l'arrêt de développement (voy. p. 443). Quelques-uns sont presque aveugles, atteints de nystagmus et forcés de se faire conduire ; d'autres, au contraire, voient à lire de gros caractères et peuvent même se livrer à des occupations fatigantes pour les yeux, s'ils consentent à se servir de verres grossissants bien mesurés. Tous sont alors dans cet état que nous avons décrit plus haut sous le titre d'*Arrêt de développement de la rétine*. Les vaisseaux existent-ils dans ces cas, et sont-ils si fins qu'on ne peut les voir? C'est une question qui ne peut être éclairée que par des recherches cadavériques.

L'anémie acquise est toujours de la plus grande gravité et se rattache quelquefois à la compression du nerf optique ; il me l'a semblé du moins, dans la plupart des cas que j'ai observés ; c'est le symptôme le plus saillant de l'atrophie de la rétine. On ne voit pas de vaisseaux sur une partie ou sur toute l'étendue de la rétine, quelques-uns sont manifestement oblitérés ; la papille est brillante, nacrée, échancrée quelquefois à sa circonférence, et le malade aveugle ou à peu près ; s'il a conservé encore la faculté de voir, il ne peut plus lire, il ne peut plus voir nettement les objets distants, sa vue diminue tous les jours, et il pressent qu'il va devenir aveugle. Le champ de la vision se rétrécit d'une manière régulière de la circonférence au centre, ou bien il présente de larges parties aveugles dans celle-ci et à une distance qui se rapproche toujours de l'axe visuel.

Cette affection est incurable.

ARTICLE IV.

ATROPHIE DE LA RÉTINE.

Cette affection est en connexion constante avec l'atrophie de la papille du nerf optique (voyez ce mot).

On la reconnaît surtout à l'absence ou à la diminution du nombre et du volume des vaisseaux dont nous avons déjà parlé dans l'article précédent ; elle me paraît le résultat d'une affection portant sur le nerf optique ou même plus loin encore. La papille est généralement saillante et nacrée, brillante, d'un éclat inaccoutumé, manifestement bombée comme un champignon et plus petite dans ses diamètres qu'à l'état normal. Les vaisseaux fins et rares qui s'en échappent sont courbés par le fait même de la surface sur laquelle ils reposent ; il semble, pour quelques-uns, comme cela se voit surtout dans le glaucome, qu'ils se cachent sous le bord de la papille pour reparaître un peu plus loin sous ce même bord.

Ces vaisseaux rares se perdent bientôt, et l'on ne peut que rarement en suivre un ou deux, dans les cas avancés, jusque vers l'*ora serrata*. L'ophthalmoscopie fine permet de reconnaître des altérations sur la nature et les symptômes desquelles tout le monde n'est pas d'accord, et qui ne doivent pas trouver ici de description.

L'atrophie de la rétine est assez souvent observée à la suite des choroïdo-rétinites chroniques. Le fond de l'œil présente dans ces cas des désordres communs à la choroïdite et à la rétinite, c'est-à-dire des amas de pigmentum, des plaques blanches choroïdales, des exsudations plus ou moins étendues placées, les unes sur la rétine, qu'elles remplacent quelquefois, les autres sur la choroïde, l'absence des vaisseaux rétiniens à certains endroits, à d'autres places des vaisseaux de nouvelle formation, etc.

L'atrophie de la rétine se manifeste à divers degrés. Le malade cesse d'abord de lire et de voir les objets distants ; il reste quelquefois longtemps dans cet état, quelquefois aussi il perd progressivement la vue. Au commencement il se sert de verres convexes très forts.

Le traitement de cette affection doit être dirigé contre la cause de la compression qui agit sur le nerf optique. On recherche dans le comménoratif, et l'on serait trop heureux si l'on trouvait une cause vénérienne qui permît d'appliquer un traitement sous l'influence duquel une exostose peut-être pourrait disparaître. Dans le cas contraire, on étudie les diverses affections cérébrales qui pourraient avoir pour effet de comprimer les nerfs optiques, et l'on agit en conséquence. Les altérants sont alors indiqués.

ARTICLE V.

VARICOSITÉS DE LA RÉTINE ET VAISSEAUX DE NOUVELLE FORMATION.

Les vaisseaux que l'on observe à l'état normal sur la papille et dans la rétine prennent quelquefois, sous l'influence de congestions cérébrales ou oculaires, un développement tout particulier et considérable, analogue à celui des vaisseaux que l'on voit ramper à la surface de la sclérotique, dans quelques cas de choroïdites chroniques.

Ces vaisseaux sont alors volumineux, ils se replient sur la papille du nerf optique et vont serpenter de là dans la rétine. Ils présentent souvent dans leur trajet de petits renflements rapprochés les uns des autres comme dans l'état variqueux, et ne sont plus traversés par la lumière projetée par l'ophthalmoscope, quelque intense qu'elle soit.

Cet état variqueux des vaisseaux de la papille et de la rétine ne coïncide pas toujours avec un trouble fonctionnel de la vision, car j'ai observé un grand nombre de personnes qui en offraient des exemples non douteux et qui cependant ne se plaignaient pas de leur vue. Cependant il ne manque pas d'être remarqué dans le cas de choroïdite chronique, et chez des personnes atteintes d'hémorrhoïdes incomplétement fluentes ou qui souffrent habituellement de pesanteurs de tête.

Des vaisseaux de nouvelle formation peuvent être constatés aussi dans la rétine après les inflammations du fond de l'œil. On les voit généralement sur des exsudations légères qui couvrent une partie de la surface rétinienne. Ces exsudations, d'aspect et d'étendue divers, sont reconnaissables à leur teinte blanc bleuâtre transparente, qui tranche à peine quelquefois sur le fond rose orangé de l'œil. D'autres fois elles forment de larges plaques épaisses dans lesquelles se perdent les vaisseaux rétiniens. Les vaisseaux nouveaux les sillonnent de diverses manières et sont reconnaissables pour la plupart à leur direction, opposée généralement à celle des vaisseaux normaux et des vaisseaux qui sont visibles seulement dans les hypérémies.

ARTICLE VI.

RÉTINITE.

L'inflammation de la rétine est très fréquente ; si jusqu'à ce jour un grand nombre d'auteurs ont pensé qu'elle est rare, cela tient évidemment à ce que, d'un côté, les symptômes anatomiques manquent pour la plupart, ou sont au moins très difficiles à reconnaître dans cette affection, et à ce que, d'un autre, on n'a point tenu un compte suffisant des caractères physiologiques.

L'inflammation de la rétine n'est jamais simple, c'est-à-dire qu'elle n'existe jamais sans se trouver liée à la phlogose plus ou moins élevée d'autres membranes de l'œil : cette circonstance explique encore la rareté des descriptions de la rétinite, et le peu d'accord qu'elles présentent. Il n'y a point de choroïdite, d'iritis, ni même de conjonctivite un peu intense, sans que la rétine participe à la phlogose à un degré plus ou moins élevé (voy. les *Maladies de la rétine dans l'atlas de d'Ammon* et surtout dans l'*Atlas d'ophthalmoscopie* d'Ed. Jæger). Ne voyons-nous pas la sclérotique s'injecter sous l'influence d'une conjonctivite un peu forte, et dans la même circonstance la pupille se resserrer par suite de l'hyperémie active? D'une autre part, au contraire, si l'inflammation débute par une des membranes internes, ne voit-on pas la rougeur s'étendre bientôt, même à la conjonctive? Comment admettre que, sous l'influence des mêmes causes, la rétine seule ne participerait pas à ces phénomènes morbides? Il y a des iritis primitives et des iritis consécutives de la phlogose d'autres membranes ; il y a aussi des rétinites primitives et des rétinites consécutives.

I. — Rétinite aiguë.

Cette affection, en général peu fréquente, est fort rare à l'état primitif; le plus ordinairement elle est consécutive de l'inflammation d'autres membranes oculaires, ou symptomatique d'affections du cerveau. La description suivante s'applique au degré le plus élevé de la maladie, toujours alors en connexion avec la choroïdite.

Symptômes physiologiques. — La rétinite débute par une douleur vive, qui ne tarde pas à devenir intolérable, et qui a son siége dans le fond de l'orbite. Cette douleur est ordinairement pulsative, et s'accompagne d'un sentiment de tension dans le globe; parfois elle s'exaspère au point que le malade pousse des cris, et qu'il lui semble que son œil est traversé par un fer rouge. Bientôt elle s'irradie jusque dans la tête, et paraît s'étendre d'un côté du crâne à l'autre. Le malade est horriblement tourmenté par une photophobie portée au plus haut degré, et par la vue de ce qu'il compare ordinairement à des pièces d'artifice, à des globes de feu colorés le plus souvent en rouge, en vert ou en jaune (*Pyropsie*). Pour se soustraire à ces visions, il se cache les yeux avec les mains et s'enfonce la tête sous les oreillers, mais sans en éprouver le moindre soulagement. La douleur que la vue de ces corps lumineux semble produire est si forte chez quelques malades, qu'on les voit courir comme des fous, se heurter la tête contre les murs, et qu'il en est qui recourent au suicide. Les phantasmes lumineux disparaissent parfois tout à coup ; d'autres fois même ils ne se montrent pas, ce qui tient à ce que la compression exercée par l'inflammation sur la rétine en a détruit la sensibilité. L'absence de ce symptôme s'observe encore quand un épanchement considérable de pus ou de lymphe plastique s'est produit au fond de l'œil, ou que l'inflammation a diminué. La photophobie disparaît alors, les paupières peuvent être assez facilement écartées, et l'on voit que ce n'est plus à une simple rétinite qu'on a affaire, mais bien à une ophthalmie interne générale, qui peut aller jusqu'au phlegmon, quoiqu'elle puisse aussi disparaître par une résolution plus ou moins complète.

Symptômes anatomiques. — Dans l'affection commençante ils ne peuvent être décrits, du moins quant à la rétine, et ceux que les autres membranes présentent sont insignifiants comme caractères de rétinite. On ne reconnaît au début qu'une rougeur très vive de la conjonctive, et surtout de la sclérotique. La cornée, brillante, couverte de larmes, laisse voir la pupille très resserrée et immobile : le fond de l'œil est noir et l'ophthalmoscope ne peut être d'aucun usage à cause de la douleur atroce qu'occasionne la moindre lumière. Ces symptômes, qui n'ont qu'une valeur relative, puisqu'on les retrouve au début de toutes les ophthalmies internes, ne peuvent même pas toujours être constatés, parce que le malade se tient dans la plus parfaite obscurité. Les caractères manquent également lorsque la maladie est devenue plus sérieuse, parce qu'alors elle se complique, dans les autres membranes oculaires, d'une inflammation dont les symptômes seront seuls reconnus.

Lorsque la rétinite est arrivée à un haut degré d'intensité, une réaction générale ne tarde pas à survenir, et la fièvre s'accompagne quelquefois de délire. On doit alors se tenir sur ses gardes, la maladie pouvant se propager au cerveau ou à ses membranes.

Étiologie. — Les causes de la rétinite aiguë sont toutes celles qui portent une violente irritation sur l'œil ; les contusions, et surtout les blessures par instruments piquants, peuvent déterminer cette inflammation à la suite d'une choroïdite ou d'une iritis traumatique ; les blessures par instruments tranchants, permettant l'issue d'une partie et quelquefois de la totalité des humeurs de l'œil, ne donnent pas lieu aussi souvent à la rétinite, bien qu'elles soient quelquefois tout aussi préjudiciables à l'organe. L'exercice des professions qui nécessitent la vue d'objets fortement éclairés (verriers, émailleurs, fondeurs, etc.), et, selon quelques auteurs, l'usage des instruments d'optique, prédisposent à cette maladie ; mais elle a alors une forme chronique qui permet l'examen direct avec l'ophthalmoscope. Le passage subit d'un lieu très obscur à un autre très éclairé suffit pour la produire, de même que l'action de regarder le soleil ou une lumière très vive. J'en ai observé sept cas dans la dernière éclipse de soleil. L'inflammation générale du globe ou ophthalmite, l'iritis très intense et la choroïdite, sont quelquefois accompagnées de la rétinite aiguë, ce qui s'explique très bien, dans le premier cas, par l'état morbide de tout l'organe, et dans les autres, par le voisinage des membranes et leurs dépendances réciproques. Les inflammations du cerveau, et en particulier la méningite, se compliquent quelquefois de rétinite, mais alors cette affection n'est qu'un symptôme de la maladie principale.

Pronostic. — Il varie selon que la rétinite est plus ou moins intense, mais il est toujours très grave lorsque la maladie n'a point été enrayée dans sa marche. Dans tous les cas, il doit être excessivement réservé et basé sur l'examen ophthalmoscopique. Les complications de la rétinite seront prises en grande considération, la vie du malade pouvant être compromise par quelques-unes.

Traitement. — Il doit être essentiellement antiphlogistique ; les larges saignées, répétées coup sur coup, sont ici parfaitement applicables. On suivra à cet effet les indications posées par M. Bouillaud, dans sa *Clinique médicale de la Charité*. On cherchera en outre par des frictions faites sur le front et les tempes avec une pommade composée d'extrait de belladone et de laudanum de Rousseau, et par l'administration à l'intérieur du calomel uni à l'opium, à calmer les douleurs. Des frictions abondantes d'onguent napolitain, pratiquées sous les aisselles, à la partie interne des cuisses, et destinées à produire rapidement la salivation, viendront en aide à ce traitement. Au lieu des préparations mercurielles et de l'opium, l'émétique, employé d'après la méthode rasorienne, sera quelquefois utile. Plus tard, c'est-à-dire lorsque l'inflammation commencera à diminuer, les révulsifs sur la peau et le tube intestinal seront indiqués. Lorsque la rétinite est symptomatique d'une affection de l'encéphale, le traitement doit être dirigé d'abord contre cette dernière affection.

De tous les moyens capables de guérir la rétinite aiguë, celui qui me paraît le plus efficace, c'est la paracentèse de l'œil pratiquée une ou plusieurs fois, selon les règles que nous avons établies ailleurs (voy. *Paracentèse*). Cette opération sera surtout suivie de succès si l'on n'hésite pas à y recourir dès le début de l'inflammation.

On obtient encore un soulagement rapide, si le malade peut permettre la saignée directe du globe pratiquée d'après le Manuel que nous avons indiqué plus haut (voy. t. II p. 18) ; mais à défaut de ces moyens je recommande beaucoup l'application de sangsues près de l'œil et celle d'une ventouse de caoutchouc sur les piqûres, dès qu'elles commencent à ne plus donner de sang.

II. — Rétinite chronique.

Cette maladie est très fréquente. Elle se présente sous deux formes qui ne diffèrent entre elles que par l'intensité. Nous décrirons le degré le moins élevé de la maladie sous le nom d'*Hyperémie* de la rétine, et le degré le plus élevé sous celui de *Rétinite chronique* proprement dite.

a. — Premier degré, ou hyperémie de la rétine et de la papille du nerf optique.

Cette affection est excessivement commune ; on la confond assez fréquemment à son début avec une maladie de l'accommodation, dont elle est la suite très ordinaire quand les malades n'ont pas pris de bonne heure des lunettes convenables. Avec l'ophthalmoscope, les caractères anatomiques deviennent évidents et il n'est plus possible, si l'on est exercé à cet instrument, de tomber dans l'erreur. Dans une maladie simple de l'accommodation, la rétine et la papille du nerf optique demeurent normales ; au contraire, elles se couvrent de vaisseaux dans l'affection que nous décrivons ici. Elle est toujours compliquée d'un certain degré de congestion de la choroïde (*Congestion choroïdo-rétinienne*).

Symptômes physiologiques. — Les malades souffrent pour la plupart au début d'une maladie simple de l'accommodation, aussi leurs plaintes sont-elles d'abord les mêmes que dans cette affection [voy. *Kopiopie* (1) et *lassitude oculaire* (2)]. Ils accusent d'abord une sensation de gêne, qui survient après la lecture, ou après le travail sur des objets rapprochés, petits ou luisants ; la vue est bonne d'ailleurs ; au moment où ils commencent à regarder, ils perçoivent parfaitement les objets, même dans leurs plus petits détails ; mais pour les uns, il suffit de quelques instants, pour les autres, de quelques heures, pour amener la série de symptômes que nous allons tracer. La gêne dont nous venons de parler est caractérisée par une sensation de plénitude du globe, qui, le plus souvent, est douloureux ; l'œil devient chaud, les paupières semblent être distendues et roides, leur surface interne donne d'abord au malade la sensation de la sécheresse. Alors la vue se trouble, devient confuse ; les images sautillent devant les yeux et se confondent ; les lettres d'un livre, par exemple, semblent se déplacer les unes au-dessus des autres, et se répandre sans ordre sur toute la page, en perdant un peu de leur teinte noire, qui finit même par disparaître tout à fait, si le malade persiste à vouloir lire. Quelques-uns se plaignent de sentir leurs yeux se dévier, et, en effet, il y a une loucherie d'un moment qui produit une diplopie. Les frottements répétés sur les paupières apportent pour un moment un léger soulagement, qui bientôt fait place à un trouble de la vue encore plus marqué. Chez quelques personnes, des élancements subits et très vifs traversent les globes, et se répètent avec d'autant plus de rapidité et d'énergie qu'elles ont persisté plus de temps à continuer leur travail ; c'est alors qu'elles éprouvent une pesanteur de tête particulière ou une douleur frontale insupportable accompagnée d'étourdissements ; il leur semble en outre que la roideur des paupières s'est étendue à toute la moitié supérieure de la face.

Jusqu'ici ce n'est qu'un défaut d'ajustement de l'œil que des lunettes pourraient très notablement soulager ou même guérir ; il n'y a pas d'hyperémie permanente de la rétine, ou du moins elle ne dure tout au plus qu'un instant ; mais si le malade persiste ou si l'hyperémie survient d'emblée sous l'influence d'autres causes, quelques phénomènes anatomiques se passent du côté du globe ; la pupille se resserre, bien qu'elle perde rarement de sa mobilité,

(1) *Annales d'oculistique*, tom. IV, p. 250.
(2) Wenzel, *Manuel de l'oculiste*, t. I, p. 7.

et se déforme quelque peu chez les individus atteints depuis longtemps de la maladie qui nous occupe. La cornée devient luisante par moments ; elle s'entoure dans la sclérotique d'une vascularisation extrêmement fine, qui, chez certains individus, est facilement aperçue à distance. Tantôt la rougeur environne complétement la membrane transparente, tantôt elle ne s'étend qu'à une partie de son pourtour. En général, elle apparaît d'autant plus vite quand le malade veut lire et est d'autant plus marquée, que l'hyperémie de la rétine est plus forte, bien que dans beaucoup de cas elle manque absolument.

Si le malade cesse de travailler, la rougeur péricornéenne, après avoir persisté une heure et plus, finit par disparaître complétement de même que la gêne, pour ne se montrer de nouveau que sous l'influence des causes qui ont été indiquées.

Il n'est pas rare qu'après quelque temps de durée, la congestion de la rétine s'accompagne de la vision non de points fixes ni persistants, mais de mouches volantes diversement colorées. Quelques personnes aperçoivent, alors même qu'il n'est plus sous leurs yeux, l'objet qu'elles viennent de regarder, et en conservent ainsi l'image pendant un temps indéterminé, qui ne s'élève pourtant ordinairement pas au delà d'une minute. Si l'objet est brillant ou d'une couleur vive, la sensation est de plus longue durée, que les malades tiennent ou non les yeux fermés.

Au commencement de la maladie, tous les symptômes disparaissent et font place à l'action régulière de la vision, lorsque le malade demeure en plein air, et met de côté toute espèce de travail sur des objets rapprochés ; mais ils reviennent avec un degré d'intensité nouvelle sitôt qu'il reprend ses occupations. Si au contraire l'affection date de loin, il arrive assez souvent que le repos ne suffisant plus, la vision demeure plus ou moins troublée.

Arrivée à ce point qui est le symptôme physiologique le plus net de la maladie, la lecture des caractères fins n'est plus possible, les petits objets ne sont plus bien perçus, ceux qui sont éloignés et grands sont voilés ou même disparaissent. Le soir la vue est mauvaise et le malade abandonne ses occupations. Dans quelques cas très marqués les symptômes se confondent avec ceux de l'héméralopie. Chez un enfant, l'hyperémie constatée directement l'empêchait de se conduire le soir ; des ventouses près de l'œil le guérirent complétement.

Quand elle dure longtemps l'hyperémie de la rétine se transforme en une rétinite chronique, à laquelle on donne communément le nom d'*Amblyopie congestive*, et se complique alors de désordres visibles dans son tissu et dans la choroïde.

Symptômes ophthalmoscopiques. — On est frappé tout d'abord d'une injection plus ou moins considérable qui siége dans la papille du nerf optique, et par un changement de couleur du fond de l'œil ordinairement limité autour de cet organe. Dans des cas assez nombreux et encore peu élevés, la papille offre une rougeur partielle assez semblable à cette rougeur fasciculaire que l'on voit dans les kératites pustuleuses. On reconnaît, en effet, qu'une très petite partie de la circonférence de la papille est entièrement masquée par un faisceau de vaisseaux triangulaire dont la base se perd dans la rétine, et dont le sommet s'avance plus ou moins loin sur la papille. D'autres fois, un côté de la papille est absolument couvert de vaisseaux, de sorte que l'on n'en voit plus qu'une moitié. L'injection de la papille est si considérable dans les cas d'hyperémie complète, qu'il faut un moment d'attention pour la reconnaître, parce qu'elle est comme noyée dans les vaisseaux ; mais la disposition de ceux-ci à leur point de sortie du nerf est toujours visible et ne permet pas l'erreur. La papille présente alors une certaine ressemblance avec cet état de la cornée que l'on observe dans quelques cas exceptionnels de pannus granuleux

Fig. 63.

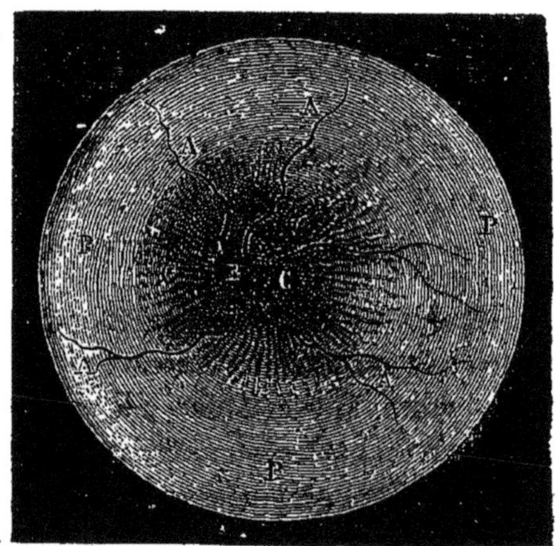

A, veines centrales entrant dans la papille.
B, lieu occupé par la papille devenue entièrement rouge et masquée par les vaisseaux.
C, C, injection très vive de la rétine.
P, P, P, fond de l'œil sain.

lorsque cette membrane couverte de vaisseaux ne peut plus être distinguée de la conjonctive scléroticale injectée au plus haut degré. La papille a, en effet, disparu dans l'injection, mais les veines centrales trahissent toujours sa présence, ce que l'on peut voir dans la figure 61.

A distance du nerf la rétine conserve bien son aspect granulé, mais dans un endroit qui varie, on voit quelquefois une partie qui a changé de couleur et qui a pris une teinte claire inaccoutumée, jaune-rouge avec quelques glacis tirant sur le bleu ou sur le gris verdâtre. Dans cette tache, dont les limites sont d'ailleurs toujours mal dessinées, on aperçoit comme de petites lignes qui semblent couvertes de raies rougeâtres et de longueur différente. La région de la *macula lutea* est le plus habituellement rougeâtre aussi.

Généralement les milieux réfringents sont sains. — On doit dans les recherches avec l'ophthalmoscope s'assurer de l'état de la choroïde, parce que cette membrane se prend souvent de maladie à la suite des hyperémies de la rétine.

Étiologie. — Les causes les plus ordinaires de la congestion de la rétine sont la choroïdite au début ; une sensibilité exagérée de la rétine ; l'habitude de travailler, surtout à la lumière artificielle, sur des objets petits, rapprochés, luisants ; la presbytie, la myopie, les taches superficielles et centrales de la cornée : cette dernière maladie y prédispose singulièrement. Les personnes qui abusent des excitants et en particulier du café et des alcooliques ; les individus pléthoriques, forcés par leur travail à une vie sédentaire, et dont le régime alimentaire est très riche, y sont plus particulièrement sujets. Les malades précédemment attaqués d'ophthalmie, et ceux qui sont sujets aux congestions de l'encéphale, en présentent de nombreux exemples, surtout s'ils sont en même temps atteints d'une hypertrophie du cœur, et que leur état les oblige à regarder de près des objets petits et luisants. Je l'ai observée souvent aussi chez des sujets chloro-anémiques.

Durée. — Elle est, en général, très longue; la maladie est capricieuse au plus haut degré ; elle disparaît et revient souvent sans cause appréciable, elle peut persister pendant des années sans devenir plus grave ; cependant, chez quelques individus, des complications sérieuses survenant, la congestion passe à un degré plus avancé, qui est la rétinite chronique.

Pronostic. — Il ne présente dans la plupart des cas aucune gravité, du moins en ce qui touche la perte de la vision ; mais il ne laisse pas d'être sérieux, puisque le mal est de telle nature qu'il s'oppose à l'action régulière de cette fonction, qu'il dure pendant un temps considérable, en empêchant le malade de se livrer à ses occupations, et qu'enfin il se termine assez souvent par une maladie organique. Attaqué à temps, le mal est facilement enlevé, mais il faut que le patient consente à donner à ses yeux un repos complet et prolongé.

Traitement. — Si l'indication est facile à trouver, elle ne l'est pas toujours à remplir, surtout chez certains malades. La cessation du travail est la première et de toutes la plus difficile à faire observer ; il faut néanmoins exiger sévèrement ce point, car sans cela il serait impossible d'espérer une guérison complète. Cette première concession obtenue, le mal ne suit pas toujours une marche rétrograde : aussi faut-il avoir recours aux moyens propres à faire disparaître la congestion des yeux et de la tête. Les ventouses scarifiées ou la sangsue artificielle m'ont paru avoir une action aussi puissante que rapide sur cette maladie quand elle est récente. Une saignée apporte le plus souvent un soulagement momentané, mais il faut être très prudent sur l'emploi de ce moyen dans une affection qui se présente si fréquemment avec une marche lente, chronique. C'est dans ce cas, comme dans l'amblyopie congestive, qui n'est qu'un degré plus élevé de la congestion rétinienne, que le préjugé populaire, que « la saignée trouble la vue, » trouve une application raisonnable. Lorsque la maladie est ancienne, il est donc toujours mieux d'avoir recours aux sangsues à l'anus, aux aloétiques, aux purgatifs, pour rappeler un ancien écoulement hémorrhoïdal qui aurait disparu, ou au moins pour établir sur les intestins une dérivation salutaire. Des pilules contenant 5 à 10 centigrammes d'aloès seront données matin et soir, au nombre d'une à deux ou même en plus grand nombre, de manière à produire chaque jour une selle supplémentaire, et à régulariser les selles chez les personnes atteintes habituellement de constipation. Il est inutile de dire que ces moyens ne seraient point applicables chez les femmes qui souffriraient de quelque maladie chronique de l'utérus.

Si la rétine, comme cela arrive le plus fréquemment, ne présente de congestion qu'à la suite d'une affection semblable de la choroïde (*congestion choroïdo-rétinienne*), le traitement de la choroïdite au début sera indiqué (voy. ce mot, pag. 421). La sensibilité exagérée de la rétine, dans tous les cas, sera combattue par des frictions autour de l'orbite avec l'extrait de belladone uni au camphre, ou, ce qui me semble préférable, par l'application sur les yeux, pendant une à deux heures chaque jour, de linges trempés dans une infusion très froide de feuilles de belladone et de jusquiame ; ces compresses devront être renouvelées à chaque instant, pour tenir l'œil sous l'influence d'une température égale et basse.

La presbytie, la myopie, seront rectifiées par l'usage de lunettes convenables ; et lorsqu'on aura obtenu une amélioration, on se gardera bien de permettre au malade de travailler le soir.

Le régime alimentaire sera surveillé avec soin, surtout chez les individus pléthoriques ; on leur recommandera l'exercice du corps en plein air, la marche, la gymnastique ; on leur défendra tous les excitants, et en particulier le café et les alcooliques : cette dernière recommandation, d'ailleurs applicable à tous, est surtout de rigueur pour les sujets dont la constitution est éminemment nerveuse.

On guérira la congestion de la rétine chez les malades autrefois attaqués d'ophthalmies, et sujets aux inflammations de l'œil, en prévenant le retour de celles-ci par un traitement convenable.

Un traitement approprié sera aussi prescrit aux individus atteints d'une hypertrophie du cœur (digitale, ventouses scarifiées sur la région précordiale, régime sévère), et aux personnes disposées aux congestions de l'encéphale.

La congestion de la rétine ne me paraissant point reconnaître sa cause dans la contraction des muscles, ainsi que le pensent deux hommes d'un grand mérite, M. Bonnet et M. Pétrequin, de Lyon, je rappellerai, pour mémoire seulement, que ces médecins proposent dans cette maladie la section du petit oblique, ou celle des muscles droits (1).

b. — Deuxième degré, ou rétinite chronique, rétino-choroïdite.

La rétinite chronique proprement dite, de même que la congestion rétinienne, est une affection assez commune pour que le médecin qui s'occupe spécialement des maladies des yeux la rencontre pour ainsi dire à chaque pas. C'est sans aucun doute une des causes les plus fréquentes de l'amaurose à divers degrés.

(1) *Annales d'oculistique*, loco citato.

Symptômes physiologiques. — Les malades éprouvent une sensation de gêne plus marquée que dans la congestion de la rétine. La plupart souffrent de maux de tête violents. La vision a perdu de sa netteté, en particulier pour les objets petits ou éloignés. Le plus souvent le champ de la vision est rétréci ou échancré de diverses manières. La lumière est si mal supportée, que les patients recherchent presque toujours un certain degré d'obscurité, et portent à cet effet des lunettes de couleur foncée. Parfois, lorsqu'il survient une exacerbation, une photophobie intense ne tarde pas à paraître. Dans quelques cas, heureusement exceptionnels, j'ai vu ce symptôme persister à un degré tel, que les malades gardent la chambre obscure pendant des mois entiers. Le plus grand nombre des malades remarquent une diminution graduelle de la vision qui, au commencement, présente des alternatives rapides d'amélioration. Quelques-uns perdent la faculté de voir, puis la recouvrent après quelques instants. Généralement ils se plaignent d'un brouillard qui couvre le champ visuel d'un œil, ou des deux yeux, en totalité ou en partie ; et ce brouillard, qui est plus ou moins épais suivant les degrés du mal et les désordres survenus, augmente dans les efforts ou quand on tient la tête baissée. La lecture devient difficile ou impossible et une cécité plus ou moins complète se manifeste d'abord dans un œil, puis atteint l'autre œil peu à peu. Dans les degrés encore peu avancés, surtout après les repas, un certain nombre de malades, sous l'influence de la secousse la plus légère, par exemple lorsqu'ils font un faux pas, voient des traînées lumineuses, comme s'ils recevaient directement un coup sur les yeux. Pour d'autres, le même phénomène se produit quand ils passent d'un lieu très éclairé dans un autre fort obscur ; dans ce dernier cas, quelques-uns éprouvent un étourdissement si violent, qu'ils sont forcés de se retenir au premier objet qui se trouve à leur portée. Les fantômes lumineux, les mouches volantes colorées apparaissent quelquefois en dehors de ces circonstances; les malades en sont tourmentés le plus souvent le matin au réveil, ou immédiatement après les repas, si ceux-ci ont été copieux. Je connais un jeune homme, atteint d'une hypertrophie du cœur, qui ne manque pas de voir des étincelles et des traînées lumineuses chaque fois qu'il a pris du café, qu'il a mangé un peu plus que de coutume, ou qu'il monte rapidement un escalier. Un phénomène remarquable accompagne chez lui l'apparition de ces fantômes : c'est que s'il regarde un point noir, par exemple, sur un mur blanc, ce point offre dans le sens vertical, des mouvements oscillatoires isochrones au pouls, ainsi que je m'en suis assuré; évidemment ces mouvements ne sont que le résultat de l'ébranlement communiqué à la rétine par l'artère centrale et ses subdivisions, très probablement dilatées, comme dans l'observation d'une femme que Græfe le père a eu l'occasion d'examiner. Aurait-on pu constater chez ce jeune homme la pulsation spontanée? Je ne sais, l'observation ayant de beaucoup précédé la découverte de l'ophthalmoscope.

Des élancements subits et très vifs traversent l'œil de temps en temps, surtout quand la maladie n'est pas très ancienne; ils diminuent ou disparaissent même, ainsi que les fantômes lumineux, lorsque, à la suite d'inflammations répétées, la rétine commence à perdre de sa sensibilité et à se recouvrir de fausses membranes. Le signe précurseur de ce fâcheux résultat, qui constitue une variété de l'amaurose, c'est l'apparition progressive et toujours lente de mouches noires persistantes, qui deviennent de plus en plus nombreuses, et surtout le rétrécissement progressif du champ de la vision.

Symptômes anatomiques. — Ils ne sont guère plus faciles à saisir que dans la congestion rétinienne. L'œil offre généralement l'aspect le plus normal. Quelquefois la pupille est plus resserrée, moins régulière, moins mobile que dans la simple congestion, mais c'est là un caractère de peu d'importance. Le plus souvent cette ouverture est plus dilatée et moins mobile qu'à l'état normal.

Pendant longtemps et tant qu'il n'y a pas de complication de choroïdite, l'œil garde sa teinte ordinaire à un jour modéré et tranquille, quoiqu'il s'injecte avec la plus extrême facilité à une lumière un peu vive, et que des larmes s'échappent alors sur les joues; mais, pendant les exacerbations, la rougeur persiste à un degré variable, ainsi que la gêne à supporter la lumière. L'injection, dans le premier cas, est surtout marquée autour de la cornée, dans la sclérotique, et s'étend en diminuant jusqu'à la grande circonférence du globe. Elle disparaît dès que le malade cesse de regarder la lumière.

Si la rétinite est la conséquence d'une inflammation de la choroïde, cette membrane offre les altérations que nous avons décrites; et bientôt, selon que la sclérotique résiste ou cède, les milieux comprimés de l'œil, poussant l'iris en avant, font disparaître la chambre antérieure, ou bien il apparaît sur la fibreuse des plaques bleues, plus ou moins larges. L'iris à son tour, après avoir subi dans sa marge libre les changements de forme dont nous avons parlé, et avoir perdu sa mobilité, ne tarde pas à prendre cette couleur morbide particulière à l'iritis chronique. La sclérotique, indépendamment des plaques bleues qu'elle présente, est sillonnée de gros vaisseaux variqueux qu'on rencontre aussi dans le tissu cellulaire sous-conjonctival. La muqueuse elle-même est injectée, notablement relâchée, et dans une situation telle, que bien des praticiens peu exercés, voyant un œil à peu près exempt de rougeur, rapportent tout le mal à une conjonctivite et agissent en conséquence de ce diagnostic erroné.

Signes ophthalmoscopiques. — Un caractère assez commun, signalé aussi par Ed. Jæger (1), c'est que le fond de l'œil semble refléter moins de lumière qu'à l'état normal, bien que l'on y distingue facilement tout ce qu'il renferme. Cela donne la sensation, pour un œil exercé, de quelques-uns de ces cas dans lesquels le corps vitré a perdu un peu de sa transparence, sauf qu'alors le trouble est uniformément répandu dans tout le fond de l'œil, tandis que le trouble remarqué dans la rétinite n'existe qu'aux environs du nerf optique, nullement vers l'*ora serrata*.

Le fond de l'œil n'a pas sa teinte rose orangée habituelle ; il est couleur de sang très vif et uniforme dans une assez grande étendue, surtout à partir du nerf optique. C'est là sans doute ce qui produit cette diminution de la lumière reflétée par le fond de l'œil.

La papille du nerf optique est rouge, mal limitée ; ses bords, couverts de vaisseaux nombreux, se perdent dans les parties voisines de la rétine. Assez souvent même, comme dans l'œil d'une jeune fille que j'ai dessiné, on ne les voit plus et l'on ne reconnaît la papille que par le point de sortie des grands vaisseaux et à leur direction. Ces vaisseaux laissent voir entre eux, sur les bords de la papille, d'autres vaisseaux courts, très serrés les uns contre les autres, radiés, presque droits, et qui rappellent un peu l'injection périkératique décrite autrefois sous le nom de sclérotite.

C'est à partir de là que le fond de l'œil a cette couleur rouge, plus sombre que celle de l'état normal, et qu'avec l'image droite, on y voit des rayures assez régulières, bien décrites par Ed.

(1) Ed. Jæger, *loc. cit.*, pl. XI.

Jæger, et auprès desquelles les parties voisines présentent un grain plus ferme et plus serré. Elles se perdent à courte distance dans l'aspect granuleux du reste du fond de l'œil ; rares vers la macula, elles sont plus nombreuses généralement en haut et en dedans ; mais l'inverse a lieu aussi, et dès lors les signes physiologiques acquièrent une plus grande gravité. Peut-être ces rayures radiées du centre du fond de l'œil viennent-elles à la fois du point de sortie des vaisseaux de la rétine et de la distension des fibres optiques par le gonflement inflammatoire. En tous cas elles diminuent, puis disparaissent en s'éloignant dans tous les sens de la papille.

L'étude des vaisseaux offre aussi beaucoup d'intérêt. En général les artères, surtout les veines, sont plus développées qu'à l'état normal. Les artères, plus petites et plus difficiles à voir dans l'état physiologique, peuvent être suivies aisément dans leurs diverses ramifications jusque vers le cercle équatorial. Cependant la plupart plongent ou semblent plonger dans la couleur rouge dont nous avons parlé, puis reparaissent un peu plus loin. Les veines, plus pleines qu'à l'état normal, n'offrent pas ce point incolore qui indique que la lumière les traverse entièrement; elles sont de couleur plus sombre et par là même plus aisément suivies. Mais, généralement, on ne les voit avec netteté que dans un trajet assez court, car un peu plus loin tout devient confus et se perd dans les parties colorées en rouge dont nous avons parlé. On les suit bien quelquefois, mais on croit voir qu'elles surnagent, et que plus loin elles plongent dans le tissu qu'elles parcourent. L'ensemble de ces vaisseux donne quelque chose de vague, de brouillé au fond de l'œil, toujours si clair et si brillant. Il me semble voir là tous les signes d'une infiltration œdémateuse de la rétine.

Tels sont les symptômes de la rétinite sans autre lésion ; mais comme elle est le plus généralement liée à la choroïdite, le praticien, pour asseoir son diagnostic, devra réunir dans son esprit l'étude de ces deux maladies, comme elles sont très souvent réunies en réalité sur l'homme malade. Il trouvera donc souvent des rétinites dans lesquelles, par endroits, les caractères que nous venons d'indiquer seront isolés, tandis que dans d'autres il s'y joindra ceux de la choroïdite, c'est-à-dire des amas de pigmentum, des plaques blanches par manque de pigmentum, des exsudations, des ecchymoses sous ou sus-jacentes à la rétine, des flocons dans le corps vitré, etc., etc.

Causes. — Elles sont les mêmes que celles de la simple congestion ; on doit pourtant y ajouter la rétinite aiguë, et, en particulier, l'insolation. Il m'a paru que les personnes nerveuses et chez lesquelles le cœur est énergique y sont plus prédisposées que d'autres.

Durée. — Cette maladie est très longue. Je ne l'ai jamais vue guérir sans que la vision en ait souffert. Elle se termine quelquefois par la résolution, souvent par des exsudations.

Pronostic. — Il doit être grave ou au moins très réservé, la maladie se terminant assez souvent par une variété de l'amaurose.

Traitement. — Dans la rétinite chronique on agira activement, et d'après les indications que nous avons posées en parlant du traitement de la congestion rétinienne. La première chose à faire est de combattre la cause de la maladie. C'est ainsi qu'on devra rechercher les corps étrangers pour les extraire, combattre la congestion de la tête, éloigner tout exercice de la fonction visuelle, et placer le malade dans un endroit un peu éclairé, l'obscurité complète, quand on s'y tient longtemps, augmentant beaucoup la susceptibilité de l'organe.

Les applications froides de compresses imbibées d'une infusion de feuilles de jusquiame et de belladone à parties égales réussissent quelquefois très bien à diminuer la photophobie, surtout si en même temps on a recours aux sangsues derrière les oreilles, ou mieux encore aux ventouses scarifiées près de l'œil. Ce dernier moyen réussit parfaitement à faire tomber la photophobie, lorsqu'elle est portée à un haut degré, comme aussi à diminuer la rougeur de l'œil. La saignée générale ne me semble point indiquée, à moins que l'exacerbation ne prenne un assez haut degré d'acuité, ou que le malade ne soit d'une très bonne constitution. Les frictions mercurielles belladonisées, répétées quatre ou cinq fois par jour, seront d'un effet très avantageux, et feront rétrograder la maladie qui reprendra la marche qu'elle avait d'abord, c'est-à-dire un certain degré de chronicité ne dépassant pas les limites de l'hyperémie de la rétine que nous venons de décrire. On doit s'attendre à des rechutes, et ce serait pour nous une chimère que de compter sur la guérison radicale d'une pareille affection, sans un traitement de fort longue durée.

Lorsque l'état aigu a été combattu avec succès, on peut quelquefois recourir, avec un certain avantage, aux révulsifs cutanés. Ce sera un moyen d'éloigner le retour des exacerbations, du moins chez les individus peu excitables. Cependant je préfère alors les résolutifs, tels que la pommade au précipité rouge, celles à l'iodure de potassium, etc., mais on ne doit les introduire dans l'œil qu'après un examen ophthalmoscopique bien fait.

Dans certains cas, tous les moyens que nous venons d'indiquer échouent complétement ; cela arrive plus particulièrement chez des sujets jeunes très nerveux, ou chez des enfants d'une constitution très délicate. Alors l'ophthalmoscope fait découvrir des altérations locales qui expliquent l'insuccès.

ARTICLE VII.

EXSUDATIONS PLASTIQUES DE LA RÉTINE.

L'œil atteint de cette affection peut présenter tous les caractères extérieurs de l'état normal. Avec l'ophthalmoscope, la pupille étant dilatée, on constate que les milieux sont transparents. La couleur du fond de l'œil a sa couleur rose-orangé ordinaire dans sa plus grande surface, si l'exsudation rétinienne est limitée ; au contraire, elle est moins brillante et réfléchit moins bien la lumière, si elle est étendue. Le caractère principal de l'exsudation légère est sa ressemblance parfaite avec un glacis gris-bleuâtre que l'on aurait étendu sur la couleur rose-orangé du fond de l'œil pour en diminuer la vigueur. Mais, contrairement à ce que l'on cherche par le glacis dans l'art de la peinture, on a ici une teinte gris bleuâtre, plus ou moins foncée par places ou même une absence complète de cette teinte, ce qui fait que là le glacis est plus épais, tandis qu'ici il manque tout à fait. Souvent on voit de petites traînées blanchâtres le long des vaisseaux rétiniens.

Il y a quelquefois sur l'exsudation de la rétine des vaisseaux de nouvelle formation, mais plus souvent les vaisseaux normaux disparaissent par places sous l'exsudation pour reparaître plus loin et suivre leur cours régulier.

Dans cette maladie, la vision peut être ou gravement atteinte ou à peine diminuée, suivant que l'exsudation occupe ou non la région de la *macula*.

Voici un cas d'exsudation épaisse enveloppant presque entièrement la papille, et dans lequel, la *macula* étant demeurée intacte, la vision n'a pas souffert; l'observation a été rédigée par M. le docteur Delgado de Venezuela; l'œil a été dessiné par moi.

Observation. — Julienne Geoffroi, âgée de treize ans, brodeuse, demeurant à Deuil, près Saint-Denis, rue de l'Église.

Il y a trois ans, elle a été opérée d'une tumeur lacrymale droite; trois mois après elle se trouva soulagée, le larmoiement avait presque complétement disparu, et elle ne retourna plus à la clinique.

Dernièrement elle est revenue pour une récidive de sa fistule, et en l'examinant par hasard à l'ophthalmoscope, on a trouvé dans l'œil gauche une large exsudation placée autour de la papille. Le dessin représente exactement cette plaque exsudative; l'image y est renversée par une erreur du graveur.

L'exsudation n'étant pas du côté de la *macula lutea*, la ma-

Fig. 64.

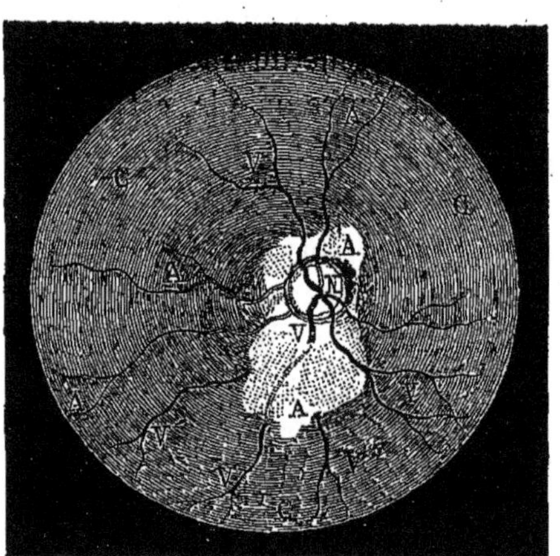

N, nerf optique.

AA (placés dans la tache blanche), exsudation d'un blanc bleuâtre masquant complétement la choroïde.

V, veine partant de la papille et plongeant sous l'exsudat à travers lequel on la voit comme par transparence. Ce vaisseau reparaît plus loin en V.

V', autre veine venant aussi de la papille, cachée jusqu'à la limite de l'exsudat.

V'', autre veine dans les mêmes conditions.

V, VV, veines normales.

AAA (placés dans le fond ombré), artères rétiniennes normales.

CCC, fond de l'œil normal.

lade conserve la vue si claire, qu'elle peut lire sans aucune hésitation le numéro 1 du livre de Jæger. Elle voit aussi à une grande distance, comme à l'état physiologique le plus parfait.

Le champ de la vision est normal.

ARTICLE VIII.

ŒDÈME DE LA RÉTINE.

L'œdème de la rétine est aussi facile à reconnaître, avec l'ophthalmoscope, que les épanchements de sang dans cette membrane. Aussi, et bien qu'aucune recherche cadavérique que je sache n'ait été entreprise jusqu'ici dans le but de constater d'une autre manière l'existence de cette maladie, est-il impossible de conserver le plus léger doute sur ce point.

L'œdème rétinien est le symptôme de troubles dans la circulation de cette membrane, comme le chémosis séreux dans la circulation de la conjonctive. Le fond de l'œil a pâli dans cette maladie, et l'on ne peut méconnaître un véritable empâtement autour du nerf optique. En cet endroit, la rétine est soulevée, ou au moins paraît l'être, si l'on en juge par la convexité que présentent les vaisseaux sous la lumière. Si l'on compare la couleur de la rétine avec celle du même tissu, plus près de l'*ora serrata*, on reconnaît, outre qu'elle est moins vive, qu'il s'y est mêlé une teinte jaune clair qui la rend moins brillante. Impossible de confondre cet état avec une autre maladie, tant les caractères en sont tranchés ; cependant j'ai vu quelques personnes en rapporter les symptômes à un état jumenteux du corps vitré.

L'œdème rétinien s'observe dans l'hyperémie de la rétine, dans les congestions de la choroïde, quelquefois aussi dans les simples conjonctivites catarrhales un peu intenses. Je l'ai observé toujours dans les amblyopies oculaires de cause syphilitique. Il disparaît généralement après quelques semaines, et ne porte que rarement atteinte à la vision d'une manière durable, à moins que l'affection sous l'influence de laquelle il s'est développé ne provoque des désordres d'une autre nature.

Le traitement est celui de la maladie qui l'a produit.

ARTICLE IX.

DÉGÉNÉRESCENCE GRAISSEUSE DE LA RÉTINE.

Cette maladie est assez commune, et les recherches nécroscopiques ne laissent aucun doute sur son existence. Elle est assez fréquente dans l'albuminurie lorsque l'œil offre les symptômes que nous décrirons plus loin en nous occupant de cette affection (voy. p. *Amaurose*).

Les caractères ophthalmoscopiques qui distinguent la dégénérescence graisseuse de la rétine sont fort peu satisfaisants : on reconnaît bien dans cette membrane une ou plusieurs plaques opaques de couleur jaunâtre, cachant complétement la choroïde, avec saillie légère reconnaissable à la direction des vaisseaux ; mais ces caractères se confondent véritablement avec des exsudations plastiques encore assez récentes et incomplétement organisées. Si en même temps que l'on constate la présence d'une ou de plusieurs plaques jaunes, et surtout une coloration jaunâtre générale de la rétine, on reconnaît que le malade est albuminurique, on ne peut guère conserver de doute sur la nature du mal qui nous occupe.

ARTICLE X.

APOPLEXIE, OU DÉCOLLEMENT SANGUIN DE LA RÉTINE.

On nomme ainsi une affection dans laquelle un épanchement de sang se fait, soit entre la rétine et le corps vitré, soit dans le tissu rétinien lui-même, ce qui est toujours difficile à reconnaître exactement, soit entre la rétine et la choroïde. Cette apoplexie se distingue de celle de la choroïde par la rupture d'un vaisseau de la rétine, facile à constater dans la plupart des cas.

L'apoplexie de la rétine peut survenir, non-seulement chez les individus pléthoriques, mais encore chez ceux de force moyenne, et même parfois chez des sujets affaiblis et anémiques. Elle est fréquente dans la néphrite albumineuse, rare dans le diabète sucré, maladie dans laquelle je ne l'ai observée que quatre fois. Lorsqu'on dissèque l'œil atteint d'apoplexie de la rétine, on trouve cette membrane piquetée d'épanchements de sang d'un rouge vif, organisé en caillots dont le volume varie depuis ce qu'on peut imaginer de plus petit jusqu'à une plaque qui peut s'étendre au quart de la surface du fond de l'œil et même davantage. Les taches sont parfois arrangées en cercles, qui s'enserrent les uns dans les autres, particulièrement dans l'albuminurie. Quand l'épanchement se fait sous forme d'une large plaque, il occupe généralement le voisinage de la papille et couvre même quelquefois une partie de cet organe (voy. fig. 65, p. 474).

Les *symptômes anatomiques*, sans l'aide de l'ophthalmoscope, sont très peu significatifs. La pupille est toujours mobile, même quand le malade n'a aucune sensation de la lumière. Si l'épanchement s'est fait jour dans le corps vitré, la pupille demeure mobile encore; mais presque toujours alors l'iris offre une légère décoloration : son petit cercle est verdâtre dans toute son étendue; rarement le grand présente cette altération ; la pupille aussi n'est plus aussi noire que de coutume ; le fond de l'œil est trouble et comme rempli d'une fumée brunâtre. Le reste de l'organe est à l'état normal : il n'y a aucune membrane enflammée. L'apoplexie rétinienne frappe ordinairement un seul œil.

Les *symptômes physiologiques* n'éclairent pas davantage le diagnostic : ils sont tous négatifs. Il n'y a ni douleur, ni chaleur du globe, ni vision d'objets colorés, ni photopsie. Le malade voit noir ou rouge, et cela tout à coup, sans symptômes précurseurs le plus souvent. Quelquefois le mal arrive la nuit et le malade ne s'aperçoit, le matin, que d'une diminution plus ou moins grande de la vue d'un œil, en rapport avec l'étendue et le lieu qu'occupe l'épanchement de sang. Il n'y a là rien de particulier, car ce sont les signes ordinaires d'une amblyopie ou d'une amaurose, et il n'y a qu'un seul moyen de découvrir la cause du mal, l'emploi de l'ophthalmoscope.

Symptômes ophthalmoscopiques. — Ils s'appliquent tous à la description d'une tache ou d'un grand nombre de taches rouges, placées dans le tissu rétinien, et quelquefois aussi et en même temps au-dessous de ce tissu, et que l'on ne peut confondre avec rien, tant la couleur rouge uniforme éloigne absolument toute cause d'erreur. Les taches sont quelquefois ou uniques, fort petites, presque microscopiques, ou assez nombreuses ; d'autres fois, au contraire, on n'en voit qu'une ou deux qui forment de larges plaques occupant une partie du fond de l'œil. Quand les taches sont petites et nombreuses, et que l'on observe le malade le jour même de l'accident, il n'est pas rare que le lendemain elles se soient fondues en une plaque unique. Mais quand elles demeurent isolées, on les voit généralement placées à peu de distance des vaisseaux et disposées assez régulièrement, comme eux. Au contraire, dans les larges épanchements de sang, c'est le voisinage du nerf optique et cet organe lui-même qui sont voilés, en totalité ou en partie, par la plaque rouge. La papille, dans certains cas, est tellement couverte, qu'on ne la reconnaît plus, comme dans les hyperémies graves, qu'à la présence et à la forme des vaisseaux qui s'en échappent. Les parties périphériques de l'épanchement sont granulées le plus souvent comme le fond normal de l'œil; mais les parties centrales sont assez souvent rayées, surtout au pourtour du nerf optique, ce qui tient, sans aucun doute, à la forme radiée des fibres optiques.

La plaque elle-même, étudiée avec soin, est de niveau avec le plan des vaisseaux de la rétine; elle est rouge vif dans ses parties centrales et éloignées du vaisseau qui s'est rompu et que j'ai reconnu facilement dans mainte observation. Il y a là, en effet, sur le trajet d'un vaisseau, au lieu d'une plaque rouge vif reflétant la lumière, un amas de sang noirâtre, limité, manifestement saillant, qui se résorbe toujours plus lentement et plus tard que le reste de la tache. Cet amas de sang embrasse le vaisseau, et plus tard on reconnaît, avec les progrès de la résorption, le point précis de la rupture, qui demeure exactement visible, à cause surtout du pigmentum qui s'est accumulé dans le voisinage. Quelquefois, dans la suite, ce vaisseau s'oblitère, car, au point précis de la rupture et dans une certaine étendue, il demeure noir sous la lumière de l'ophthalmoscope au lieu de s'éclairer comme les vaisseaux sains.

L'épanchement est plus dangereux dans la région de la macula; là un petit épanchement peut abolir pour jamais la vision, tandis qu'ailleurs une collection très large de sang ne l'affaiblit même pas.

Si les taches de sang sont nombreuses, très petites, et que près d'elles on aperçoive des traînées blanches, des plaques, des exsudations d'un blanc laiteux, on songera à faire la recherche de l'albuminurie, car, bien souvent, on trouve de tels symptômes dans cette maladie. Au contraire, s'il y a une ou plusieurs larges plaques de sang, on étudiera la circulation, car j'ai observé que les personnes qui y sont le plus sujettes sont celles qui souffrent de palpitations nerveuses ou symptomatiques d'une affection du cœur, les femmes au moment de la ménopause ou pendant la grossesse, les sujets atteints d'hémorrhoïdes incomplètes, etc.

Les épanchements de sang rétiniens sont quelquefois considérables sous le rapport du volume, et, dans ces cas, ainsi que nous l'avons dit plus haut, le sang traverse le tissu rétinien, après l'avoir décollé, et s'épanche dans le corps vitré. (Voy. *Apoplexie du corps vitré*, p. 400.) J'ai vu plusieurs fois ces apoplexies se renouveler sur le même œil à des distances de quelques semaines et de quelques mois, et les malades passer successivement par toutes les angoisses d'aggravations considérables dans leur état, suivies d'améliorations lentes. Chez quelques-uns, la vue finit par se perdre : c'est ainsi que les choses se sont passées sur l'œil droit d'un amiral célèbre, M. B..., et sur un pauvre homme habitant Versailles. Chez un autre malade, dont je tiens l'observation à jour depuis trois années, et qui montre que de graves désordres peuvent suivre à grande distance l'apoplexie de la rétine, j'ai vu, au début, de larges et épaisses plaques rouges, placées à la fois sur la rétine et sous cette membrane, diminuer de couleur peu à peu et faire place à de larges taches blanches limitées par d'autres taches noires fort nombreuses, dues à des accumulations de pigmentum. Le fond de l'œil chez ce malade est bigarré de la façon la plus singulière : taches blanches formées par la choroïde mise à nu, traînées bleuâtres dues à des exsudations, plaques noires formées par du pigmentum, et çà et là des endroits normaux limités; ajoutez à cela des ecchymoses rouge vif plus ou moins grandes et qui se montrent de temps en temps. Un œil est perdu, l'autre permet au malade de se conduire.

Les causes locales les plus fréquentes de l'affection sont les varicosités de la rétine, l'hyperémie de cette membrane, surtout la scléro-choroïdite postérieure et les causes générales, les maladies organiques du cœur, les dispositions à la congestion de la tête, une constitution apoplectique, la fièvre typhoïde, etc. Une fois, j'ai vu les excès vénériens occasionner cette maladie. En janvier 1856 le nommé X..., âgé de vingt-cinq ans, se marie. Le lendemain, il ne voit presque plus pour se conduire ; il se trouve, suivant son expression, comme enveloppé d'un brouillard rouge. J'examine ses yeux avec l'ophthalmoscope, et je reconnais au côté externe des deux papilles un large épanchement de sang. Un traitement convenable fut prescrit, mais je ne revis plus le malade.

Depuis la découverte de l'ophthalmoscope, il n'est plus possible de faire d'erreur quant à l'existence de l'apoplexie de la rétine. Ainsi les faits suivants que, dans la première édition de cet ouvrage, je croyais sous la dépendance de cette affection, appartiennent évidemment à une maladie du cerveau.

Une jeune personne était depuis longtemps sous l'influence d'une aménorrhée, et des congestions répétées survenaient tout à coup sur divers organes ; pourtant elle se portait assez bien depuis quelque temps, lorsqu'un matin elle se réveilla aveugle. On crut d'abord qu'elle plaisantait, mais bientôt on fut forcé de se rendre à l'évidence. On appliqua cinq sangsues derrière les oreilles, on prescrivit des bains de pieds, quelques laxatifs, et le douzième jour on n'avait encore obtenu aucune amélioration ; c'est alors seulement que je fus appelé. Les pupilles, complétement immobiles, présentaient une dilatation considérable, et la sensation de la lumière était absolument éteinte : la jeune fille est demeurée aveugle, malgré tous les moyens énergiques employés pour lui rendre la vue. Il y a là certainement une atrophie du nerf optique.

Une autre jeune fille bien réglée, âgée de dix-huit ans, perdit subitement, quelques jours avant l'apparition de ses règles, la vue de l'œil gauche, au point qu'elle ne pouvait de cet œil distinguer la flamme d'une bougie très rapprochée. La pupille du côté malade était plus dilatée que de l'autre, mais cette ouverture avait conservé encore une notable mobilité. De larges saignées générales et locales firent bientôt reparaître la vue, qui redevint excellente. Deux mois s'étaient à peine écoulés, que l'autre œil se prit et fut guéri de la même manière.

Le fait suivant est plus curieux : Un jeune séminariste de Versailles, nommé Renaud, souffrant depuis longtemps d'une hypertrophie du cœur, perd tout à coup la vue des deux yeux. Appelé auprès de lui, je reconnais les symptômes que j'ai indiqués plus haut : *mobilité de la pupille*, très légère *coloration verdâtre* du petit cercle de l'iris, *teinte trouble* du fond de l'œil, *cécité* complète survenue *brusquement*. Je conseille un traitement énergique, mais on n'en fait rien, le jeune homme devant être très prochainement placé dans un hospice. Au moment où il se dispose à quitter le séminaire, Renaud se rend à la messe, et recouvre complétement la vue au moment où il reçoit la communion. Dans le séminaire on a cru à un miracle, et l'on a fait distribuer de tous côtés un grand nombre d'images et d'écrits en mémoire de ce fait (1).

(1) Nous tenons en ce moment une image représentant le jeune Renaud au moment où il va recevoir la communion ; nous y lisons ce qui suit : « Renaud

Le traitement de l'apoplexie de la rétine doit être prompt et aussi énergique que la constitution du malade le permet. Les saignées et les antiphlogistiques en formeront la base ; la veine sera d'autant plus largement et plus fréquemment ouverte, que la maladie sera plus près de son début. La moindre hésitation dans ce cas deviendrait fatale au malade, et l'expectation, même très peu prolongée, pourrait détruire toute espérance.

Le calomel à dose altérante et la diète sont de puissants auxiliaires des saignées pour aider à la résorption du sang épanché. Les frictions mercurielles autour de l'orbite, de même que les purgatifs, sont d'un utile concours. Dans le cas où un anémique perdrait tout à coup la vue par une apoplexie de la rétine, on devrait agir avec la plus extrême prudence, du moins quant aux émissions sanguines : les mercuriaux à très petites doses, les ventouses sèches promenées sur toute la surface du corps, les vésicatoires volants appliqués autour des orbites, les pédiluves irritants, une diète modérée, constitueraient tout le traitement. Cependant les toniques, chez ces personnes, m'ont paru réussir mieux que les moyens affaiblissants.

L'observation suivante, rédigée sous mes yeux par M. le docteur Ferrier, de la Nouvelle-Orléans, prouve qu'un épanchement large, occasionnant la perte de la vision, peut se résorber complétement. La guérison s'est maintenue.

« Madame Talon, d'Arras, âgée de quarante-trois ans, d'un tempérament lymphatico-sanguin, a toujours joui d'une santé excellente. Un examen attentif ne révèle aucune lésion du système circulatoire ; la menstruation est régulière ; elle n'a jamais eu de dysménorrhée ; la vue a toujours été très bonne des deux côtés.

» Le 25 février 1855, à sept heures du matin, cette dame venait de prendre un bain de pieds tiède, lorsqu'elle ressentit dans l'œil droit une sensation insolite qu'elle appelle une lassitude, une gêne plutôt qu'une douleur. En fermant l'œil gauche et en regardant au jour, elle s'aperçut que le champ visuel de l'œil droit était couvert, dans sa moitié supérieure, comme d'une tache rouge de sang demi-circulaire, à bord supérieur convexe. Immédiatement après l'accident, la flamme d'un foyer, celle du gaz, paraissaient

recouvre subitement la vue en recevant la sainte communion. Petit séminaire de Versailles, 14 avril 1845. » — Derrière l'image se trouve le récit détaillé de cette délivrance, avec des stances à son honneur.

d'un rouge ardent, vues à travers la tache; la malade n'apercevait que très confusément les personnes qui l'entouraient; la figure et le haut du corps de ces personnes se présentaient à elle comme une forme noire dont les grandes lignes étaient seules visibles; elle ne distinguait que la partie inférieure des objets, et encore fallait-il qu'elle portât l'œil en haut, de manière à recevoir la lumière par la partie inférieure de la pupille : elle n'apercevait plus rien lorsque les objets étaient placés à la distance focale ordinaire; la lecture même des plus gros caractères était impossible de l'œil droit.

» L'œil gauche n'a présenté absolument rien de morbide.

» Madame T... ne peut indiquer aucune cause probable de l'accident qui lui est survenu; elle n'accuse qu'une très légère constipation, remontant déjà à plusieurs mois.

» Un médecin appelé immédiatement prescrivit des bains de pieds sinapisés, des compresses imbibées d'eau glacée sur l'œil droit, des instillations de belladone. Un vésicatoire fut placé derrière l'oreille droite et entretenu pendant quatre semaines; deux vésicatoires volants à la tempe, des frictions autour de l'orbite avec une pommade irritante, quelques purgatifs, complétèrent le traitement employé.

» Du huitième au dixième jour, la malade s'aperçut que la tache rouge pâlissait légèrement; elle put, au grand jour, distinguer les traits des personnes présentes; la flamme, la lumière d'une bougie, apparaissaient à travers la tache avec leur teinte habituelle. Au bout de quinze jours, la tache prit une couleur jaune : ce changement se fit assez brusquement; en même temps elle diminua peu à peu d'étendue; le champ visuel s'éclaircit de bas en haut, comme si la tache se levait à l'instar d'un rideau de théâtre. Le mal alla en diminuant de la sorte jusqu'au 25 ou 26 mars; depuis cette époque, la malade estime qu'il n'y a plus eu d'amélioration sensible. L'apparition des règles, trois jours après le début de l'affection, n'en a aucunement modifié la marche.

» Le 27 avril, la malade se plaignit d'éblouissements et de lassitude dans l'œil affecté; elle attribua ces symptômes à une promenade qu'elle fit en plein soleil. Quatre sangsues à la tempe la soulagèrent immédiatement.

» Le 3 avril, elle fut prise d'une éruption miliaire qui envahit la région sourcilière, les paupières, les joues et les avant-bras, et qui se termina en quelques jours par desquamation furfuracée, sans avoir altéré la santé générale ni modifié l'affection oculaire.

» Le 10, madame T... vint consulter M. Desmarres. L'examen de l'œil, pratiqué avec le plus grand soin, a permis de faire les remarques suivantes : La pupille est très mobile ; le fond de l'œil noir, comme de coutume ; l'iris a sa couleur et sa texture normales ; rien d'anormal dans la chambre antérieure, ni dans la chambre postérieure, ni dans les milieux réfringents, ni dans les membranes externes.

» On pouvait se demander si l'affection était une névrose, ou si, au contraire, elle était constituée par une altération matérielle dans la rétine.

» La pupille fut dilatée, et l'on put reconnaître avec l'ophthalmoscope un épanchement de sang sous-rétinien fort large, situé en partie au côté interne de la papille du nerf optique, qu'il recouvre dans une certaine étendue, plus grand, mais beaucoup moins épais, au côté externe du nerf optique. (M. Desmarres a dessiné le fond de l'œil et l'a fait graver.)

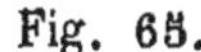

Fig. 65.

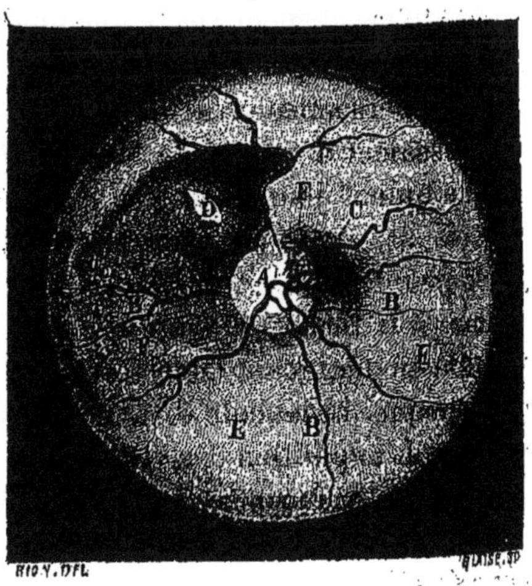

A, papille du nerf optique, sur laquelle en haut et en dedans on voit une tache rouge F communiquant avec le caillot sanguin C.

B, B, B, vaisseaux normaux de la rétine dessinés jusque vers l'*ora serrata*. Deux de ces vaisseaux, l'un en haut, l'autre en dehors, ont une insertion anormale, car ils sortent sous la papille au lieu de s'échapper de son centre.

C, caillot de sang épais soulevant la rétine et venant d'un vaisseau qui la traverse et qui s'est rompu. Le sang contourne en bas la papille et semble être parti de là pour aller former la grande plaque au côté externe.

D, tache qui fait voir que là le sang s'est résorbé.

F, F, large plaque de sang. Il y a, vers la périphérie, de petits points nombreux indiquant que la résorption du sang commence en ces endroits.

E, E, parties saines.

» Le pronostic est assurément favorable, le sang se résorbera encore ; mais il est impossible de savoir, quant à présent, jusqu'à quel point la rétine, comprimée par le sang épanché, aura été épargnée ou compromise au côté externe du nerf optique.

» Le traitement tout entier doit donc consister à provoquer la résorption de l'épanchement ; plus tard, une hygiène convenable sera tracée à la malade pour prévenir des accidents de même nature.

» M. Desmarres proposa les moyens suivants : 1° une saignée du bras de trois palettes ; 2° de fréquents purgatifs ; 3° des altérants à l'intérieur, parmi lesquels furent recommandées des poudres de calomel, magnésie et rhubarbe, une préparation stibiée et, plus tard, une potion à l'iodure de potassium ; 4° tous les huit jours, pendant deux ou trois semaines, quatre ou cinq sangsues entre l'œil et l'oreille ; 5° régime doux, viandes blanches, etc., exercice du corps, frictions sèches sur la peau ; 6° un repos complet des yeux, conserves bleues au soleil, des frictions autour de l'orbite avec une pommade à l'iodure de plomb ; 7° instiller dans l'œil, cinq ou six fois par jour, une goutte d'un collyre à l'iodure de potassium, et plus tard, une seule fois par jour, une goutte d'un collyre au sublimé corrosif.

» Le 6 novembre, après un mois du traitement prescrit, madame T... se trouva guérie. Elle lit maintenant de l'œil droit presque aussi bien que du gauche, du moins M. Desmarres ne découvre aucune différence ; seulement cet œil semble se fatiguer plus vite.

» A l'ophthalmoscope, tout est si bien résorbé, qu'on ne trouve absolument aucune trace de la maladie. »

J'ai revu cette malade au mois de juillet de l'année suivante, la guérison s'était maintenue.

ARTICLE XI.

HYDROPISIE SOUS-RÉTINIENNE OU DÉCOLLEMENT SÉREUX DE LA RÉTINE.

Cette affection est loin d'être rare : sur cent cas d'amaurose incomplète, je l'ai vue neuf fois. — Une seule fois elle avait frappé les deux yeux.

Avant la découverte de l'ophthalmoscope, j'ai souvent diagnostiqué à l'œil nu cette maladie ; mais l'usage de cet instrument prouve que l'on ne peut voir ainsi que les cas les plus graves.

Voici les symptômes que l'on constate si l'on examine à l'œil nu dans un cas de décollement considérable de la rétine :

L'œil est exempt d'injection, la pupille mobile comme à l'état normal. On voit au fond une opacité jaunâtre, occupant le plan le plus reculé dans la coque oculaire, et présentant des lignes ou stries semblables à des plis, et placées ordinairement dans le sens transversal. Ces stries s'avancent vers la face postérieure du cristallin, lorsque le liquide épanché augmente de volume, et restent au contraire fort près du fond de l'œil, lorsque ce liquide est en petite quantité. L'opacité, constituée évidemment par la rétine, que pousse en avant le liquide épanché, présente, toutes les fois que le globe change de place, une sorte de fluctuation ou de flottement remarquable, indiquant d'une manière évidente les mouvements imprimés aux liquides. Dans quelques cas où la compression, exercée d'arrière en avant par la tumeur, devient considérable, l'oscillation se communique à l'iris, comme cela s'observe dans le synchysis ordinaire. Chaque pli, plus brillant que le reste de l'opacité, correspond à un sillon, et l'on voit la portion de rétine placée entre deux plis présenter une concavité variable. Il n'est pas rare de voir, sur un des points de la tache, une partie enfoncée et noire, parcourue de quelques vaisseaux : ce signe indique que, dans cet endroit, la rétine ne s'est point encore décollée. L'opacité siége le plus ordinairement dans un point assez rapproché de la partie la plus déclive du globe. J'ai su, par les réponses de quelques malades que j'ai interrogés, qu'ils se couchaient habituellement du côté où l'opacité se trouvait être le plus marquée. Il est bon d'ajouter cependant que les stries rétiniennes, qui sont loin d'être toujours transversales et offrent quelquefois une obliquité marquée, ont été observées aussi dans un autre endroit, assez élevé par rapport au plan inférieur du globe. Lorsque la maladie fait des progrès, c'est-à-dire lorsque l'hydropisie augmente, les plis deviennent très larges et plus rares, et on les voit trembloter dans tous les sens derrière la lentille, qui le plus ordinairement demeure transparente.

Il est facile de remarquer combien cette description des symptômes est incomplète si on la compare à la suivante :

Symptômes ophthalmoscopiques. — La première chose à faire, dans un cas d'amblyopie, après que l'on a examiné la papille et son voisinage, c'est de recommander au malade d'agiter son œil dans divers sens. S'il est atteint d'un décollement séreux de la rétine, on constate bientôt qu'une masse blanc bleuâtre plus ou moins volumineuse, ronde ou allongée, striée de vaisseaux rouges, flotte dans l'œil pendant les mouvements de cet organe. Cette masse occupe le plus souvent la partie inférieure : tantôt elle est placée directement en bas, quelquefois en bas et en dedans, le plus souvent en bas et en dehors. Dans deux cas que j'ai eu l'occasion d'observer au début, entre une et deux heures après l'apparition brusque des signes physiologiques, la masse occupait la partie supérieure de l'œil ; dans l'un des deux, elle était divisée en deux lobes allongés d'avant en arrière et qui masquaient chacun une partie de la moitié supérieure de la pupille. Le lendemain, tout cela avait disparu, et le liquide s'était réuni à la partie inférieure de l'œil, d'où je conclus qu'il est possible que l'épanchement se fasse souvent sur un autre point que celui où on l'observe.

Cette masse, avons-nous dit, est blanc bleuâtre dans la majorité des cas ; sa couleur varie un peu, suivant la somme de lumière que l'on envoie dans l'œil ; rarement elle est colorée en rouge, ce qui tiendrait à la présence d'un épanchement de sang comme complication. Elle présente ordinairement des plis allongés d'avant en arrière, et plus franchement blancs que le reste ; leur forme, malgré la fluctuation de l'ensemble, paraît toujours demeurer la même, car on peut les dessiner et, après quelque temps, reconnaître qu'ils n'ont pas changé.

La masse bleuâtre mobile et les plis blancs allongés étant reconnus, on constate que masse et plis offrent aussi à leur surface de petites lignes de couleur rouge vif, lignes qui sont formées par les vaisseaux de la rétine. On s'assure aisément de ce fait en les suivant du regard pendant les temps de mouvement et de repos de l'œil, et l'on s'assure qu'ils s'allongent et se raccourcissent pendant la fluctuation et qu'ils viennent tous de la papille du nerf optique.

La fluctuation de la masse est nécessairement en proportion avec la grandeur du décollement et la somme de liquide qui le tproduit ; e l'on conçoit aisément, après cela, qu'il y ait des cas où le déplacement de la rétine soit peu marqué, réduit à un tremblement léger, et assez difficile à reconnaître. En pareille occurrence on cherche avec plus de soin le flottement rétinien dans toutes les directions, en bas surtout, près de l'*ora serrata*, tout à fait vers les attaches de l'iris, et l'on finit toujours par le découvrir.

Quand la partie soulevée de la rétine est ainsi placée en avant, presque immédiatement derrière le bord inférieur de la lentille, l'ophthalmoscope seul suffit ; quelquefois pourtant on doit se servir du verre grossissant pour bien reconnaître le trait caractéristique du décollement, c'est-à-dire les vaisseaux de la rétine devenus flottants.

Le décollement doit encore être recherché à la partie supérieure de l'œil et, exceptionnellement, près du nerf optique, particulièrement en dehors ; presque toujours, dans ce cas, le liquide gagne peu à peu, le plus souvent avec rapidité, la partie déclive de l'œil.

La fluctuation rétinienne fait saillie dans le corps vitré, exactement comme si ce corps n'offrait aucune résistance ; elle augmente à mesure que le liquide épanché devient plus abondant et diminue quand il se résorbe. J'ai constaté que les plis blancs aperçus à la surface de la tumeur et flottant avec elle se fixent quelquefois sur la choroïde, et que les parties rétiniennes voisines se recollent. Dans ces conditions, le liquide épanché se résorbe et la vision peut être conservée, amoindrie ou détruite, suivant l'étendue du décollement et le lieu qu'occupent ces plis, enveloppés d'exsudats qui s'organisent et demeurent toujours visibles. Dans d'autres cas, plus nombreux que ceux-ci, j'ai vu la fluctuation persister plus d'une année.

Jamais je n'ai trouvé le liquide en assez grande abondance pour justifier la comparaison faite pour la rétine décollée par M. de Græfe, lequel dit qu'elle ressemble alors à un entonnoir dont la base est à l'*ora serrata* et le sommet à la papille.

Quant à la nature du liquide, elle est inconnue : je ne crois pas qu'originairement il soit constitué par du sang. Cependant j'ai ponctionné autrefois des yeux atteints de collections sous-rétiniennes, et j'ai recueilli un liquide brun noirâtre, couleur chocolat clair, mais je me suis borné à cette simple et très incomplète remarque.

Symptômes physiologiques. — L'invasion du mal est excessivement brusque. La plupart des malades racontent que sans aucun signe précurseur, sans douleur aucune, ils ont tout à coup remarqué dans le champ de la vue un nuage obscur, généralement bien limité, qui cache une partie des objets. En serrant les questions, on apprend souvent que ce nuage, que quelques personnes comparent à un écran noir, cache, dans la plupart des cas du moins, la partie supérieure de l'objet, plus rarement le côté inférieur, plus exceptionnellement encore la partie moyenne. Ce nuage, le plus souvent, a une forme convexe, de sorte que l'objet n'est presque jamais coupé en ligne droite. D'autres fois il manque, mais il est remplacé par un brouillard limité, et alors les objets droits sont brisés ou courbés de diverses manières. Pendant quelques moments ces objets, au moment où on les fixe, sont tremblotants et colorés quelquefois de couleurs vives qui ne leur appartiennent pas et qui disparaissent aussi rapidement qu'elles se montrent. Parmi ces couleurs le rouge est le plus fréquent, et quelques malades assurent que le nuage ou l'écran qu'ils ont vu d'abord avait la couleur du sang, et que ce n'est qu'après 24 ou 48 heures qu'il est devenu sombre. Peu à peu l'écran noir disparaît ou diminue considérablement, et fait place à un abaissement variable de la vue.

Le plus grand nombre des malades n'ont plus la faculté de voir en face quelque temps après le début du mal. Généralement ils placent l'objet qu'ils veulent regarder en dehors et en bas. Le cas est alors fort grave, parce que la rétine est frappée d'anesthésie, sinon décollée, partout, sauf en haut et en dedans, point qui demeure longtemps épargné. La difficulté de voir ainsi les objets est d'abord fort grande ; mais elle diminue peu à peu, plutôt par l'exercice que par le fait d'une amélioration de l'état anatomique.

D'autres malades, moins sérieusement atteints, reconnaissent fort bien les plus petits objets et peuvent même lire. J'en ai observé chez lesquels le champ de la vision s'agrandissait ou se rétrécissait suivant la position de la tête, parce que la masse fluctuante s'écartait de la papille, ou venait en masquer une partie, phénomène que l'on pouvait constater avec l'ophthalmoscope. L'un d'eux, Johan G... de D..., pouvait lire au lit et ne voyait plus quand il était levé, par suite du déplacement du liquide. Je l'ai tenu couché quelque temps, la tête immobile ; d'autres parties de la rétine ne se sont pas décollées, et il s'est complétement guéri. L'épanchement, fort éloigné du centre de la rétine, a été remplacé par des bandelettes exsudatives avec quelques dépôts de pigmentum dans leur voisinage.

Causes. — Elles sont inconnues ; chez plusieurs personnes, il m'a paru qu'un refroidissement brusque avait produit le mal. Une grande dame italienne était allée au bal de l'Hôtel de ville et n'avait pu se couvrir de son manteau, qui s'était trouvé perdu par suite d'un accident arrivé au vestiaire. Impatientée d'attendre, elle regagna sa voiture, les épaules et la face nues, par un froid très vif, et perdit aussitôt l'œil droit par décollement de la rétine. Un chasseur gravissait une montée par un froid excessif, le vent lui frappait le visage avec force ; il éprouve tout à coup un éblouissement et perd la vue de l'œil droit de la même manière. J'ai observé bon nombre de faits semblables. On admet comme causes locales les hémorrhagies de la choroïde, la scléro-choroïdite postérieure, les inflammations lentes comme la kératite ponctuée ou la kératite disséminée ; mais ce sont là des coïncidences évidemment, car le plus grand nombre des décollements séreux de la rétine frappent des yeux jusque-là parfaitement sains.

Quant aux causes prédisposantes, ce sont les dispositions diathésiques banales que l'on applique à toutes les maladies dont l'apparition demeure inconnue, telles que les hémorrhoïdes, la constipation, les maux de tête habituels, la suppression brusque d'une maladie de la peau, celle d'un exutoire, etc., etc. Quelquefois elle est congénitale, ainsi que le prouve une observation de M. d'Ammon (1).

MARCHE, DURÉE. — La marche de cette maladie, si brusque d'abord, est fort lente. Le mal arrive en quelques instants, et il demeure stationnaire pendant un temps illimité. Je connais des malades qui sont dans les mêmes conditions depuis trois ans, sous le rapport de la vue. Chez d'autres, au contraire, où l'on a reconnu un décollement limité et excentrique, il y a des améliorations progressives qui après des semaines, souvent des mois, deviennent définitives. Ces améliorations sont quelquefois gravement compromises par des récidives de la maladie.

On voit en effet, chez quelques malades, un retour complet ou à peu près de la vision faire place tout à coup à une cécité définitive.

PRONOSTIC. — La rétine détachée doit être toujours considérée comme détruite dans les parties soulevées par l'épanchement, sauf au début du mal ; plus tard ses fonctions de transmission sont perdues en cet endroit, et l'on conçoit, si le décollement n'a pas agi sur des parties importantes, que la vision puisse reparaître dans son intégrité première.

On ne doit donc pas, surtout dans les cas de décollement léger et excentrique, désespérer d'obtenir une amélioration, sinon une guérison. Au contraire, quand la rétine flotte dans une grande étendue, et surtout que le décollement se rapproche du centre de cette membrane et de la *macula*, le pronostic est des plus sérieux,

(1) D'Ammon, *loc. cit.*, pl. XIX, fig. 16.

et le malade sera le plus souvent réduit pour toujours à ne plus distinguer que le jour de la nuit ou tout au plus à reconnaître confusément de gros objets, s'il les place en dehors, c'est-à-dire en face de la partie supérieure interne de la rétine qui se décolle la dernière.

COMPLICATIONS SECONDAIRES. TERMINAISONS. — Lorsque la rétine vient d'être frappée de décollement, on peut distinguer facilement, dans le voisinage de la tumeur fluctuante, une rougeur ordinairement considérable, caractéristique d'une *rétinite*. Si l'inflammation est portée assez haut, il n'est pas rare que le malade se plaigne vivement de la lumière et que pendant l'examen l'œil s'injecte pour un instant autour de la cornée. Quelquefois alors on voit dans les parties voisines du décollement, et au milieu de la rougeur de l'injection, de petites *taches ecchymotiques* semblables à celles que l'on reconnaît dans l'amblyopie albuminurique ; j'ai observé ce fait dans un nombre de cas encore assez grand. En même temps, ou plus tard, le corps vitré se remplit de *flocons flottants*, au milieu desquels j'ai vu souvent de nombreux cristaux de *cholestérine* libres ou fixés sur de microscopiques exsudations (*synchysis étincelant*) ; d'autres fois on voit des dépôts de cholestérine sous la rétine décollée et rien de semblable dans le corps vitré. Dans les cas graves, la nutrition de l'œil est atteinte dans son ensemble, et alors, outre la masse fluctuante de la rétine, sur laquelle on aperçoit toujours les vaisseaux rétiniens de belle couleur rouge tant qu'ils sont libres, ou entièrement noirs quand ils sont oblitérés, on voit bientôt le cristallin se troubler à son plan postérieur d'abord, puis dans sa totalité, et constituer une cataracte lenticulaire. La pupille est mobile, l'iris sain, l'œil dépourvu d'injection ; jamais le malade n'a souffert, il conserve assez bien quelquefois le sentiment de la lumière ; vienne alors un chirurgien inexpérimenté, et l'opération de la cataracte sera pratiquée avec un pronostic favorable, tandis qu'on n'aura qu'une cruelle déception. On doit, pour éviter des échecs semblables, étudier avec la lampe, dans une chambre obscure, dans quelle proportion et dans quelle direction (il ne voit bien la lampe que si on la place très bas) le malade apprécie la quantité de lumière qu'on lui envoie dans l'œil, et par la recherche des signes physiologiques, de la marche du mal, par le commémoratif enfin, constater que cette cataracte, si simple en apparence, ne peut être opérée avec succès. L'erreur assurément est facile et je l'ai faite autrefois ; je viens d'apprendre qu'un des chirurgiens les plus renommés de Paris vient de la commettre en opérant Mgr. de S..., jeune évêque que j'avais jugé incurable (1856).

Lorsque la *rétinite* consécutive au décollement rétinien s'élève ou dure longtemps, divers désordres surviennent dans l'œil. Le plus commun c'est une *iritis à forme lente*, avec décoloration verdâtre de son tissu, et qui s'accompagne de synéchie postérieure. On ne la voit le plus souvent qu'après une durée déjà longue de l'hydropisie sous-rétinienne ; la cataracte phosphatique marche de pair avec elle, et si l'on a fait attention, on commence bientôt à constater que l'œil est un peu mou, que la paupière supérieure le recouvre plus que l'autre, que les muscles droits forment des sillons déjà visibles sur la sclérotique, enfin que l'*atrophie* commence. Cette atrophie ne va pas toujours très loin; généralement l'œil devient seulement un peu plus petit et se dévie tantôt en dedans, tantôt en dehors. Quelquefois cette atrophie compliquée de *strabisme* et de cataracte s'accompagne encore d'*inflammations douloureuses*, mais qui ne paraissent généralement que longtemps après que l'œil est entièrement perdu.

Traitement. — Les indications générales fournies par l'interrogatoire du malade doivent être d'abord remplies. Quant au traitement local, je me suis bien trouvé le plus souvent des ventouses scarifiées près de la tempe, et plus tard de vésicatoires volants. Si la cause est de nature rhumatismale, l'œil sera couvert d'une flanelle maintenue par un taffetas gommé ; les bains de vapeur, les bains sulfureux, les frictions sur la peau, seront recommandés. L'iodure de potassium à l'intérieur, prescrit à dose altérante, peut donner aussi de bons résultats. Lorsque le liquide commence à se résorber, de légers excitants en collyres ou en pommades réussissent bien, mais il faut beaucoup de prudence dans leur administration.

ARTICLE XII.

ENCÉPHALOÏDE DE LA RÉTINE ET TUMEURS FIBRO-PLASTIQUES DU FOND DE L'ŒIL.

Il ne me paraît pas bien prouvé que ce mal débute par la rétine; au moins y a-t-il sous ce rapport quelques recherches à faire, car le point de départ a été trouvé aussi sur la choroïde, le nerf optique et même sur l'iris. Il serait mieux peut-être de le nommer *encéphaloïde interne* de l'œil.

J'ai observé souvent cette maladie surtout chez les enfants; plusieurs fois je l'ai vue sur des nouveau-nés de quelques semaines seulement; mais plus souvent je l'ai observée vers la 2e ou la 3e année et entre la 10e ou la 15me.

D'une autre part, j'ai opéré un homme âgé d'environ quarante ans, qui en était atteint. Le plus ordinairement elle n'attaque qu'un œil, pourtant on la voit encore assez souvent sur les deux yeux du même enfant. Je ne l'ai jamais rencontrée double sur les adultes.

L'encéphaloïde de la rétine mérite toute l'attention du praticien, parce qu'il a été souvent confondu à sa première période avec la cataracte, erreur qui peut entraîner des conséquences très graves. Le diagnostic en exige une grande attention, surtout chez les enfants : leur impatience et la mobilité extrême de leurs yeux empêchent quelquefois le médecin d'apercevoir le mal, de manière à pouvoir le reconnaître avec certitude, et il arrive qu'à l'exemple d'un chirurgien haut placé de la capitale, on peut prendre cette maladie pour une double cataracte congénitale, et fixer le jour de l'opération. Heureusement, dans le cas que je rappelle, l'enfant ayant été présenté à quelques autres médecins, l'encéphaloïde des rétines fut reconnu, et l'opération de la cataracte ne fut pas faite. L'enfant mourut quelques mois après des suites de sa maladie.

L'encéphaloïde se montre le plus souvent dans le fond de l'œil; quelquefois il a eu pour point de départ le nerf optique, le corps ciliaire et l'iris : dans ces deux derniers cas la maladie doit être rangée dans le cancer de l'œil en général.

SYMPTÔMES. — Nous les diviserons en trois périodes distinctes, pour que l'étude en soit plus facile.

Première période. (a) *Examen à l'œil nu.* — L'œil au premier abord paraît sain. La sclérotique est blanche comme à l'état normal; on n'aperçoit de rougeur nulle part. L'iris, qui ne présente aucune décoloration, a conservé toute sa mobilité, ce que n'admet pas M. Mackenzie (*loc. cit.*, p. 401), probablement parce qu'il commence l'étude de l'encéphaloïde à un degré plus avancé. La pupille est régulière, et certes, à ce premier coup d'œil, il serait difficile de reconnaître la terrible maladie que voilent ces apparences si trompeuses. Les malades qui sont en état de donner quelques renseignements au médecin, se plaignent d'y voir mal, ou de n'y voir plus du tout, mais n'accusent aucune douleur. Dans un cas où la moitié externe des deux rétines était envahie, l'autre moitié avait conservé la faculté de percevoir, et la malade fut pendant qnelque temps atteinte d'hémiopie. Peu à peu, à mesure que l'affection avance, la pupille devient irrégulière et plus ou moins immobile; si on la fait jouer en se plaçant à un demi-jour, et de manière à ne laisser pénétrer la lumière que très obliquement dans l'œil malade, on ne tarde pas à apercevoir au fond de l'organe quelque chose de brillant, assez semblable à ce qu'offre l'œil du chat ou du mouton. C'est une plaque peu saillante d'abord, qui apparaît sur la concavité du globe dont elle emprunte la forme, et qui se détache sur le fond noir de l'œil : on l'a comparée pour la couleur à une lame de cuivre, mais au début elle est ordinairement plus blanche, et n'a pas encore les reflets rouge orangé qu'elle présente plus tard. A son apparition, elle n'occupe qu'une place très limitée dans le fond de l'œil, et ne semble pas plus grande que la moitié d'une petite lentille. Plus tard, toujours très lentement, elle envahit toute la surface de la rétine, et finit par remplir la cavité du bulbe, comme nous le verrons en parlant de la deuxième période. La petite tache jaunâtre étant constatée, on reconnaît aisément que la surface en est sillonnée de vaisseaux rouges, dont on peut suivre toutes les arborisations ; la lumière scintille sur cette plaque avec une grande énergie, et ce phénomène remarquable devient encore plus visible si, après avoir préalablement dilaté la pupille, on se place à un demi-jour. Une remarque à faire, c'est que même lorsqu'elle en est déjà très rapprochée, la plaque paraît encore située fort loin derrière le cristallin ; c'est à ce moment de la maladie qu'à l'exemple du chirurgien dont j'ai parlé plus haut, on peut prendre le fongus pour une cataracte opérable. En s'avançant vers la pupille, la tumeur comprime le corps vitré, et le liquéfie au point qu'en examinant l'œil on voit, dans quelques cas, la matière encéphaloïde et le corps vitré offrir des oscillations considérables dans la partie inférieure de la coque oculaire. Derrière l'iris, le cristallin est encore en place.

(*b*.) *Examen ophthalmoscopique*. — On ne peut employer le miroir oculaire qu'au début de la maladie. On voit alors, sur un point limité de la face concave du fond de l'œil, une saillie fixe, brillante, convexe, formée par la rétine soulevée. Les vaisseaux de cette membrane ne présentent aucune interruption dans leur cours depuis le nerf optique jusqu'à l'*ora serrata ;* mais dans le lieu qu'occupe la saillie, on reconnaît qu'ils sont poussés en avant et immobiles sur toute la partie de la rétine qui est devenue régulièrement convexe. Un peu plus loin ils deviennent fluctuants comme dans le décollement ordinaire, circonstance qui me donne la croyance que tout encéphaloïde au début est compliqué d'un épanchement séreux sous-rétinien et qu'il peut être confondu quelque temps avec cette maladie. Le caractère distinctif me paraît jusqu'ici unique et j'attends de nouvelles observations pour m'en assurer : c'est la fixité, l'immobilité de la saillie convexe que l'on ne trouve pas dans les décollements rétiniens. Plus tard la tumeur s'agrandit, mais elle est le plus souvent voilée par la fluctuation de la rétine (voy. plus haut art. II, décollement de la rétine).

Deuxième période. — Il n'y a jusqu'ici aucun phénomène inflammatoire ; l'œil a conservé sa physionomie normale ; la sclérotique, la cornée, l'iris, le cristallin, sont encore parfaitement sains ; mais tout va bientôt changer de face : la tumeur, devenant convexe en avant, vient, en s'avançant toujours, s'appuyer contre le cristallin, et le pousse contre l'iris, qui empiète alors sur la chambre antérieure. La sclérotique s'injecte de temps en temps, et la rougeur s'accompagne assez souvent d'un court et faible larmoiement. A chacune de ces légères attaques d'inflammation, l'encéphaloïde proémine davantage, de sorte qu'assez souvent l'iris vient peu à peu se mettre en contact avec la cornée. A ce moment, et d'ordinaire avant même d'avoir subi aucun déplacement, le diaphragme est décoloré, et la pupille, devenue irrégulière et immobile, est plus dilatée que de coutume. Dans quelques autres cas, au contraire, bien que la tumeur grossisse sans cesse, l'iris conserve très longtemps ses rapports normaux, et c'est surtout en arrière qu'on voit l'œil augmenter de volume. Mais bientôt une rougeur générale, d'intensité variable, s'étend sur tout le bulbe ; des épanchements de sang surviennent en arrière et en avant de l'iris (*hyphêma*), et remplissent quelquefois la chambre antérieure au point qu'il n'est plus possible d'apercevoir ce qui se passe dans la pupille. Enfin la tumeur envahissant toute la coque oculaire, vient appliquer définitivement le diaphragme contre la cornée, en exerçant une forte compression sur toutes les membranes d'enveloppe qu'elle allonge de plus en plus. L'œil devient alors volumineux, et semble être poussé en avant ; la sclérotique prend un diamètre considérable, par suite de la distension à laquelle elle est soumise, et il en est de même de la cornée, autour de laquelle la conjonctive relâchée forme un bourrelet œdémateux. L'infiltration gagne jusqu'aux paupières, qui finissent par être poussées en avant jusqu'aux limites de leur extensibilité. La supérieure surtout, chassée en avant par le bulbe, est singulièrement agrandie et devient immobile ; le bord ciliaire de l'inférieure est ordinairement caché sous un repli transversal formé par la muqueuse enflammée ; l'ensemble de l'organe offre alors à peu près le même aspect que dans le phlegmon oculaire, un peu avant que le pus s'échappe au dehors. Chez certains malades, il se passe un temps fort long entre le moment où la tumeur vient toucher la cornée et celui où elle se fait un passage à travers les membranes externes. On a la certitude, dans ces cas, de ne plus trouver de matière encéphaloïde proprement dite qu'au centre de la tumeur, la circonférence ayant pris la plupart du temps la densité du squirrhe.

Les symptômes physiologiques sont en rapport avec ces phénomènes : des douleurs lancinantes tourmentent le malade, et se répètent d'autant plus fréquemment que la tumeur est plus volumineuse et les membranes d'enveloppe plus résistantes. Elles se réveillent surtout la nuit, et deviennent si violentes, que les malades adultes demandent instamment qu'on les débarrasse de leur œil, et que les enfants, privés de sommeil, poussent des cris sans relâche, et s'amaigrissent avec rapidité. La fièvre et le délire accompagnent très fréquemment le plus haut degré de cette période.

Troisième période. — Jusque-là le fongus médullaire est renfermé dans la coque oculaire ; la rupture de celle-ci est le point de départ d'une série d'autres symptômes. Lorsqu'elle a lieu par la cornée, ce qui est rare, il est impossible de ne pas la constater immédiatement ; il n'en est pas de même quand c'est la sclérotique qui cède la première, parce que la conjonctive enflammée masque pendant quelque temps la déchirure. Il est cependant facile de se rendre compte plus tard du moment précis où l'encéphaloïde a traversé la fibreuse. En effet, si, au moment où la douleur est devenue intolérable, le malade s'en trouve tout à coup débarrassé, et qu'elle ne reparaisse plus de quelque temps avec les mêmes caractères, il est hors de doute que la sclérotique s'est déchirée, et que la matière encéphaloïde s'est fait passage entre l'œil et l'orbite. Si le mal a été méconnu, il arrive alors que malade et médecin croient à un abcès, et que la conjonctive est ouverte avec la lancette. Mais l'erreur n'est pas de longue durée, l'œil prenant la physionomie que nous allons indiquer tout à l'heure. Lorsque la rupture se fait par la cornée, un liquide jaune rougeâtre, sanguinolent, s'échappe de l'ouverture avec des débris de cristallin ; d'abord inodore, il ne tarde pas à devenir fétide. La tumeur franchit avec rapidité l'ouverture, prend en peu de temps un volume considérable, et vient s'appuyer sur la joue. Dans un cas de récidive, elle était si volumineuse, que la joue elle-même s'était perforée, et qu'on voyait à nu l'arcade dentaire supérieure. Lorsque l'encéphaloïde s'est fait jour par la sclérotique, il demeure quelque temps recouvert par la conjonctive, et finit par prendre un aspect en tous points semblable à celui que nous venons de décrire. Des hémorrhagies surviennent, un ichor fétide s'échappe des parties malades, et bientôt tout l'orbite est envahi au point que les os en sont distendus. Enfin le malade, épuisé par les hémorrhagies, la douleur et la fièvre hectique, s'éteint dans le coma ou les convulsions ; il n'est pas rare alors qu'à l'autopsie on trouve le cerveau lui-même affecté et transformé en une sorte de magma présentant des cavités remplies de sang.

Causes. — Elles sont inconnues. On a cru que les coups sur l'œil pouvaient déterminer cette maladie, mais cela est matière à sérieuse discussion. Les enfants scrofuleux y sont plus sujets que les autres : c'est là à peu près tout ce qu'on peut dire ; pourtant, ainsi que je l'ai dit plus haut, j'ai rencontré l'encéphaloïde sur des adultes d'une excellente constitution.

Pronostic. — Il est très grave ; la mort est la conséquence ordinaire de cette maladie. Cependant on a pensé qu'à sa première période l'encéphaloïde pouvait se terminer par l'atrophie de l'œil, sous l'influence d'un traitement antiphlogistique, aidé de l'emploi des mercuriaux et d'un régime peu nourrissant. C'est une opinion qui ne me paraît nullement appuyée de faits authentiques. Comment se ferait-il que pour l'œil, par une exception toute spéciale, l'encéphaloïde montrât cette rare bénignité ? Il me semble plus rationnel de croire alors à une erreur de diagnostic qu'à une exception à la règle générale, et je me fonde sur ce motif que j'ai vu assez souvent, et notamment dans cinq cas, l'ophthalmie interne se terminer par une suppuration profonde paraissant s'être établie entre la choroïde et la rétine, ou entre cette dernière membrane et l'hyaloïde, et produisant presque tous les caractères matériels de l'encéphaloïde de la rétine. J'ai fait voir à quelques ophthalmologistes ces faits curieux, et tous ont cru à l'encéphaloïde de la rétine au début. Les yeux atteints de cette suppuration profonde, qu'on pourrait appeler *hypopyon postérieur*, se sont atrophiés en partie dans la suite. Je dois ajouter que, comme les autres médecins, j'aurais cru à l'encéphaloïde, si je n'avais pas assisté, pour ainsi dire, à l'apparition de la maladie. Une de ces observations est fort curieuse, et c'est elle qui m'a rendu explicable ce que je n'avais pas compris d'abord dans les autres : un enfant, dont les parents habitent la campagne, m'est amené à ma clinique, pour un coup de fourchette qu'il avait reçu la veille dans l'œil gauche. L'inflammation est nulle pendant quelques jours, la vision s'exerce, l'enfant voit seulement un peu trouble. Les milieux de l'œil sont parfaitement transparents. La blessure, longue d'un demi-centimètre, et placée sur la sclérotique en bas et en dehors, laisse voir une petite hernie du corps vitré, que je touche le cinquième jour avec un crayon de nitrate d'argent. Le lendemain inflammation interne de l'œil, iritis, rougeur modérée ; et les jours suivants, je constate dans la pupille de légères fausses membranes qui se résorbent sous l'influence d'un traitement antiphlogistique énergique. Alors, apparition au fond de l'organe d'une plaque jaunâtre, un peu convexe, en tous points semblable à l'encéphaloïde au début, sauf qu'on n'y découvre point de vaisseaux. La plaque s'étend de plus en plus, et après trois jours enveloppe complétement le corps vitré en arrière. Cet état persiste deux mois, et c'est alors que j'envoie le petit malade à quelques ophthalmologistes qui, prenant l'affection pour l'encéphaloïde de la rétine, veulent, les uns qu'on ne fasse rien, le fongus étant trop avancé, les autres qu'on enlève l'œil aussitôt. Trois ou quatre mois après, l'œil était un peu mou ; un an plus tard, il était atrophié complétement. La plaque jaunâtre du fond de l'œil était devenue blanche, et avait pris tous les caractères d'une fausse membrane.

Ce fait et les autres cas semblables que j'ai observés ne me permettent pas de croire que l'atrophie soit une des terminaisons de l'encéphaloïde de la rétine, et j'ajoute que, lors même qu'on aurait constaté sur un œil atteint du fongus une résistance moindre qu'à l'état normal, il serait peu raisonnable de compter sur une atrophie prochaine ; car cette apparente terminaison pourrait très bien n'être due qu'à la résorption du corps vitré ramolli par la compression, comme cela est arrivé dans le cas suivant : Un homme se présenta à ma clinique avec un encéphaloïde de l'œil gauche à la première période ; la tumeur s'était avancée très près de l'iris ; on voyait des oscillations de la matière encéphaloïde et du corps vitré ; mais l'œil était mou, et les quatre muscles droits se dessinaient par un léger sillon sur la sclérotique. Le corps vitré, ramolli par la tumeur dont le développement s'était arrêté pendant quelque temps, disparut par résorption ; mais bientôt la tumeur recommença à s'avancer vers la pupille, et l'œil reprit son volume primitif, qu'il dépassa dans la suite. N'est-il pas permis de croire, d'après cette observation, que les prétendues atrophies de l'œil, obtenues par un traitement d'ailleurs bien dirigé, ne sont en définitive que des cas dans lesquels il y avait tout simplement une suppuration profonde entre la rétine ou la choroïde, ou bien entre la rétine et le corps vitré ? D'ailleurs, après avoir détruit l'hyaloïde par la compression, la tumeur ne peut-elle pas s'arrêter quelque temps dans son développement ? Quelle que soit l'époque depuis laquelle le mal n'a plus fait des progrès, qui peut le dire complétement guéri ? Ne sait-on pas que l'encéphaloïde au début demeure quelquefois stationnaire pendant plusieurs années ? A quel degré enfin les yeux dont on parle étaient-ils atrophiés ?

Traitement. — Il consiste dans l'enlèvement de l'œil, dès le début de la maladie s'il se peut. Lorsqu'on opère trop tard, le mal se reproduit d'ordinaire avec une effrayante rapidité. De même que les autres observateurs, j'ai vu toujours l'encéphaloïde repulluler, chaque fois qu'on l'avait extirpé alors qu'il remplissait déjà la chambre postérieure ; une seule fois j'ai été à même d'attaquer cette maladie au début, et, deux ans après, l'homme âgé de quarante ans qui fait le sujet de cette observation n'offrait aucune apparence de récidive ; probablement sa tumeur était fibro-plastique ; j'ignore ce qu'il est devenu depuis. Lorsqu'on a décidé que l'œil doit être enlevé, on pratique l'opération que nous décrirons ailleurs (voyez *Cancer de l'œil*).

ARTICLE XIII.

CHOLESTÉRINE DANS LA RÉTINE.

L'ophthalmoscope permet de constater quelquefois la présence de la cholestérine derrière la rétine, surtout quand cette membrane a été frappée de décollement limité ou étendu. On voit alors briller dans le fond de l'œil des cristaux plus ou moins nombreux reflétant la lumière et généralement enveloppés ou maintenus en place par des exsudats flottants ou fixes. On s'assure que ces cristaux sont bien derrière la rétine ou même fixés dans cette membrane, en constatant que les vaisseaux rétiniens sont sur un plan plus rapproché de l'œil de l'observateur.

La vision n'est pas toujours sérieusement atteinte dans le cholestéritis rétinien ; parfois même elle est parfaitement intacte. Dans les décollements anciens les paillettes sont quelquefois excessivement nombreuses, ainsi que j'ai pu souvent m'en assurer.

ARTICLE XIV.

CYSTICERQUES DE LA RÉTINE.

Cette affection est rare. Le cysticerque est-il bien dans la rétine ou derrière cette membrane? Je ne sais. J'ai observé un seul cas jusqu'ici dont je donnerai l'observation et le dessin en m'occupant des *parasites* de l'œil.

Le cysticerque de la rétine ou du fond de l'œil abolit la vision le plus souvent; cependant, après avoir été aveugle, le malade que j'ai observé a recouvré la possibilité de se conduire.

ARTICLE XV.

HÉMÉRALOPIE OU CÉCITÉ DE NUIT.

L'héméralopie est une affection dans laquelle les malades perdent la faculté de voir, aussitôt que le soleil est descendu au-dessous de l'horizon. La cécité est plus ou moins absolue; quelques personnes sont incapables de distinguer aucun objet: d'autres en reconnaissent encore, mais à grand'peine, et lorsqu'on projette autour d'elles une quantité considérable de lumière.

Pour mieux faire connaître cette étrange maladie, j'en donne ici une observation que j'ai recueillie à ma clinique :

« Le nommé Bayeux, tailleur de pierre, demeurant rue de la Tascherie, n° 11, âgé de soixante-un ans, et d'une assez bonne constitution, a eu toujours une vue excellente. Pendant les six derniers mois, il a été tourmenté par un dévoiement qu'un médecin est parvenu à arrêter dans les premiers jours de septembre. Le

6 de ce mois, le malade entre à la tombée du jour dans la boutique bien éclairée d'un boulanger, et s'étonne de n'y pas voir même à se conduire; tous les soirs, au moment du coucher du soleil, il devient aveugle, et ne peut, par exemple, reconnaître qu'une personne se place devant lui, à moins que l'expérience ne se fasse à une lumière très intense, comme celle de plusieurs becs de gaz. Il peut alors distinguer des objets, mais pour un instant seulement, et si un réflecteur projette une masse de lumière sur le point qu'il regarde. Depuis le 6 septembre, la maladie est restée la même.

Examen des yeux à dix heures du matin. Les pupilles sont très peu mobiles, et un peu plus larges qu'à l'état normal; le fond de l'œil est très noir ; la sclérotique est sillonnée par un assez grand nombre de vaisseaux variqueux, anastomosés en arcades. Des deux yeux isolément ou simultanément, à la distance de 2 à 3 pieds, le malade reconnaît sans hésitation l'heure à ma montre, dont les aiguilles sont très rapprochées ; de 130 à 140 mètres, il peut lire de grandes lettres d'enseignes sur les murs. Depuis que le dévoiement a été arrêté, c'est-à-dire depuis l'époque du trouble de la vue, une pesanteur, plutôt que des maux de tête réels, est survenue, et dure encore. Le malade dit que les objets, bien que nets pendant le jour, lui semblent revêtus d'une légère teinte ambrée. Lorsqu'il se réveille pendant la nuit, que ses yeux soient ou non fermés, il voit (toujours depuis trois semaines) des flammes très vives, « semblables à des papillons de feu de toutes couleurs, et particulièrement bleus et jaunes, » phénomène qui ne s'est jamais produit pour lui dans le jour.

Reconnaissant avoir affaire à une amblyopie congestive, qui prend le caractère particulier de l'héméralopie, je juge que les saignées d'abord, puis les purgatifs au moyen desquels je compte rétablir le dévoiement, feront disparaître la congestion cérébrale, et que la vision, si elle n'est pas complétement ramenée à l'état normal, s'améliorera notablement.

Prescription : *Saignée de 3 palettes, bains de pieds, frictions sur le front et les tempes avec l'onguent napolitain.*

28 septembre : 60 *grammes de sulfate de soude, le lendemain de la saignée ; puis le colchique*, 15 *gouttes matin et soir.*

12 octobre. Le malade à suivi à la lettre nos prescriptions. Il a éprouvé, à la suite de l'administration du colchique, un effet purgatif très marqué. Les maux de tête et tous les autres sym-

ptômes de congestion cérébrale ont disparu, et la vue a recouvré son intégrité première.

Prescription : *Le colchique sera continué, mais à une dose moins élevée ; des vésicatoires volants seront placés derrière les oreilles.*

1er novembre. Ces moyens ont été employés, et la vue est aujourd'hui parfaite. »

SYMPTÔMES. — Ordinairement la première attaque, bien que moins complète que les suivantes, surprend le malade au milieu de ses occupations ordinaires : la vue s'affaiblit tout à coup, et, dans quelques cas, s'abolit presque entièrement. On a vu cette première attaque s'accompagner de la perte momentanée du mouvement des membres (Mackenzie, *loco citato*, p. 646); ce qui pourrait faire croire à une apoplexie, ou au moins à une congestion de l'encéphale. Il n'y a point de vertiges, et rarement des douleurs de tête ; le pouls est normal; enfin, dans la majorité des cas, la cécité existe sans aucun autre symptôme. Le lendemain, aussitôt que le soleil se lève, la vue est complétement rétablie ; mais elle disparaît de nouveau dans la soirée suivante, à la même heure que la première fois, et ainsi de suite tous les jours. Lorsqu'on accumule autour des malades un grand nombre de lumières, les uns ne les distinguent aucunement, tandis que d'autres les aperçoivent à travers un voile bleuâtre très épais, qui augmente d'ordinaire après quelques minutes. Ces symptômes différencient nettement l'héméralopie de l'amblyopie, dans laquelle la vision est toujours plus mauvaise le soir, mais sans être abolie à un aussi haut degré.

Les caractères anatomiques sont en général peu marqués ; le soir, le plus souvent les pupilles sont dilatées et demeurent immobiles, quelle que soit la quantité des lumières qu'on place devant les yeux ; d'autres fois, au contraire, elles sont plus étroites que pendant le jour, mais alors la lumière artificielle occasionne de la douleur ou au moins une certaine gêne dans les globes. Pendant le jour les iris reprennent leur mobilité.

Les symptômes généraux sont d'ordinaire insignifiants dans cette maladie. Exceptionnellement, ainsi que nous l'avons dit plus haut, on a observé la perte momentanée du mouvement dans les membres ; dans certains cas, les malades se plaignent de maux de tête ; presque tous, au moment de la première attaque, présentent un embarras d'intestins très notable, remarque fort importante pour le traitement. Bien des fois j'ai été à même d'observer l'héméralopie, et presque toujours ce symptôme était très marqué. Les malades, longtemps avant la première attaque, avaient été affectés d'une diarrhée chronique, les uns dans des régiments d'Afrique, d'autres à Paris : presque tous furent guéris par l'emploi des purgatifs ; résultat qui justifie la remarque de Celse, que ces malades guérissent quand ils sont repris de diarrhée.

Causes. — Elles sont à peu près inconnues, du moins celles qu'on peut appeler directes. La rétine ne me paraît jouer aucun rôle dans cet état, et le mal doit être rapporté plutôt à une maladie des centres nerveux ; Mackenzie, de même qu'Ammon dans d'autres affections amblyopiques ou amaurotiques, a trouvé des taches noires dans la rétine d'un sourd-muet atteint d'héméralopie congénitale ; mais cela n'explique point les intermittences de la cécité et le cas n'est pas une héméralopie véritable, mais une impuissance de la rétine suite d'une maladie organique. On a constaté chez les héméralopes plusieurs conditions qui n'expliquent pas davantage l'apparition de leur maladie : le séjour dans les régions équatoriales, l'action d'une lumière très vive, la fatigue, l'insolation de la tête pendant le sommeil, un nouveau régime, l'embarras des intestins, le scorbut, etc., etc., ont été notés plusieurs fois.

L'héméralopie frappe plus fréquemment les hommes que les femmes; d'ordinaire elle attaque les deux yeux à la fois. Elle est assez souvent congénitale, d'autres fois elle est héréditaire : M. Cunier a observé une famille d'héméralopes, et en a publié l'histoire (1). L'héméralopie est quelquefois endémique ; elle s'est montrée sous cette dernière forme en juillet et août 1834, sur 138 soldats prussiens en garnison à Ehrenbreitstein et à Pfaffendorf ; Sauvages en avait déjà vu une épidémie à Montpellier, et on en a constaté deux autres dans cette même ville en 1787 et en 1832 (Stœber).

Diagnostic différentiel. — L'héméralopie, affection purement nerveuse, paraissant dépendre d'un état morbide du cerveau dont la cause est inconnue, ne doit pas être confondue avec la diminution de perception que certains malades éprouvent le soir à la

(1) Cunier, *Histoire de l'héméralopie héréditaire depuis deux siècles dans une famille de Vendémian, près de Montpellier* ; brochure in-8 extraite des *Annales de la Société de médecine de Gand*, 1838.

lumière artificielle. Dans l'héméralopie, le malade ne voit pas le jour, après le coucher du soleil : c'est le caractère distinctif du mal. Mais si ce même malade veut lire à la lumière d'une bougie le jour, en se mettant dans l'obscurité, s'il est chargé d'un travail quelconque dans une cave, par exemple, il peut voir aussi bien qu'un autre et sans le moindre effort, sans la moindre difficulté. Le soir il sera aveugle et ainsi de suite tous les jours. Au contraire, celui qui a une diminution temporaire ou définitive de la vue, par suite d'une maladie organique, est impuissant dans le jour, s'il se place dans les mêmes conditions, et l'est encore le soir dès qu'il se trouve éclairé par une lumière trop faible.

Ces caractères suffisent bien pour éviter l'erreur ; cependant on doit en pareille circonstance recourir à l'ophthalmoscope et examiner le fond de l'œil. Dans l'héméralopie on ne découvrira absolument aucune altération, à moins qu'elle ne soit antérieure et conséquemment indépendante, tandis que dans l'impuissance de la rétine on découvrira une maladie de cette membrane.

L'héméralopie est une affection exceptionnelle, et qui frappe vivement les médecins qui sont appelés à en observer quelques cas. C'est une raison de se défier, et d'examiner attentivement, avant d'établir ce diagnostic. On m'amène cette année un enfant de 12 ans, fils d'un ingénieur des mines, et son père me raconte que plusieurs fois déjà il a été atteint d'héméralopie pendant plusieurs semaines. L'enfant a quitté le collége depuis plusieurs jours, parce que, le soir, il ne voit même pas les lettres imprimées. En interrogeant et en examinant, j'apprends que sa vue s'est raccourcie et que les objets distants sont mal vus, que le jour l'enfant rapproche le livre de ses yeux et qu'il y ressent des cuissons ; je vois qu'ils s'injectent quand ils se dirigent vers le ciel, que la lecture avec une bougie est impossible, qu'elle est améliorée si l'on met le livre sous le bec d'une forte lampe, puis j'examine les yeux avec l'ophthalmoscope et je reconnais une hyperémie très marquée de la rétine et de la papille du nerf optique. Des sangsues artificielles, des purgatifs, l'obscurité guérissent en une semaine cet enfant.

Mais voici un fait de véritable héméralopie congénitale : M. X... âgé de 34 ans, occupe une position élevée dans sa profession. Ses yeux sont fort bien constitués et ne présentent aucun caractère de maladie appréciable à l'ophthalmoscope. Il devient aveugle tous les soirs au moment du coucher du soleil ; aussi, quand la journée s'avance, il ne s'aventure pas seul dans les rues, mais se fait toujours accompagner d'un domestique. Je le prie de lire le jour à la lumière d'une bougie le caractère n° 1, de Jæger, et il le fait sans la moindre difficulté; une heure après, le soleil étant couché, il se heurte aux meubles de mon cabinet. M. X... est un homme fort sérieux, sa famille et ses amis l'ont toujours connu dans cette même position. Étant au collége, ses camarades pensant qu'il jouait à l'aveugle pour ne pas travailler, l'un d'eux pour s'en assurer se coucha en travers, le soir, sur son passage dans un corridor mal éclairé. Le malheureux jeune homme fit une chute grave et se cassa le poignet droit sur lequel on voit aujourd'hui une cicatrice indélébile.

Pronostic. — Durée. — Le pronostic est en général favorable. La durée de la maladie varie de quelques jours à plusieurs mois; lorsque l'héméralopie est aussi longue, il n'est pas rare qu'elle se termine par l'amaurose; dans les autres cas, la vision redevient parfaite.

Traitement. — On doit distinguer d'abord si l'héméralopie est idiopathique, ou si elle est symptomatique d'un embarras gastrique. Dans le premier cas, à l'exemple de Bamfield, on recommande les applications de vésicatoires autour de l'orbite, on conseille en même temps les bains locaux d'eau froide, l'électricité, l'exposition de l'œil aux vapeurs de l'ammoniaque. Une fois les inoculations de strychnine m'ont parfaitement bien réussi. D'après M. Roussilhe, chirurgien de l'hôpital de Castelnaudary, on pourrait encore pratiquer la cautérisation du pourtour de la cornée (*Encyclographie médicale*, tome VII, p. 435); mais c'est là un moyen très douloureux, compromettant pour l'œil, et auquel on ne doit recourir qu'après avoir épuisé les autres. Dans le second cas, tout en employant le même traitement local que nous venons d'indiquer, on a soin en outre de prescrire des purgatifs répétés, ainsi que l'a recommandé Scarpa. S'il y a des symptômes de congestion vers le cervau, avant tout on les éloigne par des saignées convenables. Lorsqu'une amélioration notable a été obtenue, il est nécessaire que le malade ménage sa vue; à cet effet, il se tiendra quelque temps dans une chambre peu éclairée, ou portera de larges lunettes bleues. Si l'affection dégénère en amaurose, c'est le traitement de cette maladie qu'il conviendra d'appliquer.

Dans quelques cas, on guérit la cécité nocturne par le sulfate de quinine ; mais alors il y a lieu de croire qu'on a eu affaire à une amaurose intermittente, reparaissant régulièrement chaque soir, surtout si après l'administration de ce médicament les accès ont changé d'heure et sont revenus au milieu du jour, comme cela est arrivé dans une observation rapportée par le professeur Stœber dans le tome VI des *Annales d'oculistique*.

ARTICLE XVI.

NYCTALOPIE, OU CÉCITÉ DE JOUR.

La nyctalopie est une maladie de même nature que la précédente, sans aucun doute, mais avec cette différence que la vue disparaît le jour, pour revenir régulièrement le soir. Cette affection est infiniment rare ; les causes qui la produisent sont aussi inconnues que celles de la cécité de nuit. La nyctalopie (cela serait inutile à dire, si quelques auteurs n'avaient pris la peine d'établir un diagnostic différentiel pour cette maladie), la nyctalopie, dis-je, n'a rien de commun avec la photophobie des scrofuleux, qui ne leur permet d'ouvrir les yeux que le soir, ni avec la cataracte lenticulaire dure, dans laquelle, de même que dans les taches centrales de la cornée, la vue est un peu moins mauvaise à une demi-obscurité. Elle n'a point non plus de rapport avec la difficulté qu'éprouvent les albinos à tenir leurs yeux ouverts pendant le jour, ni avec la cécité des prisonniers enfermés longtemps dans un cachot obscur (1).

Les observations de nyctalopie sont en très petit nombre ; je trouve les deux suivantes dans l'ouvrage de Mackenzie, qui les rapporte, la première d'après Ramazzini, et la seconde d'après Guthrie. « J'ai vu à plusieurs reprises, dit le chirurgien italien, parmi nos paysans, et principalement parmi nos jeunes garçons, une chose étrange. Dans le mois de mars, vers l'équinoxe, des garçons âgés d'environ dix ans furent affectés d'un affaiblissement considérable de la vue, au point que pendant le jour ils ne voyaient que peu ou point, et erraient dans les champs comme des aveugles ; mais, à mesure que la nuit arrivait, ils recommençaient à voir distinctement. Cette affection cessa sans aucun remède, et vers le milieu d'avril les malades avaient complétement recouvré

(1) Guérin, *Maladies des yeux*, p. 290. Voyez aussi Larrey.

la vue. J'ai examiné fréquemment les yeux de ces garçons ; leurs pupilles étaient très dilatées. »

« Un témoin oculaire rapporta au docteur Guthrie l'exemple suivant de nyctalopie. Tandis qu'il était en garnison à Landau, en Alsace, dans l'été de 1772, deux cents hommes du régiment de Picardie furent pris d'une espèce de cécité, qui se manifestait quand le soleil était en plein midi ; ils ne pouvaient se conduire tant qu'il n'était pas couvert, et, s'ils se promenaient dans les champs pendant un jour sombre, le soleil venait-il à briller tout à coup, ils étaient obligés de se laisser guider par leurs camarades, jusqu'à ce qu'un nouveau nuage vînt obscurcir la lumière du soleil, et les rendre capables de continuer leur route (1).

La durée, la marche, le pronostic et le traitement de la nyctalopie sont les mêmes que ceux de l'héméralopie.

ARTICLE XVII.

OXYOPIE, CLAIRVOYANCE.

Cette maladie se distingue par une exagération momentanée ou durable de la faculté visuelle. Dans ce dernier cas c'est une organisation exceptionnelle, non une maladie. J'ai observé des personnes qui voient à des distances énormes des objets que d'autres personnes bien organisées ne perçoivent qu'à l'aide d'instruments d'optique, et qui cependant lisent à 10 ou 12 centimètres les plus fins caractères. J'en ai vu d'autres, qui, sans être myopes, lisent dans une demi-obscurité. On a observé en Angleterre une jeune fille qui se disait aveugle et qui dans une obscurité complète pouvait lire, prétendait-elle, par le simple toucher, et bien que les caractères fussent recouverts d'un verre (2). On l'observa et l'on reconnut qu'elle avait la vue si perçante qu'elle voyait dans la plus profonde obscurité.

La clairvoyance est quelquefois le résultat d'une irritabilité nerveuse exceptionnelle et maladive ; celle-ci est momentanée et fait place quelquefois à l'amblyopie. On l'observe plus particulièrement comme l'héméralopie, et surtout l'hémiopie et la cécité momentanées, chez des personnes nerveuses, des femmes hystériques et les hypochondriaques. Quelquefois, comme l'héméralopie, elle se

(1) Mackenzie, *Nyctalopie*, p. 650.

(2) *Cours d'ophthalmologie*, par Van Roosbroeck, t. II, p. 442.

reproduit périodiquement, et alors on peut la traiter comme elle avec quelque succès par des médicaments appropriés.

La clairvoyance est fréquemment observée immédiatement après l'opération de la cataracte; j'en ai observé d'assez nombreux exemples pour être convaincu que dans ce cas elle n'est pas rare. Les malades, immédiatement après l'opération, voient si admirablement qu'ils sont dans un ravissement inexprimable; mais plus tard, l'irritabilité étant tombée, et bien que le succès soit complet, ils expriment leurs regrets de ne plus voir aussi bien qu'au moment où ils ont été débarrassés de leur mal et laissent apercevoir, bien qu'ils puissent aisément lire, qu'ils sont déçus dans leur espérance. On doit se défier de cet état après l'opération de la cataracte, et combattre l'excitation de la rétine par l'eau froide, quelques sinapismes et des antispasmodiques.

Cette maladie, comme les deux précédentes, sauf les cas observés après l'opération de la cataracte, appartient plutôt à un état inconnu du cerveau qu'à une affection de la rétine.

ARTICLE XVIII.

HÉMIOPIE ET CÉCITÉ MOMENTANÉES.

Les malades, dans l'hémiopie, n'aperçoivent que la moitié des objets. Tantôt c'est la moitié supérieure, tantôt l'inférieure qui disparaît; d'autres fois c'est une moitié latérale ou simplement le centre de l'objet. L'hémiopie peut être le symptôme d'affections matériellement faciles à reconnaître ou le résultat de causes absolument inconnues.

C'est surtout de cette dernière variété que nous devons nous occuper ici. Elle frappe plus souvent un seul œil; quelquefois pourtant elle se montre dans les deux en même temps. Elle développe assez ordinairement avec rapidité, puis disparaît très vite pour se reproduire à des intervalles de temps très longs.

La *cécité momentanée* est de même nature assurément, sauf que l'effet est plus étendu. J'ai été consulté un grand nombre de fois pour des hémiopies ou des cécités momentanées, qui effraient beaucoup les malades, et je n'ai jamais pu reconnaître dans leurs yeux aucun signe morbide appréciable même avec l'ophthalmoscope. Chez les uns l'attaque dure seulement quelques secondes, chez d'autres je l'ai vue se prolonger une heure et même une demi-journée; quelques malades se sont couchés aveugles d'un œil ou même des deux yeux, dans un état d'horrible anxiété, et se sont réveillés guéris le lendemain. J'ai observé l'hémiopie chez M. le docteur L..., médecin de Paris; l'accès durait quelques minutes, quelquefois 4 ou 5 secondes seulement. Chez un hypochondriaque, la vue disparaît une demi-heure dans l'un ou l'autre œil et reparaît intacte après ce temps. Je le vois depuis 10 ans peut-être et c'est 3 ou 4 fois par mois la même chose, surtout quand il fait quelque écart de régime, ce qui lui arrive souvent. D'autres perdent temporairement la possibilité de lire, parce que le point qu'ils regardent n'est pas perçu, tandis que le point voisin le plus rapproché l'est parfaitement. Ils peuvent lire ainsi la syllabe qu'ils ne fixent pas et voient celle qui suit ou qui précède.

Le docteur Wollaston, qui a été attaqué deux fois d'hémiopie semblable, a publié, dans les *Transactions philosophiques*, son observation avec celle d'un de ses amis, chez lequel cette maladie se reproduit, depuis seize ou dix-sept ans, toutes les fois que l'estomac est troublé. L'attaque durait de 15 à 20 minutes, et se dissipait complétement ensuite. Wollaston dit que lorsqu'il voulait lire le mot Johnson, il n'apercevait que ....son. L'hémiopie était latérale et partait du côté gauche. Suivant que c'est la partie centrale ou le pourtour des objets qui ne peut être distingué, on divise l'hémiopie en *centrale* ou *périphérique*.

Les causes de l'hémiopie et de la cécité momentanées sont très obscures; presque toujours on voit cette maladie se manifester chez des personnes nerveuses, chez des hypochondriaques et surtout chez des femmes hystériques.

L'hémiopie et la cécité prolongée ont des causes matérielles qu'il faut rechercher dans une maladie de l'encéphale ou dans un état appréciable de la rétine ou du nerf optique. Ainsi dans les épanchements séreux sous-rétiniens récents, par exemple, les malades ne voient le plus souvent que la moitié des objets; il en est de même dans quelques cas d'encéphaloïde de la rétine. J'ai donné des soins à un jeune homme, chez lequel une amaurose double est survenue en peu d'heures, par suite d'une apoplexie choroïdienne ainsi que plus tard j'ai pu le constater. La vue est restée perdue dans l'œil droit; le gauche s'est guéri très incomplétement. J'ai reconnu que le tiers interne environ de la rétine percevait les objets, mais le malade n'en voyait que la moitié latérale; ainsi il n'apercevait que le côté gauche de ma figure, lorsque j'étais placé devant lui. L'hémiopie a disparu plus tard, bien que la paralysie partielle de la rétine dans ses deux tiers externes ait persisté. Le malade, pour voir un objet placé à sa gauche, dirige son œil gauche en haut et à droite. Les faits semblables sont d'une fréquence extrême. Cette hémiopie, n'étant qu'une affection symptomatique, n'aura point de traitement tracé ici ; les moyens qu'on emploiera devront être dirigés contre les maladies qui lui auront donné naissance.

La vision offre encore des anomalies bizarres, qui ressemblent assez à celles dont nous venons de nous occuper, mais seulement par les signes physiologiques, et qui ne sont en général que des symptômes d'une amaurose plus ou moins avancée : tels sont les cas dans lesquels les objets paraissent défigurés (*visus defiguratus*, *metamorphopsia*), ou déplacés, ou doubles (*diplopia*) ; ceux dans lesquels ils sont obscurs (*visus nebulosus*), colorés (*crupsia*) ou décolorés (*achromatopsia*), etc., phénomènes le plus souvent symptomatiques de causes locales appréciables, mais qu'on voit aussi très fréquemment chez des individus très nerveux, dont les yeux n'offrent d'ailleurs rien d'exceptionnel Quelques-uns doivent être rattachés à une disposition anomale des parties. La diplopie, par exemple, lorqu'elle n'existe que dans un œil, a été considérée comme le résultat d'une réfraction vicieuse produite sur la rétine par un double foyer (Szokalski) ; mais ces phénomènes demandent encore quelques recherches. Le traitement de l'hémiopie et de la cécité momentanée est celui de la disposition nerveuse générale qui occasionne cette maladie.

ARTICLE XIX.

OSSIFICATION DE LA RÉTINE.

Les observations d'ossification de la rétine ne sont pas très rares aujourd'hui. Scarpa, Morgagni, Haller, Morand, Panizza, MM. Cloquet, Rognetta, Rousseau, Alph. Sanson et Magendie, en rapportent des exemples. C'est toujours sur des yeux privés de la vue depuis un temps considérable qu'on rencontre cette maladie. Le diagnostic en est impossible, et ce n'est que par la dissection qu'on peut la reconnaître. L'ossification a toujours la forme d'une petite cupule.

ARTICLE XX.

MALADIES DE LA RÉTINE OBSERVÉES PENDANT LA GROSSESSE ET LA PARTURITION.

La cécité complète ou incomplète de longue durée se manifeste pendant la grossesse ou pendant la parturition. On en trouve dans les auteurs de nombreux exemples. J'en ai observé quelques cas. Les uns doivent être rapportés à une congestion ou à des épanchements du cerveau, un grand nombre à des symptômes faciles à reconnaître dans les yeux à l'aide de l'ophthalmoscope. Ici comme dans tous les cas d'amblyopie ou d'amaurose, cet instrument sert à localiser le mal dans l'œil même ou par exclusion dans l'encéphale, et, assurément, la possibilité d'établir sous ce rapport un diagnostic différentiel est d'une très haute importance.

J'ai été quelquefois consulté par des femmes enceintes de plusieurs mois qui se plaignaient de perdre momentanément la vue d'un œil ou des deux yeux, ou qui pendant une demi-heure, une heure et même davantage, ne voyaient plus que la moitié des objets qu'elles regardaient. Ce même phénomène est fréquent chez les femmes hystériques, chez les hommes très nerveux, les hypochondriaques, etc., mais je n'ai jamais trouvé parmi ces cas un seul fait dans lequel il y eût des caractères appréciables à l'aide de l'ophthalmoscope; c'est évidemment un état nerveux dont il convient de rechercher la cause dans l'état général.

Plusieurs faits d'amaurose complète ou d'altération grave de la vue ont été rapportés à cette classe de maladies si fréquentes chez les femmes grosses, et que l'on attribue généralement à des lésions de l'innervation. Mais ces faits sont très incomplets, et rien ne prouve que la cécité complète et incurable qui a été observée n'ait pas été le résultat d'une affection cérébrale que l'examen cadavérique seul aurait pu démontrer. Ainsi le cas que M. Cazeaux (1) rappelle dans son excellent traité d'accouchements et l'observation de M. Imbert qu'il cite, ne peuvent avoir aucune valeur en ce qui touche la véritable nature du mal. Une femme perd la vue pendant une grossesse, elle n'éprouve aucun symptôme cérébral, pas même un étourdissement, la cécité per-

(1) Cazeaux, *Traité de l'art des accouchements*, 5e édit., p. 313.

siste... Peut-on rationnellement rapporter cet accident à une simple lésion de l'innervation? Une apoplexie cérébrale, une apoplexie rétinienne peuvent expliquer aussi bien et même beaucoup mieux l'accident, et surtout la persistance indéfinie de ses symptômes.

L'amaurose des femmes enceintes peut être classée sous deux chefs principaux : elle est cérébrale ou oculaire.

La première se divise en amaurose symptomatique de congestion simple de l'encéphale, et en amaurose occasionnée par un épanchement.

La seconde a pour signe dans la rétine tous les caractères de l'amaurose liée à l'albuminurie, si fréquente chez les femmes enceintes, ou bien ceux d'une apoplexie rétinienne, cas fréquents dans lesquels l'ophthalmoscope ne laissera pas de doute.

L'amaurose cérébrale par congestion est souvent complète et peut durer de plusieurs jours à plusieurs semaines. Elle débute brusquement, s'accompagne quelquefois des symptômes généraux ordinaires à la congestion du cerveau, mais reste bornée aussi à l'appareil oculaire, du moins dans quelques cas. Une dame de vingt-six ans, grosse de six mois, devient tout à coup aveugle des deux yeux, elle ne reconnaît même pas les ombres des objets et, pendant un jour, ne peut distinguer de quel côté vient la lumière. Aucun symptôme de compression de l'encéphale, absolument rien dans la santé générale. Une saignée, des sangsues appliquées derrière les oreilles n'amènent aucun résultat. Le cinquième jour, je suis appelé et je trouve les yeux parfaitement sains, les paupières étaient noires et mobiles, il n'y avait rien d'appréciable avec l'ophthalmoscope dans le fond de l'œil. Les vaisseaux rétiniens étaient seulement un peu congestionnés et variqueux surtout sur la papille. Je fis répéter la saignée et, après six à sept heures, la vue revint tout à coup comme je l'avais déjà vu dans d'autres circonstances analogues. On trouve un fait absolument semblable dans les *Annales d'oculistique* (voy. t. XIX, p. 123), rapporté par Ringland; la cécité était survenue pendant l'accouchement, malheureusement l'ophthalmoscope n'était pas inventé à cette époque, mais les symptômes ne peuvent laisser aucun doute sur la nature de la maladie.

L'amaurose cérébrale par épanchement est loin d'être rare; on la voit moins souvent pendant la grossesse qu'au moment même de la parturition.

Elle débute aussi tout à coup, avec ou sans symptômes généraux de paralysie, et peut persister toute la vie. Je vois en ce moment une femme d'environ trente ans qui a perdu tout à coup la vue au septième mois de sa grossesse, et qui depuis deux ans a subi tous les traitements possibles sans aucun résultat. Jamais elle n'a été paralysée, ses yeux sont beaux, mais ses pupilles sont dilatées et immobiles. Les rétines examinées à l'ophthalmoscope sont saines, mais la papille est atrophiée.

L'amaurose oculaire des femmes enceintes se rattache souvent à l'albuminurie dont elles sont si fréquemment atteintes (1). Rarement il y a cécité complète dans ces cas, mais un affaiblissement souvent de longue durée, et qui dépend entièrement des lésions dont on peut apprécier l'étendue par l'examen ophthalmoscopique des rétines. Sous ce rapport les femmes enceintes sont dans les mêmes conditions que toutes les autres personnes atteintes de néphrite albumineuse, avec cette différence, que chez elles, l'albuminurie disparaissant après la parturition, le pronostic, en ce qui touche les yeux, doit nécessairement être plus favorable. On ne doit donc pas oublier ici, après l'examen des yeux et la constatation des lésions rétiniennes, que l'albuminurie est plutôt le résultat d'une altération momentanée du sang, qu'il n'y a que rarement une altération organique des reins, et que le pronostic devra être porté en conséquence.

La rétine présente dans ces cas des caractères que nous étudierons plus loin en nous occupant des maladies de cette membrane que l'on constate dans les diverses altérations de l'urine. (Voy. section 3e, *Ambliopies symptômatiques d'une altération dans la composition de l'urine.*)

L'amaurose oculaire par apoplexie de la rétine est encore assez commune chez les femmes grosses. Quelquefois elle disparaît entièrement ; d'autres fois, au contraire, elle persiste toute la vie à des degrés différents. Je l'ai vue frapper un œil dans une première grossesse, le laisser amblyopique, puis toucher l'autre œil exactement de la même manière à la grossesse suivante. Voici le fait, en résumé : il s'agit d'une jeune femme d'Elbeuf, qui a pris aussi les conseils de M. Paul Dubois ; ses yeux avaient toujours été excellents et sa santé des plus florissantes. Pendant le septième mois d'une première grossesse, elle perdit tout à coup

(1) Voy. Cazeaux, *loc. cit.*, p. 289.

l'usage de son œil droit. Une saignée, un régime sévère, améliorèrent un peu l'état de cet organe, mais la lecture demeura impossible. Lors d'une dernière grossesse, l'autre œil fut frappé de la même manière, la vue revint aussi, mais incomplète, et c'est alors (1856) qu'elle me demanda des conseils. Je trouvai dans les deux rétines les traces de larges foyers apoplectiques, des accumulations et l'absence du pigmentum par places, c'est-à-dire, des plaques noires et blanches, et en outre de longues traînées exsudatives. Il n'y avait presque rien à faire contre cette maladie ; M. Dubois a conseillé, comme moyen prophylactique, d'éviter la cause première de ce mal, ce qui avait d'ailleurs été arrêté d'avance dans la pensée des jeunes époux.

L'apoplexie de la rétine chez les femmes grosses ne produit pas ordinairement la cécité complète, ce qui, au reste, ne se voit que bien rarement dans cette maladie ; on constate le plus souvent une simple diminution de la vue d'une manière générale ou plutôt l'apparition d'une ou plusieurs taches dans le champ visuel. Dans quelques cas, il peut arriver que le point fixé soit couvert d'une tache noire, comme je l'ai observé dans d'autres hémiopies symptomatiques de l'apoplexie partielle de la rétine. On voit un fait de cette nature dans un travail du docteur Lever, intitulé : *Sur quelques désordres du système nerveux qui accompagnent la grossesse et la parturition* (1). La femme qui en fait le sujet avait éprouvé au début de sa grossesse, en cousant, une sensation particulière dans les deux yeux, et avait reconnu, en ouvrant fortement les paupières, qu'elle distinguait bien les contours des objets, mais que le centre était tout à fait obscur. Ces phénomènes continuèrent à se montrer pendant le cours de sa grossesse, et disparurent entièrement trois mois après l'accouchement.

Je ne terminerai pas ce sujet si intéressant des accidents oculaires qui frappent les femmes enceintes, sans rappeler un fait (2), malheureusement sans détails, rapporté par M. Santesson, et que l'on ne peut guère rattacher à aucune lésion anatomique, mais qui paraît lié à une de ces perturbations nerveuses dont les effets sont si variés chez les femmes grosses. Il s'agit d'une femme chez laquelle une amaurose est survenue pendant huit grossesses succes-

(1) Voyez *Annales d'oculistique*, t. XIX, p. 125.
(2) *Ibid.*, t. XX, p. 122.

sives. « Une femme faible et délicate (épouse d'un pharmacien de Wadstena, village de la Suède) a été atteinte, dit l'auteur, d'amaurose complète des deux yeux pendant les cinq derniers mois de huit grossesses successives, et dans un laps de dix années. Après chaque délivrance, elle recouvrait complétement la vue ; mais chaque grossesse la rendait de plus en plus faible, et elle tardait davantage à se remettre. Pour ce qui est de l'amaurose, elle mit chaque fois plus de temps à disparaître. Dans les premières grossesses, la vue se rétablissait une semaine après l'accouchement ; mais lors des dernières délivrances, il se passa un mois avant que ce retour de la vision fut complet. »

Je rappellerai enfin que les accouchements répétés ont souvent une action directe sur la faculté d'accommodation prolongée, et que j'ai observé un grand nombre de personnes qui, longtemps après la délivrance, s'étaient trouvées dans l'impossibilité de lire ou de coudre, les unes, pendant une ou deux heures, les autres, même pendant quelques minutes. Le repos des yeux, un régime tonique, une médication réparatrice, sont alors indiqués ; chez quelques personnes forcées de travailler, il est nécessaire de recourir à l'emploi de verres grossissants, bien qu'elles puissent facilement accommoder à la plus courte distance, et qu'en conséquence, elles n'offrent aucun symptôme de presbytie.

ARTICLE XXI.

MALADIES DE LA RÉTINE OBSERVÉES DANS LA SYPHILIS CONSTITUTIONNELLE (ŒDÈME SYPHILITIQUE).

J'ai rencontré assez souvent des malades atteints de syphilis constitutionnelle, chez lesquels la vue devenait peu à peu assez faible pour que la lecture ne fût plus possible. Ils avaient eu un chancre, trois mois après une affection papuleuse, et se croyaient guéris complétement, lorsqu'à une distance de six mois, treize mois, quinze mois (ces chiffres sont pris sur des observations) leur vue s'était rapidement affaiblie dans un œil d'abord, puis dans les deux yeux.

La cause de ce mal n'est pas toujours l'existence d'une compression optique par une production de nature syphilitique placée dans l'encéphale, ni par quelque tumeur gommeuse du sommet de l'orbite, mais par une affection de la rétine dont nous avons déjà décrit plus haut les caractères anatomiques, l'œdème, ou au moins une maladie dont les symptômes ophthalmoscopiques se confondent avec l'infiltration séreuse de la rétine. Cette membrane offre dans ce cas une couleur blanchâtre rosée, sale, empiétant sur la papille qui est toujours hypérémiée à un degré variable.

Les mêmes remarques ont déjà été faites en Allemagne, et je ne sache pas que l'on ait constaté d'autres caractères.

L'affection marche lentement. J'ai vu une amélioration faire place à une aggravation, sans cause connue, tantôt dans un œil, tantôt dans les deux yeux; quelquefois une guérison rapide et durable dans un œil, et un état longtemps stationnaire dans l'autre.

J'ai conseillé à mes malades la liqueur de Van Swieten, les pilules de proto-iodure d'hydrargyre, plus souvent celles de Sédillot, un traitement antisyphilitique complet. Les yeux ont été maintenus dans le repos, je les ai fait bassiner avec un collyre au sublimé (2 centigrammes dans 100 grammes d'eau); quelquefois, lorsque l'hypérémie de la papille était considérable, des ventouses scarifiées ou des sangsues artificielles ont été appliquées avec succès. J'ai vu durer cette maladie pendant trois mois; la vue, quand il y a guérison complète, ce qui ne s'observe pas toujours, demeure susceptible et longtemps faible. Les symptômes ophthalmoscopiques ont une grande valeur ici, parce que en excluant la présence d'une production dans le cerveau, ils permettent de porter un pronostic favorable.

SECTION DEUXIÈME.

Maladies de la papille du nerf optique.

La papille du nerf optique est le point de mire du praticien qui s'aide de l'ophthalmoscope. On doit donc, d'abord, l'étudier au point de vue physiologique.

Les maladies de la choroïde ont une influence considérable sur la rétine, et réciproquement; celles de la papille sont le plus ordinairement liées à des altérations de l'une ou de l'autre de ces membranes, ou plus exactement de ces deux membranes à la fois. Ce n'est donc que pour les facilités de l'étude que l'on sépare ces affections, mais le praticien doit les réunir dans son esprit. Les maladies de la papille sont pour la plupart faciles à reconnaître avec l'ophthalmoscope, leur cercle s'agrandira sans doute avec les progrès de la science, et l'on arrivera probablement encore à plus de sûreté dans le diagnostic.

Les principales maladies de la papille du nerf optique sont : l'*insertion anormale*, l'*anémie congénitale et acquise*, l'*hypérémie*, l'*anévrysme* de ses vaisseaux et leur *varicosité*, leur *pulsation spontanée*, l'*apoplexie*, l'*atrophie*.

ARTICLE PREMIER.

INSERTION ANORMALE DE LA PAPILLE.

Cette affection est assez rare et ne frappe ordinairement qu'un seul œil. Elle a pour conséquence, quand l'autre œil est sain, de provoquer une amblyopie avec strabisme que l'on peut guérir par l'exercice isolé, et pour caractère physiologique un rapport oblique entre l'objet regardé et l'œil, ou, si l'on veut, une déviation anormale de l'axe visuel.

L'ophthalmoscope permet de reconnaître dans ces cas que le nerf optique n'est pas placé comme à l'ordinaire, et que pour l'apercevoir, le chirurgien doit diriger l'œil du malade, non plus un peu en haut et en dedans, mais dans une position qui s'en éloigne plus ou moins. Dans la plupart des cas que j'ai observés, il m'a fallu diriger l'œil plus en dehors que dans l'état physiologique.

Il n'y a pas d'altération organique de la rétine dans l'insertion anormale du nerf optique, et l'on s'en assure par l'amélioration rapide de la vision sous l'influence de l'exercice. On conseille aux malades de lire souvent dans la journée pendant quelques minutes avec des verres grossissants, dont on diminue peu à peu la force, et bientôt la lecture des caractères les plus fins devient facile à l'œil nu. J'ai remarqué seulement que les malades doivent rapprocher le livre de leur œil, comme dans les cas d'impuissance congénitale de la rétine que nous avons étudiés plus haut, et que les objets distants incomplétement perçus, sont plus mal éclairés encore par les verres concaves.

ARTICLE II.

ANÉMIE CONGÉNITALE ET ACQUISE DE LA PAPILLE.

La papille du nerf optique est sillonnée à sa surface par les subdivisions de l'artère et par celles de la veine centrale de la rétine.

Le volume de ces vaisseaux varie un peu suivant les individus, mais non pas cependant de manière à présenter à l'état normal des différences bien appréciables. La papille a une teinte rosée qu'elle doit aux ramifications capillaires de l'artère centrale. Les subdivisions de l'artère sont généralement au nombre de trois, de même que celles de la veine; mais celles-ci sont surtout fort apparentes à cause de leur diamètre qui est de beaucoup plus grand que celui des artères. Dans certains états de maladie, ces vaisseaux augmentent ou diminuent de volume, ou même manquent tout à fait. De là, les *varicosités*, l'*anévrysme* ou l'*anémie*. Nous nous occuperons seulement de cette dernière affection dans cet article: elle est congénitale ou acquise.

L'*anémie congénitale* est assez rare. Je l'ai observée le plus souvent dans des cas de cécité incomplète et spécialement dans celle qui est accompagnée de nystagmus; l'ophthalmoscope fait reconnaître que dans ces cas, les vaisseaux de la papille sont moins nombreux et beaucoup plus fins qu'à l'état normal, et que chez quelques individus, ils occupent seulement le côté externe ou le côté interne de la rétine. Il y a aussi toute une partie de cette membrane dans laquelle on ne voit pas se diriger un seul des vaisseaux qui rampent à la surface de la papille. En même temps la couleur rosée de cet organe est remplacée par une teinte blanche plus ou moins marquée qui rappelle de loin l'éclat nacré et brillant que l'on remarque dans l'atrophie du nerf optique. Chez un soldat dont la vue était si faible depuis son enfance qu'il n'avait jamais pu apprendre à lire, j'ai observé que les artères étaient à peine visibles, et que les veines paraissaient trois fois plus minces que d'ordinaire. Tous ces vaisseaux étaient groupés vers le côté externe de l'œil (image droite), et n'occupaient que le quart environ de la surface de la rétine. Les yeux étaient atteints d'un nystagmus fort considérable, le champ de la vision était très rétréci; les lunettes convexes ou concaves n'apportaient aucun soulagement. Ce soldat se conduisait facilement, mais à 4 mètres tous les objets se confondaient ; il plaçait la montre à 2 centimètres pour voir l'heure. Son œil gauche était beaucoup plus faible, probablement faute d'exercice, car il ne paraissait pas plus mal organisé que le droit. Cet homme, incapable de faire un bon service dans l'armée, a été réformé.

L'*anémie acquise* est plus commune, généralement elle précède l'atrophie du nerf optique. Les symptômes physiologiques que l'on remarque dans cette affection ne sauraient suffire pour la reconnaître sans le secours de l'ophthalmoscope. Les malades se plaignent de tous les phénomènes communs, tantôt à l'amblyopie congestive, tantôt à l'amblyopie asthénique avec diverses complications. Ainsi, les uns accusent un trouble très notable dans la vision, une diminution de la portée de la vue coïncidant avec le besoin de prendre des verres grossissants, puis l'impossibilité de lire. D'autres se plaignent d'un brouillard qui s'épaissit de plus en plus, et fait place de temps en temps à des améliorations considérables, mais toujours de courte durée. Tantôt la cécité augmente progressivement et sans ces oscillations ; d'autres fois, il y a des fantômes lumineux, des ombres, des plaques noires ou diversement colorées qui disparaissent ou reviennent sans cesse, jusqu'à ce qu'enfin le malade se trouve dans l'impossibilité de se conduire. Ajoutez à cela tous les phénomènes de congestion vers la tête ou leur absence totale, et l'image physiologique de cette affection sera tracée avec tous les caractères que j'ai eu l'occasion de noter, et qui, comme on le voit, n'ont aucune valeur puisqu'ils se rapportent aussi à d'autres maladies très différentes.

L'anémie de la papille se caractérise par la disparition complète de ses vaisseaux. Elle se montre alors d'une couleur blanche, presque nacrée, déchiquetée à ses bords ou comme dentelée. A sa circonférence, on voit un cercle rosé, quelquefois rouge vif, et qui paraît dû à la présence des artères ciliaires. Quelquefois on voit les vaisseaux de la rétine s'échapper, non plus du centre de la papille, mais d'un point rapproché de sa circonférence ou en contact immédiat avec celle-ci. Généralement la papille semble aplatie et large comme infiltrée dans l'anémie ; elle est au contraire bombée et étroite dans l'atrophie du nerf optique.

L'anémie de la papille s'accompagne presque toujours d'autres affections visibles, comme elle, seulement avec l'ophthalmoscope. Elle est incurable.

ARTICLE III.

HYPÉRÉMIE DE LA PAPILLE.

Cette affection est très commune. On l'observe souvent chez des personnes qui abusent de leurs yeux, et chez celles qui, atteintes d'une maladie de l'accommodation ou de presbytie, continuent de travailler sans prendre les lunettes qui leur conviennent. On en voit encore des exemples quand les lunettes sont mal appropriées, ou bien quand le malade ne tient pas compte de la fatigue qu'il ressent dans les yeux, et qu'il continue un travail qui le gêne, et sans prendre quelques instants de repos. Il y a une hypérémie de la papille dans toutes les inflammations même légères des yeux ; on l'observe dans les conjonctivites les plus simples.

Dans l'hypérémie, la couleur blanche éclatante de la papille est remplacée par une teinte rouge qui varie du rose foncé au rouge le plus vif, et due au développement de ses vaisseaux. Lorsque la maladie est légère, la papille présente, outre la couleur dont nous venons de parler, une teinte plus vive, presque rouge déjà à sa circonférence. Ses bords sont mal limités et commencent à se perdre sous l'injection de la rétine, toujours en rapport avec celle de la papille ; on dirait alors qu'on ne la voit qu'à travers une gaze rose. Le centre, à ce degré, laisse voir un seul point brillant et nacré. Dans des cas plus graves, la papille est si complétement couverte qu'on ne l'aperçoit plus, et qu'elle est en quelque sorte noyée dans un lacis inextricable de vaisseaux rouge vif (voyez plus haut fig. 61, p. 455). On ne peut arriver dès lors à reconnaître la place qu'elle occupe, qu'à l'émergence des vaisseaux artériels ou plus exactement aux points d'entrée des veines dans le nerf optique. Ce point de repère est difficile à trouver quelquefois, tant l'injection est vive ; mais si l'on comprime l'œil au côté externe, la pulsation isochrone au pouls que l'on peut constater ne peut plus laisser aucun doute.

Entre l'hypérémie légère et l'hypérémie très marquée, il y a de nombreux degrés intermédiaires : quelquefois, il n'y a qu'une petite partie de la papille qui soit injectée ; quelquefois, le quart ou la moitié de sa circonférence est rouge ; dans d'autres cas, elle est complétement perdue dans les vaisseaux, sauf dans le quart ou le huitième de sa surface.

L'hypérémie de la papille s'accompagne toujours de celle de la rétine, assez souvent aussi de celle de la choroïde : c'est dire que l'étude ne peut en être isolée, et qu'elle peut s'accompagner tantôt de symptômes assez légers, tantôt de symptômes graves, dont l'ophthalmoscope peut seul faire connaître la cause directe. L'œdème de la rétine, le décollement séreux ou sanguin de cette membrane, doivent être notés en première ligne; heureusement l'hydropisie et l'apoplexie sont rares.

Les signes physiologiques de l'hypérémie de la papille varient entre une gêne dans l'action prolongée de l'œil sur de petits objets et qu'il ne faut pas confondre avec une maladie simple de l'accommodation, et une diminution dans la portée de la vue, avec impossibilité de lire à la lumière artificielle, non par fatigue mais par impuissance réelle. L'amblyopie très marquée et même l'amaurose complète peuvent être la conséquence de l'hypérémie de la papille, mais si elles ne sont pas compliquées d'autres affections, on peut espérer de les guérir aisément.

Le pronostic est favorable, la durée généralement courte, si le traitement est convenablement appliqué. Mais, abandonnée à elle-même, la maladie peut devenir fort sérieuse.

Le traitement, ici comme toujours, doit être divisé en traitement général et local. Le premier consiste à éloigner toutes les causes sous l'influence desquelles des congestions cérébro-oculaires auraient pu se développer, particulièrement les palpitations de cœur, la suppression d'hémorrhoïdes fluentes, la constipation, un état sédentaire, etc.

Le traitement local est fort important : on conseille le repos absolu des yeux, le séjour dans une pièce un peu sombre, ou l'exercice modéré avec des conserves bleues, entourées de taffetas. Des ventouses scarifiées ou des sangsues artificielles ou naturelles sont appliquées entre l'œil et l'oreille, à diverses reprises et à des distances très rapprochées, par exemple tous les trois ou quatre jours. On ajoute à ces moyens, que je considère comme héroïques, des dérivatifs de toutes sortes et particulièrement les bains de jambes, les purgatifs fréquents, une diète convenable, etc. J'ai guéri ainsi des cas d'amaurose complète et d'amblyopies graves contre lesquelles les saignées générales avaient complétement échoué.

ARTICLE IV.

VARICOSITÉS DES VAISSEAUX, ANÉVRYSME, PULSATION SPONTANÉE.

L'état variqueux des vaisseaux de la papille du nerf optique est très fréquent et se complique le plus souvent, non pas toujours, d'hypérémie de la rétine et de la choroïde. Rien n'est plus facile à reconnaître : la papille est sillonnée de vaisseaux rouge brun, sinueux, présentant de nombreux renflements et qui ont un volume beaucoup plus considérable qu'à l'état physiologique. On les voit se recourber, s'anastomoser de diverses manières sur la papille au lieu de s'en échapper en ligne presque droite comme à l'ordinaire. On doit, dans ces cas, examiner avec soin la couleur, la forme et l'étendue de la papille. Si elle est blanche, nacrée, bombée à son centre, et que la vue ait notablement souffert, il y a généralement à craindre une grave affection, car ces symptômes sont ceux de l'atrophie du nerf optique. On étudie aussi l'état de la choroïde, dans laquelle on remarque souvent des désordres d'une certaine gravité.

J'ai observé des varicosités considérables des vaisseaux de la papille sans dérangement apparent dans la faculté visuelle. Je n'ai pas encore trouvé un seul cas d'anévrysme véritable.

Les varicosités disposent aux apoplexies intra-oculaires et à l'anesthésie progressive de la rétine ; le traitement doit être dirigé dans ce sens.

La *pulsation spontanée* des vaisseaux de la papille s'observe plus particulièrement dans les affections glaucomateuses ; je l'ai observée une seule fois dans une choroïdite traumatique qui a complétement cédé à un traitement énergique. Pour la reconnaître, il suffit de regarder attentivement les vaisseaux de la papille, et là, on voit un petit mouvement du sang qui les distend et qui est parfaitement isochrone au pouls. La pulsation spontanée est un symptôme fort grave, dont nous aurons l'occasion de parler plus loin (voy. Glaucome).

ARTICLE V.

APOPLEXIE DE LA PAPILLE.

On en voit d'assez nombreux exemples. J'ai vu assez souvent un épanchement de sang limité, soit vers le centre de la papille, soit à sa circonférence. Dans le premier cas, cet épanchement était très limité ; dans le second, il se confondait avec un épanchement semblable dans la rétine. J'ai rapporté plus haut (voy. fig. 65, p. 474) un fait dans lequel la guérison complète a été obtenue.

L'apoplexie bornée à la papille est sans gravité.

ARTICLE VI.

INFILTRATION, RAMOLLISSEMENT DE LA PAPILLE.

Cet état de la papille, qui coïncide toujours avec une amblyopie des plus graves, et souvent même avec une amaurose complète, est assez fréquent. Il précède généralement l'atrophie, dont nous parlerons dans l'article suivant.

Dans cette affection, la papille est beaucoup plus large que dans l'état normal ; elle est manifestement gonflée à sa surface, qui présente de petites boursouflures inégales en élévation. Elle n'a plus sa forme régulière ; ses bords sont déchiquetés et se perdent en certains endroits avec le tissu de la rétine, dans lequel ils semblent se fondre. Elle est en outre jaunâtre sale, de couleur douteuse ; on croirait que quelque chose comme un voile tomenteux la recouvre. Les vaisseaux sont voilés ou même entièrement cachés dans les parties boursouflées de la papille et comme noyés dans une exsudation blanchâtre.

L'infiltration et le ramollissement de la papille s'accompagnent le plus souvent de graves désordres dans la choroïde et dans la rétine. Cette dernière membrane est ordinairement infiltrée aussi dans une certaine étendue et en partie couverte d'exsudations, quand la papille présente les caractères de l'affection qui nous occupe.

Cette maladie est des plus graves.

ARTICLE VII.

ATROPHIE DE LA PAPILLE.

Cette maladie est fort grave et malheureusement très commune. Elle est facile à reconnaître à l'aide de l'ophthalmoscope.

Dans cette affection, la papille diminue remarquablement de volume, et prend un aspect blanc nacré, tout particulier, que l'on ne peut absolument méconnaître ; en même temps elle devient creuse ou bombée à son centre. De là, deux variétés nécessaires à distinguer. La diminution de la grandeur de la papille sera surtout facilement reconnue, si l'on se sert habituellement du même verre lenticulaire, et que par l'interrogatoire du malade on apprenne qu'il n'est pas myope.

Outre qu'elle est blanche, nacrée et plus petite que de coutume, la papille présente encore assez souvent à sa circonférence des échancrures très fines, mal limitées ; quelquefois aussi elle est entourée d'un cercle de vaisseaux variqueux formé, à n'en pas douter, par les artères ciliaires.

Dans l'atrophie de la papille compliquée de saillie ou *atrophie en champignon*, les vaisseaux ont généralement pâli et diminué comme elle de volume ; quelquefois cependant ils sont très variqueux, mais on est toujours frappé par la petitesse de la papille, sa forme brillante et son aspect nacré ; leur forme a changé aussi d'une manière remarquable. Ainsi, au lieu de courir directement en rayonnant, on constate qu'ils marchent, non plus sur une surface plane, mais sur une surface convexe, sur une sorte de petit champignon, et qu'en conséquence ils sont courbes. Arrivés à la circonférence de la papille, quelques-uns passent sous son bord, disparaissent dans un court trajet, puis se montrent un peu plus loin, de sorte qu'en les voyant s'échapper de ce point, on croirait d'abord que le vaisseau que l'on suit sur la papille se termine à la circonférence de ce petit organe et qu'un autre vaisseau naissant à côté, sous cette circonférence même, va s'épanouir de là dans la rétine. Mais si l'on dirige l'œil du malade fortement en dedans, par exemple, en admettant que ce vaisseau soit placé en dehors, on l'aperçoit quelquefois dans son trajet sous la papille, et l'on évite ainsi toute erreur. Cette direction des vaisseaux est fort importante à reconnaître, car elle prouve que la papille est saillante, ce qui ne paraît pas devoir arriver sans que le nerf optique soit comprimé près de son entrée dans la sclérotique.

Cet état de la papille et des vaisseaux est bien représenté dans la figure 66.

Dans l'atrophie de la papille avec enfoncement, ou *atrophie en godet*, outre l'éclat nacré et la diminution de l'organe en général, on remarque que le nerf optique, au lieu d'une saillie, présente un petit enfoncement en forme de godet ou du moins qui paraît tel, et qui donne à la papille la forme d'une petite cupule. Les bords paraissent ainsi plus élevés que le centre, dans lequel, surtout avec l'image droite, j'ai vu maintes fois un petit sillon semi-annulaire plus ou moins creux, et même un cercle complet. Ce sillon ressemble beaucoup pour la forme à un petit trait que l'on

Fig. 66.

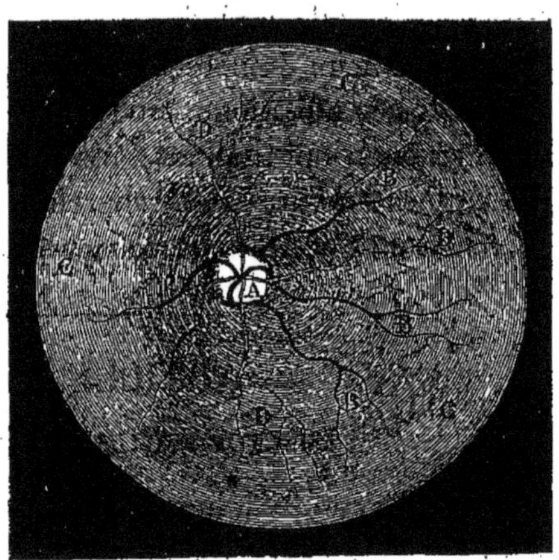

a, papille étroite, bombée, très blanche.
b, *b*, veines se repliant sous la papille; celle du haut s'échappe sous la circonférence et ne sort pas comme les autres du milieu du nerf.
b', veine se cachant presque sous la papille.
d, *d*, *d*, artères plus fines qu'à l'état normal.
c, *c*, *c*, fond de l'œil sain.

ferait dans de la cire blanche à l'aide d'une épingle fine. La maladie est toujours fort grave, et généralement très avancée, lorsque l'on constate la présence de ce phénomène, qui paraît dû à la rétraction des fibres centrales du nerf optique.

L'atrophie de la papille en godet se rattacherait-elle à l'atrophie du nerf optique par cause cérébrale ou au moins à la compression du nerf en arrière de l'œil? Au contraire, l'atrophie de la papille avec saillie en forme de champignon semblerait-elle toujours due à une cause de compression du même nerf à son entrée dans l'œil, et spécialement placée dans l'anneau scléroticaI? Je ne sais, mais j'ai cru remarquer qu'elle se termine souvent par le glaucome. Du reste, des examens nécroscopiques sont indispensables pour éclairer cette importante distinction, que l'observation des malades vivants semble indiquer comme de tout point fondée.

SECTION TROISIÈME.

Amblyopies symptomatiques d'une altération dans la composition de l'urine (albuminurie, glycosurie (1), spermatorrhée).

Tout médecin consulté pour un affaiblissement de la vue dont il ne reconnaît pas localement la cause, doit s'empresser d'examiner les urines du malade pour s'assurer s'il y a, ou non, une albuminurie ou un diabète ; il devra, au moins dans un certain nombre de cas de ces affections, trouver en outre des symptômes précieux par l'examen ophthalmoscopique de la rétine.

On fera en outre les recherches nécessaires pour constater la présence ou l'absence de zoospermes dans l'urine.

ARTICLE PREMIER.

AMBLYOPIE CAUSÉE PAR L'ALBUMINURIE.

La néphrite albumineuse est assez fréquemment liée à un affaiblissement considérable de la vue, et tout le monde connaît ce fait, depuis que le professeur Landouzy de Reims a fixé l'attention sur ce sujet. Mais ce que l'on sait beaucoup moins, bien que cela soit très connu parmi les ophthalmologistes, c'est que, dans un certain nombre de cas, l'ophthalmoscope permet de constater dans la rétine des symptômes tout particuliers que l'on ne voit pas dans d'autres affections, sinon, mais bien exceptionnellement, dans le diabète sucré, ainsi que le premier, peut-être, j'ai eu l'occasion de m'en assurer quatre fois seulement sur un assez grand nombre de glycosuriques atteints d'amblyopie.

Les femmes grosses frappées d'amblyopie sont assez souvent albuminuriques, et l'on doit faire des recherches dans ce sens pour connaître la véritable origine de leur mal. (Voy. p. 501.)

(1) On a noté encore d'autres *compositions anormales de l'urine* comme cause d'amblyopie. Je n'ai pas trouvé l'occasion de vérifier ces faits. Ces affections sont : 1° l'*hippurie*, maladie dans laquelle, suivant Bouchardat, « la quantité d'urée est fort diminuée, tandis qu'on trouve une quantité notable d'acide hippurique et une très petite quantité d'albumine (*Annuaire de thérapeutique*) ; » 2° la *benzoïurie*, dans laquelle l'urine peu colorée, peu odorante, d'une très faible densité, contient de l'acide benzoïque ; 3° enfin l'*oxalurie*, notée comme cause d'affaiblissement de la vue par les médecins anglais, fait vérifié par Bouchardat dans un seul cas.

Symptômes. — Quelques malades souffrant depuis longtemps déjà d'albuminurie, et qui, à part quelques dérangements légers de leur santé, n'ont pas songé à s'en occuper et ont continué leur travail, se plaignent tout à coup d'un affaiblissement singulier de la vue, affaiblissement si rapide, qu'il leur devient impossible de lire, à moins qu'ils ne prennent des verres grossissants dont ils sont obligés d'augmenter la force en quelques jours ou en quelques semaines. Ces verres ne suffisent plus, après peu de temps, et bientôt toute lecture devient impossible ou extrêmement difficile. Cet état n'est pas une presbytie, comme l'a pensé M. le professeur Trousseau, car les malades voient très confusément les objets situés même à des distances moyennes, et ne peuvent plus lire le nom des rues ni reconnaître leurs amis à quelques mètres. C'est une impuissance de la rétine ou de l'appareil optique cérébral, et s'ils sont obligés de prendre des verres grossissants, c'est par nécessité de grandir l'image comme le font les personnes amblyopiques.

Si l'on examine les yeux par les procédés ordinaires, on les trouve dans les meilleures conditions : la pupille joue bien, le fond de l'œil est d'un beau noir. il n'y a nulle part aucune trace de maladie. Mais si l'on s'aide de l'ophthalmoscope, on découvre souvent, non pas toujours malheureusement, des caractères anatomiques si nets, si tranchés, que, lorsqu'ils existent, l'examen des urines, toujours indispensable, n'est véritablement plus que d'un intérêt presque secondaire. Les exemples d'albuminurie reconnus ainsi se sont multipliés en très grand nombre dans ma pratique. Cependant quatre de ces personnes (je rapporterai plus bas des observations) étaient atteintes de diabète sucré, et présentaient dans les rétines des caractères anatomiques absolument identiques.

Les caractères ophthalmoscopiques qui distinguent l'albuminurie, et que j'ai aussi rencontrés, mais bien plus rarement dans le diabète sucré, sont très faciles à reconnaître. Il y a, dans la rétine, généralement au voisinage de la papille, de petites plaques de couleur rouge vif, et qui, vues avec les verres grossissants ordinaires, varient sous le rapport de leur grandeur entre le point le plus fin et une plaque de 1 à 2 millimètres de diamètre environ. Quelquefois j'ai vu des plaques plus larges, mais cela est moins commun. Ces plaques rouges sont disséminées assez régulièrement en éventail : on les voit généralement placées entre le point de bifurcation des vaisseaux rétiniens ; quelquefois, mais plus rarement, près du vaisseau même, loin du point où il se divise.

Chaque plaque rouge offre presque toujours, sur une partie de sa circonférence, une tache blanche semblable à celles que l'on voit dans les apoplexies rétiniennes. Ces taches, dans les cas datant déjà de loin, s'agrandissent à mesure que la plaque rouge diminue. Elles me paraissent dues à la résorption du pigmentum, qui se fait en même temps que celle du sang épanché, et non à des épanchements fibro-albumineux organisés.

En même temps que l'on constate la présence de ces plaques rouges et des taches blanches qui les accompagnent et les suivent, on voit encore assez souvent que les vaisseaux de la rétine sont accompagnés de traînées blanches, presque transparentes, et que toute la membrane a pris l'aspect particulier caractéristique de l'œdème rétinien avec infiltration de la papille. Plus tard cette teinte blanchâtre s'étend, devient plus manifeste, et la rétine subit alors la transformation graisseuse. A ce moment, le malade est à peu près aveugle, surtout quand les désordres occupent la région de la *macula*.

Ces caractères anatomiques, je le répète, n'existent pas toujours, car je les ai vus manquer le plus souvent, ce qui tient peut-être à la période de la maladie pendant laquelle on fait la recherche. On doit cependant faire cette réflexion, que tous les malades atteints de néphrite albumineuse ne deviennent pas amblyopiques, et qu'il peut bien arriver aussi que les personnes amblyopiques par cette cause n'offrent pas toutes des caractères anatomiques saisissables dans leur rétine.

Je me bornerai à rapporter deux faits dans lesquels j'ai soupçonné l'albuminurie à l'examen ophthalmoscopique de la rétine.

Première observation. — La première partie est rédigée par le malade.

« Ma maladie des yeux est due, à l'origine, à une ophthalmie très intense que j'ai éprouvée au commencement de l'année 1846, et que j'ai complétement négligée, espérant, comme je l'avais déjà éprouvé, qu'elle s'en irait comme elle était venue, toute seule. Malheureusement il n'en fut point ainsi : cette ophthalmie devint chronique, et j'éprouvais des alternatives de mieux et de mal. Mes paupières devinrent rubescentes et furent atteintes d'une nouvelle maladie, que je crois être celle de la granulation. Je combattis ce nouveau mal, par des cautérisations au nitrate d'argent qui n'amenèrent toutefois qu'une modification en bien très douteuse. J'éprouvais des contractions de l'œil pendant lesquelles mes paupières inférieures se roulèrent sur elles-mêmes en se renversant à l'intérieur, d'où il est résulté une espèce d'habitude qui faisait frotter mes cils inférieurs sur le globe de l'œil. Ce frottement presque incessant causa, comme l'aurait pu faire un corps étranger, une irritation du globe de l'œil, qui se manifestait par une rougeur du blanc de l'œil, dont l'intensité allait quelquefois jusqu'à la couleur naturelle du sang. Toutefois jusque-là la vision de l'œil n'était atteinte à aucun degré.

» L'exposé de cette situation date de 1846 et va jusqu'en juin 1855, époque à laquelle je me soumis à des cautérisations réitérées et extérieures de la paupière inférieure de l'œil, dans l'espérance d'obtenir le redressement des cils inférieurs et le retour à leur position normale. Mes espérances furent déçues, et je crains bien tout au contraire que le résultat n'en ait été très funeste à ma vue. Avant de me soumettre à ce traitement en juin, j'avais déjà éprouvé une atteinte à ma vision, qui s'était manifestée par l'apparition d'une sorte de brouillard devant mes yeux, lequel m'empêchait de distinguer les objets à une très courte distance ; le grand air me faisait éprouver en même temps un larmoiement très incommode. Depuis l'usage des cautérisations, ma vue me semble avoir baissé : avant je lisais avec peine, mais sans lunettes ; depuis je ne puis plus lire, même avec les lunettes. Je crois avoir reconnu que le brouillard que j'apercevais en juin, ne se reproduit plus devant mes yeux avec la même intensité ; mais il me semble quelquefois que les figures des personnes qui passent à côté de moi sont couvertes comme d'une ombre qui m'empêche de distinguer leurs traits et de les reconnaître. Cette apparence ne subsiste pas toujours ; quelquefois je distingue. Des larmes se produisent toujours à l'exposition au grand air, cependant elles sont moins abondantes.

» Pendant toute la période de la maladie de mes yeux que je viens de décrire, il m'est arrivé de souffrir beaucoup : j'ai éprouvé, à la vue des lumières, des élancements dans l'œil semblables à des piqûres d'aiguilles ; d'autres fois des douleurs nerveuses dans le globe de l'œil, comme s'il avait été comprimé par des étreintes de fer ; quelquefois il m'est apparu comme des cercles de feu, d'autres fois une espèce de vision de points noirs qui voltigeaient. Je ne puis préciser aucune époque à ces divers incidents. A présent, je ne ressens que rarement des douleurs ; les lumières m'incommodent beaucoup moins et ne reproduisent plus d'élancements dans les yeux.

» Il me paraît quelquefois, quand je me réveille la nuit, que mes yeux éprouvent une sorte de sécheresse; en m'éveillant, j'ai quelquefois un peu de chassie sèche. »

J'ai vu pour la première fois, en août 1855, M. l'amiral D.-T. auteur de cette note. Il était alors atteint d'un entropion aux deux

Fig. 67.

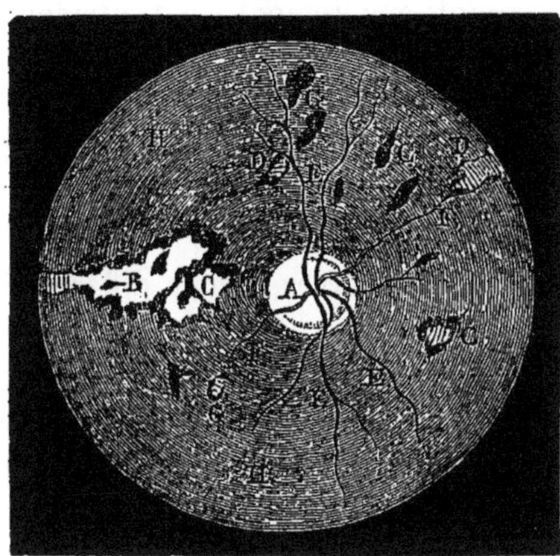

A, papille du nerf optique.
E, E, E, veines.
F, F, artères.
C, C, C, C, épanchements de sang, dessinés en noir.
D, D, épanchements semblables au centre desquels on voit une tache blanche due à la résorption du pigmentum.
B, larges plaques blanches entourées d'un liseré de pigmentum ainsi que C, et qui paraît dû à un large foyer apoplectique résorbé.
H, H, parties saines.

OEil droit.

paupières inférieures qu'une simple excision de la peau, d'après le procédé de Janson, guérit rapidement. Jusque-là l'amiral ne s'était plaint que de cuissons et de brouillards qui pouvaient être rapportés

Fig. 68.

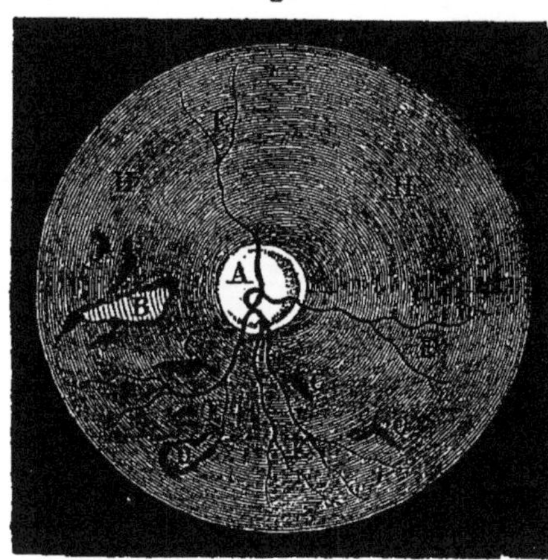

A, papille.
E, E, E, veines; les artères ont été négligées.
C, C, C, épanchements de sang très rouge dessinés en noir.
D, autre épanchement dont le centre est résorbé.
B, larges plaques semblables à celles de l'œil droit, mais plus petites.
H, H, parties saines.

OEil gauche.

en entier au renversement des cils contre le globe; mais en janvier 1856 il vint me consulter de nouveau pour un affaiblissement si considérable de la vue, qu'avec ou sans lunettes la lecture lui était presque impossible. Je l'examinai aussitôt avec l'ophthalmoscope, et, constatant que ses rétines étaient le siége de nombreuses petites ecchymoses, je l'invitai à uriner et je constatai qu'il était atteint d'une albuminurie. Une consultation entre M. Charruau, médecin ordinaire de l'amiral, et M. Rayer, me fut accordée et le traitement formulé. Le malade suivit exactement le traitement pendant toute l'année 1856 ; de temps en temps l'albumine disparaissait des urines ou s'y montrait plus abondante, et aujourd'hui (avril 1857) il peut se conduire encore, mais sa vue s'est considérablement affaiblie.

Le 8 janvier 1856, j'ai dessiné les deux yeux (voy. les fig. 67 et 68), et le 5 juillet suivant, je n'ai pu trouver aucune différence qui méritât la peine d'être notée.

2e *observation.* — M. le docteur Grammaire, de Paris, me fait l'honneur de me demander conseil sur l'état des yeux de son père. La vue s'est progressivement affaiblie en peu de semaines ; le malade a changé plusieurs fois ses verres de lunettes pendant ce court espace de temps ; il ne voit plus les objets à distance moyenne, surtout dès qu'ils sont éloignés.

La santé générale est bonne, seulement le malade a un peu maigri depuis quelque temps.

Les yeux, examinés près de la fenêtre, n'offrent aucun signe de maladie ; mais après un examen de quelques secondes à l'ophthalmoscope, je reconnais les plaques rouges ecchymotiques, arrangées en éventail, quelques taches blanches, et cet aspect particulier de la rétine dans l'œdème. Aussitôt je dis à mon honorable confrère que son père est atteint presque certainement d'une albuminurie, ce que l'examen de l'urine démontre en effet.

ARTICLE II.

AMBLYOPIE CAUSÉE PAR LA GLYCOSURIE (DIABÈTE SUCRÉ).

Le diabète, de même que l'albuminurie au début, n'altère pas toujours assez profondément la santé pour attirer l'attention des malades. Quelques-uns, sous l'influence de cette affection, deviennent amblyopiques, et si l'on ne songe pas à examiner les urines, à défaut de symptômes fournis par l'état de l'œil, on commet une erreur d'autant plus grave que, méconnaissant la véritable cause du mal, on met aussi la vie du malade en danger, faute d'un traitement convenable (1).

Les malades diabétiques se plaignent tous d'un affaiblissement de la vue, analogue à l'état de ceux atteints d'albuminurie. Ils éprouvent un raccourcissement fort grand dans la portée de leurs yeux, et s'ils veulent lire, ils sont forcés de prendre des lunettes grossissantes dont ils augmentent incessamment la force. Quelques-uns se plaignent de mouches volantes; mais ce phénomène, si commun et si variable quant à sa valeur, manque le plus souvent.

Interrogés sur l'état de leur santé générale, les malades atteints de diabète au début et d'une amblyopie symptomatique ne se plaignent d'aucun symptôme fâcheux; cependant chez quelques-uns j'ai rencontré la soif caractéristique et l'abondance de la sécrétion urinaire. Ces deux symptômes existaient surtout chez une bonne sœur d'un hôpital de province, et chez laquelle cependant la nature de la maladie n'avait pas été reconnue. M. Mialhe, qui, chez cette malade comme chez bon nombre d'autres que je lui ai adressés, a mesuré la quantité de sucre que les urines contenaient, a trouvé une proportion des plus considérables. Cette pauvre femme ne pouvait plus lire, elle éprouvait souvent des défaillances et, de forte et grasse, elle était devenue faible et maigre.

Un marchand de bois de Rambouillet, âgé de cinquante ans, avait aussi beaucoup maigri, et il ne pouvait plus qu'à grand'peine marcher dans la forêt pour les besoins de son commerce; sa vue s'était affaiblie au point qu'il ne pouvait ni prendre des notes ni rien lire, même avec des lunettes. Ses yeux étaient beaux et ses pupilles mobiles, il n'y avait rien dans les rétines qui pût mettre sur la voie de son mal. Son haleine avait une odeur toute particulière, *sui generis*, que j'ai souvent rencontrée chez les diabétiques. Ses urines contenaient une énorme proportion de sucre. Je l'ai soumis au traitement indiqué par mon ami le professeur Bouchardat, et après quelques mois sa santé s'est bien rétablie, et sa vue est redevenue assez forte pour qu'il pût aisément lire avec des lunettes n° 18.

Mais voici maintenant deux cas exceptionnels, car j'ai trouvé dans les rétines les mêmes caractères que dans l'albuminurie,

(1) Voyez, pour l'étude du diabète, les beaux travaux de M. le professeur Bouchardat et les recherches célèbres de M. Cl. Bernard.

bien que les urines ne continssent absolument que du sucre : une albuminurie aurait-elle précédé dans ces cas le diabète ?

1re *observation*. — Madame Rouzé, femme d'un garde à la faisanderie de la forêt de Saint-Germain, est âgée de quarante-six ans. C'est une femme à tempérament sanguin. Elle a eu plusieurs enfants. Sa santé a toujours été bonne. Elle n'a jamais eu de rhumatismes ni d'antécédents spécifiques.

Depuis trois ans madame Rouzé a beaucoup maigri, elle a des transpirations abondantes, et depuis six mois ses forces sont considérablement diminuées. Elle urine très souvent et en grande quantité.

Au mois d'avril 1856, elle s'aperçoit que sa vue diminue, elle a de la peine à distinguer les petits objets. Elle consulte son médecin, qui lui ordonne quelques purgatifs.

Le 25 août, elle vient consulter à la clinique.

A cette époque elle ne peut plus lire, cependant on ne découvre aucune altération de l'œil ; les pupilles sont mobiles et noires, les cristallins parfaitement purs ; les papilles des nerfs optiques et les rétines à l'état normal.

On prescrit dix sangsues à l'anus ; le lendemain une bouteille d'eau de Sedlitz, pilules d'Anderson, régime doux.

Le 19 octobre, madame Rouzé revient ; son état n'a fait que s'aggraver. L'urine contient du sucre ; chauffée avec de la potasse caustique, elle prend une couleur d'un brun très foncé.

L'examen de l'œil droit à l'ophthalmoscope fait reconnaître un trouble très marqué dans l'humeur vitrée ; des ecchymoses dans la rétine, les unes récentes, les autres anciennes et résorbées ; des troubles dans la sécrétion du pigmentum formant ce que l'on a appelé la *macération* du pigmentum ; dans certains endroits il est accumulé, dans d'autres il a disparu. La coloration générale du fond de l'œil est moins rouge, elle est un peu pâle et grise.

Traitement. — Pas de pain de froment, du gluten pur, un gramme de sous-carbonate de fer, vin rouge, viande rôtie, etc.

Le 2 décembre, l'état de l'œil est le même. Elle en voit cependant un peu mieux pour se conduire. Il y a un peu moins de trouble dans l'humeur vitrée. Elle urine beaucoup moins.

Le 16 décembre, la santé générale s'est améliorée.

Le 20 avril le mieux persiste, mais la vue demeure toujours dans le même état (observation rédigée par M. le docteur Moricand).

Voici le dessin exact de l'œil droit que j'ai pris moi-même.

Fig. 69.

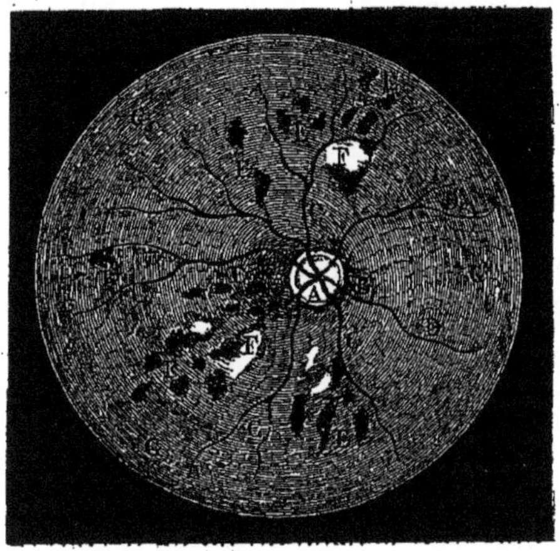

A, papille du nerf optique.
B, B, dépôts de pigmentum.
C, C, veines.
D, D, artères.
E, E, E, E, E, petites plaques de sang très rouges, isolées, et dont quelques-unes ont dans leur voisinage une tâche blanche formée par la résorption évidente du sang et du pigmentum sous-jacent.
F, F, tâches blanches de même nature, mais beaucoup plus larges.
G, G, parties saines.

2e *observation.* — M. L. Morel, de Villefranche, âgé de cinquante-cinq ans, a toujours joui d'une belle santé et d'une belle corpulence; il n'a pas d'antécédents spécifiques, pas de rhumatismes. Il a toussé pendant dix-huit mois, il y a près de quinze ans; mais depuis il n'a jamais souffert de la poitrine ; et sauf des transpirations abondantes, surtout excessives la nuit, il n'a pas remarqué d'autres particularités dans sa santé.

Il y a cinq ans il a commencé à maigrir, et progressivement son embonpoint a notablement disparu ; en même temps ses forces ont considérablement diminué. Sa vue a un peu faibli, mais il s'est mis à porter des lunettes et s'en est très bien trouvé.

En juin 1856, sa vue s'altérant, M. Morel consulte M. Pétrequin, qui prescrit une médication anti-congestive ; la première ordonnance n'a été que très imparfaitement suivie, la deuxième pas du tout. M. Morel consulte aussi M. Rayer, qui conseille un traitement analogue.

L'amblyopie faisant des progrès sensibles, le malade vient au mois d'août me consulter, et je reconnais :

Que les pupilles sont mobiles et noires, les cristallins parfaitement purs, les papilles des nerfs optiques et les rétines à l'état normal ;

Que la vue s'est abaissée considérablement depuis un mois, et que la lecture est devenue impossible ;

Que la santé générale, bonne autrefois, a souffert depuis quatre ou cinq années, et qu'il y a un amaigrissement progressif.

Désirant en connaître la cause et soupçonnant par suite des symptômes locaux, qui tous sont négatifs, que M. M... pouvait être atteint, soit d'une albuminurie, soit d'un diabète sucré, j'ai dû faire des recherches dans ce sens et j'ai reconnu qu'en effet il y a glycosurie. M. Mialhe, sur mon invitation, a examiné les urines et a reconnu qu'elles contiennent 87 grammes 89 cent. de sucre par litre.

Je conseille à M. Morel le traitement suivant :

Diminuer autant que possible la quantité de pain ; la remplacer peu à peu par le pain de gluten ;

Manger des viandes rôties, des œufs, du poisson, des légumes non féculents; avoir soin de saler les aliments autant que possible, mais progressivement ;

Boire plus particulièrement du vin de Bourgogne ou d'autres vins généreux.

Si le sommeil ne vient pas réparer les forces après quelque temps de ce régime, prendre le soir une pilule de 5 centigrammes d'extrait thébaïque ;

Essayer des bains de vapeur ;

Se couvrir de flanelle ;

Éviter les lectures et les essais de lecture inutiles. Pour les choses indispensables, porter une loupe. Se priver de verres grossissants montés en lunettes.

Matin et soir, faire sur le front une onction avec une cuillerée à café de ce liniment :

Alcool de lavande..........	40 grammes.
Strychnine................	0,05 —

Le soir même M. Morel, ayant goûté son urine, lui trouva une saveur extrêmement sucrée.

Le traitement fut suivi exactement.

Le 24 août 1856, les urines furent de nouveau examinées par M. Bouchardat, qui n'a pas trouvé de sucre ; le malade avait déjà reconnu cette disparition à la saveur.

En novembre, il semble à M. Morel qu'il voit un peu mieux.

Le 28 décembre, la lecture est difficile (observation rédigée par M. le docteur Moricand).

L'examen à l'ophthalmoscope fait reconnaître les mêmes altérations qui viennent d'être signalées dans l'observation précédente. MM. les docteurs Waldhauer de Courlande, M. de Link,

Fig. 70.

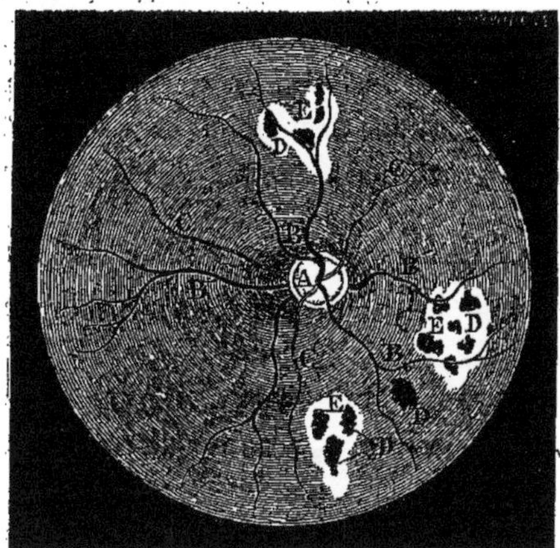

A, nerf optique.
B, B, B, veines.
B', veine sortant sous la papille.
D, D, D, plaques de sang très rouge, siégeant pour la plupart sur une large tâche blanche due à la disparition du pigmentum.
E, E, tâches blanches dues à la résorption du pigmentum choroïdien.

professeur agrégé de Kharkoff, Moricand et Delgado ont examiné l'œil après moi, et reconnu l'exactitude du dessin.

ARTICLE III.

AMBLYOPIE CAUSÉE PAR LA SPERMATORRHÉE.

Les pertes séminales involontaires produisent quelquefois un affaiblissement de la vue ; mais comme cette cause est assez souvent méconnue, ou du moins qu'elle n'est que rarement cherchée par le médecin appelé pour soigner les yeux, il sera bon de la rappeler ici. Si un homme se plaint de mal voir depuis longtemps déjà, et qu'en même temps il accuse un sentiment de lassitude constante, particulièrement dans les cuisses, que son appétit soit bon, bien qu'il maigrisse, « ἐσθιάν ἀγαθοὶ καὶ τηκονταὶ, » ils mangent bien et ils dépérissent, comme le dit si bien Hippocrate ; s'il souffre de palpitations de cœur purement nerveuses ; si l'on remarque qu'il soupire souvent et qu'il s'essouffle avec rapidité, on peut déjà soupçonner, en l'absence de symptômes oculaires autres qu'un peu de paresse des pupilles, qu'il peut être atteint de spermatorrhée involontaire, et diriger les questions en conséquence. On fait dès lors les recherches ordinaires pour constater la présence des zoospermes dans l'urine, ou mieux encore dans le canal immédiatement après la miction, et l'on est bientôt ainsi sur la voie pour porter secours non-seulement à la vision, mais à l'économie tout entière.

Les excès vénériens et la masturbation exercent aussi sur les yeux une grande influence, mais ce n'est pas ici le lieu de s'occuper de ces causes d'affaiblissement de la vision.

Trouverait-on, dans les cas extrêmes, des épanchements de sang analogues à ceux observés dans l'albuminurie et dans le diabète? Cela est bien probable, mais je n'ai pas encore rencontré de faits de ce genre.

CHAPITRE XII.

DE L'AMAUROSE.

ARTICLE PREMIER.

INFLUENCE DE L'OPHTHALMOSCOPE SUR L'ÉTUDE DE L'AMAUROSE.

L'ophthalmoscope a jeté un grand jour sur l'étude d'affections oculaires jusque-là inconnues pendant la vie des malades, et qui produisent l'amblyopie ou l'amaurose. Les maladies de la choroïde, celles du corps vitré, de la rétine et de la papille du nerf optique sont aujourd'hui pour la plupart faciles à reconnaître, et le praticien ne peut plus s'en tenir à cette vague dénomination d'*amblyopie* ou d'*amaurose*, appliquée il y a encore bien peu d'années, à tout affaiblissement de la vue. On peut, en effet, aujourd'hui, localiser le mal dans celles des membranes oculaires qui sont réellement atteintes, et l'on n'est plus exposé à rapporter au cerveau des affections existant dans l'œil, et réciproquement, puis à négliger un traitement utile ou à prescrire des moyens qui doivent échouer complétement.

L'amaurose est *oculaire* ou *cérébrale*. La première n'est pas une affection plus particulière à la rétine qu'à toute autre membrane, mais le résultat d'une foule de maladies que nous avons déjà étudiées; aussi est-ce en quelque sorte malgré nous que nous en faisons une description particulière. Si nous eussions suivi notre première inspiration, l'*amaurose*, qui au point de vue de l'étymologie est la *privation de la vue*, se fût trouvée dans notre ouvrage partout et nulle part ; c'est-à-dire qu'aucun article particulier de ce livre, dans lequel les maladies de l'œil sont classées selon l'ordre anatomique, n'eût porté ce nom, mais qu'elle eût été notée en vingt endroits différents, comme la terminaison d'autant de maladies amenant chacune la perte de la vue. Seulement, comment écrire un livre sur les maladies des yeux sans consacrer un article à l'amaurose ! Cette omission, qui eût été volontaire et, selon nous, en rapport avec l'état actuel de la science, eût semblé une lacune, et nous n'avons pas voulu nous exposer à ce reproche, d'autant plus que ce chapitre servira à étudier cette maladie d'une manière plus générale, et peut-être mieux appropriée pour l'exposition de l'ensemble des causes diverses qui peuvent la produire.

Mais revenons à l'ophthalmoscope : on est arrivé, avec l'aide de cet instrument, à une précision plus grande pour la localisation du siége du mal. On peut désormais établir, sans conserver le moindre doute, que telle amaurose dépend d'affections oculaires plus ou moins curables ; que telle autre, au contraire, doit être rangée dans les maladies du cerveau ou au moins parmi celles du nerf optique, parce que dans les cas de maladies du cerveau ou du nerf optique la papille du nerf présente des caractères fort nets. Mais quand ces caractères faciles à saisir sont reconnus, peut-on savoir si le nerf est seul malade ou, au contraire, s'il ne l'est que symptomatiquement, par suite d'une maladie cérébrale ? Là est encore le doute ; mais il est de peu d'importance en ce qui touche l'œil, puisque, hors les cas de congestion *brusque* et *récente* de l'appareil optique dans l'encéphale, on reconnaît en même temps que les membranes de l'œil sont saines, et que le nerf optique est désorganisé.

L'ophthalmoscope donne le moyen de constater que les amauroses *cérébrales* sont moins communes que les amauroses *oculaires* ; il classe ces dernières sous le rapport de leur point de départ local, en mesure la gravité, et donne au praticien des indications précieuses sur leur durée et le traitement qui leur convient. Il écarte ainsi du traitement d'une affection organique de l'œil ces moyens souvent cruels que l'on emploie généralement pour remédier à une maladie de l'encéphale. Si l'on constate avec l'ophthalmoscope que la rétine est désorganisée, à quoi bon ces moxas sur la tête, ces applications de pommades vésicantes, à quoi bon ces éternels sétons à la nuque, ces cautères, l'électricité et toute cette série de moyens inutiles, parce qu'ils sont appliqués sans motif ?

ARTICLE II.

DES CAUSES DE L'AMAUROSE.

Les causes qui produisent l'amaurose sont nombreuses. Nous en admettons de deux ordres :

Dans le premier, nous classerons les causes que nous nommerons *directes*, c'est-à-dire celles qui agissent sur l'appareil optique ; dans le second, nous rangerons les causes *indirectes*, c'est-à-dire celles sous l'influence desquelles la maladie de l'œil s'est développée.

Causes directes.

Elles comprennent, pour l'œil, les maladies du corps vitré, celles de la choroïde, de la rétine, de la papille, et en général toutes les maladies du globe oculaire ; pour le nerf optique et le cerveau, toutes les affections qui peuvent modifier ces organes.

I. *Maladies du corps vitré.* — Les *flocons flottants*, l'*état jumenteux*, le *synchysis étincelant*, l'*apoplexie*, etc., etc., seront observés comme causes d'amblyopie ou même d'amaurose.

II. *Maladies de la choroïde.* — Elles ont la plus grande importance par leur action sur la rétine. La *choroïdite chronique* et ses suites, telle que la *macération* du pigmentum, les *exsudations*, l'*apoplexie*, doivent être notées en premier lieu. On étudiera particulièrement la *scléro-choroïdite*, maladie des plus fréquentes comme cause d'amblyopie commune chez les myopes, rare chez les presbytes, l'*atrophie* et toutes les autres altérations que nous avons décrites plus haut.

III. *Maladies de la rétine.* — Elles sont très fréquemment une cause d'amaurose ; nous les avons étudiées plus haut (voy. p. 442) avec le secours de l'ophthalmoscope. En première ligne, on doit admettre l'inflammation aiguë ou chronique de la rétine, et les modifications qui en sont la suite, telles que l'atrophie, les exsudations, les varicosités, etc. ; ensuite on note l'absence congénitale ou acquise des vaisseaux, l'anévrysme de l'artère centrale, que je n'ai pas eu l'occasion d'observer, l'œdème, l'apoplexie et surtout les décollements séreux; l'encéphaloïde qui, prenant son point de départ dans la rétine, envahit bientôt le globe tout entier, puis les cysticerques, les commotions et leurs conséquences appréciables, les blessures diverses, etc., etc.

IV. *Maladies de la papille et du nerf optique.* — Elles sont fort importantes à étudier: en première ligne, nous rangerons l'*hypérémie*, la *compression* dont la pulsation spontanée n'est qu'un symptôme, l'*apoplexie* et surtout l'*atrophie*, qui indique si nettement les amauroses dont la cause est en dehors de l'œil.

D'autres affections portant sur le nerf optique doivent être notées; si pour la plupart elles ne sont pas visibles d'abord avec l'ophthalmoscope, elles le deviennent plus tard, en ce sens que presque toutes elles finissent par provoquer l'*atrophie* de la papille, et que celle-ci peut être reconnue. Voici la nomenclature des diverses affections qui provoquent l'*atrophie* du nerf optique: l'*inflammation* de ce nerf, le *ramollissement* (Abercrombie, Martinet, Descot, d'Ammon) et l'*ulcération* (Botal, Buchwald, Gallereux, Lélut), la *friabilité* (Birominger, Bonnet), l'*épuississement du névrilème* (d'Ammon).

Les *tumeurs de toutes sortes* siégeant dans l'orbite compriment le cordon nerveux, en anéantissent les fonctions et deviennent ainsi une cause d'atrophie de la papille; parmi ces tumeurs doivent figurer les exostoses de l'orbite, les productions fibreuses, sarcomateuses, cancéreuses, les kystes (Wardrop, Travers), et en particulier les tumeurs adhérentes aux enveloppes du nerf optique, ou renfermées dans ces enveloppes mêmes. Les pierres et kystes qu'on voit sur la gaîne du nerf (Bonnet) prennent place ici. L'hydropisie de cette même gaîne (Morgagni), ainsi que les hydatides qu'on y a trouvées (Wardrop), doivent être aussi notées. Les plaies du nerf optique donnent encore le même résultat: le docteur Loureiro, de Lisbonne, en a publié un cas, que j'ai observé à ma clinique. La blessure avait été produite par un stylet en forme d'alêne qui avait traversé le globe d'avant en arrière. M. Rognetta cite un fait en tous points semblable. On en trouve un autre dans l'excellent ouvrage de M. Mackenzie. Notons enfin les corps étrangers séjournant longtemps dans l'orbite comme cause de compression du nerf et d'amaurose symptomatique: là encore la papille s'atrophie, et cet état peut être constaté à l'aide de l'ophthalmoscope.

V. *Maladies du globe en général.* — Le glaucome, l'ophthalmie interne chronique, la choroïdite, le cancer, l'hydrophthalmie, sont des causes d'amaurose, si l'on entend par amaurose la privation de la vue; mais si nous nous en tenions rigoureusement à la définition autrefois donnée de ce mot, nous devrions les écarter, puisque dans ces maladies la transparence des milieux réfringents est altérée. Les taches larges et profondes de la cornée, les staphylômes opaques seraient également rejetés de cette liste, si l'on ne considérait que l'opacité en elle-même; mais comme dans la plupart de ces affections la rétine enflammée a perdu sa vitalité, et qu'ainsi la vue s'est perdue indépendamment de l'opacité, il en résulte qu'en définitive toutes ces causes peuvent à la rigueur trouver place ici.

VI. *Maladies du cerveau et de la moelle.*— Elles provoquent toutes, sans exception, l'atrophie du nerf optique et celle-ci peut être constatée avec l'ophthalmoscope. Des tumeurs de diverses natures siégeant dans le cerveau doivent être signalées comme des causes d'amaurose. Tels sont les abcès (Baillou, Becket, Lapeyronie et d'autres); les *tubercules* dans les couches optiques (Lélut); les kystes à parois fibreuses ou osseuses (Sanson); les squirrhes et les stéatômes; les fongus hématodes; l'hypertrophie de la glande pinéale. D'autres maladies, comme l'hydrocéphale, l'induration, l'atrophie, l'inflammation du cerveau et de ses membranes, les blessures avec fracture de l'orbite, les esquilles (Anderson), les tumeurs de toute nature de la dure-mère, les exostoses du crâne, l'apoplexie par hémorrhagie, l'anévrysme des artères de l'encéphale, etc., figurent de même parmi les causes de l'amaurose. Dans la plupart de ces maladies il y a compression, inflammation, ulcération, ramollissement, et en définitive, atrophie des nerfs optiques dans leur trajet ou à leur origine. Il arrive quelquefois que, le nerf optique droit étant atrophié, l'œil gauche perd la faculté de voir, et réciproquemment; cette observation a été faite bon nombre de fois. On explique ce fait par l'entre-croisement partiel des deux nerfs optiques (Sœmmering, Portal, Richerand, Duméril, Magendie). Aussi, dans ces cas, ne doit-on pas hésiter à enlever l'œil perdu, surtout quand il s'enflamme et devient une cause de douleurs permanentes.

Parmi les maladies de la moelle épinière, on notera spécialement celles qui sont produites par une altération des vertèbres que l'on peut reconnaître par la pression.

Causes indirectes.

De même que pour les causes directes, je me bornerai à une simple énumération. L'hérédité a été observée dans certaines familles, dont tous les membres perdent la vue à une même époque de la vie (Beer, *Amaurose héréditaire*). Il reste à rechercher si l'affection était oculaire ou cérébrale. La couleur noire des iris a été aussi notée, mais les recherches que j'ai faites infirment cette observation. La grossesse (voy. p. 501), la pléthore, la suppression de l'épistaxis, des règles, des hémorrhoïdes ou d'un cautère; la guérison d'ulcères aux jambes, la disparition subite d'une maladie de la peau, la diminution rapide d'une sécrétion, telle que la sueur ou le lait, sont considérées comme autant de circonstances pouvant contribuer au développement de la goutte sereine, symptomatique soit d'une affection oculaire visible avec l'ophthalmoscope, soit d'une maladie cérébrale qui aura pour effet éloigné d'atrophier la papille du nerf optique.

L'exposition des yeux à une vive lumière ou à une grande chaleur; l'habitude de travailler sur de petits objets, surtout le soir; l'action de regarder le soleil, ne fût-ce qu'un seul instant; l'abus de lunettes trop fortes, ont suffi dans certains cas pour diminuer ou anéantir l'action de la rétine; le travail sur des objets rapprochés et petits est une cause fréquente d'amblyopie chez les presbytes, et chez toutes les personnes disposées aux congestions de la tête. Une violente colère, une vive émotion, triste ou gaie; l'abus des excitants, surtout du vin, des spiritueux (*subdelirium tremens*) et du café; l'usage du quassia amara et des autres amers, comme, par exemple, le café de chicorée; l'habitude de se nourrir de riz, ont été notés comme causes d'amaurose. Là encore il faut rechercher si l'amaurose est *oculaire* ou *cérébrale*. L'amaurose survient encore sous l'influence de certaines maladies générales; je l'ai vue succéder à la rougeole, à la scarlatine, et surtout à la fièvre typhoïde; mais là il y avait maladie du cerveau. L'emploi de certains médicaments excitants peut contribuer à la déterminer. J'ai observé plusieurs personnes devenues amaurotiques après avoir pris d'énormes doses de sulfate de quinine, pour se débarrasser d'une fièvre intermittente. La néphrite albumineuse, le diabète (voy. p. 516 et 521), doivent être aussi très souvent notés; souvent on trouvera des causes de cécité symptomatique dans la rétine.

L'inflammation des intestins, la présence des vers (*amaurose vermineuse*), celle des poux sur la tête brusquemment détruits, la colique de plomb (*amaurose saturnine*), l'abus du mercure (*amaurose mercurielle*), une maladie de la moelle épinière, les coups portés sur la colonne vertébrale (*amaurose spinale*), ont été aussi indiqués.

A ces causes on ajoute les suivantes : le séjour prolongé dans l'obscurité, la présence d'une cataracte depuis un grand nombre d'années (1), etc. L'abus des narcotiques à l'intérieur, l'application sur l'œil de la belladone et d'autres substances vénéneuses du même ordre, comme le tabac, ont produit l'amaurose tantôt rapidement, tantôt avec une extrême lenteur. Toutes les causes d'épuisement, telles que les pertes séminales, l'abus du coït, la masturbation, la diarrhée et la leucorrhée chronique, l'allaitement, une mauvaise nourriture ou l'insuffisance prolongée des aliments, la chlorose (*amaurose chlorotique*), les saignées répétées, l'urémie, la spermatorrhée, le chagrin, l'hypochondrie, ont pu déterminer l'affection qui nous occupe. Ajoutons enfin que les coups sur le sourcil, les maladies des dents, les blessures et les autres affections de la cinquième paire (*amaurose traumatique*) sont considérés, à juste titre, comme cause exceptionnelle et éloignée de l'amaurose.

Mais toutes ces causes produisent le plus souvent des désordres appréciables avec l'ophthalmoscope, et tout d'abord il convient, avant de poser un diagnostic, de faire une application convenable de cet instrument.

ARTICLE III.

DIVISION ANCIENNE DE L'AMAUROSE D'APRÈS SES CAUSES ÉLOIGNÉES.

Bien que cette division ne soit plus généralement admise, nous la rappellerons ici. Mais avant tout, qu'il nous soit permis de redire que l'amaurose doit d'abord être divisée en *oculaire* et *cérébrale*, que, grâce à l'ophthalmoscope, la distinction sous ce rapport est facile, et qu'ensuite le praticien doit se diriger, sous le rapport du pronostic et du traitement, suivant la nature de la lésion qu'il a constatée et la cause générale qui l'a produite.

(1) J'ai opéré un homme de soixante-treize ans de cataracte congénitale sur l'œil droit ; sa rétine était parfaitement saine.

Dans cette division nous jetterons un coup d'œil rapide sur les amauroses cérébrale, spinale, sympathique, du nerf optique du trijumeau, traumatique, scrofuleuse, syphilitique, goutteuse, par suppression de la transpiration, par grossesse, hystérie, diabète, albuminurie, urémie, pertes diverses, onanisme, par l'influence du plomb, des narcotiques, des alcooliques, intermittente, congénitale, héréditaire.

Les maladies du cerveau produisent très fréquemment l'amaurose (*amaurose cérébrale*). On recherchera, par l'observation attentive du malade et un interrogatoire bien fait, si le mal serait dû à une *simple congestion* ou à une *apoplexie ;* si la cécité est récente ou déjà ancienne, si elle s'accompagne ou non d'autres symptômes, afin d'agir en conséquence sous le rapport du pronostic et du traitement. La congestion et l'apoplexie, limitées à l'appareil optique, peuvent produire une cécité complète ; généralement l'amélioration suit de près le mal. Cette variété d'amaurose se distingue par l'absence de tout symptôme intra-oculaire visible à l'ophthalmoscope, celle des symptômes généraux et par une apparition brusque du mal. L'état général est étudié pour la recherche de la cause éloignée : ainsi on s'assure si le cœur fonctionne bien, s'il y a de la constipation, des hémorrhoïdes fluentes ou non, une grossesse, etc., etc., et l'on agit en conséquence dans le traitement.

Mais si la congestion ou l'apoplexie est étendue, qu'il y ait de graves symptômes généraux, l'amaurose n'a plus la même importance, parce qu'il s'agit alors, non plus seulement de la vue, mais de la vie du malade.

L'inflammation du cerveau et des méninges produit très souvent l'amaurose ; l'état actuel ou le commémoratif indiquera la cause du mal et l'absence de symptômes ophthalmoscopiques complétera le diagnostic. Beaucoup d'enfants aveugles présentent des exemples de cette terrible affection.

Les tumeurs de toute sorte du cerveau produisent l'amaurose quand elles siégent sur le trajet ou vers l'origine des nerfs optiques. Dans ce cas, l'amaurose se produit lentement et se complète seulement en plusieurs mois. On recherchera alors avec soin dans les antécédents du malade, pour savoir s'il aurait eu ou non des accidents syphilitiques (*amaurose cérébrale syphilitique*) ; l'ophthalmoscope fera reconnaître si la rétine ne serait pas atteinte d'un œdème dont nous avons parlé plus haut (voy. p. 505).

Les blessures, les coups sur la tête, les chutes, produisent des affections cérébrales variées, quant à leurs effets. Assez souvent il en résulte une amaurose ou une amblyopie due à la commotion ou à l'inflammation de l'encéphale (*amaurose cérébrale traumatique*) que l'on doit combattre, si elle est récente, par les antiphlogistiques, par les révulsifs si elle est déjà ancienne.

L'abus des *liqueurs fortes* produit assez souvent le *delirium tremens;* mais avant que cette affection ne soit portée à un degré élevé, beaucoup de personnes deviennent amblyopiques. Le mal offre ceci de particulier, qu'il s'est montré tout à coup et qu'il demeure limité à une amblyopie (*amblyopie par subdelirium*). La plupart des malades racontent qu'il leur est devenu impossible de lire et que, pour les objets distants, ils n'éprouvent aucun changement dans la vision; quelques-uns, cependant, se plaignent de brouillards. Si on leur essaie des verres grossissants, ils n'en éprouvent que peu ou point d'amélioration. Interrogés sur les habitudes de leur vie, ils racontent qu'ils prennent tous les jours *un peu* d'eau-de-vie ou de liqueurs fortes le matin; quelques-uns ajoutent qu'ils sont très sobres et que, depuis leur enfance, ils en ont usé sans inconvénient. Ils ont la main tremblante à leur lever quand ils sont à jeun; ils dorment et mangent peu; généralement leur teint est jaune, pâle, et leurs muqueuses sont décolorées. L'œil n'offre aucun symptôme particulier à noter. Le régime, des bains de tilleul tièdes, quelquefois un peu d'opium, provoquent une guérison rapide; le plus souvent, le mal une fois développé demeure stationnaire.

Les *narcotiques*, le tabac à fumer pris en excès, l'empoisonnement par le *plomb* et par d'autres substances, ont été notés aussi comme cause d'amblyopie ou d'amaurose cérébrale.

La suppression de la *transpiration des pieds*, la destruction brusque de *poux* sur la tête, ou celle de croûtes eczémateuses, ont été notées aussi dans les causes de l'affection qui nous occupe.

L'*onanisme*, les excès *vénériens*, la *spermatorrhée*, le *diabète*, l'*albuminurie*, l'*urémie*, sont de fréquentes causes d'amblyopie qu'il suffit de noter ici. Nous nous sommes occupé plus haut de l'amaurose survenant pendant la *grossesse* et la *parturition*. Nous nous bornerons à y renvoyer; dans toutes ces maladies, l'œil doit d'abord être soumis à l'examen ophthalmoscopique.

L'*hystérie* et l'*hypochondrie* occasionnent souvent, sinon une amaurose complète (*amaurose hystérique*), au moins une amblyopie d'une durée ordinairement très courte, et qui laisse habituellement la vision intacte. Chez les hystériques, le mal débute tout à coup et prend diverses formes ; quelquefois il s'accompagne de photophobie, de spasme des paupières, de mouches volantes, d'aspect bizarre, d'hallucinations générales ou bornées à la vue ; d'autres fois, au contraire, le malade se plaint de ne plus voir qu'une partie de l'objet qu'il regarde, et cet état dure de quelques minutes à une ou deux heures. J'ai connu bon nombre de personnes nerveuses, hommes et femmes, qui m'ont offert ce phénomène, et qui sont venues me consulter dans un état de frayeur indicible. Chez quelques-unes, l'hémiopie durait vingt-quatre heures et s'accompagnait d'une migraine très prononcée, d'autres fois peu apparente. L'œil, examiné dans ces cas avec l'ophthalmoscope, n'offre aucune altération appréciable.

On a observé des *amauroses intermittentes* en connexion ou non avec les fièvres de même nature. Je n'en ai vu que bien rarement avec des caractères nettement tranchés. Cependant la quinine, convenablement administrée, a réussi à faire disparaître des accès de cécité complète sur des personnes déjà amblyopiques. Dans ces cas, on doit examiner l'œil avec soin, car la choroïde est assez ordinairement malade, et l'affection ne dépend pas des centres nerveux.

L'amaurose *congénitale* est rarement due à une maladie cérébrale ; le plus souvent elle tient à des désordres oculaires, tels que l'hydrophthalmie, le staphylôme, l'atrophie ou la phthisie de l'œil, survenus pendant la vie intra-utérine.

L'amaurose *héréditaire* est assez souvent observée ; mais, comme la précédente, elle est plutôt symptomatique d'une maladie de l'œil que d'une affection du cerveau.

L'affaiblissement de la vue est quelquefois en liaison évidente avec une maladie de la moelle épinière (*amaurose spinale*). J'ai souvent observé des affections rhumatismales des enveloppes de la moelle qui produisent cette maladie en même temps que d'autres affections symptomatiques. Dans d'autres cas, j'ai vu certaines paraplégies qui s'accompagnent de désordres considérables de la vision auxquels on ne peut remédier qu'en s'occupant activement de la maladie principale. Quand on a recherché en vain les causes de l'amblyopie dans l'œil, dans le cerveau, dans l'état des urines, on doit examiner la colonne vertébrale avec le plus grand soin. Dans ce but, on fait coucher le malade à plat sur le ventre, puis l'on percute doucement d'abord chaque vertèbre isolément, et peu à peu en y mettant une certaine force. On a soin que l'effort se produise de chaque côté des apophyses épineuses pour que la secousse porte directement sur le corps de la vertèbre, et afin d'éviter aussi la contusion de la peau. Si l'on ne trouve rien par la percussion, on emploie la pression graduée, pratiquée simultanément avec le pouce de chaque main, et l'on produit quelquefois, de cette manière, une douleur locale très vive ou un symptôme éloigné comme un éblouissement qui dure pendant tout ce temps de la pression, on provoque aussi de cette manière des coliques, des nausées, etc. Chez une jeune femme excessivement nerveuse, à laquelle j'ai donné des soins avec M. le docteur Rémy, de Clermont, j'ai découvert ainsi les causes d'une amblyopie grave qui ne se trahissait par aucun symptôme local. Chaque fois que je touchais la septième vertèbre dorsale, la malade éprouvait un éblouissement qui durait quelques secondes. Des ventouses scarifiées, plus tard des pommades excitantes, l'application des mouches de feu, selon la méthode de mon ami M. le docteur Jules Guérin, l'illustre auteur de la méthode sous-cutanée, ont réussi à guérir presque complétement cette malade.

L'*amaurose sympathique* se rencontre le plus souvent à l'état d'amblyopie plus ou moins sérieuse chez les personnes qui éprouvent quelque dérangement dans la circulation du bas-ventre, et spécialement chez les individus affectés de vers intestinaux. Dans ce dernier cas, on en a fait une variété sans importance. Cette affection débute généralement avec une certaine rapidité, et s'accompagne d'une dilatation marquée des pupilles avec strabisme assez fréquent. On la guérit généralement bien avec les anthelmintiques chez les enfants, et chez les adultes par une médication appropriée aux causes qui troublent la circulation abdominale. Rarement le mal va jusqu'à l'amaurose complète; plus rarement encore il est durable, surtout quand il est occasionné par la présence des vers.

Il n'y aura rien de particulier à dire des *amauroses scrofuleuses*, *arthritiques* et autres, parce qu'en définitive elles rentrent dans le cadre des amauroses cérébrales ou oculaires, et qu'il n'y a aucun caractère spécial qui puisse les faire distinguer. Généralement chez les personnes strumeuses, elles peuvent être produites par l'apparition de tubercules dans le cerveau, tandis que, chez les goutteux, elles se développent le plus souvent sous l'influence de désordres faciles à constater dans la choroïde et les autres membranes internes.

Nous avons étudié plus haut les affections du nerf optique (*amaurose optique*) ; nous verrons plus loin celles du trifacial (*amaurose trifaciale*) ; c'est pourquoi il serait superflu de s'occuper ici de ces maladies.

ARTICLE IV.

DES SYMPTÔMES DE L'AMAUROSE.

Symptômes anatomiques. — Ainsi que nous l'avons dit ailleurs (voy. *Ophthalmoscopie*, pag. 1, vol. I), le malade amaurotique a un aspect tout particulier : il tient la tête haute, presque renversée en arrière ; il y a quelque chose d'hébété dans son regard louche, vague et invariablement dirigé vers le ciel. Lorsque son attention est éveillée, ses paupières sont agitées de mouvements rapides; s'il est paisible, elles sont au contraire tenues abaissées et immobiles. Sa démarche est sautillante, incertaine ; il ne traîne pas les pieds comme le cataracté, il les lève haut à chaque pas, de manière à passer par-dessus les petits objets qui pourraient se trouver sur son chemin. Mais ce sont là des caractères grossiers, qui cèdent le pas à ceux que fait découvrir l'examen direct de l'organe malade. Cet examen doit être fait d'abord près d'une fenêtre bien éclairée et ensuite avec l'ophthalmoscope. Dans ce qui va suivre, il s'agit du premier de ces examens qui ne peut avoir aujourd'hui qu'une médiocre valeur sans l'autre.

Les yeux seront examinés isolément, l'un des deux sera tenu fermé pendant qu'on étudiera l'autre, la pupille de l'œil sain pouvant faire jouer par synergie celle du côté malade. Le volume, la couleur, la forme, la consistance, la position relative, seront observés avec soin, de même que la vascularisation.

Le symptôme qui offre le plus de valeur est, sans contredit, celui que fournit l'état de la pupille. Quand l'amaurose est confirmée et ancienne, cette ouverture est largement dilatée, immobile et déformée (je rappelle qu'il en est de même dans le mydriasis, affection dans laquelle la vision n'est pas abolie ni même grandement altérée, voy. *Mydriasis*, p. 492, vol. II). Souvent aussi elle est mobile et d'apparence normale.

Dans quelques cas particuliers, elle est régulière et excessivement étroite (*Myosis*, voy. p. 499, vol. II). Si l'amaurose est commençante, la pupille de l'œil malade offre un peu moins de mobilité et de régularité et un peu plus de dilatation que celle du côté sain. Dans bon nombre d'amauroses anciennes et complètes, alors qu'il n'y avait plus aucune perception de la lumière, j'ai vu l'iris mobile comme à l'état normal. La plupart du temps la chambre antérieure existe, pourtant quelquefois elle a diminué de capacité, ou même a disparu complétement. Ce dernier symptôme s'observe après la congestion chronique des membranes oculaires, et surtout après la choroïdite. La pupille est le plus ordinairement d'un beau noir; cependant assez souvent, surtout chez les individus déjà avancés en âge, elle présente des reflets verdâtres, brillants ou ternes, qu'il ne faut point confondre avec ceux du glaucôme, maladie qui n'a aucune ressemblance avec l'amaurose simple, au point de vue objectif. Cette couleur particulière est due au passage de la lumière à travers le cristallin, la lentille et l'humeur vitrée, qui prennent, chez certaines personnes âgées, une remarquable teinte jaune ambré. Lorsque l'affection est congénitale, les globes sont agités de mouvements oscillatoires dans le sens latéral (*Nystagmus*. Voy. *Absence des vaisseaux de la rétine*, pag. 445).

L'iris, le plus ordinairement, n'offre rien d'anormal dans l'amaurose simple; cependant lorsqu'on l'observe de près, on remarque à sa surface, à la réunion du petit cercle avec le grand, une légère saillie d'un millimètre à un millimètre et demi de largeur, formant un anneau plus ou moins complet, qui entoure le petit cercle iridien et la pupille. Ce signe, qui, je crois, n'a été noté par personne, apparaît au début de l'affection, alors qu'il n'y a encore qu'une simple amblyopie, et ne me paraît pas devoir être négligé. Dans l'amaurose compliquée, l'iris peut être singulièrement déformé et décoloré; dans celle qui succède à l'iritis, par exemple, il a perdu ses couleurs normales, et présente toutes les altérations que nous avons indiquées aux terminaisons de l'iritis proprement dite. Il en est de même dans l'amaurose compliquée de glaucôme: l'iris est alors rétracté, décoloré, marqué de taches vineuses ou grisâtres. Les autres membranes de l'œil peuvent être saines, ou présenter les altérations que nous avons décrites, lorsque nous nous sommes occupé des maladies dont elles sont le siége.

Quand l'amaurose frappe un œil, et que l'autre demeure sain, il survient un degré variable de *strabisme*. Il n'est point nécessaire pour cela que la vision soit complétement éteinte dans l'œil malade ; il suffit qu'elle soit affaiblie. C'est là un symptôme de second ordre qui doit être noté à cause de sa fréquence. Chez quelques amblyopiques (amaurotiques au premier degré), le défaut de convergence des yeux n'est point permanent ; il suffit d'un peu d'attention ou de volonté de leur part, pour que le redressement de l'œil se fasse à l'instant même ; mais la déviation de l'œil faible augmente en même temps que l'abaissement de la vision. Ce strabisme est probablement le résultat de la gêne que l'œil malade apporte à l'accomplissement de cette fonction ; on le voit survenir chez quelques cataractés, dont la vue est moins altérée d'un côté que de l'autre. Lorsque l'amaurose guérit, le strabisme disparaît le plus souvent ; même chose s'observe dans les cas de cataractes préalablement compliquées de déviation, et opérées avec succès.

Toutes ces recherches faites, il convient de prendre l'ophthalmoscope pour étudier l'état de la rétine, de la papille du nerf optique et celui de la choroïde.

Symptômes physiologiques. — Lorsque l'amaurose marche lentement, le malade commence par accuser une sorte de faiblesse de la vue, qu'on a nommée *amblyopie* : les objets éloignés disparaissent ou sont mal perçus ; il ne peut plus lire, à moins qu'il ne prenne des verres grossissants bien qu'il ne soit pas presbyte ; bientôt cette ressource lui manque.

Mouches volantes, leur valeur. — Le malade raconte souvent qu'un brouillard léger, ordinairement grisâtre, s'interpose quelquefois entre son œil et l'objet qu'il regarde, suit l'œil dans tous ces mouvements, et s'étend en devenant plus opaque lorsque la nuit est arrivée ; il voit des mouches volantes de différentes couleurs, et le plus souvent foncées ou tout à fait noires (*myodopsie*), qui disparaissent au contraire lorsque le jour commence à baisser. Dans certains cas, ces corpuscules voltigeant dans l'air paraissent enchaînés les uns aux autres, sont de couleur brillante, et représentent de petits cercles transparents, dont le centre est noir ; d'autres fois ce sont des plaques noires d'une grande largeur, ou des lignes qui par leur enlacement représentent des araignées de grosseur monstrueuse, des serpents, des animaux fantastiques, des myriades de vers de couleurs diverses, toutes visions qui semblent agitées de mouvements. Ces fantômes tourmentent singulièrement le malade, et réagissent fortement sur son imagination ;

ils apparaissent surtout à la lumière naturelle, quand elle est très vive, et, comme nous venons de le dire, disparaissent tout à fait le soir, chez la plupart de ceux qui en sont poursuivis. C'est généralement le plus infidèle des symptômes, et pourtant celui qui chagrine le plus les malades. J'ai vu des médecins atteints, de mouches volantes, se désespérer sans aucun motif et que rien ne pouvait rassurer. Assez souvent les malades voient des lumières, des éclairs, des zigzags de feu, des fusées qui les tourmentent nuit et jour, alors même qu'ils tiennent les yeux fermés. Ces spectres lumineux reparaissent quelquefois d'emblée, sans avoir été même précédés de l'abaissement de la vision ; pendant un temps indéfini, ils se montrent, puis disparaissent pour se montrer encore ; on les retrouve chez des amaurotiques incurables depuis longtemps. En général, cependant, on ne les observe que dans la goutte sereine incomplète, ou encore assez récente.

Ce symptôme est fréquent aussi dans les hypérémies rétiniennes les plus simples, de sorte qu'il n'a qu'une valeur en rapport avec le symptôme anatomique constaté. Il est plus sérieux généralement quand les taches ou filaments voltigeants sont plus nombreux et moins mobiles, ou que les éclairs, surtout lorsqu'ils ont été précédés de l'apparition de taches opaques et fixes, sont plus fréquemment répétés, et surtout s'il s'accompagne d'un rétrécissement du champ de la vision. Pourtant on n'oubliera pas que certaines personnes nerveuses, ou atteintes d'une congestion légère de la choroïde, voient très fréquemment des mouches volantes, sous certaines influences accidentelles, et cela pendant des années, sans que leur vision en subisse la moindre altération. Mais chez elles le champ est intact. Il résulte de là, nous le répétons, que la vision de mouches et d'éclairs n'est qu'un signe relatif, qui doit nécessairement se grouper avec d'autres, tant anatomiques que physiologiques, pour prendre une valeur réelle au point de vue du diagnostic.

Lorsque l'amaurose marche rapidement, les phénomènes que nous venons d'indiquer n'existent pas : la vision s'éteint tout à coup chez les uns, et peu à peu, en s'affaiblissant graduellement, chez les autres. Le plus souvent il existe en même temps chez les premiers des signes évidents d'une congestion de l'encéphale, tandis que chez les autres rien n'explique l'apparition de la maladie, sinon une cause plus ou moins éloignée.

Mais que valent peu tous ces signes anatomiques et physiologiques, si, à l'aide de l'ophthalmoscope, on ne trouve à quelle cause directe les rattacher !

Un autre ordre de signes physiologiques indique l'amaurose : c'est la disparition partielle de la vision, dans le sens latéral chez les uns (*visus lateralis*), dans la moitié inférieure ou supérieure des objets chez les autres (*hémiopie, amaurose hystérique, décollement séreux de la rétine, apoplexie de la papille et de la choroïde, compression du nerf optique*) ; c'est l'abolition plus ou moins complète de la vue pendant la nuit (*héméralopie*) ou pendant le jour (*nyctalopie*) ; c'est enfin une multitude de phénomènes dans lesquels les objets sont défigurés, obscurcis, colorés ou décolorés, etc., etc.

Tous ces signes, ou au moins le plus grand nombre, doivent se rapporter à quelque cause appréciable ; l'ophthalmoscope doit donc avant tout, sinon la reconnaître, au moins la chercher.

La diminution de la portée de la vue avec nécessité de rapprocher l'objet et trouble plus ou moins grand sans altération des milieux est très souvent un signe d'amaurose commençante ; on peut alors la rattacher isolément ou simultanément à deux causes : la congestion générale de l'œil, ou une diminution dans la faculté de perception de la rétine. Dans le premier cas, en effet, lorsqu'une congestion de l'œil existe depuis longtemps, l'organe est plus volumineux, plus tendu, sa forme varie nécessairement, et la sécrétion de l'humeur aqueuse augmentant, la réfraction devient plus puissante ; dans le second, la rétine ne peut plus être impressionnée, à moins qu'une grande quantité de lumière ne traverse la pupille. On conçoit que ces deux causes de raccourcissement de la vue peuvent être réunies dans certaines amauroses, mais ici encore l'ophthalmoscope donnera le dernier mot des recherches à faire.

Symptômes généraux. — Cet ordre de symptômes se rattache à l'étude de la cause qui a produit l'affection. On constatera dans quelques cas la congestion chronique ou aiguë de l'encéphale, l'inflammation de cet organe, les maladies de la moelle épinière, celles des intestins, du cœur, etc., etc. L'amaurose peut aussi s'accompagner de phénomènes de débilitation, dont il conviendra de rechercher la cause, à laquelle se lie très souvent la maladie de l'œil, ainsi que nous l'avons dit plus haut. (Voy. art. 3, p. 533.)

La marche de l'amaurose ne présente rien de régulier. Dans quelques cas, assez rares, du reste, elle survient tout à coup, à ce point qu'un malade qui s'est couché bien portant, se réveille aveugle le lendemain. Le plus souvent la marche de la maladie est lente, insidieuse ; la vision éprouve, en bien ou en mal, des oscillations remarquables, pendant un temps aussi long qu'indéterminé ; les symptômes augmentent ainsi d'une manière insensible, et ce n'est que par une progression insaisissable que la cécité devient complète. Telle amaurose, brusquement survenue, disparaîtra en peu de temps, bien qu'elle ait été complète ; tandis que telle autre, dont les symptômes se seront succédé lentement, demeurera au même degré, sans se compléter ni se guérir, pendant toute la vie du malade. Rien n'est plus incertain que la marche de l'amaurose considérée en général ; cependant dans quelques cas particuliers, où la cause est bien reconnue, on peut d'avance assigner à peu près des époques aux diverses phases de la maladie. La durée, de même que la marche de l'amaurose, est quelquefois difficile à indiquer ; hâtons-nous de dire pourtant que le praticien doit conserver l'espoir de rendre la vue, dans le cas où la goutte sereine s'est développée rapidement ; tandis qu'au contraire il échouera le plus souvent, quand elle aura mis beaucoup de lenteur dans son développement.

Ce que nous venons de dire, en parlant de la marche et de la durée de l'amaurose, sert à établir le pronostic de cette maladie. Il doit être réservé, car le résultat des moyens thérapeutiques employés est toujours douteux. La principale chose à examiner pour l'établir, c'est la cause de la maladie, les complications qu'elle présente, la date de son origine, etc. On a guéri exceptionnellement quelques amauroses anciennes, regardées par plusieurs praticiens comme incurables ; mais ces faits rares ne doivent modifier en rien la gravité du pronostic.

ARTICLE V.

TRAITEMENT DE L'AMAUROSE.

Cet exposé rapide des causes et des symptômes de l'amaurose que nous avons fait dans les articles 3 et 4, permet d'établir des différences dans la nature de cette maladie, distinction utile au praticien surtout pour l'application du traitement.

Les causes sont de deux ordres : les unes *excitantes*, les autres *débilitantes*.

De là deux variétés principales : l'amaurose *sthénique* et l'amaurose *asthénique*, que nous diviserons chacune en deux degrés.

De là aussi un traitement en rapport avec la nature de chacune de ces variétés, c'est-à-dire *débilitant* ou *excitant*, et cela, *indépendamment des indications spéciales*. Nous étudierons sous ce rapport ces deux sortes d'amauroses, dans lesquelles, nous le répétons, on peut faire rentrer, au point de vue thérapeutique, le seul vraiment utile au praticien, toutes les subdivisions admises non sans raison par un grand nombre d'auteurs. Mais l'on aura soin, nous ne saurions trop le répéter, de saisir les causes spéciales. Ainsi l'on commencera par reconnaître que l'amaurose est oculaire ou cérébrale, puis on modifiera le traitement suivant les causes que nous avons étudiées. (Voy. art. III, p. 533.)

§ Ier. — Amaurose sthénique.

Nous diviserons l'amaurose sthénique en deux degrés principaux : dans le premier, nous étudierons, sous la forme *aiguë* et sous la forme *chronique*, l'affection que quelques auteurs ont nommée *Amblyopie congestive* ; dans le second, nous étudierons, également, sous ces deux formes, l'*Amaurose congestive* proprement dite.

Premier degré, ou *amblyopie oculaire congestive*.

Cette maladie, comme nous venons de le dire, apparaît sous deux formes distinctes : tantôt elle est *chronique*, et c'est le cas le plus commun ; tantôt elle est *aiguë*, et alors elle frappe subitement le malade sans qu'aucun signe précurseur ait révélé son imminence. Les symptômes anatomiques, aidés du commémoratif, différencient parfaitement ces deux variétés d'une même affection, et il n'est besoin que d'un peu d'habitude pour les reconnaître ; nous essayerons, en retraçant succinctement les principaux de ces caractères, d'établir la vérité de notre assertion. Quant au symptômes physiologiques, nous verrons qu'étant les mêmes dans les deux cas, ils seraient ainsi loin de suffire pour former la base du diagnostic différentiel.

Cette distinction à établir entre les deux formes de la maladie nous paraît d'une importance extrême sous un triple point de vue, en ce sens que, d'une part, si le médecin se guide d'après la forme aiguë ou chronique, il peut dans presque tous les cas porter un pronostic certain ; que, d'une autre, le traitement varie essentiellement selon la forme de la maladie, et qu'une erreur de diagnostic pourrait ainsi avoir les conséquences les plus funestes; qu'enfin cette affection, attaquant un nombre considérable d'individus, est une de celles que le praticien est appelé à traiter presque journellement. Les littérateurs, les peintres, les graveurs, les bijoutiers, une multitude d'autres personnes y sont exposés. Les femmes, plus communément que les hommes, semblent être atteintes par la forme aiguë, bien qu'elles ne soient pas plus exemptes qu'eux de la forme chronique. Or, l'expérience prouve que de jeunes filles, non encore ou mal réglées, ont perdu tout à coup la vue d'un œil ou même des deux, d'une manière tantôt complète, tantôt incomplète, et qu'un traitement bien dirigé la leur a fait recouvrer; tandis que, dans d'autres cas, la temporisation et la timidité ont été suivies des résultats les plus malheureux. On voit aussi que des hommes de forte constitution sont devenus aveugles du jour au lendemain, sans cause souvent appréciable, et que l'attaque vigoureuse de la maladie par des saignées répétées, ou des moyens analogues, l'a fait complétement disparaître. Mais l'observation des faits pathologiques démontre de même que, si un traitement énergique et rapide est de première et indispensable nécessité lorsque l'amblyopie congestive apparaît brusquement, il est extrêmement dangereux d'avoir recours à des émissions sanguines trop fortes lorsque la maladie a acquis peu à peu un haut degré de développement, et que l'abaissement très notable de la vision ou la cécité complète peut suivre immédiatement une large saignée faite d'une manière inopportune.

A. Forme aiguë. — Symptômes anatomiques. — *Conjonctive. — Tissu cellulaire sous-conjonctival et sclérotique.* — On n'aperçoit aucuns vaisseaux anormaux dans ces parties.

Iris. — Il a sa couleur ordinaire, et ne présente ni convexité ni concavité, en avant ni en arrière, quand la maladie a débuté par la forme aiguë. On ne voit point de saillie annulaire à l'endroit où elle existe dans la forme chronique. La membrane ne paraît pas froncée, cependant ses fibres convergentes sont mieux senties qu'avant la congestion.

Pupille. — Elle a quelquefois perdu toute espèce de mobilité, ou au moins ses mouvements sont singulièrement diminués en étendue et en vitesse. Dans quelques cas très fréquents, au contraire, ils sont plus rapides que d'ordinaire. Cette ouverture offre, en général, un diamètre plus petit qu'à l'état normal ; d'autres fois, cependant, elle est un peu plus dilatée : alors l'iris est saillant et convexe en avant, symptôme qui indique qu'une congestion lente et datant déjà de loin a préexisté ; enfin, il est des cas dans lesquels elle présente un diamètre double de son diamètre normal, sans qu'il y ait pourtant aucune affection paralytique du ganglion ciliaire ; alors la vision, lorsqu'elle est conservée, est prodigieusement allongée, comme dans la mydriase paralytique. La forme de la pupille est toujours tout à fait circulaire ; il est bien entendu qu'il faut faire la part des angularités que pourrait avoir laissées un état chronique, dans le cas où l'affection aiguë serait entée sur une affection ancienne. Il faut tenir compte aussi des légères déformations congénitales, qui, si souvent, ne sont autre chose que des vestiges de la membrane pupillaire.

Symptômes ophthalmoscopiques. — Nous les avons décrits en traitant les affections de la rétine, de la choroïde, etc., etc.

Rappelons seulement que, l'étude des signes physiologiques et du commémoratif étant faite, on doit examiner l'œil avec l'ophthalm oscope et localiser ainsi le mal.

Symptômes physiologique et commémoratif. — Au moment où l'on y songe le moins, la vue subit tout à coup une diminution plus ou moins forte, et parfois très considérable, dans l'un des yeux, ou dans les deux à la fois. Le malade ne voit pas toujours des éclairs ni des corps flottants dans l'air. Quelques maux de tête légers, dans certains cas un peu d'embarras dans les idées, des bourdonnements d'oreille, précèdent et accompagnent fréquemment l'abaissement de la vue. Lorsqu'un œil a été frappé, il n'est pas rare que le malade ne s'aperçoive de cet accident que par une circonstance fortuite, et après un temps quelquefois très long, alors que la maladie est déjà chronique. Le commémoratif est du plus haut intérêt, en ce sens qu'il donne au médecin la certitude que la maladie a brusquemment envahi l'organe. Il serait dangereux de croire que la pâleur de la muqueuse oculaire prouvât l'absence d'un état congestif de la rétine. Il ne faut pas oublier, au contraire, que l'apoplexie frappe parfois cette membrane chez des individus très faibles, qui à plus forte raison peuvent être atteints d'une hypérémie marquée. L'anatomie pathologique a révélé dans plus d'un cas la présence de nombreux épanchements sanguins dans les rétines d'individus morts presque exsangues, et qui, durant les derniers temps, joignaient à une anémie complète des symptômes évidents d'une congestion oculaire. L'ophthalmoscope démontre aisément ces lésions pendant la vie.

Durée. — Terminaisons. — Cette forme de l'affection qui nous occupe est ordinairement d'une durée assez courte. Le plus souvent les premières attaques disparaissent rapidement sous l'influence d'un traitement bien dirigé; mais l'amblyopie finit presque toujours par passer à l'état chronique pour présenter alors des exacerbations fréquentes, surtout si les causes qui ont produit l'affection continuent à exister.

Étiologie. — La pléthore, les travaux de cabinet; ceux auxquels se livrent les horlogers, les bijoutiers, les peintres, les repasseuses de fin; les maladies de l'accommodation, l'habitude de se tenir longtemps la tête penchée et immobile, surtout après le repas, pour fixer de petits objets, prédisposent singulièrement à cette affection. La disparition d'hémorrhoïdes fluentes; la suppression d'une diarrhée habituelle; une constipation opiniâtre; certaines tumeurs du ventre; quelques maladies du foie et de l'estomac; l'hypertrophie du ventricule gauche du cœur; une affection des valvules; un obstacle quelconque à la circulation, etc., sont autant de causes qui concourent puissamment au développement de la maladie. Enfin, nous en avons rapporté encore d'autres très nombreuses, en faisant l'étiologie de l'amaurose en général, et il nous semble superflu de les répéter ici.

Il en est une pourtant qui, chez les femmes, mérite à un haut degré de fixer l'attention des médecins : nous voulons parler du moment marqué par le passage souvent si pénible de l'enfance à la puberté, ou par celui de l'âge adulte à la vieillesse. Ce n'est pas seulement à l'époque où la menstruation s'établit et disparaît, que la femme est exposée à cette affection; tous les dérangements qui viennent troubler cette fonction peuvent encore produire la maladie : aussi voit-on bon nombre de femmes aménorrhéiques, dysménorrhéiques, ou enceintes, brusquement atteintes de congestions cérébro-oculaires.

B. Forme chronique. — Elle est beaucoup plus fréquente que la forme aiguë.

Symptômes anatomiques. — *Conjonctive.* — *Tissu cellulaire sous-conjonctival et sclérotique.* — De gros vaisseaux sinueux, anastomosés le plus souvent en arcades, à un millimètre ou deux de la cornée, rampent dans ces parties, en tournant leur base vers le repli conjonctival. La couleur rouge-brun, quelquefois un peu violacée, qu'ils présentent, est celle qu'on remarque toujours dans les cas de congestions anciennes de l'œil. Les plus superficiels, d'une couleur moins foncée, sont mobiles sous le doigt et suivent les mouvements imprimés par celui-ci à la conjonctive, tandis que les profonds, ceux qui s'anastomosent en arcades, sont complétement immobiles. Ce symptôme anatomique est décrit plus en détail à l'article, *Congestion de la choroïde*, page 406. Ces parties peuvent être aussi parfaitement saines.

Iris. — Il a d'ordinaire sa couleur normale, mais il est plus ou moins bombé en avant. A la réunion du petit avec le grand cercle, à l'endroit où sont les arcades artérielles médianes, on aperçoit une élévation légère et annulaire, formée aux dépens des fibres iridiennes, qui se trouvent poussées en avant et comme froncées. Les fibres convergentes paraissent plus franchement accusées qu'à l'état normal.

Pupille. — Elle est infiniment moins mobile qu'à l'état normal, et n'est jamais largement dilatée, comme dans certaines amauroses anciennes et complètes. Son diamètre, quelquefois un peu plus petit qu'avant la maladie, est plus souvent un peu plus grand. Sa forme, le plus communément, n'est plus exactement circulaire ; dans son pourtour, on remarque un ou deux petits angles, plus ou moins prononcés. Elle est, au reste, parfaitement noire.

Symptômes physiologiques. — Commémoratif. — Depuis un temps plus ou moins long, le malade présente des signes de congestion cérébrale (bourdonnements, tintements d'oreille, épistaxis, céphalalgie, etc.). Il voit souvent flotter dans l'air des corpuscules de diverses couleurs, les uns permanents, les autres accidentels. La vision a baissé d'une manière progressive. Dans le principe de la maladie, il lui était impossible, le matin au réveil, de travailler sur de petits objets. Chaque jour, chaque mois a amené, pour ainsi dire d'une manière insensible, un symptôme morbide de plus. La vision est plus ou moins abolie. Parfois il y a eu une ou plusieurs attaques d'amblyopie de forme aiguë.

SYMPTÔMES OPHTHALMOSCOPIQUES. — Nous les avons décrits en nous occupant des affections de la rétine, de la choroïde, de la pupille, etc.

DURÉE. — TERMINAISONS. — La durée de cette maladie est ordinairement très longue ; dans les cas les plus heureux, il est rare que la maladie guérisse complétement. Des améliorations surviennent de temps en temps, soit sous l'influence du traitement, soit par suite de la cessation des causes. Mais au moment où l'on y songe le moins, le mal reparaît tout à coup sous une forme subaiguë, puis revient à l'état chronique après quelque temps, et l'affection, après avoir passé au second degré, finit par prendre le caractère d'une amaurose asthénique plus ou moins complète. Je me hâte d'ajouter pourtant que cette terminaison n'a lieu qu'à la suite d'exacerbations très fréquemment répétées, et après un temps, en général, fort long.

Deuxième degré. — *Amaurose oculaire congestive.*

A. FORME AIGUE. — SYMPTÔMES ANATOMIQUES. — *Conjonctive.* — *Tissu cellulaire sous-conjonctival et sclérotique.* — Le plus souvent on n'aperçoit point de vaisseaux anomaux dans ces parties ; ce n'est qu'exceptionnellement, et lorsque la vision n'est pas complétement éteinte, que si l'on place le malade devant une fenêtre bien éclairée, la sclérotique présente une injection composée de vaisseaux très fins. Le globe oculaire paraît alors brillant dans toute son étendue.

Iris. — Il conserve sa coloration normale dans la majorité des cas : cependant je l'ai vu d'une couleur gris verdâtre dans quelques amauroses congestives qui s'étaient développées subitement, et j'ai remarqué que cette teinte persistait longtemps après qu'un traitement énergique avait triomphé de la cécité. De même que dans la forme aiguë du premier degré, les fibres du diaphragme ne sont pas froncées, mais se dessinent, en général, par des saillies nettement accusées ; je dois dire pourtant que ce caractère, qui manque souvent, est loin d'avoir une valeur de premier ordre.

Pupille. — En général, la pupille est étroite dans les premiers moments où la maladie se montre. Cependant il est loin d'être rare de la trouver plus large qu'à l'état normal : elle l'est quelquefois du double. Des déformations sont aussi constatées quant à la régularité de l'ouverture, qui présente ordinairement des angles plus ou moins profonds. Tout cela dépend des altérations qui peuvent occasionner la maladie.

Symptômes ophthalmoscopiques. — (Voy. *les maladies de la choroïde, celles de la rétine, de la papille*, etc., etc.)

Symptômes physiologiques. — Commémoratif. — Le malade perd tout à coup la vue d'un œil ou des deux en même temps, au point qu'il ne peut apercevoir une bougie placée fort près de lui. Cela arrive assez souvent sans qu'aucun symptôme précurseur ait éveillé son attention ; quelques malades se rappellent seulement qu'ils ont éprouvé dans les yeux des douleurs assez vives, occasionnées surtout par la vue d'objets brillants. D'autres fois, au contraire, des maux de tête violents, des tintements d'oreille, et tous les autres signes de congestion de l'encéphale, ont précédé la perte de la vue ; ces derniers symptômes constituent alors d'ordinaire tout le commémoratif. Hâtons-nous d'ajouter cependant que l'amaurose congestive aiguë frappe quelquefois des sujets atteints depuis longtemps de congestions des membranes internes, et particulièrement de la choroïde. Dans cette affection, la cause déterminante de la congestion de l'œil ou du cerveau sera recherchée avec le plus grand soin, parce qu'avant tout elle doit, s'il se peut, être éloignée. L'ophthalmoscope établira aisément la distinction indispensable.

Durée. — Terminaisons. — La durée de cette forme de l'amaurose congestive, parfois très courte, est d'autres fois très longue. J'ai vu la maladie disparaître spontanément dans quelques cas, tandis que dans d'autres elle a passé à l'état chronique, et s'est transformée plus tard en une amaurose organique (*amaurose rétinienne, optique*, ou *cérébrale organique*) plus ou moins complète.

Étiologie. — Elle est la même que celle qui a déjà été indiquée au premier degré ; nous devons pourtant ajouter que les individus pléthoriques, dont la face est vivement injectée, y sont plus sujets que d'autres, surtout si leur état les oblige à une vie sédentaire, et qu'en même temps leur régime soit riche et excitant. Dans certains cas, des efforts pour soulever un fardeau ou pour toute autre cause ont subitement déterminé l'apparition de cette maladie, comme aussi l'action de regarder le soleil ou tout autre corps très brillant.

B. FORME CHRONIQUE. — SYMPTÔMES ANATOMIQUES. — Nous les avons décrits en très grande partie, en nous occupant de la forme chronique du *premier degré* (*amblyopie congestive chronique*). L'amaurose congestive ne peut exister sous la forme chronique sans que toutes les membranes oculaires offrent à un haut degré des signes de congestion : *aussi la conjonctive, le tissu cellulaire sous-conjonctival et la sclérotique* présentent-ils les vaisseaux en arcades, de couleur rouge-brun, que nous avons déjà signalés. C'est, en un mot, cette vascularisation qui distingue la congestion chronique du globe, et, en particulier, celle de la choroïde. Cependant ce caractère si important est moins marqué, surtout quand la congestion porte plus particulièrement sur le cerveau, et que l'œil n'est devenu malade que consécutivement. Mais on ne doit pas oublier que cet organe peut offrir à l'extérieur l'aspect le plus normal, et que les signes de congestion ou d'altérations chroniques ne pourront être reconnus qu'avec l'aide de l'ophthalmoscope.

Iris. — Il présente en avant une saillie d'autant plus grande, que les vaisseaux de la choroïde, plus gonflés, ont comprimé davantage les milieux de l'œil ; mais si la sclérotique s'est laissé distendre, il n'est pas rare que la chambre antérieure ait conservé sa grandeur ordinaire, et que l'iris n'ait subi aucun déplacement. Dans tous les cas, l'élévation annulaire placée à la réunion du petit cercle avec le grand, est beaucoup plus marquée que dans la forme chronique du premier degré, et les fibres concentriques, fortement tendues, présentent entre elles des sillons profonds. L'iris a perdu sa couleur normale lorsque la maladie est déjà très ancienne ; au contraire, il n'offre qu'une décoloration légère si l'affection ne date pas de fort loin.

Pupille. — Le plus souvent complétement immobile, elle offre dans certains cas une dilatation d'ordinaire moyenne, et quelquefois très grande. Elle n'est pas toujours irrégulière. En général, le fond de l'œil paraît noir ; parfois pourtant il est légèrement trouble, et l'on y remarque une teinte verdâtre. Ici l'ophthalmoscope est indispensable.

SYMPTÔMES OPHTHALMOSCOPIQUES. (Voy. *les maladies de la rétine, celles de la choroïde*, etc., etc.)

SYMPTÔMES PHYSIOLOGIQUES. — COMMÉMORATIF. — Le malade ne s'est jamais bien guéri des attaques plus ou moins répétées de l'amblyopie congestive dont il a déjà souffert, à la suite de congestions oculaires ou cérébro-oculaires. Il voit souvent des corpuscules permanents, prenant la forme de serpents, de zigzags, de cercles, de vers ou d'animaux bizarres. De temps en temps, ce sont des flammes, des fusées de diverses couleurs, qui semblent passer devant ses yeux, aussi bien le jour que la nuit : ce dernier symptôme est surtout fréquent lorsque la congestion cérébrale est forte. La vision a disparu au point que le malade ne peut plus se conduire ; il a ce regard hébété, incertain, dont nous avons parlé plus haut. S'il lui reste encore quelque peu de vue, elle éprouve en bien et en mal des oscillations remarquables, qui finissent par faire place à une cécité égale et permanente. L'affection passe alors franchement à l'état asthénique.

DURÉE. — TERMINAISONS. — La durée de cette affection est très longue ; rarement le malade éprouve une amélioration soutenue et marquée, plus rarement encore il guérit. L'abolition de la vision est d'autant plus rapide que la cause du mal est plus puissante, et qu'elle a été moins combattue. De même que dans le premier degré à l'état chronique, quand on a obtenu une légère amélioration, la maladie reparaît dès que le malade s'écarte du régime qui lui a été imposé. C'est alors qu'après des rechutes successives la vue s'éteint complétement, et que la maladie passe à l'état asthénique.

TRAITEMENT. — Les symptômes que nous avons décrits doivent servir de base pour l'instituer. Autant il faut de hardiesse et de promptitude dans la période aiguë, autant il est besoin de persévérance et de patience pour suivre la chronique dans toutes ses phases. L'observation démontre, en effet, que si dans le premier cas des saignées répétées à de courts intervalles font le plus souvent disparaître le mal, elles sont nuisibles, dangereuses même, dans le second, ainsi que l'attestent les cas nombreux où la phlébotomie trop largement pratiquée, et dans un temps inopportun, a été suivie d'une cécité complète et incurable.

Traitement du premier degré. — Amblyopie congestive. — Forme aiguë. — L'affaiblissement de la vue, avons-nous dit, peut être brusquement porté fort loin. La cause en doit être d'abord recherchée, et, si faire se peut, éloignée. Le temps depuis lequel l'accident est survenu est un point pratique du plus haut intérêt. Nous avons vu, dans bien des cas, une guérison radicale suivre un traitement commencé le cinquième, le septième, le dixième, et même le quatorzième jour. Il est à remarquer, cependant, que l'amélioration s'est toujours fait attendre en proportion du temps écoulé. Dans quelques cas où l'affaiblissement d'un œil ou des deux yeux datait de plus de vingt jours, aucune amélioration n'a pu être obtenue.

Nous l'avons dit plus haut, la saignée, largement pratiquée aussitôt que l'affection est reconnue, est pour nous le principal remède. On la répétera si, après la douzième ou la quinzième heure, il n'y a que peu ou point de progrès, et l'on aidera à son effet par l'application de sangsues nombreuses, soit en avant de l'oreille, soit aux apophyses mastoïdes, soit sur le trajet des jugulaires. La saignée de la pituitaire, au moyen des sangsues ou du scarificateur, trouvera également place ici. A l'intérieur, on prescrira de nombreux purgatifs, en ayant soin de commencer par un lavement, dans le but de débarrasser promptement le rectum, surtout si la constipation date de quelques jours ou est habituelle. Des applications d'eau glacée seraient faites d'une manière continue sur la tête, si le malade était tourmenté d'une céphalalgie opiniâtre ou d'autres symptômes qui fissent craindre une affection de l'encéphale ou de ses enveloppes. Des pédiluves irritants, des sinapismes promenés sur les extrémités inférieures, des ventouses Junod, ou, à leur défaut, de simples ventouses sèches, pourront être d'un grand secours. La saignée du pied ne m'a jamais paru dans ce cas d'une efficacité réelle ; cela tient sans doute à la lenteur de l'action déplétive de ce moyen. Après deux ou trois jours de traitement, si l'amélioration de la vision est incomplète encore, et que les symptômes congestifs persistent, on se trouvera bien, en général, des frictions d'onguent napolitain et de l'administration du calomel à dose altérante (5 centigrammes trois fois par jour, pendant deux à trois jours).

Aussitôt que les symptômes congestifs auront disparu, on devra immédiatement poser des vésicatoires volants sur le front et les tempes, autour de l'orbite, en commençant à les appliquer à la sortie et sur le trajet du nerf frontal, afin de réveiller tout à fait la rétine de l'espèce de torpeur dans laquelle l'avait plongée la congestion. On ne fera pas mal, à ce moment, de prescrire à l'intérieur quelques excitants, parmi lesquels on peut ranger l'infusion d'arnica, ou toute autre préparation analogue. Il va sans dire qu'au moindre signe de retour de la congestion, ces moyens devront être immédiatement abandonnés, et remplacés par de nouvelles émissions sanguines, proportionnées tout à la fois à la force du malade et au degré de la maladie.

Les observations sur lesquelles se basent ces données prouvent que, si la saignée dans l'amblyopie congestive aiguë est de la plus incontestable utilité, elle est véritablement inopportune et même dangereuse dans la forme chronique, et que dans celle-ci la guérison absolue est une chimère, qu'il faut avant tout éviter de poursuivre par des moyens violents. Le praticien devra, dans le traitement de ces deux genres d'une même affection, imiter en quelque sorte la marche du mal ; c'est-à-dire qu'il se montrera aussi patient et prudent dans la forme chronique que prompt et hardi dans la forme aiguë, parce que dans cette affection, dont la thérapeutique est si difficile à manier, la conduite du médecin peut à jamais plonger le malade dans une cécité incurable. En résumé donc, pour la forme aiguë un traitement rapide, hardi ; mais une thérapeutique sage, modérée, pour la forme chronique.

Traitement du premier degré. — Amblyopie congestive. — Forme chronique. — Il ne s'agit nullement ici d'une amaurose complète datant de loin, mais d'un abaissement progressif de la vue, accompagné de temps à autre de récidives d'une véritable congestion cérébro-oculaire. Le but essentiel du médecin doit être évidemment de combattre le symptôme principal, la congestion, en s'adressant plus particulièrement *à sa cause*. Qu'il s'agisse, par exemple, d'un individu dont les mouvements du cœur sont tumultueux, rapides, accompagnés de bruits anormaux, il est clair qu'on devra d'abord diriger son attention de ce côté. On se bornera à une petite saignée ou à une légère application de sangsues au siége, et ensuite on aura recours aux moyens capables de calmer et de régulariser les mouvements de l'organe central de la circulation. La digitale en teinture, ou bien sous forme de poudre, à la dose alors de 1 à 2 décigrammes progressivement ; ou mieux encore un ou deux granules de digitaline de Homolle ; des applications de ventouses scarifiées sur la région précordiale, des cautères plus ou moins nombreux, des pédiluves, des manuluves, des frictions sèches sur la surface du corps, etc., etc., sont les premiers qu'on devra employer. Une hygiène bien entendue et un régime convenable et sévère, dont on éloignera avec soin les excitants de toute nature, comme le vin, le café, les liqueurs, les repas trop copieux, compléteront l'ensemble du traitement général. Pour les motifs que nous avons exposés dans le paragraphe précédent, on évitera soigneusement, même pendant les exacerbations de la maladie, de conseiller de larges saignées ; ce moyen ne manquerait pas de produire un effet tout opposé à celui qu'on rechercherait, et nous ne doutons pas que le préjugé si répandu, que *la saignée affaiblit la vue*, n'ait pris sa source dans le cas si fréquent d'amblyopie congestive oculaire chronique ; il est donc bien important, sous le rapport du traitement, de distinguer cette forme de l'affection, de la forme aiguë, qui réclame, au contraire, un traitement aussi rapide qu'énergique. Les exacerbations très fréquentes dont nous venons de parler seront suivies et combattues pour ainsi dire pas à pas ; le traitement devra se régler sur la marche même de l'affection, pour se modifier selon toutes ses phases, et de manière à ne rien détruire par une imprudente brusquerie.

Quand il s'agit, au contraire, d'un individu chez lequel un trouble quelconque de la circulation se manifeste par des hémorrhoïdes borgnes, fluentes, ou qui ont cessé de l'être, on fera appliquer régulièrement à l'anus quelques sangsues (cinq ou six pour un individu assez fort) toutes les deux, trois ou quatre semaines. En même temps, s'il est habituellement constipé, on prescrira souvent des purgatifs à doses fractionnées, comme un verre d'eau de Sedlitz ou de Pullna, 20 grammes de sulfate de soude ou d'huile de ricin, etc., etc., à prendre plusieurs jours de suite le matin à jeun ; des pilules contenant chacune 1 décigramme d'aloès et de soufre sublimé (plus ou moins selon la tolérance du canal intestinal), données au malade matin et soir, produiront le même effet en établissant une dérivation salutaire, et en stimulant convenablement le gros intestin.

En somme, on le conçoit sans peine, le traitement général doit varier selon la cause qui produit l'affection oculaire (ainsi les anthelmintiques chez les vermineux, les emménagogues chez les femmes mal réglées, etc.).

Quant au traitement local, il consistera à éloigner tout ce qui pourrait entretenir ou augmenter la congestion : ainsi on interdira sévèrement les lectures trop prolongées, les veilles, les spectacles, le travail de cabinet, celui à l'aiguille, la lumière trop vive, l'action de regarder le feu, la privation d'une somme raisonnable de lumière, etc. On conseillera au malade, surtout s'il est presbyte ou atteint d'une maladie de l'accommodation, de regarder des objets éloignés, ou de prendre des lunettes. S'il n'est pas prédisposé aux affections rhumatismales, de fréquentes fomentations d'eau froide sur le front et les tempes, et même sur les yeux, lui seront prescrites ; mais ce moyen serait mis de côté s'il occasionnait des douleurs. On lui recommandera, en outre, de faire, de même sur le front et les tempes, quelques onctions d'extrait de belladone, s'il était photophobe. Dans ce dernier cas, on ne négligerait pas de conseiller l'usage de lunettes bleues, dont l'effet serait de diminuer l'intensité de la lumière ; mais le malade ne devrait les porter que pour sortir au soleil, et l'on aurait soin que les verres en fussent très larges, afin d'éviter que le jour, passant entre les lunettes et l'orbite, ne vînt offenser l'œil, en le soumettant à chaque instant à l'action d'une lumière diversement colorée et d'intensité variable.

Traitement du second degré.—Amaurose congestive.—Forme aiguë. — Le traitement de la forme aiguë du second degré ne diffère de celui que nous avons indiqué pour la même forme du premier, que par l'énergie avec laquelle il doit être conduit. Si l'amaurose dépend de la suppression d'un travail physiologique, on essayera par tous les moyens convenables de le rétablir ; si l'on y réussit, il pourra fréquemment arriver que la maladie disparaisse. S'il s'agit de rappeler les règles ou les hémorrhoïdes, par exemple, on emploiera les moyens conseillés en pareil cas, en n'oubliant jamais cependant que, lorsque la nature congestive de la maladie a été reconnue récente, il convient d'agir fortement sur la circulation par la saignée. Après l'avoir pratiquée une première fois, on y reviendra au besoin à un très court intervalle, si le pouls présente de la force, et que la constitution du malade le permette; en même temps des sangsues seront appliquées à la tempe ou aux apophyses mastoïdes. Les ventouses scarifiées seront plus utiles encore. Je les pose d'ordinaire en avant et très près de l'oreille, et l'expérience m'a démontré que l'action en est infiniment plus rapide et plus active que celle des sangsues. Le calomel administré à l'intérieur trois fois par jour, à la dose d'un décigramme, réussit très bien à provoquer une dérivation puissante et salutaire.

Les pédiluves, les manuluves irritants, les sinapismes, les ventouses sèches, sont des moyens secondaires que j'ai trouvés fort utiles.

Tout en prescrivant ce traitement général, l'œil est mis dans le repos ; la lumière vive doit être absolument éloignée. Au moment où la rétine reprend sa sensibilité, le jour est mal supporté, il y a de la photophobie : c'est alors que la chambre du malade doit être plus obscure, et que la belladone est employée avec avantage à l'intérieur et en frictions autour de l'orbite.

Lorsque l'amaurose passe à l'état asthénique, soit sous l'influence du traitement, soit par le fait même de la marche de la maladie, c'est le traitement de l'amaurose asthénique qu'il convient d'appliquer.

Traitement du second degré. — Amaurose congestive. — Forme chronique. — L'amaurose congestive chronique, même celle qui date de très loin, présente souvent, lorsque le malade réclame les soins du médecin, quelques-unes des exacerbations que nous avons signalées. Après avoir recherché la *cause* du mal, on essaye par les moyens appropriés de la détruire. Il serait superflu d'entrer dans de nouveaux détails à ce sujet, après ceux que nous avons donnés en nous occupant de l'étiologie de l'amaurose en général. La saignée sera quelquefois d'un grand secours ; mais, de même que dans la forme chronique du premier degré, elle devra être faite avec une certaine mesure, parce qu'elle peut devenir la cause du passage rapide de la maladie à l'état asthénique. Par contre, de même encore que dans l'amblyopie congestive chronique, les dérivatifs de toutes sortes, tant sur le canal intestinal que sur les extrémités, sont indiqués. Nous avons parlé au premier degré du traitement local ; il ne varie point d'une manière sensible pour le second, seulement il doit être plus sévère.

§ II. — Amaurose oculaire asthénique.

Premier degré. — *Amblyopie asthénique.*

Il me paraît impossible de ne pas diviser l'amaurose asthénique en deux degrés différents. Dans le premier, je m'attacherai à étudier le début de la maladie dans les deux variétés qu'il présente : l'une est cet état particulier, pouvant persister pendant un temps très long, que M. Mackenzie a désigné sous le nom d'*asthénopie* (*Ann. d'ocul.*, t. X, septembre 1843), et que d'autres appellent *affaiblissement, faiblesse, hébétude de la vue* (Wenzel, Tyrell), résultant de la fatigue des nerfs (Scarpa) ; *amaurose musculaire, disposition à la fatigue des yeux* (Bonnet) ; *lassitude oculaire* ou *kopiopie* (Pétrequin) ; l'autre est l'*amblyopie asthénique* proprement dite, soit qu'elle succède à la première variété ou à toute affection nerveuse, soit qu'elle apparaisse à la suite d'une maladie congestive de l'œil ou de l'encéphale. Dans le second degré, l'*amaurose proprement dite* sera décrite.

PREMIÈRE VARIÉTÉ (1). — SYMPTÔMES PHYSIOLOGIQUES ET ANATOMIQUES. — Le malade éprouve une gêne singulière, mais d'abord nullement douloureuse, lorsqu'il veut s'occuper d'un travail qui exige quelque attention : sa vue se trouble, une sensation de fatigue l'oblige à clignoter ou à se frotter les yeux avec les mains à chaque instant. Les yeux deviennent pesants, tendus, et cet état s'accompagne chez quelques personnes d'une sensation de sécheresse désagréable. Chez d'autres, la chaleur est portée jusqu'au point de produire un certain degré de rougeur de l'œil accompagné de larmoiement, ce qui est le signe manifeste d'une complication de congestion ; mais nous avons décrit plus haut la forme congestive, et elle ne doit pas trouver place ici. En plein air, le malade ne souffre en aucune façon, il distingue très bien les objets qui se présentent à lui, pourvu qu'ils soient éloignés et très grands ; mais sa vue se trouble aussitôt qu'il cherche à en distinguer les détails. Il ressent alors dans les yeux une certaine douleur, qui se propage au front et aux tempes. Pour les uns, il suffit qu'ils jettent les yeux avec attention sur un objet de petite dimension, pour qu'à l'instant même la faculté de voir leur manque ; tandis que pour d'autres, cela n'arrive qu'après un quart d'heure, une demi-heure ou plus de temps encore. Si, dès que sa vue s'est troublée, le malade tient un instant les yeux dans l'obscurité, il retrouve pour un moment la faculté de distinguer l'objet qu'il veut voir ; mais presque aussitôt le mal reparaît, et l'oblige à garder le repos pendant un temps plus long. Parmi les personnes qui se trouvent dans la nécessité de continuer leur travail, il en est qui, après avoir lutté pendant quelque temps contre l'impossibilité de voir, finissent quelquefois par la vaincre, non sans éprouver une douleur beaucoup plus vive dans les yeux et le front ; mais lorsque cette lutte contre la fatigue se répète, une

(1) Elle appartient, au début, à une *maladie de l'accommodation* (voyez ce mot) ; mais comme le plus souvent elle est accompagnée d'hypérémie de la rétine et d'une amblyopie légère, nous en conserverons ici la description.

amblyopie par hypérémie de la rétine ne tarde pas à survenir. De temps en temps les malades se plaignent de conserver pendant quelques moments l'image de l'objet qu'ils cessent de regarder, alors même qu'ils ferment les yeux : c'est là un signe indiquant d'une manière précise dans la sensibilité de la rétine une exaltation marquée qu'il faut se hâter de combattre, pour que la membrane en revienne à son état normal ; autrement on ne tarderait pas à constater que cette surexcitation passagère a fait place à un plus ou moins haut degré d'affaiblissement. Beaucoup de malades accusent la vision de mouches volantes, ou celle d'éclairs ordinairement pâles, et de lumières diversement colorées.

Ce qui est à noter dans cette lassitude de la vue, dont les symptômes sont dus dans le principe à une maladie simple de l'accommodation et plus tard à des congestions rétiniennes, c'est qu'elle atteint surtout les individus occupés de travaux exigeant l'attention soutenue des yeux sur des objets petits et rapprochés : les tailleurs, les couturières, les horlogers, les hommes de lettres, un grand nombre de bijoutiers et de graveurs, etc., y sont plus particulièrement sujets, surtout si leur santé laisse à désirer. Les enfants y sont aussi exposés que les adultes, surtout lorsqu'on commence à leur apprendre à lire, si l'on ne surveille pas avec attention la distance à laquelle le livre doit être placé.

Chez les individus atteints de cette variété de la maladie qui nous occupe, il est rare d'observer quelques symptômes anatomiques tranchés ; ils ne paraissent que plus tard, lorsque sous l'influence des mêmes causes la maladie a fait des progrès. On constate alors avec l'ophthalmoscope une hypérémie de la rétine. Presque toujours alors la pupille est un peu plus étroite et beaucoup plus mobile que de coutume ; toutes les membranes oculaires sont d'ailleurs à l'état normal ; la muqueuse seule, dans ces cas, présente une pâleur remarquable qui se rattache, en général, à un état semblable des autres membranes de même nature. Les yeux, moins vifs, semblent languissants, ternes, remarque déjà faite par Mackenzie, et le regard offre quelque chose d'incertain.

Symptômes généraux. — Les individus atteints de cette maladie sont généralement faibles : la face est décolorée, les lèvres sont blanches, et quelquefois légèrement bleues ; la muqueuse buccale est d'un rose pâle remarquable, comme chez les chloro-anémiques. Chez presque tous il y a une faiblesse marquée dans le pouls, et dans le sang un appauvrissement considérable, facile à constater par l'application du stéthoscope sur les carotides et les sous-clavières, dans lesquelles on trouve ordinairement un bruit de souffle manifeste. La digestion est bonne ; il y a de la constipation comme chez presque tous les chlorotiques ; l'appétit est déréglé et porte souvent sur des choses bizarres : la plupart préfèrent les mets fortement acides. Chez les jeunes filles, la maladie se complique souvent de la diminution ou de la disparition des règles.

Dans ces conditions on doit rechercher si le mal est simplement dû à une accommodation devenue pénible sous l'influence des causes générales, ou à quelque cause locale facile à découvrir avec l'ophthalmoscope.

Étiologie. — Cette affection est commune chez les jeunes gens qui travaillent à leurs études avec beaucoup d'ardeur, et chez ceux qui sont adonnés à la masturbation. Cette dernière cause est aussi très fréquente chez les jeunes filles. J'ai vu plusieurs fois la maladie qui nous occupe chez des hommes forcés par état de travailler sur des objets rapprochés et qui avaient abusé du coït, ou qui par pauvreté se trouvaient condamnés à un régime débilitant. Le chagrin prolongé, en un mot toutes les causes débilitantes, semblent prédisposer à cette affection. Les travaux minutieux à une lumière intense, surtout lorsque cette lumière est artificielle et qu'elle est vacillante, la myopie, et en particulier la presbyopie, sont à noter ici. Exceptionnellement, la maladie peut être la conséquence d'une lésion des branches de la cinquième paire. Elle est très fréquente à la suite de certaines causes qui produisent l'irritation de l'encéphale.

Marche. — Durée. — La marche de cette première variété est tout à fait capricieuse ; il est impossible de prévoir les progrès que la maladie pourra faire dans un temps donné ; elle semble se jouer du traitement que le praticien conseille, et disparaît ou revient au moment où l'on y songe le moins. L'état que nous avons décrit persiste quelquefois pendant plusieurs années, d'autres fois même pendant toute la vie du malade, sans que la vision en souffre autrement. Si l'on n'a affaire qu'à une maladie de l'accommodation, les lunettes suffisent pour guérir complétement.

Pronostic. — Il est, en général, favorable, en ce sens que l'affection n'offre que très exceptionnellement un danger réel. Elle peut se guérir ; au moins le malade peut n'en plus souffrir, s'il renonce de bonne heure au travail sur les objets petits et rapprochés, et que les causes du mal soient reconnues et éloignées.

SECONDE VARIÉTÉ. — *Amblyopie asthénique proprement dite.* — SYMPTÔMES ANATOMIQUES. — Ils varient selon que l'affection est simplement nerveuse, ou qu'elle est consécutive d'une congestion de l'œil. Lorsque l'amblyopie asthénique succède à la *première variété*, ou à toute autre affection nerveuse de la rétine ou du cerveau, la *sclérotique*, la *conjonctive*, le *tissu cellulaire sous-conjonctival*, sont parfaitement sains. Le pourtour de la cornée, à l'insertion de cette membrane sur la fibreuse, ne présente aucun signe particulier. Après les congestions et les inflammations de l'œil, ces parties offrent les altérations suivantes : la *conjonctive* est relâchée ; de gros vaisseaux bruns la sillonnent de toutes parts. Le *tissu sous-conjonctival* offre les phénomènes que nous avons indiqués en parlant de la choroïdite : on y trouve, en effet, cette vascularisation en arcades, qui est l'indice le plus certain d'une congestion ancienne et sérieuse de l'organe. La *sclérotique* est parsemée quelquefois de petites taches bleuâtres, dues à la distension produite dans son tissu par la turgescence de la choroïde ; dans d'autres cas, elle a pris une teinte générale tirant sur le jaune, ou présentant un bleu noirâtre (voyez *Choroïdite*, page 408). A l'insertion de la cornée à la sclérotique, et sur les limites de ces deux membranes, on voit un anneau bleuâtre très prononcé.

La *chambre antérieure* est large lorsqu'il n'y a *eu aucun signe de congestion* ; l'*iris* n'est point bombé à sa surface antérieure, sinon à la réunion du petit cercle avec le grand, où l'on trouve une saillie annulaire très remarquable. Il a perdu de sa mobilité, et l'on reconnaît une grande lenteur dans ses mouvements, surtout si l'on tient l'œil sain fermé. Il est des cas où il est absolument immobile. Après les *congestions oculaires*, la chambre antérieure est diminuée d'une manière notable, et l'iris fait une saillie considérable en avant. Il a pris quelquefois une couleur grisâtre qui voile sa couleur naturelle ; à sa surface il y a quelques petites taches bleues. Sur le bord de la pupille, des portions d'uvée ont été enlevées, et il en résulte que cette ouverture se trouve bornée dans quelques endroits par un petit sillon blanc, dessiné en creux sur la marge iridienne. La *pupille*, ordinairement plus large qu'à l'état normal, est plus ou moins immobile et déformée, qu'il y ait eu ou non congestion. Elle est parfaitement noire lorsque la vascularisation de l'œil n'a pas souffert, tandis que dans ce cas elle est blanchâtre et comme remplie de fumée. Je dois me hâter de dire que, si en général la pupille est large dans la forme nerveuse, elle peut exceptionnellement y être très étroite et régulière, symptôme qui est d'un fâcheux augure.

Mais tous ces symptômes doivent faire place à ceux qu'au moyen de l'ophthalmoscope on découvre dans les membranes profondes de l'œil, et spécialement dans l'état de la papille du nerf optique, la choroïde et la rétine.

Symptômes physiologiques. — Dans la forme congestive, par moment le malade voit mal au grand jour ; il recherche alors l'obscurité : c'est le signe que la vitalité de la rétine est excitée par une congestion nouvelle ; mais lorsque cet accident a disparu, le patient ne souffre plus de la lumière, quelle qu'en soit l'intensité. Les objets semblent voilés d'un brouillard bleuâtre, qui de temps en temps fait place à une netteté surprenante : quelquefois des globes lumineux, des toiles d'araignée, des flammes apparaissent à de certains intervalles, comme dans l'amaurose sthénique ; mais cela n'a lieu qu'accidentellement.

Dans la forme nerveuse, il n'y a le plus souvent rien de tous ces phénomènes. Le malade recherche la lumière avec avidité ; il est aveuglé immédiatement, s'il passe d'un endroit éclairé dans un lieu obscur. Dès que le jour commence à disparaître, il craint de faire seul un pas. De près il regardera impunément les objets les plus éclairés sans en souffrir ; mais ceux qui sont très éloignés ne sont plus perçus. Cependant, pendant quelque temps, il pourra lire encore à la distance ordinaire ; mais pour quelques-uns les lettres du livre sont crochues, défigurées, et pour tous l'encre est pâle, grisâtre. De même que dans l'amaurose asthénique qui succède aux congestions, la vue présente des oscillations remarquables en bien ou en mal. La vision de flammes ou de boules lumineuses existe, mais elle est plus rare ; le plus souvent elle est remplacée par celle de taches noires fixes, plus ou moins nombreuses, qui ont apparu dès longtemps avant la maladie (*scotomes paralytiques*).

Marche. — Durée. — Terminaisons. — Cette forme de l'amaurose n'a rien de régulier dans sa marche, quand elle a été précédée de symptômes congestifs ; elle en a, au contraire, une très égale, lorsque aucune congestion n'a existé. Dans ces deux cas, la durée de l'affection est fort longue. Rarement les malades éprouvent une amélioration soutenue ; presque toujours la terminaison est la cécité complète, c'est-à-dire l'amaurose asthénique proprement dite.

Pronostic. — Il est toujours défavorable, plus ou moins.

Étiologie. — Les causes de cette variété de l'amaurose sont en général toutes celles que l'on désigne sous le nom de *débilitantes*, et que nous avons indiquées à l'étiologie de l'amaurose en général. La masturbation, l'abus du coït, un mauvais régime, etc., trouveront place ici. Toutefois il sera bon de remarquer que certains sujets dont la constitution est délabrée présentent des signes évidents d'amaurose sthénique ; tandis que des individus pléthoriques, sanguins, et d'une excellente constitution d'ailleurs, offriront tous les symptômes de l'amaurose asthénique. Parmi les causes de l'affection qui nous occupe, on doit ranger aussi les affections congestives des yeux, et surtout l'amaurose congestive elle-même, qui épuise à la longue la faculté de perception de la rétine.

Second degré. — *Amaurose oculaire asthénique.*

Symptômes anatomiques. — Nous les avons décrits, en partie, à la seconde variété du premier degré. Ils sont seulement plus prononcés ici. La *conjonctive*, le *tissu cellulaire sous-conjonctival* et la *sclérotique* offrent les symptômes d'injection que nous avons indiqués, ou en sont exempts, selon que la maladie est ou non consécutive à une affection congestive de l'œil. La *pupille*, ordinairement largement ouverte, est quelquefois ronde, le plus souvent déformée, et en général immobile ; le fond de l'œil est noir la plupart du temps ; parfois cependant, quand il y a eu des inflammations, il semble rempli de fumée et légèrement verdâtre. L'*iris*, rétracté vers le corps ciliaire, est le plus souvent décoloré, surtout vers la marge de la pupille, où il présente quelquefois des déchiquetures blanchâtres. Dans quelques cas rares, la pupille est très étroite et immobile, et l'iris nullement décoloré. Je me hâte de dire pourtant que, dans un très grand nombre d'amauroses, l'iris conserve sa couleur naturelle, bien que la pupille soit largement ouverte.

La maladie peut être également avancée dans chaque œil, ou, ce qui est plus fréquent, exister dans chacun à des degrés différents.

Ici encore l'ophthalmoscope localisera le mal et pourra seul fixer le praticien sur la gravité de la maladie.

Symptômes physiologiques. — Lorsque l'affection n'a pas encore atteint son plus haut point, le malade recherche la lumière. Il distingue quelquefois encore des objets assez petits, mais en se donnant beaucoup de peine pour y arriver, et il est obligé de les faire passer plusieurs fois dans tous les sens devant l'œil malade, avant d'en pouvoir saisir la forme. Si l'objet est immobile, l'œil de l'amaurotique s'agite de mouvements en sens divers, jusqu'à ce qu'il ait trouvé le point d'où il peut le voir. Lorsque la maladie est plus avancée, un brouillard blanc, épais, masque la vision, qui est perdue à jamais, et aucune image ne peut plus être perçue. Plus tard, enfin, l'obscurité la plus noire succède à cet état : de temps en temps quelques malades voient encore des flammes ou des globes lumineux, mais à la longue ces fantômes mêmes finissent par disparaître entièrement. C'est alors que les yeux prennent cette expression d'hébétude dont nous avons parlé ; en même temps ils se dévient assez ordinairement, et l'on commence à observer chez le malade cette démarche sautillante, particulière à l'amaurotique.

Chez les enfants, quelques caractères singuliers dessinent en outre l'amaurose ancienne à ce deuxième degré : les yeux roulent sans cesse dans l'orbite, ou sont agités de mouvements rapides dans le sens latéral ; les paupières sont largement ouvertes, et s'il est encore resté un peu de lumière au petit malade, il enfonce sa paupière dans l'orbite jusqu'à une profondeur surprenante, en se servant pour cela de l'index. D'autres fois il place sa main entre l'œil et la lumière, et s'amuse à la balancer.

Traitement. — 1° *Traitement du premier degré.* — 1re *Variété.* — La première indication consiste à éloigner les causes présumées du mal. Si l'œil accommode mal, on lui choisit des lunettes appropriées. Dans les autres conditions le repos de l'organe est indispensable. On recommande au patient, s'il est forcé de continuer son état, de couper son travail d'instants de repos, dont il profitera pour quitter son siége et regarder des objets éloignés ; en outre, il devra prendre des lunettes biconvexes très faibles, si un certain degré de presbyopie a été reconnu. On remédie en même temps à la cause de la débilitation générale. Chez les jeunes gens des deux sexes qui m'ont présenté des signes évidents d'affaiblissement, par le fait des causes que j'ai indiquées, le lactate de fer m'a été très utile ; il m'a suffi, dans beaucoup de cas, de prescrire ce médicament avec le repos et un bon régime, pour obtenir une amélioration marquée. Le point le plus important, lorsqu'il s'agit d'appliquer le traitement, c'est d'avoir reconnu la nature asthénique de l'affection, et de ne pas s'en être laissé imposer par les maux de tête nerveux dont se plaignent les malades, et qu'on est toujours tenté de prendre pour le signe d'une congestion de l'encéphale; car cette céphalalgie, un des signes de la chloro-anémie, disparaît bientôt sous l'influence d'une médication tonique sagement dirigée.

Si pendant la durée du traitement il arrive, ce qui est rare, que les yeux deviennent sensibles à la lumière et offrent des signes d'injection, il est évident que le mal passe momentanément à l'état sthénique, et que quelques sangsues près de l'orbite, de légers purgatifs, un régime doux, sont indiqués ; mais on devra toujours se tenir sur ses gardes, l'affection ayant une tendance extrême à reprendre sa forme primitivement asthénique. C'est ainsi qu'en abandonnant, quand il y a lieu, puis en reprenant le régime tonique, on peut espérer une amélioration marquée, et même une guérison complète.

Les bains froids sont très efficaces, si on ne les emploie que lorsqu'un changement favorable est déjà survenu sous l'influence d'une médication générale fortifiante. Les lotions d'eau froide sur le front et sur les yeux sont parfois utiles, surtout pour les individus forcés de continuer leur travail. Dans quelques cas, les collyres astringents, en provoquant une sécrétion de larmes, m'ont paru apporter un grand soulagement; du reste, on ne doit les prescrire qu'avec une extrême prudence. C'est probablement en agissant de la même manière que les vapeurs stimulantes de l'ammoniaque et de l'éther sulfurique produisent quelquefois un effet salutaire, lorsqu'on expose les yeux à leur action; mais ce dernier moyen doit être réservé à la seconde variété du premier degré de l'amaurose asthénique.

On a proposé la section d'un ou de plusieurs muscles du globe : elle a été exécutée par MM. Bonnet, Pétrequin, Cunier, Adams et quelques autres, et il paraîtrait qu'ils en ont retiré des avantages marqués. Les uns, comme MM. Cunier et Adams, préfèrent la section du muscle droit interne ou externe ; tandis que d'autres praticiens conseillent, avec M. Bonnet, de diviser l'oblique inférieur près de son origine. C'est là une pratique d'exception que je dois signaler, mais que je n'approuve nullement.

Lorsque la première variété de l'amaurose asthénique au début prend le caractère de la variété suivante, c'est le traitement indiqué à celle-ci qu'il convient d'appliquer.

Traitement de la seconde variété. — Amblyopie asthénique. — On doit rechercher avant tout si dans le principe il a existé ou non une congestion de l'œil, et si l'organe en est actuellement complétement débarrassé. Dans le cas où quelques symptômes de cette complication existeraient encore, on conseillerait des applications de ventouses sèches entre les épaules, et au besoin sur toute la surface du corps, en les faisant répéter aussi fréquemment que possible ; on y ajouterait quelques sangsues à l'anus et des purgatifs légers. A l'exception de ces premiers moyens, destinés à combattre une congestion qui aurait de la tendance à reparaître, le traitement sera en tout point semblable si l'amblyopie est la suite d'une affection nerveuse, et il consistera à réveiller l'action de la rétine. En même temps, la cause du mal, quelle qu'elle soit, ne devra pas être perdue de vue, mais sera, au contraire, attaquée par les moyens convenables. Les causes de l'amaurose sont si nombreuses, et les lésions diverses reconnaissables avec l'ophthalmoscope si multipliées et si différentes dans leurs conséquences, que l'on comprendra sans peine qu'il nous serait impossible d'indiquer le traitement que réclame chacune en particulier. Les frictions alcooliques sur le front et les tempes, l'exposition de l'œil à l'évaporation de liquides irritants, et l'exercice de l'organe en pleine lumière, seront utiles. Les liniments alcooliques sont d'un usage si commun, que je crois presque inutile de les rappeler ici. Si ces moyens échouent, on ordonne alors l'application d'une quarantaine de vésicatoires volants, larges chacun comme une pièce de 2 francs, et on les fait placer deux à deux sur le front, les tempes, derrière les oreilles et à la nuque. En même temps on prescrit un traitement général convenable, et en rapport avec la constitution du malade : le quinquina, le fer, un régime tonique, seront indiqués en première ligne. Si de cette manière encore on ne réussit pas, et que l'affection devienne plus sérieuse, on a recours alors à un des moyens que nous allons indiquer en nous occupant du traitement de l'amaurose asthénique.

2° *Traitement du second degré. — Amaurose asthénique proprement dite.* — Ce traitement se divise, comme les autres, en interne et en externe : nous entrerons dans des détails assez longs à ce sujet. Tous les toniques ont été employés à l'intérieur, et après on a essayé les excitants. Le houblon, la gentiane, le quinquina, le fer, le vin, un régime très nourrissant, en un mot tous les fortifiants connus ont été conseillés pour ramener les forces du malade et réagir ainsi d'une manière indirecte sur l'organe de la vue. A ces moyens demeurés inutiles on a fait succéder les stimulants : l'ellébore noir, l'arnica montana, le phosphore sous plusieurs formes, et surtout la strychnine, ont été tour à tour essayés. Par ces moyens généraux, sagement administrés, on est quelquefois parvenu à guérir l'amaurose, surtout lorsqu'en même temps on n'a point négligé les indications précieuses qui, en outre, peuvent se présenter, comme, par exemple, celle du sulfate de quinine dans l'amaurose intermittente, ou encore celle des anthelmintiques dans l'amaurose qui reconnaît pour cause la présence de vers dans les intestins, etc., etc.

Les *sternutatoires*, selon MM. Mackenzie et Ware, ont été employés avec quelque avantage, lorsque la sécrétion de la pituitaire et celle de la conjonctive paraissaient supprimées ou notablement diminuées. 5 centig. de turbith minéral, mélangés avec 1 gramme de poudre de réglisse, dont le malade aspire un quart avec le nez en deux ou trois fois par jour, auraient été très utiles selon ce dernier, qui en a publié bon nombre de résultats heureux ; le malade doit respirer préalablement de la vapeur d'eau chaude, pour favoriser l'action du médicament. Ce moyen, sur lequel M. Ware compte le plus, ne m'a jamais réussi ; il fatigue affreusement le malade, et donne des maux de tête insupportables à ceux qui sont les moins sujets aux congestions de l'encéphale. On peut cependant quelquefois s'en servir avec avantage, s'il est joint à d'autres moyens locaux et généraux.

Les *vapeurs stimulantes* sont peut-être, de tous les agents locaux, celui qui est devenu le plus commun ; on ne doit les prescrire qu'avec beaucoup de prudence, et seulement dans les cas où il n'y a aucun signe de congestion. Le baume de Fioraventi, l'éther sulfurique et l'ammoniaque étendue d'alcool sont ordinairement choisis : on en verse quelques gouttes dans la main, et l'on maintient le liquide rapproché de l'œil jusqu'à ce que l'organe en ressente quelques cuissons. Les mêmes préparations stimulantes peuvent aussi servir à faire des frictions autour de l'orbite, plusieurs fois par jour.

L'*électricité* et le *galvanisme* ont été souvent employés dans le traitement de l'amaurose; aujourd'hui ils ne le sont que bien rarement. Beaucoup de praticiens rapportent des cas de guérison par l'électricité, entre autres MM. Hey, Ware et Finella. « Le » mode principal d'application, dit Mackenzie (*loc. cit.*, p. 679), » consiste à diriger le courant électrique contre les yeux, à le soutirer de ces organes, le malade étant isolé, et quelquefois à tirer » de petites étincelles des paupières et des téguments qui environnent les orbites. » Magendie recommande le galvanisme dans l'amaurose incomplète; il déclare avoir obtenu des guérisons parfaites en appliquant le conducteur aux branches de la cinquième paire. Finella, de son côté, a appliqué les aiguilles sur la cornée ou même sur les cornées, quand les deux yeux étaient amaurotiques, et il a réussi ainsi deux fois (*Annales d'oculistique*, t. XIII, pag. 277). Je n'ai jamais retiré d'effets bien marqués de cette pratique, et cependant je l'ai bien souvent employée.

Les *révulsifs* sont un des moyens les plus utiles et les plus en usage dans l'amaurose asthénique; nous allons passer les principaux en revue, en indiquant la manière de s'en servir. Ceux qu'on prescrit le plus ordinairement sont: les liniments rubéfiants, la pommade ammoniacale, la pommade stibiée, l'huile de croton, les vésicatoires, la strychnine, les cautères, les petits moxas, le fer rouge, le séton, etc. Il convient d'en surveiller attentivement les effets, car ils provoquent assez fréquemment une réaction telle, qu'on est obligé de recourir de temps en temps aux émissions sanguines, locales ou générales.

a. Liniments rubéfiants. — Nous avons indiqué la manière de les employer, quand nous avons parlé de l'usage des *vapeurs stimulantes*; nous n'y revenons que pour les juger au point de vue curatif de l'amaurose. Utiles dans quelques amblyopies asthéniques, lorsqu'on les prescrit au moment opportun, ils nous ont toujours paru à peu près nuls dans l'amaurose asthénique confirmée. Les plus énergiques provoquent, il est vrai, une vive rubéfaction de la peau, et peuvent même produire quelque chose d'analogue à l'effet du vésicatoire; mais comme il est impossible au malade d'en continuer l'usage sur des surfaces dénudées, à cause de la douleur que cela occasionnerait, il en résulte qu'ils doivent être abandonnés au moment même où ils pourraient être de quelque utilité. Nous préférons de beaucoup les vésicatoires, qui présentent les mêmes avantages sans offrir les mêmes inconvénients. Les liniments les plus employés sont les suivants :

I.	Alcoolat de lavande..........	20 parties.
	— de romarin..........	20 —
	Baume Fioraventi..........	10 —
	M. s. a.	
II.	Alcool....................	50 parties.
	Ammoniaque liquide.........	1 à 2 parties progressiv.
	M. s. a.	

b. Pommade ammoniacale. — C'est un des moyens les plus utiles dans l'amaurose cérébrale lorsqu'il est employé à propos ; malheureusement on en a étrangement abusé. Si nous avons réussi à faire comprendre combien les causes de l'amaurose sont nombreuses, combien cette maladie présente de différences, combien il faut, au praticien le plus exercé, de tact pour les saisir, il ne nous sera pas difficile de prouver, si cela est nécessaire, qu'un remède local ne peut pas raisonnablement être appliqué sans distinction à tous les cas amaurotiques. Lisfranc, qui certes était aussi bon médecin que chirurgien habile, traitait souvent l'amaurose par la pommade ammoniacale, qu'il appliquait sur le sinciput, en prescrivant en outre quelques petites saignées et quelques autres moyens de second ordre. Les lignes suivantes, que nous extrayons du *Précis de médecine opératoire* du célèbre chirurgien, donneront au lecteur, avec des indications exactes sur l'emploi de cette pommade, les remarques cliniques de Lisfranc sur le traitement de l'amaurose par ce moyen.

« Le médecin appliquera lui-même la pommade ammoniacale, afin qu'il puisse en apprécier et en diriger les effets. Chez les femmes, chez les enfants, le topique agit avec plus de force et plus promptement ; l'idiosyncrasie influe, d'ailleurs, sur la vitesse et sur l'énergie de son action ; elle est lente et beaucoup moins forte dans les cas de paralysie : aussi le médicament est employé à dose cautérisante. Si l'on veut produire seulement de l'excitation sur les téguments, augmenter ou rétablir la perspiration cutanée, l'on pratique, avec la rapidité que met une seconde à s'écouler, des frictions à l'aide d'un linge imbibé de pommade ammoniacale ; on essuie immédiatement. Veut-on obtenir la rubéfaction de la peau, le praticien applique le topique pendant cinq à six minutes ; il en étend sur un linge une couche de 2 à 5 millimètres d'épaisseur (une ou deux lignes) ; employé à la même dose, le médicament détermine la vésication en dix ou quinze minutes ; une demi-heure peut suffire pour la formation d'une escarrhe. Tous ces phénomènes ont été constatés par une commission de l'Académie des sciences; Portal, Thénard et Percy la composaient.....

» Pratiquée sur la tête, la réapplication fréquente de la pommade ammoniacale y reproduit une irritation assez forte, qui expose à l'apoplexie les malades qui y sont disposés. Quand ce topique est remis, comme dans les cas d'amaurose, sur le point qu'il a déjà dénudé, son application doit être d'une durée beaucoup plus courte ; on l'enlève aussitôt qu'il a légèrement blanchi les tissus ; il faut donc surveiller plus attentivement encore son action, en usant des précautions que nous avons signalées. A mesure qu'on le réapplique un plus grand nombre de fois, il creuse les parties molles soumises à son action ; il est alors indispensable de l'employer sur un autre endroit, afin d'épargner les bulbes pileux, les aponévroses, les os et les viscères : on évite le trajet des tendons, des nerfs et des vaisseaux volumineux ; la largeur de l'excoriation qu'on occasionne est celle d'une pièce de 2 francs ; quand les tissus sont couverts de poils ou de cheveux, on les rase préalablement dans une étendue à moitié environ plus grande. Durant des épidémies érysipélateuses, l'irritation fréquemment répétée par la pommade ammoniacale expose beaucoup les malades à l'inflammation de la peau.

» Employé contre l'amaurose, accompagnée surtout de la dilatation de la pupille, ce moyen est héroïque ; nous en avons fait publier beaucoup de succès très remarquables dans la *Gazette des hôpitaux :* il agit en excitant la cinquième paire de nerfs, dont l'observation de Petit (de Namur), dont les expériences de Vicq-d'Azyr, de Ribes, ont démontré l'influence sur la vision. Ajoutons, en passant, que, s'il survient des douleurs de tête, on suspend l'usage de la pommade ; que si ces douleurs persistent, on a recours aux pédiluves sinapisés, et, au besoin, à une saignée dérivative pratiquée au pied : elle est de 90 grammes (3 onces) ; chez les sujets très sanguins, on la ferait précéder d'un jour ou deux par la phlébotomie spoliative. Il est encore des circonstances dans lesquelles des douleurs lancinantes se font sentir et se dégagent à la manière des étincelles électriques en suivant les branches nerveuses : c'est alors surtout que la photophobie peut se montrer, bien qu'il y ait amaurose ; on unit, au moyen que nous venons d'énoncer, l'usage d'une friction faite tous les soirs sur le front et sur les tempes, avec 8 décigrammes (16 grains) d'extrait de belladone ; il est excessivement rare que ces accidents ne soient pas enlevés d'emblée, et que le malade n'éprouve pas immédiatement un amendement très notable. Suivant les indications, on applique des sangsues ou des ventouses scarifiées, soit à la nuque, soit sur les apophyses mastoïdes ; enfin, pour exciter davantage, si besoin était, on passerait, avec la rapidité que nous avons indiquée, sur l'une et sur l'autre paupière fermée, un pinceau chargé de pommade ammoniacale ; on essuierait immédiatement.

» Nous avons déjà dit que la promptitude remarquable avec laquelle cette pommade agit doit souvent la faire préférer aux rubéfiants et aux vésicants, dont l'action est lente ; la préparation de moutarde de M. Fauré peut rivaliser avec elle (1).... »

c. Pommade stibiée. — Elle est composée de parties égales de graisse et d'émétique pulvérisé ; on en prend gros comme une petite noisette, pour faire matin et soir une friction sur la partie qu'on a choisie. Deux ou trois frictions suffisent ordinairement pour développer de nombreux boutons. C'est en général derrière les oreilles qu'on fait l'application de cette pommade, parce que sur le front et sur les tempes, où il serait beaucoup plus avantageux de provoquer une révulsion, les marques indélébiles qu'elle laisse seraient trop visibles. L'huile de croton s'emploie de la même manière, à la dose d'une cuillerée à café pour chaque friction. Sous l'influence de ce révulsif, il se développe de même une multitude de très petits boutons, qui chez quelques personnes laissent aussi des traces qui ne s'effacent plus.

d. Vésicatoires. — Nous avons déjà dit quelques mots des vésicatoires au traitement du premier degré ; on les pose deux à deux, et de la largeur d'une pièce de deux francs, sur le front, les

(1) Voici la préparation de M. Fauré :

Pr. Huile volatile de moutarde........ 1 partie.
Alcool à 66° centigrades.......... 20 —
Mêlez et filtrez.

« Cette liqueur produit sur la peau une vive irritation ; on l'applique avec un morceau de flanelle fine ou de linge, que l'on peut humecter à plusieurs reprises ; au bout de deux ou trois minutes l'effet est produit. On peut à volonté obtenir seulement la rougeur de la peau, ou la formation d'une ampoule. »

tempes, derrière les oreilles et à la nuque ; lorsque les deux premiers sont secs, on en applique d'autres, jusqu'à ce qu'on soit arrivé au nombre de quarante à soixante. S'il arrive que les vingt à trente premiers ne produisent aucun effet, on se sert des derniers pour employer la strychnine par la méthode endermique ; on a soin dans ce cas de veiller à ce que la surface soit bien dénudée, pour que l'absorption ait lieu. Si le médecin laisse aux personnes qui entourent le malade l'application de cette poudre, il est rare qu'il en obtienne de bons résultats ; c'est un soin qu'il doit prendre lui-même. Un demi-centigramme, mêlé à une quantité suffisante de sucre pulvérisé, sera étendu sur chacun des deux vésicatoires, d'abord une fois par jour et plus tard deux fois ; on arrivera ainsi à panser le malade matin et soir, et à user trois et progressivement quatre centigrammes de strychnine par jour. Il est inutile d'ajouter que la plus grande prudence est nécessaire dans l'emploi de ce médicament. Si les malades éprouvent des secousses tétaniques, on en cesse immédiatement l'usage, pour y revenir au besoin plus tard, en recommençant par de faibles doses. Ces secousses sont quelquefois précédées, dans les extrémités inférieures, d'un affaiblissement notable, qui, pareil à une espèce de paraplégie, ne permet point au malade de marcher, et va dans certains cas jusqu'à provoquer des chutes, au moment où l'on y songe le moins.

La strychnine peut être encore employée d'une autre manière: le docteur Verlegh, de Bréda, en fait dissoudre 5 centigr. dans deux gouttes d'eau, et pratique des piqûres, au pourtour de l'œil, avec une lancette trempée dans cette solution. M. Verlegh commence par douze piqûres, et arrive rapidement jusqu'à trente. Dans une observation qu'il rapporte, le malade fut guéri après la huitième inoculation : « la vue était totalement rétablie, tous les autres symptômes avaient disparu ; 25 centigr. de sulfate de strychnine avaient été usés ; deux mois plus tard la guérison était encore complète. » (*Ann. d'ocul.*, t. XI, pag. 47.) Plusieurs fois j'ai répété l'expérience de M. Verlegh avec le sulfate de strychnine, et je n'ai pu obtenir ni un succès, ni même l'ombre d'une amélioration. J'ai prié alors M. le docteur Cadet Gassicourt d'essayer de préparer du lactate de strychnine, espérant que ce sel se dissoudrait plus facilement et serait mieux absorbé ; et, après avoir essayé ce médicament dans plusieurs cas, je l'ai employé notamment pour un individu qui en était réduit à ne pas pouvoir se conduire, mais qui reconnaissait encore quelques objets. Je ne sais combien d'inoculations lui furent faites, tant le nombre en fut grand ; je pratiquais tous les jours d'abord dix, puis vingt et bientôt trente piqûres autour des orbites, avec une lancette trempée dans une solution de lactate de strychnine aussi saturée que possible (une partie du sel demeurait toujours non dissoute au fond de la cupule de verre). De temps en temps le malade avait de petites secousses tétaniques ; il accusait une grande faiblesse dans les jambes et des maux de tête, voyait des éclairs pendant plusieurs heures, supportait difficilement alors la lumière, et présentait enfin tous les symptômes d'une congestion de l'encéphale et d'une excitation manifeste de la rétine. En même temps la langue était chargée, l'appétit disparaissait complétement, et il y avait un peu de fièvre. Je suspendais aussitôt les inoculations, et je ne les reprenais qu'après l'entière disparition de tous ces symptômes. J'employai ainsi une quantité de lactate de strychnine que je ne puis évaluer d'une manière précise, mais qui a été assez grande. Parfois le malade allait mieux, et cela m'encourageait à continuer. Enfin, vers la fin du second mois, il se conduisait parfaitement dans les rues et avait repris son état de marchand ambulant de pain d'épice, qu'il n'a plus quitté depuis près de trois années : il voit mieux de l'œil droit que du gauche, cependant de celui-ci même il peut distinguer les aiguilles d'une montre ordinaire. Il n'y a aucun doute que la strychnine n'ait agi dans ce cas d'une manière très satisfaisante ; malheureusement, depuis je n'ai plus enregistré un seul résultat heureux (1). Je termine en faisant remarquer que des congestions cérébrales surviennent sous l'influence de ce sel, et qu'on doit les combattre activement, quelque avancé que soit le degré d'asthénie de l'amaurose.

e. Cautères. — Moxas. — Fer rouge. — Séton. — Les *cautères* ont été très recommandés par plusieurs praticiens : on les a placés au pourtour de l'orbite et derrière les oreilles ; mais, ainsi que des autres moyens, on en fait souvent un grand abus : je n'en voudrais pour exemple que la conduite du docteur Pritchard, qui conseille, comme un excellent procédé révulsif, de diviser le cuir chevelu et de remplir de pois l'incision. Les *moxas* sont appliqués autour de l'orbite, sur le sommet de la tête ou à la nuque. Ceux du voisinage de l'œil doivent être très petits : je me sers pour les appliquer d'un

(1) A cette époque, l'ophthalmoscope n'était pas connu.

morceau d'amadou, que j'approche jusqu'à la distance de deux lignes de la peau du malade, pendant qu'un courant d'air est dirigé sur le feu. On obtient ainsi depuis la plus légère jusqu'à la plus profonde brûlure, selon la nécessité. Toutefois je ne pense pas qu'on doive jamais détruire le derme. Le *fer rouge* a été de tout temps en usage. Valentin pratiquait la cautérisation sur le sommet de la tête, avec un cautère rouge de la grandeur d'un écu ; le lendemain il incisait l'escarrhe en croix, et appliquait dessus un vésicatoire. Aujourd'hui on se sert rarement du feu. Le *séton* est très fréquemment employé ; il rend les services les plus manifestes dans la maladie qui nous occupe, surtout quand elle se rattache à une affection cérébrale : aussi, dans toutes les amauroses de cette nature, les meilleurs praticiens conseillent-ils de l'adjoindre aux autres moyens indiqués, tant généraux que locaux.

Verres de lunettes. — Cunier a publié, dans les *Annales d'oculistique*, quelques observations très curieuses, desquelles il résulte que des amauroses anciennes ont été presque complétement guéries par l'usage gradué de verres grossissants, de force progressive. Il a essayé de ce moyen après avoir observé quelques malades, qu'un marchand de lunettes allemand, nommé Schlesinger, avait guéris. Voici le nombre et la durée des exercices auxquels Cunier a soumis avec succès une dame amaurotique, ainsi que les numéros des verres plano-convexes qui ont été employés (on a débuté par le n° 3, avec lequel la malade reconnaissait, quoique non sans difficulté, toutes les lettres du caractère double canon) :

N° 3	un jour	(5	exercices	de	2 à 4	minutes).
3 1/2	—	(7	—	de	8 à 10	—).
4	1/2 jour	(3	—	de	10 à 15	—).
4 1/2	—	(5	—	de	15	—).
5 1/2	un jour	(6	—	de	16	—).
6	2 jours	(13	—	de	15	—).
6 1/2	un jour	(6	—	de	15	—).
7	—	(6	—	de	15	—).
8	—	(7	—	de	15	—).

« L'exercice put être continué le soir du dixième jour pendant » vingt-deux minutes. La malade voyait l'heure à la pendule à » soixante-quinze centimètres ; elle reconnaissait les personnes à » une distance double. Des verres de plus en plus faibles furent » donnés depuis le onzième jour du traitement jusqu'au dix-sep- » tième (du n° 11 au n° 24). Pendant tous ces jours, l'exercice

» put durer de vingt à quarante minutes : le petit-texte et même » la mignonne pouvaient être lus sans difficulté (1). »

J'ai répété ces expériences bon nombre de fois, et la plupart du temps sans résultats satisfaisants. Plusieurs fois, cependant, j'ai notablement amélioré l'état de quelques malades atteints depuis longtemps d'amblyopies asthéniques.

CHAPITRE XIII.

AFFECTIONS NERVEUSES DE L'OEIL ET DE SES ANNEXES.

Les maladies nerveuses de l'œil et de ses annexes peuvent se ranger sous trois chefs principaux : les *névralgies*, les *paralysies*, les *affections spasmodiques*.

Les premières n'affectent que les nerfs sensitifs, tandis que les autres peuvent intéresser à la fois les nerfs sensitifs et les nerfs moteurs.

Nous étudierons successivement, en trois articles distincts, les *névralgies* d'abord, dans les différentes branches nerveuses qui peuvent en être le siége ; les *paralysies*, puis les *affections spasmodiques*.

ARTICLE PREMIER.

NÉVRALGIES DE L'OEIL.

Les névralgies de l'œil et de ses annexes sont fréquentes, et leur étude, bien que courte, est du plus haut intérêt pratique. Elles n'ont pour siége que deux branches du trijumeau (cinquième paire) : 1° la branche ophthalmique de Willis et ses divisions ; 2° le rameau orbitaire du maxillaire supérieur ; et enfin, 3° ce petit système à part (système nerveux ciliaire), formé par les deux faisceaux composés chacun de six à huit filets qui, des angles antérieurs du ganglion ophthalmique, se rendent directement au

(1) Cunier, *Annal. d'ocul.*, tome VII, p. 87.

globe oculaire, pénètrent à travers la sclérotique et se terminent au cercle ciliaire, à l'iris (plexus ciliaire), et en partie à la conjonctive oculaire. A l'exception de la névralgie ciliaire qui peut, plus souvent que les deux autres, exister seule, il est rare que la névralgie des filets cutanés de la branche ophthalmique ou du sous-orbitaire se montre isolément. Le plus ordinairement, les douleurs se font sentir à la fois dans plusieurs rameaux des trois principales branches du trijumeau. Lorsqu'une branche est exclusivement atteinte, c'est presque toujours la maxillaire inférieure, et de toutes les espèces particulières décrites par les auteurs, c'est la névralgie dentaire inférieure qui paraît la mieux établie. Lorsque l'on désigne la névralgie du trijumeau sous le nom de névralgie *frontale*, *sous-orbitaire*, il faut entendre une névralgie dont le siége principal est dans un de ces rameaux, mais qui le plus ordinairement s'étend également à d'autres.

Si nous nous occupions ici des divers états névralgiques de l'appareil de la vision, il nous faudrait remettre sous les yeux du lecteur la symptomatologie physiologique d'un très grand nombre de maladies; mais ce serait sortir de notre cadre et agrandir inutilement notre sujet. Nous laisserons donc de côté l'étude déjà faite des douleurs oculaires que l'on remarque dans les iritis, les choroïdites, les irido-choroïdites, les diverses inflammations internes et externes, les maladies de l'accommodation, etc., c'est-à-dire que nous ne nous occuperons que des névralgies idiopathiques, et nullement des névralgies symptomatiques, dont l'étude a été faite en même temps que celle des affections qui les produisent.

Nous trouverons ainsi le moyen de nous occuper exclusivement des névralgies sus et sous-orbitaires et des névralgies dentaires, qui offrent un intérêt sérieux aux praticiens.

1° Névralgie sus-orbitaire ou frontale.

La névralgie sus-orbitaire a pour siége la branche frontale externe ou sus-orbitaire du nerf frontal, une des divisions de la branche ophthalmique; ce nerf frontal externe sort de l'orbite par le trou sus-orbitaire et devient immédiatement superficiel. Sans avoir dessein de faire ici l'histoire anatomique de ce nerf, nous rappellerons seulement, et pour faire comprendre la direction qu'affectent les douleurs dans cette névralgie, que les rameaux du nerf sus-orbitaire se dirigent : les uns, les ascendants, dans les téguments du front ; les autres, les descendants, dans la paupière supérieure.

Dans cette névralgie, comme dans toutes les autres, il y a deux sortes de douleurs à distinguer : l'une fixe, gravative, contusive; l'autre, lancinante, qui se fait sentir d'une manière variable.

La première n'occupe pas tout le trajet du nerf, mais se trouve répandue dans divers points, foyers de douleur propres à caractériser la névralgie, par exemple, le point sus-orbitaire, immédiatement à la sortie du nerf; le point palpébral sur la paupière supérieure : c'est là que se manifeste la douleur à la pression, souvent très limitée, de telle sorte qu'à deux ou trois millimètres de distance on trouve une absence complète de douleur.

La seconde espèce de douleur consiste en élancements violents revenant à intervalles variables, affectant la direction des troncs ou des filets nerveux, ne suivant cependant pas toujours tous la même, mais souvent se dirigeant en sens inverse, ou existant dans plusieurs endroits à la fois, sans qu'il y ait de communications entre eux.

Ces deux espèces de douleurs augmentent ordinairement sous l'influence des mouvements qui se passent dans les organes auxquels se rendent les filets nerveux. Ainsi l'ébranlement produit par l'action de se moucher, l'éternument, un mouvement brusque de l'œil ou de la paupière, un froncement des sourcils, peuvent les rendre momentanément excessivement violentes. Là se bornent les caractères propres à la névralgie sus-orbitaire. Après les quelques lignes dans lesquelles nous allons exposer ceux qui appartiennent à la névralgie sous-orbitaire, nous réunirons dans un court exposé les symptômes communs aux névralgies sus et sous-orbitaires.

2° NÉVRALGIE SOUS-ORBITAIRE.

Elle siége dans la branche sous-orbitaire, ou nerf maxillaire supérieur. Immédiatement à sa sortie du canal sous-orbitaire, ce nerf s'épanouit en un grand nombre de filets dont les uns, ceux qui doivent seuls nous occuper ici, se rendent à la paupière inférieure, les autres à la peau du nez et à la lèvre supérieure ; ces derniers se joignent à ceux du nerf facial et constituent ainsi le plexus sous-orbitaire.

Symptômes communs aux névralgies sus et sous-orbitaires.

Comme la plupart des névralgies, ces deux affections sont périodiques ; les douleurs se reproduisent par accès à plusieurs moments de la journée, le plus ordinairement sans régularité. Si les douleurs sont continues, ce qui arrive quelquefois, il y a à diverses reprises des exacerbations. Cependant on remarque que les redoublements de la douleur sont plus violents et plus fréquents le soir, se prolongent pendant une partie de la nuit, et disparaissent le matin ; ce caractère, qui leur est commun avec les affections rhumatismales, semble venir à l'appui de l'opinion de ceux pour lesquels le rhumatisme et les névralgies ne forment qu'une même maladie dont le siége et les manifestations peuvent varier, mais dont la nature est *une*.

Il n'est pas très rare, sans que cependant ce soient les cas les plus ordinaires, de voir survenir des phénomènes pathologiques ou au moins anormaux dans les organes auxquels se rendent les filets nerveux dont nous avons parlé. Ainsi, chez quelques individus, on note du larmoiement, de la photophobie, une légère congestion de la conjonctive, chacun de ces symptômes pouvant exister seul ou simultanément avec les deux autres ; de même, mais moins fréquemment encore, il y a de la chaleur du nez, augmentation de la sécrétion muqueuse, bourdonnements d'oreilles, etc. ; quelquefois convulsions, spasmes et tremblements de la face. Mais ceci n'est jamais que passager, et l'on ne voit en résulter aucune altération organique appréciable. Il y a des cas, cependant, où la rougeur de l'œil est si considérable, que l'attention du médecin se porte naturellement sur ce symptôme et qu'il commet une erreur de diagnostic. Le malade raconte bien qu'il a eu une douleur vive, qu'elle reparaît à des heures à peu près exactes ; et pourtant cela ne suffit pas toujours pour que le mal prenne aux yeux du praticien son véritable caractère. C'est en insistant sur la somme de douleur, en recherchant avec soin si elle est périodique, en comparant l'intensité de cette douleur avec les autres symptômes presque négatifs que fournit l'état du globe, que l'on parvient à s'assurer de l'existence de la névralgie comme fait principal et à prescrire un traitement convenable.

La marche de la maladie n'a rien qui lui soit propre et ne diffère pas de celle des autres névralgies.

Le début est souvent brusque, et c'est le plus ordinairement avec lenteur que la maladie atteint son maximum d'intensité. Les accès sont intermittents, mais le plus souvent fort irréguliers, plus fréquents et plus forts pendant la nuit ou lorsque se produisent des changements de température. La durée varie suivant les sujets, suivant les circonstances extérieures dans lesquelles se trouve plongé le malade; enfin les deux névralgies sus et sous-orbitaires sont, comme les autres névralgies faciales, très susceptibles de passer à l'état chronique.

Les causes de cette maladie sont toutes celles que l'on attribue d'ordinaire aux névralgies, et en particulier le froid humide. J'ai noté que l'application constante d'un seul œil développe assez souvent la névralgie frontale, car j'en ai observé un certain nombre chez des horlogers, des graveurs, des dessinateurs qui se servent d'une loupe monoculaire. J'ai vu aussi ce mal se manifester avec une intensité très vive chez quelques médecins s'occupant de micrographie, et surtout parmi quelques-uns de mes élèves les plus appliqués à l'étude de l'ophthalmoscope. Quelquefois il est produit par une cicatrice qui comprime la branche frontale ou l'un de ses filets. Chez une malade que m'avait adressée M. le docteur Rampont, de Villiers-Lebel, la douleur n'a cédé qu'à l'incision du nerf et à l'ablation du tissu inodulaire.

Cette névralgie peut frapper, mais cela est excessivement rare, un certain nombre d'individus à la fois. Le docteur E.-L. Berthe-rand a observé en Afrique (1) une épidémie de névralgie sus-orbitaire, à laquelle il a donné le nom de *névrodynie ophthalmo-frontale*, laquelle était caractérisée par les mêmes phénomènes que ceux que nous venons d'indiquer. Elle durait à peu près quinze jours chez chaque malade et prit naissance sous l'influence d'une constitution médicale particulière, dont les éléments avaient été l'humidité et un état électrique et atmosphérique réunis à des conditions d'existence fort mauvaises.

Cette maladie guérit par les opiacés; chez quelques sujets on dut recourir à une ou deux émissions sanguines locales.

Le traitement de ces névralgies n'a rien de particulier : on doit tenir les yeux dans le repos le plus complet; puis, lorsque le mal est périodique, agir fortement par la quinine. Dans quelques cas la chaleur humide m'a bien réussi, et j'ai soulagé des malades

(1) *Annales d'oculistique*, tom. XXIV, p. 223.

rhumatisants par des fomentations prolongées de camomille chaude sur le front et en leur couvrant ensuite la partie douloureuse d'une flanelle épaisse. Je n'ai jamais observé de cas assez rebelles pour exiger la section sous-cutanée du nerf, qui a été jugée nécessaire et exécutée quelquefois; encore moins la section du même nerf dans l'orbite, telle que l'ont pratiquée M. Hergott et le professeur Schenck de Vienne. (*Bullet. de thérapeut.*, p. 202, 287, mars 1847.)

3° NÉVRALGIE CILIAIRE.

On se rappelle ce que nous avons dit, au commencement de cet article, sur les dispositions des filets qui des deux angles antérieurs des ganglions ophthalmiques se rendent au cercle ciliaire, à l'iris, à la conjonctive oculaire, enfin à toutes les parties de l'œil douées de quelque sensibilité. Par une singulière disposition, peut-être unique dans l'économie, les filets ciliaires du ganglion de Gasser réunissent à la fois les propriétés de chacune des trois grandes espèces de nerfs. Par leurs anastomoses avec le grand sympathique, ils président à la vie organique de l'œil, et nous avons vu ailleurs, en parlant de la paralysie ciliaire ou mydriase (voy. t. II, p. 492), quelles sont les graves conséquences qui peuvent résulter de la suspension momentanée ou définitive de leur action.

Par leurs anastomoses avec la troisième paire (nerf moteur oculaire commun), ils ne sont pas étrangers aux mouvements qui se passent à l'intérieur du globe oculaire, nous voulons dire aux mouvements de l'iris.

Enfin, ils partagent, et la chose est toute simple, les propriétés sensoriales du nerf trifacial (cinquième paire), dont nous nous occuperons ici, et dont ils ne sont que la continuation.

Le fait n'a pas besoin d'être plus amplement démontré; la pathologie et les expériences sur les animaux vivants viennent chaque jour apporter des preuves nouvelles en faveur de cette manière de voir.

La névralgie ciliaire ne s'éloigne pas, dans sa symptomatologie, des autres affections douloureuses des nerfs. Ainsi il est rare que l'apparition en soit subite : comme les deux précédentes, quand elle est idiopathique, elle survient ordinairement d'une manière lente ; au contraire, elle apparaît rapidement quand elle est le résultat d'une lésion traumatique, comme cela arrive dans certaines opérations pratiquées sur l'œil ou après des blessures du globe oculaire, graves ou légères. Elle affecte cette marche, non pas régulièrement intermittente, que beaucoup d'auteurs ont longtemps cru être celle des névropathies des nerfs sensitifs, mais à accès revenant sans périodicité, différents en cela des fièvres auxquelles quelques pathologistes modernes ont donné le nom de *fièvres à quinquina*. Si, comme nous le verrons plus loin, le sulfate de quinine réussit souvent dans la névralgie ciliaire, ce n'est pas aux propriétés antipériodiques de ce composé que nous croyons pouvoir rapporter la guérison, mais bien plutôt à ses propriétés antirhumatismales qui paraissent aujourd'hui bien démontrées depuis les travaux de M. Briquet.

Lorsque la maladie commence, ses symptômes sont à peu près bornés à une douleur sourde qui empêche de fixer aucun objet. Cette douleur est gravative et répandue profondément dans le globe tout entier. Plus tard, quand elle s'élève, un des premiers phénomènes que l'on ait à noter est une sensibilité assez vive de l'œil à la lumière, une véritable photophobie, qui ne s'accompagne d'aucun état morbide appréciable de l'œil, si ce n'est une contraction de l'iris facile à concevoir, puisque son résultat est de diminuer la quantité des rayons lumineux qui pénètrent dans l'œil et augmentent proportionnellement la douleur. Comme conséquences aussi de cette photophobie, nous noterons un clignement des paupières beaucoup plus fréquent qu'à l'état normal et une sécrétion abondante des larmes. Là se bornent, le plus souvent, les symptômes de la névralgie ciliaire idiopathique ; après une durée de quelques jours, elle disparaît ordinairement sans laisser de traces. Mais si la névralgie est le symptôme d'une maladie inflammatoire siégeant dans les membranes internes, alors d'autres caractères la distinguent si nettement, qu'il est dès lors impossible de la méconnaître. Dans ces conditions, si le malade ferme les yeux, il voit voltiger devant lui, soit des corps lumineux de forme et de dimensions variables, soit des images bizarres, irrégulières, mais toutes et toujours fortement éclairées, brillantes, et qui le fatiguent par leur éclat.

Le globe oculaire devient le siége d'une sensation de gonflement, de tension douloureuse, de chaleur incommode d'abord, puis insupportable, qui, fixée d'abord au fond de l'orbite, s'étend bientôt à l'organe entier et ne tarde pas à s'irradier dans les nerfs sus et sous-orbitaires, et même dans les autres branches de la cinquième paire. La douleur s'élève, dure plusieurs heures sans interruption et jette le malade dans l'excitation la plus grande, excitation bientôt suivie du découragement le plus profond. Puis cette terrible douleur reparaît encore et ne laisse aucun repos au malheureux patient.

Inutile de dire que cet état de souffrance de l'organe influe toujours, lorsqu'il est porté à un aussi haut degré, sur la fonction: ainsi la vue cesse d'être nette, distincte ; les objets que fixe le sujet revêtent des formes et des couleurs insolites ; il y a, en un mot, perversion de la faculté visuelle, le plus souvent complète, quelquefois partielle, c'est-à-dire, n'existant que dans certaines positions et sous certaines directions de la lumière.

Il est difficile de rien dire de certain sur la marche, la durée et le pronostic de la névralgie ciliaire étudiée à ce point de vue. Il est évident que ces côtés de l'histoire de la maladie sont intimement liés à celle des causes qui l'ont déterminée. S'agit-il d'un travail inflammatoire aigu dont la névralgie est la conséquence, il y aura beaucoup de chances pour que, sous l'influence d'un traitement convenable et suffisamment énergique, elle cède assez promptement. Dépend-elle d'une lésion traumatique, ou d'une opération chirurgicale, le pronostic sera en rapport avec la gravité de la blessure ; est-elle enfin liée à certaines altérations chroniques du globe ou de quelques-unes de ses parties, et en particulier à une choroïdite dont elle est le symptôme si fréquent, alors les conditions du pronostic seront encore changées. Au contraire, si la maladie est idiopathique, c'est-à-dire si l'on ne peut en rapporter la production à aucune cause appréciable, ce qui est le cas le plus rare, elle affectera la marche du rhumatisme et des névralgies dites rhumatismales, quittant une branche du nerf trifacial pour se porter sur une autre, puis revenant à son point de départ, et cela en dépit de toutes les médications, sans motifs appréciables.

Après ce que nous venons de dire, il ne nous reste plus grand chose à ajouter, quant à l'étiologie, qui est pour la névralgie ciliaire idiopathique, la même que celle du rhumatisme et des névralgies en général. Peut-être l'influence du froid joue-t-elle un rôle dans la production de la névralgie ciliaire. Et en effet, on croit avoir remarqué qu'un refroidissement subit en a déterminé plusieurs fois le développement ; mais on sait que cette circonstance, que l'on a regardée autrefois comme la principale, sinon l'unique cause du rhumatisme, est loin aujourd'hui d'être considérée comme d'une aussi haute valeur, au point de vue de l'étiologie.

Signalons encore comme possible l'extension de la névralgie d'une autre branche du trifacial aux filets ciliaires, ce qui est d'autant plus admissible qu'il est prouvé, d'après les recherches de Valleix, que rarement la névralgie reste bornée à une des branches du nerf de la cinquième paire.

L'existence longtemps prolongée de la névralgie ciliaire occasionne des troubles dans la vitalité de l'œil et détermine, par suite, des altérations matérielles souvent graves, et en particulier la choroïdite chronique avec ses conséquences que nous avons étudiées ailleurs. Mais, si l'on admet cette filiation qui existe en effet, on doit la considérer comme exceptionnelle, la choroïdite occasionnant presque toujours la névralgie ciliaire, tandis que l'inverse est très rarement observé.

Nous n'avons rien de bien spécial à dire du traitement qui sera un peu celui du symptôme : ainsi les émissions sanguines, plutôt locales que générales, dans les cas de névralgie ciliaire aiguë, les frictions résolutives ou altérantes et narcotiques sur les tempes, le front; les purgatifs drastiques, les narcotiques à l'intérieur; s'ils ne réussissent pas, les révulsifs, vésicatoires aux tempes, etc.

Ajoutons à cela les préparations de quinine, au double point de leur antipériodicité bien connue, et de la propriété spéciale, nous dirions presque spécifique (hyposthénisante?) dont nous avons dit qu'elles jouissaient dans les affections rhumatismales.

4° NÉVRALGIES DENTAIRES.

Il existe, entre l'organe de la vue et le système dentaire, des rapports pathologiques réels et tels, que les lésions de ce système peuvent réagir sur l'appareil visuel et y produire de graves désordres. Ceux-ci ont deux origines : ils peuvent se développer organiquement ou par continuité de tissus, ou dynamiquement par l'intermédiaire du système nerveux.

De là des lésions assez nombreuses, qui sont ou organiques ou fonctionnelles, et dont la cause doit être d'autant plus attentivement recherchée que le plus souvent le médecin, préoccupé par l'idée d'une autre origine, méconnaît la route qu'il doit suivre.

Je me bornerai, dans ce court article, à signaler les faits que j'ai observés ou lus et en leur donnant pour titre la cause observée :

Dentition. — On observe assez souvent des ophthalmies chez les enfants pendant la première ou pendant la seconde dentition. Elles sont tenaces, rebelles, prennent la forme de kératites pustuleuses. Généralement elles frappent des enfants lymphatiques, s'accompagnent de photophobie, de fièvre, et disparaissent dès que la dent s'est fait jour à travers la gencive. Des accidents cérébraux menacent souvent les petits malades et doivent tenir éveillée l'attention du médecin.

Carie. — Les douleurs dentaires que provoque cet état morbide s'accompagnent quelquefois de sérieux accidents du côté de l'organe de la vue. De même que les névralgies sus et sous-orbitaires que nous avons étudiées plus haut, celles des nerfs maxillaires supérieur et inférieur peuvent produire des *mydriases* assez souvent incurables, ou d'assez longue durée, et qui ne cèdent le plus souvent qu'après l'avulsion de la dent malade. J'ai observé plusieurs faits de ce genre : un malade recouvra la mobilité de sa pupille vers le septième ou le huitième jour après l'avulsion de la dent malade, la plupart demeurèrent mydriatiques.

J'ai observé plus fréquemment encore de véritables amblyopies fort rebelles et n'offrant aucun signe anatomique appréciable, même avec l'opthalmoscope. Jamais je n'ai vu, comme Beer (1), l'odontalgie provoquer l'amaurose. Chez quelques-uns de mes malades il y avait un état d'irritation insupportable : ils ne pouvaient lire un seul instant sans éprouver des douleurs frontales, de la diplopie, et la nécessité de tenir les yeux dans le plus grand repos ; d'autres se plaignaient de mouches volantes, d'hémiopie de courte durée, et tout cela disparaissait par l'extraction de la dent malade.

M. le comte de..., grand chasseur, demeurant à Compiègne, m'a consulté pour un fait de ce genre. Il se plaignait de ne pouvoir plus tirer avec la précision qui lui avait donné dans les chasses royales une véritable célébrité. Sa vue était confuse de près et à distance; il voyait quelques mouches volantes. Je l'examinai avec soin et reconnus facilement qu'il était atteint à droite d'un mydriasis peu marqué. Comme ce malade éprouvait de temps en temps de petites névralgies de la cinquième paire, courant successivement sur toutes les diverses branches, j'en recherchai la cause et

(1) Beer, *Lehr von der Aungenkrankeiten*, Band II, Seite 352. Wien, 1817.

pensai qu'elle pouvait être tout entière dans la conservation de la deuxième molaire gauche, cariée jusqu'au collet. Je fis part de mon observation au malade : la dent fut extraite, et tout aussitôt les accidents amblyopiques, déterminés par la mydriase et compliqués de congestion rétinienne, disparurent complétement et ne revinrent plus.

Cette cause est plus fréquemment observée à la mâchoire supérieure qu'à l'inférieure.

Avulsion des dents. — Cette opération, si fréquente et ordinairement si inoffensive, provoque quelquefois des accidents de la plus haute gravité. Chez un malade observé par M. Duval, d'Argentan, et qui, à la suite de l'avulsion de la première molaire supérieure, avait été atteint d'une fistule du sinus et d'une carie de l'os maxillaire, l'extraction d'une partie de cet os, de la grandeur d'un trochisque, détermina une douleur effroyable accompagnée de déviation des yeux et de la bouche, et d'accidents graves du goût et de l'ouïe, puis de rupture de la cornée (1). Chez d'autres malades, la même opération provoqua un abcès du sinus et une péri-orbitite avec perte de l'œil. Tel est le cas d'un médecin qui rapporte lui-même son histoire, et où l'on voit l'avulsion de la troisième molaire supérieure déterminer après dix jours ces graves accidents. Tel est aussi le cas d'une jeune femme qui, après l'extraction de la première grosse molaire droite de la mâchoire *inférieure*, fut prise de péri-orbitite et bientôt d'une méningite rapidement suivie de mort (2).

Prothèse. — Corps étrangers. — Parmi les pièces artificielles employées dans l'art dentaire, celles qui sont supportées par un pivot me paraissent les plus dangereuses, parce qu'elles provoquent constamment des efforts d'élimination et une irritation qui se propage dans les nerfs de l'œil. J'ai vu plusieurs cas de cette espèce et entre autres le suivant, qui est d'autant plus intéressant, que l'observation a été rédigée par un confrère distingué de Paris chez lequel une dent placée à pivot a produit des accidents amblyopiques assez graves pour mettre l'un de ses yeux en péril pendant près de dix-huit mois. L'avulsion de la dent a été suivie d'une guérison immédiate.

(1) *Annales d'oculistique*, t. XV, p. 229.

(2) Voyez le beau mémoire de M. Teirlinck, *Sur les rapports pathologiques du système dentaire et de l'appareil visuel* (*Annales d'oculistique*, t. XIX, p. 201).

Observation. — « M. X... eut, en 1845, la dent canine gauche » attaquée par une carie molle qui la réduisit à une simple coque; » le nerf dentaire fut détruit par déchirure, et la dent devenue in- » sensible fut aurifiée. En 1846, en mangeant, la coque d'émail » très amincie se brisa, et il ne resta que la racine; une dent arti- » ficielle à pivot remplaça la dent naturelle; rien de particulier ne » se passa jusqu'en 1850; au mois de juin, à la suite d'un long » voyage, M. X... fit renouveler la dent, qui fut implantée avec » force dans la racine; dès le lendemain l'œil correspondant, sans » être douloureux, ne voyait les objets qu'à travers un nuage; une » tache noirâtre, une mouche, couvrait tous les objets et suivait les » mouvements de l'œil. Après quelques jours de cet état, la vue deve- » nant de plus en plus trouble, M. Desmarres prescrit des sangsues » à l'anus, des purgatifs, des frictions iodurées s'adressant aussi » à une congestion de la choroïde; il y eut un peu d'amélioration, » et après deux ou trois mois tout semblait revenu à l'état ordi- » naire; cependant l'axe visuel avait dû subir une déviation, ce » dont M. X... s'aperçut à la chasse : contre son habitude, il » manqua constamment de tuer à belle portée.

» A plusieurs reprises les accidents se reproduisirent, et enfin » en 1852 ils augmentèrent tellement, que la vue du côté gauche » était entièrement compromise au point de ne pas distinguer » les traits d'une physionomie, à ne pas reconnaître les personnes. » Il parla de cela à M. Buchez, son dentiste, qui n'hésita pas à » l'attribuer à la dent; il constata une douleur à la pression dans » la fosse canine et conseilla l'avulsion de la racine, laquelle fut » pratiquée de suite à l'aide d'un tire-fond. A l'extrémité de cette » racine adhérait un paquet de tissu vasculaire gris, gros comme » une cerise, ce dont s'applaudit beaucoup M. Buchez; il y eut un » écoulement de sang assez modéré. Dès le lendemain, la vue » s'éclaircit; tous les jours les progrès étaient très sensibles; » quinze jours après il n'y paraissait plus. Depuis, jamais il n'y » a eu le moindre accident, le parallélisme s'est parfaitement ré- » tabli, ainsi que maintes fois M. X... a pu le constater. »

Un fait qui présente avec celui-ci une certaine analogie, est rapporté dans les *Archives de médecine* et dans les *Annales d'oculistique* (mémoire cité de M. Teirlinck, vol. XIX, p. 153). Il s'agit d'un homme de trente ans qui fut pris de douleurs dentaires intolérables, accompagnées d'amblyopie et plus tard de cécité. A chaque reprise, du pus s'échappa entre la conjonctive et la paupière inférieure, et le malade désespéré demandait qu'on lui enlevât l'œil, tant la souffrance y était vive. Le professeur Galenzowsky, de Wilna, pensa qu'il s'était formé du pus dans le sinus maxillaire et que ce liquide s'était frayé une route vers l'intérieur par la portion orbitaire de l'os maxillaire supérieur. Les dents furent examinées, et l'une d'elles, qui était brisée et correspondait à l'antre d'Highmore, fut extraite pour donner issue au pus. Cette dent, à la grande surprise du médecin contenait un fragment de cure-dent en bois long de 3 lignes et du volume d'une tête d'épingle. Neuf jours après cette opération le malade était guéri et avait recouvré la vue.

ARTICLE II.

PARALYSIES.

I. — Paralysie de la cinquième paire.

Le plus souvent c'est à une lésion organique intra-crânienne qu'il faut rapporter la cause de la maladie. Alors, la paralysie est complète, et l'on voit se produire tous les phénomènes dont quelques-uns seulement sont occasionnés par les paralysies partielles. Ainsi la sensibilité est détruite dans la moitié correspondante de la face, et de plus, comme la nutrition de l'œil est sous l'influence des nerfs émanant de la cinquième paire, on comprendra facilement qu'en même temps que la sensibilité de la face est perdue d'un côté, il se produit un mouvement congestionnel de l'œil, suivi de l'obscurcissement de la cornée transparente et de son ulcération. Les expériences de M. Longet ont mis ces faits hors de doute. C'est principalement sous ce rapport que la paralysie de la cinquième paire doit nous occuper.

Lorsqu'au contraire, la lésion est située en avant du ganglion, il n'y a d'intéressé que la sensibilité des parties auxquelles se rend la branche qui est affectée. Le plus souvent alors, c'est une cause traumatique qui détermine cette paralysie. Corrigan a vu survenir la paralysie de la seconde branche de la cinquième paire (maxillaire supérieur) chez un sujet qui avait reçu à la tempe une violente contusion. Dans ce cas, il y avait nécessairement insensibilité des parties animées par ce nerf, et en particulier de la paupière inférieure, à laquelle se rend le nerf sous-orbitaire. La lésion de cette branche, non plus que celle de la branche ophthalmique, n'ont que peu d'influence sur la nutrition de l'œil, dont les filets essentiels sont les filets ciliaires qui se détachent des angles antérieurs du ganglion de Gasser.

Cependant le docteur Van Roosbroeck, professeur à l'université de Gand, a rapporté l'histoire d'un malade chez lequel il croit n'avoir eu affaire qu'à une lésion des branches ophthalmique et maxillaire supérieure.

Lorsque le malade vint le consulter, dit-il, toutes les altérations étaient déjà produites ; la moitié gauche de la face, de la langue, la narine et l'œil du même côté présentaient une insensibilité complète, la conjonctive était rouge, variqueuse, et l'œil larmoyant. La cornée offrait à sa partie inférieure un ulcère superficiel rond de 7 à 8 millimètres de diamètre. La pupille était entièrement recouverte par une exsudation plastique ; la vue n'était pas entièrement perdue ; le malade distinguait le jour de la nuit, mais tous les objets étaient cachés par une tache noire qui occupait le champ de la vision. Des collyres astringents dissipèrent l'injection de la conjonctive et modifièrent un peu l'ulcération de la cornée, sans la cicatriser. Des cautérisations faites avec le nitrate d'argent déterminèrent une injection notable de la conjonctive et du larmoiement sans réveiller la sensibilité de l'œil. En six mois de traitement on ne put obtenir la cicatrisation que de la moitié de l'ulcération. L'iodure de potassium, administré à l'intérieur, a déterminé la résorption de la plus grande partie de l'exsudation plastique, et rendu la vision assez distincte pour que le malade puisse lire des caractères de moyenne grandeur.

Il est fâcheux que l'auteur n'ait pas indiqué l'état dans lequel se trouvait la sensibilité des parties auxquelles se rendent les branches ophthalmique et maxillaire supérieure, au moment où il a constaté cette amélioration des fonctions et de l'état anatomique de l'œil. Si, comme on a lieu de le croire d'après son silence, cette sensibilité n'est pas revenue, on a peine à comprendre l'amélioration de l'état de l'appareil oculaire, la cause existant toujours. N'y aurait-il pas eu là quelque erreur de diagnostic, et était-ce bien à la paralysie de la cinquième paire qu'étaient dues les lésions anatomiques du globe ?

Suivant les auteurs, et en particulier M. Jobert, qui regardent la cinquième paire comme un nerf moteur en même temps que sensitif, il y aurait, dans la paralysie, altération du sentiment et du mouvement à la fois ; mais la plupart des pathologistes ne partagent pas cette opinion, et il est à croire que dans les faits observés par M. Jobert, comme dans un autre rapporté par M. Marchal (de Calvi), la septième paire s'est trouvée consécutivement affectée.

La paralysie du sentiment est souvent précédée d'une altération de la sensibilité ; quelquefois, ainsi que j'ai eu l'occasion de l'observer sur une femme que j'ai fait voir à M. Longet, le côté malade est couvert de sueur tandis que, du côté sain, on n'aperçoit rien de semblable ; M. Jobert expose de la manière suivante la succession des symptômes (1) : « Dans tous les cas où j'ai observé » la cinquième paire comprimée par des tumeurs développées dans » le crâne, la sensibilité était exaltée jusqu'à ce que, la compres- » sion devenant plus forte et l'inflammation ayant déposé ses » produits dans l'épaisseur du nerf, au point d'en rendre les parties » composantes incapables d'accomplir leurs fonctions, la peau et la » muqueuse de la bouche devinrent tout à fait insensibles... C'est » à cette époque que la face a perdu de son expression, que les » membranes présentent des phénomènes de ramollissement, que » la cornée devient opaque, et que l'œil finit par se vider... Chez » un homme qui avait succombé à une affection cérébrale, » M. Serres trouva un ramollissement de l'origine de la septième » paire, qui était devenue jaunâtre et gélatineuse. Il y avait » eu chez ce malade, qui était épileptique, ophthalmite, insensibi- » lité de la conjonctive, de la narine et de la partie correspondante » de la langue... »

Nous n'avons sur la marche, la durée et le traitement de la maladie, rien à dire qui diffère des points correspondants de l'histoire des autres paralysies.

Pour le traitement en particulier, il est évident qu'on n'aura de chance de succès que dans les cas où il n'existera pas de lésion organique du nerf à l'intérieur du crâne. Dans les autres, ce seront les révulsifs, les stimulants appliqués à la surface de la peau sur le trajet des branches affectées, qui paraissent devoir le mieux réussir. Nous ne croyons pas que l'on ait encore mis en usage l'électrisation localisée, de laquelle il nous semble cependant que l'on aurait lieu d'attendre de bons résultats.

(1) *Études sur le système nerveux*, t. II, p. 689.

II. — Paralysie de la septième paire.

La paralysie de la septième paire ne doit, comme les précédentes, trouver ici sa place qu'au point de vue des phénomènes qu'elle détermine du côté de l'appareil oculaire. Nous n'aurons donc à nous occuper ni de l'étiologie, ni de la marche de la maladie.

Les mouvements de la partie de la face à laquelle se rend le nerf paralysé sont complétement abolis. Le front ne présente plus ces rides ou plis transversaux qui lui sont propres ; le sourcil reste immobile, pendant, et ne peut plus se rapprocher de celui du côté opposé lorsque le malade fait le mouvement de *froncer* le sourcil. Le muscle orbiculaire a perdu sa faculté contractile ; l'œil reste donc ouvert ; il semble être saillant, ce qui tient au relâchement paralytique de la paupière inférieure, qui demeure un peu renversée en dehors.

Le clignement naturel ne se fait que du côté sain, d'où il résulte que la paupière supérieure du côté malade semble être attachée à la partie supérieure de l'orbite.

Voilà pour les premiers phénomènes qui se produisent à la suite de la paralysie de la septième paire ; quant aux phénomènes consécutifs, ils sont beaucoup moins évidents et exigent que nous entrions dans quelques développements.

M. le professeur Bérard, à qui l'on doit un remarquable travail sur la paralysie de la face (1), a écrit, à l'occasion de l'influence de la paralysie de la septième paire sur l'appareil oculaire, les lignes suivantes que nous demandons la permission de reproduire.

« L'œil, dit-il, n'étant plus protégé par les paupières ni lubrifié par les larmes, s'irrite, se sèche ; la conjonctive rougit, » et quelquefois même la cornée devient opaque ; ou bien la » rotation de l'œil, opérée par les muscles obliques, garantit en » partie cet organe. Enfin, faute de la participation du muscle orbiculaire au cours des larmes, celles-ci tombent sur les joues » dans l'hémiplégie faciale. L'*épiphora* tient encore à ce que » les points lacrymaux, et notamment l'inférieur, cessent d'être

(1) *Journal des connaissances médico-chirurgicales*, t. II.

« convenablement dirigés pour absorber les larmes, lorsque le » muscle orbiculaire est paralysé. »

D'autre part, un physiologiste non moins distingué, et auquel personne ne refusera un rare talent d'observation et d'expérimentation, M. Longet a dit (1) :

« La diminution de la sécrétion des larmes n'est pas une cause » de l'opacité de la cornée, puisque l'excision complète des » glandes lacrymales ne donne pas lieu à cette altération. On ne » doit pas davantage faire dépendre l'opacité de la cornée de » l'absence du clignement et du contact prolongé de l'air sur » l'œil. En effet, sur des chiens, en rendant impossible le rapprochement des paupières par la *section du nerf facial*, je n'ai vu » que *bien rarement la cornée devenir opaque*. Dans trois de » mes expériences, cet effet ne s'était même pas produit trois » semaines après l'ablation des paupières, malgré une ophthalmie » consécutive des plus intenses. »

L'influence de la section ou de la paralysie du nerf facial sur la vision est donc encore un point qui est loin d'être élucidé et qui appelle aussi l'attention des observateurs.

Cependant voici ce que nous croyons pouvoir donner comme à peu près certain, d'après les faits que nous avons observés.

Dans la paralysie du facial, la protection de l'œil, le cours des larmes et la vision elle-même se trouvent compromis par suite du défaut d'action de l'orbiculaire palpébral. L'impossibilité du rapprochement des paupières fait paraître l'œil plus grand et plus saillant que l'autre, ce qui constitue souvent une réelle difformité. Le défaut du clignement empêche ces paupières de balayer la surface du globe, et d'entraîner les corps étrangers qui deviennent une cause incessante d'irritation. L'œil reste ouvert pendant le sommeil, et j'ai la conviction que c'est à cette circonstance seule que l'œil doit de s'enflammer. La conjonctivite est une suite fréquente de cette paralysie; j'ai vu souvent, comme Ch. Bell, une kératite lui succéder et la cornée devenir opaque, surtout dans la moitié inférieure. Cependant cette ophthalmie est loin d'être constante, et la rotation du globe suffit le plus souvent pour l'empêcher de se produire. Valleix a vu plusieurs cas de paralysie du facial dans lesquels l'œil offrait à peine une légère injection, et dans un, entre autres, qu'il a observé à la Salpê-

(1) *Traité de physiologie*, t. II, p. 293.

trière, quoique la maladie durât depuis plus de vingt ans, l'œil ne présentait aucune lésion évidente (1). Je vois en ce moment même à ma clinique un garçon de douze ans et un homme de vingt-cinq ans qui ont chacun depuis leur première année une paralysie de la septième paire et qui n'ont jamais souffert d'opthalmie. Il est vrai qu'ils ont les yeux un peu enfoncés, et que cet organe se trouve moins exposé par suite de cette disposition. Je les ai opérés tous les deux d'ankyloblépharon artificiel.

Si des accidents graves ne se montrent pas toujours dans ces cas, l'inégalité de la distribution des larmes à la surface de l'œil amène un trouble de la vision, par suite de la réfraction irrégulière des rayons lumineux. D'autres particularités peuvent encore se rencontrer. Un malade du service de Blandin, à l'Hôtel-Dieu, affecté d'hémiplégie faciale, faisait aisément sortir de l'air par les points lacrymaux du côté malade, toutes les fois que, fermant la bouche et serrant le nez avec les doigts, il exécutait un effort expiratoire; ceci n'existait pas avant la paralysie.

En résumé, la paralysie du facial nuit à la netteté de la vue, et détermine quelquefois, mais non toujours comme on le croyait, des accidents inflammatoires du côté de la muqueuse oculaire, et par suite de la cornée.

Le traitement est le même que celui des paralysies des autres nerfs moteurs, et est toujours subordonné à la cause qui les produit. Quand la paralysie est fort ancienne, et que le malade est atteint d'une difformité choquante, ou d'accidents multipliés vers la cornée, on y remédie en pratiquant l'opération de l'ankyloblépharon artificiel au côté externe. J'ai réussi de cette manière à amoindrir et même à pallier entièrement la difformité de l'œil par ce procédé (voy. t. I, p. 457). A défaut de ce moyen, on guérit la kératite, et on la prévient dans la suite, en recommandant au malade de rapprocher ses paupières tous les soirs au moyen de bandelettes de taffetas d'Angleterre.

III. — Paralysie de la troisième paire ou moteur oculaire commun.

Cette paralysie est beaucoup plus fréquente que les autres. Elle est complète ou incomplète; toutes les branches de la troisième paire peuvent être paralysées à la fois, mais elles le seront à divers

(1) *Guide du médecin praticien,* t. IV, p. 589.

degrés ; et, ce qui n'est pas le côté le moins curieux de la maladie, elles peuvent aussi ne l'être qu'individuellement. Dans la description de cette affection, nous aurons donc à tracer les caractères de la paralysie complète ou incomplète de toutes les branches à la fois, et ceux de la paralysie complète ou incomplète d'une seule ou de plusieurs branches du tronc commun.

SYMPTÔMES ANATOMIQUES. — I. *Paralysie de toutes les branches.* — Quand la paralysie est complète, l'œil se trouve dans les conditions suivantes : la paupière supérieure est abaissée et ne se relève pas, quelque effort que fasse le patient (blépharoplégie) ; dans quelques cas où l'œil est saillant, si le muscle fronto-occipital se contracte énergiquement, les tarses parviennent quelquefois à s'écarter un peu l'un de l'autre, mais le muscle releveur n'est pour rien dans ce mouvement. Lorsqu'on soulève la paupière avec les doigts pour l'abandonner ensuite, elle s'abaisse lentement, jusqu'à ce qu'elle se trouve en contact avec l'inférieure. Si l'on saisit un pli de la paupière abaissée, entre les doigts ou entre les mors d'une petite pince très légère, dans le genre de celle que j'ai fait faire exprès pour mesurer le ptosis sans paralysie, elle demeure absolument immobile, caractère qui distingue la blépharoplégie du ptosis simple.

Le *globe*, entraîné en dehors et en bas par le droit externe et le grand oblique, est fixé dans le petit angle ; il fait légèrement saillie du côté interne, si le malade a naturellement les yeux un peu gros : cela tient au relâchement musculaire.

Les mouvements en *haut*, en *bas* et en *dedans* sont complétement annulés, et l'œil dévié reste immobile, quand l'œil sain se tourne dans toutes ces directions. Pourtant, le plus souvent, quand on ordonne au malade de regarder successivement dans ces divers sens, le globe exécute sur son axe un léger mouvement de rotation dû à l'oblique supérieur, qu'on ne reconnaît qu'avec une certaine difficulté, et alors seulement que la conjonctive scléroticale ou le tissu cellulaire sous-jacent est parcouru de quelques rares vaisseaux, qui servent ainsi de points de repère.

La *pupille* est immobile, largement ouverte, et les mouvements par synergie en sont nuls.

Quand la *paralysie* de toutes les branches est *incomplète*, les symptômes sont moins nettement accusés : par un énergique effort de sa volonté, le malade peut soulever un peu la paupière supérieure ; mais presque aussitôt elle s'abaisse de nouveau. De même les muscles droits paralysés (droit interne, droit inférieur et droit supérieur) se contractent faiblement, si, tenant l'œil sain fermé, le malade s'efforce de regarder successivement en haut, en bas ou en dedans. La pupille, en général immobile, offre quelquefois aussi des mouvements, à peine visibles, il est vrai. Lorsque la paralysie incomplète succède à la paralysie complète, les signes de l'affection deviennent de moins en moins marqués, si un traitement bien dirigé favorise la disparition du mal.

Symptômes physiologiques. — Quand on maintient la paupière supérieure relevée, le malade voit bien de l'œil dévié si on l'examine isolément; mais si les deux yeux sont ouverts, il voit les objets doubles (*diplopie*) dans toutes directions, excepté lorsque l'œil sain se trouve tourné du côté vers lequel l'œil malade est entraîné.

Il est intéressant pour la sûreté du diagnostic, non pas seulement dans le cas de paralysie générale de la troisième paire, mais dans ses paralysies partielles, comme aussi dans les paralysies de la quatrième et de la sixième, d'étudier la direction et la forme de la fausse image; on y parvient en montrant un objet au malade, par exemple une bougie allumée, et en la promenant devant lui dans toutes les directions, ainsi qu'à des distances rapprochées et éloignées. A l'exemple de Boehm, on peut couvrir l'œil fort d'un verre rouge ou violet afin d'obtenir plus de précision dans les renseignements que le malade vous transmet sur la manière dont les deux images se comportent entre elles, parce qu'il indique par ce moyen la place et la direction de l'image fournie par l'œil sain et de celle fournie par l'œil malade. On remarquera, en suivant ce conseil, que la double image croise la direction de celle fournie par l'œil sain, c'est-à-dire que si c'est l'œil gauche qui est entraîné en dehors dans la paralysie de la troisième paire, l'image qu'il donnera sera placée à droite de celle fournie par l'œil droit, c'est-à-dire que les images sont *croisées*. On se rappellera, comme règle générale, que l'écartement de ces images doit nécessairement devenir d'autant plus grand qu'on portera davantage l'objet dans la direction du muscle paralysé.

La double image est un signe commun à toutes les paralysies qui nous occuperont dans ce chapitre. A la longue, elle finit par disparaître, à mesure que l'œil dévié se guérit, ou que, soit par défaut d'exercice, soit par suite de complications survenues du côté de la rétine ou du nerf optique, il s'affaiblit, au contraire, davantage. Au début, ainsi que je viens de le dire, la vue est bonne quand on examine isolément l'œil dévié; seulement le malade ne distingue d'une manière nette que les objets éloignés. On s'assurera facilement que ce symptôme ne doit être rapporté qu'à la grandeur et à l'immobilité de la pupille, et non à une complication du côté de la rétine, si en tenant l'œil sain couvert, on fait regarder avec l'œil malade à travers une carte percée d'un très petit trou, ou à travers l'ouverture de lunettes à mydriasis (voy. *Mydriasis*, p. 492, t. II, et *Lunettes*).

Le malade accuse ordinairement des maux de tête, des étourdissements, des tintements d'oreilles, etc., que le plus souvent il éprouvait déjà avant l'apparition de la paralysie. Mais fréquemment aussi il affirme que ces signes de congestion n'ont jamais existé, et que la paupière s'est abaissée sans qu'aucune douleur de tête ait précédé ni accompagné ce phénomène. J'ai vu des malades à qui la double image donnait d'opiniâtres vomissements, qu'on faisait cesser aussitôt qu'on cachait l'un des yeux sous un bandeau.

II. *Paralysie d'une seule ou de plusieurs branches.* — Il n'est pas rare de constater qu'une seule branche soit paralysée *complétement*, et alors quelques-uns des signes anatomiques et physiologiques doivent nécessairement varier. Ainsi la branche palpébrale étant seule atteinte, la paupière s'abaisse devant l'œil, et ne peut plus se relever, tandis que les mouvements du globe ont conservé leur parfaite intégrité. Lorsqu'on tient l'œil découvert, il n'y a point alors de diplopie (*ptosis paralytique*, *blépharoplégie*). Dans d'autres cas, ce n'est plus la paupière qui est paralysée, mais c'est un des muscles droits : supposons pour un moment que ce soit le supérieur; le malade pourra relever sa paupière, et diriger son œil dans tous les sens, comme à l'état normal; mais quand il voudra regarder un peu en haut, le globe devenant tout aussitôt immobile demeurera fixe au milieu de l'orbite, tandis que l'œil sain se cachera presque complétement sous la paupière supérieure. Le malade atteint de cette paralysie partielle de la troisième paire ne deviendra donc diplope et ne s'apercevra de son affection qu'autant qu'il voudra regarder en haut. Au contraire, si la paralysie porte sur la branche qui se rend au muscle droit inférieur, il verra double toutes les fois qu'il dirigera son œil en bas, et comme c'est dans ce sens que la vue s'exerce le plus souvent, il sera alors beaucoup plus gêné que dans le cas qui précède; aussi tiendra-t-il souvent la tête inclinée sur sa poitrine, pour échapper à l'inconvénient de la diplopie. Si la perte du mouvement a frappé le droit interne, indépendamment d'un strabisme en dehors plus ou moins marqué, il y aura diplopie chaque fois que le malade essaiera de regarder dans le sens opposé à la déviation, ou même lorsqu'il voudra voir un objet placé devant lui. Il arrivera fréquemment alors, que pour éviter la double image, le malade qui aura, par exemple, une paralysie du droit interne de l'œil gauche, tournera la tête à droite pour voir du côté gauche, ce qui lui donnera, quand il voudra marcher, une démarche des plus singulières. Enfin, dans quelques cas où la racine motrice du ganglion ophthalmique est seule paralysée, il n'y a pas de diplopie, mais la pupille est largement ouverte et immobile (voy. *Mydriasis*, p. 492, t. II).

C'est la paralysie complète de chacune des branches de la troisième paire dont nous venons d'esquisser les traits principaux; il reste à dire, pour achever notre description, ce qui arrive quand la perte du mouvement est incomplète dans la branche paralysée: il devient alors assez difficile de reconnaître la cause de la diplopie. C'est en ordonnant au malade de regarder des deux yeux simultanément dans tous les sens, tandis qu'on tiendra ses paupières supérieures relevées; puis en examinant chaque œil individuellement, pendant qu'on couvrira de la main celui dont on n'étudiera pas les mouvements, qu'on parviendra à constater la paralysie incomplète d'un des muscles. On devra aussi rechercher avec soin le sens dans lequel le malade est atteint de diplopie, pour arriver à un degré de certitude rigoureuse. C'est surtout dans ces cas que le secours d'une bougie promenée dans tous les sens, le malade ayant l'œil sain couvert d'un verre coloré, est nécessaire pour établir le diagnostic (voy. *Diplopie*).

ÉTIOLOGIE. — Les causes de la paralysie de la troisième paire sont en général assez obscures, ce qui est une source de difficultés lorsqu'il s'agit d'asseoir les bases du traitement. Les affections du cerveau doivent être notées en première ligne : la simple congestion, les épanchements, le ramollissement de l'encéphale, puis toutes les causes de compression du nerf, soit à son origine, soit dans son trajet, etc., seront l'objet de l'attention du médecin. Les causes éloignées seront aussi recherchées : l'aménorrhée, la dysménorrhée, la disparition d'hémorrhoïdes fluentes, la répercussion d'une maladie ancienne de la peau, etc., ont souvent occasionné la paralysie qui nous occupe. Le rhumatisme joue un grand rôle dans sa production ; aussi sera-t-il souvent utile d'interroger le malade sur les conditions où il se trouvait quand il en a été atteint. J'ai vu des voyageurs frappés de la paralysie de la troisième paire, pour avoir laissé ouverte, par une nuit fraîche et humide, une glace de la voiture où ils se trouvaient. Mackensie l'a observée chez un homme qui avait tenu un chapeau mouillé sur sa tête, et Rognetta chez un tambour qui battait la retraite sur le boulevard du Temple, par un temps froid et pluvieux, etc. On recherchera encore si, selon les remarquables observations de M. Marchal, de Calvi (1), la paralysie de la troisième paire ne serait point consécutive de la névralgie de la cinquième.

Marche. — Durée. — Terminaisons. La marche de cette maladie n'a rien de fixe, de régulier, ce qui s'explique facilement par la différence des causes qui la produisent. Dans quelques cas, elle apparaît tout à coup et complète, pour demeurer indéfiniment dans cet état ; tandis que, dans d'autres, elle se développe lentement, et disparaît assez vite sous l'influence du traitement conseillé. Tantôt elle ne frappe qu'un seul œil, ce qui est le cas le plus commun ; tantôt elle attaque les deux yeux à la fois. Chez plusieurs malades je l'ai vue passer d'un œil à l'autre, se guérir et ne plus reparaître ; tandis que dans certains cas je l'ai vue se reproduire jusqu'à un nombre de fois surprenant, ou persister toute la vie, ou même se terminer par la mort. Malheureusement cette dernière terminaison est loin d'être rare. Le fait suivant, entre autres, m'a paru fort remarquable :

R..., jeune homme de vingt-deux ans, bien constitué, se présente, en 1843, à ma clinique. L'examen me fait reconnaître qu'il est atteint d'une double paralysie de la troisième paire, sans blépharoplégie ni mydriase. Les deux yeux sont entraînés en dehors, et ne peuvent exécuter aucun mouvement, quel que soit le sens dans lequel le malade essaie de les diriger. Cette affection s'est montrée tout à coup, sans symptômes précurseurs, et n'a été annoncée au malade que par un violent étourdissement, accom-

(1) Marchal de Calvi, *Mémoire sur la paralysie de la troisième paire de nerfs crâniens consécutive à la névralgie de la cinquième* (*Archiv. génér. de méd.*, 1846.)

pagné d'un trouble considérable de la vue, et peu après de diplopie. Le pouls étant fort, la constitution très bonne (point de rhumatismes ni de syphilis, point de palpitations de cœur ni d'affection des poumons), je ne puis m'arrêter à d'autre idée qu'à celle d'un épanchement dans le cerveau, et je fais saigner le malade plusieurs fois en quarante-huit heures. Des purgatifs, le calomel à l'intérieur, des frictions d'onguent napolitain sur le front, sont aussi conseillés ; cependant au bout de quinze jours le malade est encore dans le même état. Un séton fort large est alors placé à la nuque ; des vésicatoires volants sont promenés sur le front et sur le sommet de la tête, et après huit jours, l'œil droit revient tout à coup au centre de l'orbite, et retrouve ses mouvements. Deux semaines plus tard, le gauche se guérit aussi. Je conseille au malade de prendre souvent des purgatifs, d'entretenir son séton avec le plus grand soin, de vivre de régime, et de revenir me voir de temps en temps. La guérison se soutint pendant tout l'été de 1843 ; mais vers la première moitié d'octobre, R... revint me trouver « avec sa loucherie, » comme il appelait sa maladie. Cette fois la paralysie portait sur les sixièmes paires, et les deux yeux étaient entraînés fortement en dedans. Le même traitement fut conseillé ; mais la guérison se fit attendre, et ne fut complète qu'après trois mois, c'est-à-dire vers la fin de janvier 1844. R... se porta bien pendant deux mois, puis revint me voir à la fin de mars. Il se plaignait alors de violents maux de tête, reparaissant tous les matins vers sept heures, et se prolongeant jusqu'à dix. Pendant leur durée il était anéanti, et restait immobile sur sa chaise ou sur son lit, ne comprenant rien de ce qui se passait autour de lui, bien qu'il tînt les yeux ouverts. Sa mère n'osait le quitter de tout ce temps, dans la crainte qu'il ne tombât par terre. Une fois l'accès passé, le jeune homme se portait bien, mangeait et se promenait comme de coutume ; seulement, jusque vers trois heures après midi, il avait la tête pesante, et les idées moins nettes qu'à l'ordinaire. Après avoir conseillé quelques sangsues à l'anus et un purgatif, je prescrivis six pilules, contenant chacune 10 centigrammes de sulfate de quinine. Dès la première, l'accès changea d'heure, et à la troisième il disparut ; mais le huitième jour, au moment où le jeune homme était fort gai, en apparence très dispos, il mourut tout à coup. Malheureusement je ne fus pas prévenu assez à temps pour faire son autopsie.

IV. — Paralysie de la sixième paire ou moteur oculaire externe.

La paralysie de la sixième paire de nerfs est presque aussi commune que celle de la troisième paire. Je renvoie à cette dernière affection pour l'étude des causes, de la marche, des terminaisons, etc., afin de ne m'occuper ici que de la symptomatologie.

Symptômes anatomiques. — On pourrait les indiquer d'un seul mot, si l'on s'en fiait aux données anatomiques sur la distribution du nerf, en disant que le muscle droit externe étant paralysé, le globe est entraîné dans le grand angle par le muscle droit interne. Cependant dans le plus grand nombre de cas le globe n'est pas immobile ; s'il demeure dans l'impossibilité de se diriger vers le petit angle, et reste au milieu de l'orbite, quelques efforts que fasse le malade pour regarder en dehors, en revanche il se tourne avec facilité dans tous les autres sens. Doit-on avancer alors qu'il y a paralysie incomplète? Si le globe n'est pas entraîné en dedans, ne peut-on pas l'expliquer par le fait du jeu des obliques, et aussi parce que les digitations externes du muscle droit inférieur et du supérieur, se trouvant en dehors d'une ligne qui partagerait l'œil en deux moitiés latérales, fixent l'œil au centre de l'orbite quand elles se contractent? Je penche beaucoup vers cette opinion.

La pupille demeure presque toujours mobile dans la paralysie de la sixième paire ; cependant, dans plusieurs cas, je l'ai vue dilatée et immobile, sans qu'il y eût aucun signe de paralysie de la troisième. Les recherches anatomiques de MM. Pourfour-Dupetit, Grant, de New-York, et Longet, expliquent ce phénomène exceptionnel. Très certainement, dans ces cas, la sixième paire ou moteur oculaire externe envoyait de nombreux filaments au ganglion ciliaire, et tenait les mouvements de l'iris sous sa dépendance. Mais, en cas pareil, on soutiendrait l'opinion contraire, et l'on avancerait que la mydriase, au lieu d'être produite par la paralysie de la sixième paire, n'est que le résultat d'une paralysie incomplète de la troisième, qu'il ne serait pas possible, à moins de recherches cadavériques, de rien prouver contre cette opinion.

Symptômes physiologiques. — Aussitôt que la paralysie de la sixième paire frappe l'un des yeux, le malade voit double chaque fois qu'il veut regarder dans la direction du muscle dont le mouvement est anéanti. De même que dans la paralysie de la troisième paire, il accuse des étourdissements, des maux de tête, quelquefois il a des vomissements produits par la diplopie, etc., etc.

Si l'on promène une bougie devant ses yeux, on reconnaîtra que les images sont *synonymes*, c'est-à-dire que celle fournie par l'œil droit sera à droite et réciproquement.

Les *causes*, la *marche*, la *durée*, les *terminaisons* de la paralysie de la sixième paire, sont absolument les mêmes que celles de la troisième.

V. — Paralysie de la quatrième paire ou du pathétique, destiné tout entier au muscle grand oblique.

Isolée, cette affection est assez rare ; on l'observe plus souvent combinée avec une paralysie de la troisième ou de la sixième paire. Si on l'étudie sans cette complication, elle présente les symptômes suivants :

Symptômes anatomiques. — Les yeux examinés ne présentent l'apparence d'aucune maladie, et se dirigent facilement dans tous les sens, ce qui exclut toute idée d'une paralysie de la troisième ou de la sixième paire, et ce qui prouve en même temps qu'il n'y a ni tumeur dans l'orbite, ni adhérence des paupières au globe, ni aucun autre empêchement matériel pouvant gêner l'œil dans ses mouvements. Le malade se plaint de voir *double*, signe sur lequel nous reviendrons, en nous occupant des symptômes physiologiques. Les deux pupilles sont parfaitement et également mobiles ; il n'y a rien, ni sur la capsule, ni dans le cristallin, qui puisse expliquer la cause de la diplopie ; on ne voit sur la cornée ni taches ni facettes qui rendent compte de ce singulier phénomène. Mais si l'on ordonne au malade de regarder un point fixe, placé en face de lui, on reconnaît, tout de suite, que *la cornée de l'œil malade est placée un peu plus haut que celle de l'œil sain ;* chez d'autres malades ce symptôme est si peu marqué, qu'il est difficile de le constater d'abord. Cependant, ainsi que j'ai eu l'occasion de l'observer dans plusieurs cas de paralysie *incomplète* ou en voie de guérison, si l'on exige du patient qu'il tienne les yeux longtemps fixés sur le même objet, on voit bientôt s'élever l'une des cornées, qui se trouve alors en petite partie au-dessus de la paupière inférieure, tandis que celle de l'autre œil demeure en partie cachée. En même temps que la cornée s'élève ainsi, le malade accuse la présence de la double image. Chez quelques individus, dans les mêmes conditions de paralysie incomplète, j'ai remarqué qu'on ne peut arriver à constater cette ascension qu'en leur faisant fermer les yeux; puis en leur ordonnant de les ouvrir tous les deux en même temps, et de regarder un objet placé à 4 ou 5 pieds, pendant qu'on tient un corps opaque devant l'un des yeux, sans le toucher, et en prenant un point d'appui sur l'extrémité du nez. Le malade étant attentif à regarder d'un œil l'objet dont j'ai parlé, on découvre brusquement l'autre œil, et l'on peut reconnaître facilement alors que la cornée présente dans l'œil paralysé une élévation manifeste; mais après quelques oscillations elle ne tarde pas à reprendre sa place normale.

L'élévation de la cornée en dedans n'est pas le seul signe anatomique qui serve à distinguer la paralysie complète de la quatrième paire; on peut encore constater que l'œil, dans cette affection, *a perdu ses mouvements de rotation sur son axe antéro-postérieur*, comme il est facile, avec un peu d'attention, de l'observer. A l'exemple de M. Szokalski (1), qui a très bien décrit cette maladie, on ordonne au patient de regarder un objet, puis, lui appliquant les deux mains sur les tempes, on penche sa tête alternativement à droite et à gauche, et l'on constate que l'œil malade suit les mouvements de la tête, et demeure comme attaché au plancher de l'orbite, tandis que l'œil sain exécute dans cette cavité des mouvements de rotation dans le sens opposé à celui où l'on abaisse la tête. Pour s'assurer d'une manière positive que l'œil est immobile, on prend pour point de repère quelques vaisseaux rampant sous la conjonctive, ou, ce qui vaut mieux, quelqu'une de ces taches ou inégalités de couleur qu'offre presque toujours l'iris à l'état normal.

Symptômes physiologiques. — Les malades atteints de cette affection sont tous tourmentés de *diplopie*, comme dans les paralysies que nous avons étudiées plus haut; mais avec cette différence que dans ces dernières les deux images occupent le même plan, tandis que dans la paralysie de la quatrième paire elles sont placées l'une au-dessus de l'autre. Comme dans les autres paralysies, la diplopie disparaît lorsque le malade regarde dans

(1) Szokalski, *De l'influence des muscles obliques de l'œil sur la vision et de leur paralysie*, in-8. Paris, 1840 (mémoire adressé à la Société de médecine de Gand).

la direction opposée à celle du muscle paralysé. Elle cesse, en effet, dès qu'on porte l'objet en haut et en dedans, du côté de l'œil malade, qui est, comme nous l'avons dit, entraîné dans cette direction. De plus ces deux images sont inclinées l'une sur l'autre, c'est-à-dire que tandis que l'image fournie par l'œil sain est droite, celle fournie par l'œil malade est oblique de haut en bas et de dedans en dehors. Ce caractère de l'obliquité de l'image se prononce d'autant plus que l'on porte l'objet en dehors du côté de l'œil malade et dans le champ inférieur de la vue; la superposition des images, au contraire, diminue dans cette direction, tandis qu'elle augmente et que l'obliquité diminue quand on porte l'objet en dedans.

Ces caractères servent à distinguer la paralysie qui nous occupe de celle de la branche inférieure du moteur oculaire commun. Dans cette dernière, en effet, les images sont également superposées et la fausse image est oblique, mais l'obliquité dans ce cas est dirigée de haut en bas et de dehors en dedans.

Si par suite de l'ancienneté de la maladie, la diplopie a disparu (ce qui équivaut à dire, si le malade s'est accoutumé à ne regarder que d'un œil), le diagnostic devient plus difficile; cependant avec un verre coloré placé sur l'œil sain on parvient encore à la rétablir assez pour se diriger.

De même que dans la paralysie de la troisième ou de la sixième paire, on constate tantôt que l'apparition de la diplopie a été précédée d'étourdissements, de bourdonnements d'oreille et d'une céphalalgie plus ou moins intense, tantôt qu'elle a eu lieu alors que la santé était parfaite. On reconnaît quelquefois aussi que les étourdissements ne surviennent qu'à la suite et par le fait de la diplopie; chez quelques individus nerveux, ils s'accompagnent même alors de vomissements, et disparaissent avec ce dernier symptôme aussitôt que le malade se couvre l'un des yeux d'un bandeau.

Les *causes*, la *marche*, la *durée*, les *terminaisons* de la paralysie de la quatrième paire sont les mêmes que celles de la paralysie de la troisième ou de la sixième paire; je ne puis donc que renvoyer à ce que j'ai dit plus haut (voy. pag. 597).

VI. — Paralysie simultanée de la troisième, de la sixième et de la quatrième paires des nerfs cérébraux.

Les paralysies que nous venons d'étudier se combinent entre elles de plusieurs manières : tantôt la troisième et la quatrième paires sont paralysées complétement, tantôt c'est cette dernière et la sixième ; d'autres fois, mais plus rarement, le mouvement est anéanti dans tous les muscles à la fois. L'œil, dans tous les cas, est *plus saillant* que de coutume ; ce symptôme, surtout très marqué dans la paralysie combinée de la troisième paire et de la sixième, pourrait faire croire d'abord à une tumeur de l'orbite, si le globe ne se laissait facilement refouler dans cette cavité. Cette *ophthalmoptose* est le résultat du relâchement musculaire paralytique.

Traitement de la paralysie des muscles de l'œil. — Les causes de la paralysie des muscles de l'œil étant le plus souvent fort obscures, il en résulte pour le praticien une grande difficulté dans le choix des moyens thérapeutiques. Le malade est-il pléthorique ; a-t-il souffert de la tête quelque temps avant l'apparition de l'affection ; au moment où il a fait la découverte de son mal, a-t-il ressenti un violent étourdissement ; éprouve-t-il des engourdissements dans les membres, des fourmillements dans les extrémités? l'idée d'un travail congestif du côté du cerveau doit dominer la médication. Alors la saignée générale, répétée plusieurs fois, s'il y a lieu et que les forces du malade le comportent; les applications de sangsues aux apophyses mastoïdes, ou de ventouses scarifiées à la nuque, seront les premiers moyens auxquels on devra recourir. En même temps les purgatifs fréquemment répétés, la diète, les frictions d'onguent napolitain autour de l'orbite, les pédiluves sinapisés, seront prescrits, et aideront à l'effet des émissions sanguines, auxquelles on reviendra au besoin plus tard si les symptômes cérébraux ne cèdent pas, et que l'état du pouls le permette.

Dès que, sous l'influence de ces premiers moyens, les maux de tête, les étourdissements et tous les autres signes de congestion de l'encéphale ont disparu, les stimulants sont indiqués. On conseille alors les frictions sur le front et les tempes avec l'alcoolat de romarin, le baume de Fioraventi, l'ammoniaque, etc., après avoir pris, au besoin, si l'on craint un travail lent et fâcheux du côté de l'encéphale, la précaution d'appliquer un cautère ou un séton à la nuque. Les vésicatoires volants sur le front, et même sur la paupière supérieure quand il y a blépharoplégie, seront le plus souvent d'un utile concours, surtout si, dans quelques cas, on se sert de la dénudation du derme pour employer la *strychnine*. Mais si tous ces stimulants échouent, l'usage de la *pom-*

made ammoniacale est indiqué (voy. plus haut, à l'article *Amaurose*, pag. 569, les conseils donnés par le professeur Lisfranc pour l'emploi de cette pommade). On l'appliquera sur la région sourcilière, sur le front, sur la pommette, et successivement tout autour de l'orbite. Ce moyen n'étant pas non plus suivi de bons résultats, l'*électricité*, dans beaucoup de cas, fera disparaître la maladie.

Si la paralysie des muscles de l'œil frappe une femme atteinte d'aménorrhée ou de dysménorrhée, ou qu'elle coïncide chez un malade soit avec la disparition d'hémorrhoïdes fluentes, soit avec la répercussion d'une affection ancienne de la peau, soit encore avec la cicatrisation récente d'un ancien ulcère, faits que j'ai eu l'occasion d'observer, un traitement convenable sera conseillé pour remplir ces précieuses indications. On s'assurera de même si le malade ne se serait point exposé au froid et à l'humidité, et si le rhumatisme ne serait pas la principale cause de l'affection; enfin on recherchera encore si la paralysie ne se rattacherait pas à la névralgie de la cinquième paire, dont, ainsi que l'a remarqué M. Marchal, de Calvi (1), elle pourrait être consécutive.

Dans le cas, malheureusement assez fréquent, où la paralysie des muscles de l'œil résisterait à tous les moyens employés, et lorsqu'un certain temps se serait passé depuis l'apparition de la maladie, on devrait penser qu'une lésion organique existe au sommet de l'orbite ou dans le cerveau; alors il y a presque toujours amaurose. Je me bornerai à rappeler à cette occasion que d'Ammon (2) a trouvé dans le cerveau d'un enfant de vingt-deux mois, affecté de blépharoplégie et d'amaurose du côté gauche, « une tumeur rouge de la grosseur d'une noix, composée d'une masse tuberculeuse. » Cette production était placée à droite entre la protubérance annulaire et le chiasma des nerfs optiques. On possède aujourd'hui une multitude de faits analogues.

Nécessité d'exercer l'œil en voie de guérison. — Lorsque, à la suite d'un traitement bien dirigé, la paralysie commence à diminuer, et qu'en tenant l'œil sain fermé, le malade, par un énergique effort de volonté, peut imprimer au globe une direction dans un sens opposé à la déviation, on remarque un phénomène sur lequel repose une importante indication. Le globe, un instant fixe

(1) Marchal de Calvi, *loc. cit.*
(2) D'Ammon, *Atlas cité*, p. 56, fig. 9.

et immobile, offre bientôt, sous l'influence des efforts du malade pour le diriger dans le sens du muscle paralysé, une sorte de mouvement spasmodique assez semblable au nystagmus, puis tout à coup se porte brusquement dans la direction voulue. Arrivé là, plus ou moins loin, il continue quelque temps encore à être agité de tremblotements, puis, sans que le malade puisse le maîtriser davantage, on le voit peu à peu revenir en arrière, et se diriger dans le sens du muscle antagoniste de celui qui a été paralysé.

C'est au moment où l'on constate cette circonstance, qu'il convient, par un exercice de tous les instants, de rendre au muscle paralysé sa force primitive; autrement l'œil demeurerait dévié, et ne tarderait pas à être frappé d'amblyopie (comparez avec l'article *Strabisme*).

Pour remplir cette indication, on ordonne au malade de bander l'œil sain, de se servir autant que possible de l'œil dévié, de le diriger dans le sens opposé à celui vers lequel il est entraîné ; ou bien on l'oblige à porter des lunettes entourées de taffetas noir, et dont le verre correspondant à l'œil sain est entièrement opaque, tandis que celui de l'œil malade est transparent seulement dans sa moitié opposée au côté vers lequel le globe est vicieusement entraîné.

Si, ce que je n'ai jamais vu lorsqu'on a constaté les oscillations du globe dans le sens du muscle paralysé, cet exercice de l'œil n'est pas suivi des meilleurs résultats, après deux ou trois semaines, on peut, selon le conseil qu'en donne Dieffenbach, pratiquer, à quatre ou cinq jours d'intervalle, la cautérisation de la conjonctive scléroticale avec le nitrate d'argent, du côté opposé à celui où la déviation a lieu, et cela dans le double but de stimuler les nerfs paralysés, et de produire un raccourcissement de la muqueuse fort léger, mais capable pourtant de concourir à la disparition du strabisme.

S'il arrive, ce que l'on observe quelquefois, que le malade voie mieux d'un œil que de l'autre, et que son œil fort soit frappé de paralysie musculaire, on observera un phénomène assez singulier, c'est 1° qu'il ne regardera plus que dans une direction qui sera toujours la même, c'est-à-dire celle de l'antagoniste du muscle paralysé; 2° que l'œil faible qui, jusque-là était droit, deviendra strabique, et que l'on aura une peine extrême à guérir cette difformité, même après que la paralysie aura disparu. On devra dans ce cas, pour prévenir la difformité, exercer pendant la durée de la paralysie l'œil non paralysé ; autrement, des modifications survenant dans la structure des muscles de cet œil, la déviation ne pourrait plus y être corrigée que par une opération de ténotomie.

Verres prismatiques. — Mais lorsque la paralysie entraîne une diplopie insupportable, on essaie de rectifier la vue par l'usage d'un verre prismatique convenablement placé sur l'œil dévié ou sur l'œil sain, en même temps que l'on a recours aux moyens généraux qui ont été indiqués plus haut.

Au contraire si la diplopie a depuis longtemps disparu, on essaie, par l'exercice isolé longtemps prolongé de l'œil malade, ou par l'usage d'un verre foncé appliqué sur l'œil sain, de la rétablir, parce que l'on sait que, dès qu'elle existe, le malade fait de constants efforts pour obtenir la fusion des deux images, et que c'est par un exercice bien dirigé ou par la ténotomie bien calculée que l'on peut obtenir sinon une guérison complète, au moins une amélioration considérable (voy. *Strabisme*, p. 651 et *Diplopie*, p. 643).

L'observation suivante, recueillie à ma clinique par M. le docteur Loureiro, de Lisbonne, et insérée dans la *Clinique des hôpitaux des Enfants*, numéro de juillet 1844, démontre que dans la paralysie des muscles oculaires récente et en voie de guérison, l'exercice forcé concourt puissamment à rendre au globe sa direction normale.

« OBS. *Paralysie incomplète des deux troisièmes paires de nerfs sur un enfant de six ans.* — Mademoiselle Marie H..., six ans et demi, place Saint-Germain-l'Auxerrois, 31, d'une assez bonne santé habituelle, est amenée à la clinique le 12 novembre 1842.

» La mère de l'enfant me raconte que Marie est douée d'une grande intelligence, qu'elle est très vive, que depuis quelque temps elle est sujette aux maux de tête, qu'elle n'a jamais saigné du nez, etc. De temps en temps l'enfant se plaint de douleurs au cœur. Tous les hivers elle a une éruption de boutons sur la tête. *Il y a quatre semaines*, la mère s'aperçut que les yeux de l'enfant étaient enflés, sans rougeur aucune. Ce gonflement disparut peu à peu vers le commencement de la troisième semaine, et fut remplacé par *la loucherie* et l'abaissement des paupières qui ont toujours augmenté depuis.

» 11 novembre. L'*œil gauche* est dévié du côté externe et ne présente aucune rougeur. Les mouvements en haut, en bas et en dedans se font dans toute leur étendue, lorsqu'on l'exige avec force de l'enfant, mais ne s'accomplissent pas du tout en dehors de l'influence de la volonté, ou du moins sont très limités. La pupille est très mobile, à l'état normal ; la vision bonne ; la paupière supérieure est abaissée un peu au-dessous du diamètre transversal de l'œil, et se relève aussi sous l'influence de la volonté. Cet œil a été malade le premier.

» *OEil droit.* — Il sert tout seul à la vision. Le globe est sain; les mouvements sont limités en dedans; il ne peut arriver jusqu'au grand angle sous l'influence de la volonté ; il est tourné légèrement en dehors, si on l'observe au moment où l'enfant n'y fait pas attention. Pour regarder un objet, la petite malade tourne obliquement la tête à gauche, et regarde à droite. Les mouvements en bas sont limités aussi ; il en est de même en haut. La pupille est très peu mobile et plus largement ouverte que de l'autre côté, sans qu'il y ait cependant mydriase. L'enfant voit double ; la paupière supérieure est abaissée un peu moins que celle du côté gauche. Les sourcils sont retirés vers le front par le muscle occipito-frontal, la tête un peu penchée en arrière, lorsque l'enfant veut voir. L'examen des autres fonctions ne nous a rien montré. La malade se plaint seulement de quelques légers maux de tête. — Prescription : appliquer huit sangsues à l'anus; calomel à l'intérieur; bains de pieds salés ; régime débilitant.

» 12 novembre, Même état. Prescription *ut supra*.

» 14 *id.* Amélioration notable de la branche palpébrale, la paupière se relève mieux, les mouvements du globe sont toujours aussi limités. Pas de maux de tête.

» 16 *id.* Les deux paupières présentent des plis nombreux dans l'endroit du grand repli, la droite surtout. Elles se relèvent avec une assez grande facilité, et presque toutes deux dans une étendue égale. Les mouvements de l'œil droit ont gagné du côté interne; l'œil gauche est toujours complétement dévié en dehors, et ne se redresse qu'avec de grands efforts de volonté de la part de l'enfant. Aussi lorsqu'on fait regarder la petite malade à droite, les objets sont vus doubles d'abord, mais, par suite des efforts qu'elle fait, le globe gauche finit peu à peu, et par des secousses successives, par se diriger de gauche à droite, de manière à se trouver parfaitement en harmonie avec son congénère ; alors les objets sont vus simples. Immédiatement après que l'effort de volonté a cessé, l'œil se dévie de nouveau très brusquement du côté externe, et la paupière supérieure s'abaisse légèrement au-devant de lui. Lorsqu'on ferme l'œil droit avec la main, le gauche se dirige immédiatement dans tous les sens, mais il se dévie aussitôt que le premier est mis de nouveau à découvert. Si, au contraire, on ferme l'œil gauche un instant, et qu'on relève ensuite la paupière, il reste toujours dévié en dehors. L'enfant voit à égale distance des deux yeux. — Prescription. Deux vésicatoires volants du diamètre d'un franc sur le front et les tempes, en commençant sur la partie correspondant à la sortie du nerf frontal, les laisser en place seulement trois jours. Fermer l'œil droit cinq à six fois par jour pendant une demi-heure.

« 26 *id*. La petite malade va de mieux en mieux, elle ne louche plus et voit simple. L'œil droit est toujours limité dans les mouvements du côté interne et inférieur. Elle voit double seulement quand elle regarde en bas. — Prescription. Cesser l'usage des vésicatoires volants ; frictions sur le front et les tempes avec le liniment ammoniacal ; cesser de bander l'œil droit.

« 10 décembre. La guérison est complète, l'enfant n'a plus de diplopie, et ses yeux se dirigent parfaitement dans tous les sens. La vision est parfaite. »

ARTICLE III.

AFFECTIONS SPASMODIQUES DES PAUPIÈRES ET DE L'ŒIL.

I. — Blépharospasme. — Clignotement.

On entend généralement par ce mot une affection idiopathique ou symptomatique consistant en une exagération des mouvements ou en une occlusion involontaire, convulsiforme, et de durée plus ou moins longue des paupières, ou, dans les cas légers, en un spasme borné à quelques fibres de l'orbiculaire.

Ces spasmes sont, en général, cloniques ou toniques.

Lorsque le spasme porte seulement sur quelques fibres de l'orbiculaire, le malade se plaint de petits battements ou de petits mouvements continuels non douloureux, mais incommodes et quelquefois gênants pour la vision ; il constate lui-même, en se regardant dans un miroir, que telle ou telle partie de l'orbiculaire, le plus souvent un faisceau placé à l'angle externe sur la paupière inférieure, se contracte et se relâche successivement et avec rapidité de manière à soulever visiblement la peau et à imprimer un petit mouvement oscillatoire presque régulier à une partie de la paupière. On voit des personnes qui avaient déjà été atteintes plusieurs fois de cette incommodité et qui s'étaient décidées à prendre un conseil, parce que le mal durait ainsi depuis plusieurs jours sans interruption. Ce spasme cesse généralement après quelques instants, dure rarement plusieurs heures, disparaît et revient sans cause bien appréciable. On l'observe le plus souvent chez des personnes nerveuses, chez celles qui appliquent leurs yeux à courte distance, quelquefois à la suite de refroidissements de la face.

Le *blépharospasme* proprement dit est une affection tout autre dans ses symptômes : les paupières sont agitées de mouvements continuels, brusques, et absolument involontaires. Chez quelques personnes, le spasme présente quelque chose d'irrégulier dans son apparition et dans sa durée; les paupières, jusque-là tranquilles, s'ouvrant et se fermant comme à l'état normal, sont brusquement prises de cinq ou six clignements énergiques et rapides, puis elles reprennent aussitôt leurs mouvements réguliers. Cela se répète trois ou quatre fois par minute et même davantage, d'autres fois à des intervalles plus ou moins longs, mais toujours assez rapprochés pour que le spasme soit aussitôt aperçu par l'observateur.

Lorsque le mal est plus sérieux encore, les paupières prises de ces clignements rapides se ferment tout à coup pour quelques secondes, quelques efforts que fasse le malade pour les ouvrir, puis elles reprennent leur jeu accoutumé, et cela se répète à des intervalles souvent si rapprochés que quelques personnes ne peuvent se conduire sans danger. J'en ai observé qui se trouvaient dans la nécessité de prier les passants de leur faire traverser une rue, dans la crainte d'être blessées par les voitures qu'elles n'auraient pas pu éviter. Dans ces divers cas, la conjonctive est rouge et l'œil toujours plus ou moins sensible à la lumière.

Les spasmes toniques se distinguent des précédents par leur durée et par l'impossibilité pour le malade et le chirurgien d'ouvrir les paupières. Elles reprennent leur libre jeu dès que le spasme cesse, mais tant qu'il existe, les doigts sont impuissants pour examiner l'œil, et il faut alors se servir d'élévateurs.

Les causes du blépharospasme sont le plus souvent inconnues : chez les personnes nerveuses, hystériques, il se développe quelquefois seul ou en même temps que d'autres convulsions, à la suite de simples contrariétés ou de vives émotions ; d'autres fois on le rattache à un refroidissement brusque sous l'influence duquel il est survenu un coryza ou une ophthalmie catarrhale ; dans d'autres conditions, c'est le résultat d'une blessure ou bien encore d'une inflammation de l'un des tissus de l'œil. De là, les blépharospasmes nerveux, rhumatismal, traumatique et symptomatique admis par la plupart des auteurs, division qui a son utilité pour le traitement.

Le pronostic du blépharospasme varie suivant les caractères et la cause du mal ; en général, il est favorable. Cependant je n'ai jamais pu guérir, ni même améliorer le plus souvent par aucun moyen, les blépharospasmes qui datent de loin et qui se traduisent par un mouvement répété et rapide des paupières, accompagné d'une occlusion involontaire même de moins d'une seconde. Le plus souvent, les blépharospasmes récents, de cause rhumatismale, guérissent facilement ; ceux dus à un traumatisme disparaissent aussi quand ils sont dus à la présence d'un corps étranger ou à celle d'une cicatrice vicieuse que l'on peut enlever.

Le traitement se règle d'après la cause présumée du mal. Si l'on présume que la cause est rhumatismale, on soumet l'œil à l'action de la vapeur plusieurs fois dans la même journée, et on le recouvre de flanelle maintenue par un taffetas gommé que le malade doit garder pendant la nuit. En même temps on recommande le lit, des boissons sudorifiques, etc., etc. Avant tout, on examine l'œil avec soin pour s'assurer que le blépharospasme n'est pas la conséquence d'une maladie de l'œil.

Le blépharospasme nerveux récent se traite par les antispasmodiques ordinaires employés localement et à l'intérieur. Mais quand il est déjà ancien tous ces moyens demeurent inutiles. Chez la fille du docteur E..., de Paris, jeune personne de vingt ans, très laborieuse, tout était demeuré inutile jusqu'au moment où je lui recommandai d'appliquer un doigt à l'angle externe, sur l'un des orbiculaires, quand elle voudrait arrêter les mouvements spasmodiques dont elle était depuis bien longtemps atteinte. A l'instant même le spasme cessait dans les deux yeux, et le doigt ayant été remplacé par un ressort en acier muni d'un tampon, et assez semblable à ceux qui ont été imaginés pour la compression de la tumeur lacrymale, le spasme diminua peu à peu au point de ne plus constituer ni une véritable gêne ni une difformité. Une autre fois, j'eus recours empiriquement à des cautérisations avec le sulfate de cuivre sur la conjonctive palpébrale, bien qu'elle fût parfaitement saine, et le malade, qui était atteint d'un spasme très rapide depuis cinq mois, fut guéri en une semaine et reprit son travail de cartonnier. Jamais, depuis lors, ce moyen ne m'a réussi dans des cas qui me paraissaient analogues. La section sous-cutanée de l'orbiculaire est demeurée absolument sans résultat chaque fois que j'y ai eu recours.

II. — Spasme ou convulsion de la septième paire.

Cette maladie devrait, à la rigueur, être étudiée avec le blépharospasme dont nous venons de nous occuper, puisque l'orbiculaire est sous la dépendance de la septième paire ; mais il y a une différence si accentuée entre l'aspect de ces affections, que nous avons cru mieux de les diviser.

Les convulsions des muscles de la face soumis à la portion dure de la septième paire constituent à la fois une gêne et une grande difformité. On les désigne aussi sous le nom de tic non douloureux. Dans les cas légers, elles se bornent à un simple frémissement des muscles que l'on peut voir à travers la peau et sentir avec la main, mais dans les cas graves elles occasionnent des mouvements brusques, étendus et répétés avec une extrême rapidité, qui font grimacer tout un côté de la face. Chez quelques personnes la convulsion s'étend plus loin qu'à la septième paire, et l'on voit des mouvements désordonnés de la tête, de la langue, en même temps que de la partie supérieure du tronc. Madame la comtesse de D..., connue de tout Paris, présente un cas de cette espèce : les muscles de la face se contractent de la façon la plus bizarre, les yeux roulent brusquement dans les orbites, la bouche s'ouvre largement, la langue est projetée, des cris rauques se font entendre, la tête et les bras s'agitent de la plus triste façon, et cela se répète cinq ou six fois par minute sans aucune interruption. Dans d'autres cas tout se borne à un grimacement rapide, bizarre de tout un côté de la face avec clignotement impossible à maîtriser et sans la moindre douleur ; le haut du front, le sourcil, l'orbiculaire des paupières, la racine et l'aile du nez, la partie moyenne de la joue, la commissure des lèvres, la houppe du menton, le muscle peaucier, tout cela se meut de la façon la plus désordonnée et simule en un instant le rire le plus exagéré ou l'expression de la douleur la plus atroce.

Les causes de cette maladie sont les mêmes que celles du blépharospasme ; disons qu'elles sont à peu près inconnues et qu'à part les cas récents et brusques que l'on a quelques raisons de rattacher à un refroidissement, le mal peut être attribué au rhumatisme, mais que le plus grand nombre doivent trouver leur véritable cause dans une affection cérébrale limitée et inconnue.

Le pronostic est mauvais, car le mal résiste avec une opiniâtreté désespérante à tous les moyens les mieux dirigés. Les antispasmodiques, les vésicatoires, la section des muscles, la compression, ont presque constamment échoué. Quelquefois on a obtenu quelque amélioration par les sudorifiques employés avec persévérance.

III. — Nystagmus, oscillation du globe de l'œil.

Ce mal consiste en mouvements involontaires du globe oculaire et qui s'exécutent sans que le malade en ait conscience.

Le nystagmus présente des caractères particuliers suivant les muscles qui en sont affectés. Lorsque le mal porte plus particulièrement sur les muscles droits interne et externe, le globe est agité de mouvements continuels plus ou moins étendus dans le sens latéral, ces mouvements sont d'une rapidité extrême et deviennent plus visibles, généralement, quand l'œil fixe un objet éloigné; presque toujours ils cessent dès qu'il regarde un objet petit et rapproché, mais il faut alors que le malade place cet objet d'une certaine manière et qui a pour but d'équilibrer instinctivement l'action des muscles affectés. Le mouvement morbide s'arrête ainsi presque toujours pendant la lecture ou une occupation semblable. Ce mouvement des yeux, dont n'a pas conscience le malade, fatigue les personnes qui le fixent à tel point que quelques-unes sont prises de nausées ou de tournoiements de tête qui les obligent à détourner le regard.

Le nystagmus ne se développe quelquefois que lorsque le malade veut diriger les yeux dans un sens déterminé. Quelques-uns, par exemple, tiennent les yeux facilement immobiles s'ils regardent de droite à gauche, mais dès qu'ils veulent voir dans le sens opposé sans tourner complétement la tête, le nystagmus le plus marqué survient et les fatigue à ce point qu'ils se placent aussitôt dans la position qui leur est habituelle. Dans ces cas il est permis de croire que la sixième paire droite et la troisième gauche ont pu être autrefois paralysées.

Le nystagmus porte quelquefois sur les obliques; on voit alors l'œil tourner ou plus exactement osciller autour de son axe sans s'arrêter un seul moment.

Ces variétés du même mal peuvent exister indépendamment

d'une lésion cérébrale ; quelquefois cependant le nystagmus est en connexion avec une maladie de l'encéphale, et on le voit augmenter d'intensité ou diminuer avec les diverses phases de la maladie principale. Il est de courte durée dans quelques affections hystériques.

Quand il est longitudinal, il coïncide le plus souvent, d'après mes observations, avec une anémie manifeste de la papille du nerf optique et de la rétine, facilement appréciable à l'aide de l'ophthalmoscope. Il est alors absolument incurable par les moyens médicaux, et s'accompagne d'une impuissance relative des facultés visuelles. Presque toujours alors les malades ne voient ni de près ni de loin, et sont forcés, pour lire, de porter des verres convexes en proportion avec la faiblesse de leur vue.

Le nystagmus s'observe encore chez quelques aveugles-nés qui ont conservé la possibilité de reconnaître la lumière, chez les cataractés de naissance ou chez les enfants aveuglés par suite de leucome de la cornée ou de cataracte pyramidale. Quelques-uns des petits aveugles, particulièrement ceux qui ont des staphylômes kératiques, sont atteints de nystagmus très prononcé, et ces malheureux enfants, peut-être pour arrêter le mouvement de leurs yeux, peut-être et cela est plus probable, pour mieux jouir d'un rayon de lumière qui vient à eux, fixent l'un de leurs yeux en introduisant profondément un doigt entre le globe et l'orbite. D'autres enfants, aveugles aussi, mais non atteints de nystagmus, semblent vouloir le remplacer en balançant presque constamment leur main devant leurs yeux, indiquant ainsi le plaisir qu'ils prennent à l'impression de la lumière !

Le nystagmus, suivant le professeur Boehm de Berlin (1), doit être divisé en *tonique* qui est de beaucoup le plus fréquent, et en *atonique*. Il attribue le premier à une rigidité et à une inextensibilité du muscle, le second à une faiblesse qui ne peut faire équilibre à l'action d'un muscle sain. Ces dérangements seraient produits ou par une inflammation après la naissance (*n. acquisitus*), ou par hérédité (*n. hereditarius*), ou parce que les parents, bien qu'exempts, produiraient par leur union, les conditions nécessaires au développement de la maladie chez leurs enfants (*n. adnatus*). Ces ingénieuses idées ne sont pas généralement admises.

Le nystagmus peut être traité avantageusement par la ténotomie des muscles de l'œil.

(1) Der nystagmus, Berlin, 1857. — Boehm.

CHAPITRE XIV.

MALADIES DE L'ACCOMMODATION ET VICES FONCTIONNELS DE LA VISION.

Généralités. — Pour faire mieux comprendre ce que nous avons à dire à propos de la force que l'œil possède de s'adapter à la vue des objets situés à des distances variées, il ne sera pas inutile de rappeler en quelques mots comment s'opère la vision.

Supposons un objet placé à la portée de la vue. Chaque point éclairé de cet objet réfléchit un cône de rayons lumineux dont une partie se perd et dont l'autre pénètre dans l'œil par l'ouverture de la pupille ; cette partie servant seule à la vue nous occupera uniquement. Les rayons qui la composent forment un petit cône dont le sommet est au point lumineux, et dont la base rencontre l'appareil lenticulaire. Ces rayons sont réfractés, forment un cône en sens inverse, c'est-à-dire opposé base à base, et vont se réunir en un lieu déterminé, où ils donnent une image du point dont ils émanent. Ce phénomène de la réunion des rayons réfractés en un point unique découle directement des propriétés de concentration que possèdent toutes les lentilles. La juxtaposition de toutes les images formées par la concentration des cônes lumineux envoyés par chacun des points éclairés de l'objet, constitue elle-même une image totale et renversée de cet objet ; si cette image tombe sur la rétine, elle fait sur cette membrane une certaine impression qui constitue la sensation de la vision distincte.

Mais si les sommets des cônes formés par les rayons réfractés, au lieu de se trouver précisément sur la rétine, venaient se placer un peu en avant ou en arrière de cette membrane, ces rayons, en la rencontrant, y formeraient autant de petits cercles qu'il y aurait de cônes et y produiraient une image confuse. Ces petits cercles sont ce que les physiciens appellent *cercles de diffusion*; et l'on conçoit que l'image totale sera perçue d'autant plus mal par la rétine que les cercles de diffusion formés par les cônes émanés des points éclairés seront plus grands.

Or, la physique démontre que le lieu où se forme l'image, dépend de la direction des rayons lumineux et de la force ou indice de réfraction de l'appareil lenticulaire. Si donc l'œil, à la façon des appareils d'optique que nous fabriquons, était invariable dans sa forme et dans la densité de ses milieux, il ne pourrait percevoir distinctement que les objets placés à une distance déterminée et invariable. Ce n'est point là ce qui a lieu, et tout le monde sait que l'œil possède une faculté que l'on ne peut obtenir dans aucun instrument d'optique, c'est celle de s'ajuster avec une rapidité merveilleuse pour la vue à des distances très rapprochées, moyennes ou éloignées.

C'est cette faculté que l'on désigne sous le nom d'*accommodation*.

Naguères encore on pensait, d'après les recherches de Cramer et de Helmoltz, que les changements qui ont lieu dans l'œil pendant l'adaptation à courte distance consistaient essentiellement « *dans des modifications de courbure des deux faces du cristallin, principalement de sa face antérieure ; que le muscle ciliaire et l'iris étaient les agents qui produisent ces changements.* » J'ajoutais, avec M. Rouget, que peut-être une certaine part d'action devait être réservée à l'appareil vasculaire de l'œil, et avec M. Arlt, qu'il n'était pas bien démontré que les muscles droits, les obliques et l'orbiculaire même ne concourussent pas, quoique dans une proportion beaucoup plus faible, à cette importante fonction. Puis on raisonnait de la manière suivante sur les changements qui devaient se passer dans l'intérieur de l'œil : Lorsqu'on veut voir un objet rapproché, il faut, disait-on, que l'œil prenne pour ainsi dire les conditions physiologiques d'une myopie instantanée et volontaire ; alors le muscle ciliaire ou tenseur de la choroïde, si bien décrit par Brüke et Bowman, se contracte et tend la choroïde et la rétine en les ramenant en avant, en même temps qu'il fait avancer aussi le centre du cristallin, tandis qu'il en entraîne les bords un peu en arrière. La lentille devient ainsi plus convexe sous l'influence de cette pression, et comme la pupille se rétrécit, les couches semi-liquides du cristallin, comprimées par l'orbiculaire de l'iris, viennent faire en quelque sorte hernie avec la capsule dans cette ouverture. Là ces couches forment une surface convexe considérable et nécessaire à l'adaptation à distance rapprochée. Enfin cette même pression combinée du muscle tenseur de la choroïde et de l'orbiculaire de l'iris, donne encore à la face postérieure du cristallin une convexité un peu plus prononcée.

Mais une partie de cet échafaudage est déjà renversée (voy. H. Muller, *Archiv. für Ophth.*), et voici ce que l'on admet maintenant : pendant la contraction du muscle ciliaire, la surface antérieure du cristallin devient plus convexe, la postérieure, sans changer visiblement de place, l'est un peu moins ; le diamètre transversal de la lentille se raccourcit et les parties périphériques de l'iris sont d'autant plus refoulées en arrière que l'humeur aqueuse est plus pressée par la surface antérieure du cristallin. L'idée de Cramer, que les parties fluides du cristallin font hernie dans la pupille parce qu'elles sont comprimées par l'iris, est combattue par Helmoltz et n'a plus guère de partisans ; on admet seulement, et avec réserve, un léger déplacement de ces parties en avant pendant que les attaches de l'iris sont portées en arrière et que toutes ses fibres sont tendues. On en est là, ou à peu près, mais que d'obscurités encore dans cette si intéressante question de physiologie (1) !

Quoi qu'il en soit, ces recherches prouvent, ce nous semble, d'une manière à peu près incontestable, que c'est à l'aide d'un appareil musculaire que l'ajustement de l'œil se fait pour des distances variées. Or on doit admettre tout d'abord qu'il y aura des individus mieux doués que d'autres, et que chez les uns l'adaptation sera plus énergique et d'une durée plus longue, tandis que chez les autres elle sera plus courte et plus faible, ou fera absolument défaut. Mais il y a des personnes dont l'œil est conformé de telle sorte que les unes, les *myopes*, ne pourront se mettre en communication avec les objets qu'à la condition qu'ils soient fort rapprochés, et les autres, désignées sous le nom de *presbytes*, ne verront bien qu'à une cer-

(1) Dans l'état actuel de la science, on admet l'action suivante du muscle ciliaire sur l'accommodation :

1° Les petits faisceaux annulaires exercent une pression sur le bord du cristallin et en agrandissent le diamètre antéro-postérieur ;

2° Les fibres longitudinales, en se contractant, exercent sur l'humeur vitrée une pression qui s'oppose au recul de la capsule postérieure et dirigent ainsi toute la force sur la surface antérieure;

3° La pression exercée par la tension de l'iris sur les parties périphériques de la capsule antérieure facilite encore l'augmentation de la convexité de celui-ci en avant, en même temps qu'elle s'oppose à un changement dans la capsule postérieure;

4° Ce déplacement en avant du centre de la capsule antérieure est facilité par le refoulement en arrière des parties périphériques de l'iris, et ce refoulement est produit par la contraction simultanée des parties profondes du muscle et par celle de l'iris ;

5° Enfin la contraction du muscle produit le relâchement de la partie antérieure de la zonule, ce qui exerce encore une influence sur le changement de forme du cristallin.

taine distance. De là la nécessité, pour le praticien, de chercher une moyenne pour la vue distincte de l'œil bien conformé et une mesure approximative de la puissance des forces de l'accommodation.

Échelle d'accommodation pour les distances rapprochées. — Si l'on observe une personne dont l'œil est normal pendant qu'on lui donne à lire les caractères les plus fins de l'imprimerie (et l'on choisit l'objet le plus petit parce que l'expérience démontre qu'alors il est fort difficile de supprimer les cercles de diffusion), on remarque qu'elle place le livre à une distance déterminée qui ne varie généralement que de quelques centimètres. Si l'on veut connaître la force d'accommodation de cet œil normal, on peut rapprocher l'objet jusqu'à 7 à 8 centimètres, puis l'éloigner jusqu'à 40 centimètres sans que la lecture soit interrompue ; mais à ces distances extrêmes il y a un effort dont tout le monde peut se rendre compte en répétant cette expérience. Or, cette étendue entre 8 centimètres et 40 a été prise pour terme de comparaison, ou mieux encore comme moyen d'évaluation de la force accommodative des yeux ; et c'est en comparant l'étendue de la vue distincte d'une personne donnée avec cette sorte d'échelle, que l'on est convenu de mesurer la puissance d'accommodation. On désigne cette échelle par le nom de *champ d'accommodation* de l'œil normal, *pour les petits objets.*

Or, ce champ d'accommodation varie avec la portée de la vue de chaque individu : il se retrécit beaucoup pour les myopes, il y en a qui peuvent voir à 3 ou 4 centimètres, et dont la vue ne s'étend pas au delà de 10 à 12. Chez d'autres, dont la myopie est moins prononcée, le champ d'accommodation pourra s'étendre de 6 à 25 centimètres et ainsi de suite. Chez les presbytes, au contraire, il est généralement plus grand que chez les personnes dont la vue est normale, et tel presbyte ne pourra distinguer le n° 1 de Jaeger dont je donnerai le modèle après cet article, qu'à 40 centimètres il est vrai, mais il le verra encore à 50, peut-être à 60.

Mais après que l'on a mesuré ainsi la puissance de l'œil, on l'arme d'un verre convexe, par exemple, le n° 10. Or, dans l'état normal de l'accommodation, la lecture du n° 1 peut se faire avec ce verre entre 8 centimètres environ et 25 à 28.

Si donc l'œil examiné ne voit distinctement qu'à 18 ou 20, comme limite rapprochée, et qu'il lise encore bien à 40 ou 50 centimètres, on en conclut que l'accommodation n'est plus à l'état normal, mais qu'il y a une presbytie déclarée.

Tous ces moyens, on le conçoit, suffisants pour établir le diagnostic, n'ont qu'une exactitude médiocre, et il faudrait se servir d'optomètres pour arriver à obtenir des résultats de quelque valeur.

Échelle d'accommodation pour les distances moyennes. — Si au lieu d'un caractère très fin on présente à l'œil un caractère de grandeur ordinaire, le n° 8 par exemple, l'individu doué d'une vue normale placera le livre à environ 25 centimètres, et il pourra l'approcher et voir distinctement jusqu'à 8 à 10 centimètres environ et le reculer à la longueur de ses bras et même un peu davantage.

On a dû, en effet, adopter pour caractère imprimé habituel celui qui permet de tenir le livre à une distance telle qu'il puisse être soutenu longtemps sans fatigue, à la moitié de la longueur du bras par exemple. L'homme a dû ainsi choisir pour les objets usuels des dimensions en harmonie avec les forces habituelles d'accommodation de ses yeux, pour que la fatigue causée par les efforts des organes d'adaptation ne vînt pas se joindre à celle de ses travaux ordinaires. Nous verrons plus loin que toutes les fois que, par suite des exigences d'une civilisation avancée, il sera obligé de travailler sur des objets placés hors de la distance où ils sont perçus facilement, les efforts qu'il sera obligé de faire pour adapter ses yeux pour ce travail amèneront d'autant plus vite des accidents que le sujet qui les fera sera doué de moins de puissance accommodative.

Échelle d'accommodation pour les grandes distances. — On conçoit qu'on peut ici prendre un objet quelconque pour point de départ et multiplier ainsi les moyens de comparaison, car l'œil bien conformé s'adapte à toutes les distances; c'est ainsi qu'il apercevra un clocher au bout d'une longue plaine, qu'il pourra même se faire une idée de la configuration d'un astre, quoiqu'il lui soit impossible sans instruments d'optique d'en dessiner tous les contours. Il est toutefois nécessaire de prendre un point de comparaison pour apprécier d'une manière approximative la force d'adaptation des yeux à une grande distance; le cadran d'une horloge publique peut servir à cette recherche; l'homme doué d'une vue ordinaire pourra distinguer les heures à la distance de cent à deux ou trois cents mètres; le myope apercevra à peine la place du cadran du bas de l'édifice, tandis que le presbyte pourra quelquefois voir l'heure à une énorme distance. On conçoit que cette échelle manque de précision, mais ces indications peuvent être utiles pour savoir si le sujet qui vous consulte a été doué d'une vue plus ou moins étendue, et s'il a perdu ou conservé cette faculté d'accommoder ses yeux pour la vue distincte à de grandes distances.

Ce que nous venons de dire démontre le peu de fondement de l'opinion des physiologistes qui placent à deux mètres la limite extrême de la vue distincte, cette limite s'éloigne évidemment avec l'augmentation de la dimension des objets ; et ce qu'on dit que beaucoup de personnes, qui sont censées avoir une vue ordinaire, voient mieux les objets très éloignés avec des verres concaves faibles, montre tout simplement que l'on confond ces personnes, douées d'une myopie légère congénitale ou acquise par le travail sur des objets rapprochés, avec celles qui ont une vue normale.

Échelle d'accommodation pour les personnes illettrées. — On peut mesurer la force d'accommodation chez les personnes qui ne savent pas lire au moyen d'épingles d'entomologie piquées parallèlement dans un bouchon et espacées d'un à deux millimètres. Si l'on dit à ces personnes de placer ces épingles de façon à les voir très distinctement, elles les mettront justement à leur mésoroptre accommodatif, à 15 centimètres par exemple, si leur œil est parfaitement normal. Si on leur dit ensuite de les rapprocher peu à peu de leurs yeux, il arrivera un moment où elles ne les verront plus distinctement, que les épingles se doubleront. Supposons que ce soit à 8 centimètres; si au lieu de les approcher elles les éloignent, elles arriveront à un point où leur vue deviendra également confuse, et elles verront alors les images doubles. Ce point sera la limite extrême de leur accommodation, et il se trouvera à 40 centimètres à peu près, si l'on a eu affaire à des personnes ayant une vue normale. De cette façon, nous aurons déterminé et leur mésoroptre accommodatif et les limites de leurs forces d'accommodation.

Mésoroptre accommodatif. — On entend par mésoroptre accommodatif cet espace où l'on place instinctivement l'objet pour le voir distinctement et sans fatigue. Il est ordinairement assez restreint, et dépend de la finesse de l'objet qu'on veut voir et de la puissance d'accommodation de l'individu qui regarde. Une personne, par exemple, se placera à 2 mètres d'un tableau dont elle voudra juger l'ensemble. Si elle veut voir les détails des figures, elle se mettra à 30 ou 40 centimètres; si enfin elle veut juger des détails du travail, elle se rapprochera encore davantage. Mais pour l'étude de l'accommodation, le praticien doit naturellement prendre un type, c'est pourquoi nous avons choisi de préférence un caractère très fin et toujours le même, pour que la comparaison fût plus facile et plus sûre dans ses résultats. Nous avons dit plus haut que le point auquel une personne douée d'une vue normale placera instinctivement le texte n° 1 de Jaeger, sera environ à 15 centimètres ; c'est en effet là le mésoroptre accommodatif normal pour les objets très fins. Pour un livre imprimé en caractères ordinaires, avec le n° 8, il est environ à 22 centimètres. Inutile de dire que, de même que le champ d'accommodation, le mésoroptre accommodatif varie suivant la portée de la vue et la dimension des objets. (Voyez l'échelle de Jaeger, page 651.)

Mésoroptre musculaire. — Dans l'accommodation à distances rapprochées, les muscles droits internes des deux yeux se contractent d'autant plus énergiquement que l'objet est plus fin et plus près des yeux. Ils se relâchent au contraire si l'objet est volumineux et éloigné. De cette contraction ou de ce relâchement, il résulte un rapprochement ou un éloignement entre les deux prunelles dont la somme d'écartement mesure la base d'un triangle dont le sommet est formé par l'objet fixé. Or, c'est précisément cette convergence variable des deux yeux que l'on nomme mésoroptre musculaire. L'observation démontre qu'il doit y avoir une harmonie parfaite entre le mésoroptre musculaire et le mésoroptre accommodatif, ce qui signifie tout simplement que nos yeux doivent se rapprocher par un mouvement égal l'un de l'autre dans l'adaptation à de courtes distances, tandis qu'ils s'écartent quand nous regardons au loin. Cette étude n'est pas absolument superflue, car il y a des états pathologiques dans lesquels cet accord est rompu. Dans la myopie très forte, par exemple, le mésoroptre musculaire est presque impossible à établir, et l'individu qui en est atteint ne regarde le plus souvent que d'un œil quand il veut voir des objets très fins.

ARTICLE PREMIER.

FATIGUE DE L'ACCOMMODATION.

Tout le monde peut être atteint de cette affection, aussi bien celui qui est doué d'une vue normale, que celui qui, myope ou presbyte, se sert ou non de lunettes convenablement appropriées. Elle se caractérise par l'impossibilité de poursuivre pendant longtemps une lecture ou une occupation qui nécessite une certaine application. Elle se développe ordinairement sous l'influence de causes générales d'affaiblissement ou de causes locales, telles que l'application trop soutenue des yeux, la lecture à une lumière insuffisante ou trop vive, le travail trop prolongé sur de petits objets, l'usage de lunettes mal appropriées, les fréquents voyages en chemins de fer, à cause de la fuite rapide des objets, etc.

Symptômes. — Le malade se fatigue avec une extrême rapidité, et il éprouve la plupart des symptômes de l'asthénopie et de l'amblyopie asthénique que nous avons dû indiquer plus haut à l'article *Amaurose*, dont nous avons malgré nous conservé la description (voy. plus haut la note, p. 558). Il se plaint de ne pouvoir lire, ni exécuter aucun travail exigeant une certaine application des yeux, sans en éprouver à l'instant du trouble et une sensation de fatigue douloureuse ; s'il veut lire, par exemple, il clignote, se frotte les yeux, se repose à tout instant et finit souvent par abandonner son travail ; s'il veut lutter quand même, il éprouve des élancements dans les yeux et dans le front, et finit plus tard par être atteint d'un raccourcissement de la vue occasionné par une hypérémie de la rétine et de la papille du nerf optique. Dans les premiers temps du mal, toute souffrance disparaît en plein air, mais souvent l'irritation de l'œil, suite de la lutte et des efforts que le patient a faits pour continuer son travail, rend la lumière insupportable et le regard dans l'espace ne produit plus aucun soulagement.

On complète le commémoratif par l'étude de la santé générale, et le plus ordinairement on reconnaît qu'il existe un état de souffrance ancien ou récent, provenant d'une assimilation incomplète.

Un état sédentaire, une maladie récente, l'amaigrissement produit par une cause à rechercher, les chagrins, un accouchement récent, un allaitement trop prolongé, provoquent souvent la maladie dont nous nous occupons.

Ces premières recherches faites, on examine les yeux de la manière suivante : on présente un objet, le bout du doigt par exemple, à 0m,40 des yeux, et l'on ordonne au malade de le fixer attentivement pendant qn'on le rapproche à la distance de 0m,05 environ. Si l'accommodation est possible, les deux yeux convergent régulièrement et demeurent en rapport exact avec l'objet. Au contraire, si l'accommodation fait déjà défaut, l'un des yeux s'écarte un peu et l'objet est vu double, parce que le mésoroptre musculaire n'est plus en rapport avec l'accommodatif. Cela s'observe aussi très fréquemment chez les personnes très myopes, à cause des grands efforts qu'elles sont obligées de faire pour regarder les objets très rapprochés, auquel cas la fatigue des muscles droits internes vient se joindre à celle des organes de l'accommodation. Mais l'expérience dont nous venons de parler est un peu grossière : on doit alors mesurer la force des yeux agissant simultanément et isolément, et exiger du malade qu'il lise le n° 1 de Jaeger en le rapprochant jusqu'à $0^m,06$ ou $0^m,08$ de ses yeux, sans interrompre sa lecture qu'il a dû commencer à $0^m,30$ où $0^m,40$. Pour s'assurer d'une manière absolue que les deux yeux ont une force égale, on répète l'exercice en en voilant un d'abord, puis l'autre, toujours en faisant parcourir au livre la distance que nous venons d'indiquer. (Voyez l'échelle de Jaeger, page 651.)

Dès que l'expérience est favorable, c'est-à-dire si l'on constate que le malade peut lire effectivement à ces distances diverses avec chaque œil individuellement, et s'il ne se plaint que de l'impossibilité de continuer sa lecture, on a la certitude qu'il s'agit, non du défaut de l'accommodation, puisque l'on a prouvé qu'elle existe, mais seulement d'une faiblesse qui ne porte que sur la durée de l'effort nécessaire pour l'ajustement de l'œil.

On n'en examine pas moins l'organe à l'aide de l'ophthalmoscope, afin de constater qu'il n'y a aucune cause physique locale.

Diagnostic différentiel. — Nous ne rappellerons ici que pour mémoire, parce que nous nous occuperons plus tard de ce sujet, que la fatigue de l'accommodation ne doit être confondue ni avec l'amblyopie, ni avec la presbytie *commençante*. Dans cette dernière affection le malade ne peut plus lire à une distance très rapprochée, tandis que l'on constate le contraire dans la simple fatigue de l'accommodation. Il y a là d'ailleurs un caractère très net, l'impossibilité absolue de lire de près pour l'un, la possibilité pendant un temps plus ou moins court pour l'autre.

Dans l'amblyopie au contraire, le malade ne peut lire ni de loin ni de près le n° 1 de Jaeger. Ainsi donc : possibilité de lire les caractères très fins à une distance de 8 centimètres environ, mais seulement pendant un temps très court, dans la fatigue de l'accommodation ; possibilité de lire ces mêmes caractères à 12 ou 15 centimètres pour la presbytie commençante ; impossibilité absolue pour l'amblyopie ou pour la presbytie *accomplie*, dernier cas dans lequel les essais de lunettes convexes et la possibilité de voir à de grandes distances à l'œil nu, suffisent pour éviter toute erreur.

Chez les myopes, la mesure de la distance à laquelle ils peuvent lire ne peut donner aucun éclaircissement sur la nature de leur mal. Si l'on ne trouve aucune altération appréciable, même avec l'ophthalmoscope, la cause peut être rapportée soit à un état général de faiblesse, soit à l'habitude de travailler à une lumière trop vive, ou à l'usage de lunettes trop fortes, ou au défaut des lunettes nécessaires. Quant à l'amblyopie, s'il en est atteint, le malade pourra le plus souvent lire les plus fins caractères avec le verre nº 10 convexe, mais son champ d'accommodation sera très limité, et à l'œil nu il lui sera impossible de voir les objets éloignés.

J'ai trouvé, chez quelques malades atteints de fatigue de l'accommodation, un état singulier bien évidemment dû à la faiblesse du constricteur de l'iris, et que j'ai désigné longtemps dans mes cours sous le nom *d'iridokopie*. Les malades se plaignent de cette fatigue décrite plus haut ; et, après qu'ils l'ont ressentie quelques minutes, ils se trouvent dans la nécessité d'éloigner l'objet qu'ils regardent, par exemple, le livre qu'ils lisent, jusqu'à la limite de leurs bras, et même davantage, pour pouvoir continuer leur travail.

Chez les uns, cet état persiste une ou plusieurs heures seulement, tandis qu'il faut le repos d'une nuit chez d'autres pour qu'il disparaisse entièrement. Je me suis assuré que dans ces cas la pupille s'ouvre largement, et qu'elle demeure immobile même à la lumière la plus vive.

Chez un musicien compositeur, la mydriase est si prononcée qu'il ne peut plus écrire qu'à l'aide d'un long crayon à bras tendu ; mais le lendemain il est complétement guéri, et sa pupille a repris tous ses mouvements physiologiques.

Une fois j'ai produit volontairement la mydriase la plus prononcée sur une jeune fille douée d'une accommodation complète. Le phénomène de la mydriase se manifesta après cinq ou six minutes de lecture dans un livre imprimé en caractères très fins, environ nº 4.

Marche. — La marche de cette affection est des plus capricieuses : chez quelques personnes le mal persiste avec une ténacité désespérante ; chez d'autres, au contraire, il disparaît ; mais, presque généralement, il revient à des époques indéterminées et au moment où l'on y pense le moins. Presque toujours alors, en étudiant l'état du malade, on trouve que la réapparition du mal coïncide avec des digestions laborieuses, des pertes de sang abondantes, un état voisin de la chloro-anémie, ou simplement encore avec un travail dans lequel on a abusé des yeux.

TRAITEMENT. — Si l'œil est doué d'une accommodation normale, et que le malade lise ou travaille sur de petits objets rapprochés, on lui recommandera le repos des yeux, c'est-à-dire l'ajustement de ces organes à longue distance, l'adaptation de près nécessitant précisément les efforts musculaires sous l'influence desquels le mal se produit.

Les douches froides sur les yeux, fréquemment répétées pendant la journée, ou simplement les fomentations, produiront souvent un soulagement marqué. La recommandation de fermer les yeux quelques instants, un grand nombre de fois et à distance rapprochée, pendant le travail, sera excessivement utile. Des conserves bleues seront recommandées dans le but d'amoindrir la couleur jaune de la lumière, qui est toujours mal supportée. Autant que possible la couleur des verres sera d'un bleu très pur, sans mélange de jaune ou de noir. Pour le dehors ces conserves seront de couleur bleue aussi, mais plus foncée.

Si le malade est obligé de se livrer à son travail, malgré la souffrance qu'il éprouve, on pourra le soulager, bien qu'il ne soit pas presbyte, en lui conseillant des lunettes convexes bleu pâle d'un n° très faible, par exemple : 80, 72, 60, 48. On lui recommandera, en tous cas, de ne pas attendre la fatigue pour prendre le repos qu'il trouvera, en quittant ses lunettes, s'il promène son regard sur des objets éloignés.

Si le malade est myope, on recherchera avec attention s'il y a un rapport convenable entre son infirmité et les lunettes qu'il porte. On sera conduit ainsi à prescrire des lunettes pour la myopie faible quand le malade n'en porte pas pour lire ou regarder de près ; quelquefois aussi à les amoindrir de force ou à les supprimer tout à fait. Tel myope, par exemple, se servira habituellement de verres très forts pour voir à distance, et des mêmes verres pour lire : il souffrira de l'accommodation, et ne trouvera de soulagement qu'en consentant à se servir de verres bleus faibles pour son travail de cabinet. Il trouvera aussi du soulagement en quittant souvent ses lunettes, et en appliquant sur les yeux quelques fomentations ou quelques douches fraîches, ou en tenant fréquemment les yeux fermés pendant quelques instants. Si la fatigue des muscles droits internes cause la désharmonie entre les mésoroptres accommodatif et musculaire, on obtiendra un bon résultat de l'usage des verres concavo-prismatiques, la base tournée en dehors, le prisme étant assez faible, 2 à 3 degrés, par exemple; cette inclinaison, en écartant un peu l'image, diminue l'effort du muscle et le soulage.

Lorsque le malade est presbyte, on devra rechercher d'abord s'il se sert de lunettes bien appropriées à ses yeux; on lui demandera s'il les porte longtemps, s'il ne travaille pas à une lumière trop faible, condition favorable aux myopes, mais nuisible aux presbytes, et l'on changera le numéro des verres, s'il y a lieu. Il est très commun de trouver comme cause de la fatigue de l'accommodation la privation de lunettes convexes, que les femmes sur le retour s'imposent par coquetterie; et, chez presque tout le monde, cette idée fausse qu'il ne faut prendre des lunettes que le plus tard possible. On sera étonné souvent de trouver des personnes qui peuvent lire des caractères ordinaires, et voir nettement à de très longues distances, et qui, lorsqu'on mesure la force d'accommodation de leurs yeux, se trouvent tout à coup dans la nécessité de prendre des verres très forts, bien que jusque-là elles ne se soient point servies de lunettes. On doit admettre que ces personnes ont forcé longtemps leurs yeux à subir une accommodation rapprochée, et qu'elles se sont habituées aux cercles de diffusion.

Indépendamment de ces recherches, qui toutes s'appliquent à l'œil, le médecin s'occupera des conditions que peut présenter la santé générale. Il aura souvent à prescrire les toniques sous toutes les formes, car le plus grand nombre de ceux qui se plaignent de fatigue oculaire sont chloro-anémiques. Les amers, le fer, l'exercice, les viandes grillées, les bains alcalins, les bains de Baréges, les bains de mer, constitueront la base de ce traitement. Souvent j'ai vu des femmes atteintes de l'impossibilité de lire quelques secondes, et qui ne s'en guérissaient qu'après avoir été débarrassées de quelque affection utérine. L'une d'elles, qui m'avait caché qu'elle fût atteinte d'un abaissement, fut rapidement guérie de sa fatigue oculaire dès que M. le docteur Debout, rédacteur en chef du *Bulletin de thérapeutique*, lui eut conseillé de porter un pessaire de Gariel.

ARTICLE II.

PARALYSIE DE L'ACCOMMODATION.

SYMPTÔMES. — Les malades se plaignent de ne pouvoir regarder sans une fatigue considérable les objets qui se déplacent dans leur champ visuel. Ces objets ne peuvent être perçus avec netteté qu'à une distance déterminée, mais toujours individuelle. Ainsi, quelques-uns verront assez bien à distance rapprochée, et seront dans l'impossibilité de distinguer à une distance moyenne ou éloignée, tandis que d'autres seront dans une condition absolument contraire, c'est-à-dire qu'ils ne verront bien que les objets très distants ou ceux qui se trouveront dans un point du champ de l'accommodation moyenne. Cela signifie que sous l'influence d'un état maladif de leur appareil accommodateur, l'adaptation n'est plus possible que pour un point déterminé, et que tout ce qui est en deçà ou au delà ne forme plus sur la rétine que des images confuses : la lecture sera donc possible pour les uns, absolument impossible pour les autres, et pourtant il n'y aura ni chez les uns ni chez les autres rien qui ressemble ni à l'amblyopie, ni à l'amaurose; mais on comprend aisément combien, en n'y regardant pas de près, il est facile de confondre l'affection qui nous occupe avec ces maladies.

Si l'on examine anatomiquement l'œil atteint de paralysie de la faculté d'adaptation, on le trouve dans un état d'intégrité parfaite, sauf que l'on constate une certaine paresse ou une abolition complète des mouvements de la pupille, avec une dilatation ou un resserrement de cette ouverture, en proportion avec la distance de l'ajustement. Ainsi, par exemple, si dans l'état normal la pupille doit présenter un diamètre de 4 millimètres pour voir à une distance déterminée, l'œil dont la pupille aura cette grandeur par suite d'une paralysie de l'adaptation ne pourra voir distinctement qu'à cette même distance.

MARCHE. PRONOSTIC. — Cette maladie débute ordinairement tout à coup ; généralement elle demeure stationnaire pendant un temps très long, et elle ne se complique d'accidents véritablement amblyopiques que lorsque le malade abuse de ses yeux. Jamais elle ne détruit la vision.

La faculté d'adaptation de l'œil disparaît à peu près complètement quelque temps après l'opération de la cataracte, soit par extraction, soit par abaissement. Ainsi, si l'on se rappelle les résultats que l'on obtient sous le rapport de la mesure du champ de l'accommodation dans un œil normal avec le verre n° 10, et que l'on compare ceux que donnent les verres n° 2, 2 1/2 chez les opérés, on ne peut conserver aucun doute sur la destruction presque totale de la force accommodative. En effet, nous avons vu que dans l'œil normal le champ d'accommodation a une étendue d'environ 18 centimètres pour lire le n° 1 de Jaeger, tandis que chez l'opéré de cataracte il n'est guère avec les verres n° 2, 2 1/2, que de 2 à 8 centimètres. (Voy. l'échelle de Jaeger, page 651.)

Dans la *mydriase*, de même que dans les *myosis*, la faculté d'accommodation est perdue quand les mouvements de l'iris sont absolument abolis. Les verres peuvent allonger ou raccourcir la distance à laquelle les malades obtiennent la vue distincte, mais ce point est toujours fixe à quelques centimètres près.

Les pupilles artificielles, excentriques dans la majeure partie des cas, laissent aussi un champ très court à l'accommodation, surtout lorsque le cristallin a dû être détruit. Dans l'un comme dans l'autre cas, on emploie des verres convexes, mais sans aucune règle et par tâtonnement. Quand le cristallin a été détruit, le numéro du verre peut varier entre 2 et 3 pour la lecture, 5 et 7 pour les distances éloignées. Des verres beaucoup plus faibles sont conseillés, mais là comme dans le mydriasis le champ de la vue distincte est très court.

Diagnostic différentiel. — On peut confondre, avons-nous dit, cette maladie avec l'amblyopie proprement dite ; mais l'état d'intégrité de l'œil, constaté par les moyens ordinaires et à l'aide de l'ophthalmoscope, permet déjà au médecin de se placer dans la véritable voie. On ne pourra pas conserver de doute sur la nature du mal, si l'on considère, en outre, que l'amblyopie s'accompagne d'une impuissance de la vue qui oblige le malade à rapprocher l'objet de ses yeux, que les verres convexes ne l'améliorent que d'une façon souvent insensible et toujours peu durable, que les verres concaves procurent du soulagement pour voir les objets distants dans la paralysie de l'adaptation, l'œil étant originairement bien conformé, tandis qu'ils la troublent davantage dans l'amblyopie.

Traitement. — On peut améliorer très heureusement la vue par l'usage de verres lenticulaires, au moins pour les distances rapprochées, et par des verres concaves pour les grandes distances ;

mais on conçoit aisément qu'il y aura toujours un rapport exactement le même entre l'objet fixé et l'œil, et qu'en conséquence l'image sera toujours confuse quand l'objet se déplacera, même dans une limite très restreinte.

On essaiera de guérir la paralysie de l'adaptation par des douches excitantes sur les yeux, par l'usage de pommades ou de collyres irritants, sous l'influence desquels on pourra réveiller quelquefois l'activité des muscles de l'ajustement. Les vésicatoires, les mouches volantes, pansés avec la strychnine et placés autour de l'œil, ou mieux les instillations entre les paupières d'un collyre tenant cette préparation en dissolution, etc., parviendront quelquefois à rétablir le jeu de la pupille. En somme on pratiquera ici le traitement de la mydriase (voy. ce mot).

ARTICLE III.

MYOPIE (1) (VUE COURTE, VUE BASSE).

La myopie est un vice particulier qui ne permet de voir que les objets rapprochés et de petite dimension, et empêche de distinguer nettement ou même de distinguer du tout les objets éloignés. La cause la plus ordinaire de la myopie réside dans la réfringence trop grande des milieux de l'œil. Dans cette condition, les rayons émanés d'un point lumineux éloigné étant trop fortement réfractés, vont se réunir en avant de la rétine ; ils ne frappent donc cette membrane qu'en formant des cercles de diffusion, ce qui explique la vue confuse qu'ils produisent. Les objets très rapprochés, au contraire, envoyant des rayons plus divergents, ceux-ci, quoique fortement réfractés, iront se réunir plus en arrière, pourront tomber sur la rétine et y former une image distincte. On conçoit alors qu'il est facile de corriger ce défaut de la vision au moyen de verres concaves. Ces verres faisant diverger les rayons, éloignent du centre de l'organe les points où ceux-ci se réunissent après en avoir traversé les milieux, et peuvent faire tomber sur la rétine, s'ils sont d'une force convenable, les sommets des cônes de réfraction et y former ainsi des images distinctes. Mais cette correction physique de l'excès de réfringence des yeux n'a généralement qu'une influence relative sur leur force accommodative ; le champ de la vision, comme nous l'avons dit plus haut (voyez accommodation), aura toujours

(1) Myopie, de μύειν, cligner.

fort peu d'étendue si on le compare à celui de l'œil normal.

La myopie présente, en effet, des différences notables sous le rapport de son intensité; tel myope ne pourra lire qu'en appliquant presque le livre contre le nez c'est-à-dire qu'à une distance de 2 à 3 centimètres, tandis que tel autre lira aisément à 15, 18, 20 centimètres (6 à 8 pouces), et même davantage. Ces différences servent à établir des degrés dans la vue basse, et à fixer par approximation le numéro des verres qui convient.

Étiologie. — Les causes anatomiques de la myopie sont la *convexité trop forte* du cristallin ou de la cornée, *le volume trop considérable* de l'organe, la *densité trop grande* des milieux de l'œil, qu'elle soit temporaire ou permanente ; dans tous ces cas, la myopie peut être congénitale ou acquise.

Dans les causes de la myopie acquise, qui, on le comprend, *n'est pas toujours la myopie proprement dite*, et exige le plus souvent un traitement tout différent, on range ordinairement les suivantes : l'*habitation des lieux obscurs*; l'*habitude de regarder de trop près*, comme l'exigent certaines professions telles que celles d'horloger, de graveur, etc., etc. : c'est ainsi qu'un de mes élèves est devenu très myope en s'exerçant avec autant de persévérance que d'aptitude au diagnostic des maladies des yeux; l'*usage intempestif des verres concaves ;* tout le monde sait que les jeunes gens qui veulent échapper à la conscription se rendent la vue basse ainsi. La myopie est commune chez les hommes à la mode qui s'habituent à regarder avec un lorgnon monoculaire; beaucoup de personnes la simulent pour se donner un air observateur ou capable et finissent par la contracter. La *congestion cérébro-oculaire* produit souvent la myopie, mais si celle-ci préexistait, la congestion accidentelle l'augmenterait singulièrement : c'est le cas où se trouve un homme que nous connaissons, et qui se livre assez souvent à des écarts de régime; lorsqu'il est ainsi excité et qu'il va au théâtre, il ne peut distinguer nettement les acteurs sur la scène, à moins qu'il ne place son lorgnon par-dessus les lunettes concaves qu'il porte habituellement, et le lendemain il se trouve dans l'impossibilité de s'occuper de travaux de cabinet. La *conjonctivite :* je rapporterai, au chapitre consacré à la presbytie, le cas d'une dame chez laquelle une presbytie excessive s'est convertie en myopie, pendant toute la durée d'une inflammation assez aiguë de la conjonctive. L'inflammation guérie, la presbytie a reparu à un degré aussi élevé qu'auparavant. C'est une observation que j'ai faite très fréquemment dans des circonstances semblables. La *congestion de la choroïde, aiguë ou chronique:* cette affection est encore une cause fréquente de myopie, très probablement parce que dans le premier cas il y a une sécrétion active d'humeur aqueuse, et que dans le second la fibreuse s'est laissé distendre au point que la réfraction se trouve modifiée par l'accumulation passive de ce liquide dans la coque oculaire; il en est de même dans l'*hydrophthalmie*, la *scléro-choroïdite postérieure;* ainsi que nous l'avons vu en nous occupant de cette maladie, elle allonge le diamètre antéro-postérieur de l'œil, produit la myopie dans un œil bien conformé, et l'augmente dans des proportions souvent considérables chez les myopes. Les *taches superficielles de la cornée*, la *déformation de la pupille* par de fausses membranes, la présence de *taches* sur la *capsule*, la *cataracte végétante*, en un mot toutes les maladies qui peuvent augmenter la réfraction, ou diminuer outre mesure l'ouverture pupillaire, sont autant de causes sinon de myopie, au moins de raccourcissement de la portée de la vue.

Il est une variété de myopie acquise qui mérite de fixer l'attention : on en rencontre d'assez fréquents exemples chez des jeunes gens vers l'âge de la puberté. Jusque-là leurs yeux leur permettaient de voir à de grandes distances, puis en très peu de temps ils deviennent plus ou moins myopes, et j'ai vu des parents fort effrayés de ce changement. L'examen de l'œil à l'aide de l'ophthalmoscope prouve qu'il n'y a point de scléro-choroïdite postérieure, et qu'à part la myopie, l'œil est parfaitement sain, et il faut bien admettre qu'à un moment donné le globe oculaire, pendant la croissance, a pris des proportions anormales.

Une autre variété, enfin, est la miopie *in distans*, affection dans laquelle une personne faiblement myope, et lisant à 40 et même 60 centimètres, ne voit pas aussi bien de grands objets placés à petite distance qu'une autre personne atteinte de myopie plus forte. Dans ces cas l'accommodation est très limitée et il y a dans l'œil d'énormes cercles de diffusion dès que l'objet s'éloigne au-delà de la première ou de la deuxième limite de la vision distincte.

SYMPTÔMES. — Les yeux sont ordinairement saillants, et la cornée en est bombée; mais ce double caractère manque très souvent, et la myopie existe aussi dans des yeux petits et enfoncés. La pupille du myope est en général largement ouverte, et fort peu mobile ; souvent elle est un peu irrégulière ; la chambre antérieure est plus grande que de coutume. Presque tous les myopes présentent un strabisme convergent en rapport d'intensité avec le degré d'abaissement de leur vue ; cette convergence inégale des axes optiques est surtout facile à constater lorsque le myope quitte ses lunettes ; elle est la suite des efforts auxquels les muscles droits internes sont obligés de se livrer pour mettre le mésoroptre musculaire en accord avec l'accommodatif. Aussi, dans la myopie très forte observe-t-on souvent ce désaccord entre les mésoroptres, les muscles droits internes ayant une force insuffisante.

Les personnes qui ont la vue basse clignent d'autant plus que le foyer de leur vue est plus court, et la lumière qui frappe leurs yeux plus grande. Leurs sourcils sont ordinairement très abaissés, et les cils des deux paupières très rapprochés, de manière à ne permettre que l'introduction d'un petit nombre de rayons lumineux dans la pupille à moitié cachée. Lorsqu'elles lisent, elles rapprochent plus ou moins le livre des yeux ; plusieurs sont forcées de le placer si près, que la lecture n'est possible que d'un œil, la saillie du nez empêchant l'autre de fonctionner en même temps, et pour quelques personnes il est alors plus commode de tenir fermé l'œil inutile : c'est cette impossibilité de lire des deux yeux à la fois que nous considérons comme une des causes du strabisme (voy. *Strabisme*). Les myopes se trouvent mal à l'aise au grand jour ; ils recherchent de préférence une lumière modérée. Ils ont aussi une grande prédilection pour les livres imprimés en petits caractères. Leur regard est vague, quand il se porte sur des objets éloignés, et dans ces moments l'ensemble de leur physionomie est dépourvu d'expression, ce qui les assimile sous un certain rapport aux individus atteints d'amblyopie.

Marche. — Elle est en général rétrograde, si on ne l'entrave pas par l'usage de lunettes trop fortes ; quelquefois la myopie demeure stationnaire ; dans d'autres cas, elle est remplacée par une presbytie relative. Il arrive plus souvent que la myopie diminue avec l'âge, et finit même par disparaître complétement, surtout si le myope a changé avec soin les verres qu'il portait dans sa jeunesse, pour d'autres de plus en plus faibles. Mais ce résultat favorable est encore beaucoup moins fréquent qu'il ne devrait l'être, parce que les myopes, se figurant qu'il en est d'eux comme des presbytes, croient toujours devoir augmenter la force de leurs lunettes. Cette idée est parfois si bien enracinée dans leur esprit, qu'il est tout à fait impossible de leur persuader qu'un numéro les fatigue parce qu'il est devenu trop fort. Il en est même de tellement prévenus, que l'expérience ne peut les convaincre. Ce qui peut contribuer à les opiniâtrer dans leur opinion, c'est que lorsqu'on a réussi à leur faire prendre un numéro plus faible, les premiers jours ils voient moins bien, car il faut un certain temps pour que l'œil s'habitue à l'usage de nouveaux verres. Si un tel cas se présentait, surtout chez un jeune homme, on devrait faire tous ses efforts pour le persuader et l'engager à prolonger pendant quelque temps les essais, comme moyen curatif; bien des myopes, en effet, ont été guéris de congestions rétiniennes, d'amblyopies commençantes, et ont amélioré leur vue, par la diminution graduée de la force des verres. La myopie perd encore de son intensité sous l'influence des grandes déperditions d'humeurs, comme après les saignées larges et fréquentes, les dysentéries, etc.

Diagnostic. — Il se fait de la manière suivante : on présente à l'individu que l'on examine un livre, à la portée de la vue ordinaire, il s'approche alors plus près et peut lire à 2, 5, 8 centim., et la portée de sa vue ne va guère, pour cet exercice, au delà de 16 à 27 centim. S'il est myope à un très haut degré, il ne lit le plus souvent que d'un seul œil, met le livre aussi près que possible de son nez, et ne reconnaît point les personnes à une faible distance; quand il regarde un objet un peu éloigné, il fronce le sourcil et cligne fortement. La dilatation de la pupille et le strabisme convergent accompagnent presque inévitablement la myopie très prononcée. Il est important de rechercher si la myopie est congénitale ou acquise, et si elle est le résultat d'une trop grande réfraction, cas dans lequel les lunettes seules sont applicables, ou si elle est produite par une des causes d'abaissement de la vue que nous avons énumérées plus haut, circonstance qui nécessiterait l'emploi d'un traitement tout différent.

La myopie peut être confondue avec l'amblyopie, mais il y a divers moyens pour établir un diagnostic certain. On sait déjà, en présentant un livre au malade, qu'il le rapproche outre mesure de ses yeux. A-t-on affaire à une myopie pure? Si le malade est véritablement myope, il pourra lire dans un lieu obscur, où l'œil normal ne verrait que très confusément des caractères très fins, par exemple, le n° 1 de Jaeger. L'amblyope, examiné dans les mêmes conditions, ne distingue absolument rien. Une seconde épreuve peut encore être faite au moyen de verres concaves ; chez le myope ces verres éloigneront le mésoroptre accommodatif dans une proportion considérable ; dans l'amblyopie ils empêcheront toute lecture. Mais l'amblyopie complique souvent la myopie, et chez tel myope on constatera que des verres concaves faibles amélioreront un peu la vue pour certains objets, et que des verres semblables un peu plus forts, au lieu d'agrandir le champ visuel, anéantiront presque la vision, surtout si l'on fait regarder de petits objets. Cet abaissement de la vue s'explique parce que dans l'amblyopie les petits objets ne peuvent être perçus attendu qu'ils envoient de trop petites images sur la rétine.

Traitement. — Le traitement par les verres concaves est ou palliatif ou curatif ; nous avons dit deux mots de ce dernier, à propos de la marche de la myopie. Il consiste à diminuer peu à peu la force des verres, et à faire lire des caractères de plus en plus gros, en divisant la lecture en petites séances pour ne point fatiguer l'œil. On arrive quelquefois par ce moyen, employé avec persévérance, à diminuer d'une manière très notable certaines myopies avancées, surtout chez des sujets jeunes qui ont fait abus de lunettes trop fortes ; toutefois il est des cas dans lesquels il n'en résulte pas une amélioration sensible.

Quant au traitement palliatif, il consiste dans l'usage habituel de verres convenables. Lorsque la vue est très courte, la convergence des axes visuels étant fort grande, il convient de raccourcir un peu l'arcade centrale des lunettes, afin que les verres se trouvent exactement dans l'axe des pupilles. Les myopes ne doivent point espérer alors voir de fort loin : il faudrait pour cela qu'ils fissent usage de verres très forts, qui fatigueraient la vue. Si cependant ils voulaient l'étendre un peu, ils devraient avoir deux paires de lunettes, l'une plus faible, pour les objets rapprochés, l'autre plus forte, pour les objets éloignés. Bien peu de personnes veulent se persuader que l'usage de deux paires de lunettes, de force différente, puisse être utile ; elles regardent cet avis, donné par les opticiens, comme un moyen commercial, et aggravent leur état en se servant de lunettes qui, dans certaines circonstances, ne s'adaptent plus à leur vue. On conçoit combien cette nécessité de changer de lunettes est incommode ; aussi a-t-elle inspiré à Franklin l'idée ingénieuse de réunir les verres dans une même monture. A son exemple, on peut mettre dans la partie supérieure les verres les plus forts, et dans la partie inférieure les plus faibles. Elkington a modifié légèrement ces lunettes : il a laissé le verre supérieur vertical, c'est-à-dire perpendiculaire à la direction du rayon visuel quand on regarde de loin, mais il a incliné un peu, d'avant en arrière, le verre inférieur, afin qu'il s'adaptât mieux à la direction de l'œil, qui est un peu oblique d'arrière en avant et de haut en bas, quand on regarde les objets rapprochés. Il est nécessaire de remarquer que ces lunettes doivent être faites avec quatre verres rognés convenablement, et disposés de telle manière que les axes passent par le centre de leur courbure, ce qui ne pourrait arriver si l'on se servait de verres coupés par la moitié, comme en emploient certains opticiens, attendu qu'alors la section se trouverait au centre de la courbure.

Les lunettes concaves trouvent encore leur application dans la myopie symptomatique de l'hydrophthalmie, dans celle qui résulte du staphylôme pellucide de la cornée, et dans tous les cas où cette membrane sera déformée de telle sorte qu'elle concentrera outre mesure les rayons lumineux.

Lorsque la myopie est produite par des taies qui n'ont point altéré la forme de la cornée, les lunettes concaves pourront encore être utiles ; mais il faut, sous le rapport de la myopie, ranger ces taies en deux classes.

Dans la première, la tache recouvre toute la portion de la cornée qui correspond à la pupille ; et alors de deux choses l'une : ou cette tache est uniforme et de couleur blanc bleuâtre (*nuage*, *néphélion*), ou elle offre çà et là à sa surface des points blancs tout à fait opaques (*nuage* et *albugo*). Les rayons lumineux qui tombent sur la tache se comportent de deux manières : dans le premier cas, tous la traversent ; dans le second, les uns, réfléchis par la couleur blanche, n'entrent point dans l'œil ; les autres y pénètrent, et sont réfractés d'autant plus fortement que la cicatrice présente plus de densité. Les lunettes concaves sont applicables dans l'un et l'autre cas ; on en proportionnera la force à la densité de la tache.

Dans les taies de la seconde classe, une partie seulement de la pupille est masquée par une opacité de la cornée ; le reste de la membrane est parfaitement sain. Les rayons lumineux qui tombent sur la tache sont réfléchis et ne pénètrent pas ; mais ceux qui arrivent jusqu'au fond de l'œil, bien qu'ils ne soient pas soumis à une réfraction inaccoutumée, dessinent mal l'objet sur la rétine, parce qu'ils sont trop peu nombreux. Cette variété de myopie diffère de la vue basse ordinaire en ce qu'elle n'est point produite par une trop forte concentration des rayons lumineux, mais bien par une diminution très grande dans le nombre de ces rayons. Nous savons tous que nous devenons myopes lorsque nous cherchons dans l'obscurité à distinguer un objet de petite dimension ; le malade qui porte une tache de cette nature sur la cornée se trouve dans des conditions analogues, et sa vue se fatigue parce que cet état est permanent. Les lunettes concaves sont complétement contre-indiquées ici. Les verres convexes faibles trouveront plutôt une utile application, toutes les fois qu'ils n'occasionneront pas la fatigue de l'œil. Si dans un cas pareil l'autre œil était perdu, il serait très convenable de déplacer la pupille, opération qui, bien faite, n'entraîne à sa suite aucun danger.

J'ai observé un nombre de fois très considérable que cette variété de myopie produite par une tache de la cornée occasionne de graves amblyopies chez ceux qui, dès leur enfance, appliquent leurs yeux à courte distance sur de petits objets. Cette observation m'a conduit souvent à conseiller pour des enfants le choix d'un état qui n'exerçât aucune influence fâcheuse sur leur vue dans l'avenir, alors que plus avancés dans la vie il leur serait très difficile de changer de profession.

Si l'abaissement de la vue se rattache à une amaurose, c'est le traitement de cette maladie qui devra être prescrit ; les lunettes concaves ne seront ici d'aucun secours.

On a essayé, mais sans succès, pour guérir la myopie, de la section d'un ou de plusieurs muscles de l'œil.

ARTICLE IV.

PRESBYTIE (1). (PRESBYOPIE. — VUE LONGUE. — VUE DES VIEILLARDS.)

La presbyopie est cet état particulier de la vue dans lequel l'œil perçoit distinctement les objets très éloignés. Si cette propriété n'excluait pas la vue distincte des objets rapprochés et de petite dimension, elle serait très précieuse ; mais, comme malheureusement il en est rarement ainsi, la presbyopie devient un défaut qu'il est indispensable de corriger, surtout lorsque l'individu qui

(1) De πρεσβυς, vieillard.

en est incommodé doit se livrer à des travaux assidus sur de petits objets, ce genre de travail devant alors amener infailliblement une foule d'accidents que nous énumérerons plus tard.

La cause la plus ordinaire de la presbytie réside dans la réfringence trop faible des milieux de l'œil. Dans cette condition, les rayons émanés d'un point lumineux rapproché étant trop faiblement réfractés, forment des cônes dont les sommets sont placés en arrière de la rétine ; ils la frappent donc en formant des cercles de diffusion, et l'image de l'objet n'est pas perçue distinctement. Au contraire, les rayons émanés d'un point lumineux éloigné, tombant plus parallèlement sur l'appareil lenticulaire de l'œil, seront faiblement réfractés, il est vrai, mais ils formeront des cônes de réfraction moins allongés dont les sommets pourront tomber sur la rétine et y former des images distinctes. On conçoit alors qu'on pourra corriger la presbytie au moyen de verres convexes, qui, faisant converger les rayons, rapprochent du centre de l'organe les sommets des cônes de réfraction et les font tomber sur la rétine, s'ils sont d'une force convenable. Les presbytes ayant un champ d'accommodation ordinairement très grand, comme nous l'avons dit à l'article de l'accommodation, seront rétablis dans d'assez bonnes conditions par l'usage des lunettes, ce qui constitue pour eux une supériorité sur les myopes auxquels les verres ne rendent le plus ordinairement qu'une vue imparfaite.

Étiologie. — Les causes anatomiques présumées de la presbyopie sont : 1° l'aplatissement du cristallin ou de la cornée; 2° l'affaissement de cette dernière membrane ; 3° l'absence du cristallin du champ de la vision ; 4° le peu de densité des milieux de l'œil.

La presbyopie est souvent congénitale ; pourtant dans la majorité des cas elle vient avec les années. Les habitants des campagnes en sont presque tous atteints de bonne heure, parce qu'ils exercent beaucoup leur vue sur les objets éloignés, et très peu sur ceux qui sont rapprochés. Chez les habitants des villes, elle arrive ordinairement plus tard ; cependant il n'est pas rare de l'observer même sur des jeunes gens. Combien, en effet, de jeunes filles qui à dix-huit ans pouvaient faire les plus fines broderies, et qui ne le peuvent plus à vingt-cinq ! Elles aggravent quelquefois très rapidement cet état, en se servant inconsidérément des lunettes de leurs mères. L'usage intempestif des verres convexes est une des causes les plus fréquentes de la presbyopie exagérée. Cette imperfection de la vue est fort commune chez les habitants des contrées où la lumière est très éclatante, et chez les ouvriers qui travaillent sur des matières fortement éclairées. La vue longue est souvent héréditaire, et s'observe quelquefois chez tous les membres d'une famille. L'aplatissement de la cornée peut être la suite de l'âge, ou celle de l'affaiblissement qui suit certaines affections, telles que les dysentéries, le choléra, etc. La luxation spontanée du cristallin, ou son enlèvement du champ de la pupille par l'opération de la cataracte, amène une presbytie des plus intenses, à laquelle, dans la majorité des cas, on est obligé de remédier par l'usage de verres très forts. Quelquefois enfin elle arrive subitement, sans cause connue, et un individu qui s'est couché y voyant bien de près, se lève presbyte le lendemain.

Symptômes. — Les yeux sont ordinairement peu saillants, et la cornée aplatie ; la pupille est plutôt resserrée que trop largement ouverte, et elle est très mobile. Les presbytes sont avides de la lumière et recherchent les endroits fortement éclairés. S'ils lisent à la lumière artificielle, ils placent le flambeau entre leurs yeux et le livre qu'ils tiennent toujours très éloigné, parce que leur mésoroptre accommodatif est placé beaucoup plus loin que chez les personnes qui ont la vue normale. A l'inverse des myopes, ils recherchent les livres imprimés en gros caractères, et aiment à faire parade de leur vue longue en lisant l'heure d'une horloge à de grandes distances, en reconnaissant une personne à 3 ou 400 mètres, etc.

Marche. — Elle est le plus souvent assez lente, surtout lorsqu'on ne l'accélère pas par l'usage intempestif des lunettes ; mais il y a des exceptions dans lesquelles elle se développe avec une incroyable rapidité. La presbyopie augmente ordinairement avec l'âge. Elle est en général plus forte le soir, parce que l'œil n'ayant point chez les presbytes toute sa force normale pour concentrer les rayons lumineux, fonctionne mal dans l'obscurité : aussi voit-on beaucoup de personnes ne pouvoir lire au coucher du soleil, tandis qu'un myope lira encore une heure entière auprès d'une fenêtre. En revanche, les personnes presbytes supporteront avec moins de fatigue la vue des objets fortement éclairés. Cette abondance de lumière, quand elle n'est pas trop grande toutefois, convient à la réfrangibilité de leurs yeux : aussi les conserves de couleurs foncées leur sont-elles très pernicieuses, surtout quand ces personnes se livrent à des occupations qui exigent une certaine application de la vue.

La presbyopie peut quelquefois être changée en myopie, par suite d'une congestion oculaire ou d'une inflammation. Madame la vicomtesse de la S... est atteinte d'une presbytie telle qu'elle ne peut pas distinguer la forme de ses vêtements, et ne voit le dessin de ses robes qu'au moyen des lunettes convexes n° 9; sa vue est parfaite sur les objets éloignés. Atteinte d'une conjonctivite granuleuse aiguë, elle peut lire, sans le secours de verres, les caractères ordinaires d'un journal, mais perd la faculté de distinguer de loin. Sa conjonctivite disparaît, et elle redevient presbyte aussitôt. Si l'on suppose, dans des cas semblables, que la myopie se prolonge quelque temps, et que le malade se présente chez un opticien, celui-ci lui donnera des lunettes concaves qui aideront momentanément sa vue, mais la congestion n'en fera pas moins des progrès. Si avant cette époque le malade a fait usage de lunettes de concentration, l'opticien très probablement lui en donnera de plus fortes ; les efforts qu'il fera pour s'en servir augmenteront certainement la congestion, et cet accident, qu'un simple traitement médical eût fait disparaître, amènera bientôt le trouble de la vision et tous les symptômes de l'amblyopie. Cette dernière affection est souvent le résultat du tort qu'ont les presbytes de s'abstenir de lunettes de concentration d'une force convenable lorsqu'ils travaillent sur des objets de petite dimension.

Il est, d'un autre côté, extrêmement commun de constater que sous l'influence de lunettes convexes trop fortes la presbytie a fait place à un raccourcissement notable de la vue, accompagné de même le plus souvent de signes amblyopiques. Tel presbyte, par exemple, qui, avant de se servir de verres trop puissants, distinguait à l'œil nu tous les détails d'un horizon très éloigné, ne pourra plus voir les objets situés à quelques mètres sans le secours de ses lunettes, qui bientôt finiront par lui devenir inutiles à cause de l'abaissement amblyopique de sa vue.

Diagnostic. — Il est ordinairement très facile ; il suffit, la plupart du temps, de présenter brusquement au presbyte un livre à la portée de vue ordinaire : il retirera instinctivement la tête en arrière. Un examen plus prolongé sera, dans tous les cas, nécessaire.

Nous avons dit plus haut que le champ d'accommodation pour les distances rapprochées, s'étend pour l'œil normal de 8 à 40 centimètres, mais qu'entre ces deux limites extrêmes, pour lesquelles l'œil fait effort, il y a un point moyen auquel la lecture (nous supposons toujours celle du n° 1, de Jaeger) est beaucoup plus facile; ce point, dans l'œil normal, est à peu près à 15 centimètres, mais, suivant que la presbytie est au début, ou que déjà elle est assez marquée, ce point préféré fuit peu à peu, passe par 20, 25 centimètres, 30, 40 même, et finit par s'éloigner à une si grande distance que la lecture devient de plus en plus pénible, et même tout à fait impossible. Mais cette impossibilité serait-elle de l'amblyopie? voilà ce que doit rechercher le médecin. Des verres convexes plus ou moins forts rétablissent la vue dans la presbytie et dans quelques cas légers d'amblyopie, même pour la lecture du n° 1. Mais le trait caractéristique de la presbytie, c'est qu'avec des verres lenticulaires de force moyenne, par exemple les n°s 24, 30, 36, 48, les objets situés à grandes distances seront mieux perçus, tandis que les mêmes verres aveugleront l'amblyope; et qu'avec les verres convexes n° 10, le texte n° 1 de Jaeger sera lu de 20 jusqu'à 40, 45, 50 centimètres, tandis que l'œil normal ne lira les mêmes caractères avec le même verre que de 10 à 20 centimètres. (Voy. l'échelle de Jaeger, page 651.)

On ne confondra pas non plus l'hyperpresbyopie avec la myopie sur le seul dire des malades, qui prétendent mieux voir de près que de loin, ce qui est en effet. On explique ce fait en admettant que les images dans l'hyperpresbyopie s'accroissent plus rapidement sur la rétine dans la vue de près que les cercles de diffusion, et que de cette manière elles sont perçues. C'est là encore une de ces anomalies pour lesquelles les explications trouvées jusqu'ici laissent à désirer. On diagnostique l'hyperpresbyopie à ce caractère, qu'armé de verres lenticulaires très forts, des n°s 6, 7, 8 environ, le malade voit les caractères ordinaires à une distance de 30 à 45 centimètres, tandis que, avec les mêmes verres, l'œil normal ou atteint d'amblyopie ne les verrait qu'à une distance très rapprochée.

Traitement. — Il est presque toujours palliatif, et consiste dans l'emploi de verres de concentration.

Lorsque la presbytie n'existe qu'à un faible degré, et permet de lire sans fatigue à une distance de 45 à 55 centimètres, on peut se dispenser de conseiller les lunettes, si le presbyte n'a pas à se livrer à des travaux assidus ; mais si au contraire sa profession exige une application prolongée de la vue sur de petits objets, l'usage des lunettes lui devient indispensable : autrement les efforts continuels qu'il fera pour voir son ouvrage entraîneront bientôt une fatigue extrême ; il sera obligé d'interrompre son travail, et même de le quitter entièrement, bien heureux si une amblyopie par hypérémie de la papille et de la rétine n'est pas la suite de cette fatigue (voy. *Congestion de la choroïde*, pag. 406 ; et *Hypérémie de la rétine*, pag. 452). Le médecin est souvent consulté dans des cas pareils : le malade se plaint de ne pouvoir travailler longtemps sans que sa vue se trouble, et sans qu'il ressente une sensation de pesanteur dans la tête et de douleur au-dessus de l'orbite, qui ne cède qu'après quelques instants de repos ; il éprouve des picotements, des élancements dans les yeux, et comme une sorte d'attraction du globe vers l'objet qu'il regarde ; quelquefois même il est saisi tout à coup d'une douleur très vive mais instantanée, qui le force d'interrompre son travail. En un mot, il présente tous les symptômes que nous avons décrits en parlant de la fatigue de l'accommodation. Au début de l'affection qu'annoncent ces symptômes, le malade, sentant sa vue se troubler, se frotte les yeux avec les mains, et peut ensuite recommencer à travailler sans éprouver de gêne pendant quelques instants ; mais bientôt les interruptions deviennent plus fréquentes et plus longues ; si les causes persistent, des nuages passent devant les yeux, et l'amblyopie se déclare. Très souvent cet état de la vue se remarque même chez des jeunes gens de quinze à vingt-cinq ans. Si vous leur demandez quel genre de travail ils font, vous trouverez presque toujours qu'ils se livrent à une profession qui applique beaucoup la vue, comme celle de peintre, de graveur, d'horloger, de tailleur, etc. Souvent ils travaillent dans un lieu mal éclairé, quelquefois même ils ont aggravé ces mauvaises conditions de lumière par l'usage de conserves à verres colorés. Le malade vous dira toujours qu'il avait la vue longue, mais fréquemment il ne se sera pas aperçu qu'il ne voyait pas bien de près. Quand, par un traitement approprié et le repos nécessaire, on aura fait tomber les symptômes congestifs, s'il y en a au moment où le malade vient consulter, on devra songer à donner des lunettes convenables. Pour cela, on fera les essais nécessaires (voy. *Lunettes*), et l'on aura soin de choisir un numéro qui ne soit ni trop fort ni trop faible; trop faible, il ne soulagerait point suffisamment la vue; trop fort, il la fatiguerait par une concentration trop grande des rayons lumineux, et augmenterait d'abord la presbytie, qui bientôt ferait place elle-même à une faiblesse et à un raccourcissement marqués de la vision. Si le malade est jeune, et qu'il n'ait point encore porté de lunettes, les numéros 80 ou 72 suffiront ordinairement; rarement on sera obligé de monter plus haut que 60. Si la presbytie était plus ancienne, on se guiderait sur son intensité, en gardant toujours un juste milieu entre les numéros trop forts et les numéros trop faibles.

La presbytie chez les jeunes gens peut être guérie quelquefois de la manière suivante : on leur fait porter pour lire des lunettes faibles, en leur recommandant de rapprocher peu à peu le livre des yeux, sans toutefois jamais arriver à la fatigue. Quand ils sont parvenus ainsi à raccourcir leur mésoroptre, on leur donne de nouveaux verres plus faibles afin qu'ils recommencent le même exercice, et peu à peu on les amène à se passer tout à fait de lunettes.

La presbytie augmente, en général, avec l'âge, avons-nous dit plus haut; il sera donc nécessaire, d'ordinaire, que le presbyte change de temps en temps ses verres pour qu'ils demeurent adaptés à sa vue. L'usage des numéros trop forts augmentant rapidement l'impossibilité de voir à l'œil nu les objets rapprochés et de dimensions moyennes, on ne devra point faire ces changements à la légère. Souvent les opticiens sont portés à donner un numéro plus fort chaque fois qu'on a recours à eux, par suite d'un accident, où du dépolissage qui arrive toujours assez rapidement pour les verres convexes, quand on n'en a pas soin; en ceci ils agissent au préjudice du malade. Le changement de numéro ne sera permis que quand il y aura une sensation de gêne dans l'acte de la vision; mais alors le médecin devra présider lui-même au choix des verres, parce que seul il est habile à reconnaître si une cause morbide ne serait point venue aggraver l'imperfection de la vue, et si donc un traitement médical ne serait pas plus urgent qu'une modification dans la force des lunettes.

Voici les recherches qu'il y a à faire pour graduer les lunettes et donner un numéro convenable. Dès qu'on a présenté au malade le caractère n° 1 à courte distance, qu'il s'est récrié en disant que c'est trop fin, tout en reculant la tête, que l'on a mesuré la distance à laquelle il peut arriver à le lire, noté la difficulté ou l'impossibilité de le faire, on lui demande s'il voit très bien les objets éloignés, et on lui fait jeter les yeux dans l'espace à de grandes distances. Là, on essaye un verre convexe faible, et, s'il y a réellement presbytie, la vue n'éprouve point de changement, ou est notablement améliorée. On change ce verre pour essayer le n° 10, point de repère ordinaire, et voir de quelle manière se comportera l'œil presbyte pour lire le n° 1 de Jaeger. Dans la presbytie commençante, la lecture sera possible de 12 à 15 centimètres jusqu'à 30 ou 35, et dans la presbytie marquée, de 20 à 25 jusqu'à 40 ou 50. On partira de là pour essayer des verres : on les prendra dans le premier cas entre 80 et 36, et dans le second entre 36 et 10, qui est le numéro d'essai, ou même un verre plus fort. On aura toujours un moyen de trouver en réalité le verre le plus favorable. Si, avec ce second verre d'essai, le malade lit le n° 1 en le plaçant de lui-même à une distance un peu plus rapprochée que le mésoroptre ordinaire, on conseillera un verre un peu plus faible qui devra suffire pour lire sans fatigue les caractères ordinaires.

Avant de terminer ce qui a rapport à la presbyopie, nous ferons une remarque importante : c'est que les presbytes ne doivent point se servir de lunettes pour voir de loin. Cette habitude leur est inutile, et pourrait leur devenir préjudiciable, parce qu'elle amènerait infailliblement l'augmentation de la presbytie (et plus tard le raccourcissement amblyopique de la vue qui en est la conséquence), et nécessiterait de très bonne heure l'usage de deux paires de lunettes, l'une plus forte pour voir de près, l'autre plus faible pour voir de loin. Cette nécessité attend toutes les personnes qui se servent des derniers numéros de la troisième série et, à plus forte raison, de ceux de la quatrième (voyez *Lunettes*). C'est le cas des opérés de cataracte : ils portent ordinairement pour lire les numéro 2, 2 1/2, 3, et le n° 5 pour se conduire. On en rencontre toutefois quelques-uns qui échappent tout à fait à l'obligation de porter des lunettes, et j'ai opéré plusieurs personnes qui y voient parfaitement à l'œil nu. (Voyez *Reproduction du cristallin*, page 386.)

Nous donnerons comme modèle parfait des lunettes destinées aux presbytes qui se servent de verres des deux premières séries, celles de ce savant italien dont nous parlerons à l'article *Lunettes*. Ces branches fines, qui s'adaptent parfaitement aux contours de la pommette, ne peuvent pas se courber comme les branches des lunettes ordinaires ; ces verres petits, mais placés exactement dans la direction des axes des yeux pour lire ou travailler à une distance convenable, ne gênent en aucune manière la vue des objets éloignés, et évitent l'ennui d'ôter ses lunettes toutes les fois qu'on interrompt son travail ; ce qui avec les verres ordinaires est une précaution indispensable, pour ne pas aggraver rapidement la presbyopie. Les lunettes à la Franklin, dont nous avons donné la description lorsque nous nous sommes occupé de la myopie, remplaceront avec avantage les deux paires de lunettes nécessaires dans la presbyopie très forte ; on devra seulement avoir soin de faire mettre dans la partie supérieure de la monture le verre le plus faible, destiné à voir de loin, et le verre le plus fort dans sa partie inférieure.

ARTICLE V.

DIPLOPIE (VUE DOUBLE).

On entend par *diplopie* un état particulier de la vision dans lequel il y a perception de deux objets au lieu d'un, soit avec les deux yeux (*diplopie binoculaire*), ce qui est assez fréquent, soit avec un seul œil (*diplopie uni-oculaire*).

Étiologie. — Les causes de la diplopie sont assez nombreuses : les affections des muscles, telles que le spasme et surtout la paralysie, en sont une très fréquente. Les tumeurs de la sclérotique, lorsqu'elles présentent un volume considérable (comme, par exemple, le staphylôme postérieur), ainsi que celles de l'orbite, détruisent la convergence axuelle en déplaçant le globe, et produisent alors la double image. Il en est de même des brides qui surviennent entre les paupières et le globe, après les brûlures, les plaies, les diverses causes de raccourcissement de la conjonctive (*symblépharon*). Les facettes nombreuses de la cornée, alors qu'elles sont demeurées transparentes, comme cela se voit si fréquemment dans les ulcères chroniques ; les staphylômes de cette membrane ; la présence accidentelle ou congénitale de plusieurs pupilles ; les stries opaques du cristallin, la luxation partielle de ce corps, qu'elle survienne à la suite d'une blessure ou qu'elle accompagne le synchisis ; enfin le déplacement d'un des milieux réfringents, ont été notés par une foule d'auteurs comme autant de causes de diplopie. Exceptionnellement, c'est la rétine seule qui perçoit les deux images; mais alors la diplopie est toujours uni-oculaire, de même que dans beaucoup de cas où la cornée présente des facettes.

Lorsque la diplopie s'accompagne d'une paralysie de la troisième, de la quatrième ou de la sixième paires, c'est le plus souvent dans le cerveau qu'il conviendra de rechercher la cause principale, et cette cause se rattachera elle-même d'ordinaire soit à de certaines conditions générales, comme la pléthore, la grossesse, une disposition habituelle aux congestions cérébrales, soit à quelques maladies particulières, comme le développement trop grand du ventricule gauche du cœur, la suppression des règles, des hémorrhoïdes, etc., soit enfin à certaines habitudes, telles que le sommeil ou le travail de cabinet après les repas, l'abus des excitants de toute espèce, etc.

Symptômes anatomiques. — Dans la diplopie *binoculaire*, l'un des yeux est dévié; lorsqu'il y a paralysie musculaire, souvent c'est en dehors ou en dedans, quelquefois en dedans et en haut (voy. *Paralysie de la troisième, de la sixième et de la quatrième paires de nerfs cérébraux*). L'œil peut encore être dévié dans plusieurs autres sens, par la présence d'une tumeur située sur la sclérotique ou dans l'orbite.

Dans la paralysie complète et récente de la troisième paire, l'œil, tourné fortement en dehors et en bas, est immobile; la pupille présente, par exemple, une dilatation ordinairement très grande; la paupière supérieure est abaissée, et ce n'est que lorsqu'on la relève avec les doigts que la vision s'exerçant, il y a diplopie. La double image est alors perçue toutes les fois que le patient regarde avec l'œil sain dans un sens qui n'est pas exactement celui dans lequel l'œil malade est entraîné.

Dans la paralysie partielle de la troisième paire, la diplopie varie quant à sa direction, selon que c'est la branche interne, supérieure ou inférieure, qui a perdu plus ou moins de ses mouvements : ainsi, si la branche inférieure est seule paralysée, le malade verra une image simple dans toutes les directions, sauf dans celle du bas, et, au contraire, percevra la double image lorsqu'il tournera les yeux dans ce sens. Peu à peu, et à mesure qu'on s'éloignera davantage du moment de l'apparition de la paralysie, qu'elle soit complète ou incomplète, l'image produite par l'œil dévié s'affaiblira, en sorte qu'elle finira par ne plus gêner en rien la vision, et même par disparaître. On conçoit qu'il devra en être de même dans tous les cas où l'œil sera entraîné d'une manière permanente dans une direction vicieuse, par un obstacle mécanique quelconque, comme une tumeur de l'orbite ou de la sclérotique, ou bien encore des adhérences vicieuses entre les paupières et le globe.

Direction des images. — Dans toute diplopie binoculaire, il y a une image vraie fournie par l'œil sain, et une image fausse donnée par l'œil malade. Les images fausses se portent dans une direction donnée, suivant la paire de nerfs paralysée : tantôt, en effet, cette image est placée du même côté que l'œil paralysé; tantôt, au contraire, elle est située du côté opposé, c'est-à-dire qu'elle croise l'image vraie. Dans d'autres cas, les deux images sont superposées : les premières, que l'on désigne sous le nom d'*images homonymes* ou *synonymes*, parce qu'elles sont à droite, si elles sont fournies par l'œil droit, et réciproquement, s'observent dans tous les cas de paralysie de la sixième paire, où le strabisme est convergent. Les secondes, qui s'observent dans les paralysies de la troisième paire, où le strabisme est divergent, sont dites *images croisées*, parce que la fausse image est située du côté opposé à l'œil dans lequel il y a une paralysie. Les troisièmes, ou *images superposées*, sont le plus souvent le résultat d'une paralysie des obliques.

Dans toute diplopie symptomatique d'une paralysie musculaire, l'image double s'écarte de l'image vraie à une distance d'autant plus grande que l'on porte l'objet davantage dans la direction des mouvements du muscle paralysé. Au contraire, on peut, le plus souvent, confondre les images, surtout quand la maladie n'est pas encore trop ancienne, lorsqu'on dirige les deux yeux dans le sens opposé aux mouvements imprimés au globe par le muscle paralysé.

Dans les cas de paralysie bien accentuée, la direction de l'image est facile à trouver et à rapporter à l'anesthésie de tel ou tel muscle; mais il y a des cas de diplopie si faible qu'il faut une attention très sérieuse pour savoir à quoi rapporter très exactement la cause du mal. Je dois même ajouter que, dans tel cas d'images superposées, il est à peu près impossible de savoir exactement reconnaître le muscle atteint.

Dans ces cas difficiles, l'examen de l'œil, sous le rapport de sa direction, comparée à celle de l'autre œil, présente des différences très faibles, et conséquemment peu saisissables; aussi faut-il interroger avec le plus grand soin le malade pour arriver à reconnaître avec exactitude la direction de l'image fausse. Alors on trouve une véritable difficulté, parce que le patient confond aisément l'impression double, de sorte qu'il ne peut définir nettement ses sensations. C'est pour sortir d'embarras que, suivant le conseil de Bœhm, l'on couvre l'œil sain d'un verre transparent coloré en rouge ou en violet, et qu'on lui présente une bougie allumée. Dès ce moment il peut, sans erreur, indiquer la marche de la flamme colorée, et permettre ainsi au médecin de faire un diagnostic précis.

La double image est toujours assez pâle dans les cas de facettes de la cornée; il est rare alors qu'elle ne soit point permanente.

Dans la diplopie *uni-oculaire*, les deux yeux peuvent être convenablement dirigés; cependant, en général, l'œil diplope est dévié. Le malade, en tenant l'œil sain caché, voit deux images placées différemment, selon que l'obstacle qui existe en avant de la rétine occupe tel ou tel point d'un des milieux transparents. La diplopie uni-oculaire existe aussi parfois sans qu'on puisse en reconnaître la cause matérielle, ce que ne paraît pas croire M. Szokalski (*Thèse*, Paris, 1839). On doit supposer alors que deux points isolés de la rétine sont habiles à percevoir d'une manière à peu près égale : tel est, par exemple, le cas suivant. Un malade qui s'est présenté à ma clinique avait toujours fort mal vu de l'œil droit, qui était dévié en dehors, et toujours très bien du gauche, lorsqu'une ophthalmie interne violente vint détruire la vision dans ce dernier. Forcé alors de se servir de l'œil droit, cet homme s'aperçut bientôt qu'il voyait les objets doubles, et je reconnus à l'examen qu'il les percevait aussi nettement, soit que son œil fût dirigé en dehors, soit qu'il le fût parallèlement à l'objet même, c'est-à-dire que la vision se faisait également par le côté externe de la rétine, ou par la portion de la membrane correspondante à l'axe antéro-postérieur du bulbe. Le foyer externe s'était formé très évidemment pendant le strabisme de l'œil faible, et le foyer de l'axe antéro-postérieur, après la perte de l'œil sain.

Symptômes physiologiques. — Dans la diplopie qui suit la paralysie musculaire, les malades se plaignent ordinairement de maux de tête occupant plus particulièrement la région frontale, et qui ont été longtemps précédés par des tintements d'oreille, une certaine propension au sommeil, et quelquefois la vision d'éclairs, d'étincelles ou de mouches colorées, etc. Ces symptômes persistent assez souvent quelque temps encore après l'apparition du mal. L'image fausse change parfois de place, bien que l'œil semble demeurer immobile : cela s'observe surtout dans les perforations multiples de l'iris et les facettes de la cornée ; elle est fixe dans la déviation du globe amenée par la paralysie des muscles ou par la présence d'une tumeur, etc. Les *diplopes* ne peuvent se conduire avec sûreté qu'en couvrant l'œil dévié, parce que, tant qu'il n'est point devenu amaurotique, le trouble qu'il apporte dans la vision les empêche de calculer exactement les distances. Un malade me racontait que, sortant un jour de chez lui pour se rendre à ma clinique, il était tombé dans sa cave en posant le pied à côté de la trappe qui en était ouverte, et cela malgré l'attention qu'il mettait à éviter cet accident. Un autre, médecin distingué, qui avait combattu avec soin pendant près de deux ans la diplopie dont il était atteint, par suite d'une paralysie de la sixième paire, outre qu'il ne pouvait se conduire qu'en fermant un œil, éprouvait une douleur intolérable dans les muscles cervicaux postérieurs. L'opération du strabisme a corrigé notablement sa diplopie, mais ne l'a pas complétement guérie.

Marche. — Terminaisons. — Pronostic. — La diplopie apparaît d'ordinaire brusquement, quand elle survient par le fait d'une paralysie. Elle disparaît le plus souvent après quelques semaines, ou tout au plus après un à deux mois, même lorsque la déviation du globe persiste. L'amblyopie par inertie, l'amaurose, en sont alors des suites assez fréquentes. La guérison complète est loin d'être rare, mais malheureusement la récidive est très commune. Le pronostic doit donc être réservé ; il est d'ailleurs en rapport avec la nature de la cause qui a produit la diplopie. M. Duchenne (de Boulogne), connu par ses recherches célèbres sur l'application de l'électricité, m'a dit que, dans une quinzaine de cas de diplopie symptomatique de la paralysie de la sixième paire, guérie ou persistante, il a observé des symptômes de ramollissement du cerveau ; c'est dans la paralysie de la troisième paire, au contraire, que j'ai vu le plus souvent cette fâcheuse terminaison.

Traitement. — Lorsque le médecin se sera assuré par tous les moyens indiqués précédemment du siége de la paralysie (voyez

Paralysie de la troisième, de la sixième et de la quatrième paires de nerfs cérébraux), il devra s'enquérir avec soin de toutes les causes qui l'ont produite, afin de voir s'il n'est pas nécessaire, par des moyens généraux appropriés, de combattre ces causes, au cas où elles agiraient encore (voyez le même article pour le traitement).

Pendant ce traitement, et dans le cas où la paralysie persisterait seule à un degré quelconque, il est très important de recommander au malade d'exercer avec persévérance l'œil paralysé, afin de lui conserver la faculté de voir. Supposons, en effet, qu'un individu soit atteint d'une paralysie du muscle droit externe de l'œil droit, cet œil est dévié en dedans, et la vue est double. Dans le commencement, la fausse image produite par l'œil dévié est très vive, et trouble beaucoup la vue, le malade est obligé de le fermer ; mais peu à peu il perd l'habitude de regarder avec cet œil, la fausse image n'a plus la même intensité, et tout en laissant l'œil droit ouvert, il ne regarde plus que de l'œil gauche. Si, au contraire, le malade a soin d'exercer son œil droit, cet œil conserve la faculté de voir, la diplopie persiste à un haut degré, il est vrai, mais le malade est dans les meilleures conditions pour arriver à une parfaite guérison. Si en effet, par un traitement convenable, on vient à bout de guérir le strabisme (voyez ce traitement), les deux yeux étant également forts agiront de suite de concert. Malheureusement il en est rarement ainsi, et peu de malades regardent la conservation de la diplopie comme condition favorable pour la guérison, et le plus souvent lorsque le médecin est consulté, soit par le fait de la paralysie elle-même, soit par suite de la mauvaise habitude que le malade a contractée de ne regarder que d'un œil, les deux yeux ont des forces bien différentes.

Il est donc nécessaire avant de procéder à aucune opération de faire exercer beaucoup l'œil faible, afin qu'il reprenne peu à peu la force qu'il avait perdue. Cet exercice de l'œil faible devra se faire en cachant le bon œil avec un bandeau plusieurs fois par jour, pendant quelques instants, pour obliger l'œil dévié à agir seul. Lorsque par cet exercice isolé de l'œil faible on sera arrivé à lui rendre une certaine force et à reproduire la diplopie, on devra essayer de faire agir les deux yeux de concert en se servant de verres prismatiques.

Dans toute diplopie peu prononcée il sera toujours facile, en faisant regarder le malade du côté opposé à la paralysie, de fondre les deux images en une seule, soit dans l'exemple que nous avons pris plus haut, où l'œil droit est dévié en dedans, en faisant regarder à gauche; mais cet exercice est très fatigant, et ne peut se soutenir pendant longtemps. Il est même à propos que le malade ait soin de ne pas faire des efforts trop violents, sous peine d'augmenter son mal, au lieu de le guérir. Si, en effet, on réfléchit aux lois d'association des muscles dans le regard en dehors, on voit que l'on peut considérer ceux qui agissent ensemble, à savoir le droit interne d'un côté, avec le droit externe de l'autre, comme ne faisant qu'un seul et même muscle divisé en deux à son extrémité. Par la même hypothèse on peut supposer qu'un seul nerf préside au mouvement dans les deux branches musculaires, que si l'une d'elles est paralysée en partie, toute la somme du mouvement imprimée par la volonté se distribuera sur la branche demeurée saine. En conséquence, ce n'est qu'avec une sage mesure que l'on devra conseiller l'exercice de l'œil malade dans la direction du muscle paralysé, quand le mouvement commence à s'y rétablir, les deux yeux restant ouverts; autrement on augmenterait encore la différence d'activité entre les deux muscles associés. On obtiendra le contraire, et c'est là le but cherché, si l'on exerce l'œil malade en fermant l'œil sain. La fatigue qui accompagne les exercices, les deux yeux étant ouverts, a donc un inconvénient, indépendamment de celui d'empêcher le malade d'y recourir aussi souvent qu'il serait nécessaire pour faire recouvrer aux deux yeux l'habitude d'agir ensemble.

C'est pour obvier à cet inconvénient que l'on a imaginé d'employer les *verres prismatiques*. En effet, si l'on place devant un œil dévié en dedans un verre prismatique convenable, et dont la base soit tournée en dehors, l'image fausse est ramenée vers l'image vraie et se fond avec elle. Dans cette condition le malade ne voyant qu'une seule image peut très bien exercer les deux yeux à la fois. On pourra encore placer de temps en temps le prisme en sens inverse sur l'œil sain, ce qui donnera du repos à l'œil malade, tout en évitant la diplopie.

Mais l'usage des prismes n'a pas pour seul effet et pour seul but de redresser mécaniquement l'image, il a en outre une grande influence sur le rétablissement progressif de l'innervation, du moins pour les muscles droits interne et externe. On sait, en effet, que si l'on place un prisme devant l'un des yeux sur une personne saine, elle verra double au même instant, mais que si le prisme n'est pas trop fort et que la base soit tournée en dehors ou en dedans, la seconde image disparaîtra après un instant par un effort des muscles droits interne ou externe. On sait encore que, de ces deux muscles, l'interne est doué d'une puissance de rectification plus grande, car il peut vaincre la déviation d'un prisme de 14, 15 et même 16 degrés dont la base serait tournée en dehors, tandis que l'externe peut à peine fondre l'image sous un prisme d'une puissance de 7 à 8 degrés dont la base serait dirigée en sens inverse. C'est cette puissance de contraction des deux principaux muscles que l'on utilise pour rectifier la diplopie d'origine paralytique ou pour corriger celle si nécessaire qui naît sous l'influence de certaines opérations de strabisme.

L'aspect constant du muscle entraîne peu à peu le globe dans le sens voulu, de sorte que la force du prisme peut être progressivement diminuée. Ajoutons que dans l'état normal les muscles droits supérieur, inférieur, et surtout les obliques, sont à peu près rebelles à l'action du prisme, de sorte que si l'on en place un, même très faible, la base en haut, en bas, obliquement en bas et en dedans, l'œil ne peut, par aucun effort, faire disparaître la double image produite.

Malgré ces moyens, l'opération du strabisme est le plus souvent nécessaire ; pourtant il s'en faut beaucoup qu'on réussisse aussi souvent à guérir la diplopie lorsqu'elle est très forte, qu'à rétablir l'harmonie entre les deux yeux. En effet, souvent après l'opération la mieux faite, il reste encore un certain degré de diplopie permanente qui, sans l'usage des prismes, peut gêner beaucoup le malade. Elle peut être temporaire. Si elle est permanente les verres prismatiques seuls peuvent la soulager. Si elle revient avec des intermittences, elle est due ordinairement à un certain état de congestion du cerveau, produite soit par le sommeil, soit par l'usage des alcooliques, soit par une digestion pénible, par des chagrins, etc.

Nous ne rappellerons que pour mémoire la diplopie causée par la myopie, on sait que les myopes sont diplopes à une certaine distance, et que leur diplopie est uni-oculaire.

On corrige ordinairement la diplopie uni-oculaire avec des verres convexes ou concaves, quelquefois avec des lunettes sténopéïques, ou tout simplement avec des lunettes à mydriasis. Mais c'est là le plus ordinairement une recherche pour laquelle aucune règle ne peut être préalablement posée.

ÉCHELLE DE JAEGER POUR MESURER L'ACCOMMODATION DE L'OEIL.

Nº 1.

Rien ne ressemble plus à la vive persuasion que le mauvais entêtement : de là les partis, les cabales, les hérésies. L'on ne pense pas toujours constamment du même sujet : l'entêtement et le dégoût se suivent de près. Les grandes choses étonnent, et les petites rebutent ; nous nous apprivoisons avec les unes et les autres par l'habitude. Deux choses toutes contraires nous préviennent également, l'habitude et la nouveauté. Il n'y a rien de plus bas, et qui convienne mieux au peuple, que de parler en des termes magnifiques de ceux même dont l'on pensait très-modestement avant leur élévation. La faveur des princes n'exclut pas le mérite, et ne le suppose pas aussi. Il est étonnan

Nº 2.

qu'avec tout l'orgueil dont nous sommes gonflés, et la haute opinion que nous avons de nous-mêmes et de la bonté de notre jugement, nous négligions de nous en servir pour prononcer sur le mérite des autres : la vogue, la faveur populaire, celle du prince,

Nº 3.

nous entraînent comme un torrent; nous louons ce qui est loué, bien plus que ce qui est louable. Je ne sais s'il n'y a rien au monde qui coûte d'avantage à approuver et à louer que ce qui est plus digne d'appro-

Nº 4.

bation et de louanges, et si la vertu, le mérite, la beauté, les bonnes actions, les bons ouvrages, ont un effet plus naturel et plus sûr que l'envie, la jalousie et l'antipathie. Ce n'est pas un saint

Nº 5.

dont un dévot sait dire du bien, mais d'un autre dévot ; si une belle femme

Nº 6.

approuve la beauté d'une autre femme, on peut conclure qu'elle a mieux

Nº 7.

que ce qu'elle approuve; si un poëte loue les vers d'un autre poëte,

Nº 8.

il y a à parier qu'ils sont mauvais et sans conséquence.

Nº 9.

Les hommes ne se goûtent qu'à peine les uns les autres,

N° 10.

n'ont qu'une faible pente à s'approuver réciproque-

N° 11.

ment; action, conduite, pensée, expression,

N° 12.

rien ne plaît, rien ne contente ; ils substi-

N° 13.

tuent à la place de ce qu'on leur

N° 14.

récite, de ce qu'on leur dit, ce

N° 15.

qu'ils auraient fait

N° 16.

eux-mêmes. Nous

N° 17.

conséquence.

N° 18.

Monument

N° 19.

union

N° 20.

une

ARTICLE VI.

STRABISME.

Définition. — Le strabisme est un défaut de la vue qui se caractérise par un manque d'harmonie ou de convergence régulière entre les deux axes visuels. Il présente de nombreuses différences dont nous nous occuperons dans l'étude de ses diverses variétés; il est en effet continu ou intermittent, interne ou externe, etc.; il est compliqué ou non de certaines affections de l'œil, comme les taches de la cornée, la cataracte, l'amaurose, les brides de la conjonctive, etc., et présente une intensité variable dans tous ces cas.

Un caractère distingue le strabisme *simple :* c'est que dès que l'œil sain est caché, l'œil dévié se dirige sans aucun effort vers l'objet qu'on présente au malade. Ce caractère est fort important, puisqu'il sert à reconnaître que la déviation du globe n'est due ni à une tumeur du globe, comme un staphylôme postérieur de la sclérotique, par exemple, ni à une tumeur de l'orbite, ni à une paralysie actuelle de la troisième, de la quatrième ou de la sixième paires de nerfs, ni à des adhérences entre le globe et les paupières, etc.

Ce caractère, dans les strabismes peu marqués au point de vue de la déviation, est quelquefois assez difficile à trouver, et, sans quelque précaution, on peut faire une erreur quant à la désignation de l'œil malade. Pour l'éviter, il suffit de faire regarder un objet très rapproché puis un objet très éloigné et, pendant que le patient regarde attentivement, de passer devant l'un des yeux un corps opaque, soit la main, soit une feuille de papier. Si l'œil découvert regarde, il n'exécute aucun mouvement et ne cesse pas un instant de se tenir en communication avec l'objet, tandis que l'autre œil, dans l'expérience semblable, ne sera pas dans la direction et cherchera le point que fixait l'œil sain au moment où l'action de celui-ci a été anéantie par l'interposition du corps opaque. Ce moyen sert encore à reconnaître le point où la vue isolée commence dans quelques strabismes qui ne se manifestent qu'à partir d'une distance donnée. Un point noir sur une feuille de papier blanc, le point de terminaison d'un phrase imprimée, par exemple, sert parfaitement pour la distance rapprochée; le premier objet venu, de quelques centimètres de large, placé depuis un jusqu'à cent mètres et davantage, suffit pour fixer le diagnostic à distance moyenne et à distance éloignée.

Variétés. — 1° Sous le rapport de la direction, on admet quatre espèces principales de strabisme : l'*interne* ou *convergent*, l'*externe* ou *divergent*, l'*inférieur* ou *descendant*, le *supérieur* ou *ascendant*. Ces variétés sont classées selon leur ordre de fréquence. Ainsi le strabisme en dedans est plus commun que le strabisme en dehors, qui lui-même l'est plus que celui en descendant, etc. Indépendamment de ces quatre variétés principales, quelques auteurs en admettent encore d'autres. Ainsi M. Baudens décrit les trois suivantes : le *faux trait* ou *strabisme parallèle*, le *terrible*, dans lequel un œil est dirigé en haut et l'autre en bas, et le *divergent fixe double* (Baudens, *Leçons sur le strabisme*). Une autre variété mérite d'être notée, celle dans laquelle le strabisme passe d'un œil à l'autre : c'est le *strabisme double alternatif*, qui le plus souvent est convergent, et dans lequel la vision est aussi bonne d'un œil que de l'autre.

2° Sous le rapport de la cause la division est beaucoup plus importante et en même temps plus rationnelle : ici l'on trouve des strabismes par défaut d'innervation, par anomalie dans l'acte visuel, par structure vicieuse des muscles, par causes extérieures comme les maladies de la conjonctive suivies de raccourcissement, les tumeurs oculaires ou orbitaires, etc., et enfin par paralysie.

3° L'intensité de la déviation aussi bien que sa direction à donné lieu à des divisions, et l'on admet trois degrés principaux dans le strabisme. Le *premier degré*, nommé par Buffon *faux trait de la vue*, est assez commun. Les axes des yeux sont bien dirigés lorsqu'on regarde de loin, tandis qu'ils deviennent parallèles lorsqu'on veut voir des objets rapprochés. On attribue généralement ce défaut à une faiblesse des muscles adducteurs ; mais je suis convaincu que c'est une erreur, et que la fausse direction tient à une disposition particulière du globe, qui rend difficile l'accommodement de la vue à certaines distances. On peut en effet s'assurer dans ce cas que l'un des deux yeux, étudié isolément, ne reconnaît pas les objets petits et rapprochés, tandis qu'il se dirige parfaitement dans tous les sens, et fonctionne de concert avec son congénère pour les objets très distants. S'il se trouvait qu'un des adducteurs fût en effet plus faible, le malade tournerait avec peine l'œil du côté du nez lorsqu'on tiendrait l'autre caché, et l'on aurait affaire à une paralysie de la troisième paire, ou à une modification organique du muscle. Il n'y a rien de semblable dans le faux trait de la vue. Le *deuxième degré* est le plus fréquent : l'œil est franchement dévié, la cornée est cachée à moitié sous les paupières, mais la pupille est à découvert; tandis que, dans le *troisième degré*, la cornée peut avoir disparu complétement, de sorte qu'on n'aperçoit plus que le blanc de l'œil. Il est probable que la personne borgne dont parle Wardrop, qui a bien décrit ce dernier degré de strabisme, était atteinte d'une paralysie de la sixième paire ; ainsi se trouverait expliquée cette circonstance que l'œil se trouvait tellement tourné en dedans, que le malade était forcé de porter le bout du doigt vers la caroncule pour le ramener en dehors.

Ces divers degrés de strabisme peuvent être assez facilement mesurés; mais ce soin n'est que d'une utilité pratique fort contestable. On place un objet de petit volume en face de la ligne médiane et à une distance médiocrement rapprochée, par exemple, à 30 centimètres. L'œil sain fixant l'objet, se trouve exactement au milieu de l'espace compris entre l'angle interne et l'angle externe des paupières. Cet espace divisé par une ligne verticale, que l'on peut au besoin marquer avec un trait d'encre, partage en deux moitiés latérales la pupille et la cornée ; une ligne semblable est également dessinée sur la paupière de l'œil strabique, et l'espace compris entre elle et une autre ligne qui partagerait en deux la cornée de l'œil louche, mesure la somme de déviation de cet organe. On a ainsi des strabismes internes ou externes de deux, trois, quatre, cinq millimètres. Cette mesure varie quelquefois quand l'objet est placé à grande distance, ou à une distance très rapprochée. C'est un moyen que M. de Græfe recommande. (Voy. *Archiv.*)

ÉTIOLOGIE. — Les causes du strabisme sont de *deux ordres :* elles tiennent soit à des altérations de la vision survenues de diverses manières, ou déterminées par diverses affections ; soit à la présence d'un obstacle mécanique, comme celui que produit une tumeur de l'œil ou de l'orbite, ou bien encore la paralysie ou la rétraction d'un des muscles.

Dans le *premier ordre de causes*, il conviendra donc de classer toutes celles qui peuvent temporairement ou d'une manière permanente amener dans la vision une modification fâcheuse, et par suite un abaissement. Je ne ferai que les indiquer. En première ligne, je noterai l'habitude prise de bonne heure de ne se servir que d'un œil. Si une personne très jeune est placée de telle sorte que l'un de ses yeux seulement puisse se diriger vers la lumière, le strabisme ne tarde pas à survenir. Tel est le cas d'une jeune fille atteinte de coxalgie dont parle Wardrop : elle guérit par le simple changement de position du lit. Une multitude d'individus se trouvant dans ce cas seront de même guéris par le simple exercice de l'œil dévié. J'en puis citer encore un exemple : Mademoiselle Emma B..., 5, rue de la Chaussée-d'Antin, âgée de seize ans, ne voyait que de l'œil droit ; le gauche était dévié assez fortement en dehors (deuxième degré) pour qu'elle ne pût de cet œil ni voir de grands objets ni se conduire. Une kératite frappa l'œil sain, en sorte que cette jeune fille se trouva tout à coup dans l'état le plus déplorable : elle ne pouvait plus marcher sans être guidée. L'affection de la cornée dura une année entière ; l'œil dévié commença, par suite de l'exercice auquel il était forcé, à voir un peu à très petite distance ; puis la vision augmenta dans cet œil, au point que six mois après la jeune fille se conduisait seule dans Paris, et que, quelques mois plus tard, elle pouvait coudre et lire à la distance de six pouces. Tous les jours le strabisme diminuait, et il avait complétement disparu au moment où la cornée de l'autre œil fut guérie.

Il faut encore ranger dans les causes du strabisme certaines professions qui ont pour effet d'exercer l'un des yeux plus que l'autre. Les horlogers et tous les autres artisans qui ne se servent habituellement que d'un œil sont fréquemment dans ce cas. Cunier a fait la même remarque que nous à cet égard. Les convulsions qui frappent les enfants pendant la dentition, pendant une fièvre éruptive, celles qui surviennent par la présence de vers dans les intestins, par la frayeur, la colère, l'imitation, une mauvaise position par rapport à la lumière, ainsi que nous l'avons dit plus haut, etc., en déviant temporairement un œil qu'un exercice convenable ramènerait à sa direction naturelle, produisent le plus souvent le strabisme définitif. L'œil dévié, qui dans l'origine était bon, s'affaiblit peu à peu par inertie.

Parmi les causes de strabisme qui nous occupent, il convient aussi de ranger toutes maladies qui peuvent affaiblir la sensibilité de la rétine, qu'elles siégent dans l'encéphale ou dans l'œil. Prenons pour exemple l'amblyopie, par cause rétinienne facile à constater avec l'opthalmoscope et par l'étude des phosphènes : la vision de l'œil malade, devenue confuse, ne s'exerce plus sur des objets distants ; quelque chose de vague caractérise le regard, c'est une sorte de *faux trait*, qui, chez quelques personnes, n'a rien de désagréable ; mais bientôt la déviation du globe augmente avec l'abaissement de la vision, et le strabisme se dessine de plus en plus. Cette difformité est une sorte de bienfait pour les malades, car, lorsque l'œil ne se dévie pas, la plupart d'entre eux en éprouvent une gêne si grande, qu'ils le cachent sous des lunettes opaques, afin que la vue de l'œil sain n'en soit pas troublée. Beaucoup de cataractés d'un œil sont dans ce cas, de même que tous ceux chez lesquels quelque maladie de l'œil vient s'opposer à l'accomplissement de la vision. Les myopes à un haut degré sont aussi de ce nombre : s'ils sont forcés par état de regarder longtemps les mêmes objets, l'un des yeux se dévie, parce que la distance qui existe entre l'objet et les yeux est si petite, que la convergence forcée et continue des axes optiques est impossible. Chez un grand nombre de ces individus, l'interposition du nez entre l'œil et l'objet regardé empêche que les deux yeux ne fonctionnent en même temps, et devient à la longue une cause active de strabisme. Presque toujours l'œil qui est le moins exercé perd peu à peu de sa force, se dévie davantage, et bientôt devient amblyopique. Chez beaucoup de personnes qui ne sont myopes que d'un œil, la lecture se fait des deux yeux avec facilité ; mais dès qu'elles regardent un objet distant l'œil myope se dévie.

Les taches centrales de la cornée sont une cause fréquente de strabisme ; les profondes étant au-dessus des ressources de l'art, ne doivent point nous arrêter ; mais les superficielles méritent tout l'intérêt du praticien. Pendant la durée d'une ophthalmie, s'il survient une opacité de la cornée, on remarque assez souvent, surtout chez les très jeunes sujets, un certain degré de déviation dans le globe malade. La tache diminue peu à peu et finit par laisser parvenir sur la rétine une quantité suffisante de lumière ; mais comme la résorption des produits épanchés dans la cornée ne se peut faire qu'avec lenteur, l'œil perd l'habitude d'être exercé, en sorte qu'au moment où la vision devrait reprendre son intégrité première, il se trouve n'y plus pouvoir servir en aucune façon, à moins que le médecin, reconnaissant de bonne heure la cause de la déviation, n'ait prescrit l'exercice isolé de l'œil malade jusqu'à ce qu'il ait repris sa force ordinaire. C'est surtout dans ce cas qu'il ne faut pas oublier que, si l'œil se dévie le plus souvent par suite d'une faiblesse originaire ou accidentelle, il arrive aussi le contraire, c'est-à-dire que l'œil devient faible lorsqu'il a été trop longtemps dévié. Nous reviendrons plus loin sur cette cause de strabisme, lorsque nous nous occuperons du traitement.

Dans le second ordre de causes nous rangerons les obstacles qui agissent mécaniquement sur les mouvements du globe. Les tumeurs de l'orbite, celles de la sclérotique, le staphylôme postérieur en particulier, les adhérences entre le globe et les paupières (*symblépharon*), et les maladies des muscles, trouveront place ici. Parmi ces dernières, il convient de compter la contracture qui, ainsi que l'a fait remarquer M. Phillips, est beaucoup moins fréquente qu'on ne l'a avancé, et surtout il ne faut pas oublier la paralysie. Le strabisme qui dépend de cette dernière cause est, en effet, très commun ; nous n'en parlerons pas longuement ici, parce qu'il n'est que le symptôme d'une affection qui mérite une description particulière (voy. *Paralysie* de la troisième, de la quatrième et de la sixième paires de nerfs). Nous ferons remarquer seulement que toute paralysie des sixième, troisième et quatrième paires qui auront duré longtemps, déterminant l'habitude de ne regarder qu'avec l'œil sain, celui-ci, après la guérison de la paralysie, continue d'accomplir à lui seul l'acte visuel et que l'autre œil, bien que guéri, demeure dévié. Cette origine du strabisme *simple* est fréquente.

Symptômes. — Nous nous sommes occupé plus haut du strabisme à ses divers degrés, nous n'y reviendrons pas. Nous l'avons présenté, en général, comme un défaut d'harmonie ou de convergence régulière entre les axes des yeux ; cette définition exige quelques développements. Chez la plupart des sujets atteints de cette difformité, la vision ne s'exerce qu'avec l'œil sain ; l'œil dévié n'y concourt nullement : cependant j'ai vu des individus chez lesquels j'ai constaté le contraire ; la vue était meilleure lorsque les deux yeux se trouvaient ouverts, et ce qui m'a paru fort singulier, c'est que lorsqu'on couvrait l'œil sain, l'œil louche ne se redressait en aucune façon, et demeurait en rapport avec l'objet qui était assez bien perçu. Dans tous les cas ordinaires de strabisme, le phénomène opposé a lieu, c'est-à-dire que l'œil louche se redresse aussitôt que l'œil sain est caché. Il y a pourtant une autre exception à cette règle et elle est fournie par le strabisme alternatif. Dans cette variété, en effet, si l'on met un obstacle devant l'un des yeux, celui qu'on a laissé libre demeure dans la même direction lorsque l'obstacle est enlevé; la vision est également bonne dans les deux yeux isolément, et pourtant jamais ils ne fonctionnent ensemble. Sauf dans le strabisme alternatif, l'œil dévié est toujours faible à un degré plus ou moins élevé; parfois il est amaurotique, ou le devient avec le temps. Chez quelques personnes le strabisme n'existe que lorsqu'elles fixent des objets distants, et disparaît complétement pour les objets rapprochés. Chez les unes, c'est à 10 ou 12 centimètres qu'il commence; chez les autres, c'est à un mètre ou davantage.

Outre la déviation, l'œil louche ne présente ordinairement aucune altération, à part celles de la maladie à laquelle le strabisme succède, quand il n'est pas idiopathique, mais qu'il se trouve n'être que le symptôme d'une amblyopie, par exemple, ou d'une amaurose, d'une cataracte, etc., tous cas dans lesquels il est compliqué des caractères de chacune de ces maladies. Il résulte de là que la pupille de l'œil strabique peut être étroite ou large, très mobile ou complétement paralysée, et que c'est à tort que quelques auteurs ont admis exclusivement l'un ou l'autre de ces caractères.

Lorsque le strabisme dépend d'une paralysie de la sixième paire, l'œil est dévié en dedans, et ne peut être ramené en dehors; il est entraîné en sens inverse dans la paralysie de la troisième. Dans le premier cas, la pupille demeure normale; dans le second, elle est le plus souvent dilatée, et en même temps la paupière supérieure a perdu ses mouvements, en totalité ou en partie. Il y a en même temps diplopie.

Certains strabismes deviennent beaucoup plus sensibles sous l'influence de causes morales; ainsi la colère, le chagrin, l'ennui, une vive émotion, quelquefois l'attention, provoquent une déviation beaucoup plus grande du globe. L'ivrognerie, comme toute excitation du système nerveux, produit le même effet.

Il semble au premier aperçu que rien n'est plus simple que d'établir les caractères qui distinguent le strabisme; cependant c'est là un sujet qui demande beaucoup d'attention de la part des chirurgiens. Reconnaître que les deux yeux ne fonctionnent pas ensemble est chose facile, assurément; mais trouver la raison de la déviation, en connaître les caractères, en apprécier les complications, et arriver par cette étude à un pronostic fondé et à des propositions de traitement, tout cela présente certaines difficultés que l'étude attentive de la difformité qui nous occupe diminuera seule.

1° STRABISME CONVERGENT SIMPLE.

Nous ne pouvons pas, dans un travail de la nature de celui-ci, faire une monographie complète du strabisme ; aussi nous bornerons-nous, pour donner au lecteur plus de facilité à étudier la question, à supposer qu'un malade inconnu et atteint de cette difformité se présente à notre examen. Supposons d'abord un strabisme convergent de l'œil droit : à distance, le malade étant placé en face, on reconnaît que le globe oculaire est tourné plus ou moins vers le nez.

La première chose à faire est d'étudier les mouvements. Si dans ce but on invite le patient à tenir la tête immobile et à suivre un objet, l'index par exemple, dans toutes les directions, on constate aussitôt que l'œil gauche qui est sain, suit cet objet dans tous ses déplacements, et que les mouvements du globe sont complets en dedans, en dehors, en haut et en bas. L'œil droit, pendant les mouvements de son congénère, suivra aussi ces mêmes directions ; mais quand l'œil gauche sera porté en dehors jusqu'à toucher le petit angle, l'œil malade sera convergent à ce point qu'il cachera une partie de sa cornée dans le grand angle. Au contraire l'œil malade, tout à l'heure trop convergent, demeurera un peu plus ou un peu moins dans le centre de l'orbite quand l'œil sain regardera à l'extrême droite.

On peut déjà presque conclure de cette première et très incomplète recherche que les mouvements associés s'exécutent, mais incomplétement, et il reste à savoir s'il n'y aurait pas quelque obstacle mécanique ou autre qui empêcherait l'œil malade de se diriger tout à fait en dehors. Lever cette difficulté est facile : on place devant l'œil sain ouvert un corps opaque pour l'empêcher de voir et assez petit pour que l'on puisse étudier les mouvements associés, par exemple une carte de visite ou tout simplement les deux premiers doigts de la main ; puis l'on présente à l'œil malade un objet, et tout aussitôt on constate qu'il peut le suivre sans difficulté aussi bien en dehors que dans toutes les autres directions.

En même temps que l'œil malade se redresse et suit l'objet qu'il regarde, on reconnaît que l'œil sain voilé est strabique à son tour, et cela dans la même proportion exactement que l'est habituellement l'œil malade. On remarque seulement qu'il ne se cachera pas toujours autant que l'œil strabique dans le grand angle quand on dirige fortement le regard en dehors.

La recherche poussée à ce point, on sait définitivement que les mouvements sont libres, c'est-à-dire qu'il n'y a en ce moment ni obstacle mécanique ni paralysie musculaire actuelle. On sait aussi que l'œil dévié en dedans, étudié seul, se tournera dans cette direction avec une certaine exagération de mouvements, tandis qu'il n'ira pas aussi loin vers le petit angle que l'œil sain. On peut aussi, et dès à présent, mesurer la somme de déviation qui existe pour les diverses distances en faisant fixer des objets rapprochés et plus ou moins éloignés. Alors on tient note des divers changements de déviation en plus ou en moins suivant les distances, l'opération, si elle doit être pratiquée, ne devant avoir pour but que de remédier aux différences extrêmes.

Par ces recherches nous savons déjà :

1° Que les mouvements associés s'exécutent dans toutes les directions ; 2° que ces mouvements, étudiés dans l'œil malade, fonctionnant seul, sont parfaitement libres ; que pendant cette recherche, l'œil sain, voilé, se dévie dans une proportion égale à la somme de déviation comptée dans l'œil malade ; 3° et, enfin, que l'œil atteint de strabisme convergent, toujours observé seul, se cachera un peu plus que l'autre dans le grand angle, mais qu'il n'ira pas tout à fait aussi loin du côté externe.

Il faut examiner maintenant les conditions dans lesquelles se trouve l'œil strabique sous le rapport de la vision et de l'accommodation.

On explore la cornée pour savoir si elle a toujours été transparente ; on recherche si le cristallin n'offrirait pas quelque tache, s'il y aurait eu ou non des iritis, si enfin quelque trouble ne siégerait pas dans les milieux réfringents.

En admettant l'affirmative, on est déjà sur la voie de la cause principale, l'œil devant être nécessairement moins fort que celui qui est demeuré sain.

On s'enquerra, sous le rapport du commémoratif, si à une époque plus ou moins éloignée, dans l'enfance plus spécialement, le malade n'aurait pas été affecté de fréquentes ophthalmies dans cet œil, ophthalmies qui, bien qu'elles n'aient pas laissé de traces, ont longtemps condamné l'œil à une inertie sous l'influence de laquelle le patient a pris l'habitude de ne regarder que d'un œil. On s'informe encore si, dans son jeune âge, le malade aurait éprouvé des convulsions ou d'autres affections analogues. Admettons que toutes ces recherches demeurent négatives, restent l'ophthalmoscope et les phosphènes, pour s'édifier sur l'état du fond de l'œil.

Alors, ou l'on trouve l'état physiologique le plus parfait, ou l'on constate des altérations de la choroïde, de la rétine, ou de la papille qui expliquent l'affaiblissement de l'œil, en même temps qu'elles donnent l'explication de la cause qui a provoqué la déviation de l'organe. Maintes fois il arrive, en effet, que l'on trouve avec l'ophthalmoscope des altérations qui doivent naturellement diminuer la force visuelle, quelquefois même l'anéantir en très grande partie.

Quant aux phosphènes, ils existent tous, ou l'on constate qu'il en manque un ou plusieurs.

Cette investigation donne aussi la mesure des espérances à donner au malade, en même temps qu'elle fixe l'esprit du praticien sur la conduite à tenir au point de vue du traitement. Un point essentiel, lorsqu'on n'a trouvé aucune modification organique qui explique la cause de l'affaiblissement de l'œil, c'est d'essayer, au moyen de la lecture de caractères de forme et de grandeur différentes, la somme de difficultés qu'il doit surmonter pour reconnaître de petits objets.

Dans ce cas, et en admettant toujours qu'il n'y ait aucune altération physique, on est en mesure de reconnaître qu'il y a lieu d'exercer l'organe par des verres convexes ou concaves suivant qu'il est ou myope ou presbyte. J'ai vu deux frères, nés d'une mère myope et d'un père presbyte, qui tous deux sont atteints de strabisme. L'aîné a l'œil droit myope et le gauche presbyte. L'œil myope est affecté de strabisme convergent; le malade lit facilement avec l'œil gauche et voit aux distances les plus éloignées. A l'aide d'un verre concave, la vue est notablement améliorée à droite, et avec un peu d'exercice l'amélioration deviendra encore plus marquée certainement. — Le plus jeune frère est atteint d'une maladie différente. L'œil gauche est légèrement myope, et le droit presbyte au plus haut degré. La lecture ne peut se faire qu'à l'aide de l'œil gauche, elle est impossible avec l'œil droit; mais si le malade veut chasser, il ne se sert que de l'œil droit, et se trouve au contraire fort empêché s'il veut voir les objets distants avec l'œil gauche. Avec des verres convexes nº 8, il lit très bien de son œil presbyte les caractères nº 1 de Jaeger, et je lui ai conseillé d'exercer son œil avec des verres convexes de force décroissante.

La myopie d'un œil ou l'extrême presbytie peuvent donc également provoquer le strabisme convergent ou divergent, ce qui n'est ici qu'une affaire de hasard, du moins sous le rapport de la direction de la déviation.

Le strabisme convergent simple peut succéder à une affection paralytique de la sixième paire, et voici comment :

Un œil est atteint de cette paralysie; il se dévie aussitôt en dedans; le malade, pendant un certain temps, doit être affecté de diplopie ; il cligne l'œil affecté, s'habitue peu à peu à la présence de la deuxième image, entr'ouvre l'œil d'abord, pour finir par le tenir complétement ouvert.

Sous l'influence d'un traitement ou du temps, la paralysie se guérit, et l'on constate qu'il en est ainsi, en fermant l'œil sain et en faisant exécuter au globe oculaire des mouvements en dehors qui sont faciles et complets.

Que s'est-il passé? Le malade a pris peu à peu l'habitude de regarder avec un œil seulement, l'œil demeuré sain; et l'autre, bien que guéri de la paralysie musculaire, demeure convergent à la ois par suite de l'habitude de ne regarder qu'avec l'œil non affecté, et peut être aussi parce que la distribution de l'innervation est demeurée inégale. Dans ce cas, le strabisme, à part l'étiologie, ne peut être classé que parmi les strabismes simples.

Le strabisme *divergent* simple ne diffère du convergent que par la direction. Les mêmes causes président à son développement, et je ne sache pas, à moins qu'il n'y ait eu une paralysie de la troisième paire, que l'on puisse donner la raison pour laquelle l'œil se porte plutôt en dehors qu'en dedans. Ainsi, une tache de la cornée ayant affaibli un œil, il se dévie, mais pourquoi le plus souvent en dedans, pourquoi quelquefois en dehors? C'est là un point obscur qu'il est impossible d'élucider.

Peut-on appeler ces strabismes, dans lesquels il n'y a actuellement aucune cause physique appréciable de l'affaiblissement de l'œil, des strabismes par défaut d'innervation? Il n'y a assurément aucun inconvénient; dans tous les cas, il est impossible, au moins dans beaucoup de circonstances, de constater l'origine du mal.

2° STRABISME CONVERGENT PARALYTIQUE.

Il y a ici à distinguer le strabisme convergent paralytique *monoculaire* et le *binoculaire*, qui est le plus souvent alternatif.

Le strabisme convergent paralytique est la conséquence d'une paralysie de la sixième paire, le plus souvent incomplétement guérie. Dans cette affection, contrairement à ce que l'on observe dans le strabisme convergent simple, lorsque l'œil sain est voilé, l'œil dévié ne se redresse pas complétement en dehors quand on dirige l'objet de ce côté. Au lieu de toucher le petit angle, le bord externe de la cornée demeure dans un point plus ou moins rapproché du centre de l'orbite, ou s'il se rapproche de ce petit angle, ce n'est que par saccades, et il ne peut demeurer en place et en rapport fixe avec l'objet.

On doit ici, faire attention si le malade ne serait pas originairement myope, parce que la myopie, surtout quand elle est très forte, dirige les yeux en dedans avec une telle énergie, que le muscle droit externe ne fonctionne qu'imparfaitement. Comme point de comparaison, en supposant une myopie, il est toujours facile de faire une expérience semblable sur l'œil sain et de constater les différences qui peuvent exister, quand on le dirige en dehors, entre la somme de mouvement qui existe de ce côté et celle de l'œil malade.

On notera encore l'époque depuis laquelle le strabisme existe, parce que s'il a une origine très éloignée et qu'il se soit produit sous une influence tout autre que la paralysie, le mouvement en dehors ne sera pas moins diminué que dans le cas de paralysie incomplétement guérie ; ce que l'on doit rapporter, d'une part au relâchement du muscle externe, qui perd ainsi dans son immobilité habituelle une partie de sa contractilité, d'autre part à la contraction relative de son antagoniste, le muscle droit interne, qui perd sa souplesse pour l'allongement. En de telles circonstances, l'origine du strabisme doit nécessairement demeurer fort obscure, et je ne crois pas qu'il y ait un seul moyen d'élucider cette question.

3° STRABISME DIVERGENT PARALYTIQUE.

Il ne diffère absolument du précédent que par la direction. La cause, au lieu d'être une paralysie de la sixième paire, est une affection de même nature de la troisième paire. Le globe, dans cette maladie, l'œil sain étant voilé, se dirige incomplétement en dedans, quand l'objet que le malade doit regarder est porté le plus loin possible dans cette direction. On doit ici faire attention à la mobilité de la pupille, qui est très souvent anéantie ou au moins diminuée d'une façon considérable.

Observations communes aux deux espèces de strabisme paralytique. — Nous devons supposer que ce strabisme paralytique convergent ou divergent se guérit en partie. Mais il est des cas assez nombreux où, après que le malade a subi un traitement fort long, sans succès, l'œil demeure définitivement entraîné dans le sens opposé au muscle paralysé. Dans ces cas, le mouvement du globe oculaire est impossible dans la direction du muscle dont la fonction est anéantie, bien entendu lorsque l'œil sain est voilé, et quelque effort que fasse le malade.

On observe alors que l'œil sain, obéissant à l'impulsion donnée, se meut dans la direction indiquée, mais que l'œil malade demeure invariablement immobile, ou au moins qu'il devient immobile dès qu'il est arrivé à peu près au centre de l'orbite. En pareille circonstance, le médecin doit se demander si tout ce que l'on peut faire a été exécuté pour remédier à la paralysie, et dans le cas d'affirmative, résoudre la question si oui, si non, l'opération du strabisme doit être proposée.

4° STRABISME CONVERGENT ALTERNATIF.

Cette affection est très fréquente ; elle est la conséquence directe d'une paralysie double de la sixième paire. Quand le malade vient d'être atteint, il y a, comme dans toutes les paralysies musculaires de l'œil, une diplopie fort gênante. Mais peu à peu le malade prend l'habitude (je dis l'habitude, parce qu'il est impossible d'expliquer cela d'une autre manière) de ne regarder qu'avec un œil, et alors il fixe avec l'œil gauche, par exemple, tous les objets qui sont placés à sa droite et réciproquement.

Les malades atteints de cette affection ont le singulier privilége de regarder les objets placés à leur droite ou à leur gauche sans tourner la tête, se bornant pour cela à changer d'œil dès que l'objet dépasse un certain point, où il ne peut plus être fixé par l'œil qui était le premier en rapport avec lui.

Il est très facile, avec une certaine attention, de reconnaître cette maladie. Il suffit de placer un objet dans la ligne médiane, à une distance, par exemple, de 40 centimètres ; puis, la tête du malade étant immobile, de porter cet objet à droite ou à gauche, pendant qu'on fixe l'œil qui le regarde.

En supposant que l'œil gauche fixe l'objet, par exemple, et que celui-ci soit porté à gauche, l'œil, ne pouvant se diriger assez à gauche, est immédiatement remplacé par l'œil droit et devient immobile. La même expérience peut être aussitôt répétée pour l'œil opposé, et aura un résultat semblable.

Cependant, et bien que les yeux aient eu dans l'origine une force égale, il arrive avec le temps, et très probablement sous l'influence de l'habitude, que l'un des deux yeux demeure en communication avec les objets beaucoup plus fréquemment que l'autre, et que, par suite, l'autre œil s'affaiblit légèrement, faute d'un exercice égal. On s'assure, par la lecture de caractères de grandeurs différentes et placés à des distances plus ou moins rapprochées, et au moyen d'objets placés à des distances éloignées, que les deux yeux sont ou non de force inégale, pour remédier par la suite à cette disposition.

5° STRABISME MÉCANIQUE.

Je désignerai ainsi la déviation de l'œil occasionnée soit par l'absence ou par la blessure de l'un des muscles, soit encore par la présence de tumeurs de diverse nature, siégeant dans l'orbite ou adhérentes au globe oculaire. Cette définition suffit.

Traitement du strabisme.

Il est nécessaire de le diviser en médical et chirurgical.

1° *Traitement médical.* — Les causes qui produisent le strabisme sont aussi différentes qu'elles sont nombreuses : le traitement devra donc nécessairement varier. Dans quelques cas, les moyens employés s'appliqueront directement à la déviation même, tandis que dans d'autres ils s'attaqueront à la cause de la difformité. Ainsi les anthelminthiques seront prescrits, lorsque le strabisme, de date encore récente, reconnaîtra pour cause la présence de vers dans les intestins; le sulfate de quinine, lorsqu'il sera intermittent, etc. Quand le strabisme était confirmé, avant la découverte de Stromeyer, on ne connaissait qu'une série de moyens orthophthalmiques, qui ne permettaient pas toujours de compter sur une amélioration ; tandis qu'aujourd'hui la chirurgie possède une opération au moyen de laquelle on peut espérer une guérison complète, au moins quant à la difformité, dans certains cas donnés. Cependant, quelque valeur que puisse avoir cette opération, je dois dire que j'en ai vu étrangement abuser ; qu'elle a été fréquemment pratiquée dans des cas où elle n'eût point dû l'être, et dans lesquels les moyens fort simples employés avant sa découverte auraient pu faire disparaître la difformité, ou tout au moins produire une amélioration aussi grande que la section musculaire. Évidemment c'est à l'abus qui en a été fait qu'on doit rapporter la cause de la défaveur dans laquelle elle est tombée, non-seulement dans le monde, mais encore parmi bon nombre de médecins.

Les *moyens orthophthalmiques* sont en général très simples, et tendent à rétablir en même temps l'énergie de la rétine, et celle des muscles dont l'équilibre est rompu.

Lorsqu'on veut agir sur la rétine, on s'assure par l'examen de l'œil de l'état de cette membrane ; si l'inégalité de foyer est considérable, et que le strabisme date de très loin, l'exercice isolé de l'œil dévié ne suffira pas toujours pour le ramener dans la direction voulue ; cependant la jeune fille dont j'ai parlé plus haut louchait depuis son enfance, et guérit par ce seul moyen. Dans le cas où il y aurait une amblyopie, le traitement de cette maladie serait appliqué d'abord, et ce ne serait qu'ensuite qu'on aurait recours à l'exercice de l'œil. Il en serait de même des strabismes dont la cause éloignée aurait agi sur les intestins, le cerveau, etc.

Si la déviation a été produite par l'*affaiblissement d'un ou de plusieurs muscles*, circonstance qu'on rencontre souvent après les paralysies de la troisième et de la sixième paire, ce n'est pas l'opération mais l'exercice de l'œil qui est d'abord indiqué. Pendant la paralysie complète des muscles, l'œil demeure dévié lorsqu'on tient l'autre caché, quelque effort que fasse le malade. Si l'affection dure quelque temps, l'œil dévié s'affaiblit et demeure dans une mauvaise direction, même après que la paralysie a complétement disparu ; c'est surtout alors qu'il convient d'exercer l'œil de la manière que nous allons indiquer. On a essayé, mais sans succès le plus souvent, de réveiller l'action musculaire par la cautérisation de la conjonctive, par l'électricité ou la galvanopuncture. Boyer et Fabré-Palaprat vantent beaucoup ce dernier moyen, dont l'usage aurait été suivi d'heureux résultats entre les mains du dernier ; mais il a complétement échoué entre celles de

M. Rognetta (*loc. cit.*, p. 80), les miennes et celles d'autres praticiens.

L'*exercice de l'œil faible* doit varier selon la direction vicieuse que le globe a prise. On le forcera à se tourner en dedans si le strabisme est divergent, et en dehors si la déviation est en sens inverse, en prenant soin, dans tous les cas, de couvrir l'œil fort pendant toute la durée de l'exercice de l'œil faible. Il suffit, le plus souvent, d'exercer l'œil affaibli en maintenant l'autre sous un bandeau, pour obtenir le résultat voulu; cependant il est quelquefois plus commode de se servir de lunettes dont l'un des verres a été tout à fait recouvert de taffetas noir, et dont l'autre ne présente de libre, pour le passage des rayons lumineux, que le bord vertical interne ou externe de sa surface, selon que le strabisme est en dedans ou en dehors. Des verres *prismatiques*, dont on a soin de tourner la base dans le sens de la déviation, sont ici d'un très grand secours. Un opticien fort intelligent, de Paris, les a le premier signalés à l'attention des médecins, dès avant l'exposition des produits de l'industrie de 1844, et à cette exposition même. Ils agissent avec grand avantage sur l'innervation (voy. *Diplopie*, p. 649). L'exercice sera continué chaque jour à diverses reprises, cinq ou six fois, pendant une demi-heure ou davantage chaque fois, s'il est nécessaire. L'exercice devant une glace, les mouches de taffetas sur le nez, les louchettes percées de diverses manières, n'agissent pas autrement. Avec de la persévérance on fait quelquefois disparaître le strabisme par ces seuls moyens, et dans un délai fort court, lorsqu'il est récent, que la cause en a été bien reconnue, et qu'elle permet d'espérer raisonnablement un tel résultat. Les verres prismatiques sont augmentés ou diminués de force selon le besoin.

C'est surtout dans les strabismes survenus à la suite d'ophthalmies et de taches légères sur la cornée, que j'ai le plus fréquemment réussi; en voici entre autres un exemple: Augustine Gillet, de Taverny, près Saint-Leu, enfant âgée de cinq ans et demi, me fut adressée par M. le docteur Desfossés, médecin dans cette commune, pour un strabisme divergent droit datant d'un an, et du deuxième degré. La cornée était le siége d'une assez large cicatrice superficielle, correspondant environ à la moitié externe de la pupille; l'exercice de l'œil, prescrit le 28 février 1842, fut continué exactement tous les jours jusqu'au 15 avril, sans interruption; à cette époque le strabisme avait complétement disparu. La tache de la cornée avait diminué d'une manière notable sous l'influence de collyres astringents et de légers purgatifs, et la vision était devenue aussi bonne que du côté sain. Il est évident que, sans l'exercice de l'œil, la déviation eût persisté plus tard, lors même que la tache de la cornée aurait disparu seule, et qu'il eût fallu recourir à l'opération pour guérir l'enfant.

La lecture latérale, que recommande M. Rognetta, est un excellent moyen dans des cas à peu près analogues. « Une demoiselle anglaise, âgée de vingt et un ans, d'une beauté remarquable, dit ce médecin (*loco citato*, page 82), était myope et louchait considérablement du côté gauche depuis son enfance ; elle était sur le point de se marier à Paris, et désirait vivement être débarrassée de son strabisme. Je lui ai couvert l'œil droit avec un mouchoir posé en monoculus, et je l'ai obligée à lire pendant deux heures tous les matins dans son lit, couchée sur le côté gauche, le livre étant placé sur une chaise basse à côté de sa table de nuit. Après six jours de cet exercice et l'emploi du bandeau jour et nuit, la direction de l'œil était tellement améliorée, que le strabisme était dissipé en grande partie. A compter du dixième jour, le bandeau n'a été porté que dans la matinée seulement, jusqu'à l'heure de la promenade. La guérison a paru complète en moins d'un mois. »

2° *Traitement chirurgical.*—L'opération imaginée, en 1838, par Stromeyer, et exécutée sur le vivant plus d'une année après (26 octobre 1839) par Dieffenbach, consiste à couper le muscle ou les muscles qui maintiennent l'œil dévié.

Les indications comme les contre-indications de cette opération présentent quelques difficultés, qui ont été signalées. En général l'opération ne doit être faite que dans les seuls cas où le strabisme est ancien, marqué, que les moyens pour le guérir sont demeurés insuffisants, et qu'il y a quelques chances de rétablir la vision simultanée. En effet, si on la pratique sur un œil amaurotique, ou offrant soit un large leucome sur la cornée, soit une oblitération de la pupille, etc., la section musculaire pourra rétablir pour quelque temps la convergence des axes ; mais bientôt une rechute ne tardera pas à amoindrir ce résultat, parce qu'avant tout la première condition de succès, c'est que l'œil puisse fonctionner, au moins à une distance donnée, simultanément avec son congénère.

J'ai pensé qu'il y avait une contre-indication absolue dans les cas de paralysie ancienne de la sixième paire et de la troisième paire; mais la pratique m'a démontré depuis que c'était là une exagération et que même dans ces cas, on pouvait obtenir de beaux succès, sinon pour l'entier rétablissement de la vision simultanée à toutes les distances, au moins pour la disparition de la difformité et surtout de la diplopie quand elle existe.

Dans les cas contre-indiqués, il convient encore de ranger ceux où le strabisme est produit par une tumeur, soit du globe, soit de l'orbite, de même que ceux où il résulte d'une opération de pupille artificielle pratiquée avec succès, à moins, dans ce dernier cas, que l'ouverture ne soit placée dans la partie supérieure de la cornée, que le malade ne puisse pas diriger son œil en bas et qu'il soit avantageux de diviser le muscle droit supérieur, ainsi que l'ont conseillé Cunier et, après lui, M. Pétrequin. Les vieillards ainsi que les très jeunes enfants ne doivent pas être opérés : les premiers, parce que d'ordinaire l'œil dévié est devenu si mauvais, qu'on ne peut pas raisonnablement espérer qu'il acquière la force nécessaire pour fonctionner sans rechute après son redressement, et les seconds, parce qu'il reste souvent de nombreuses chances de les guérir sans opération. En général, je n'opère de strabisme les enfants que lorsqu'ils ont atteint au moins leur septième ou leur huitième année, et que des efforts soutenus ont été tentés sans succès pour le redressement de l'œil dévié.

Dans la plupart des strabismes, la division d'un seul muscle suffit; cependant il est des cas dans lesquels la section de deux, trois, quatre et même cinq muscles a paru nécessaire. Je ne pense pas que ces sections multipliées soient suffisamment autorisées.

L'observation démontre que dans tout strabisme, sauf des cas très rares, lorsqu'on veut obtenir un redressement aussi complet que possible et surtout la fusion des images, il est indispensable d'opérer les deux yeux à une distance de quelques jours à quelques semaines. La seconde opération complète la première, et c'est seulement alors que l'on obtient le résultat désiré. Ce point sera l'objet de quelques réflexions.

La division des muscles du globe est une opération facile; le procédé que j'ai le plus fréquemment suivi s'éloigne d'une manière notable de celui de Dieffenbach. J'en donnerai ici le manuel. Je le ferai suivre de la description du procédé de Stromeyer et de celui de Dieffenbach; puis je rappellerai quelques-unes des modifications les plus importantes apportées à ce dernier par les chirurgiens qui se sont le plus occupés du strabisme (MM. Bonnet, de Lyon, Lucien Boyer, F. Cunier, Baudens et Velpeau), et je terminerai par la description de la strabotomie sous-conjonctivale de M. J. Guérin.

Quelques points importants à observer. — L'opération exige certaines précautions basées sur l'étude de l'anatomie normale et pathologique. Elle est insuffisante quand on la pratique sur un seul œil, et il peut arriver que l'on soit dans la nécessité, pour obtenir un redressement complet, de faire quelques opérations de rectification sur un œil ou sur les deux yeux. Il suffira de connaître la description de la capsule fibreuse, si parfaitement faite par M. Bonnet (voy. *Annales d'oculistique*, t. V, p. 27, et t. VII, p. 141 et 237), pour comprendre l'importance de l'anatomie normale, et, pour l'anatomie pathologique, les recherches de M. Lucien Boyer (recherches sur l'opération du strabisme, 1842).

On tiendra note, en conséquence, des faits suivants :

Les muscles ne sont en rapport immédiat avec la sclérotique qu'à leur extrémité antérieure et seulement dans l'étendue de quelques millimètres ; plus loin ils passent sur la capsule.

La tête du muscle, dans l'opération du strabisme, doit donc être simplement reculée, mais conserver toujours des rapports immédiats avec la sclérotique, autrement le muscle perd son influence directe sur le bulbe, et n'agit plus que sur la capsule fibreuse.

Il résulte d'une incision trop postérieure que le mouvement du globe est considérablement amoindri ou anéanti, surtout si la capsule fibreuse a été profondément incisée ; que le globe lui-même peut être entraîné en sens inverse et devenir immobile.

L'incision trop postérieure du muscle n'est pas toujours rectifiée par la formation de tissu inodulaire entre le corps et la tête du muscle. On ne doit donc pas trop compter sur cette sorte de corde cicatricielle pour rétablir le mouvement.

L'opération sur un seul œil ne donnant qu'un résultat incomplet, le malade sera averti qu'il doit compter sur deux opérations et non sur une seule ; que le second œil sera touché quinze à vingt jours seulement après le premier, et alors que la cicatrice de la première opération permettra de voir la somme de redressement obtenue et celle à chercher sur le second œil.

Si, après les deux opérations nécessaires dans presque tous les cas pour obtenir un redressement, il arrive que le résultat demeure incomplet, on recherchera l'œil qui, dans le strabisme convergent, par exemple, aura conservé le plus de mobilité du côté interne et, en reculant, par une deuxième opération, la tête du muscle, le but cherché sera enfin atteint.

Enfin, si l'œil dévié voit bien, on s'assurera qu'il est ou non doué d'une accommodation normale, pour agir en conséquence.

Le malade sera opéré sur le lit.

L'œil doit être maintenu comme dans l'opération de la pupille artificielle (voy. p. 528, t. II,), avec cette différence que les élévateurs doivent s'appuyer sur le globe pour tendre la conjonctive, et que la pince servant à fixer l'œil peut être remplacée par une petite érigne double que l'on place à deux millimètres de la cornée du côté du muscle à diviser.

Outre ces instruments on doit se munir encore des suivants :

1° Une paire de ciseaux courbes sur le plat et de grandeur moyenne ;

2° Un crochet mousse à extrémité aplatie, destiné à soulever le muscle ;

3° De petites éponges pour enlever le sang. Elles seront taillées en pointe et attachées au moyen de cire à cacheter dans le tube d'une plume.

Nous supposerons qu'il s'agit d'opérer un strabisme simple de l'œil droit.

Premier temps. — Incision de la conjonctive. — Le malade est couché, ses paupières sont convenablement maintenues par des élévateurs et l'œil est entraîné dans le sens opposé à la déviation par une pince ou mieux par une petite érigne double, placée, ainsi que nous l'avons dit, à deux millimètres de la cornée. Le chirurgien saisit la conjonctive en face du point d'insertion du muscle, c'est-à-dire à trois millimètres environ de la cornée, et la divise dans le sens vertical, d'un coup de ciseaux, dans l'étendue environ de six à huit millimètres. Cela fait, il abandonne rapidement la muqueuse, saisit la capsule fibreuse sous la conjonctive, à l'angle inférieur de la petite plaie qu'il a faite, et la troue d'un second coup de ciseaux de manière à pouvoir introduire facilement le crochet qui doit soulever le muscle. Cette ouverture de la capsule sera ménagée dans les strabismes légers, et agrandie au contraire dans les déviations très marquées.

Deuxième temps. — Introduction du crochet sous le muscle. — On éponge rapidement le sang, puis l'on introduit le crochet mousse sous le muscle à diviser et on le ramène le plus possible en avant.

Troisième temps. — Section du muscle. — On ne doit pas perdre de vue qu'il s'agit, non de diviser le muscle en travers comme on le faisait dans le procédé de Dieffenbach, mais d'en détacher les digitations, aussi près que possible de la cornée. On soulève donc le corps du muscle sur le crochet, et, à petits coups rapides, on détache une à une les digitations tendineuses qui rayonnent en avant. Ici encore on observe de ne pas diviser la capsule dans une plus grande étendue qu'il ne convient.

On vérifie ensuite le résultat de l'opération ; après avoir enlevé les élévateurs des paupières et laissé un moment de repos au malade, on lui ordonne d'ouvrir les deux yeux en même temps. Si l'œil opéré, dont on essaie les mouvements dans tous les sens, se porte complétement et avec énergie encore du côté de la déviation, on introduit de nouveau le crochet mousse dans la plaie et, vers l'angle supérieur ou l'angle inférieur, on trouve presque toujours une attache tendineuse que l'on divise aussitôt.

Cela fait, on cherche à reconnaître un point essentiel : si l'œil ne serait pas un peu trop divergent, par suite d'une incision trop étendue de la capsule. Dans le cas ou cette condition existe, on place une suture sur la conjonctive seule, si la déviation est légère, ou à la fois sur la muqueuse et sur la capsule fibreuse, si la divergence est trop forte.

Suture de la conjonctive. — Cette petite opération est adoptée comme une règle pour les uns et pratiquée exceptionnellement par les autres. Si le strabisme est très prononcé, que l'ouverture du fascia soit très petite, la suture est inutile, parce que la plaie se guérit rapidement. Mais si le strabisme est léger, et que la capsule fibreuse ait été largement ouverte, il est prudent de rechercher un rapprochement immédiat par la suture. Elle est indispensable dans presque toutes les opérations de rectification. Cette petite opération est en elle-même fort simple ; on traverse la conjonctive, quand la plaie est très large, en même temps que la capsule, près de l'angle inférieur et de l'angle supérieur de la plaie, au moyen d'une aiguille courbe portant un fil assez gros, et l'on serre chaque suture au moyen d'un double nœud, après que les deux fils sont convenablement placés. Après le deuxième ou le troisième jour, on n'a aucune difficulté à enlever la suture d'un seul coup de ciseaux, si le fil est gros ; dans le cas contraire, il se cache dans la muqueuse. Dans d'autres cas, et lorsque la plaie de la conjonctive seule est étendue, et que l'incision du fascia est petite, on a soin de ne prendre sur le fil que la conjonctive. Mais il est essentiel, pour qu'elle ne se déchire pas, de porter l'aiguille à trois millimètres au moins des bords de l'incision. Je n'ai jamais constaté que la suture appliquée dans cette circonstance ait occasionné le moindre accident.

Pansement. — Soins consécutifs. — Lorsque l'opération a été faite régulièrement, sans tâtonnement et avec rapidité, que la plaie du fascia n'est pas trop grande, il suffit d'appliquer sur l'œil une compresse d'eau froide et de recommander au malade de tenir l'œil fermé pendant les vingt-quatre premières heures. La conjonctive rougit un peu, il y a un léger suintement catarrhal qui dure seulement deux ou trois jours, et, en même temps qu'il disparaît, on constate que la cicatrice de la petite plaie marche avec rapidité. Peu à peu l'exsudation blanchâtre que l'on observe à la place de la blessure diminue de largeur, puis finit par faire placeà une ligne blanche à peine visible.

Pendant ces premiers jours, que l'on ait eu affaire à un strabisme convergent ou divergent, il importe de recommander au malade de diriger son œil sain de telle sorte que l'œil opéré demeure dans une légère convergence, toujours nécessaire, parce qu'elle est moins disgracieuse qu'une divergence trop prononcée. Cependant on ne doit pas oublier que dans les premiers temps, une divergence peu marquée, visible seulement par l'étude des images, est favorable au rétablissement de la fusion des axes. Cela tient à ce que la force relativement plus grande des muscles droits internes suffit à ramener peu à peu la convergence nécessaire ; on emploie d'ailleurs dans ce but les verres prismatiques, sujet dont nous nous occuperons plus loin.

A mesure que la cicatrisation fait des progrès et alors que l'on n'a plus à craindre que la tête du muscle aille prendre trop en arrière un point d'appui, on commence à exercer l'œil, suivant les conditions dans lesquelles il se trouve ; c'est-à-dire que s'il y a une inertie de la rétine, on essaie peu à peu de la guérir, en voilant fréquemment l'œil sain dans la journée, pour à l'autre apprendre d'abord à reconnaître la forme des objets, à mesurer la distance, etc. Il est toujours prudent, surtout chez les enfants très jeunes, de faire précéder l'opération par ces exercices, et de ne recourir à celle-ci qu'après l'éducation de l'œil. Plus tard, on conseille la lecture en commençant par de gros caractères, puis de plus petits. Dès qu'on en est arrivé là, on cherche si l'on a obtenu assez d'amélioration pour que l'axe des deux yeux se croise en un point assez rapproché, et si la difformité est suffisamment corrigée, soit que le malade regarde de près, à distance moyenne, ou de loin. Si ce résultat est obtenu, le malade doit se borner à l'exercice répété de l'œil opéré, longtemps encore, pour rendre à la rétine une force de plus en plus considérable. Malheureusement l'observation a démontré depuis bien longtemps, surtout dans les strabismes très prononcés, ainsi que nous l'avons dit plus haut, qu'il faut absolument opérer l'autre œil, pour rétablir l'harmonie du visage.

Opération sur le second œil. — Il paraît choquant au premier abord de faire la section du muscle droit interne de l'œil sain, lorsque cette même opération pratiquée sur l'œil louche est demeurée insuffisante ; rien cependant n'est plus simple : en reculant l'insertion du muscle droit interne d'une petite quantité, on a limité le mouvement convergent de l'organe, mais si l'on a opéré convenablement, on ne l'a point aboli. Si, par exemple, on recommençait cette opération pour donner au muscle divisé une attache nouvelle mais plus reculée, on risquerait de diminuer encore et sans nécessité le mouvement en dedans.

Que si, au contraire, par la section ménagée du droit interne de l'œil sain, on porte cet organe un peu en dehors, ou, pour parler plus exactement, si l'on en diminue la convergence, on arrive nécessairement à détruire, ou au moins à diminuer considérablement la difformité.

Le manuel opératoire pour cette seconde opération est exactement le même que celui décrit plus haut pour le premier œil : on doit seulement ne pas perdre de vue que, comme le redressement à obtenir est ordinairement très faible, il est de toute nécessité de n'ouvrir le fascia que dans la moindre étendue possible ; et, au besoin, d'employer la suture de la conjonctive, pour limiter encore davantage la divergence.

Opérations consécutives de rectification. — Lorsque le strabisme, après la double opération que nous venons de décrire, n'est pas encore complétement détruit, la section de l'un des muscles droits internes peut être recommencée encore, soit sur l'œil louche opéré le premier, soit sur l'autre. Le choix dépend du plus ou moins de mobilité que l'un ou l'autre des yeux aura conservée. Or c'est l'œil qui se dirigera avec le plus d'énergie du côté du nez, en l'examinant seul, bien entendu, qui devra être opéré une seconde fois. Dans quelques cas, par exemple, si l'organe est entraîné un peu en dedans et en haut, les fibres supérieures et médianes de la tête du muscle seront seules divisées, et on laissera la digitation inférieure; et réciproquement. Dans d'autres, et ce sont les cas les plus communs, toute la tête du muscle sera détachée une seconde fois, et elle se portera nécessairement en arrière. Alors la rectification désirée sera obtenue. On ne saurait trop dans ce cas encore recommander de faire une plaie aussi petite que possible, dans la crainte, soit que la tête du muscle n'aille s'attacher trop en arrière, soit que, ne s'appuyant plus que sur la sclérotique, le muscle n'agisse que secondairement sur les mouvements du bulbe, en prenant un point d'appui sur la capsule fibreuse. Nous étudierons plus loin, aux *accidents consécutifs*, les procédés nécessaires pour remédier à l'enfoncement de la caroncule lacrymale, à l'exophthalmos, à la fixité du regard, à la diplopie, etc.

Exercice de l'œil opéré, emploi des verres prismatiques. — Lorsque l'œil opéré de strabisme est susceptible d'amélioration, il convient, ainsi que nous l'avons dit plus haut, de faire tous les efforts convenables pour l'améliorer, de telle sorte qu'il puisse, au besoin, suppléer l'œil sain. Mais, s'il reste encore une déviation quelque peu disgracieuse, on pourra quelquefois obtenir de l'amélioration en le soumettant à l'usage des verres prismatiques, employés déjà avec succès il y a bien des années (1844), par un opticien de Paris, M. Chevallier. Ces verres se montent comme d'autres, et leur base est toujours placée dans le sens de la déviation, afin que l'œil soit entraîné dans le sens opposé. Quand il ne s'agit que de diminuer le strabisme, mais non pas de fondre en une seule image les deux images d'un cas de diplopie, l'œil sain est complétement voilé, et l'on exerce l'œil malade le plus de temps possible tous les jours. Ces verres ont une épaisseur que l'on mesure en degrés, de sorte que l'on peut employer des verres faibles ou des verres forts suivant l'intensité de la déviation (Voy. pour l'usage de ces verres, les articles *Diplopie* et *Lunettes*).

Dans quelques cas de myopie, de presbytie exagérée, d'autres verres deviennent nécessaires, et il convient d'en choisir le degré avec une scrupuleuse attention; puis de s'assurer si les yeux regardent ensemble un objet placé à distance moyenne. Dans ce cas on poursuit les chances de rétablir la fonction simultanée ; au cas contraire, de beaucoup le plus fréquent, on se borne à améliorer l'œil opéré par un exercice régulier.

Application du procédé décrit plus haut aux diverses variétés du strabisme. — Le strabisme présente, ainsi que nous l'avons dit plus haut, des origines différentes, des complications diverses ; il est plus ou moins intense, convergent, divergent, consécutif ou non à des paralysies actuellement guéries ou incurables ; cependant l'opération est toujours exactement la même. Nous passerons pourtant rapidement en revue les diverses variétés, dans le but de ne négliger aucun point relatif aux différences qu'elles présentent.

Strabisme convergent et divergent simples. — Nous avons pris pour type un cas de strabisme convergent simple, et il nous reste à dire que, lorsque l'œil est entraîné en dehors, on ne doit pas oublier que l'insertion du muscle droit externe étant moins rapprochée de la cornée, il est indispensable d'attaquer la conjonctive et le fascia deux millimètres environ plus loin de cette membrane qu'on ne le fait pour le droit interne. De plus on doit remarquer encore que les digitations de ce muscle sont plus étalées en éventail, et qu'il faut avec le crochet rechercher celles qui auraient pu échapper dans la partie supérieure de la plaie ou dans l'inférieure.

Notons que la plupart des strabismes convergents simples coïncident avec une myopie monoculaire relative, tandis que les divergents sont occasionnés quelquefois par une presbytie exagérée.

Strabismes convergent et divergent paralytiques. — Le strabisme convergent paralytique est simple ou double, encore assez récent, ou très ancien. S'il est récent, un traitement convenable doit avant tout être institué ; ce n'est que lorsque tout effort médical est demeuré impuissant, que l'on doit recourir aux moyens chirurgicaux. Nous nous sommes occupé plus haut de cette variété de strabisme, en étudiant la paralysie de la sixième paire, il serait superflu d'y revenir ici (voy. p. 599) ; s'il est double et qu'il persiste, il devient souvent *alternatif*, variété dont nous allons nous occuper. Dans le cas de strabisme de l'une ou l'autre de ces deux variétés, on commence toujours par opérer un œil, puis à le ramener, s'il se peut, au croisement physiologique, par l'exercice simple, ou aidé de verres prismatiques ; mais l'on ne doit pas hésiter à opérer le second œil, si la diplopie continue à être gênante (voyez diplopie, page 643). Dans un certain nombre de paralysies incurables de l'une des sixièmes paires, la vision simultanée a pu être rétablie dans un assez grand rayon, lorsque l'opération a été pratiquée peu de temps après l'invasion de la maladie.

Strabisme double convergent et alternatif. — L'opération doit toujours être double dans ces cas, et il est inutile d'éloigner la première opération de la seconde de plus d'une dixaine de jours. Là les verres prismatiques sont d'une utilité incontestable.

Strabisme en haut et en bas. — Il n'offre rien de particulier au point de vue de l'opération. Je n'en ai observé qu'un petit nombre, et il m'a suffi d'opérer un seul œil pour obtenir un redressement convenable. Je rappellerai seulement pour mémoire que si le strabisme est en dedans et en haut, on doit, après avoir reculé la tête du droit interne, affaiblir le supérieur en détachant ses fibres internes et en ménageant plus ou moins ses fibres externes.

Strabisme mécanique. — L'opération que nécessite cette maladie, dans quelques cas donnés, présente des modifications suivant les complications qui peuvent l'accompagner. Ainsi dans les strabismes par raccourcissement de la muqueuse oculaire, on aura à pratiquer en même temps l'opération du symblépharon ; dans quelques blessures, on devra s'occuper d'abord de rendre aux paupières leur forme normale et leur jeu physiologique ; puis soit quelque temps après la cicatrisation de la plaie nécessaire, soit immédiatement, on aura à redresser l'œil par le procédé décrit et avec des modifications que l'étude du fait particulier devra indiquer.

Quant aux strabismes compliqués de tumeurs intra-oculaires, on ne devra pas s'en occuper ; au contraire on pourra souvent guérir ceux occasionnés par la présence de tumeurs ou de corps étrangers siégeant dans l'orbite, par l'évacuation du pus contenu dans cette cavité lorsqu'elle est atteinte de carie, de périorbitite, etc.

Valeur pratique de l'opération. — L'opération du strabisme, malgré l'idée contraire assez généralement répandue en France, même parmi les médecins, a une valeur incontestable. Cette valeur doit cependant être déterminée : ainsi elle a pour résultat certain, quand elle est bien faite, de rétablir l'harmonie de la physionomie soit complétement, soit de manière à diminuer la difformité dans une proportion très satisfaisante.

Mais il n'en est pas de même sous le rapport du rétablissement de la vision *simultanée* avec les deux yeux à toutes les distances ; en effet, l'opéré de strabisme peut souvent croiser les axes dans un point donné et voir l'objet avec les deux yeux comme dans l'état physiologique, mais si l'on pousse la recherche un peu plus loin, on reconnaît aisément que l'un des yeux transmet seul l'image à certaine distance donnée, tandis que l'autre se dévie dans une étendue plus ou moins grande, plus ou moins sensible aussi pour la régularité des traits.

L'opération du strabisme n'a donc pour résultat, dans la très grande majorité des cas, que de remédier au défaut d'harmonie du visage, mais, malgré le désir du chirurgien, elle ne rétablit la vision simultanée à toutes les distances que dans les plus rares exceptions.

Accidents consécutifs. — On compte, parmi les accidents qui suivent l'opération du strabisme, l'*hémorrhagie*, l'*ecchymose*, l'*inflammation de l'œil*, *celle du tissu cellulaire de l'orbite*, l'*apparition de bourgeons* ou tubercules fongueux *dans la plaie de la muqueuse*, l'*enfoncement de la caroncule lacrymale*, l'*exophthalmos*, la *fixité du regard*, la *diplopie*, la *déviation en sens inverse*, le *redressement imparfait*, la *récidive*.

Hémorrhagie. — Elle est ordinairement insignifiante, et ne présente par elle-même aucune gravité; mais elle peut être très gênante pendant la manœuvre, en ce sens qu'elle masque les parties à diviser, que le sang s'infiltre de tous les côtés, forme des thrombus, et empêche le chirurgien de procéder avec sûreté. J'ai vu des opérateurs maladroits divisant à petits coups la conjonctive, n'arriver qu'avec la plus grande peine à mettre le muscle à découvert, à cause du sang, et cela après des tâtonnements de toutes sortes, qui duraient quinze ou vingt minutes. On comprend qu'une telle manière de procéder doit singulièrement prédisposer les parties à l'inflammation, et c'est là, en effet, ce que j'ai été à même de constater plus d'une fois. En général, on voit d'avance, par la simple inspection des tissus, si l'on doit s'attendre à l'hémorrhagie pendant l'opération; le nombre des vaisseaux qui sillonnent la conjonctive et le tissu cellulaire sous-muqueux suffit pour renseigner convenablement le chirurgien à cet égard; et quand il croit avoir lieu de craindre l'accident, il doit agir avec la plus grande rapidité possible. Si l'on a soin encore d'attaquer le muscle près de la cornée, suivant les indications posées plus haut, il n'y a pas à craindre le plus souvent d'être gêné par le sang. Enfin, si, malgré les précautions employées, l'hémorrhagie survient, on essaie de l'arrêter par des applications d'eau froide, et l'on enlève le sang au moyen de petites éponges coniques.

L'hémorrhagie pourtant, au rapport de M. S. Have (voy. *Lancette anglaise*), aurait compromis dans un cas la vie d'un enfant; on ne put le sauver qu'en opérant par une des veines du bras la transfusion de 175 grammes de sang, que donna une jeune femme robuste. Après quelques semaines, l'enfant se trouvait guéri du strabisme pour lequel on l'avait opéré, et sa santé générale, dit-on, était parfaite.

Ecchymose. — Rien n'est plus commun que l'infiltration du sang sous la conjonctive bulbaire, après l'opération du strabisme; mais heureusement cet accident ne présente aucune gravité. L'ecchymose est surtout très fréquente lorsqu'on opère par la méthode sous-conjonctivale ou quand on fait à la muqueuse une plaie très petite, et alors la résorption du sang ne se fait le plus souvent qu'après plusieurs semaines. Dans quelques cas où l'hémorrhagie est assez forte, la muqueuse, soulevée par le sang, vient former un large bourrelet qui s'avance jusqu'auprès de la cornée, et quelquefois même le liquide s'infiltre dans l'orbite de manière à pousser le globe en avant, et à tuméfier considérablement les paupières, surtout l'inférieure. Chez un jeune homme que j'avais opéré par la section du droit interne, j'ai été forcé de débrider la conjonctive, et d'appliquer des fomentations résolutives aidées d'une compression légère. Dieffenbach cite deux cas semblables; l'opération avait été pratiquée dans l'un sur le droit interne, et dans l'autre sur le droit supérieur.

Inflammation du tissu cellulaire de l'orbite. — De même que l'inflammation de l'œil, elle est très exceptionnelle; mais quand elle survient, quelquefois la phlogose s'étend à toutes les parties qui environnent le globe, celui-ci est fortement poussé en avant, s'enflamme et tombe en suppuration. On a affaire alors à un phlegmon à la fois de l'œil et du tissu cellulaire de l'orbite : le plus souvent cependant l'inflammation se borne au tissu cellulaire. Une douleur violente, siégeant derrière le globe, en est le symptôme précurseur; elle apparaît dans les vingt-quatre heures qui suivent l'opération, et s'étend avec rapidité à toute la moitié correspondante de la face, en particulier à la tempe et au front. L'œil est plus saillant que de coutume, la lumière est mal supportée, il y a souvent complication de rétinite (*Photopsie, fantômes lumineux*); la conjonctive est injectée, chémosée; les paupières sont rouges et douloureuses. Enfin on observe des symptômes de réaction générale. Dans les cas heureux, tous ces accidents disparaissent sous l'influence d'un énergique traitement antiphlogistique, et parfois l'inflammation se termine par la suppuration, à laquelle il convient de frayer de bonne heure une large voie. Mais la suppuration peut dans certains cas envahir le globe lui-même, et en produire la destruction totale.

Inflammation de l'œil. — Elle est en général fort rare, cependant il y a lieu de la craindre, puisque des chirurgiens ont eu le malheur de voir l'œil se fondre après l'opération du strabisme ; j'ai été moi-même témoin à Paris d'un fait de ce genre. C'est ordinairement à la suite de la périorbitite que ce malheur a été observé. L'inflammation, on le comprend sans peine, ne présente pas toujours cette gravité ; souvent, en effet, elle se borne à une conjonctivite traumatique plus ou moins intense, suivie d'une kératite que la saignée générale ou quelques applications de sangsues suffisent ordinairement pour arrêter.

Bourgeons charnus. — On voit très souvent se développer dans la plaie un tubercule fongueux, qui atteint assez ordinairement le volume d'un pois vert, et quelquefois celui d'une petite noisette. Large d'abord à sa base et d'une couleur rouge, cette végétation pâlit peu à peu, en prenant une densité plus grande et une forme pédiculée. Lorsqu'elle présente un volume très grand, elle gêne les mouvements des paupières, irrite la conjonctive et occasionne quelquefois un certain degré de photophobie. Quand elle est récente, on la fait disparaître aisément en la touchant avec le sulfate de cuivre, l'alun ou le nitrate d'argent en crayon ; lorsqu'au contraire elle est développée, on l'enlève d'un coup de ciseaux courbes sur le plat. Il est à remarquer que si l'on en fait l'excision avant qu'elle présente un pédicule, elle se reproduit avec la plus grande facilité, et nécessite une nouvelle excision. J'en ai vu quelques-unes tomber spontanément.

Enfoncement de la caroncule. — Lorsqu'on a pratiqué l'opération sur le muscle droit interne, et que l'on a divisé la capsule fibreuse dans une trop grande étendue, on aperçoit un enfoncement plus ou moins marqué, dans lequel on a souvent quelque difficulté à reconnaître la caroncule lacrymale. Cet enfoncement constitue une véritable difformité quand il est très profond, et en outre l'œil est alors plus largement ouvert du côté interne. C'est afin d'éviter cet inconvénient, entre autres, que M. J. Guérin opère de préférence par la méthode sous-conjonctivale, qui le rend à peu près impossible. C'est pour le même motif que la suture devient souvent indispensable.

Le meilleur moyen pour éviter l'enfoncement de la caroncule, c'est d'attaquer le muscle aussi près que possible de la cornée et de faire une plaie très petite.

On peut remédier assez facilement à cette difformité par une opération qui n'offre aucun danger. Il suffit de faire subir à la muqueuse une petite perte de substance dans le grand angle de l'œil, tout près de la caroncule. Dans ce but, on saisit avec une pince un pli vertical de la muqueuse, on l'excise d'un coup de ciseaux courbes, et, pour guérir plus rapidement, comme aussi pour ramener en avant et avec plus de sûreté la caroncule, on applique une suture avec les précautions qui ont été indiquées plus haut.

Exophthalmos. — C'est un accident grave, et qui est fréquent après l'opération du strabisme, surtout lorsqu'elle a été pratiquée sur des yeux gros et saillants. Il survient à la suite de trop larges débridements, lorsque le muscle s'est retiré dans sa gaîne, et n'a contracté avec l'œil aucune nouvelle adhérence, ou lorsque, divisé trop loin de ses attaches antérieures, il est allé prendre sur la capsule fibreuse une insertion en arrière du plus grand diamètre vertical du globe. L'ouverture des paupières présente alors un agrandissement considérable, qui rend la difformité encore plus choquante. Je n'ai jamais vu cet accident sur les yeux petits et enfoncés dans l'orbite.

Si l'exophtalmos est peu marqué et qu'on le constate immédiatement après l'opération, on y remédie par la suture appliquée à la fois sur la conjonctive et sur le fascia, par l'occlusion des paupières, aidée d'une légère compression du bulbe, qu'on obtient au moyen de compresses soutenues par le bandage monoculus.

Lorsque la cicatrisation est complète, l'excision d'une portion plus ou moins grande de la conjonctive, du côté où l'opération a été faite, est recommandée par Dieffenbach, en même temps que la cautérisation avec le nitrate d'argent ; mais c'est là une déplorable façon de remédier au mal, car on abolit ainsi les mouvements de l'œil. MM. J. Guérin et Baudens ont essayé, sur les indications de M. Rognetta, de masquer la saillie du globe sous un pli de peau qu'ils forment au côté interne de l'œil, en réunissant par deux ou trois points de suture la paupière inférieure à la supérieure, après avoir fait avec des ciseaux courbes une légère perte de substance. Cette opération, qui substitue une difformité à une autre, semble être abandonnée aujourd'hui, et ne peut d'ailleurs être pratiquée que dans des cas où la saillie et la déviation de l'œil ne sont pas très fortes. Je préfère en tout cas l'opération de l'ankyloblépharon au côté externe (voyez ce mot page 457, t. I).

Mais lorsque l'exophthalmos est ancien et très considérable, il n'y a plus à songer à ces demi-moyens, il faut recourir à l'opération qu'a imaginée M. J. Guérin, et dont j'ai pu par moi-même constater dans ma pratique les magnifiques résultats. Je laisse parler ce chirurgien.

« Une demoiselle de dix-huit ans avait été opérée d'un strabisme double ; les deux yeux devenus très saillants s'étaient fortement déviés en dehors, et ne pouvaient plus être ramenés e dedans. La section et la résection du muscle droit externe, réitéré trois fois au dire de la malade, n'avait amené aucune amélioration. Je consentis à tenter les opérations suivantes : la malade étan couchée comme pour l'opération du strabisme, je commençai pa détruire les adhérences qui existaient à l'angle externe de l'œi droit ; je découvris ensuite le siége présumé du muscle ; mais à l place du tiers antérieur de ce dernier, il n'existait que des lame fibreuses intimement unies à la sclérotique. Ayant pénétré plu profondément, je trouvai les débris de la gaîne musculaire de l portion postérieure du muscle, confondus avec les points corres pondants de la sclérotique. Je disséquai le tout avec précaution, j'arrivai à détacher ce qu'il restait de muscle, ainsi que la portio de fascia qui occupait la place de son bout antérieur. Ce dernie paraissait avoir été excisé. Ayant détruit ainsi tous les liens qu retenaient l'œil bridé en dehors, j'essayai de le faire ramener e dedans au moyen de la contraction du droit interne ; mais il resta peu près aussi dévié et aussi immobile qu'avant le premier temps d l'opération. Des tractions exercées au moyen d'une érigne me per mirent de le ramener dans une adduction complète. Je m'assura ainsi que j'avais détruit toutes les adhérences et tous les obstacle au redressement de l'œil. Je m'occupai immédiatement de main tenir ce redressement, et d'en rétablir les agents physiologiques

» Je découvris l'emplacement du droit interne ; je rencontra d'abord, comme dans l'angle externe, une portion de cicatrice dure nacrée, très adhérente à la sclérotique, qui avait été le siége de vé gétations consécutives à l'ancienne opération, et qui occupait un étendue de 4 à 5 millimètres. Je pénétrai plus profondément der rière cet espace, et ne rencontrai que le fascia dont l'insertion à l'œil paraissait avoir été ainsi reculée de près d'un centimètre. Cependant une dissection minutieuse de ces membranes, dans l'étendue de presque la moitié de la circonférence de l'œil, ne me fit découvrir aucune trace d'insertion du muscle à l'œil, et même aucune trace de fibres musculaires. Je présumai que le bout postérieur du droit interne s'était retiré dans sa gaîne, et que l'orifice antérieur de cette dernière avait été bouché par la cicatrice. Un examen plus approfondi et une dissection minutieuse des parties me montrèrent en effet qu'il en avait été ainsi. Je désobstruai donc, et j'agrandis, au moyen d'une incision longitudinale, l'orifice antérieur de la gaîne musculaire; j'aperçus l'extrémité libre du muscle, l'attirai en avant à l'aide d'une pince, et l'appliquai contre le point correspondant de la sclérotique. Je recouvris le bout du lambeau de lamelle fibreuse et de fascia que j'avais détaché, comme je le pratique dans mon procédé de strabotomie par dissection. Une dernière indication à remplir et la plus importante, c'était de maintenir l'œil en dedans, pour favoriser l'insertion du muscle et du fascia sur des points suffisamment antérieurs pour s'opposer au retour du renversement de l'œil. Je remplis cette indication de la manière suivante. Un fil ciré fut passé, à l'aide d'une aiguille à coudre, dans l'épaisseur du fascia oculaire, tout près du bord externe de la cornée transparente. L'œil étant ainsi accroché, je l'attirai en dedans d'un centimètre environ, et le maintins dans cette position en attachant les deux bouts du fil au dos du nez, à l'aide d'emplâtres de diachylon gommé. Le reste du pansement se fit comme à la suite de l'opération du strabisme. Aucun accident ne survint. Le lendemain, dans l'après-midi, le fil se détacha de lui-même, et, chose presque incroyable, le mouvement de l'œil était rétabli en dedans, mais nul encore en dehors. Le globe oculaire était resté tourné un peu en dedans. A mesure que la plaie de l'angle externe se cicatrisa, le mouvement correspondant se rétablit, l'œil se redressa complétement, et en moins de huit jours il avait recouvré sa forme, et presque toute sa mobilité normale. Je dis presque, car le mouvement d'abduction resta un peu borné, et à mesure qu'il se rétablit il diminua proportionnellement l'étendue du mouvement d'adduction; mais la mobilité redevint suffisante, et resta la même dans les deux sens. »

J'ai plusieurs fois employé ce procédé avec succès en y apportant, suivant le cas, de légères modifications de détail.

Fixité du globe. — Cet accident est plus rare que les précédents ; il est le résultat de la section musculaire multiple, surtout lorsqu'elle a été faite en arrière du plus grand diamètre vertical du globe. De même que dans l'exophthalmos, les muscles ont alors contracté des adhérences trop postérieures, ou n'en on point contracté du tout, comme cela arrive lorsque leur bout postérieur s'est retiré dans la gaîne qui les enveloppe. On remédie à la fixité du globe par les mêmes moyens qu'on emploie pour l'exophthalmos.

Déviation du globe en sens inverse. — Ce fâcheux résultat est encore assez fréquent, surtout après la section du muscle droit interne pratiquée trop loin de la cornée. Les causes en sont les mêmes que celles des deux accidents dont il vient d'être question : c'est la section du muscle trop en arrière, coïncidant avec un débridement très considérable de la muqueuse et surtout des tissus fibreux. On n'a guère constaté la déviation du globe en sens inverse que sur des yeux très saillants.

L'exercice de l'œil dans les cas légers, fait au moyen de lunettes convenables et particulièrement des verres prismatiques, dans la direction opposée à la nouvelle déviation, est indiqué lorsque l'organe a conservé des mouvements encore assez étendus. Mais si ce premier moyen ne réussit pas, il faut alors recourir à l'excision d'un très petit lambeau de conjonctive, comme dans l'enfoncement de la caroncule. La division du muscle qui entraîne le globe et même celle du petit oblique (Bonnet), ont aussi été proposées, mais exécutées sans succès.

Dans les cas graves, Dieffenbach coupe le muscle externe, après avoir enlevé du côté interne un grand lambeau de la conjonctive et des tissus sous-jacents ; puis il entraîne le globe en dedans, en attachant au bout antérieur du muscle qu'il vient de diviser un fil qu'au moyen de bandelettes agglutinatives il fixe sur le dos du nez, et qu'il n'enlève qu'après le huitième jour. C'est particulièrement dans les cas où la déviation en sens inverse s'est produite tout à coup, longtemps après l'opération, que le chirurgien de Berlin mettait en pratique ce procédé. Il supposait que la déviation est alors le résultat de la rupture des liens nouveaux qui attachaient le droit interne à la sclérotique. Je n'ai jamais vu cet accident, et il est évident dans tous les cas que, sans une dissection dans le grand angle ayant pour but de ramener en avant la tête du muscle, le mouvement en dedans doit demeurer aboli. (Voy. à l'article *Exophthalmos* le procédé de J. Guérin.)

Redressement imparfait. — Il est très rare qu'immédiatement après l'opération la mieux exécutée, l'œil se redresse d'une manière parfaite. Ce n'est qu'après un temps ordinairement assez long que l'harmonie du regard se trouve entièrement rétablie. Il est évident que si la ténotomie a été pratiquée sur un œil qui, par suite d'affections particulières, ne peut pas fonctionner d'une manière normale, le redressement ne sera jamais qu'incomplet, et en quelque sorte soumis aux chances du hasard. Au contraire, lorsque l'œil opéré est ramené progressivement, par un exercice convenable, à des conditions telles qu'il puisse agir simultanément avec son congénère, au moins à une distance moyenne, le succès de l'opération est assuré. Cela équivaut à dire que dans la plupart des cas où l'œil ne peut point être ramené à ces conditions, il n'y a point lieu de pratiquer l'opération du strabisme, et que d'un autre côté le redressement ne sera parfait qu'autant que l'œil sera exercé d'une manière convenable.

Cependant il est des cas de strabisme mixte, par exemple celui dans lequel l'œil est dirigé en dedans et en haut, où le redressement, quoi qu'on fasse, demeure toujours imparfait, et s'accompagne, après quelque temps d'exercice, d'un certain degré de diplopie. On ne peut guère alors espérer d'obtenir la convergence exacte, qu'en affaiblissant le muscle droit supérieur par une section d'un tiers environ, plus ou moins, selon le degré de divergence des fibres les plus rapprochées du muscle divisé. Cette opération se pratique de la même manière que celle du strabisme : nous ne pensons pas qu'on doive jamais la faire autrement qu'à distance de la première, et lorsqu'il est bien évident que celle-ci est demeurée insuffisante. (Voy. plus haut *Soins consécutifs.*) On s'efforce dans tous ces cas de ramener d'abord, par une première opération, les deux images à la même hauteur et de faire en sorte qu'elles soient synonymes, le malade regardant un objet placé devant lui ; puis par une seconde ou par des prismes, on essaie de les fondre en une seule. Ce conseil donné par M. de Graefe est d'une valeur pratique très grande aussi bien dans ce genre de strabisme que dans les diverses diplopies (voy. *Archiv.* de Graefe, art. *Strabisme.*)

Diplopie. — La vision double est loin d'être rare après l'opération du strabisme : on la voit le plus souvent chez les individus atteints d'un strabisme double alternatif ; elle doit être dans tous les cas considérée comme un très grand avantage, parce que, dès qu'elle existe, on est assuré de réussir, soit par l'usage des verres prismatiques, soit au besoin par une opération de rectification. Ici l'étude de la direction et de la hauteur relative des images est indispensable quelquefois pour reconnaître si l'œil est convergent ou divergent, et quelle est la proportion de la déviation secondaire (voy. le § précédent et l'art. *Diplopie*, p. 643).

Récidive. — Elle est en général assez rare, cependant tous les chirurgiens qui ont opéré beaucoup de strabiques en ont constaté des cas. Je ne vois guère que M. Bonnet qui fasse exception. La récidive arrive ordinairement après un temps assez rapproché de l'opération ; c'est le plus souvent du huitième au quinzième jour. Dans quelques cas, heureusement exceptionnels, on a noté des récidives après un temps très long : Dieffenbach, M. Velpeau, d'autres encore en rapportent des exemples, et j'en ai observé moi-même deux ; M. Malgaigne m'a dit avoir vu une fois le strabisme reparaître plus d'une année après l'opération. Mais si l'on a eu soin d'opérer le second œil, et de soumettre l'œil faible à un exercice régulier et soutenu, cet accident n'est pas à craindre. En tous cas, s'il se produit, on est toujours en mesure d'y remédier, ou en agissant sur l'autre œil, on en pratiquant une des opérations de rectification indiquées plus haut.

Procédé proposé par Stromeyer.

Dans les procédés que nous allons citer, nous laisserons parler les auteurs. « Des essais tentés sur le cadavre me portent, dit M. Stromeyer, à recommander le procédé opératoire suivant contre le strabisme de nature spasmodique.

» On fait fermer l'œil sain, et on recommande au malade de porter le plus possible l'œil affecté en dehors de la direction vicieuse qu'il occupe. Si le strabisme a lieu en dedans, on enfonce alors dans le bord interne de la conjonctive oculaire une érigne fine, que l'on confie à un aide intelligent, qui s'en sert pour tirer l'œil en dehors. La conjonctive ayant été soulevée à l'aide d'une pince, on la divise au moyen d'un couteau à cataracte, par une incision pratiquée dans le canthe interne. La traction en dehors est augmentée jusqu'à ce qu'apparaisse le muscle droit interne ; un stylet fin est passé sous ce dernier, qui est divisé à l'aide des ciseaux courbes, ou avec le couteau qui a servi à ouvrir la conjonctive (*Beitræge zur operative Orthopedie*, et *Sach's central Zeitung*, 1839) (1). »

Procédé de Dieffenbach.

« L'appareil instrumental est très simple : un élévateur de Pellier, un crochet double, mousse, supporté par une tige simple, pour abaisser la paupière inférieure, deux petits crochets aigus pour accrocher la conjonctive, une paire de ciseaux courbes sur le plat pour faire l'incision de la conjonctive, un crochet mousse simple pour glisser au-dessous du muscle, que l'on coupe avec les mêmes ciseaux courbes qui ont servi à faire la section de la conjonctive. Dans la boîte à opération se trouve encore un petit crochet aigu double, que l'opérateur réserve pour les cas où, comme dans l'essai de M. Pauli, l'œil se tournerait convulsivement en dedans, et provoquerait, par ce mouvement, la déchirure de la conjonctive saisie; dans ces circonstances, il implante ce crochet dans la sclérotique, et se rend ainsi maître de l'œil. Une éponge et de l'eau froide complètent l'appareil.

» Deux aides suffisent, à la rigueur, quand on fait l'opération sur un adulte ; quand c'est sur un enfant, ou sur un individu des mouvements duquel on n'est pas sûr, il en faut plus de deux, mais ils peuvent être étrangers à l'art.

» Le malade est placé comme dans l'opération de la cataracte, sur une chaise, vis-à-vis d'une fenêtre bien éclairée; l'opérateur, sur une autre chaise un peu plus élevée, au-devant du malade, et un peu de côté pour ne pas se trouver dans son propre jour. Un des aides se tient derrière le malade et fixe la tête de celui-ci contre sa poitrine, afin qu'elle y trouve un point d'appui; l'autre au-devant de lui, à côté et à droite de l'opérateur. Je suppose que ce soit l'œil droit qui louche, c'est sur lui que l'opération est la plus simple. Le chirurgien place l'élévateur de Pellier sous la paupière supérieure, et le donne à tenir à l'aide situé derrière le malade; celui-là le prend de la main droite; l'abaisseur de la paupière inférieure est tenu par l'autre aide, qui s'assure en même temps des mains du malade. Ensuite l'opérateur lui ordonne de porter son œil en dehors (pour faciliter ce mouvement, il ferme ou fait fermer l'œil sain), et implante un petit crochet aigu dans la conjonctive près de la caroncule lacrymale. Quand l'œil reste

(1) *Annales d'oculistique*, 1er volume supplémentaire, p. 270.

convulsivement tourné dans l'angle interne, ce qui arrive assez souvent, l'opérateur prend le crochet de la main gauche, le glisse à plat sur le globe oculaire vers l'angle interne, au-dessous des paupières ; après l'y avoir enfoncé à distance convenable, il imprime un léger mouvement au manche de manière à incliner la pointe du crochet en arrière ; puis saisissant la conjonctive, il peut alors tirer l'œil en dehors. Ce crochet est tenu par la main gauche de l'aide situé derrière le malade. Le chirurgien implante ensuite son second crochet dans la conjonctive plus près de la cornée, à la distance de 3 millimètres de celle-ci, et le tient lui-même de la main gauche. La conjonctive étant alors soulevée par les deux crochets, en forme de pli, l'opérateur armé des ciseaux courbes y fait une section, et continue à donner de petits coups de ciseaux jusqu'à ce que le muscle soit à nu, en même temps qu'avec le crochet tenu de la main gauche, il porte l'œil un peu plus en dehors. Il dépose alors les ciseaux, prend le crochet mousse et le glisse entre la sclérotique et le muscle ; il dégage ensuite son crochet aigu qui devient inutile, et prend le crochet mousse de la main gauche devenue libre. Pour finir l'opération, il ne s'agit plus que de couper le muscle sur le crochet mousse, ce qui se fait avec les mêmes ciseaux qui ont déjà été employés. Au même instant, l'œil, comme délivré du lien qui le tenait enchaîné, se met dans sa position normale. On fait ensuite quelques lotions d'eau froide pour enlever le sang, et l'on fait ouvrir au malade les deux yeux, pour s'assurer s'il sont en parallélisme.

» Si l'œil gauche est affecté de strabisme, le procédé n'est que légèrement modifié et l'opération peut se faire également de la main droite. L'aide situé derrière le malade tient l'élévateur de la main gauche, et le crochet de la droite ; l'opérateur passe alors son bras gauche transversalement au-devant du front, prend un point d'appui sur lui, et de la main courbée tient le crochet qui doit porter l'œil en dehors (Verhaege, *du Strabisme*, 1841, p. 41) (1). »

MODIFICATIONS PRINCIPALES APPORTÉES AU PROCÉDÉ DE DIEFFENBACH. — *Premier temps.* — Les praticiens ont imaginé plusieurs instruments pour fixer les paupières et maintenir l'œil immobile. Les élévateurs ont pris plusieurs formes : ceux de MM. Cunier,

(1) *Annales d'oculistique*, 1er vol. suppl., p. 276.

Kelley-Snowden et Bonnet me paraissent remplir très bien l'indication ; toutefois je préfère mon *élévateur plein*, parce que la muqueuse ne faisant point procidence entre les branches de l'instrument, ne vient point masquer les parties à diviser.

On *fixe l'œil* de diverses manières. Dieffenbach applique un premier crochet sur la conjonctive, assez près de la cornée, et entraîne l'œil en dehors ; puis il place un autre crochet près de la caroncule, forme ainsi un pli transversal à la muqueuse et la divise verticalement.

D'autres, comme M. Bonnet, saisissent la muqueuse entre deux pinces. « Je tiens une pince sans ressort de la main droite, dit cet auteur, la pince à ressort de la main gauche. Avec la première je saisis la conjonctive près de la partie interne de la cornée, et j'entraîne l'œil assez en dehors pour étaler la partie sur laquelle s'insère le muscle droit interne. Je vois ordinairement le muscle à travers la transparence des parties, et je saisis la conjonctive et le fascia sous-conjonctival près de cette insertion avec la pince à ressort, que je confie immédiatement à l'aide qui tient l'élévateur de la paupière supérieure ; l'œil est alors solidement fixé, et en le tirant en dehors on voit parfaitement les parties sur lesquelles on doit agir (1). »

M. Velpeau saisit la conjonctive, le fascia et quelquefois le muscle même entre deux pinces, dont l'une est tenue par un aide, et il divise les tissus au moyen des ciseaux qu'il tient dans sa main droite. « Si le muscle, dit-il, a été convenablement saisi et embrassé d'abord, l'opération peut être ainsi terminée d'un seul coup. » (*Ann. de chir.*, mars 1842.) Reste à savoir alors où le muscle a été divisé, et si la tête n'ira pas se fixer trop en arrière.

On peut encore fixer l'œil au moyen d'une petite érigne à deux branches, qu'on implante près de la cornée dans la sclérotique, et que l'on confie à un aide pendant qu'on soulève la muqueuse avec une érigne simple, ou avec une pince à dents de souris ; c'est peut-être le moyen le plus sûr de maintenir l'œil dans la direction et l'immobilité convenables. Je l'ai employé bon nombre de fois, et m'en suis mieux trouvé que de la plupart des autres. L'érigne dont je parle a été imaginée par M. J. Guérin.

La *division de la muqueuse* est ordinairement faite perpendiculairement à la direction du muscle ; mais comme le renfonce-

(1) Bonnet, *loco citato*, p. 119.

ment de la caroncule en est alors le résultat, M. L. Boyer recommande de la pratiquer dans le sens transversal. « Je fais former avec deux pinces, dit-il, un pli vertical à la membrane conjonctive saisie un peu au-dessus du niveau du muscle ; avec les ciseaux mousses je divise ce pli horizontalement de la cornée vers la paroi interne de l'orbite, en ayant soin de tenir l'extrémité interne de l'incision toujours éloignée de la caroncule.

» Saisissant alors avec une pince la membrane cellulo-fibreuse qui se trouve au-dessous, je la soulève un peu, et l'ouvre d'un coup de ciseaux donné en emporte-pièce ; la sclérotique se trouve à découvert, bien reconnaissable à sa couleur d'un blanc mat qui contraste avec la teinte des parties environnantes. L'extrémité du crochet mousse à deux branches pénètre alors sans aucune difficulté entre elle et le muscle, qui est facilement ramené au niveau de la plaie, et en ayant le soin d'abaisser un peu la lèvre inférieure de l'incision, je le coupe entre les deux branches du crochet. En opérant ainsi il se fait quelquefois, aussitôt au-dessous de la conjonctive, un thrombus qui serait assez long à se résoudre, à moins que l'on ne fasse immédiatement une contre-ouverture à sa partie inférieure. Cette contre-ouverture n'offre aucune difficulté ; le crochet mousse, passé par la plaie supérieure, repousse légèrement la partie inférieure de la conjonctive et de la couche celluleuse, et il suffit d'un seul coup de ciseaux donné entre les deux branches modérément écartées : on dispose alors de deux ouvertures situées, l'une au-dessus, l'autre au-desous du niveau du muscle.

» Par ce moyen, le repli semi-lunaire et l'angle de réflexion de la conjonctive sont respectés ; la caroncule reste à sa place, et les deux cicatrices se cachent chacune sous la paupière qui lui correspond (1). »

Ce procédé rend l'opération plus difficile, de l'aveu même de l'auteur ; aussi Cunier ne l'a-t-il pas adopté, pensant avec raison que la suture qu'il applique sur l'incision verticale de la conjonctive empêche sûrement l'enfoncement de la caroncule.

Deuxième temps. — La *division du muscle* est faite par Dieffenbach au moyen de ciseaux ou d'un petit bistouri boutonné et courbe ; beaucoup de chirurgiens l'exécutent autrement. M. Baudens se sert d'un petit bistouri en forme de faucille ; quelques-uns,

(1) L. Boyer, *Recherches sur l'opération du strabisme* (Mémoires présentés à l'Académie des sciences), 1842-1844, 1 vol. in-8, avec 12 planch., p. 137.

comme M. Sédillot, d'un bistouri glissant sur une sonde cannelée, ou sur une curette (M. Phillips) ; Cunier préfère la lame boutonnée des petits ciseaux ophthalmiques, et M. L. Boyer des ciseaux droits, qui vont chercher le muscle dans un crochet à écartement qu'il a imaginé, etc.

Méthode sous-conjonctivale.

Cette opération, dont M. Jules Guérin est l'inventeur, a pour but « de soustraire la plaie au contact de l'air, de l'affranchir de tout travail d'inflammation suppurative, et de lui procurer, comme à toutes les plaies sous-cutanées, le bénéfice de l'organisation immédiate. » Les instruments nécessaires sont : 1° deux élévateurs des paupières ; 2° trois érignes doubles ; 3° un perforateur de la conjonctive, espèce de lancette courbe ressemblant assez à une spatule étroite à double tranchant ; 4° un myotome que l'auteur compare, pour la forme, à une baïonnette, et qui est doublement coudé sur sa tige. M. Deval (p. 682) décrit ainsi ce procédé, d'après M. J. Guérin : « Le patient est horizontalement placé ; deux aides sont chargés du refoulement des paupières. Avec une première érigne, implantée seulement dans la conjonctive, tout près de la cornée, on attire l'œil d'une certaine quantité dans le sens opposé à la déviation ; elle n'a d'autre but que de fixer le globe pour faciliter l'implantation de la seconde érigne dans la sclérotique, à 6 ou 7 millimètres du bord de la cornée, sur le trajet du muscle. Cela fait, on dégage le premier instrument, désormais sans utilité, et l'aide se met en devoir d'appliquer la troisième érigne. Destinée à soulever la conjonctive et le fascia sous-conjonctival au niveau de la paroi latérale de la gaîne du muscle à diviser, elle doit être implantée à 5 millimètres à peu près en dedans de l'érigne que tient l'opérateur, c'est-à-dire en dedans et au-dessus de celle-ci pour le droit interne de l'œil gauche, en dedans et au-dessous pour celui de l'œil droit ; puis le chirurgien plonge le perforateur à la base du repli, la convexité de la lame tournée vers le bulbe (1). La ponction accomplie, et l'aide conti-

(1) « L'instrument doit être dirigé tangentiellement au globe oculaire, en » suivant une ligne intermédiaire à l'horizontale et à la verticale (Guérin). » L'auteur ajoute que pour fendre le repli fibro-muqueux jusqu'à la surface de la sclérotique, il est permis de se servir de ciseaux, « ce qui peut, dit-il, offrir plus de certitude et de sécurité aux personnes qui débutent dans l'emploi de cette méthode. »

nuant à tirer légèrement sur le repli afin de faire bâiller l'orifice de la plaie, on engage dans la petite ouverture le ténotome en Z (1), dont la lame glisse sous le fascia et va filer entre la sclérotique et le muscle, à 3 ou 4 millimètres à peu près de la plaie extérieure. Dès que le bord opposé du droit interne a été dépassé, on imprime au manche un mouvement de révolution sur son axe, qui a pour effet de présenter le tranchant à la corde que l'on coupe, pendant qu'une traction exercée sur le globe avec l'érigne que le chirurgien tient de la main gauche, tend le muscle entre ses deux points d'insertion et seconde l'action du couteau (2). La section est annoncée par un bruit de craquement, le sentiment d'une résistance vaincue; et un mouvement de l'œil qui cède dans le sens de la traction effectuée sur lui par l'érigne. On dégage le ténotome par l'ouverture conjonctivale, et il n'y a presque aucune apparence de plaie extérieure. »

ARTICLE VII.

DALTONISME (3).

On désigne sous ce nom une affection du sens de la vue dans laquelle certaines couleurs, ne pouvant être appréciées, sont confondues avec celles qui restent seules perceptibles.

(1) « L'instrument est tenu entre le pouce et les deux premiers doigts, » comme pour faire une ponction verticale, le tranchant en dehors et le dos de » la lame correspondant au bord du muscle à diviser. Dans cette position, le » premier coude de l'instrument (celui de la lame avec la tige) répond au globe » oculaire, et le second coude, au rebord orbitaire. La lame de l'instrument est » donc introduite verticalement à travers l'ouverture du fascia (Guérin). »

(2) « Cette précaution est tout à fait indispensable au succès de l'opération, » car le moindre relâchement des tissus amortirait l'action tranchante de » l'instrument. Au même moment on exécute, avec ce dernier, des mouvements » de scie contre le muscle, et la division en est opérée instantanément. Pour » s'assurer que tout ce qu'on a voulu diviser l'a été complétement, on fait » repasser la lame du myotome par le chemin qu'elle a parcouru, en résu» mant, en quelque façon, tous les temps de l'opération; et, s'il reste quelques » brides musculaires ou aponévrotiques non atteintes, elles se trouvent ainsi » immédiatement divisées (Guérin). »

(3) Ce mot de *daltonisme* vient du nom du chimiste Dalton, qui était atteint de cette affection, et qui l'a le premier décrite (*Mémoirs of the litter. soc. of Manchester*, 1798). Outre le nom de daltonisme qui est le plus employé, cette maladie en a reçu encore un grand nombre d'autres, achromatopsie, dyschromatopsie, chromatopseudopsie, etc.

Les variétés du daltonisme sont très nombreuses; cependant M. Szokalski, auquel on doit un travail fort étendu sur ce sujet (*Ann. d'oculistique*, tomes II et III, 1839-1840), a cru pouvoir les ranger en cinq classes : 1° celle où les sujets ne peuvent distinguer ni le bleu ni le rouge, et n'ont aucune idée nette et tranchée des couleurs, n'aperçoivent en un mot que du noir et du blanc; 2° dans la seconde, le malade distingue une couleur de plus, le jaune, et la lumière se manifeste à lui sous trois nuances, blanc, jaune et noir; 3° dans une troisième section, le sujet voit ces trois couleurs, mais ne peut distinguer le bleu du rouge; 4° les individus affectés de la quatrième espèce de daltonisme manquent de la perception du rouge et le confondent volontiers avec le vert; c'est à cette classe qu'appartenait le célèbre Dalton, dont nous venons de parler; enfin 5° à la cinquième section appartiennent ceux qui ont la perception plus ou moins distincte des couleurs primitives, bleu, jaune, rouge, et de plus du blanc et du noir (lumière et ténèbres) mais ne peuvent distinguer les combinaisons de ces couleurs, et semblent toujours apercevoir une couleur simple au lieu d'une couleur composée.

Tout en rendant justice au soin avec lequel l'auteur que nous venons de citer a institué les expériences et recueilli les observations qui l'ont conduit aux conclusions que nous avons résumées, nous ne pouvons nous empêcher de trouver ses divisions un peu multipliées, et nous serions assez disposé à réduire à deux classes principales les cinq sections proposées par M. Szokalski; 1° l'achromatopsie proprement dite, qui est assez rare, et dans laquelle les malades ne distinguent que la lumière et les ténèbres, autrement dit, le blanc et le noir, et les différentes nuances intermédiaires, constituant le gris plus ou moins clair, plus ou moins foncé; et 2° la dyschromatopsie, dans laquelle les sujets perçoivent ou confondent un plus ou moins grand nombre de couleurs.

L'anatomie pathologique étant muette, il y a lieu de supposer que le daltonisme est simplement le résultat d'une perversion fonctionnelle de la partie du cerveau qui préside à la perception des couleurs. C'est une affection le plus souvent congénitale et conséquemment permanente; d'autres fois elle reconnaît pour cause une maladie du cerveau, et peut disparaître au bout d'un certain temps; on a cependant vu, dans de rares circonstances, le daltonisme congénital disparaître à la suite d'une affection des centres nerveux, ou d'une fièvre continue. Congénital ou acquis, le daltonisme peut être héréditaire, mais le plus souvent il n'atteint pas tous les individus d'une même génération. Une particularité fort singulière aussi, c'est qu'il n'affecte en général que les hommes (sur 40 malades, Dalton n'a pas mentionné une seule femme), et que cependant c'est par le côté maternel que se transmet cette infirmité. Nous devons pourtant citer un fait exceptionnel dû à Florent Cunier, et dans lequel cet habile observateur a constaté un daltonisme héréditaire, persistant depuis cinq générations, transmis par les femmes, et n'ayant atteint que des sujets féminins, au nombre de treize (1).

Le pronostic du daltonisme est excessivement fâcheux, en ce sens qu'il n'existe pas un seul cas de guérison, et qu'il est facile de comprendre à quels désagréments continuels sont exposés ceux qui en sont affectés. Le docteur Steebach, de Berlin, a proposé l'emploi de lunettes colorées pour corriger l'insensibilité de l'appareil visuel aux couleurs ; mais en admettant qu'il ait réussi dans un cas, il nous paraît fort douteux qu'il ait trouvé là un moyen applicable à tous les cas et à toutes les variétés de daltonisme.

M. Szokalski, ayant observé que la faculté de percevoir et de distinguer les couleurs est susceptible d'être grandement augmentée par l'exercice, s'est demandé s'il ne serait pas possible de faire tourner cette observation au profit des sujets atteints de cette maladie. « Le meilleur moyen, dit-il, de reproduire en eux cette » opération du cerveau sur laquelle repose la perception des » couleurs, ce serait peut-être de provoquer les sensations des » couleurs successives en leur faisant fixer les yeux sur des échan- » tillons diversement colorés, puis sur une surface blanche ou » noire. S'il est vrai que chaque couleur primitive est égale au » gris (abstraction faite d'une couleur déterminée), il ne serait pas » difficile alors de faire agir à volonté sur l'individu soumis à » notre traitement, telle ou telle fonction qui préside à telle ou » telle autre couleur. »

(1) *Annales d'oculistique*, tome I, p. 418.

ARTICLE VIII.

CONSERVES ET LUNETTES.

Les conserves et les lunettes sont des instruments d'optique destinés à modifier les rayons lumineux qui parviennent à l'œil dans l'acte de la vision, de façon à diminuer la fatigue de l'organe, ou à rendre la vue plus parfaite. L'usage de ces instruments est si répandu, il offre de si grands avantages quand il est appliqué avec discernement, et il peut entraîner de si graves inconvénients pour l'organe de la vision, lorsqu'il est abandonné à l'inexpérience des personnes qui, par caprice ou par nécessité, y recourent, qu'il est bon de préciser les cas où il peut être utile, et ceux où il doit être rejeté comme dangereux ou superflu.

Beaucoup de personnes portent des lunettes par simple affectation ; d'autres trouvant leur vue imparfaite, cherchent à la corriger par ce moyen. Toutes vont directement chez l'opticien, choisissent la monture qui leur plaît, y font adapter les verres qui leur semblent atteindre le but qu'elles se proposent, et sont ainsi souvent conduites à se servir de verres tout opposés à ceux qu'exige l'état de leurs yeux. Supposons, en effet, un individu atteint d'une légère congestion des membranes internes de l'œil ; les conditions de réfraction sont changées de façon à simuler une myopie ; il va chez l'opticien, qui lui donne des lunettes à verres concaves : son œil sera certainement fatigué par la dispersion des rayons lumineux, et la congestion, au lieu de diminuer, augmentera indubitablement. Beaucoup de maladies des yeux réclament le sage emploi des lunettes : la myopie, la presbytie, le mydriasis, la cataracte commençante ou opérée, l'amaurose, le strabisme, etc., sont de ce nombre. Dans beaucoup d'autres, l'usage en peut être nuisible : aussi l'étude des lunettes nous paraît-elle mériter quelque intérêt.

Généralités. — Les lunettes et les conserves sont formées de deux parties distinctes : la monture et les verres.

La *monture* se compose elle-même de trois parties : 1° de deux cercles à rainures, dans lesquelles sont enchâssés les verres ; 2° d'une arcade destinée à les réunir et à maintenir l'instrument sur le dos du nez ; 3° de deux branches latérales articulées avec les cercles, et qui se fixent contre les tempes.

Les *cercles* doivent se mouler exactement sur la forme des verres, et les maintenir avec solidité. Ils sont ouverts à leur partie externe, pour faciliter l'introduction du verre. De chaque côté de cette ouverture sont implantées deux petites branches transversales, destinées à porter une vis qui les réunit ensemble lorsque le verre a été mis en place, à fournir la charnière pour l'articulation des branches latérales, et à mesurer l'espace compris entre la partie externe du cercle et la ligne tangente de la surface temporale. Ces petits appendices devront donc être d'autant plus longs, que les personnes pour lesquelles les lunettes sont faites auront les temporaux plus écartés.

L'*arcade centrale* de la monture servant à maintenir l'instrument sur le dos du nez, devra s'ajuster parfaitement à sa courbure; elle aura, en outre, une longueur telle, que le centre des verres soit parfaitement en rapport avec l'axe visuel des yeux. Sans cette précaution, il n'y a qu'un seul œil, qui voie au travers des lunettes; il en résulte du trouble dans la vision, et de la fatigue pour l'autre œil, qui fait effort pour se mettre dans une position convenable. Telle est bien souvent la cause de la céphalalgie dont se plaignent les personnes qui portent des lunettes.

Les *branches latérales* des lunettes ou des conserves doivent avoir une courbure qui s'accommode à celle de la région temporale. Elles ont ordinairement une brisure verticale, pour qu'elles puissent s'accrocher derrière l'oreille. Dans les lunettes des femmes, cette brisure est presque toujours remplacée par une boucle, qui peut servir à passer un cordon pour attacher les lunettes derrière la tête. Toutes les fois qu'on n'emploie pas le cordon, cette disposition est vicieuse, parce que rien ne maintenant les lunettes sur le nez, elles glissent, et bientôt le centre des verres ne se trouve plus en rapport avec l'axe visuel. Mieux vaudrait encore le pince-nez de nos pères, aujourd'hui à la mode, malgré ses imperfections; cet instrument a du moins l'avantage de maintenir les verres toujours à la même distance de l'œil, auquel il évite ainsi la fatigue incessante d'une accommodation nouvelle de ses milieux à chaque changement dans les conditions de réfraction, c'est-à-dire à tous les mouvements de l'instrument. Il est vrai de dire que les branches brisées ont l'inconvénient de défriser et même d'arracher les cheveux; il serait donc à propos de remplacer la brisure par un crochet vertical à peu près à angle droit et fixe, qui servirait à maintenir les lunettes derrière les oreilles. Pour que les branches brisées, ainsi que celles à crochet que nous venons d'indiquer, aient tous leurs avantages, il faut qu'elles ne soient ni trop courtes ni trop longues, afin de pouvoir maintenir les lunettes dans une parfaite immobilité, quels que soient les mouvements de la tête.

Les montures des lunettes se font en or, en argent, en écaille ou en acier. Elles doivent être légères pour ne pas fatiguer par leur poids, et pourtant assez fortes pour ne point se courber en différents sens, car les verres perdraient alors leur rapport exact avec l'axe visuel : nous en avons vu plus haut les conséquences.

Verres. — La mode en a fait varier beaucoup la forme ; mais cette forme a peu d'importance en elle-même, pourvu que, lorsqu'ils doivent servir à voir dans toutes les directions, ils soient d'assez grande dimension. En effet, s'ils étaient trop petits on ne pourrait voir à travers que les objets placés en face, et ceux de côté seraient mal vus : ce serait là le moindre inconvénient. Il faut que les verres soient taillés de telle manière que leur foyer réponde exactement au centre de la courbe que forme leur contour; ils doivent être d'une parfaite limpidité, et ne présenter ni bulles dans leur épaisseur, ni aspérités, ni lignes à leur surface : une seule ligne, même sur des verres plans, peut défigurer les objets. C'est ainsi qu'un de nos littérateurs les plus distingués voyait une image inclinée dès qu'il prenait ses lunettes. Après m'être assuré de l'intégrité de la vue, je donnai le conseil de remplacer les verres sur lesquels j'avais aperçu ce défaut ; l'opticien trouva sans doute plus simple de les changer de côté, car quelques jours après M. F... vint me trouver, parce qu'il voyait encore le même phénomène ; mais cette fois l'inclinaison était à gauche au lieu d'être à droite. Alors il fit changer les verres en sa présence, et jamais depuis cela ne s'est représenté.

Le résumé de tout ce qui précède, est donc que la monture des lunettes doit être proportionnée, quant à sa longueur, à l'écartement des yeux et des tempes ; que l'arcade centrale doit s'adapter exactement à la courbure du nez ; que l'axe oculaire doit passer par le centre des verres ; que les branches latérales doivent mesurer exactement la distance comprise entre l'extrémité de la branche transversale et le pavillon de l'oreille derrière lequel elles se courbent, etc. Ne pourrait-on pas en tirer la conséquence qu'il serait peut-être fort nécessaire d'introduire parmi les gens du monde l'habitude de prendre mesure de lunettes, comme on prend mesure pour un vêtement quelconque ? C'est cette nécessité qu'a si bien comprise un savant italien, atteint de presbytie, qui habite les environs de Paris, qu'il s'est fait mouler la face, afin que l'ouvrier pût mieux remplir ses intentions. Il a fait tailler les verres tres petits, et les a placés très bas, de façon à voir facilement par dessus. La petitesse des verres ne l'incommode aucunement, car depuis vingt ans qu'il les porte, il n'en a jamais été fatigué, malgré les travaux assidus de cabinet auxquels il se livre; tandis qu'avant il ne pouvait plus travailler sans éprouver de violents maux de tête. Les lunettes qu'il a fait confectionner réunissent encore l'avantage de ne point le gêner pour voir les objets éloignés placés devant lui ou de côté, et les branches latérales, accrochées sur les oreilles, s'appliquent exactement sur les pommettes, et ne masquent le champ de la vue dans aucune direction. J'en ai fait faire un modèle par M. l'ingénieur Chevalier.

Étudions maintenant les conserves proprement dites.

1° *Conserves.*

Les conserves sont des instruments destinés à protéger les yeux contre une lumière trop vive ou contre les corps étrangers. Ce nom pourrait à la rigueur s'appliquer à toute lunette dont on se sert pour reposer ou ménager la vue, mais on l'a restreint à celles dont les verres diminuent l'intensité de la lumière sans en altérer la direction, c'est-à-dire aux lunettes à verres plans. Comme elles sont employées le plus ordinairement dans des cas de susceptibilité trop grande de la rétine, on a cherché à donner à leurs verres une couleur qui reposât la vue; c'est dans ce but qu'on les a colorés en vert, d'après l'observation que cette couleur, qui est très répandue dans la nature, est douce à l'œil. Mais ces verres ont, entre autres inconvénients, celui d'altérer la couleur des objets; les bleus l'ont aussi, mais à un moindre degré; aussi sont-ils généralement adoptés maintenant.

Pour avoir des verres exempts de ce défaut, il faudrait arriver à en faire de couleur gris noir; ils seraient alors parfaitement neutres, parce qu'ils intercepteraient d'une manière égale tous les rayons lumineux. D'après les conseils de M. l'abbé Rochoux, M. Lambert, ancien maire de Sèvres, arriva après de nombreux essais à obtenir un verre d'une couleur bleu noir d'une pureté parfaite, et M. Vincent Chevalier construisit les premières conserves avec des verres ainsi colorés.

Ces verres, qui se sont beaucoup répandus, surtout en Angleterre, portent le nom de *verres neutres*, et en ont presque toutes les propriétés ; ils ne changent point la couleur des objets, et les montrent seulement beaucoup moins colorés (Charles Chevalier, *Manuel des myopes et des presbytes*).

Outre l'inconvénient d'altérer les couleurs des objets, les verres colorés, autres que les neutres, ont encore celui de donner lieu à la vue de la couleur complémentaire, lorsque la lumière parvient aux yeux sans les traverser. C'est ainsi que, lorsqu'on porte des verres bleus, les rayons qui pénètrent de côté paraissent jaunes ; cette coloration s'étend même à tous les objets, si l'on vient à quitter brusquement les lunettes. L'illusion se dissipe ordinairement assez vite, mais elle persiste quelquefois très longtemps chez les personnes dont la rétine est fort irritable. Avec des verres neutres, ce phénomène n'a plus lieu, parce que tous les rayons, étant également interceptés ou transmis, gardent leurs couleurs respectives, et paraissent seulement plus éclatants quand on quitte ces verres.

On fait aussi des conserves à verres incolores pour certains ouvriers qui travaillent sur des matières volatiles, ou sur des corps dont la poussière pourrait irriter les yeux. Elles sont encore utiles dans les cas où l'on voudrait les garantir des parcelles métalliques, comme pour les tourneurs, les mécaniciens, par exemple, etc. On en fait enfin, pour le même objet, dont les verres sont entourés par une gaze ou par une toile métallique, et qui sont fort utiles dans les voyages en chemins de fer pour abriter les yeux. Les habitants des régions polaires placent devant leurs yeux de petites capsules percées d'un trou vis-à-vis de la pupille, pour se préserver des effets de la réverbération de la lumière sur la neige.

Nous ne nous occuperons pas plus longtemps de ces diverses conserves, et nous reviendrons plus tard sur quelques-unes de leurs variétés dont on se sert dans certains cas pathologiques, comme le mydriasis, le strabisme, etc.

Avantage des conserves. — Maintenant que nous connaissons les propriétés des conserves, voyons dans quels cas elles doivent être employées. Elles seront nécessaires aux opérés de cataracte, pendant les premiers temps qui suivront l'opération, pour les garantir de l'influence de la lumière ; elles devront être choisies d'abord de couleur très foncée, puis on passera successivement et avec lenteur jusqu'aux nuances les plus claires, pour accoutumer peu à peu les yeux à la lumière, et prévenir l'inflammation qui ne manquerait point d'atteindre la rétine, si on l'exposait trop tôt à l'action du grand jour.

Les conserves seront conseillées aux personnes qui, indépendamment de toute opération chirurgicale et de toute lésion traumatique, ont une grande irritabilité de cette membrane.

Elles sont indispensables aux ouvriers qui travaillent sur des matières incandescentes, comme les fondeurs, les verriers, etc., et qui, lorsqu'ils n'en font point usage, sont tôt ou tard atteints d'affections plus ou moins graves de la rétine.

Les voyageurs dans les régions polaires ou tropicales feront bien aussi de se munir de conserves neutres, pour se défendre des effets pernicieux de la réverbération du soleil sur la neige ou sur le sable; ils pourront néanmoins souvent les remplacer avec avantage par un voile de gaze bleue ou verte, qui remplira le même but, et dans l'un des cas au moins n'accumulera pas sur le seul organe de la vue une chaleur relative trop forte.

Les personnes prédisposées aux conjonctivites pourront faire usage de conserves, pour garantir leurs yeux de l'impression d'un vent froid ou chargé de poussière.

On peut enfin les conseiller quelquefois aux myopes qui ont à travailler sur des objets rapprochés et très éclairés; leur vue, qui s'adapte parfaitement à un pareil travail, pourrait être néanmoins fatiguée par le trop grand afflux de la lumière sur un organe possédant déjà en lui-même une grande force de concentration des rayons lumineux.

Nous avons déjà dit que les personnes qui sont exposées à recevoir dans les yeux, soit des vapeurs ou des poussières irritantes, soit des corps étrangers projetés plus ou moins violemment, devront faire usage de conserves à verres non colorés, comme simple moyen de protection mécanique.

Inconvénients des conserves. — Ils ne sont pas moins nombreux que leurs avantages. Les verres, tels qu'on les porte généralement, sont de petite dimension. On voit tout d'abord que le moindre défaut d'une pareille disposition est le plus souvent de ne poin remplir le but qu'on se propose, en permettant aux rayons lumineux de parvenir à l'œil de tous les côtés, sans avoir reçu aucune modification de la couleur du verre, qu'ils n'ont pas traversé. L'œil est sans cesse soumis à l'influence des couleurs complémentaires ou des rayons diversement colorés, ce qui augmente beaucoup sa fatigue alors qu'on voulait lui procurer du repos.

On évitera cet inconvénient en entourant les verres d'un morceau de taffetas noir qui empêchera la lumière de pénétrer de côté, mais qui rétrécira de beaucoup le champ de la vision dans le sens latéral. On pourrait, il est vrai, augmenter la largeur des verres et même, comme cela seul ne suffirait pas, en poser de supplémentaires le long des branches ; mais alors les conserves deviendraient très pesantes, et les branches gêneraient singulièrement la vision à cause de leur opacité.

Les conserves ainsi garnies échauffent beaucoup les yeux. Le verre et le taffetas étant l'un et l'autre de mauvais conducteurs de la chaleur, celle-ci se concentre sur l'organe, souvent déjà malade, et attire sur lui l'afflux du sang. Beaucoup de conjonctivites, de blépharites et d'irritations de la rétine sont entretenues ou provoquées par cette cause. Cette chaleur devient insupportable et donne de violents maux de tête, surtout lorsqu'on porte des conserves au grand soleil. La transpiration qu'elle produit peut être brusquement supprimée dans quelques cas, si l'œil est soumis à un courant d'air, et que le taffetas ne soit pas parfaitement appliqué de tous côtés. Il s'établit alors comme une espèce de tirage, qui, par le refroidissement qu'il occasionne, devient parfois la cause d'une ophthalmie.

Quelque fatigante que soit la chaleur déterminée par les conserves quand on est exposé aux rayons du soleil, il faut néanmoins éviter de les ôter, parce que ces brusques changements dans les conditions de lumière fatiguent l'organe. Mais s'il est bon de ne point les ôter tant qu'on se trouve dans un lieu très éclairé, il faut éviter de les garder toujours : l'œil perdrait ainsi l'habitude de voir la lumière, et l'on se trouverait dans la position de ce prisonnier, qui après être resté quinze ans plongé dans l'obscurité d'un cachot, éprouva de si violentes douleurs quand on le rendit au jour, qu'il supplia ses gardiens de le reconduire dans son souterrain. Telle est, dans certaines limites, la position des opérés de cataracte.

Dans le cas où l'œil aurait perdu l'habitude de la lumière, ainsi que cela arrive après les ophthalmies aiguës de longue durée, il faudrait, pour ramener le malade à l'usage complet de la vue, suivre, dans le choix des verres, la gradation de coloration dont nous avons parlé. Dans tous les cas il est une bonne précaution, recommandée par M. Charles Chevalier dans son *Manuel des myopes et des presbytes* : c'est celle de fermer les yeux toutes les fois qu'on ôte ses conserves, afin de ne pas passer brusquement de la lumière ménagée au grand jour.

De tout ce qui précède, il résulte qu'il faut être très sobre quant à l'emploi des conserves. Elles seront néanmoins utiles dans les premiers temps qui suivront l'opération de la cataracte, dans les cas d'excitation très grande de la rétine, dans ceux où les yeux seraient exposés à une lumière trop vive ou à l'action des corps étrangers : leurs verres alors seront larges et bien entourés de taffetas noir, pour empêcher la lumière de pénétrer de côté, et l'on se servira de préférence de verres neutres ; leur usage ne devra avoir que la durée des causes qui l'auront nécessité, et chaque fois qu'on voudra les quitter, on ne le fera que dans un lieu où les yeux n'auront plus besoin d'être garantis.

Les conserves colorées sont très nuisibles aux presbytes.

Je ne terminerai pas cet article sans dire quelques mots de celles qu'on emploie dans les cas de mydriasis, d'absence de l'iris, et de strabisme, que ce dernier soit simple ou compliqué d'une paralysie des muscles oculaires en voie de guérison.

a. Dans les conserves destinées au mydriasis et aux cas rares d'absence de l'iris, les verres seront remplacés par une plaque métallique noircie, et percée vis-à-vis de la pupille d'une fente cruciale ou d'un petit trou. Cette disposition a pour objet d'empêcher le trouble de la vue occasionné par l'arrivée d'une trop grande quantité de rayons lumineux sur la rétine, de prévenir l'irritation de cette membrane, et de remplir ainsi, autant qu'il est possible, les fonctions de l'iris absent ou paralysé. Les conserves qui présentent la fente cruciale sont les préférables, parce qu'elles permettent au malade de diriger sa vue dans tous les sens.

b. Dans le strabisme qui, surtout chez les enfants, survient lorsqu'une ophthalmie de longue durée a laissé une tache de la cornée, ou dans celui qui persiste après certaines paralysies de la sixième ou de la troisième paire en voie de guérison, on emploie les conserves suivantes :

Supposons, pour en faciliter la description, qu'on veuille redresser l'œil gauche dévié en dehors. La monture sera complétement entourée de taffetas noir, le verre du côté droit sera opaque, et le verre du côté gauche dépoli dans ses deux tiers ou dans son tiers externe, suivant que le strabisme sera plus ou moins marqué. On conçoit que, pour voir avec les conserves, l'œil gauche sera forcé de se diriger en dedans, c'est-à-dire du côté opposé à la déviation. Si cet exercice est répété de temps en temps chaque jour, bientôt l'œil reprendra sa rectitude parfaite et agira simultanément avec son congénère (voy., pour plus de détails, les articles *Strabisme*, *Taches de la cornée*, *Paralysie de la troisième et de la quatrième paire*, *Paralysie de la sixième paire*).

Nous croyons devoir ranger ici ce que nous avons à dire sur les *verres prismatiques*. Ces verres sont taillés à surfaces parfaitement planes, mais diversement inclinées l'une sur l'autre de 1, 2, et 3, etc., jusqu'à 20 degrés. L'inclinaison de leurs surfaces les fait nécessairement participer aux propriétés des prismes, et les rayons lumineux qui les traversent sont déviés en se rapprochant de la base du prisme. Il s'ensuit que si on met devant un des yeux un verre prismatique, et que l'on regarde un objet avec les deux yeux à la fois, on le voit double; mais, si l'inclinaison des deux plans du verre n'est pas trop forte, on peut avec la volonté corriger cette diplopie artificielle en reportant un peu la pupille du côté du sommet du prisme, soit en dedans si le sommet du prisme est en dedans, en dehors s'il est en dehors, etc. Cette possibilité de redresser l'image dépendra, on le comprend, de la force du muscle et de son indépendance. Si le sommet du prisme est tourné en dedans, le muscle droit interne, étant très fort, pourra rétablir l'unité de l'image avec des verres prismatiques jusqu'à 16 degrés environ; s'il est tourné en-dehors, le muscle droit externe, étant beaucoup plus faible, ne pourra rétablir la vue simple que jusqu'à 8 degrés au plus. Les deux muscles droits supérieurs, les deux inférieurs et les deux obliques ayant entre eux une grande solidarité d'action, il est presque impossible de ramener à l'unité les deux images lorsqu'on place le prisme, le sommet tourné en haut, en bas ou obliquement. Nous avons dit, aux articles de la diplopie et du strabisme, tout le parti que l'on pouvait tirer de cette propriété, soit pour soulager la diplopie, soit pour l'entretenir, quand on le jugeait convenable, soit pour le traitement médical du strabisme, soit enfin pour le traitement de cette dernière maladie dans les cas ou après l'opération il reste encore un peu de diplopie (voy. *Diplopie* et *Strabisme*). Nous n'y reviendrons pas ici; nous dirons seulement que les verres prismatiques plans ne sont destinés à agir que sur le mésoroptre musculaire; si, au lieu de surfaces planes, ils avaient des surfaces ou concaves ou convexes, ils pourraient participer à la fois des propriétés des verres prismatiques et de celles des verres concaves ou convexes, mais leur construction demanderait de la part du fabricant une rare habileté, et l'on comprend que, tant à cause de cela qu'à cause de leur prix élevé, ils doivent être d'un usage tout à fait exceptionnel.

Les lunettes *sténopéiques* de M. Donders d'Utrecht, et les lunettes *panoptiques* de M. Serre d'Uzès, doivent encore être mentionnées ici. Ce sont des lunettes dont les verres sont remplacés par une plaque métallique noircie et percée d'un trou; dans celles de M. Donders, le trou est large de 2 centimètres environ, et sur ce trou est fixée une plaque mobile qui porte un petit tube conique, à base ouverte du côté de la pupille, qui lui est perpendiculaire; on peut changer ce tube de place au moyen de vis qui fixent l'une à l'autre les deux plaques, de façon à mettre ce petit tube juste vis-à-vis du point de la cornée ou du cristallin qui peut laisser pénétrer les rayons jusqu'au fond de l'œil. Au moyen de cet appareil, les rayons lumineux, ne pénétrant que par ce seul point, arrivent jusqu'à la rétine, et la vue peut avoir lieu. On évite ainsi la confusion qui résulte de la réfraction vicieuse des rayons lumineux sur les parties à demi opaques de la cornée ou du cristallin; et des personnes qui ne pouvaient distinguer absolument aucun objet sont tout étonnées de pouvoir lire, sitôt qu'on a mis devant leurs yeux cet instrument convenablement ajusté.

Les lunettes panoptiques de M. Serre d'Uzès sont construites d'après le même principe, mais elles remplissent moins complétement le but, parce qu'elles sont faites comme les lunettes ordinaires. En effet, les rayons lumineux peuvent pénétrer sur l'œil au-dessus, au-dessous, et latéralement quand on porte ces lunettes; tandis que celles de Donders enveloppent exactement l'organe tout entier et ne laissent pénétrer dans l'œil qu'un cône lumineux central. Cependant les deux yeux peuvent fonctionner ensemble avec les lunettes de M. Serre, tandis que cela est impossible avec les lunettes sténopéiques. Si l'on faisait entourer de taffetas les premières lorsqu'il s'agit d'une affection des deux yeux, elles auraient un grand avantage sur les secondes.

2° *Lunettes.*

Les *lunettes* proprement dites sont des instruments d'optique destinés à suppléer aux imperfections de la réfrangibilité de l'œil. Tout le monde sait que cet organe est une chambre obscure d'une construction admirable, et que dans la vision parfaite l'image des objets vient se peindre sur la surface de la rétine. Le plus ordinairement l'œil s'accommode très bien, quoique dans certaines limites, à la distance des objets qu'il doit voir, de façon que leur image vient tomber sur cette surface; mais s'il arrive que les milieux de l'œil soient trop denses, ou la cornée trop bombée, la lumière sera trop réfractée, et quels que soient les efforts de l'organe pour s'accommoder à la distance, l'image ne se dessinera plus sur la rétine, mais sur un plan en avant de cette membrane. Si, au contraire, la densité des milieux, ou la convexité de la cornée était trop faible, le foyer se trouverait en arrière de la rétine. Dans l'un et l'autre cas, l'image ne sera perçue que confusément, et il sera nécessaire de suppléer à cette imperfection de l'œil en plaçant devant lui un verre qui, dans le premier cas, fera diverger les rayons lumineux, et, dans le second, les réunira de manière à ramener toujours l'image sur la rétine. De là des lunettes à verres concaves, ou de dispersion, et des lunettes à verres convexes ou de concentration. Ce que nous avons à dire maintenant sur la matière, la taille, le numérotage et l'essai des verres, est également applicable à ces deux classes de lunettes.

La *matière* avec laquelle on fait les meilleurs verres de lunettes, et qui seule est employée pour les objectifs de télescopes et pour les verres de microscopes, est le crown-glass. Seul il réunit les conditions de limpidité et d'inaltérabilité nécessaires; le flint-glass, qui a été essayé, est trop tendre et se laisse rayer facilement. C'est avec des morceaux de glace ou de verre de choix qu'on fabrique ordinairement les verres de lunettes; néanmoins ils présentent souvent des imperfections. On fait encore des verres en cristal de roche, dont la dureté et la belle transparence augmentent beaucoup la bonté; mais pour ne pas offrir le phénomène de la double réfraction, ils doivent être taillés perpendiculairement à l'axe du cristal, ce qui en rend la taille très difficile et très dispendieuse.

La *taille* des verres se fait sur des formes sphériques, creuses pour ceux qui doivent être convexes, et en relief pour les verres concaves. On voit que moins la courbure sera forte, plus le rayon de sphère aura d'étendue. Les opticiens ont ainsi un grand nombre de formes mesurées en pouces d'après la longueur du rayon, de 1 à 100 pouces. Cette échelle, si tous les numéros étaient usités, nécessiterait cent formes en creux et autant en relief; mais ils n'en ont que le tiers environ. Les fabricants distinguent souvent les verres d'après les rayons des sphères sur lesquelles ils ont été taillés. Cependant, comme nous le verrons plus bas, le numérotage a été établi d'après la distance du foyer ; il faudra donc, pour éviter toute erreur, ordonner des verres de tant de pouces de foyer.

M. Ch. Chevalier a essayé, il y a quelques années, de diviser ses formes pour tailler les verres d'après leur distance focale mesurée en centimètres. Cette réforme, qui nécessitait le renouvellement d'un matériel considérable, mais qui eût permis de graduer beaucoup mieux la taille des verres, n'a été, je crois, faite encore par personne. Cet opticien, si je suis bien renseigné, y a renoncé lui-même, à cause des frais considérables qu'elle aurait entraînés.

M. Soleil, habile opticien de Paris, a essayé tout récemment quelque chose d'analogue, mais je crains que la routine ne l'emporte sur ses intelligents efforts.

On a vanté dans ces dernières années les verres cylindriques. Beaucoup de personnes les blâment ; d'autres, au contraire, s'en servent avec avantage ; on ne les trouve plus guère à Paris que chez l'opticien Beyerlé, successeur de Chamblant.

De quelque manière que l'on combine la taille des deux côtés d'un verre, on ne pourra jamais obtenir que cinq combinaisons : les verres plano-concaves et bi-concaves, plano-convexes et bi-convexes, et les verres concavo-convexes, qui se divisent en deux catégories, suivant qu'il y a prédominance de la courbure concave sur la convexe, ou réciproquement. Ces six catégories se réduisent à deux quant au résultat : les verres plano-concaves, bi-concaves et concavo-convexes avec prédominance de la concavité, ou verres de dispersion ; et les verres plano-convexes, bi-convexes et concavo-convexes, avec prédominance de la convexité, ou verres de concentration. De la perfection de la courbure dépend la bonté du verre ; mais comme celui qui achète des lunettes ne peut vérifier l'exactitude de la taille, il faut qu'il s'adresse à un bon opticien pour être sûr que les verres sont bons. Il aventurerait fortement sa vue s'il achetait de ces lunettes qu'on colporte partout, et qui sont presque toujours défectueuses ; le danger serait d'autant plus grand qu'il devrait en faire un usage plus assidu.

Wollaston, au commencement de ce siècle, a remis en honneur les verres concavo-convexes qu'il a surnommés *périscopiques*, parce qu'il leur a reconnu la propriété de donner une image nette des objets dans un espace beaucoup plus étendu que les autres, ce qui augmente le champ de la vision, et permet de voir autour de soi.

Le *numérotage* des verres se fait d'après la distance du foyer de la lentille, qu'on appelle ordinairement distance focale du verre, ou simplement longueur du foyer. Pour trouver le foyer d'un verre, on l'expose perpendiculairement aux rayons du soleil, on place derrière le verre un papier, qu'on éloigne peu à peu, jusqu'à ce que la lumière projetée à travers la lentille se soit réduite à un point fortement éclairé ; alors on mesure la distance de ce point à la lentille, et l'on a la longueur du foyer.

Cette longueur indique la réfrangibilité du verre, et c'est d'après elle qu'on le numérote. Les verres n° 3 ont trois pouces de foyer ; les verres n° 80 en ont 80, et ainsi des autres. Ce que nous venons de dire ne peut s'appliquer qu'aux verres convexes, qui seuls ont un foyer ; les verres concaves sont numérotés d'après le foyer qu'aurait un verre convexe de même courbure.

Essai des lunettes. — Quelle que soit la réfrangibilité des milieux de l'œil, quand il est sain d'ailleurs, il y a toujours une certaine distance à laquelle il perçoit distinctement les objets. Cette distance est trop courte dans la myopie, trop longue dans la presbytie. Plus ces conditions défectueuses de l'œil sont prononcées, plus il faut que le foyer des verres soit petit pour y remédier (voy. *Accommodation*, p. 614). On a cherché dans ce cas à établir un rapport entre la portée de la vue et le numéro du verre qu'il convient de donner : c'est pour cela qu'on a rangé les verres en plusieurs séries. Les voici, d'après M. Ch. Chevalier :

« Myopie faible, 60, 30, 20, 18, 16 ;

Myopie au deuxième degré, 15, 14, 13, 12, 11, 10 ;

Myopie forte, 9, 8, 7, 6, 5, 4 1/2, 4 ;

Myopie très forte, 3 3/4, 3 1/2, 3, 2 3/4, 2 1/2, 2, 1 3/4, 1 1/2, 1 ;

Les verres de cette dernière série ne sont que rarement employés.

Presbyopie faible, 80, 72, 60, 48, 36, 30, 24, 20 ;

Presbyopie au deuxième degré, 18, 16, 15, 14, 13, 12 ;

Presbyopie forte, 11, 10, 9, 8, 7, 6, 5 ;

Presbyopie très forte, 4 1/2, 4, 3 1/2, 3, 2 1/2, 2, 1 3/4, 1 1/2, 1. »

Cette dernière série est principalement destinée aux opérés de la cataracte. Pourtant le n° 5, qui figure dans la presbyopie forte, est celui qu'ils choisissent ordinairement de préférence pour voir de loin.

Quelques auteurs, Mackenzie entre autres, ont établi des séries d'après l'âge des individus. Le professeur de Glascow donne en outre une formule d'après laquelle on peut trouver le numéro qui convient le mieux. Il s'agit de mesurer en pouces la distance à laquelle l'individu qui doit porter les lunettes lit des caractères ordinaires ou voit distinctement de petits objets, et ensuite celle à laquelle il désire lire et voir ; on multiplie ces deux nombres l'un par l'autre, on divise le produit par leur différence, et le quotient sera le numéro que l'on cherche. Soit, par exemple, un presbyte qui lit à 24 pouces : il veut lire à 8 ; on multiplie 8 par 24, et l'on divise le produit 192 par 16 : le quotient 12 est la distance focale du verre qu'on devra donner.

Toutes ces méthodes ne donnent que des nombres infidèles, et il faudra toujours en venir à l'expérience, qui seule peut amener à un résultat sûr ; elle se fera de la manière que nous avons indiquée plus haut en nous occupant de l'accommodation (voy. p. 617). On ordonnera au myope ou au presbyte de lire le numéro 1 de Jæger ; on mesurera son champ d'accommodation ; par des essais successifs, on déterminera la série de numéros qui rétablit la vision normale, puis on choisira entre eux, en suivant les règles que nous avons posées quand nous avons parlé de la myopie et de la presbytie, celui qu'on jugera le plus convenable à l'usage auquel il sera destiné : un peu d'habitude le fera trouver à coup sûr. Il faudra faire toutefois ces essais avec beaucoup de ménagement, parce que l'œil se fatigue très vite, ce qui rend l'épreuve entièrement fautive. C'est pourquoi il sera toujours utile, et souvent nécessaire, de remettre au lendemain le choix définitif du verre. On répétera alors les expériences de la veille, en les restreignant autant que possible, et en les éloignant un peu, pour éviter la fatigue de l'organe ; de cette manière on sera presque sûr de faire un bon choix.

Ces essais devront toujours avoir lieu sur les deux yeux à la fois, s'ils sont de même force.

Inégalité de foyer des yeux. — Mais dans le cas où le foyer des yeux serait différent, on devrait les essayer isolément en commençant par l'œil le plus fort ; autrement on commettrait une erreur qui pourrait avoir des suites très fâcheuses. Pour rendre alors le choix du verre plus facile, il sera bon de poser un bandeau sur l'œil le plus faible, afin d'éviter la contraction du muscle orbiculaire, qui est très fatigante.

Ensuite on déterminera, en se servant toujours de l'échelle de Jæger (*voyez* page 651), la différence qui existe entre le foyer des deux yeux. Si elle est forte on devra renoncer tout d'abord à la faire disparaître par l'usage des verres. Au contraire, si elle est faible, on essaiera de faire concourir ces deux organes à la fois à la vision en allongeant par les verres le foyer trop court de l'un des deux, ou en diminuant le foyer trop long. Mais quand on aura fait concorder ainsi le foyer pour la longueur, il restera à s'assurer que les deux yeux fonctionnent réellement ensemble en faisant regarder un petit objet, un point de terminaison d'une phrase, par exemple, et en passant une carte alternativement sur chaque œil pendant qu'il fixe. Si les deux yeux regardent effectivement ensemble, le résultat est trouvé, mais l'on aura à faire au malade la recommandation de ne se servir de ses lunettes qu'avec ménagement dans les commencements, pour que les agents de l'accommodation n'éprouvent aucune fatigue. Au contraire, si les yeux ne fixent pas l'objet ensemble, quoique isolément ils voient à un même foyer à l'aide de verres bien mesurés, on n'aura plus pour ressource qu'à exercer un grand nombre de fois par jour l'œil le plus faible avec les verres convexes et avec les verres prismatiques, et avec une certaine persévérance, si le sujet est jeune, on pourra réussir à fondre les deux images en une seule. Si l'on échoue pour quelques cas seulement, on doit avoir recours à l'opération du strabisme.

Lunettes à cataracte. — La plupart des opérés de cataracte, ceux du moins qui ont l'œil bien constitué et la pupille noire et mobile, se servent habituellement du verre numéro 5 convexe pour voir les objets distants, et du numéro 2 pour lire. Cependant il y en a un assez grand nombre que des verres aussi puissants gênent considérablement : ainsi ils ne calculent plus convenablement les distances avec le numéro 5, ils ne pourraient descendre un escalier sans risque de tomber, et ils quittent d'eux-mêmes ces verres si l'on ne se hâte de leur en conseiller de beaucoup plus faibles. Des symptômes de gêne se manifestent aussi, dans ces cas, pour la lecture, et les opérés se plaignent de se trouver dans la nécessité de trop rapprocher le livre, de voir les lettres plus grandes qu'elles ne le sont réellement, d'éprouver enfin de la fatigue, et, après quelque temps de travail, de voir les objets se colorer en rose, quelquefois en rouge plus ou moins vif. Dans ces cas on peut souvent descendre jusqu'aux numéros 2 1/2, 3, 4, pour lire, et prendre des verres numéros 7, 8, 9 ou 10 pour voir à distance.

Les opérés de cataracte ne devront pas porter de verres lenticulaires avant que tout symptôme de congestion des membranes internes ait disparu, d'abord parce qu'ils en ressentiraient de la fatigue, ensuite parce qu'ils seraient forcés après peu de temps de changer les verres qu'ils auraient choisis d'abord pour en prendre de plus puissants. On remarque, en effet, quelque temps après l'opération, huit ou quinze jours, par exemple, que les malades distinguent mieux à l'œil nu les objets d'assez petite dimension qu'ils ne pourront le faire plus tard, et que c'est au moment où ils se plaignent de voir beaucoup moins, qu'il convient de leur conseiller les lunettes convexes, et de leur rendre ainsi la vue aussi bonne que possible, et cela sans aucun danger.

Ce moment n'arrive généralement qu'après sept à huit semaines ; mais pendant ce temps les opérés diminuent progressivement la teinte foncée de leurs conserves, et peuvent jouir sans danger des distractions de la promenade. Ils se trouvent bien, à leurs premières sorties, de verres noir-fumée entourés complétement de taffetas noir, et qui laissent pénétrer dans l'œil une lumière égale à celle de la chambre qu'ils vont quitter.

Ce n'est guère qu'après deux mois qu'il est prudent de permettre l'usage régulier et constant des verres à cataracte.

Les opérés de *pupille artificielle* doivent généralement se servir de verres convexes faibles quand le cristallin a pu être conservé dans son état d'intégrité. Si la lentille a été détruite, on essaie les verres à cataracte ordinaire.

Les conserves et les lunettes servent à corriger la vue dans un grand nombre de maladies. Dans certaines amblyopies les verres rétablissent la vue par un usage calculé et méthodique ; ils remplacent le cristallin, allongent la vue des myopes, raccourcissent celle des presbytes ; sous forme de prisme dans le strabisme, dans la diplopie et dans les paralysies des muscles de l'œil, ils ramènent l'œil dans sa direction, et font en même temps disparaître une difformité des plus choquantes. Colorés, ces mêmes erres tamisent la lumière, diminuent l'excès de la sensibilité de l'organe et permettent des travaux qui, sans eux, seraient impossibles. (Voyez *amaurose*, *mydriasis*, *strabisme*, *cataracte et luxation du cristallin*, *pupille artificielle*, *maladies de l'accommodation*, *myopie*, *presbytie*, *diplopie*, *paralysies des* 3e, 4e, 6e *paires*, *taches de la cornée*).

CHAPITRE XV.

MALADIES GÉNÉRALES DU GLOBE.

I. — Vices congénitaux de conformation.

Je ne ferai que rappeler ici ces difformités particulières dont on trouve des exemples assez nombreux dans l'ouvrage du docteur Schon et dans celui de Lawrence, que j'ai déjà cités l'un et l'autre. On pourra consulter aussi avec beaucoup d'avantage les ouvrages remarquables de Seiler (1) et de d'Ammon (2). Les vices de conformation sont : l'*anopsie*, ou absence des yeux ; la *monopsie* (qu'on a décrite aussi sous les noms de *cyclopie* et *rhinocéphalie*), ou fusion des deux yeux en un seul ; la *polyopsie*, dans laquelle on a observé trois ou quatre yeux sur une même tête ; la *position anomale* occupée par ces organes, qu'on a vus placés au sommet de la tête, au front ou sur les épaules.

On peut encore ranger dans cette classe le *microphthalmos*, maladie fréquente que l'on considère comme une atrophie congénitale, par suite de laquelle l'œil, n'ayant pas pris tout son accroissement, est demeuré extrêmement petit, et présente quelques membranes non complétement développées ; le *mégalophthalmos* (aussi appelé *buphthalmos* ou œil de bœuf), cas dans lequel l'œil offre un volume considérable ; la *position inégale* des yeux, où l'on voit ces organes placés, soit l'un plus haut que l'autre, soit sur un plan antéro-postérieur différent, etc.

Entre autres difformités, j'ai observé un cas de microphthalmos. C'était un enfant né aveugle ; ses yeux, d'une petitesse extrême, étaient atteints de cataractes et avaient été mal opérés : j'ai pra-

(1) Seiler, in-fol., 1833. Dresde.
(2) Ammon, *loco citato*, 3e partie.

tiqué la pupille artificielle des deux côtés, et j'ai réussi d'abord à rétablir la vue dans l'œil gauche. L'enfant a pu, dès lors, apprendre à lire. Plus tard l'œil droit a été opéré aussi avec succès.

II. — Maladies acquises.

ARTICLE PREMIER.

HYDROPHTHALMIE.

L'hydrophthalmie est une maladie dans laquelle une sécrétion liquide anomale s'est formée dans le globe, avec ou sans augmentation notable de son volume. Le liquide morbide varie quant au siége aussi bien que quant à la nature. On le trouve, en effet, sous la sclérotique (*hydropisie sous-scléroticale*), entre la choroïde et la rétine (*hydropisie sous-rétinienne*), dans la chambre antérieure, ou dans la chambre postérieure (cette dernière variété a été nommée *hydropisie du corps vitré*). La nature du liquide est différente; il est parfaitement transparent dans l'hydropisie antérieure ou postérieure ; on peut croire alors qu'il est dû à une hypersécrétion de l'humeur aqueuse. Au contraire, lorsqu'il siége entre la sclérotique et la choroïde, ou entre cette dernière et la rétine, il est trouble, plus ou moins visqueux, et de couleur chocolat clair, circonstance qui concourt, avec la décoloration de la choroïde, à prouver que cette membrane a subi des altérations manifestes. Nous avons décrit ailleurs l'hydropisie sous-rétinienne (voy. pag. 475), et n'y reviendrons pas ici : nous ne nous occuperons point, à cause de sa rareté, de l'hydropisie sous-scléroticale, et nous nous bornerons à décrire l'hydrophthalmie proprement dite.

Symptômes anatomiques. — Le développement morbide du globe se présente en avant ou en arrière, selon que c'est la cornée ou la sclérotique qui offre le moins de résistance : de là l'hydrophthalmie antérieure et l'hydrophthalmie postérieure.

Hydrophthalmie antérieure. — Lorsque c'est la cornée qui cède la première, voici les symptômes qu'on remarque : d'abord cette membrane offre une convexité un peu plus forte que de coutume ; on reconnaît, en la regardant de côté, qu'elle est plus saillante en avant et plus éloignée de l'iris, en d'autres termes, que la chambre antérieure est plus grande. Les choses peuvent rester dans cet état pendant un temps fort long, surtout après certaines kératites ; mais il n'en est pas toujours ainsi : la cornée s'agrandit peu à peu dans tous ses diamètres, et prend quelquefois une étendue du double de celle qu'elle présente lorsqu'elle est saine. Elle est alors le plus souvent amincie, cependant je l'ai vue aussi manifestement plus épaisse. Lorsqu'on l'examine avec attention, on reconnaît, dans beaucoup de cas, qu'elle n'a plus sa transparence parfaite : elle semble un peu verdâtre, comme dans certaines kératites primitives au début. D'autres fois, pendant un temps qu'on ne peut évaluer, elle demeure transparente, malgré sa distension ; mais elle finit par se tacher à son centre, surtout quand elle s'avance sous forme de cône. Je ne sache point qu'elle se soit fréquemment rompue.

L'*iris* conserve longtemps ses mouvements, mais pour les perdre plus tard ; sa couleur, d'abord normale dans la majorité des cas, offre à la longue des altérations évidentes. Une chose remarquable, c'est que très souvent il subit comme la cornée un développement considérable, non-seulement à sa grande circonférence, ce qui serait tout simple, mais encore dans toute sa surface. Alors la pupille conserve ses dimensions naturelles, et le diaphragme, agrandi du double flotte entre les deux chambres en présentant des oscillations telles que je l'ai vu venir frapper la cornée. Dans ce cas il y a complication évidente de synchisis, et le plus souvent hydrophthalmie postérieure.

La *pupille*, plus ou moins mobile, ne garde pourtant pas toujours sa largeur ordinaire. Parfois elle offre une immobilité complète, un diamètre plus grand de la moitié, et des inégalités plus ou moins nombreuses. Elle est noire le plus souvent, du moins tant que la maladie n'est point portée à ses dernières limites, et qu'aucune altération n'est encore survenue dans la chambre postérieure. Plus tard elle contracte des adhérences avec la capsule et se retire en arrière, de sorte que la chambre antérieure prend la forme d'un entonnoir, dont la base se trouve en avant, et dont le sommet correspond à une cataracte.

Les *mouvements* du globe, d'abord très faibles, finissent par ne plus s'exécuter librement ; les paupières se distendent en même temps que la cornée ; dans d'autres cas, l'hydrophthalmie, devenue générale, est compliquée d'un staphylôme de la sclérotique, et cette tumeur, prenant un point d'appui contre l'orbite, paralyse tout à fait les mouvements de l'œil.

Hydrophthalmie postérieure. — Ici c'est la sclérotique qui la première subit la distension ; de là l'accumulation du liquide dans la coque oculaire. Le volume du globe augmente alors d'une manière notable, mais en arrière de la cornée, et celle-ci ne présente d'abord aucun changement ; elle est seulement poussée en avant. La fibreuse s'amincit peu à peu, surtout entre les muscles droits, en occasionnant une douleur le plus souvent supportable, mais qui, dans quelques cas exceptionnels, est si horrible, qu'on a vu des malades en devenir fous, et qu'on cite l'exemple d'un malheureux qui s'ouvrit l'œil avec un canif pour se soulager (Beer). Le globe devient presque carré en arrière, la sclérotique amincie finit par livrer passage à la choroïde, et les staphylômes qui apparaissent alors sous la muqueuse atteignent un volume souvent considérable (voy. *Staphylôme de la sclérotique*, t. II, p. 404, *Choroïdite*, p. 414, *Scléro-choroïdite postérieure*, p. 428). C'est alors que le globe prend une teinte noire, partielle ou générale, et qu'on voit le plus souvent des tumeurs bleuâtres se former dans le point de la sclérotique correspondant au corps ciliaire (*Cirsophthalmie*).

L'*hydrophthalmie postérieure* et l'*antérieure* peuvent demeurer longtemps isolées, ou se confondre rapidement, et produire l'*hydrophthalmie générale*.

Symptômes physiologiques. — La *douleur* est nulle au commencement de la maladie, c'est-à-dire pendant tout le temps que le liquide est peu abondant, et que la sécrétion en est lente ; mais elle devient atroce dans quelques cas, heureusement assez rares. Dans l'hydrophthalmie congénitale ou dans la chronique, le malade ne souffre aucunement, à moins que le volume du globe ne se trouve très considérable, et que les parties ne soient enflammées.

Au début, et alors que, dans l'hydrophthalmie antérieure, la cornée est encore peu bombée en avant, la *vision* n'a subi d'autres modifications qu'un certain degré de myopie ; mais on conçoit que plus tard elle éprouve des altérations très profondes, et disparaisse même complétement. Dans l'hydrophthalmie postérieure, qui n'est autre chose que le *staphylôme postérieur*, elle est presque toujours complétement abolie.

Les symptômes généraux sont en rapport avec l'affection locale : la santé est parfaite au début et dans la période chronique ; elle est au contraire fortement altérée dans la période aiguë, surtout lorsque la distension de l'œil est très grande. Il y a alors insomnie, fièvre, délire, et la mort peut s'ensuivre si le *phlegmon* s'empare de l'œil.

Marche. — Durée. — Terminaisons. — Pronostic. — La durée de cette affection est en général extrêmement longue; jamais le malade n'en guérit complétement. Tant que le mal n'est pas très avancé, il peut demeurer stationnaire pendant un grand nombre d'années, et n'occasionner d'autre gêne qu'un degré de myopie plus ou moins marqué. Mais lorsque la sécrétion liquide est abondante, des accidents surviennent de toutes parts dans le globe, et outre la kératite, l'inflammation de la choroïde et les staphylômes de cette membrane, on voit encore, comme autant de terminaisons différentes, l'ulcération, la suppuration, l'atrophie ou la rupture spontanée du globe. Le pronostic de l'hydrophthalmie est soumis à la marche de ces maladies : en conséquence, il est toujours grave.

Étiologie. — L'hydrophthalmie est le plus ordinairement une affection dépendante de causes toutes locales; cependant quelques auteurs pensent que la syphilis et les scrofules jouent un rôle important dans sa production. Les enfants y sont plus prédisposés que les adultes ; il est rare de trouver l'hydrophthalmie chez les vieillards. Cette maladie est souvent congénitale; je l'ai observée bien des fois sous cette forme, que Ware et Lawrence ont notée aussi. On a vu des enfants d'une même famille l'apporter tous en naissant : ainsi Juengken cite l'exemple de six frères qui furent dans ce cas. La kératite et la sclérotite secondaires à la choroïdite, et en général les inflammations fréquentes des yeux, surtout après la variole, la rougeole ou la scarlatine, semblent y prédisposer. Elle est très fréquente après les coups sur les yeux ou après les piqûres. On la voit aussi après les opérations de la cataracte à l'aiguille. Je l'ai observée fort souvent à la suite de diverses expériences pratiquées sur des lapins, et notamment après les déchirures de l'iris et les piqûres de la cornée.

Traitement. — Il présente de grandes difficultés, la guérison de l'hydrophthalmie étant impossible. Des remèdes généraux doivent être d'abord prescrits contre la cause qu'on suppose avoir produit la maladie. S'il existe un vice scrofuleux, syphilitique ou autre, on le combat par le traitement en usage. Mais on ne peut attendre de moyens si indirects qu'une amélioration bien éloignée. Le traitement local ne présente lui-même aucun degré de certitude. On essaie des résolutifs, parmi lesquels on doit compter les applications de ventouses scarifiées ou de sangsues dans le voisinage de l'orbite, les frictions mercurielles, les sachets aromatiques, les astringents, la compression ménagée, pratiquée pendant un temps ordinairement très long.

Si l'hydrophthalmie, demeurant stationnaire, se borne à produire un léger bombement de la cornée, on recommande les lunettes bi-concaves, dans le but d'allonger le foyer visuel, et de rendre ainsi au malade la vie moins triste. Mais lorsque l'affection passe à l'état aigu, qu'elle produit de vives douleurs et détermine des symptômes généraux, comme la fièvre et le délire, la ponction de la cornée ou de la sclérotique, plusieurs fois répétée, est indispensable (voy. *Paracentèse*). On pratique encore cette opération lorsque la maladie n'occasionne aucune douleur, mais que l'œil, devenu le plus souvent amaurotique, présente un volume considérable; aussitôt alors, après l'évacuation des liquides contenus dans la coque oculaire, on a recours à une compression permanente, qui doit être faite avec beaucoup de soin. Lorsque l'œil prend un volume si grand que les paupières ne le protégent plus, et qu'il se recouvre de tumeurs noirâtres formées par la choroïde, on enlève la cornée selon les règles qui ont été établies ailleurs (voy. *Staphylôme opaque de la cornée*, t. II, p. 351), et l'on provoque ainsi l'atrophie du bulbe. Mais, dans cette opération, il est nécessaire de se prémunir contre l'éventualité d'une hémorrhagie assez fréquente. Le malade cache alors sa difformité sous un œil artificiel. Je n'ai jamais vu que l'extirpation du globe tout entier fût nécessaire.

ARTICLE II.

HÉMOPHTHALMIE.

On entend par ce mot une maladie dans laquelle un épanchement de sang survient dans l'œil. C'est l'*hypohêma*, quand ce liquide s'accumule à la partie déclive de la chambre antérieure. Une grande quantité de sang peut remplir le globe oculaire, et alors, pourvu qu'il soit contenu dans le corps vitré, il est à peu près impossible, surtout dans les premiers temps, de reconnaître ce liquide à sa couleur; on a beau projeter, en effet, une quantité considérable de lumière dans la pupille avec l'ophthalmoscope, rien ne s'éclaire, et cela suffit, quand le mal s'est développé brusquement, pour ne conserver aucun doute sur sa nature. Mais peu à peu un caillot rouge vif s'organise à la partie déclive de l'œil, et on le voit aisément dans la chambre postérieure, près de l'iris, souvent à l'œil nu et en prenant la précaution de dilater la pupille. Le corps vitré conserve longtemps une teinte sombre, puis il se débarrasse peu à peu assez pour que l'on y découvre facilement des flocons flottants (voy. ce mot p. 398).

On voit encore des épanchements de sang dans la choroïde et dans la rétine, mais on ne les décrit jamais sous le nom d'hémophthalmie, réservé seulement aux grandes collections de sang dans l'intérieur du bulbe.

L'hémophthalmie est fréquente à la suite des violences extérieures; les coups, les contusions, les piqûres et surtout les coups de fouet la provoquent souvent. On la voit aussi dans certaines manœuvres chirurgicales maladroitement faites pour l'abaissement des cataractes, dans celles qui sont nécessaires pour l'établissement d'une pupille artificielle et pour séparer l'iris de la capsule du cristallin, quand il existe des exsudations qui ferment en partie la pupille. Elle est fréquente dans la paracentèse de la chambre antérieure, bien que l'on ne touche pas l'iris. C'est alors une hémorrhagie *ex-vacuo*, ou mieux par défaut de compression.

J'ai observé encore cette variété dans le cours de quelques opérations de cataracte par extraction : alors que tout a marché régulièrement, que le cristallin est enlevé et la pupille noire, le malade accuse tout à coup une violente douleur dans le fond de l'œil et dans le sourcil, puis, si l'on ne se hâte de comprimer, on voit bientôt l'iris poussé en avant par le corps vitré. Celui-ci s'échappe sur la joue et est bientôt suivi d'une quantité de sang considérable et que l'on ne parvient à arrêter que par une compression énergique. L'œil est alors absolument perdu. Cette même hémorrhagie s'observe encore après l'ablation de certains staphylômes et dans les opérations qui ont pour but de détruire l'œil en en enlevant une partie.

On voit souvent l'hémophthalmie dans le cours de certaines inflammations graves, et, en particulier, dans les iritis chroniques et dans les inflammations des membranes internes sujettes à récidive et compliquées de choroïdite.

Le traitement de l'hémophthalmie est en général fort simple : il est local et général. Le traitement local comprend les applications réfrigérantes, la compression, les frictions résolutives, les émissions sanguines dans le voisinage de l'organe malade, etc. La paracentèse de la chambre antérieure pour l'hypohêma spontané traumatique peut être d'une très grande utilité. Mais il ne faut pas oublier que cette opération n'est praticable que lorsque l'œil n'est pas atteint d'une ophthalmie chronique. Appliquée dans ce cas, la paracentèse débarrasserait la chambre antérieure du sang qu'elle contient, mais ce sang serait remplacé immédiatement par d'autre.

Le traitement général est tout entier dans une médication altérante, dans laquelle la saignée, les purgatifs, les iodures, le tartre stibié, la diète, jouent le rôle principal.

ARTICLE III.

CANCER DE L'ŒIL.

L'œil, de même que les autres organes, est exposé au cancer. Cette maladie est plus fréquente dans l'enfance, mais alors elle prend le plus souvent la forme de l'encéphaloïde, que nous avons classée dans les affections de la rétine.

Il est très difficile, dans la plupart des cas, de le reconnaître à son début, à moins qu'on ne se serve de l'ophthalmoscope. Plus tard, lorsque l'œil s'enflamme, le mal se masque encore sous les symptômes d'une ophthalmie interne. De même que dans cette dernière affection, en effet, l'œil est larmoyant, photophobe; la vue devient mauvaise et disparaît à la longue, sans que rien jusque-là puisse faire soupçonner la gravité du mal qui va bientôt se développer. Quel que soit le traitement employé, l'œil demeure rouge, douloureux; le malade ne ressentait d'abord qu'une démangeaison incommode, et déjà il éprouve de temps en temps quelques douleurs très vives, s'irradiant à tout un côté de la tête, et dont le poin e départ est dans le globe. Peu à peu ces douleurs deviennent insupportables, s'exaspèrent pendant la nuit, et enlèvent ainsi au malade le sommeil, l'appétit et la santé; en même temps on constate une inflammation des ganglions lymphatiques sous-maxillaires et pré-auriculaires. Le globe augmente de volume, mais ordinairement avec une grande lenteur; sa surface devient inégale, et des bosselures apparaissent entre les muscles droits, ce qui donne à l'œil une forme carrée. La cornée demeure longtemps saine ; dans beaucoup de cas, on reconnaît que l'iris s'est déplacé ; et, dans d'autres, que la chambre antérieure se trouve remplie de sang. Bientôt la cornée perd sa transparence, s'altère dans sa forme, se rétrécit ou s'agrandit ; la conjonctive, considérablement épaissie dans la plupart des cas, devient rouge ; souvent elle est le siége d'un chémosis séreux très considérable ; les vaisseaux qu'elle présente sont dilatés, variqueux, le plus souvent bleuâtres, quelquefois rouge brun, de même que ceux du tissu cellulaire sous-conjonctival. Si l'état de la muqueuse permet de voir la sclérotique, on reconnaît que celle-ci a pris une couleur jaune sale très prononcée, et qu'elle a perdu sa forme ordinaire.

Peu à peu tous ces caractères deviennent plus marqués ; le globe commence à faire saillie à travers les paupières, qui bientôt ne peuvent plus le recouvrir : c'est à ce moment que la muqueuse boursouflée vient former un large bourrelet rouge par-dessus les cils de la paupière inférieure. Après être demeuré quelque temps dans cet état, qu'on peut confondre avec le phlegmon de l'œil, si l'on ne fait attention à la lenteur de la marche de la maladie, le globe finit par s'ulcérer dans plusieurs points ; alors le tissu cellulaire péri-oculaire et les paupières mêmes sont envahis par l'affection cancéreuse, qui, si l'on ne vient au secours du malade, s'étendra bientôt à toutes les parties contenues dans l'orbite, et même aux os qui constituent cette cavité. Les ulcérations s'étendent en largeur et en profondeur ; il en découle un ichor fétide, jaunâtre, tirant quelquefois sur le noir, et des fongosités sortant de ces plaies achèvent de détruire la forme de l'œil qui a perdu depuis longtemps ses mouvements.

Lorsque la maladie en est arrivée à ce degré, la marche en devient rapide : les fongosités s'élèvent de plus en plus, et saignent au moindre contact ; la suppuration fétide devient très abondante, les douleurs augmentent au point que les malades sont absolument privés de repos, la constitution s'épuise en peu de temps, la fièvre hectique s'allume, et le malade finit par succomber.

On ne confondra pas le cancer avec la *mélanose bénigne ;* elle se caractérise par une tumeur molle, d'un noir bleuâtre, qui débute tantôt dans l'intérieur du globe, tantôt à sa surface. Elle est plus fréquente chez l'adulte, et ne contient absolument que des cellules pigmentaires.

Comme ces tumeurs sont ordinairement à la surface du globe,

on peut toujours s'assurer de leur nature en en examinant une petite partie sous le microscope.

Quelquefois la mélanose accompagne l'encéphaloïde : un homme chez lequel j'ai pratiqué l'extirpation du globe avait présenté tous les symptômes du fongus médullaire de la rétine, et je trouvai dans le fond de l'œil une tumeur mélanique, entourée de tissu encéphaloïde et offrant le volume d'une petite noisette. Comme toutes les tumeurs mélaniques, elle s'était développée très rapidement et avec des douleurs orbitaires insupportables. Il y avait près du sourcil une autre tumeur de même nature, qui n'avait fait aucun progrès.

Si l'on abandonne à elle-même la tumeur mélanique enfermée dans le globe, elle le distend, l'ulcère, envahit bientôt les paupières, et se termine en provoquant l'écoulement sanguin noirâtre, la suppuration et les autres accidents dont nous avons parlé plus haut. Le plus souvent d'autres tumeurs mélaniques, siégeant dans d'autres parties du corps, accompagnent celle de l'œil, et sont compliquées d'encéphaloïde. J'ai vu, à l'Hôtel-Dieu, une femme dont le cadavre en était pour ainsi dire couvert.

On doit donc, d'après ces observations, distinguer les différentes mélanoses entre elles et agir suivant qu'elles sont intra ou extra-oculaires, superficielles ou profondes, de nature bénigne ou maligne.

Marche. — La marche du cancer de l'œil est ordinairement lente. Lorsqu'elle a commencé par les paupières, elle peut ne faire aucun progrès pendant longtemps, puis prendre tout à coup une marche très rapide.

Pronostic. — Il est toujours fort grave : presque toujours la maladie entraîne la mort du malade.

Étiologie. — L'étiologie est celle du cancer en général, c'est-à-dire qu'elle est complétement ignorée : les coups sur l'œil, les blessures profondes, les ophthalmies répétées, le staphylôme ulcéré, l'hydrophthalmie, l'hérédité, ont été pourtant notés en première ligne.

Traitement. — Les moyens internes échouent toujours contre cette maladie, et l'on en vient forcément à l'opération. On a pensé que l'atrophie du bulbe pouvait être obtenue, dans quelques cas, au moyen d'un traitement altérant. J'ai dit plus haut combien il est peu raisonnable de compter sur cette terminaison (voy. *Encéphaloïde de la rétine*, *Pronostic*, p. 487), il serait donc superflu de revenir là-dessus.

Le procédé opératoire à employer varie selon qu'on se borne à enlever simplement une partie de l'œil malade, ou qu'il est nécessaire d'enlever soit le globe tout entier, libre ou non dans l'orbite, soit en même temps le globe et les paupières.

Amputation partielle du globe. — On la pratique d'après les règles posées au traitement du staphylôme de la cornée (voy. ce mot, t. II, p. 350). Un bistouri effilé ou un couteau à cataracte une érigne et des ciseaux courbes un peu forts suffisent pour cette opération. Les paupières convenablement maintenues, le chirurgien tenant l'érigne de la main gauche, s'il s'agit d'opérer sur l'œil gauche, accroche avec cet instrument les parties malades, implante brusquement le couteau dans le globe, et le traverse de part en part, de manière que la lame, dont le tranchant est dirigé en haut, reste en arrière des parties à retrancher; alors il continue doucement son incision, en poussant la pointe de l'instrument vers le grand angle, comme cela se pratique dans la kératotomie supérieure, et il termine la section avec le plus de lenteur possible, afin d'éviter la sortie de tous les milieux de l'œil. Ce premier temps exécuté, le tranchant du couteau est dirigé en bas, comme pour la kératotomie inférieure, et les parties malades emportées demeurent ainsi fixées à l'érigne.

Au lieu d'un couteau à cataracte, il est préférable de se servir de mon staphylotome.

Dans le deuxième temps, le chirurgien emploie les ciseaux. L'hémorrhagie est ordinairement peu abondante : mais si avant l'amputation partielle on jugeait, sur l'aspect vasculaire des parties, avoir à la redouter, il vaudrait mieux recourir tout d'abord à l'extraction du globe entier.

Extraction du globe libre dans l'orbite. — Les procédés que nous allons décrire s'appliquent au cas où le cancer est encore renfermé dans le globe, qui n'a, par conséquent, contracté aucune adhérence morbide avec les parties voisines.

Premier procédé. — Il appartient à M. Bonnet, de Lyon, qui n'en avait point encore fait l'application en 1841. « On sait, dit ce chirurgien (1), que, lorsqu'on enlève l'œil par les procédés ordi-

(1) Bonnet, *Traité des sections tendineuses et musculaires*. Paris et Lyon, 1841, p. 321.

naires, on fait pénétrer l'instrument dans les graisses de l'orbite, et que l'on coupe les muscles à une distance plus ou moins grande de leur insertion dans l'œil.

» Dans cette opération, on divise les troncs des nerfs qui se distribuent aux muscles de l'œil puisque l'on coupe ces muscles plus ou moins près de leur insertion orbitaire. On divise souvent des ramifications des artères ophthalmiques, lacrymales ou frontales, ce qui donne naissance à des hémorrhagies souvent difficiles à arrêter ; on éviterait sans aucun doute tous ces accidents si l'on coupait les muscles et le nerf optique à leur insertion à la sclérotique, et si l'on enlevait l'œil en laissant intacte la capsule dans laquelle il est renfermé. Évidemment en opérant de la sorte, on éviterait toute crainte d'hémorrhagie, on ne blesserait que le nerf optique, et la plaie étant séparée par un tissu fibreux des graisses de l'orbite, l'inflammation dont elle pourrait être le siége ne se propagerait pas du côté du cerveau.

» Ces idées ne sont encore pour moi que des idées *à priori*, je n'ai pas eu l'occasion de les appliquer sur le vivant ; mais si je rencontrais un cas favorable à cette application, voici comment je procéderais à l'extirpation de l'œil :

» Après avoir écarté les paupières au moyen des instruments que j'ai conseillés, je couperais le muscle droit interne avec les mêmes précautions que dans l'opération du strabisme ; puis, glissant des ciseaux à travers la plaie que j'aurais faite, et les faisant pénétrer entre la sclérotique, d'une part, et le fascia sous-conjonctival et les muscles, de l'autre, je couperais circulairement tous les muscles droits près de leur insertion à l'œil ; après cette section, il ne me resterait plus qu'à diviser aussi près que possible de l'œil les deux obliques, puis le nerf optique ; l'œil serait alors enlevé sans que j'eusse intéressé aucun vaisseau, aucun nerf, et sans que j'eusse pénétré dans les graisses de l'orbite.

» La seule objection que je conçois contre ce procédé, dont j'ai conçu l'idée lorsque je faisais des recherches anatomiques sur les membranes qui entourent l'œil, est la difficulté de trouver des cas où il puisse être mis en usage. Généralement les tissus qui entourent l'œil sont trop altérés dans les affections qui nécessitent l'extirpation de cet organe, pour que le procédé que j'indique puisse trouver son application. Je ne me rappelle qu'un seul cas où l'on eût pu le mettre en usage sans inconvénient : c'est celui d'une malade que j'ai vu opérer par M. Gensoul. L'œil n'avait point perdu sa forme et son volume ; la vue y était abolie, et les douleurs atroces qu'éprouvait la malade et que rien n'avait pu soulager, décidèrent seules à l'opération ; on trouva dans ce cas une tumeur mélanique qui n'avait encore envahi que la rétine ; le procédé que j'indique eût trouvé là, sans doute, une utile application. »

A. Bérard, MM. Stœber, Cunier, ont enlevé l'œil en suivant les indications de M. Bonnet, sauf qu'après avoir coupé le muscle droit interne, ils ont attaqué immédiatement le nerf optique, et n'ont divisé qu'ensuite les autres muscles. M. Cunier a eu à combattre, après l'opération, une suppuration abondante et un bourgeonnement très considérable qu'il n'avait jamais rencontré jusqu'alors (1), et que sur de très nombreux cas je n'ai pas observé.

Ce procédé, fort ingénieux et d'une exécution des plus faciles, me semble présenter pourtant l'inconvénient, très grand dans le cancer, d'empêcher le chirurgien d'attaquer le nerf optique aussi loin que possible. En effet, d'après les indications données plus haut, il ne peut être divisé qu'en avant de la capsule fibreuse, tandis que par le deuxième procédé on peut l'atteindre jusque sur le trou optique, et certes c'est là un point bien important, puisque le nerf est très fréquemment dégénéré, alors même que le cancer est encore fort peu avancé, et qu'en le laissant en partie dans l'orbite, on abandonne ainsi une des chances si rares de guérison que donne l'extraction du globe dans cette maladie. C'est une remarque que j'ai déjà eu l'occasion de faire en publiant deux observations de cancers oculaires dont j'ai fait l'ablation (voy. *Gazette des hôpitaux*, année 1843).

Mais on n'extrait pas l'œil seulement dans les affections cancéreuses ; il est de nombreux cas dans lesquels le procédé de Bonnet est d'une ressource incontestable, par exemple lorsqu'il s'agit de débarrasser un malade d'un œil atrophié, qui en s'enflammant incessamment occasionne des douleurs intolérables, et mine peu à peu la constitution en compromettant la vue de l'œil demeuré sain. Il ne faut, pour l'exécuter dans de tels cas, que trente à trente-cinq secondes, et les opérés, après quelques jours, se trouvent dans l'état le plus satisfaisant et portent facilement l'œil artificiel.

Deuxième procédé. — C'est celui de Louis, légèrement modifié.

(1) Cunier, *Annales d'oculistique*, tome VII, p. 34.

Premier temps. — Le malade est étendu sur un lit, la tête élevée. Le chirurgien, placé du côté de l'œil malade, introduit un bistouri effilé entre la peau et les os, afin d'agrandir en dehors la fente naturelle des paupières, et de découvrir ainsi largement la tumeur. Dans le cas où le globe est très proéminent, l'incision est faite avec un bistouri courbe.

Deuxième temps. — L'œil est traversé avec un long crochet courbe en forme d'alêne, ou avec une aiguille à laquelle un fil est attaché, dans le but de maintenir convenablement le globe, et de le diriger dans tous les sens nécessaires. Alors le bistouri est enfoncé dans l'orbite, et conduit selon la direction du cul-de-sac inférieur de la conjonctive, depuis l'angle interne jusqu'à l'angle externe. Pendant ce temps, la paupière inférieure est tendue par un aide, tandis que la supérieure demeure libre. Lorsque cette première incision est terminée, la paupière supérieure, à son tour, est saisie par l'aide, et relevée avec les doigts ou un élévateur, pendant que le chirurgien, plaçant le bistouri dans l'angle interne, de manière à faire tomber la seconde incision dans la première, le conduit de dedans en dehors en rasant l'orbite dans toute sa paroi supérieure. Quelques chirurgiens veulent que le bistouri soit conduit de dehors en dedans, et qu'il soit plongé d'abord dans l'angle externe. Les raisons qu'on donne de part et d'autre sont de peu d'intérêt, lorsque le globe est parfaitement libre ; s'il s'agissait de raser avec le bistouri les parois de l'orbite envahies par le cancer, il serait peut-être plus prudent de commencer par l'angle externe.

Troisième temps. — Le nerf optique et les muscles droits retiennent seuls le globe au fond de l'orbite ; on les divise d'un seul coup, avec des ciseaux courbes dont la concavité est tournée vers le globe, et dont la convexité doit prendre un point d'appui contre la paroi supérieure de la fosse orbitaire.

Il est inutile d'enlever la glande lacrymale lorsqu'on est convaincu qu'elle n'a subi aucune dégénérescence, ce qu'on est ordinairement en droit de penser quand le cancer est demeuré renfermé dans le globe : en la laissant, il n'y a pas toujours lieu de craindre un larmoiement incommode. Cependant il n'y a aucun inconvénient à l'enlever. Chelius, Jæger, Rosas, Demours, Lisfranc, Sanson, en recommandent l'ablation. Je n'ai jamais cru devoir y recourir.

Ce procédé, de beaucoup inférieur au précédent sous le rapport de la rapidité de l'exécution, est préférable dans le cancer parce qu'il atteint le nerf optique un peu plus loin en arrière.

Mais si on le choisit de préférence à celui de Bonnet, on doit le modifier et réserver la conjonctive, parce qu'elle est nécessaire à l'application de l'œil artificiel. On devra donc détacher préalablement la muqueuse du globe, auteur de la cornée, et prolonger sur elle l'incision de la peau du petit angle de l'œil. Ce premier temps exécuté, la conjonctive tout entière sera écartée en bas et en haut par l'élévateur, en même temps que la paupière, puis le globe sera enlevé de la manière indiquée.

Extraction du cancer adhérent à l'orbite.— Lorsque le cancer a gagné les tissus de l'orbite, et qu'après avoir envahi le globe, il remplit complétement cette cavité, le second procédé que nous venons de décrire n'est plus applicable : c'est au premier qu'il convient de recourir. Dans ce cas, le bistouri, qu'on introduit d'ordinaire dans l'angle interne, devra raser les parties osseuses aussi près que faire se pourra, afin de ne laisser de tissus dégénérés que le moins possible. Après que le globe sera extrait, on promènera le doigt dans tout l'intérieur de l'orbite, pour reconnaître si des portions malades n'y auraient point été laissées ; on constatera en même temps la résistance que le nerf optique présente au toucher, en s'assurant s'il ne serait point entouré, comme cela arrive très souvent, d'une masse circulaire de tissus indurés : si cela était, on enlèverait toutes ces parties malades, en se servant d'une pince à griffes et d'une paire de ciseaux courbes. On raclerait les os avec le bistouri convexe ou avec la rugine, si les parties y étaient trop adhérentes ; mais on devra agir avec précaution, surtout vers la paroi interne de l'orbite, qu'on pourrait très facilement briser.

Lorsque les paupières ne sont qu'adhérentes aux parties malades, on divise les brides avant d'extraire le globe ; mais si elles n'ont pas échappé à la dégénérescence, on les enlève en même temps que l'œil. Il n'est pas nécessaire alors d'agrandir l'angle externe : on emporte immédiatement et du même coup le globe et les paupières, en circonscrivant l'orbite par la double incision dont nous avons parlé ; seulement on a grand soin, dans ce cas, d'extraire la glande lacrymale.

Pansement. — Il est des plus simples. Après que la commissure externe a été réunie au moyen d'épingles et d'une suture convenable, on n'a besoin, le plus souvent, que d'appliquer sur l'orbite des compresses imbibées d'eau froide. Il est inutile, et même dangereux parfois, d'introduire dans cette cavité un linge enduit de cérat, et recouvert d'une couche épaisse de charpie qu'on maintient par plusieurs tours de bandes fortement serrées autour de la tête. Ce n'est que dans le cas où une hémorrhagie considérable surviendrait, qu'il serait permis de recourir à ce mode de pansement, généralement abandonné aujourd'hui.

Suites de l'opération.— Immédiatement après l'enlèvement du globe, les malades accusent une douleur vive, qui s'étend à toute la moitié correspondante de la tête, et disparaît ordinairement après deux à trois heures environ. Lorsqu'elle dure plus de temps, que le malade est très agité et que le pouls s'élève, il y a lieu de surveiller l'état de l'encéphale. Souvent cette douleur est occasionnée par l'introduction de la charpie dans l'orbite, et par le bandage qui la retient.

Le malade est tenu à la diète pendant deux ou trois jours; pendant ce temps, si les choses marchent convenablement, on lui prescrit des boissons aqueuses, et on lui accorde un ou deux bouillons. Lorsque la suppuration survient, ce qui arrive d'ordinaire vers le quatrième jour, on nettoie les parties malades avec le plus de soin possible, au moyen de lotions d'eau tiède ou d'injections faites avec précaution : ce pansement est répété régulièrement tous les jours. On verra peu à peu la cavité orbitaire se remplir de fongosités rougeâtres, lesquelles rapprocheront insensiblement les incisions qui, en haut et en bas, ont divisé la muqueuse, de sorte qu'à la longue on n'apercevra plus dans l'orbite qu'une cicatrice transversale, reposant sur la conjonctive et ayant une certaine tendance à renverser les paupières en dehors. Cette circonstance est une indication de ménager la muqueuse le plus possible, lorsque le cancer est renfermé dans le globe, et de la diviser dans le point le plus rapproché de la cornée, si l'on veut épargner au malade la difformité de l'ectropion double, et à plus forte raison si on veut lui ménager la ressource de porter l'œil artificiel.

Les *complications* qui peuvent survenir après l'opération sont l'hémorrhagie, l'encéphalite et la reproduction du mal. Le premier de ces accidents, qui est rare, est facilement éloigné, ainsi que nous l'avons dit plus haut, par le tamponnement de l'orbite, ou par l'introduction de petits morceaux de glace dans cette cavité, moyen qu'on peut essayer préalablement. On peut encore employer a ligature (Roux), la torsion de l'artère ophthalmique, ou l'application sur ce vaisseau d'une pince qu'on maintient par un bandage convenable (Lisfranc). Lorsque des signes d'encéphalite apparaissent, les bandages sont enlevés immédiatement si rien ne s'y oppose, et l'on prescrit le traitement de cette maladie. Enfin, dans le cas où le cancer se reproduirait sur un ou plusieurs points de l'orbite, on emporterait les parties malades avec l'instrument tranchant, et l'on cautériserait ensuite avec le nitrate acide de mercure ou avec le cautère actuel, en prenant soin d'agir avec la prudence que commande le voisinage du cerveau.

ARTICLE IV.

GLAUCOME.

On entend par *glaucome* une maladie accompagnée de cécité dans laquelle le fond de l'œil offre une couleur verdâtre sale, couleur de fumée, de vert de mer ou jaune verdâtre foncé. Le véritable siége de cette affection ne peut être rapporté à une des membranes oculaires en particulier, mais doit l'être à plusieurs d'entre elles à la fois. C'est évidemment ce siége multiple qui explique les discussions nombreuses dont le glaucome a été le sujet. Les uns le regardaient comme une maladie du cristallin, les autres comme une maladie du corps vitré; il en est qui croient le voir dans la rétine, et le plus grand nombre le place aujourd'hui dans la choroïde, la rétine et le nerf optique; mais comme il est un peu partout, et tantôt plus, tantôt moins, se trouve dans chacune de ces membranes, je ne vois rien de mieux que de le classer dans les *maladies générales du globe,* comme j'ai fait pour l'hydrophthalmie et le cancer.

Cette manière d'envisager le glaucome a pu paraître peu fondée, il y a plus de dix ans, lors de la publication de la première édition de cet ouvrage, et cependant, depuis que l'ophthalmoscope a été découvert, le glaucome n'a pas pu trouver une meilleure place. On a rapporté son développement à une saillie de la papille du nerf optique, à l'état des vaisseaux de cet organe (ou du moins on a cru trouver une modification dans la manière dont ces vaisseaux se comportent); puis on a pensé que les battements de l'artère centrale de la rétine, qui deviennent visibles dans le glaucome, déchireraient enfin le voile qui couvre le véritable siége de cette maladie. Mais aucun de ces symptômes n'a une valeur assez importante : la saillie n'existe pas ; ce que l'on prenait pour un relief est au contraire un creux ; au lieu d'une saillie en *champignon*, le nerf optique présente un creux en *godet* ; puis, l'état des vaisseaux de la papille pris pour un caractère pathognomique se retrouve dans d'autres affections. De tout ceci résulte que le mot *glaucome* est toujours aussi vague dans sa signification, et que l'on peut même ajouter que l'ophthalmoscope n'a rien appris jusqu'ici sur sa nature. On savait en effet, il y a dix ans, que la vision se trouvait détruite par une compression lente ou aiguë des membranes internes ; on voit mieux les effets directs de cette compression aujourd'hui en se servant de l'ophthalmoscope, rien de plus.

Le glaucome a deux formes : la *chronique* et l'*aiguë*. La dernière ayant été décrite en grande partie à l'article *Choroïdite*, nous n'y reviendrons ici que pour compléter ce que nous avons à dire sur cette maladie.

SYMPTÔMES ANATOMIQUES.—GLAUCOME A MARCHE LENTE.—Nous allons ici étudier chacune des membranes en particulier, et en cela, au reste, nous suivrons la méthode que nous avons adoptée jusqu'à présent. Il ne nous sera pas difficile de prouver que le glaucome est bien une affection générale du globe, dont toutes les membranes constituantes prennent, dans cette maladie, des caractères s'éloignant plus ou moins de l'état normal.

Conjonctive et tissu cellulaire sous-conjonctival.—Au début de l'affection, cette membrane ne présente ordinairement aucune altération ; mais lorsque le mal a fait des progrès, elle offre dans toute son étendue une couleur sale, plombée, et de gros vaisseaux veineux la sillonnent de toutes parts, comme il arrive dans les congestions anciennes de l'œil. Ces vaisseaux rampent plus gros et plus nombreux dans le tissu cellulaire sous-conjonctival, en y formant des arcades toutes particulières, dont les convexités se trouvent assez rapprochées de la cornée (comparez avec *Choroïdite*, p. 407). Le développement anormal de ces vaisseaux veineux placés en avant est la conséquence de la compression qui existe dans les vaisseaux veineux de la partie postérieure de l'œil ; en d'autres termes, les veines postérieures et en particulier les *vasa vorticosa* sont comprimés, et les veines qui deviennent visibles dans le tissu cellulaire sous-conjonctival sont l'expression d'une circulation auxiliaire des veines ciliaires antérieures.

Sclérotique. — Elle est à l'état normal et peut demeurer saine ; dans quelques cas exceptionnels, lorsque l'affection fait des progrès lents et continus et que le tissu de la membrane est faible, elle prend une teinte sale, plombée, d'abord partielle et bientôt générale. Cette couleur est évidemment due à ce que la membrane ayant subi une distension considérable, laisse, à travers ses fibres écartées, entrevoir la choroïde poussée en dehors par les liquides anormaux contenus dans le globe. C'est un caractère qui peut manquer longtemps, puisqu'on ne l'observe point tant que la sclérotique ne cède pas. Nous avons dit ailleurs que la résistance plus ou moins grande qu'oppose la fibreuse est très certainement en rapport avec la force de son organisation (voy. *Staphylôme*, note de la page 408, t. II).

Cornée. — Elle est ordinairement saine au début, comme les membranes dont nous venons de parler. Mais pour peu que la maladie soit avancée, en même temps qu'elle devient moins convexe, elle perd sa sensibilité et son brillant, et ressemble tout à fait à une glace sur laquelle on aurait soufflé légèrement. On croirait, en la regardant avec attention, qu'elle s'est recouverte à sa face concave d'une multitude de gouttelettes d'un liquide presque incolore. Il est facile de comprendre que ce phénomène ait lieu, quand on a reconnu les désordres remarquables que l'iris présente, et quand on se rappelle que la membrane de l'humeur aqueuse tapisse toute la chambre antérieure. La première remarque en a été faite par Beer, et d'autres auteurs l'ont confirmée après lui. Il y a plus, et dans une période très avancée de la maladie, mais à l'état aigu, j'ai vu la cornée s'ulcérer à son centre, dans une assez grande étendue pour laisser passer tout l'iris. Evidemment, dans ces cas, la compression des rameaux nerveux qui se rendent à la cornée en avait d'abord amené l'insensibilité, puis l'anesthésie complète et enfin la destruction totale. Dans quelques cas, les plus graves désordres en sont résultés : dans les uns, il y a eu une ophthalmite, et dans les autres une hémorrhagie considérable. Assez souvent, surtout lorsque la sclérotique se laisse distendre facilement, la cornée n'éprouve que des altérations peu importantes, comme ce trouble dont j'ai parlé plus haut. Quelquefois elle est entourée d'un cercle bleu, large tout au plus d'un millimètre : c'est cet anneau bleuâtre que l'on constate dans toutes les congestions chroniques du globe.

Chambre antérieure. — Il n'y a rien de fixe quant aux altérations qu'elle présente. On peut, en effet, la trouver intacte sous tous les rapports, aussi bien à la période la plus avancée du glaucome qu'à son début. Mais le plus souvent elle a disparu complétement ou au moins elle a diminué beaucoup sous l'influence que la compression exerce sur les milieux internes et en particulier sur le corps vitré.

Iris. — On n'observe point, dans le glaucome, d'iritis proprement dite ; cependant l'iris participe à la désorganisation des autres membranes, et en porte les traces les plus évidentes. Il est en général plus pâle, plus terne que d'ordinaire : on croirait qu'il a subi une sorte de macération. Çà et là, en effet, on aperçoit des plaques plombées, isolées les unes des autres, et formées aux dépens de la substance antérieure du diaphragme ; c'est surtout vers les attaches de l'iris qu'elles se montrent d'abord, et leur apparition est le plus souvent précédée d'une décoloration plus ou moins étendue, qui donne à la membrane une teinte ardoisée ou vineuse ; ces taches et cette décoloration se montrent quelquefois au moment où le malade ne se plaint encore que médiocrement de sa vue. A mesure que l'affection fait des progrès, l'iris perd davantage ses brillantes couleurs naturelles. Il se retire peu à peu et toujours inégalement vers ses attaches ciliaires (*iridoplégie*), et, dans quelques cas exceptionnels, cette rétraction est si énergique, qu'il ne présente plus qu'un ruban circulaire, large tout au plus d'un millimètre, et qui disparaît même complétement par endroits (*atrophie de l'iris*). Le bord libre de l'iris éprouve aussi des altérations remarquables, dont nous allons parler tout à l'heure.

Pupille. — Dès le début de la maladie elle a perdu de ses mouvements par suite de la compression des nerfs ciliaires. Elle est plus ou moins irrégulière, selon les cas particuliers ; sa marge est quelquefois inégale et déchiquetée, mais très exceptionnellement adhérente à la capsule. L'uvée qui forme un cercle circonscrivant le bord libre de l'iris, a disparu par places, en sorte qu'on aperçoit souvent une petite traînée blanche assez semblable à une bandelette fibro-albumineuse, et que la pupille se trouve dessinée en certains endroits par une portion de cercle blanchâtre, taillée aux dépens du diaphragme, qui semble renversé en avant, même dans les cas où la chambre antérieure a conservé son diamètre normal. Derrière la pupille on voit, au commencement de la maladie, quelque chose de trouble, qui ressemble à une fumée grisâtre, et donne au fond de l'œil un aspect terne tout particulier. Cette sorte de fumée, répandue dans l'œil, devient plus visible, plus épaisse, et paraît manifestement occuper le plan profond de la coque oculaire. C'est alors une véritable opacité de couleur vert-bouteille, dans laquelle il est impossible de reconnaître ni une tache ni une ligne opaque. Malgré cette apparente opacité, le fond de l'œil peut s'éclairer parfaitement avec l'ophthalmoscope.

Cristallin.—Il demeure ordinairement sain et transparent pendant un temps fort long. On doit remarquer que le glaucome n'attaquant généralement que des individus de plus de quarante ans, la lentille a pris à cette époque de la vie une couleur jaune ambrée remarquable. Une cataracte peut, on le comprend aisément, compliquer un glaucome commençant ou même le précéder, mais alors elle sera indépendante de la maladie qui nous occupe. Par contre, on observera fréquemment l'opacité de la lentille dans le degré le plus élevé du glaucome, surtout quand il existe depuis longtemps. Je ne crois pas avoir vu un seul œil glaucomateux qui ne se soit cataracté après deux ou trois années. Cette complication a déjà été étudiée ailleurs, à l'article de la cataracte glaucomateuse (voy. p. 96). Parfois la cataracte est dure; le plus souvent, au contraire, elle est si molle que la capsule, largement distendue et poussée en avant, vient s'appliquer presque contre la cornée, à travers la pupille largement dilatée. Dans un cas, j'ai vu la capsule éclater spontanément, et des portions de la substance corticale du cristallin tomber dans la chambre antérieure.

Globe oculaire. — La tension de la sclérotique, dont nous avons parlé plus haut, est portée à un degré tel, que l'œil touché avec le pouce par-dessus la paupière est dur comme une bille de marbre que l'on sentirait à travers un gant. Ce caractère est à lui seul la réunion et, en quelque sorte, le complément, comme aussi le trait le plus frappant de tous les signes de l'état glaucomateux. En effet, la plupart des symptômes que nous avons décrits peuvent ou manquer complétement, ou être peu accentués, tandis que cette tension extrême du bulbe ne fait jamais défaut.

Symptômes ophthalmoscopiques. — Ils sont loin d'avoir, dans cette maladie, une valeur égale à celle des symptômes anatomiques dont nous venons de donner la description. On a pensé d'abord que la papille du nerf optique devenait convexe dans le glaucome, puis on a reconnu qu'au contraire elle est concave, et qu'on avait été trompé par une illusion d'optique. Mais il y a des amauroses dans lesquelles on trouve cette même concavité attribuée à la pression des milieux internes, de sorte qu'elle n'a ici qu'une valeur très faible. Elle se manifeste tout aussi bien dans les glaucomes qui n'ont jamais été précédés d'inflammations répétées, faibles ou aiguës, que dans ces dernières, et on l'explique par la distension du bulbe en arrière, par suite de la compression. Les caractères de la concavité sont les suivants : La limite sclérotícale de la papille, qui est fine et claire dans l'état normal, présente ici la forme d'un anneau large, un peu jaunâtre, qui entoure la papille à la manière d'un cadre en relief; au delà du cadre, je veux dire au delà du cercle, la choroïde, dans une limite très restreinte, n'est plus revêtue que d'une couche de pigment mince, surtout vers le côté de la macula. Le nerf optique se détache brusquement de l'anneau sclérotical qui l'entoure, tandis que, dans l'état physiologique, il faut une certaine attention pour apercevoir la limite linéaire en forme d'anneau qui le sépare de la sclérotique. La papille prend, en outre, une légère coloration verdâtre (Jæger, fig. XX, p. 53) assez souvent difficile à voir.

La papille n'est pas dans les mêmes rapports avec les vaisseaux : si l'on suit ceux-ci de la circonférence jusqu'au centre, on remarque qu'arrivés sur le bord sclérotical, ils font une sorte de crochet, plongent dans une partie profonde et reparaissent à côté du point où ils ont disparu, pour reprendre de là leur course sur la papille. Il s'agit ici surtout des veines : les artères subissent des changements analogues, mais moins facilement appréciables.

A un moment donné de la maladie et à diverses reprises chez le même individu, sous l'influence de certaines conditions, on voit les vaisseaux battre d'un mouvement isochrone au cœur. Ce sont d'abord les veines que l'on voit donner des pulsations spontanées, et plus tard, en même temps que la compression interne augmente, les artères offrent ce curieux phénomène. On a cru d'abord que c'était là le trait caractéristique du glaucome, et les théories de toute sorte n'ont pas manqué pour appuyer cette manière de voir; mais bientôt j'ai trouvé, avec bien d'autres, que la pulsation spontanée s'observe dans diverses maladies, et qu'on la voit même très souvent chez des individus dont l'œil est sain et qui ont le cœur très énergique et susceptible. Il suffit souvent d'accélérer par une course rapide les mouvements du cœur, par exemple de prier le malade de courir rapidement en montant l'escalier, pour produire ce phénomène, qui, l'instant d'avant, était inappréciable. Si l'on appuie sur le globe avec le doigt, on sent que la pulsation se développe dans les veines d'abord, et, la pression augmentant, dans les artères ; que, dès que celle-ci devient sensible dans ces derniers vaisseaux, la vue diminue de la périphérie vers le centre et qu'elle finit par disparaître entièrement (Donders), et l'on en a conclu que si l'on développe le phénomène en pressant le globe légèrement, la pression interne est considérable, et réciproquement. Mais entre la somme de vision qui peut exister dans un œil atteint de glaucome et la pulsation spontanée veineuse ou même artérielle que l'on y constate, il n'y a pas de rapport bien exact, c'est-à-dire que si l'on aveugle entièrement l'œil sain en le comprimant jusqu'à y produire la pulsation artérielle, cependant ce même phénomène de la pulsation pourra être observé sur des yeux malades qui voient encore dans une proportion considérable. C'est à peine même si, chez quelques uns, le champ de vision sera diminué vers sa périphérie.

En outre de ces caractères si vagues, on trouvera fréquemment des complications telles que de larges ecchymoses dans la rétine et la choroïde, des exsudations diverses, des opacités lenticulaires, etc., etc.

Il y a donc, en résumé, trois symptômes ophthalmoscopiques principaux dans le glaucome, savoir : un changement de forme et quelquefois de coloration de la papille, un changement dans la direction des vaisseaux, la pulsation de l'artère centrale. Or, on retrouve ces caractères dans d'autres conditions, et nécessairement ils demeurent sans valeur ici.

Symptômes physiologiques. — Ils sont tout à fait secondaires, et ne pourraient pas à beaucoup près fournir des indications pathognomoniques d'une importance égale à celle, par exemple, de la douleur qu'accuse le malade vers la tête du sourcil, dans l'inflammation aiguë de l'iris.

Vision. — Dans beaucoup de cas de glaucome, elle s'abaisse graduellement, comme dans certaines variétés de l'amaurose. Au début, comme à une période plus avancée, il n'est pas rare de constater dans son état des oscillations remarquables ; tel jour, par exemple, le malade reconnaîtra sans difficulté des objets qu'il ne pourra plus voir le lendemain. Cette variabilité de la vision persiste quelquefois très longtemps et met souvent sur la voie du glaucome au début. Certains malades voient mieux le matin; d'autres, au contraire, à une heure avancée de la journée; mais tous à la longue deviennent aveugles. Si de temps en temps le malade est pris de névralgies, même légères, on remarque que la vue baisse après chaque attaque et qu'elle ne se relève plus.

Douleurs. — Au début de la maladie la douleur est à peu près nulle, de même que dans toutes les affections congestives qui marchent avec une certaine lenteur; le malade éprouve alors une sensation de gêne dans les paupières, et de roideur dans le globe. Mais lorsque l'iris commence à présenter quelques traces de décoloration, et que la pupille, moins mobile, est déjà un peu déformée, il survient quelquefois, mais non pas toujours, car le malade peut devenir aveugle sans avoir jamais souffert, des névralgies légères ou intenses, le plus souvent intermittentes, et pendant lesquelles la vision devient très mauvaise. Elles se répètent assez souvent pendant une quinzaine de jours de suite, disparaissent pendant un temps plus ou moins long, et reviennent ensuite par accès réguliers. Il est à remarquer que dans presque tous les cas où, longtemps avant l'apparition du glaucome, on a vu survenir les névralgies, il s'est formé à la longue des staphylômes de la choroïde à travers la sclérotique amincie. Ne pourrait-on pas admettre que chacun de ces accès coïncide avec une hypersécrétion de liquide dans l'intérieur du globe, puisqu'on peut le faire cesser sur-le-champ par la paracentèse, et que si l'on ne pratique pas cette opération, on constate dans la suite que la fibreuse s'est perforée dans plusieurs endroits, et que les ouvertures ont été fermées par des procidences de la choroïde?

Marche. — Elle est excessivement inégale : tantôt, pendant un temps considérable, la maladie demeure stationnaire à un degré encore un peu avancé; tantôt, au contraire, elle arrive à une terminaison rapide, très peu de temps après son début. Rien n'est fixe dans l'apparition des symptômes; chez quelques individus, la teinte glauque apparaît de bonne heure, et presque en même temps que la décoloration de l'iris; tandis que chez d'autres, et c'est le cas le plus fréquent, ce dernier caractère existe depuis longtemps sans que la vue ait subi de graves altérations. J'ai vu plus d'une fois le glaucome survenir avec une effrayante rapidité, après avoir été à peine annoncé par quelques signes précurseurs :

c'était surtout à la suite de choroïdites anciennes, quoique légères en apparence. En général, cependant, la marche du mal est très lente, et ce n'est que peu à peu, souvent après plusieurs mois, ou même plusieurs années, qu'il arrive à son plus haut degré de développement, et que la vue disparaît tout à fait.

Cette maladie ne frappe pas habituellement les deux yeux à la fois; mais presque toujours elle les atteint à une distance plus ou moins éloignée. Souvent le glaucome détruit entièrement la vue d'un côté sans que le malade ait jamais souffert, tandis que de l'autre l'affection s'accompagne de l'inflammation et des douleurs les plus vives.

Terminaisons. — Elles sont nombreuses : même complet, le glaucôme peut demeurer stationnaire pendant un temps très long et n'occasionner aucune souffrance; d'ordinaire, cependant, les douleurs névralgiques disparaissent entièrement, après que les accès se sont éloignés de plus en plus. D'autres fois, des ulcérations se développent sur la cornée, et deviennent ainsi la cause de procidences de l'iris, à la suite desquelles surviennent des hémorrhagies considérables, comme cela est arrivé à la mère d'un de mes confrères de Paris (M. le docteur Bordes), dont j'ai déjà eu l'occasion de parler à l'article *Choroïdite*, page 444. Le staphylôme de la cornée est une terminaison assez fréquente : je l'ai vue suivie de l'apparition d'inflammations répétées, qui ont produit une ophthalmie et l'atrophie consécutive du bulbe. Je n'ai point noté la dégénérescence cancéreuse qu'a observée M. le professeur Rosas.

Pronostic. — Il est extrêmement grave. Le glaucome amène toujours tôt ou tard la perte complète et incurable de la vue dans l'œil qu'il attaque, et le plus souvent il frappe les deux yeux, à des distances plus ou moins éloignées. Je ne pense pas qu'on puisse obtenir une amélioration soutenue de la vision dans cette maladie, dont ordinairement le traitement le mieux dirigé ne peut entraver les progrès.

Étiologie. — Les ophthalmies internes chroniques, les inflammations de la rétine, et celles de la choroïde en particulier, les amblyopies et l'amaurose sont suivies quelquefois de glaucôme chez les individus *âgés d'au moins quarante ans*. Les enfants et les jeunes gens ne sont que rarement frappés de cette maladie, à laquelle, au contraire, les vieillards sont très sujets. Je compte quelques cas de glaucome parmi des personnes que j'avais opérées de cataracte par extraction et chez lesquelles la vue avait été bien rétablie.

GLAUCOME A FORME RAPIDE OU AIGUE. — Il débute quelquefois sans avoir jamais été précédé de signes précurseurs, et alors tel malade qui jusque-là n'avait jamais éprouvé d'inquiétude pour ses yeux, est pris brusquement. D'autres fois, au contraire, et ce sont là les cas les plus fréquents, l'attention du patient a été attirée par quelques changements dans la vue de l'œil affecté tels que des fantômes lumineux, une diminution temporaire ou définitive de l'impression dans le champ d'avertissement, des obscurcissements, des brouillards, ordinairement d'assez courte durée, tout cela accompagné ou non des symptômes objectifs décrits plus haut.

Cette forme n'offre pas toujours le caractère d'un état aigu bien nettement accusé. Ainsi, dans certains cas, l'on voit débuter brusquement tous les signes de l'ophthalmie interne la plus violente avec névralgie atroce s'irradiant de l'œil à toute la 5e paire, et s'accompagnant de vive injection de l'ensemble du globe comme nous l'avons décrite à l'article *Choroïdite aiguë* (voyez p. 413), d'autres fois, et c'est le cas le plus ordinaire, après une attaque plus ou moins vive, l'inflammation s'abaisse tout à coup et revient à un moindre degré en s'accompagnant d'une névralgie quelquefois assez régulièrement intermittente. Beaucoup de malades s'enferment alors des semaines entières dans une profonde obscurité, et attendent avec désespoir le moment du retour de la douleur que ni les antipériodiques ordinaires, ni les narcotiques, ni les émissions sanguines ne peuvent prévenir ou calmer. D'autres, moins malheureux, perdent l'œil tout à coup ou à peu près dans une brusque et violente attaque ; ceux-là, au contraire, n'arrivent que lentement à ce triste résultat.

Dans d'autres cas, encore assez communs, un semblant d'état aigu apparaît à d'assez longs intervalles : le globe rougit et une douleur vive et durant douze à quinze heures se déclare puis disparaît pour ne revenir que plus tard. A chacune de ces attaques la vue baisse un peu, les impressions fournies par les parties excentriques de la rétine diminuent ou disparaissent, et l'œil prend peu à peu l'aspect glaucômateux que nous avons décrit plus haut.

Après la première attaque, si elle a été vive, la vision peut être anéantie et le glaucome être définitif, avec tous ses caractères; le plus souvent, cependant, elle est atteinte largement, mais encore conservée. Ce n'est que plus tard, et sous l'influence d'attaques nouvelles et d'un degré moins élevé qu'elle finit par disparaître entièrement. Tel glaucome peut donc être complet en vingt-quatre heures, après une seule attaque, tandis que tel autre ne se confirmera qu'après plusieurs mois et à la suite de petites inflammations successives plus ou moins séparées. Dans d'autres cas, la première attaque sera séparée de la deuxième même par plus d'une année; mais alors l'œil portera toujours, et dès le début, les caractères indélébiles de l'affection, caractères qui ne laisseront jamais ignorer au médecin le terrible danger qui menace le malade.

Traitement. — Le glaucome étant incurable, il devient très difficile de poser les bases d'un traitement. On a tout épuisé pour procurer un peu de soulagement aux malheureux qui en sont atteints. Lorsqu'il y a des symptômes évidents de congestion, les saignées locales et générales, prescrites avec mesure, sont indiquées. Mais, de même que dans l'amaurose congestive incomplète, on doit bien se garder de les pousser trop loin, parce qu'on pourrait hâter ainsi l'abaissement de la vision. C'est surtout quand le glaucome est arrivé à son plus haut degré, qu'il convient d'être sobre d'émissions sanguines. Lorsque les douleurs névralgiques apparaissent, on en étudie avec soin la marche, et comme il arrive presque toujours qu'elles présentent des intermittences marquées, on peut espérer de soulager beaucoup les malades en leur prescrivant des préparations de sulfate de quinine, à doses assez élevées, ou bien encore le valérianate d'ammoniaque dont j'ai tiré de bons effets. Il n'y a rien à attendre des excitants énergiques, tels que les cautères, le séton et les moxas; il en est de même des dérivations superficielles très larges, qu'on produit au moyen des pommades stibiées ou autres.

On pourra faire tomber la douleur et disparaître l'accès par des ponctions pratiquées de temps en temps au travers de la sclérotique; il en résultera de cette façon une détente salutaire et une diminution temporaire de la compression telle, que la vision pourra être conservée. La paracentèse par la cornée aura un effet analogue, mais moindre, si on la pratique avec l'aiguille dessinée plus haut (voy. tom. II, p. 29). Cependant le résultat sera presque égal à celui obtenu dans la paracentèse scléroticale, si on la répète à de courtes distances, par exemple de quatre en quatre heures, en ponctionnant sur divers points de la membrane. Ce moyen, bien entendu, n'est applicable qu'à l'état aigu, et il ne peut avoir aucun effet prophylactique, car, dès que la plaie paracentésique est guérie, soit sur la sclérotique, soit sur la cornée, et que l'accès est passé, le malade est sous la même influence qu'avant l'attaque.

C'est tout à la fois pour abattre le mal, le prévenir et en guérir les effets que M. de Græfe a imaginé d'appliquer l'excision de l'iris à la *guérison du glaucome* (voy. sa note adressée à l'Institut de France, 1857). Il obtiendrait ainsi une diminution permanente de la pression intra-oculaire et une nouvelle attaque de glaucome n'aurait plus été observée sur ses malades après un an et demi. Si l'opération est faite lors d'une première attaque et pendant l'état aigu, les douleurs tombent, comme je l'ai observé et pratiqué dans la paracentèse largement faite, et le malade guérit très rapidement. Quand elle est plus tardive, il y a encore des améliorations que l'on n'aurait pu obtenir par aucun autre moyen. Ainsi, même dans ces cas, le champ visuel s'agrandit, la pupille reprend sa mobilité, etc., etc.

Si ces recherches se confirmaient, ce serait là assurément une importante application de l'iridectomie (*le mode opératoire est celui de Benedict et de Guépin, de Nantes*, dessiné p. 529, t. II). Mais, en pareille matière, l'expérimentation est encore nécessaire aujourd'hui. J'ai dans ma pratique de nombreux cas de paracentèse scléroticale et kératique pratiquée dans le glaucome, et dans lesquels l'attaque la plus aiguë a été domptée. Il s'est passé pour quelques-uns plus d'un an et demi, et le mal n'a pas encore reparu ; mais, pour la plupart, les choses ont repris leur marche comme à l'ordinaire.

Les réflexions suivantes sur le moyen mis en pratique par M. de Græfe ne me paraissent donc pas hors de propos : dans l'excision de l'iris, on pratique sur la cornée une large ouverture qui donne issue, souvent pendant vingt-quatre heures, à l'humeur aqueuse ; en même temps que l'on fait une saignée locale abondante... Assurément ce moyen est plus puissant que la paracentèse, même celle de la sclérotique ; mais les effets d'une excision iridienne diminueront-ils à jamais le retour de la pression intra-oculaire? Ne faudra-t-il pas revenir à de nouvelles iridectomies? L'iris *atrophié* dans le glaucôme jouerait-il donc un rôle si important dans la pression intra-oculaire? N'obtiendrait-on pas un résultat égal par une large ponction de la cornée? C'est, encore une fois, ce que l'expérience décidera. Il y a pourtant un fait que je considère comme acquis, c'est l'amélioration considérable de la vision que j'ai obtenue aussi et tout récemment par l'iridectomie dans quelques cas de glaucôme à forme lente, déjà avancés. Là encore, cependant, ne pourrait-on se demander si cette amélioration ne serait pas due à une diminution seulement temporaire de la pression, résultat d'une paracentèse hardiment appliquée?

Dans tous les cas, et quel que soit le traitement employé, il convient de rechercher la cause qui a pu troubler la santé du malade, afin de l'éloigner par des moyens convenables. Ainsi les hémorrhoïdes, les règles, ou tout autre écoulement habituel supprimé, fixeront d'abord l'attention du praticien ; il en sera de même de certaines dispositions morbides générales, telles que les rhumatismes, la goutte, etc.

ARTICLE V.

OPHTHALMITE, PHLEGMON DE L'ŒIL.

On entend par cette dénomination l'inflammation de toutes les membranes oculaires à la fois, tant internes qu'externes, inflammation à laquelle participent toujours, à un degré plus ou moins élevé, les paupières et les tissus renfermés dans l'orbite. On désigne encore cette maladie sous le nom d'*ophthalmite.*

Symptômes. — Le point de départ de cette terrible inflammation peut exister dans chacune des membranes de l'œil isolément ; le plus souvent c'est la conjonctive bulbaire qui est atteinte la première, d'autres fois c'est l'iris ou la choroïde.

C'est donc par les symptômes anatomiques particuliers à l'inflammation aiguë de chacune de ces membranes que commence le phlegmon de l'œil.

On le voit survenir lentement ou très brusquement ; dans quelques cas, le passage d'une inflammation d'une membrane isolée au globe tout entier se fait si insidieusement, qu'il est impossible d'en saisir le moment. A la rougeur très vive de la muqueuse dans toute sa portion scléroticale, viennent se joindre des douleurs pulsatives violentes, accompagnées de fièvre, et quelquefois de délire et d'autres symptômes généraux. Elles partent du fond de l'œil, s'étendent aux sourcils, à la tempe, le plus souvent à toute la moitié correspondante de la tête, et ne laissent aucun instant de repos au malade, qui pousse des cris aigus, se frappe la tête contre les murs et cherche même parfois à se suicider (Carron). L'œil est le siége d'une chaleur insupportable, et d'une sensation de tension si grande, que quelques-uns s'imaginent que leur œil va éclater. En même temps, la lumière devient insupportable, des larmes abondantes s'échappent des yeux, et le malade, tourmenté de pyropsie, recherche avec avidité l'obscurité la plus complète, mais sans y trouver grand soulagement (voy. *Rétinite*, p. 449). A ce moment il n'est pas rare de reconnaître que la conjonctive forme un bourrelet annulaire autour de la cornée (*chémosis phlegmoneux*). Cette dernière membrane est luisante et la pupille très resserrée ; l'introduction de la lumière dans l'œil occasionne des douleurs horribles ; les paupières commencent à rougir et à présenter un gonflement notable : c'est là ce qui constitue la première période du phlegmon de l'œil.

Mais bientôt la rougeur augmente avec le gonflement ; les paupières s'injectent et s'enflamment au point que la supérieure, placée sur le même plan que le sourcil, vient descendre très bas sur la joue, en recouvrant l'inférieure dont les cils se trouvent ainsi appliqués contre le bulbe. La peau de la paupière est luisante et d'un rouge vif, tirant parfois un peu sur le bleu, surtout quand elle est très tendue. Il est difficile à ce moment d'examiner le globe. Si l'on y parvient, on reconnaît que le chémosis est plus considérable, et qu'à l'inflammation phlegmoneuse de la conjonctive s'est jointe son infiltration séreuse ; la cornée est quelquefois un peu trouble ; l'iris est notablement bombé en avant et la pupille très resserrée ; la chambre antérieure se trouve diminuée : il n'est pas rare d'y voir du pus et du sang. Bientôt on verra aussi du pus derrière la pupille ; le cristallin sera poussé en avant, et le globe de plus en plus tendu et volumineux, fera une saillie considérable (*exophthalmie*) en dehors de l'orbite (second degré ou période de suppuration). Les douleurs deviennent moins insupportables ; la fièvre, qui s'est allumée dans la première période, persiste néanmoins, mais la photophobie et la vision de flammes (*pyropsie*) n'existent plus.

Le pus s'accumule lentement ou rapidement dans toute la coque oculaire ; les douleurs que la distension de la sclérotique occasionne augmentent de nouveau et deviennent atroces, jusqu'au moment où le liquide se fait jour au dehors par la sclérotique, ou, ce qui arrive le plus souvent, par la cornée (troisième degré ou période de rupture spontanée). Alors elles disparaissent complétement, ainsi que la fièvre et les autres symptômes généraux.

La figure 71, dessinée sur un malade de ma clinique, par M. le docteur King-Stone, de Washington, représente l'aspect de l'œil au moment où le pus vient de se faire jour au dehors. La paupière supérieure, énormément distendue, recouvre en partie l'inférieure, dont elle est séparée par la conjonctive chémosée, et faisant saillie dans l'ouverture palpébrale. Du pus s'échappe de l'œil et s'écoule sur la joue.

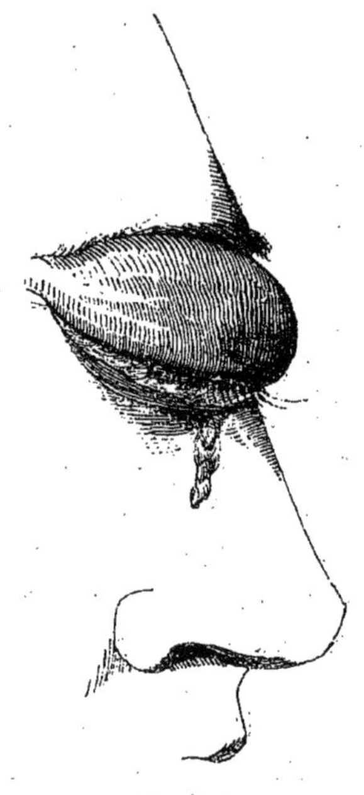

Fig. 71.

La suppuration diminue ordinairement peu à peu, et l'œil demeure atrophié. Il arrive quelquefois que la rupture du globe n'a pas lieu, et que le pus, épanché dans la coque oculaire, se résorbe complétement, comme Scarpa et Boyer l'ont observé. Les malades sont alors fréquemment frappés d'amaurose. Cependant j'ai vu aussi le phlegmon se terminer par une résolution franche, sans amaurose ni rupture, surtout après une paracentèse scléroticale hardiment faite dès le début du mal (comparez avec l'*Ophthalmie franche*, t. II, p. 46).

Marche. — Pronostic. — La marche de l'inflammation est lente ou rapide ; le plus souvent elle est très insidieuse. Le pronostic est toujours fort grave. On ne doit pas oublier néanmoins que, dans quelques cas exceptionnels, le phlegmon peut, comme nous venons de le dire, se terminer par une résolution complète.

Terminaisons. — La résolution est une terminaison aussi heureuse que rare. Il est beaucoup plus fréquent d'observer la fonte purulente du bulbe après la rupture de la cornée, ramollie dans une grande étendue. Cette membrane résiste quelquefois énergiquement à l'extension produite par l'accumulation des liquides dans l'œil ; mais elle finit par éclater avec bruit, au moment, le plus souvent, où l'on fait des efforts pour relever la paupière dans le but d'examiner les parties malades. La phthisie complète du bulbe est la conséquence de cette terminaison. Dans beaucoup de cas, l'amaurose, sans déformation apparente du globe considéré dans son ensemble, est le résultat de la maladie qui nous occupe ; mais il est bien rare qu'on n'observe pas en même temps, soit un dépôt de pus organisé dans la chambre antérieure ou dans la postérieure, soit de fausses membranes établies entre l'iris et la capsule.

La mort est bien loin d'être rare après le phlegmon de l'œil ; j'ai vu deux fois cette terminaison sur des enfants. Les annales de la science renferment des faits assez nombreux de cette nature. « Tout le monde, dit Rognetta (*loc. cit.*, p. 153), connaît » l'observation que Louis a consignée dans les *Mémoires de* » *l'Académie de chirurgie*, concernant deux jeunes demoiselles » âgées d'une vingtaine d'années, qui venaient d'éprouver la pe- » tite vérole confluente ; les yeux étaient atteints de phlegmon » considérable, et les deux malades avaient le délire. Louis ayant » été consulté, conjointement avec plusieurs médecins du pays, » trouva ces organes empyémateux et fortement distendus ; il » proposa de les vider d'un coup de bistouri. Les consultants » n'écoutèrent point son conseil ; ils s'y opposèrent, ayant trouvé » fort étrange un remède qui consistait à crever les yeux. L'évé- » nement cependant justifia la sagesse de la proposition de Louis. » Chez l'une la nature fit ce que le chirurgien avait voulu pra- » tiquer : les yeux se crevèrent et se vidèrent spontanément, » et la malade échappa à la mort, l'autre succomba à la suppu- » ration qui se propagea à l'intérieur du crâne. »

ÉTIOLOGIE. — Les plaies de l'œil, les brûlures, la présence de corps étrangers, les coups directs ou dans le voisinage de l'organe, l'opération de la cataracte par extraction, produisent assez souvent le phlegmon oculaire, avec cette différence que, dans ce dernier cas, l'œil étant ouvert, la douleur et la fièvre sont généralement peu intenses. La petite vérole, vers sa dernière période, et certaines fièvres graves, comme le choléra ou la fièvre typhoïde, se compliquent quelquefois de cette maladie. On l'a vue survenir après la phlébite utérine, par suite de la résorption purulente : Mackenzie, Middlemore, Halle, Higginbotton, Arnott, Robert Lee, Canstatt,

Szokalski et d'autres en rapportent des exemples. Quelques grandes opérations chirurgicales ont été suivies de la suppuration du globe : la ligature de la carotide a été surtout notée.

Traitement. — Dans la première période, celle qu'on a nommée de *pyropsie*, les saignées coup sur coup, selon la formule du professeur Bouillaud, sont indiquées ; on les pratique avec toute l'énergie possible, en se guidant toutefois d'après la constitution du malade. En même temps on applique à la tempe, plusieurs fois dans la même journée, des sangsues ou, ce qui est préférable, des ventouses scarifiées. Des compresses d'eau glacée sont tenues continuellement sur l'œil ; des boissons nitrées et la diète sont recommandées. On peut surtout espérer d'enrayer le mal en permettant à l'humeur aqueuse de s'écouler par la paracentèse du globe plusieurs fois répétée (voy. *Paracentèse*, t. II, p. 28) : il serait trop tard de recourir à ce moyen lorsque la deuxième période est commencée, bien que Wardrop conseille de ne l'employer qu'à ce moment. Enfin on prescrit à l'intérieur le calomel à haute dose uni à l'opium (trois ou quatre fois par jour 1 décigramme de calomel pour 3 centigrammes d'opium pulvérisé).

Lorsque la troisième période est bien dessinée, que des douleurs aiguës, la fièvre et même le délire tourmentent le malade, il n'y a pas à hésiter ; il faut ouvrir l'œil sans le moindre retard, afin d'éviter que l'inflammation ne se propage au cerveau. Pour donner issue aux liquides contenus dans l'œil, il suffit de plonger un bistouri ordinaire dans la partie inférieure de la cornée, et je ne vois aucune nécessité d'enlever un lambeau circulaire de cette membrane, comme le recommandent quelques auteurs. Je sais bien qu'en agissant de cette manière on a pour but d'ouvrir un passage plus large aux humeurs, mais on fait cruellement souffrir les malades, et d'ailleurs une simple incision pratiquée dans la cornée produit une ouverture suffisante.

ARTICLE VI.

BLESSURES ET CORPS ÉTRANGERS.

Nous avons étudié les blessures, les brûlures et les corps étrangers de chaque membrane de l'œil en particulier, et nous n'avons plus que quelques mots à dire ici sur les lésions qui intéressent le globe en totalité, soit dans sa constitution physique, soit dans ses fonctions.

Contusions. — Ces blessures sont des plus fréquentes : elles sont là conséquence de lésions directes par divers corps en mouvement. Nous avons vu, en nous occupant des plaies de la sclérotique et de celles de la cornée que ces membranes peuvent se rompre et que le cristallin peut s'échapper de l'œil, passer sous la conjonctive ou même glisser au-dessous ainsi que les autres humeurs de l'œil. Dans d'autres cas moins graves, du sang remplit la chambre antérieure et le corps vitré en si grande abondance, qu'il est impossible d'apprécier les conditions futures de la vision. Ce sang se résorbe et laisse généralement la fonction intacte. Mais il est nécessaire, pour que ce résultat heureux soit obtenu, que la commotion violente et brusque du coup n'ait pas désorganisé la rétine ou produit des désordres profonds. La recherche par les phosphènes donne ici quelques indications qui, avec les autres symptômes, peuvent être d'une certaine utilité pour le pronostic. La contusion est quelquefois assez violente pour produire en quelque sorte l'écrasement de l'œil ; mais alors il se vide en entier et on ne peut, dans ces tristes accidents, savoir ce que l'organe pourra devenir, je veux dire s'il reprendra ou non sa forme ou si la suppuration ne viendra pas le détruire en entier. Dans ces cas, les paupières sont généralement atteintes aussi et il est nécessaire de tenir compte de l'état où elles se trouvent pour poser le pronostic et arrêter le traitement à suivre. Les chutes sur des corps résistants, l'action de se baisser sans précaution dans l'obscurité donnent lieu aux accidents les plus graves ; on rapporte même qu'un homme ivre tombant sur une clef s'est extrait un œil entièrement et qu'il alla ensuite s'endormir sans avoir conscience de l'accident qui lui était arrivé.

Les contusions de l'œil exigent un traitement énergique, celles surtout qui ont laissé les membranes externes sans rupture, parce qu'alors une inflammation interne peut compromettre l'œil en totalité. La saignée du bras est ici d'un grand secours en même temps que l'application de sangsues, la diète, le calomel à l'intérieur. S'il y a des déchirures, l'immobilité est recommandée au malade en même temps, et dès que les paupières et la conjonctive sont placées dans de bonnes conditions de réunion par première intention, on a recours à l'application de compresses d'eau froide et à celle de la glace pendant deux ou trois jours consécutifs et même davantage au besoin.

Plaies. — On les divise ici comme ailleurs en plaies par *piqûres* et par *coupures;* nous ne nous en occuperons pas parce que nous en avons parlé déjà en étudiant les maladies de chaque membrane en particulier. Nous nous bornerons à dire seulement que les plaies par piqûres sont quelquefois fort dangereuses et que le pronostic doit en être fort réservé; que les plaies par coupures doivent être considérées, sous le rapport du traitement, comme si l'œil avait été opéré de cataracte par extraction et qu'en conséquence on cherche par le pansement à réunir la plaie par première intention et que l'on recommandera ensuite l'immobilité la plus absolue au malade.

Corps étrangers. — Nous avons vu déjà les désordres qu'occasionnent les corps étrangers dans l'orbite, la conjonctive, la cornée, la chambre antérieure, l'iris, le cristallin, le corps vitré et nous avons décrit les accidents qu'ils provoquent et les moyens à employer pour les reconnaître et pour en opérer l'extraction. Il ne nous reste plus à dire que quelques mots sur les corps étrangers qui, en pénétrant dans le globe oculaire, ont traversé plusieurs membranes et se sont logés dans la profondeur de l'organe hors de la portée des instruments et même de celle du regard de l'observateur. Dans les premières heures qui suivent l'accident, le malade ne ressent aucune gêne ou à peu près, et généralement il pense que l'œil n'a pas été traversé et que le corps vulnérant n'a pas pénétré. Mais si l'on introduit avec précaution un stylet dans la plaie, on ne tarde pas à reconnaître l'erreur du patient et déjà l'on doit s'attendre, soit à une inflammation des plus violentes et qui peut aller jusqu'au phlegmon de l'œil tout entier, soit à une phlogose à marche lente, accompagnée ou non de névralgies, et dont la durée est interminable; elle ne s'arrête en effet réellement que lorsque l'œil est frappé d'atrophie ou que le corps vulnérant, prenant en quelque sorte domicile dans l'œil, s'est enveloppé d'exudats épais qui se sont organisés et l'empêchent de se déplacer. L'atrophie, quand elle est la conséquence de la présence d'un de ces corps étrangers, ne termine pas toujours les souffrances du malade et l'on se trouve trop souvent dans la nécessité d'ouvrir l'œil pour y chercher le corps vulnérant, ou même d'extraire l'organe à la fois pour débarrasser définitivement le patient de ses douleurs, et pour sauver l'autre œil dont la vue diminue de la périphérie vers le centre avec excavation appréciable du nerf optique (voyez *Atrophie*, p. 748, et *Irido-Choroïdite, chronique*, p. 426).

ARTICLE VII.

ATROPHIE DE L'ŒIL.

On entend par atrophie de l'œil une maladie dans laquelle on constate une diminution notable à la fois dans le volume et dans la résistance normale du globe. Les humeurs de l'organe se résorbent peu à peu, en plus ou moins grande partie, et les membranes devenues trop larges, se laissent déprimer par les muscles ou par la pression la plus légère.

Symptômes anatomiques. — Le volume du globe a subi une diminution variable ; au début de la maladie, cependant, il serait extrêmement difficile de reconnaître ce caractère. J'ai décrit dans le synchisis (*ramollissement de l'humeur vitrée*) tout ce qui se rattache à la première période de l'atrophie. La mollesse du bulbe au toucher, la dépression facile des membranes d'enveloppe, le tremblement de l'iris, le rétrécissement de la chambre antérieure, quelquefois un commencement d'aspect vitreux, sont les symptômes que l'on constate au début de la maladie.

Plus tard chacun de ces symptômes se prononce davantage, et la cornée perd de son étendue, ainsi que toutes les autres parties. Un sillon plus ou moins profond, tracé sur le bulbe par les muscles droits, commence à donner à l'œil une forme toute particulière, et qui devient toujours plus carrée, jusqu'au moment où le globe a pris un volume si petit, qu'il se cache au fond de l'orbite derrière les paupières abaissées. Alors la cornée, devenue très petite, présente un ovale transversal ; l'iris, qui a suivi ce mouvement de retrait, est d'une couleur vert jaunâtre ; la pupille est ordinairement très rétrécie, souvent elle a disparu ; bon nombre de fois j'ai vu le cristallin, devenu opaque et très petit, renversé dans un coin de la chambre postérieure, et derrière ce corps les membranes oculaires repliées sur elles-mêmes en divers sens, et d'une couleur jaune luisante remarquable ; les plis formés par l'iris, reployé de cette manière, se déplaçaient alors selon les mouvements du globe.

Symptômes physiologiques. — Au commencement, la maladie présente tous les caractères d'une amblyopie légère ; mais peu à peu le trouble de la vision augmente, et à la fin le malade devient aveugle.

Marche. — Pronostic. — Complications. — La marche de l'atrophie est quelquefois très rapide, surtout après les blessures de l'œil. En voici deux exemples : un enfant de cinq ans, tenant une ficelle de la main gauche, essaie de la couper au moyen d'un couteau-poignard fort aigu, qu'il tient de la droite. La ficelle étant brusquement coupée, le couteau s'implante dans l'œil droit, à une grande profondeur, moitié sur la cornée, moitié sur la sclérotique. Il ne survint aucune inflammation sérieuse, les lèvres de la plaie se réunirent très bien ; mais le cristallin, coupé en deux, était cataracté et la vision éteinte. Un mois après, je constatai que l'organe, tout en conservant sa forme et son volume apparent, présentait un peu moins de consistance au toucher, et qu'un commencement d'atrophie s'était déclaré. Vers la fin du troisième mois, l'œil était caché derrière les paupières, et réduit au huitième de sa grosseur ordinaire. Le fait suivant, semblable quant au résultat, diffère de ce premier par la cause bizarre de la lésion : un jeune homme de quinze ans se tenait au bord d'une rivière, qui limitait le jardin de la pension où ses parents l'avaient placé ; un corbeau apprivoisé était sur la rive opposée ; appelé par quelqu'un, l'oiseau franchit la rivière avec rapidité, et vient en volant implanter son bec dans l'œil du jeune homme. Des désordres très graves sont constatés par M. le docteur Kirwan et moi, cependant la plaie se réunit. Deux mois après, l'œil avait perdu la moitié de son volume, et la cécité était complète.

Lorsque l'atrophie est le résultat d'une névrose de l'œil, elle marche quelquefois au contraire avec une excessive lenteur, et s'arrête même assez souvent tout à fait. Il en est de même après certaines ophthalmies internes, surtout après les irido-choroïdites spontanées ou consécutives aux opérations de cataracte à l'aiguille.

Une complication grave, c'est une inflammation rebelle des yeux atrophiés et qui s'accompagne d'une excavation du nerf optique dans l'œil sain, avec diminution progressive du champ visuel de la périphérie vers le centre (voy. *Traitement*).

Terminaisons. — On peut admettre en principe que l'atrophie ne se guérit point. La terminaison la plus fréquente, c'est l'état stationnaire après une progression plus ou moins grande. J'ai pratiqué avec succès la pupille artificielle sur des yeux atrophiés à demi ; ce résultat prouve que les causes du mal avaient disparu, autrement l'opération les aurait certainement réveillées. Il fau compter encore l'amaurose comme une des terminaisons ordinaires de l'atrophie du globe.

ÉTIOLOGIE. — Les causes de l'atrophie sont très nombreuses : les blessures de toutes sortes, telles que les piqûres, lec contusions, etc., doivent figurer en première ligne. Viennent ensuite les ophthalmies internes à marche très lente. On doit noter encore quelques causes générales.

TRAITEMENT. — Il est à faire en entier, car dans l'état actuel de nos connaissances il demeure impuissant dans cette maladie ; c'est donc sur les causes présumées du mal qu'en attendant le praticien doit diriger toute son attention. Lorsque la vue est complétement éteinte et que l'œil a considérablement diminué de volume, le malade peut cacher sa difformité sous un œil artificiel ; cependant il ne recourra pas trop tôt à ce moyen, autrement la présence de ce corps étranger sous les paupières amènerait une diminution beaucoup plus rapide dans le volume de l'organe.

Les yeux atrophiés demeurent ordinairement exempts d'inflammation ; cependant on ne voit que trop souvent encore des exceptions sous ce rapport. Alors les malades accusent de vives souffrances que rien, dans bien des cas, ne peut abattre. La rougeur s'accompagne de vifs élancements dans le fond de l'orbite, s'irradiant au front, à la tempe, dans les mâchoires ; quelquefois ils disparaissent tout à coup pour revenir après quelques heures, le lendemain, ou après quelques jours. Les antiphlogistiques, les narcotiques, les antipériodiques, le valérianate d'ammoniaque, rien ne peut arrêter le mal définitivement. La rougeur n'est pas toujours extrême, il n'y a pas de gonflement excessif ; la forme est souvent celle d'une névralgie des plus rebelles.

Ce mal, qui peut durer plusieurs mois, épuise les malades et, comme l'*irido-choroïdite chronique* dans les yeux entièrement perdus, exige l'extraction du globe.

Une autre raison détermine le chirurgien à recourir à cette ressource extrême, et avant même que la constitution n'ait souffert par le traitement, la perte de l'appétit, la diète, les saignées nécessaires ; c'est l'affaiblissement de l'œil sain qui paraît être la conséquence, ici comme dans les *irido-chroïdites* rebelles, de l'inflammation et des douleurs qui l'accompagnent. On s'assure, en effet, que cet état produit dans l'œil qui reste au malade une diminution progressive, considérable quelquefois, du champ de la vision, que cette diminution marche de la périphérie vers le centre et qu'elle s'accompagne de l'excavation centrale du nerf optique visible à l'ophthalmosope (voyez *Glaucome*, p. 732).

Quelquefois cette diminution de la vue s'observe alors que l'œil perdu n'offre pas les signes d'une inflammation sérieuse et qu'il ne présente qu'une congestion chronique plus ou moins active; je l'ai notée dans la plupart des cas d'inflammations persistantes dans les yeux perdus, qu'ils soient ou non atrophiés : cet été (1857), j'ai pratiqué six extractions de l'œil dans de telles circonstances; deux fois je me suis borné à glisser des ciseaux entre l'œil et le fascia et à couper le nerf optique. Dans l'un des yeux extraits, il y avait une plaque osseuse à angles très aigus siégeant dans la rétine et que M. Ch. Robin a examinée; un autre contenait un éclat de capsule qui pendant onze ans, après avoir occasionné l'atrophie, avait laissé le malade parfaitement calme; les quatre autres n'offraient rien de particulier. Tous ces malades commençaient à perdre une partie notable dans le champ de la vision de l'œil sain et chez quatre, après l'extraction, l'excavation du nerf a diminué puis disparu et la vue s'est rétablie; deux n'ont pas éprouvé d'amélioration mais leur état est demeuré jusqu'ici stationnaire. Il n'y a eu aucun changement dans l'une des deux sections du nerf optique, mais la vue est devenue meilleure dans l'autre. M. de Græfe m'a appris qu'il obtient des résultats semblables.

ARTICLE VIII.

ŒIL ARTIFICIEL.

Lorsque, par suite de la désorganisation du globe de l'œil, son extirpation, ou tout au moins l'ablation de quelques unes des parties qui le composent, est devenue nécessaire, on corrige avec succès la difformité qui résulte d'une pareille opération, au moyen de la prothèse oculaire.

Après l'extirpation du globe, les paupières, privées de l'appui naturel qu'il leur offrait, se renversent en dedans de l'orbite, et présentent un enfoncement qui donne quelquefois un aspect repoussant au visage, dont l'œil artificiel ne tarde pas à rétablir l'harmonie et la régulirité.

Mais ce moyen n'a pas seulement l'avantage de remédier à une difformité toujours fâcheuse, il a encore pour but de prévenir l'irritation constante que les cils exerceraient sur le moignon ; leur agglutination, qui, causée par la sécrétion plus active des glandes de Meïbomius, deviendrait une cause incessante de blépharites glandulaires ; l'excoriation des joues par les mucosités et l'écoulement des larmes ; enfin tous les accidents qui sont la suite de l'*entropion* et du *trichiasis*, et qu'amène nécessairement le renversement des paupières.

L'application d'un œil artificiel, en redressant et en maintenant ces voiles mobiles dans leur position normale, forcera les larmes à reprendre leur cours naturel, et fera disparaître les nombreux inconvénients que nous venons de signaler.

Je citerai encore parmi les nombreux avantages de la prothèse oculaire, celui de donner, au moins jusqu'à de certaines limites, un point d'appui aux os qui constituent la cavité orbitaire, et de les empêcher de se rapprocher comme cela arrive dans toutes les cavités osseuses dépourvues de l'organe qu'elles doivent renfermer. Remarquez le visage des individus qui ont perdu un œil depuis longtemps : leur sourcil est déprimé, l'os de la pommette est, au contraire, sur un plan plus élevé que celui du côté sain, l'aile du nez et la commissure des lèvres sont remontées ; en somme, la moitié de la face du côté de l'œil atrophié se trouve rapetissée par le rapprochement des os de l'orbite. Cette difformité est surtout sensible chez les sujets qui ont perdu un œil pendant leur enfance, c'est à dire à une époque où l'orbite n'avait pas encore pris tout son développement.

Je ne décrirai point ici les différents appareils imaginés par les anciens, et qui, au lieu de dissimuler une difformité, ne la rendaient que plus apparente, pour ne pas dire plus hideuse. L'art est arrivé aujourd'hui à une imitation qu'il sera difficile de rendre plus parfaite (1). C'est au point que les médecins mêmes s'y trompent tous les jours, et prennent souvent pour des yeux affectés d'amaurose des yeux sortis de l'atelier de l'artiste, et auxquels sa lampe, comme le feu de Prométhée, semble avoir donné la vie. Le jeu des paupières, et surtout les mouvements du moignon, imprimant à l'œil artificiel une mobilité tout à fait en harmonie avec celle de l'œil sain, contribuent à rendre l'illusion encore plus complète.

(1) M. Boissonneau fils, qui a appris de son père l'art d'exécuter les yeux artificiels d'émail, a obtenu des résultats admirables. Je ne sais personne plus habile que lui à Paris. Il demeure rue de la Ferme-des-Mathurins, 2.

Les yeux artificiels sont ordinairement d'émail, et affectent la forme ovale qu'offre l'organe naturel quand les paupières sont écartées. La face antérieure en est convexe et doit représenter aussi fidèlement que possible la couleur de l'iris dans l'œil sain, la largeur de la pupille, la saillie de la cornée et la teinte légèrement bleuâtre de la conjonctive avec les vaisseaux qui la sillonnent. La face postérieure est concave, pour s'accommoder facilement au moignon; le bord supérieur et l'inférieur sont mousses, et l'angle externe qui correspond au petit angle de l'œil, est plus large que l'interne.

Avant de procéder à l'application de l'œil artificiel, on a soin de le tremper dans un liquide mucilagineux, ou tout simplement de le plonger dans l'eau. Puis on le saisit entre les trois premiers doigts de la main droite, pour le côté droit, ou de la main gauche, pour le côté gauche. On l'introduit ensuite par sa grosse extrémité sous la paupière supérieure, en le faisant glisser, par un léger mouvement de rotation, du côté de l'angle externe de l'orbite, puis on abaisse avec l'autre main la paupière inférieure, sous laquelle il s'engage aussitôt. L'œil est maintenu en place par le rapprochement simultané des deux paupières.

Lorsqu'on veut l'enlever, il suffit d'abaisser la paupière inférieure et d'introduire entre elle et le bord inférieur de l'œil une tête d'épingle à laquelle on imprime un léger mouvement de bascule en avant.

Pour habituer les parties à la présence de ce corps étranger, on devra, dans les premiers jours, ne le laisser en place qu'une demi-heure d'abord, puis une heure, et ne l'introduire de nouveau qu'après quelques heures de repos. Par la même raison, il est prudent, au commencement, de n'employer qu'un œil de dimension plus petite que celle de l'œil sain, dont au bout de quelque temps on imitera sans inconvénient la grandeur.

Une recommandation qu'il est bon de ne pas oublier, c'est d'enlever l'œil pendant la nuit et de le mettre dans un verre d'eau. Par ce moyen, on conservera plus longtemps le poli de l'émail, et l'on évitera l'ulcération des paupières, qui pourrait être la suite de son contact trop prolongé.

Après l'opération d'un staphylôme ou celle d'un cancer de l'organe, l'introduction prématurée de l'œil artificiel ne serait pas sans danger, et déterminerait infailliblement une irritation sous l'influence de laquelle le mal pourrait ne pas tarder à se reproduire.

Enfin, il arrive quelquefois que des adhérences s'établissent entre les paupières et les parties immédiatement situées derrière elles. Il convient de respecter autant que possible ces adhérences, afin de prévenir les accidents qui surviendraient par suite d'un débridement intempestif. Dans ce cas, il vaut mieux sacrifier l'émail et pratiquer une ou plusieurs échancrures sur les bords de l'œil artificiel, pour embrasser l'obstacle qui en gênerait l'application.

ARTICLE IX.

HELMINTHES ET VÉGÉTAUX PARASITES DE L'ŒIL.

1° *Helminthes.*

De nombreuses observations, dues à des auteurs sérieux, témoignent de la possibilité de la présence des helminthes dans l'œil. On a pu non-seulement les observer, mais déterminer leur espèce. Tantôt on les a trouvés dans le cristallin, d'autres fois dans l'humeur aqueuse ou placés entre la rétine et la choroïde, sous la conjonctive, dans le tissu cellulaire péri-orbitaire. On en a trouvé enfin faisant saillie sous la peau des paupières.

Les helminthes observés jusqu'à présent dans l'œil de l'homme peuvent se rapporter aux sept espèces suivantes :

1° L'*Échinococcus hominis*; ver fort petit, à corps court, non articulé et terminé en avant par un renflement céphalique, muni de quatre suçoirs et d'une couronne de crochets. Les individus de cette espèce peuvent se trouver contenus dans des vésicules hydatiformes, ou nager simplement dans le liquide de la cavité où ils sont renfermés (voy. d'Orbigny, t. V, p. 187).

2° Le *Cysticercus cellulosæ*, helminthe présentant une partie céphalique distincte, munie de quatre suçoirs et surmontée de deux couronnes de crochets. Son corps, fort court, a d'abord une partie aussi étroite que la tête, une sorte de col plissé non articulé, qui plus loin se dilate en vésicule sphérique remplie d'une sérosité transparente (*Id.*, t. VIII, p. 335).

3° Le *Monostoma oculi humani*, petit ver très court, doué, comme son nom l'indique, d'une seule ventouse autour de la bouche, ayant deux orifices génitaux distincts, et quelquefois un orifice postérieur respiratoire ou excrétoire (*Id.*, t. VIII, p. 335).

4° Le *Distoma oculi humani*, ver plat, long de 4 à 5 lignes, large de 1 ligne environ, obtus aux deux extrémités et de couleur blanc jaunâtre, pourvu de deux ventouses, l'une buccale, l'autre ventrale (t. V, p. 122).

5° Le *Filaria medinensis*.

6° Le *Filaria oculi humani*. Ces deux vers, comparés à un fil, à cause de leurs corps cylindriques grêles, à extrémités alternées, doués d'une bouche ronde et triangulaire à l'une des extrémités, d'un intestin complet et d'un orifice anal situé près de l'autre extrémité, à individus de sexes distincts, ont les femelles souvent vivipares, ce qui motive le soin que l'on doit mettre à les extraire tout entiers et sans les rompre. M. Quadri a extrait l'un de ces vers de la chambre antérieure, et en a montré le dessin au congrès d'ophthalmologie de Bruxelles.

7° Le *Trichina spiralis*, petit ver blanc, découvert par R. Owen; il est long de 1 millimètre environ, cylindrique, épais de 1/3 de millimètre, un peu plus obtus à l'une de ses extrémités qu'à l'autre. Cette dernière extrémité présente une très petite papille perforée, et origine d'un conduit digestif rectiligne, à parois distinctes, terminé en cul-de-sac ou peut-être ouvert dans une dépression de cette extrémité. Pas de traces d'organes reproducteurs. On trouve ce ver dans les muscles de la vie animale, chez les individus amaigris par de longues privations. Les muscles superficiels en contiennent plus que les muscles profonds. (NYSTEN, de Littré et Robin.)

Helminthes logés dans le cristallin. — Les espèces *Filaria oculi humani*, *Monostoma* et *lentis Distoma oculi humani* ont été trouvées dans des cristallins cataractés, extraits par l'opération de la kératotomie par divers observateurs; mais jamais le diagnostic n'en a été fait avant l'extraction du cristallin. Il est probable que la présence de ces vers a été pour beaucoup dans la formation de la cataracte, et si, par un traitement convenable, on avait pu les détruire, on se serait peut-être opposé à la formation de l'opacité du cristallin. Maintenant que le diagnostic des maladies internes de l'œil a fait de si grands progrès, on peut espérer arriver à reconnaître de bonne heure la présence de ces parasites dans la lentille. Ce serait alors le cas d'essayer le traitement indiqué par le docteur Alessi, qui, au lieu de l'extraire, dit avoir obtenu la mort et la destruction d'un cysticerque situé dans l'humeur aqueuse au moyen de vésicatoires placés autour de l'orbite et pansés avec le calomel et la santonine.

Helminthes nageant dans l'humeur aqueuse. — Le *Cysticercus cellulosæ* a été vu dans l'œil de l'homme par un grand nombre d'observateurs ; il s'y présente sous la forme d'une bulle diaphane de forme sphérique, accompagnée d'une sorte de pédicule qui n'est autre chose que la tête du cysticerque ; il passe quelquefois de la chambre antérieure dans la postérieure, et l'on peut lui voir faire des mouvements. Sa forme sphérique s'oppose à ce qu'il repose sur la partie inférieure du sillon formé entre l'iris et la cornée ; la tête du cysticerque peut seule y atteindre, et sa vésicule voile ordinairement une partie plus ou moins grande de la pupille. Cette position élevée que les cysticerques occupent dans la chambre antérieure diffère de celle que vient y prendre le cristallin luxé et tombé dans cette chambre ; en effet, sa forme lenticulaire lui permettant de se loger beaucoup plus bas entre l'iris et la cornée, son bord vient remplir le sillon que forment entre elles ces deux membranes.

C'est dans le cas de la présence d'un cysticerque dans l'humeur aqueuse que le docteur Alessi dit avoir employé avec succès la santonine et le calomel par la méthode endermique. On peut essayer ce moyen, mais s'il ne réussit pas et que le ver cause de l'inflammation ou gêne considérablement la vue, on devra, comme le docteur de Graefe (voy. *Deutsche Klinik*), l'extraire avec une pince à pupille artificielle, après avoir ponctionné la cornée avec un couteau lancéolaire.

Helminthes logés entre la choroïde et la rétine. — Gescheidt, en faisant l'autopsie de l'œil droit d'un aveugle qui avait présenté les symptômes d'une irido-choroïdite chronique, a trouvé un échinocoque logé entre la rétine et la choroïde, qui n'avait pas été soupçonné pendant la vie. Nul doute qu'avec l'ophthalmoscope on n'eût constaté le soulèvement de la rétine.

Voici une observation accompagnée d'un dessin que j'ai exécuté d'après nature sur un malade qui m'a présenté un cas de ce genre. La vue, après avoir été presque détruite pendant un certain temps, s'est améliorée plus tard d'une manière inattendue.

Cysticerque de la rétine. — Louis Coquerel, âgé de trente-deux ans, forgeron à Grenelle, rue Saint-Louis, n° 27, d'une bonne santé, mais petit et grêle, vient me trouver à ma clinique en novembre 1856.

Le 16 de ce mois, je note les renseignements suivants :

Il n'a jamais eu mal aux yeux ; il y a environ trois ans, il a reçu un coup de marteau sur l'orbite droite et a perdu beaucoup de sang. Sa vue est demeurée faible à partir de ce momemt, cependant il pouvait lire aisément à grande distance; il voyait seulement un peu moins bien que de l'autre œil.

Depuis quelques mois il voyait une mouche volante, et la vue baissait dans cet œil sans qu'il y fit grande attention, lorsqu'il y a environ six semaines, elle disparut tout à coup au point qu'il fut dans la nécessité d'interrompre son travail. Au même moment il mit sa main sur son œil sain, et reconnut qu'il ne pouvait plus reconnaître que le jour de la nuit, mais qu'il ne voyait plus aucun objet. Depuis ce moment il est absolument dans le même état. Le matin il peut encore, dit-il, voir les barreaux de la fenêtre, mais dans la journée il ne peut pas les reconnaître.

Cependant c'est là évidemment une exagération, car il compte les doigts et distingue bien le pouce des autres doigts.

La pupille est mobile, l'œil en apparence parfaitement sain.

Avec l'ophthalmoscope on reconnaît l'état suivant :

Le cristallin est parfaitement transparent.

Le corps vitré est trouble, jumenteux, rempli de filaments et de flocons flottants, fins comme des toiles d'araignée. Il contient en dehors, en haut et en dedans, de larges fausses membranes flottantes qui forment pour la plupart des cercles mal dessinés, déchiquetés sur leurs bords, ou de petits triangles à sommets dirigés en sens inverse à l'iris. Toutes ces fausses membranes ont une teinte qui varie du gris au noir le plus foncé ; elles tremblotent dans les mouvements de l'œil, et sont plus épaisses et plus abondantes en haut et en dedans qu'en dehors. Non loin de l'*ora serrata*, elles ressemblent à une guipure épaisse, puis elles disparaissent tout à coup presque brusquement. En bas il n'y en a aucune, et l'on reconnaît aisément que là où elles existent elles ont un point d'appui auquel elles adhèrent. En dedans, derrière l'iris, il y a un espace vers l'ora serrata, où l'on en voit une plus fine, plus transparente, qui s'éclaire en blanc et s'arrête vers la moitié supérieure de l'œil.

Impossible de voir la rétine ailleurs qu'en bas vers l'ora serrata et un peu en bas et en dehors. La papille du nerf optique est entièrement cachée.

Si l'on fait regarder le malade un peu en bas et en dedans, on y découvre un cysticerque que l'on peut décrire ainsi :

Le col est blanc bleuâtre, évidemment agité de petits mouvements ; une seule fois je l'ai vu se raccourcir et la tête se cacher presque tout entière dans le corps de la tumeur.

Le corps est blanc jaune éclatant, sept ou huit fois plus grand que la papille du nerf optique.

Fig. 72.

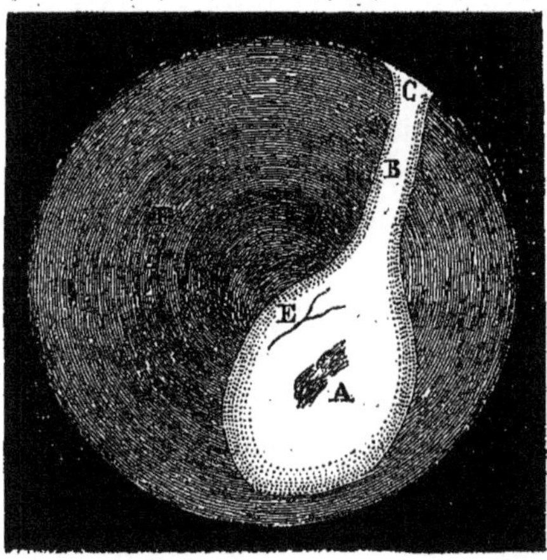

A. Tache noire placée sur le corps du cysticerque et ressemblant à un amas de pigmentum vu par transparence.
E. Vaisseau paraissant vu aussi par transparence.
B. Col du cysticerque.
C. Extrémité supérieure du col.
F. Fond de l'œil.

Le 4 décembre, le trouble de l'humeur vitrée a encore augmenté, mais le cysticerque est toujours bien clair. La vue est la même ; par moments, le malade croit voir un peu mieux que dans d'autres, je constate le même état sous ce rapport.

13 *décembre*. État stationnaire ; le malade compte les doigts, reconnaît le côté de la montre qu'on lui présente ; il voit mieux en haut qu'en bas ; il pourrait se conduire de cet œil, mais avec une certaine difficulté ; il mesure mal les distances. Collyre au sublimé.

18 *janvier*. Le corps vitré reprend sa transparence, et, pour la première fois, je vois distinctement la papille du nerf optique. La vue est presque normale, au dire du malade, cependant je constate qu'il peut seulement se conduire, mais que les petits objets ne peuvent être aperçus.

10 *février*. La vue, qui s'était améliorée, est redevenue mauvaise ; le corps vitré est encore rempli d'exsudations : impossible d'éclairer la papille.

Le malade continue de venir de temps en temps, et, jusqu'à ce jour (12 novembre 1857), il offre l'exemple d'améliorations suivies de rechutes marquées, sans que le cysticerque change de place ou d'aspect. Il est probable qu'il finira par perdre entièrement la vue.

M. de Graefe a publié dans ses *Archives* des faits semblables ; c'est lui, je crois, qui a observé le premier avec l'ophthalmoscope des cas de cysticerque du fond de l'œil.

Helminthes logés sous la conjonctive. — Le *Filaria medinensis* et le *Cysticercus cellulosæ*, ont été l'un et l'autre observés sous la conjonctive, ce dernier avec sa forme sphérique, ne bougeant pas de place, simulant une tumeur enkystée, et n'en différant essentiellement ni pour le diagnostic, ni pour le traitement, qui doit toujours être chirurgical ; rien de plus facile ordinairement que cette petite ablation. Quant au *Filaria medinensis*, il a surtout été observé sur les nègres. Ce qu'il présente de particulier, c'est la grande rapidité de ses mouvements, ce qui fait qu'il est très difficile de le saisir, et l'opiniâtreté avec laquelle il se cache en arrière du bulbe après une tentative infructueuse ; ce n'est souvent que plusieurs semaines après que l'on peut recommencer.

Helminthes logés sous la peau des paupières. — C'est encore le cysticerque qui a été trouvé sous la peau des paupières. Sa forme sphérique peut le faire confondre avec certaines petites tumeurs enkystées ; mais, au point de vue du traitement, l'erreur serait de médiocre importance, l'ablation étant nécessaire dans l'un et l'autre cas.

Helminthes logés dans le tissu cellulaire de l'orbite. — On a trouvé l'échinocoque et le *Cysticercus cellulosæ*, au milieu de tumeurs développées dans le tissu cellulaire de l'orbite et ayant chassé l'œil fortement en avant. La ponction de ces tumeurs ayant donné lieu à un écoulement de lymphe transparente, on a pu en reconnaître la nature, et la guérison ne s'est pas fait longtemps attendre, une fois que par des injections convenablement dirigées à travers une ouverture suffisamment large faite à la tumeur on eut procuré l'expulsion des parasites qui y étaient contenus. (Voy. *Traité pratique des maladies de l'œil*, par W. Mackenzie, traduction de MM. Warlomont et Testelin, t. II, p. 861.)

Helminthes logés dans l'épaisseur de la cornée. — Le docteur Appia dit avoir observé un cysticerque qui s'était logé entre les lames de la cornée (*Archives d'ophthalmologie*, t. I, page 58). Ce fait, auquel sont jointes deux figures, ne paraît rien laisser à désirer, sinon l'extraction que l'auteur aurait dû pratiquer.

Helminthes logés dans les muscles de l'œil. — Le *Trichina spiralis* a été rencontré, comme nous l'avons dit, dans tous les muscles de la vie animale, et en particulier dans les muscles de l'œil, chez des sujets amaigris et débilités. Chez un homme de soixante et onze ans, en démence, Bischoff (*Gaz. méd. de Paris*, 1840, p. 505) trouva dans les muscles de l'œil un grand nombre de granulations vésiculeuses renfermant des *trichina spiralis.*

M. Farre (*London medical Gazette*, 1835, p. 386) avait déjà observé ce ver dans les muscles de l'œil (1).

2° *Végétaux parasites.*

Avant de quitter les parasites de l'œil, nous croyons intéressant de rapporter un fait cité par M. Ch. Robin dans son bel ouvrage sur les *végétaux parasites* (2), et relatif, non pas à un helminthe, mais à un végétal de la famille des algues (classe des *isocarpées*, tribu des *psorospermées*). Voici ce fait :

« *Leptomitus de l'œil.* — Un prédicateur de quarante-deux ans, dit Helmbrecht, avait eu, plusieurs années auparavant, une inflammation rhumatismale des deux yeux, avec épiphora, etc., lorsque subitement il observa dans son œil gauche un trouble en forme de fleur, avec des stries rayonnées. Des douches chaudes et des bains de pieds firent disparaître ces symptômes ; mais l'épiphora et les scintillations dans l'œil revinrent. Débarrassé de cela en se ménageant les yeux, il se regardait comme guéri, lorsque tout à coup il aperçut, sans cause apparente, des figures de formes constantes dans l'œil gauche, et devant l'œil droit des mouches volantes irrégulières. Ces dernières se perdaient peu à peu pendant que dans l'œil gauche, à gauche du champ visuel, il restait une image constante qui se mouvait en diverses directions, de telle sorte que le malade pouvait indiquer d'une manière déterminée le changement de direction de l'image suivant la direction donnée à l'axe visuel. Helmbrecht pensa avec Klencke, auquel il demanda conseil, que la forme vue par le patient se trouvait au-devant du cristallin, dans la chambre postérieure, comme un produit mor-

(1) Pour trouver des détails plus circonstanciés sur les *helminthes de l'œil*, consultez un mémoire de MM. Nordmann et Rayer dans les *Archives de médecine comparée*, p. 67, et dans les *Annales d'oculistique*, t. IX, p. 156 et suiv.

(2) *Hist. nat. des végétaux parasites qui croissent sur l'homme et les animaux vivants*, par Ch. Robin, 1 vol. in-8 avec atlas. Paris, 1853.

bide baigné dans l'humeur aqueuse. Plus tard, le malade fit une chute de voiture après laquelle il remarqua que l'image faisait dans l'œil des mouvements plus libres, et suivant son expression, nageait déchirée en deux parties, et cela sans être attachée, car auparavant la figure flottante paraissait fixée par un point d'attache au côté interne du champ de la vision.

» Helmbrecht et Klencke pensèrent que ce produit morbide pouvait avoir été arraché par la secousse pendant la chute. D'après cela, Helmbrecht imagina de faire la paracentèse et de vider l'humeur aqueuse, pour entraîner ainsi le parasite devenu libre. L'opération fut pratiquée par ponction au bord inférieur de la cornée ; l'humeur aqueuse fut reçue dans un verre convenable et examinée au microscope. On reconnut, à 250 diamètres, une forme végétale ramifiée et déchirée en quatre parties dont les portions consistaient en *cylindres confervoïdes et en séries de spores disposées en chapelet*. Après l'opération, le malade se trouva bien et continua ses occupations sans gêne.

» Neuber fait, au sujet de cette opération, les remarques suivantes : Cette observation confirme ce qu'il a écrit en traitant de la cause des taches ou mouches volantes dans son mémoire sur ce sujet de pathologie oculaire. Il dit qu'elles reconnaissent pour cause une végétation parasite qui doit avoir quelque ressemblance avec les conferves ou les algues microscopiques. Il indique en même temps, comme moyen de les enlever, la paracentèse de la chambre antérieure de l'œil. »

ARTICLE X.

CHOLESTÉRITIS DE L'ŒIL (SYNCHYSIS ÉTINCELANT, SCINTILLATION DE L'ŒIL, ETC.)

La cholestérine se forme dans l'œil comme dans d'autres organes, mais là elle produit quelquefois, pendant la vie, le curieux phénomène de la scintillation que j'ai signalé dans une observation datant du 22 septembre 1845, et que j'ai publiée à cette époque sous le nom de *synchysis étincelant* (voy. p. 301).

Le 24 août 1849, j'observai un malade nommé Mazillier qui, au lieu de présenter la scintillation dans la chambre postérieure, l'offrait dans l'antérieure, bien que la pupille fût fermée par des exsudations. Curieux de savoir ce qui la produisait, je fis l'extraction du liquide, et M. de Graefe, qui poursuit aujourd'hui une carrière si brillante dans l'ophthalmologie allemande, m'aida dans l'opération, et rédigea, au moment de son établissement à Berlin, la note que je vais rapporter.

Cholestéritis de la chambre antérieure. — (26 août 1849.)
« J'ai emporté pour l'analyse microscopique deux choses :

1° L'humeur aqueuse évacuée par la paracentèse de la chambre antérieure ;

2° Une portion d'iris emportée pour établir une pupille artificielle.

1° *Analyse de l'humeur aqueuse.*—En mettant une gouttelette de l'humeur sous le microscope, je vis un nombre considérable de corpuscules de sang (ce qui s'expliquait par la petite hémorrhagie conjonctivale qui avait accompagné la paracentèse). Entre ces corpuscules, je découvris des figures disséminées, pellucides, d'une forme rhomboïdale très tranchée, limitée par des côtés bien droits. Il n'y eut aucun doute que ce ne fussent des cristaux. Leur grandeur variait : les plus petits avaient la longueur de six corpuscules du sang; les plus grands dépassaient un peu la dixième partie d'un millimètre. Pour m'assurer plus nettement de leur forme, j'en dessinai quelques-uns, je mesurai les angles et établis la proportion des côtés. Le plus petit des angles de chaque rhomboïde était de 76 degrés ; le plus grand, supplémentant le premier, était de 104 degrés. Le plus petit côté se trouvait au plus grand dans la raison de 5 à 7. La forme des cristaux était donc à peu près comme suit (voy. fig. 73) :

Fig. 73.

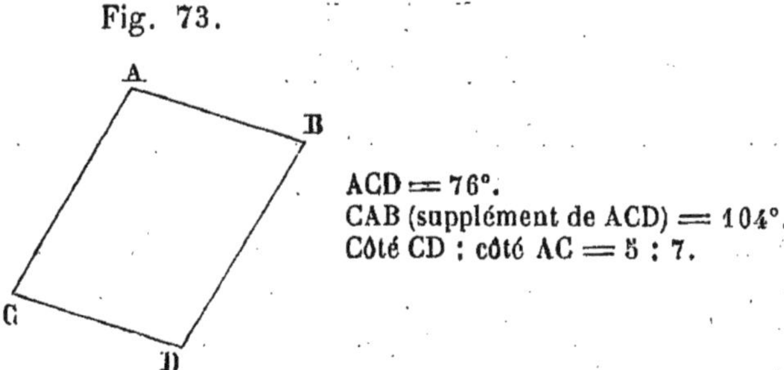

Le nombre des cristaux était médiocre. Je n'en eus jamais sur le champ de vue que quatre, cinq ou six. Souvent la forme du rhomboïde n'était pas complète, il manquait un des angles aigus, mais les limites substituées étaient toujours parallèles aux côtés du rhomboïde, présentant l'aspect suivant :

La forme des cristaux suspendus dans l'humeur aqueuse m'a suffi pour établir que c'étaient des cristaux de cholestérine, vu que cette forme ne se retrouve pas dans les autres cristaux qu'on rencontre dans les liquides organiques.

Fig. 74.

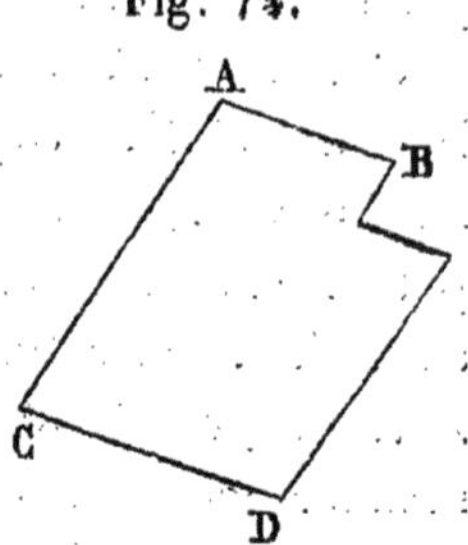

Pour ajouter une analyse chimique à cet examen morphologique, qui, je le répète, ne laisse aucun doute sur la nature des cristaux, j'ai proposé à M. Desmarres d'instituer, à une paracentèse prochaine, quelques essais chimiques sous le microscope même, pour apprécier l'action de l'alcool, de l'éther, etc., sur la dissolution des cristaux; mais une nouvelle paracentèse n'a pas eu lieu.

2° *Analyse de l'iris.* — En mettant une partie du tissu de l'iris sous le microscope, je ne vis que les éléments anatomiques de cette membrane sans pouvoir découvrir de cristaux; je présume que les cristaux, qu'on avait cru voir adhérer à l'iris, avaient abandonné la surface de cette membrane pendant ou après l'opération, ce qui démontrerait que l'adhérence supposée des cristaux n'avait pas proprement existé en réalité, mais que les cristaux s'étaient facilement superposés ou légèrement enfoncés dans les sillons radiformes de l'iris. »

M. Mialhe, chimiste distingué, professeur agrégé à l'École de médecine de Paris, assistait aussi à l'opération ainsi que d'autres médecins, et reconnut par l'analyse que l'humeur aqueuse contenait en effet des cristaux de cholestérine.

Ces cristaux s'étaient-ils formés dans la chambre antérieure? Se seraient-ils échappés d'une ouverture spontanée de la capsule comme dans le cas de madame B... que je vais rapporter, et cette membrane se serait-elle refermée ensuite par les exsudats que l'on voyait à sa surface?

Depuis cette époque, le hasard me donna l'occasion d'observer plusieurs fois le cholestéritis de la chambre antérieure. Le *deuxième* cas observé (15 juillet 1850), était un homme dont la chambre antérieure offrait de nombreux cristaux de cholestérine qui furent extraits. Son cristallin ne présentait aucune trace d'altération. Le liquide recueilli dans un verre de montre fut examiné par M. le docteur Mandl, et par M. Regnault, professeur agrégé de la Faculté, et il fut mis hors de doute que les cristaux étaient fournis par la cholestérine, comme dans le cas précédent.

Un *troisième* fait concernait un enfant qui fut conduit à mon dispensaire le 18 mars 1850, et dont l'observation a été rédigée par le docteur Naoum de Constantinople.

Cet enfant, âgé de dix ans, avait reçu dans le grand angle de l'œil un éclat de capsule que son médecin n'avait pu extraire aussitôt après l'accident, ce qui avait provoqué une inflammation des plus intenses. Le cristallin, devenu opaque et en partie résorbé, avait été abaissé en partie à l'aiguille, et cependant l'enfant était souvent pris d'inflammation, ce qui décida les parents à me demander des conseils. « L'œil était sensible au toucher, sa cornée plus convexe qu'à l'état normal. Agrandissement de la chambre antérieure, iris décoloré, déformation de la pupille, fausse membrane dans la chambre postérieure, commencement d'atrophie du bulbe ; vision nulle.

» Mais l'œil du malade présentait en outre quelque chose de très curieux, c'est la présence de la *cholestérine* dans toute l'étendue de la chambre antérieure et en partie dans la postérieure. Toute la chambre est remplie d'une multitude de petits corps étincelants, dont les uns sont mobiles quand l'œil se déplace brusquement, et dont les autres tapissent l'iris et la face concave de la cornée.

» La fausse membrane en est parsemée aussi. » (Extrait de l'observation de M. Naoum).

Ces cristaux n'ont pas été examinés, les parents de l'enfant n'ayant pas consenti à laisser ponctionner la cornée, bien que cette petite opération eût soulagé l'œil malade.

Le *quatrième* cas observé, et dans lequel j'ai extrait pour la troisième fois la cholestérine, présente beaucoup d'intérêt, parce que c'est pour ainsi dire sous mes yeux que la capsule du cristallin, distendue par une cataracte molle, s'est ouverte spontanément, et qu'une partie de son contenu s'est échappée dans la chambre antérieure.

Obs. — Madame B... était atteinte de deux cataractes ; la gauche était complète et molle, la droite commençait seulement, et la vue était bonne. Je voyais la malade tous les deux ou trois mois, et après une année environ, je m'aperçus que la cataracte s'avançait de plus en plus contre la cornée. Un jour la capsule s'ouvrit : des débris de lentille tombèrent dans la chambre, qui reprit aussitôt sa forme normale, et, parmi eux, de nombreuses paillettes de cholestérine. L'œil s'enflamma, devint douloureux, et je dus proposer l'extraction de ces débris de cataracte, ce qui fut accepté.

Le 9 octobre 1851, madame B... subit cette opération en présence de MM. Biot, Regnault, Claude Bernard, membres de l'Institut, de M. le docteur Gros, de Moscou, et d'autres médecins. Le contenu de la chambre antérieure fut reçu dans des verres de montre et porté sous le microscope, chacun de son côté, par MM. Biot et Regnault, qui nous firent voir que les cristaux brillants étaient de la cholestérine. Après cette extraction, la malade ne souffrit plus de son œil.

Cholestéritis du cristallin. — On voit souvent briller dans le cristallin opaque un ou plusieurs cristaux de cholestérine, et cela avant toute manœuvre chirurgicale. Si l'on opère de telles cataractes à l'aiguille, on est presque certain, pour peu qu'elles soient molles, que la chambre postérieure présentera le phénomène si curieux de la scintillation. La présence de la cholestérine, au reste, ne m'a jamais paru augmenter les mauvaises chances de l'opération.

Cholestéritis du corps vitré, ou synchysis étincelant. — J'en ai rapporté un exemple avec détail, page 301, et je n'y reviens ici que pour ajouter qu'à l'aide de l'ophthalmoscope, rien n'est plus facile que de reconnaître cette maladie, pourvu toutefois que l'on n'envoie dans l'œil qu'une lumière très faible. On voit alors scintiller les cristaux sans aucune peine, et l'on peut les suivre dans leurs mouvements.

Depuis ma première observation, j'ai fait la remarque que la cholestérine disparaît peu à peu de l'œil même quand elle y est excessivement abondante. Madame Manfrina, sujet de ma première observation, n'en présente depuis longtemps aucune trace dans son œil. Mademoiselle Élise Carpentier, l'une des deux malades que j'ai présentées à l'Académie de médecine, le 22 juin 1847, en est également débarrassée, et la vue, qui était confuse alors que la cholestérine était abondante dans le corps vitré, s'est considérablement améliorée. Chez M. X..., receveur des contributions à Amiens, j'ai observé le même résultat, et aujourd'hui, n'ayant que son œil opéré, il remplit à Lyon les mêmes fonctions depuis plusieurs années. Même résultat chez le marquis X..., sénateur, dont l'œil avait été frappé d'une choroïdite aiguë; le corps vitré, rempli de cristaux de cholestérine, s'en est complétement débarrassé après deux mois environ.

Cholestéritis du fond de l'œil. — Je ne puis désigner d'une manière plus précise les cas de cette espèce que j'ai observés, parce que, faute de l'examen nécroscopique, j'ignore où siégent réellement les cristaux de cholestérine que j'y ai vus. On les voit, dans ces cas, briller sous une certaine lumière, absolument au fond de l'œil et toujours sur le même point. Ils sont placés en arrière du corps vitré et scintillent au milieu de la rétine. Sont-ils dans cette membrane ou attachés à la partie postérieure de l'hyaloïde? Je ne puis répondre à cette question.

APPENDICE

A L'EXAMEN DE L'ŒIL, OU OPHTHALMOSCOPIE (1).

§ Ier. — Ophthalmoscope; manière d'appliquer cet instrument.

Découverte de Helmholtz. — *Son ophthalmoscope.* — Pourquoi, lorsque l'on regarde l'œil sain et bien organisé d'un individu placé devant soi, voit-on toujours la pupille d'un noir parfait? En termes plus scientifiques, pourquoi aucun des rayons lumineux qui pénètrent dans l'œil par l'ouverture pupillaire n'est-il réfléchi au dehors de manière à être perçu par l'observateur? Les raisons de ce fait sont multiples : c'est d'abord la couleur du pigment choroïdien, puis l'obscurité du fond de l'œil par rapport au monde extérieur; enfin, et surtout, les propriétés réfringentes des milieux transparents. C'est à M. Helmholtz, professeur de physiologie à Kœnigsberg, que l'on doit d'avoir le premier démontré l'importance de cette dernière condition. « Si l'œil, dit-il, regarde un point lumineux situé à une courte distance, les rayons projetés dans son intérieur iront se rencontrer au niveau de la rétine, dans un endroit donné; réfléchis à leur tour par cette membrane, ils sortiront de l'œil en traversant les mêmes milieux qu'à leur entrée, en subissant dans ce trajet les mêmes réfractions, et iront se rencontrer au niveau du point lumineux pour y former l'image réti-

(1) Voyez, t. I, p. 55.

nienne. » De là résulte qu'un observateur ne peut apercevoir la rétine du sujet placé devant lui qu'autant que celui-ci regarde fixement l'œil de cet observateur, supposé le point lumineux.

Mais l'œil ne peut jamais envoyer sur la rétine du patient assez de rayons lumineux pour l'éclairer; c'est pourquoi Helmholtz chercha si, par un mécanisme particulier, il pourrait envoyer dans l'œil à examiner une lumière suffisante pour éclairer la rétine, et s'il lui serait possible de se placer de manière à recevoir les rayons renvoyés par le fond de l'œil. Il arriva à ce résultat en 1851, à l'aide d'un appareil ingénieux, mais un peu compliqué, dont nous croyons devoir cependant donner la description succincte, parce qu'il fut le premier inventé. C'est un tube métallique, noirci à sa surface interne, de 3 centimètres de diamètre et de 1 centimètre de long, ouvert à l'une de ses extrémités, et fermé à l'autre par un diaphragme percé au centre d'un trou du diamètre d'une pièce de 2 francs. Cette extrémité communique avec une prolongation taillée en bec de flûte, portant au niveau de la face oblique une triple lame de verre non étamée, transparente. Ces lames, recevant très obliquement la lumière d'une bougie placée à côté du malade à la hauteur de son œil, réfléchissent une certaine quantité de rayons, et jouent le rôle de miroirs. Ces rayons sont envoyés dans l'œil à observer, et réfléchis par la rétine, traversent les lames de verre et vont rencontrer l'œil de l'observateur qui regarde par l'extrémité libre du tube.

L'ophthalmoscope de Helmholtz, aujourd'hui remplacé presque partout par des appareils plus simples, a reçu diverses modifications qui l'ont rendu plus parfait, mais sans en changer le principe.

Modifications diverses du premier ophthalmoscope. — Ces modifications sont excessivement nombreuses, car chacun de ceux qui, des premiers, ont étudié sérieusement le fond de l'œil, a, en même temps imaginé son instrument. Cependant, tous les ophthalmoscopes, celui de Helmholtz excepté, parce qu'il fait tomber dans l'œil des rayons divergents, peuvent être classés, suivant la remarque de M. Zehender, en deux catégories : les *homocentriques*, qui renferment les miroirs concaves (ophthalmoscopes de *Ruete*, *Jæger*, *Stellwag*, *Anagnostakis*, *Desmarres*, *Ulrich* jeune, *Hasner*, *Liebrich*, etc.), et les *hétérocentriques* (ophthalmoscopes de *Coccius*, *Epkens*, *Donders*, *Zehender*), etc.

Je ne doute pas qu'avec tous ces instruments, chaque observateur qui en a pris l'habitude ne puisse parfaitement étudier le fond de l'œil; mais quelques ophthalmoscopes sont difficiles à manier, d'un prix fort élevé, et, sous ce rapport, inaccessibles à beaucoup de praticiens : aussi je considère comme d'une grande valeur et comme la principale modification de l'ophthalmoscope, l'emploi d'un miroir concave dont l'idée première appartient à M. Ruete. L'ophthalmoscope de cet ingénieux confrère est pourtant encore trop compliqué; il est monté sur un pied auquel sont fixées des branches qui supportent les lentilles, contient un écran noir, et constitue un appareil trop volumineux pour que l'usage s'en vulgarise.

MM. Stellag, von Carion et Anagnostakis, ce dernier surtout, ont réduit l'instrument à son maximum de simplicité, en se contentant d'un simple miroir concave percé au centre et monté sur un petit manche à main. C'est l'instrument de ce dernier, auquel je n'ai apporté que de très légers changements pour le rendre plus portatif et d'un usage commode, que j'ai depuis longtemps adopté dans ma pratique.

Fig. 75.

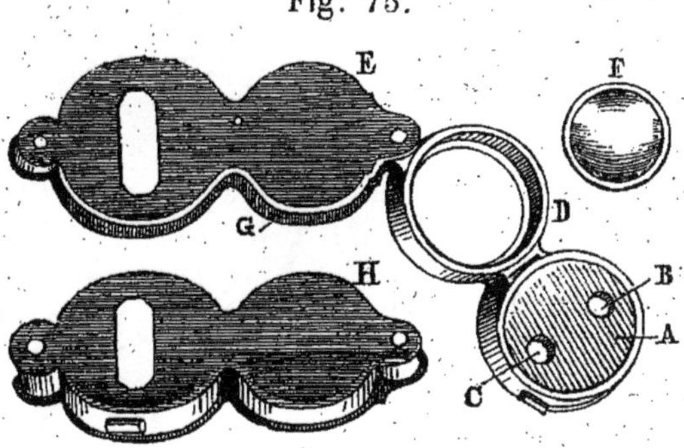

A, glace concave.
B, C, ouvertures circulaires pour l'un des yeux de l'observateur.
D, cercle destiné à loger la lentille convexe, F, quand l'instrument est fermé.
E, G, manche de l'instrument.
F, lentille convexe.
H, l'instrument fermé.

Mon premier ophthalmoscope, dont voici la figure (demi-grandeur), consistait en deux miroirs concaves, appliqués l'un contre l'autre par leur surface étamée, l'un d'une distance focale de 12 centimètres, l'autre de 9 centimètres. L'ouverture centrale du miroir d'Anagnostakis était remplacée par une ouverture plus petite placée, pour chaque miroir, tout près de la circonférence, à gauche. Tout l'instrument était renfermé, avec un verre convexe, dans une monture d'écaille, ce qui le rendait très portatif et facile à mettre dans la poche.

Depuis lors, je l'ai simplifié encore, et dans cette modification je crois avoir réussi à obtenir ce que j'y cherchais, savoir : une image renversée ou droite, à volonté, très claire, un volume très petit, un prix peu élevé. Cet ophthalmoscope se compose d'un miroir rond taillé dans une plaque d'acier, légèrement concave sur une de ses faces, parfaitement polie, circulaire, munie d'un manche de 4 ou 5 centimètres de long, taillé dans le même morceau d'acier. Comme dans mon premier instrument, le trou central est remplacé par deux petits trous situés chacun à l'une des extrémités du diamètre transversal. La petitesse de ces trous et leur position très près de la circonférence ont pour avantage de laisser à la lumière toute sa netteté.

Voici la figure de l'instrument :

Fig. 76.

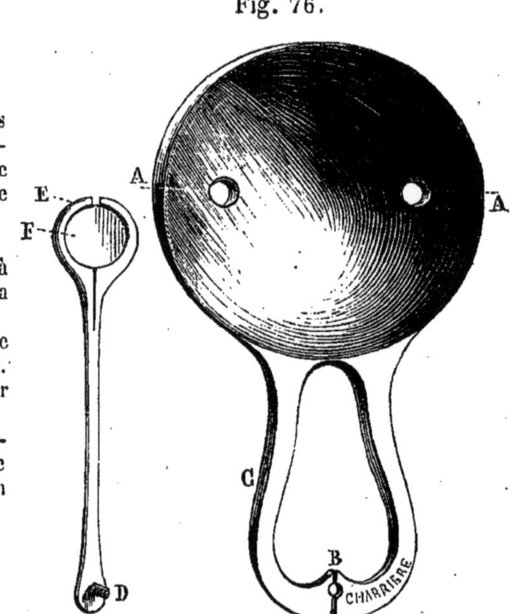

AA, ouvertures destinées à l'œil droit ou à l'œil gauche de l'observateur, et vue par la face miroitante de l'instrument.

C, manche.

B, petite fente destinée à recevoir le bouton D de la fourche DEF.

D, bouton de la fourche que l'on introduit à volonté.

E, anneau pour recevoir un verre.

F, verre enchâssé et destiné à être porté derrière l'ophthalmoscope, devant l'un des trous A.

L'instrument est muni en outre, pour l'image renversée, d'une lentille biconvexe n° 1 3/4 que l'observateur peut parfaitement tenir entre deux doigts, sans aucun manche, devant l'œil à observer. Pour grossir l'image renversée ou l'image droite, il y a en outre une petite fourche mobile destinée à porter devant l'un des trous de l'ophthalmoscope un verre convexe ou concave.

Les deux pièces composant l'instrument sont renfermées dans un petit portefeuille du volume et de l'épaisseur d'un lancettier ordinaire, contenant les verres nécessaires.

Des images ophthalmoscopiques. — Suivant la manière dont l'instrument est armé, on obtient dans le fond de l'œil une image *renversée* ou *droite*. Il est plus facile de voir la première, et elle suffit généralement dans la pratique.

Dans l'image renversée, les objets sont plus petits, les détails d'une grande finesse échappent, mais on les voit sans difficulté et sans faire aucun effort d'accommodation. C'est tout le contraire en ce qui touche la droite : l'image est très grande, on peut y découvrir les accidents les plus délicats, mais il faut plus de tâtonnements pour la voir nettement, et surtout faire des efforts d'accommodation qui finissent par fatiguer l'œil de l'observateur.

Image renversée. — On l'obtient avec le miroir dès que l'on place devant l'œil le grand verre convexe qui l'accompagne, et qui doit servir d'abord dans toutes les recherches (voir, pour la manière de tenir le miroir et le verre, la figure 77). Avec cet appareil on a un coup d'œil d'ensemble, et l'on voit la papille du nerf optique, ses vaisseaux, et, autour, comme cadre, la plus grande partie du fond de l'œil. C'est ainsi que tout d'abord on est fixé sur la nature de la lésion, et qu'au besoin, on peut recourir ensuite à l'image droite pour étudier les détails.

Si l'on veut grandir l'image renversée, on éloigne de l'œil la lentille convexe que l'on tient de la main gauche, ou bien on arme la fourche d'un verre convexe du n° 6 à 10 ou 12, et l'on se rapproche de l'œil du malade, plus ou moins, suivant la force du verre employé. Ce dernier appareil fatigue beaucoup l'œil de l'observateur, et, comme pour l'image droite, il ne faut y avoir recours qu'avec une certaine modération.

Image droite. — Le grossissement est ici très considérable et l'on ne peut faire que des observations de détail. On a donc soin, en examinant d'abord à l'image renversée et quand on n'est pas encore très exercé, de fixer le point de l'œil que l'on doit soumettre plus spécialement à l'observation ; cependant, avec l'habitude, on arrive rapidement à promener le regard sur tout le fond de l'organe et à trouver ce que l'on y doit chercher.

Le simple miroir concave suffit pour voir l'image droite ; mais il faut se placer assez près pour toucher presque le front de la personne que l'on observe. Malade et médecin inclinent la tête en avant pour éviter tout contact et surtout pour respirer plus à l'aise. On voit alors la papille énormément grossie et remplissant une surface plus grande que l'ouverture pupillaire. Impossible souvent d'arriver à la voir tout entière ; mais alors, par de petits mouvements du miroir, on arrive à promener la flamme sur l'ensemble de l'organe et de là sur toutes les autres parties du fond de l'œil. Si l'on a quelque peine à voir avec netteté, ou les détails de la papille, ou ceux des vaisseaux, ce qui peut tenir à la myopie de l'œil observant ou de l'œil observé, on place dans la fourche un verre concave ou bien on le tient devant l'œil. Ce verre est gradué suivant le degré de la myopie.

L'observation de l'image *droite*, je le répète, est réservée seulement à l'étude des finesses de détail, et, à cause de la fatigue qu'elle occasionne au médecin, on n'y doit recourir qu'avec une certaine prudence. Plusieurs de mes élèves en ont souvent ressenti des douleurs qui se sont prolongées jusqu'au lendemain, et moi-même j'ai bien souvent été atteint d'une névralgie frontale qui n'avait pas d'autre origine.

Je suis persuadé qu'il n'est pas un cas, si compliqué soit-il, qui ne puisse être parfaitement examiné dans tous ses détails à l'aide de cette très simple instrumentation. Je n'admets pas qu'il soit nécessaire de recourir à un appareil composé de pièces fixes, si l'on veut prendre un dessin du fond de l'œil ; la liberté des deux mains de l'observateur n'est pas alors une chose indispensable, et l'on peut, ainsi que je le fais chaque jour, dessiner exactement en replaçant la lentille autant de fois qu'il est nécessaire.

Manière de se servir de l'ophthalmoscope. — Pour examiner l'œil à l'ophthalmoscope, on doit se placer dans une chambre obscure ; pendant le jour, on obtiendra une obscurité suffisante en disposant devant les fenêtres des rideaux de couleur très sombre.

Le malade et l'observateur sont assis l'un devant l'autre, ce dernier un peu plus élevé. A la gauche du patient sera disposée une table assez haute sur laquelle sera placée une lampe dont le bec devra être fixé à la hauteur de l'œil à examiner; la flamme sera aussi rapprochée que possible de la face du sujet, et sur un plan un peu postérieur, de manière que l'œil ne soit pas éclairé. Plus la lumière sera brillante, en général, plus l'examen sera facile. Cependant, pour les besoins ordinaires de la pratique, une lampe ne sera pas absolument nécessaire, et l'on pourra la remplacer souvent par une simple bougie. Dans ce cas, j'ai l'habitude de la mettre dans un bougeoir que le malade tient, de la main droite, placé sur l'épaule gauche, et je me place debout devant lui et un peu à sa droite.

J'insiste sur la nécessité de placer la lumière très près de l'œil du malade; en effet, si elle en était éloignée, on serait obligé, pour diriger les rayons lumineux sur la pupille, de tenir le réflecteur fort obliquement, et cette disposition diminuerait d'autant le diamètre du trou dont il est percé et par lequel on examine la pupille. Il est également essentiel que la tête du malade soit de 6 ou 8 centimètres plus basse que celle du médecin, afin que le regard de celui-ci puisse facilement plonger dans le fond de l'œil et trouver immédiatement la papille. Voici une figure qui représente exactement les choses :

Fig. 77.

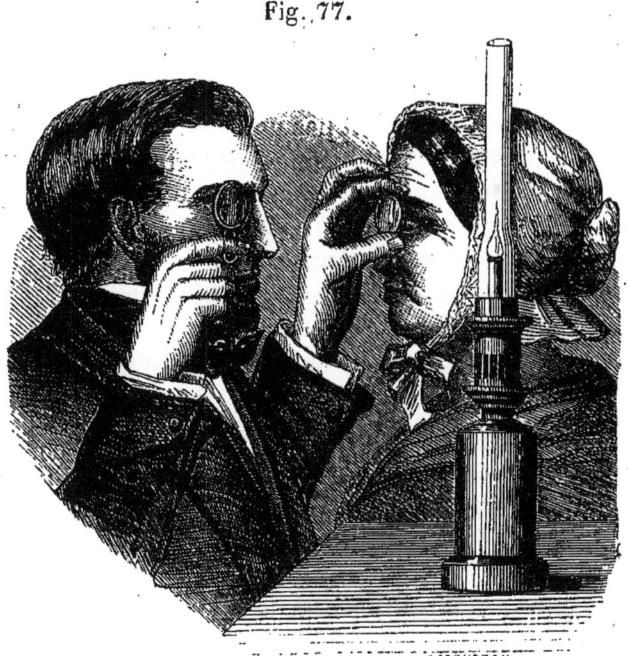

Nous avons dit qu'en général plus la lumière est brillante, plus l'examen est facile. Il y a cependant quelques distinctions à établir ici. S'il s'agit d'explorer les milieux de l'œil et les membranes transparentes, la lumière ne devra pas être très vive, sans quoi les parties qui présentent de légères opacités deviendraient translucides, et les altérations ne seraient pas perçues. C'est pour cette raison que j'avais d'abord employé un double miroir à foyers différents. L'expérience m'a démontré que ce double réflecteur n'était pas nécessaire, et que l'on arrivait au même résultat en se servant d'un seul miroir que l'on approche ou que l'on éloigne en deçà ou au delà de son foyer, suivant le besoin, de l'organe à examiner.

Dans les cas ordinaires, l'observateur, tenant la lentille de la main gauche entre le pouce et l'index, et prenant un point d'appui sur le front du sujet avec le petit doigt, la place devant la pupille, de manière à augmenter les dimensions du fond de l'œil. On trouvera, par le tâtonnement, les distances qu'il faut mettre entre l'œil et la lentille, et entre celle-ci et le miroir. Ces distances sont subordonnées à la longueur de la vue de chaque observateur.

Une question, qui n'est pas sans quelque importance, est celle de savoir s'il est bon de dilater la pupille avant de se servir de l'ophthalmoscope. Pour les commençants, cette méthode est bonne, peut-être même pourrions-nous dire indispensable ; mais elle a l'inconvénient de gêner beaucoup les malades. Cette dilatation persistant pendant plusieurs jours, ou au moins pendant plusieurs heures, j'engage les élèves à s'exercer ordinairement sur les sujets qui sont atteints d'amaurose cérébrale, et que l'exposition longtemps prolongée à une vive lumière ne fatigue pas.

Toutes les dispositions que nous venons d'indiquer pour la situation de la lumière, celle du malade, l'obscurité de la chambre, etc., étant prises, le médecin saisit de la main droite le réflecteur par le manche, la face polie tournée vers le sujet, rapproche l'instrument exactement contre son œil droit, de façon à regarder par le trou gauche, et imprime à l'instrument les mouvements obliques nécessaires pour que les rayons lumineux envoyés par la lampe sur l'ophthalmoscope soient renvoyés dans une direction telle qu'ils tombent sur la pupille à travers la lentille. L'œil observateur, si l'ophthalmoscope est bien placé, est garanti ainsi de la lumière de la lampe et ne reçoit que les rayons envoyés par le fond de l'œil observé. Cela fait, on se rapproche ou l'on s'éloigne lentement dans le but de se mettre au point convenable, et en ayant soin que la flamme ne quitte pas le fond de l'œil, et bientôt on découvre un vaisseau qui, infailliblement, conduit à la papille, si on le suit du sommet à la base (1).

Ce n'est qu'après s'être exercé pendant un temps assez long que l'on parvient à obtenir, au moyen de l'ophthalmoscope, des sensations de quelque netteté. Pendant les premiers moments, on n'aperçoit guère qu'une surface rouge orangé, dont il faut un peu d'exercice et d'habitude pour débrouiller les détails. Mais on arrive toujours à voir nettement, si l'on n'oublie pas qu'il faut se rapprocher lentement ou s'éloigner, l'ophthalmoscope toujours contre l'œil, pour se placer au foyer convenable. Si l'image de la flamme vient se placer au centre de la pupille et masquer le fond de l'œil, il suffit d'incliner la lentille ou le miroir d'une certaine façon que l'usage apprendra pour éviter cet obstacle. La zone qu'éclaire la lumière réfléchie étant assez étroite, il est souvent nécessaire de promener la lentille dans plusieurs points différents pour agrandir le champ de l'observation. Enfin, une condition sans laquelle il est impossible d'examiner l'œil avec quelque avantage, c'est l'immobilité de l'œil malade, que l'on obtient en désignant au patient un point qu'il devra fixer pendant tout l'examen, sans interruption.

Ce point, si l'on veut voir la papille du nerf optique, sera placé en haut et un peu en dedans. L'œil malade regarde alors à la hauteur du front de l'observateur et sous un angle de 20 degrés environ. Si donc on examine l'œil droit, cet œil sera dirigé un peu à la droite du chirurgien et légèrement en haut. Mais, comme la lumière dérange l'œil et détourne l'attention du patient, on indique un point dans la direction voulue que l'œil non soumis à l'examen devra fixer sans interruption, par exemple (de grands chiffres noirs sur des morceaux de papier collés à différentes hauteurs contre un mur de couleur sombre). Si l'on veut examiner l'œil gauche, l'œil droit du malade devra fixer un objet placé un peu à droite et en haut, etc.

(1) Pour quelques personnes, il y a une très grande difficulté à maintenir la flamme projetée par l'ophthalmoscope sur l'œil à observer pendant qu'elles avancent ou reculent la tête afin de se mettre au foyer nécessaire. Je leur conseille comme exercice, et aussi pour éviter de fatiguer les malades, de remplacer le patient par une feuille de papier maintenue verticalement et sur laquelle on trace, à la hauteur voulue, un cercle de la grandeur de la pupille. L'exercice consiste à maintenir invariablement dans le cercle la flamme de l'ophthalmoscope pendant que la tête avance ou recule.

Lorsque l'on aura fait les observations convenables sur la papille et les parties qui l'environnent, on recommandera au patient de regarder successivement dans toutes les directions, afin d'examiner toute la surface du fond de l'œil depuis le centre jusqu'à l'*ora serrata*.

Voici, au reste, une méthode à suivre pour l'examen de l'œil à l'aide de la lumière artificielle.

On commence, avant de faire usage de l'ophthalmoscope, par projeter obliquement sur la pupille du malade la flamme de la lampe ou celle d'une bougie, concentrée au moyen du verre convexe n° 1 3/4, dont on se sert pour les observations ordinaires. On voit ainsi les adhérences de l'iris à la capsule, les exsudations pupillaires les plus fines, les cataractes commençantes, celles surtout de la surface antérieure de la lentille et de sa circonférence, l'hypopyon postérieur, les épanchements de sang derrière l'iris, les kératites ponctuées, les corps étrangers de la cornée, quelquefois ceux du cristallin.

Cette première partie de l'examen terminée, le malade est placé comme cela est représenté dans la figure 77 ; puis on prend le miroir concave seul, on en projette la lumière dans la pupille, et l'on a soin tout d'abord de se placer au delà du foyer, pour que les parties demi-opaques qui s'y peuvent trouver ne passent pas inaperçues parce qu'elles deviendraient trop transparentes. On promène le regard dans toutes les directions, et la moindre opacité, s'il en existe, se dessine en *noir* sur le fond rosé de l'œil. On peut contrôler les observations que l'on fait de cette manière en revenant à l'éclairage oblique, qui dessine en *blanc* les mêmes parties opaques, à moins qu'elles ne soient constituées par du sang, du pigment, un corps étranger, etc.

Cette partie de l'examen s'applique spécialement au cristallin, à la partie du corps vitré qui l'avoisine, à la chambre antérieure et à la cornée.

On cherche ensuite, en ordonnant au malade de mouvoir rapidement son œil dans diverses directions qu'on lui indique, si le corps vitré, ce qui est très fréquent, ne contiendrait pas quelques flocons albumineux flottants. On y cherchera aussi des cristaux de cholestérine, du sang, des corps étrangers. On a soin, pendant cet examen, d'avancer et de reculer peu à peu la flamme, pour donner aux diverses parties à explorer la somme de lumière nécessaire. Ces mouvements servent aussi à reconnaître la fluctuation de la rétine dans les hydropisies de cette membrane.

On examine ensuite la papille du nerf optique, la rétine, la choroïde dans toute leur étendue ; la région de la *macula lutea* est surtout l'objet de l'attention, parce qu'en cet endroit la plus petite altération entraîne de sérieuses conséquences.

Il est bon de faire d'abord l'examen de ces dernières parties avec l'image renversée, c'est-à-dire avec l'aide de l'ophthalmoscope et du verre convexe ; mais quand on veut grandir l'image et en voir les détails les plus fins, ce qui n'est utile que dans quelques cas, on place dans la petite fourche de l'instrument le verre concave qui convient le mieux par tâtonnement, et, avec ce seul appareil — sans l'aide du verre convexe bien entendu — en se rapprochant très près (5 à 10 centimètres environ), on trouvera l'image redressée.

Ces recherches faites avec l'ophthalmoscope, le chirurgien pèsera la valeur des symptômes anatomiques et des symptômes physiologiques, puis terminera l'examen en interrogeant les phosphènes, et en comparant le résultat négatif ou affirmatif avec ce qu'il aura trouvé (1).

Examen de l'œil à l'état physiologique. — Nous n'insisterons pas sur l'utilité de l'ophthalmoscope dans l'étude des maladies des yeux. Tout ce que nous avons eu occasion d'en dire jusqu'ici suffit pour établir désormais l'*indispensabilité* de cet instrument toutes les fois qu'il s'agira d'une altération matérielle des parties profondes de l'organe, non appréciable à l'œil nu ou armé d'une

(1) On aura soin, dans toutes les maladies de la rétine et de la papille, d'interroger le champ d'avertissement de la vision de la manière indiquée dans la note de la page 442, ou, plus simplement, le malade fixant un objet placé devant lui, en promenant autour de son œil un corps blanc, par exemple une carte de visite. Si la rétine est paralysée en haut, le malade ne verra pas la carte placée à 8 ou 10 centimètres en avant de son menton ; si elle est détruite en bas, la perception sera nulle en haut, et ainsi de suite. Sur tel malade chez lequel le champ d'avertissement manquera entièrement, la possibilité de voir les objets les plus fins pourra être plus ou moins longtemps conservée, la lecture sera facile, etc. Dans ces cas, le pronostic sera établi sur la nature des altérations anatomiques indiquées par l'ophthalmoscope, et non pas sur la gravité apparente des symptômes physiologiques, car je connais des malades qui, depuis quinze ans, ont perdu le champ périphérique de la vision, et qui cependant continuent des occupations fatigantes pour la vue.

simple loupe. Mais, pour en tirer un avantage réel, il est évidemment nécessaire de connaître l'état de l'œil examiné à l'état physiologique avec l'ophthalmoscope, et c'est sur ce point que nous allons attirer l'attention de nos lecteurs.

Lorsque l'on examine le fond de l'œil à l'aide de l'ophthalmoscope, tout d'abord on n'aperçoit qu'une surface d'un beau rouge, uniforme, due à la réflexion de la lumière par l'ensemble des membranes profondes. Mais si l'on continue pendant quelque temps l'examen en changeant la direction et l'intensité des rayons lumineux, en grossissant les organes du fond de l'œil, et surtout en s'éloignant et en se rapprochant au fur et à mesure que l'on s'habitue à cette nouvelle exploration, on voit les objets se dessiner plus nettement dès que le fond de l'œil, c'est-à-dire le plan de la rétine, est dans le foyer. Alors, et principalement si l'œil du sujet est légèrement tourné en dedans et en haut, on aperçoit, se détachant sur la surface rouge, un petit disque d'une couleur blanche éclatante, du centre duquel émergent les vaisseaux de la rétine. C'est la *papille* du nerf optique, extrémité antérieure de ce nerf, située un peu en dedans et au-dessous du centre de la rétine. Cette papille, dont je compare volontiers l'aspect à celui de la lune se détachant sur le ciel par une belle nuit, paraît faire une très légère saillie sur les parties environnantes, ainsi que semblerait le prouver une petite ombre portée sur un des côtés de sa circonférence, ombre dont la position varie suivant la direction de la lumière. Cependant il n'en est pas ainsi, car la papille est sur le même plan à peu près que la choroïde.

Les dimensions de la papille varient suivant qu'on l'observe directement sur le cadavre, ou avec l'ophthalmoscope sur le vivant. Anatomiquement, elle a 2 millimètres de diamètre (une ligne). Vue par l'ophthalmoscope, elle offre des dimensions différentes suivant l'appareil employé pour l'observation, et la puissance des milieux de l'œil du médecin ou du malade.

Chez le sujet à vue ordinaire, la papille, à travers la lentille biconvexe n° 1 3/4, présente un diamètre de 7 millimètres environ.

Chez les myopes examinés avec la lentille, elle paraît beaucoup moins grande que dans les autres cas. Chez les presbytes, c'est tout le contraire.

Les différences dans les résultats de l'observation, suivant que l'on examine avec des verres de force différente, m'ont engagé à adopter, dans les circonstances ordinaires, un seul numéro, toujours le même, pour la lentille biconvexe. Je me sers presque toujours du n° 1 3/4, qui me semble le mieux approprié à toutes les vues normales.

On doit encore étudier dans la papille sa forme, la couleur de son centre, celle des parties rapprochées de sa circonférence, la manière dont elle est enchâssée dans la choroïde. La forme est rarement ronde, elle est presque constamment un peu ovale dans le sens vertical ; quelquefois elle est aussi un peu anguleuse. Le centre, formé par la *lame criblée*, est très brillant et renvoie une lumière blanche éclatante comprise dans un segment de cercle plus ou moins grand, encadrant à une certaine distance les vaisseaux qui s'échappent du nerf. La choroïde environne le nerf de toutes parts : entre elle et cet organe on voit un trait brillant plus ou moins large, semi-annulaire, formé par le jeu de la lumière, et qui souvent, mais dans un quart de la papille seulement, est enveloppé lui-même par un amas de pigment assez épais pour ressembler à un gros trait d'encre.

Les vaisseaux de la papille, veineux et artériels, naissent d'un point de la surface de la papille, qui n'est pas toujours le centre ; généralement on les voit sortir un peu en dedans du milieu du nerf. Ces vaisseaux se distribuent irrégulièrement dans divers sens ; les artères, très déliées, rouge écarlate, ne diminuent pas de calibre du centre à la circonférence de la papille, et sont au nombre de quatre ou cinq, qui toutes viennent d'un tronc unique ; les veines, de même nombre le plus ordinairement, ne se distinguent des artères que par un plus gros diamètre et une couleur plus brune.

Dans l'un comme dans l'autre ordre de vaisseaux, mais plus facilement dans les veines, on peut assez aisément déterminer des battements parfaitement appréciables, en comprimant légèrement le globe de l'œil. Ces battements cessent aussitôt que cesse la compression, excepté chez quelques individus qui offrent la pulsation veineuse spontanée, bien qu'ils aient l'œil dans des conditions normales.

Les membranes de l'œil dont les états sont appréciables à l'ophthalmoscope sont, par ordre de superposition, de dedans en dehors, la rétine, la choroïde, la sclérotique. Jetons rapidement un coup d'œil sur chacune d'elles, et décrivons sommairement l'aspect qu'elles présentent à l'état normal.

La rétine est transparente et laisse apercevoir au travers de sa substance les parties situées au-dessous de son tissu. Il serait difficile, peut-être impossible, de la distinguer sans les vaisseaux qui la parcourent. Elle occupe un champ rouge, concave, sillonné par des vaisseaux, et au travers duquel on distingue les arborisations du pigment et des vaisseaux choroïdiens. Chez les sujets à pigment foncé, elle forme comme un léger nuage flottant comparable à un glacis bleuâtre sur un fond rouge-brun sombre, et qui manque seulement dans la région de la *macula lutea*. La rétine, examinée à l'image droite, se distingue encore à des raies fines, claires et nombreuses, qui rayonnent en partant des bords de la papille ; ces raies sont surtout visibles dans les endroits où passent les vaisseaux.

Les vaisseaux de la rétine sont ceux de la papille, dont ils ne sont que la continuation et les ramifications. Les artères vont en diminuant de calibre vers les bords de la membrane, en décrivant de légères flexuosités, et fournissant entre leurs branches quelques anastomoses. Les veines sont d'un plus gros calibre et plus faciles à voir.

La *macula lutea*, ou tache jaune, est loin d'être facile à apercevoir, à moins que l'on n'ait une grande habitude de l'ophthalmoscope. Il est bon, pour ceux qui s'exercent à cette exploration, de commencer par l'examen de sujets jeunes, à pupilles larges. Dans ces cas, la *macula lutea* se reconnaît à une teinte mate à peine visible, à peu près de la grandeur de la papille du nerf optique, placée à son côté externe et plus ou moins arrondie, sur laquelle on n'observe pas ce glacis particulier qui règne dans le reste de l'étendue de la rétine. Avec un grossissement un peu considérable, on trouve au centre de cette tache un point brillant, effet dû à la *fosse centrale de la rétine*, dont l'étendue est à peu près égale au calibre de l'artère centrale de la rétine. Il faut être depuis longtemps exercé à l'ophthalmoscope pour arriver à voir les caractères bien peu tranchés, il faut le dire, de la tache jaune.

On sait que, lorsque l'on dissèque l'œil, on constate au niveau de la *macula lutea* un pli transversal mentionné par tous les anatomistes. Jamais, à l'ophthalmoscope, on ne parvient à apercevoir ce pli, ce qui porte à croire, avec quelques auteurs, Rosas et Dalrymple entre autres, qu'il est simplement le résultat d'une disposition cadavérique due à l'affaissement du globe oculaire.

Il est assez facile d'étudier la choroïde à l'aide de l'ophthalmoscope, en raison de la diaphanéité presque complète de la rétine; mais, pour en faire une bonne étude, il est indispensable d'avoir présente à l'esprit l'anatomie fine de cette membrane (voy. t. I, p. 10 à 24). Les vaisseaux sont d'autant plus faciles à apercevoir, que la coloration du pigment est moins foncée; en outre, on constate à sa surface un grand nombre de traînées noirâtres dont la forme et la direction n'offrent aucune espèce de régularité. Ces traînées ne sont autre chose que des dépôts de cellules pigmentaires de la choroïde.

Les traînées pigmentaires et les arborisations choroïdiennes n'offrent pas la même coloration chez tous les individus. Presque toujours il existe un certain rapport entre la teinte de la choroïde et celle de la peau et des cheveux. Il est du reste très rationnel d'admettre que les sujets à peau brune, à cheveux noirs, auront la choroïde plus foncée comme toutes les parties dans lesquelles il y aura un amas de pigmentum. Les sujets blonds, à peau blanche, l'auront au contraire beaucoup plus claire ; chez les albinos elle est encore beaucoup moins foncée. Chez ces dernières, le fond de l'œil est d'un rose faible, sur lequel se détache la papille du nerf optique parfaitement blanche. En raison de l'absence du pigmentum, le fond de l'œil réfléchit fortement la lumière au lieu d'absorber les rayons lumineux comme chez les sujets bien conformés, et c'est là ce qui explique le trouble de la vision chez eux, lorsqu'ils sont exposés au grand jour.

Des membranes de l'œil, la plus extérieure, la sclérotique, est celle qui est la moins appréciable au moyen de l'ophthalmoscope. D'abord elle est recouverte, nous parlons de sa face interne, par la rétine et la choroïde, puis son épaisseur est telle, que la plus grande partie des rayons lumineux est réfléchie par cette face interne. Cependant il est des cas fort rares où, par suite de dispositions particulières de l'individu, on peut l'étudier un peu plus complétement. M. Liebreich, sur une jeune fille albinos qui s'est présentée à son observation, a pu suivre dans son parcours à travers la sclérotique un vaisseau qui la traversait. Je vis, par conséquent, dit-il, la substance de la sclérotique au-devant du vaisseau qui formait, pour ainsi dire, le fond du tableau.

Ici devrait venir se placer l'étude des différentes altérations que peut faire découvrir l'ophthalmoscope dans les maladies des parties constituantes de l'œil accessibles à l'aide de cet instrument; mais l'histoire de chacune de ces altérations a été faite dans le chapitre consacré aux maladies des organes en particulier, et il serait tout au moins inutile d'y revenir.

§ II. — Rétinoscopie phosphénienne.

Après l'exploration directe de la rétine au moyen de l'ophthalmoscope doit trouver ici sa place un nouveau mode d'examen de cette membrane, récemment découvert par M. Serre d'Uzès, et auquel cet habile médecin a donné le nom d'exploration subjective de la rétine, ou *rétinoscopie phosphénienne.* Cette nouvelle source de diagnostic est d'autant plus importante, que l'ophthalmoscopie n'est pas possible dans tous les cas, certaines altérations des milieux de l'œil pouvant s'opposer à ce qu'on la pratique avec fruit, tandis que l'appréciation de l'état de la rétine au moyen des phosphènes est toujours facile, ou du moins possible.

Exposons, en quelques mots, les phénomènes signalés par M. Serre, et nous ferons suivre cette histoire de l'énoncé rapide des déductions pratiques qu'il a pu en tirer, comme aussi des remarques auxquelles nous a conduit notre propre observation.

Et, d'abord, qu'est-ce qu'un phosphène?

Lorsque avec un corps solide on exerce une compression sur le globe de l'œil, on voit apparaître une vive lumière dont la forme varie suivant celle du corps employé pour produire cette pression, et la position, suivant celle du point où on l'exerce. Cette apparition lumineuse est double. L'une, la plus grande et la plus brillante, apparaît dans un point situé à l'extrémité d'une ligne qui, partant de l'endroit comprimé, traverserait le globe oculaire en passant par le centre du cristallin : c'est le grand phosphène. L'autre, beaucoup plus petite, moins éclatante, se montre tout près du point excité : c'est le petit phosphène, ou phosphène de Brewster. C'est principalement du grand phosphène découvert par M. Serre qu'il sera question ici; c'est, en effet, celui qui joue le rôle le plus important comme signe diagnostique.

Disons, sur-le-champ, que M. Serre distingue quatre phosphènes, qu'il nomme, d'après le point où s'exerce la compression qui les produit : *nasal* (fig. 78), provoqué par la pression opérée au grand angle de l'œil, près de la racine du nez; *temporal* (fig. 79), déterminé par la pression de l'angle externe, près de la tempe; *frontal* (fig. 80), produit par lecontact de la partie supérieure du

Fig. 78.

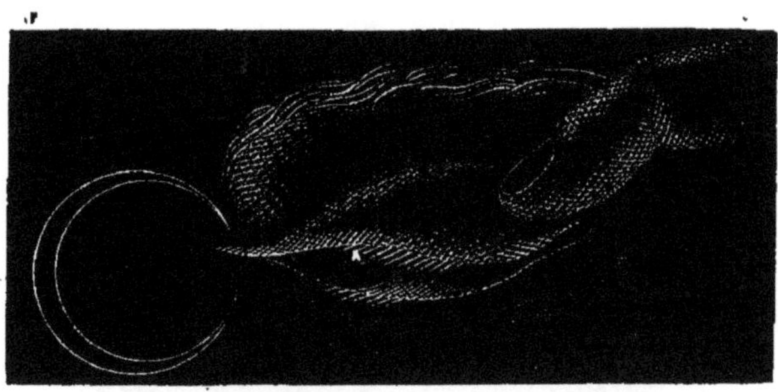

globe, au-dessous du sourcil; *jugal* (fig. 81), enfin, provoqué par la pression de la partie inférieure.

Pour déterminer l'apparition du phosphène, le sujet doit, autant que possible, se placer dans une pièce peu éclairée, ou mêmetout à fait obscure, le dos tourné à la lumière, s'il y en a, les yeux entr'ouverts et les paupières relâchées. La cornée sera dirigée en dedans, si l'on veut produire le phosphène externe ou temporal, en

Fig. 79.

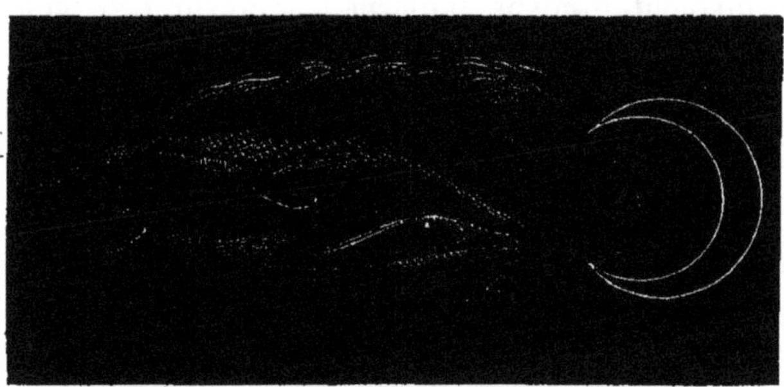

dehors pour l'interne ou nasal, en haut pour l'inférieur ou jugal, en bas pour le supérieur ou frontal.

Lors de ses premières expériences, M. Serre touchait simplement le globe de l'œil avec le bord unguéal de la pulpe du doigt indicateur; aujourd'hui il préfère le bout d'un porte-plume soit arrondi, soit armé d'une petite boule. A l'aide de cet instrument, il exerce sur le globe une douce pression, ou plutôt un frottement léger et prolongé en allées et venues, afin de rendre permanente l'image, qui persiste ainsi, mais en changeant de place, pendant toute la durée de la pression. La petite boule est placée sur la peau entre le bord de l'orbite et le globe, et poussée aussi loin que possible en arrière, afin d'atteindre ainsi les parties les plus

Fig. 80.

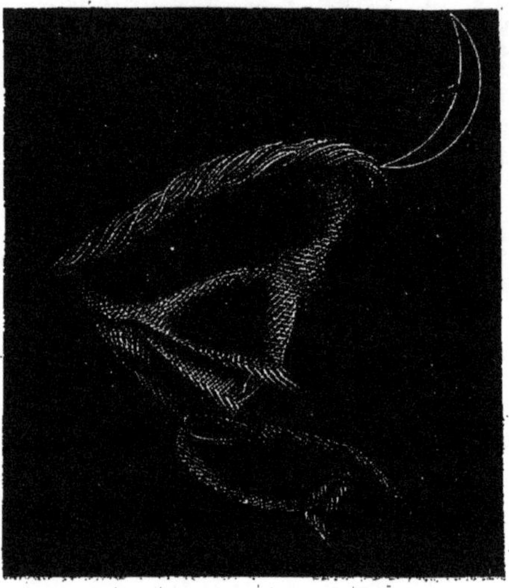

profondes de la rétine. De plus, on recommandera au sujet de porter son attention sur le côté opposé à la pression. De cette façon, et involontairement, il tourne le globe du côté où il aperçoit

Fig. 81.

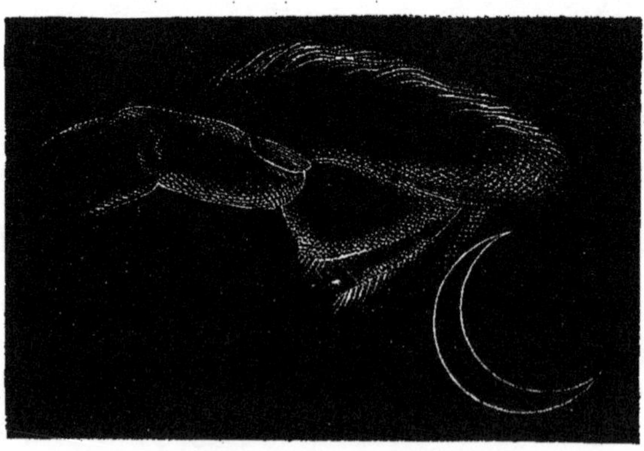

le phosphène, et il est possible d'atteindre ainsi les parties de la rétine inaccessibles dans la position normale de l'œil, en raison de la saillie du bord orbitaire.

Nous avons dit plus haut que la forme du phosphène varie suivant celle du corps employé pour en provoquer l'apparition;

faisons remarquer, avant d'aller plus loin, que les images n'ont pas la netteté du corps comprimant, l'épaisseur des membranes oculaires en altère la pureté ; aussi offrent-elles toutes des contours arrondis. Faisons observer également que l'image qui correspond à chaque objet compresseur affecte une position inverse de celle sous laquelle cet objet lui-même est présenté. La forme de l'image fait ainsi connaître au sujet de l'expérience celle du corps compresseur. La planche ci-jointe (fig. 82) que je dois, comme les quatre précédentes, à l'obligeante amitié de M. Serre, fait parfaitement comprendre tout ce que nous venons de dire relativement à l'obtusion des angles et au renversement des figures.

Lorsque le corps comprimant présente une surface un peu

Fig. 82.

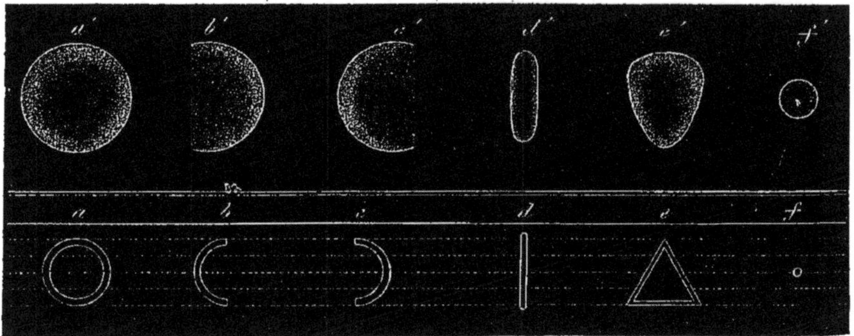

étendue, la pulpe du doigt, par exemple, au lieu d'apercevoir un anneau entier, le sujet ne voit qu'un croissant plus ou moins fermé, dont l'échancrure, confinant la ligne périorbitaire du champ de la vision extérieure, et située toujours en arrière de l'image lumineuse, est faible dans le phosphène nasal, plus forte dans le temporal, plus encore dans le frontal et dans le jugal. Lorsqu'on substitue au doigt la petite boule dont nous avons parlé, et qu'on exerce des pressions successives des parties profondes aux plus extérieures, on voit d'abord des cercles bien complets, puis d'autres de plus en plus incomplets et ressemblant aux quatre phosphènes figurés plus haut et produits par le doigt sous forme de croissants.

Pour en revenir à la production des phosphènes, M. Serre affirme qu'il n'y a qu'une très faible portion de la rétine, un centimètre tout au plus, dans un œil normal, qui puisse échapper à l'exploration phosphénienne, et encore, ajoute-t-il, cette partie reculée de la rétine n'est-elle pas tout à fait soustraite à cette exploration chez tous les sujets, car de petites secousses saccadées imprimées à l'œil provoquent une lumière faible, mais réelle, dans le milieu et un peu en dehors du champ visuel ; c'est celle du choc du globe de l'œil contre le nerf optique, répondant à la sollicitation par l'ébranlement de sa propre papille.

Encore un mot avant de passer aux applications diagnostiques de cette méthode d'investigation.

Le siége réel du grand phosphène est la portion de la rétine la plus rapprochée du corps avec lequel on exerce la compression, autrement dit, la lumière qui le constitue est le résultat de la compression exercée sur cette partie, et non celui d'une excitation produite par le contre-coup. Nous en trouvons la preuve dans l'expérience suivante indiquée par M. Serre :

Chez un sujet atteint de paralysie hémiopique gauche, par exemple, pressez la région pariétale, vous n'aurez pas les phosphènes qui devraient exister à droite normalement. Pressez la région latérale droite, les phosphènes apparaîtront à gauche. Maintenant, regardez avec cet œil malade deux objets placés devant lui : à une certaine distance, l'objet placé à droite ne sera pas vu, la portion gauche de la rétine qui doit le percevoir ne faisant plus ses fonctions. L'objet gauche sera vu par la portion droite saine. « De même, dit M. Serre, que les sensations *objectives* sont perçues, retournées ou redressées, par rapport aux images lumineuses matérielles faites sur la membrane par le monde extérieur, de même les sensations phosphéniennes ou *subjectives* sont perçues, retournées ou redressées, par rapport aux empreintes faites par les corps comprimants..... Toucher la rétine par l'image lumineuse des objets ou par leur relief en forme de timbre sec, c'est donner lieu à une perception lumineuse fondamentalement la même dans les deux cas. Il y a donc identité parfaite entre la vue subjective et la vue objective, entre toutes les perceptions lumineuses, quelle qu'en soit la provenance. »

Nous devions reproduire ces remarques de M. Serre comme formant la transition naturelle de l'observation du phénomène physiologique à ses observations personnelles sur les applications pratiques que l'on en peut faire dans l'état pathologique, c'est-à-dire dans l'amaurose ; voici donc, en résumé, sous les numéros 1 à 6, les remarques de M. Serre, que nous ferons suivre de nos propres réflexions dans des renvois en bas de page :

1° Tant que la rétine est saine, les phosphènes sont faciles à produire; quand elle commence à être malade, ils sont altérés; mais lorsque sa sensibilité est complétement abolie, il devient impossible d'en provoquer l'apparition, bien que, dans quelques cas, les sujets aient encore une vague perception de la lumière. L'absence des quatre phosphènes est donc le signe pathognomonique de l'amaurose complète, quelle qu'en soit la cause (1).

2° Quelquefois il arrive que l'on constate l'*aphosphénie* absolue, et cependant il reste encore au malade un peu de vision; mais alors on peut être certain que la vue disparaîtra bientôt : l'amaurose est imminente (2).

3° Lorsqu'un ou plusieurs phosphènes manquent, cette absence est un signe certain d'un commencement de lésion rétinienne, même à une époque où l'iris a conservé encore toute sa mobilité, et, d'après les phosphènes manquants, il sera facile de reconnaître la portion de la rétine qui est affectée.

4° S'agit-il d'une lésion commençante de la totalité de la membrane nerveuse, l'ordre de disparition des phosphènes, presque invariable, démontre le degré de la maladie; ils disparaissent dans l'ordre suivant : le *jugal*, le *frontal*, le *temporal* et le *nasal*, qui persiste le plus longtemps (3). Dans un petit nombre de cas où la vue demeure momentanément bonne, le phosphène nasal existant seul, on conclura de ce fait que la sensibilité de la pulpe nerveuse n'est altérée que dans sa partie périphérique. Les phosphènes réapparaissent dans l'ordre inverse de leur disparition : le nasal le premier, le jugal le dernier; c'est de la périphérie au centre que s'étend le sommeil anesthésique de la rétine; c'est du centre à la circonférence que marche le réveil (4).

5° L'amaurose d'un œil est-elle le fait d'une lésion locale, les

(1) Ceci n'est pas toujours exact : ainsi il y a tels cas de maladies de la rétine, dans lesquels le malade peut lire les caractères les plus fins bien que les quatre phosphènes manquent absolument. Un tel état peut durer plusieurs années sans aucun changement. On conçoit en effet qu'une lésion ait altéré profondément la rétine dans sa périphérie, sans toucher la macula, et que le mal soit définitivement arrêté.

(2) Même réflexion que ci-dessus.

(3) Cette règle dans l'ordre de disparition des phosphènes n'est pas plus sûre que celle de leur réapparition; cela dépend de la gravité de l'altération qui existe et du lieu qu'elle occupe.

(4) Ceci n'est pas prouvé : en tout cas ces remarques ne peuvent s'appliquer qu'à des faits particuliers.

phosphènes qui manquent de ce côté persistent dans l'autre œil, et le malade peut être dès lors rassuré quant à la conservation de la vue d'un côté. Mais la persistance du phosphène nasal seul dans l'œil qui voit encore et paraît sain, indique une lésion profonde du centre nerveux, une lésion située au-dessus du chiasma, et fait présager une perte complète de la vue des deux yeux dans un avenir peu éloigné (1).

6° Enfin, il arrive quelquefois que les phosphènes persistent alors que la vue est grandement affaiblie; on peut supposer que c'est par le centre de la rétine qu'exceptionnellement a commencé l'altération (2). Mais, le plus communément, il n'en est pas ainsi, et cette particularité tient, ou à une altération des milieux oculaires, ou, plus souvent encore, à un trouble survenu dans la faculté d'accommodation (3).

Il est rare que la survivance des phosphènes à la perte de la vue ne soit pas un signe de bon augure quant à la conservation de la sensibilité spéciale de la rétine, et, le plus ordinairement, on peut faire espérer au malade le retour de la vision (4).

Réflexions sur la valeur des phosphènes. — Il est impossible, au point de vue pratique, de comparer la rétinoscopie phosphénienne à l'ophthalmoscope; ce dernier, à n'en pas douter même un instant, l'emporte dans l'exploration oculaire autant que la vision sur le toucher. Mais la recherche des phosphènes, d'ailleurs si facile à faire, serait-elle toujours aussi inutile qu'on l'a dit? Non, assurément, et j'affirme qu'il y a des cas nom-

(1) La première partie de cette proposition est vraie, la seconde est contraire aux faits observés; elle est au moins trop absolue; la persistance d'un phosphène nasal seul peut exister sans complication cérébrale; des lésions bornées aux yeux et faciles à reconnaître avec l'ophthalmoscope produisent des effets semblables. Il y a plus : les phosphènes existent très souvent tout entiers, même dans des cas où le champ visuel s'est considérablement rétréci et où déjà l'on peut reconnaître une excavation du nerf optique et prévoir une abolition future de la vision due à une affection cérébrale.

(2) Ceci est exact et se retrouve beaucoup plus fréquemment que ne paraît le penser M. Serre (voyez la note précédente).

(3) La cataracte, les épanchements dans le corps vitré, les maladies de l'accommodation ne se compliquent pas, en effet, de la disparition des phosphènes; mais il ne faut pas oublier qu'ils peuvent exister tous très longtemps dans l'atrophie, même avancée, du nerf optique.

(4) Dans beaucoup d'affections du nerf optique les phosphènes survivent cependant le mal est presque toujours incurable.

breux dans lesquels elle peut guider le praticien avec sécurité.

Il faut avouer, d'une autre part, qu'il se passera bien du temps encore, notamment en France, avant que l'étude de l'ophthalmoscope se généralise assez pour que chaque praticien puisse se servir avec fruit de ce précieux instrument. Ce n'est d'ailleurs pas chose facile que cette étude ; elle ne peut pas être improvisée. Il faut un nombre considérable de malades pour la compléter; certaines aptitudes personnelles sont indispensables aussi, et je connais bon nombre de praticiens qui, il faut bien le reconnaître, ne peuvent arriver à éclairer l'œil, et cela par leur maladresse. Toutes ces raisons, et bien d'autres encore que je tais, ne militent-elles pas en faveur de la rétinoscopie phosphénienne, si on lui donne la valeur qu'elle mérite réellement, et cela sans vouloir l'étendre au delà des limites de la raison? N'est-il pas curieux, dans tous les cas, de comparer les résultats qu'elle donne avec ceux que fournit si abondamment l'examen ophthalmoscopique? Puis, il ne faut aucune étude pour rechercher les phosphènes, et, à défaut de l'ophthalmoscope, c'est un moyen d'investigation qui, je le répète, dans des cas donnés, a une valeur incontestable. Supposez, par exemple, une cataracte lenticulaire compliquée de décollement de la rétine. Comment prouver, la pupille ayant conservé sa mobilité et le malade ayant la sensation nette de la lumière, comment prouver, dis-je, que le résultat sera compromis par une complication aussi grave? On a, il est vrai, l'expérience de la lampe promenée dans le champ de la vision; mais, ici, l'absence des phosphènes est une indication plus directe et plus sûre encore ; en tous cas, c'est un moyen de plus pour reconnaître l'altération de la rétine qui complique la cataracte.

En résumé, la recherche des phosphènes est éminemment utile au diagnostic et leur découverte est un grand honneur pour M. Serre.

FIN DU TOME TROISIÈME ET DERNIER.

[library stamp]

TABLE DES MATIÈRES

CONTENUES DANS LE TROISIÈME VOLUME.

FIN DE LA TABLE DES MATIÈRES DU TOME TROISIÈME ET DERNIER.

TABLE ALPHABÉTIQUE

DES

MATIÈRES CONTENUES DANS CET OUVRAGE.

Les chiffres romains indiquent le volume; les chiffres arabes, la page.— Les chiffres arabes non précédés de l'indication du tome, indiquent le premier volume.

B

C

F

G

H

I

M

P

R

T

U

V

X

Y

Z

IMPR.

FIN DE LA TABLE ALPHABÉTIQUE DES MATIÈRES.